4.6	Relationship Development Intervention® *(Tamara González, Janine Grütter & Jane McTigue)*	288
4.7	Elterntraining / Frühe Intervention *(Ragna Cordes & Hermann Cordes)*	301
4.8	Videomodellierung *(Vera Bernard-Opitz)*	316
4.9	Berufliche und soziale Integration *(Luitgard Stumpf)*	321
4.10	Training sozialer Fertigkeiten *(Evelyn Herbrecht & Sven Bölte)*	333
4.11	Interaktions- und Spezialinteressen – fokussierte Beratung *(Matthias Huber)*	345
4.12	Therapie bei syndromalem Autismus *(Klaus Sarimski)*	357
4.13	Non-direktive Verfahren *(Ronnie Gundelfinger)*	370
4.14	Das Picture Exchange Communication System (PECS) *(Claus Lechmann, Iris Diepers-Pérez, Heike Grass & Frederik Pfeiffer)*	375
4.15	Psychopharmakologie *(Luise Poustka & Fritz Poustka)*	387
4.16	Computer- und Informationstechnik *(Sven Bölte)*	400
4.17	Neurofeedback *(Martin Holtmann)*	411
4.18	Bewegung, Spiel und Sport *(Bernd Banik)*	420
4.19	Behandlung fremd- und selbstaggressiver Verhaltensweisen *(Johannes Heinrich)*	431
4.20	Umstrittene und alternative Therapien *(Susanne Nußbeck)*	444
4.21	Krisenmanagement *(Katja Albertowski)*	465

5. Rahmenbedingungen ... 477

5.1	Autismus Deutschland e. V. *(Maria Kaminski)*	479
5.2	Rechte von Menschen mit Autismus *(Christian Frese)*	488
5.3	Fachgesellschaften, Kliniken, Forschung, Institute, Information *(Sven Bölte)*	504

6. Länderperspektiven ... 511

6.1	Österreich *(Elvira Muchitsch jun.)*	513
6.2	Schweiz *(Ronnie Gundelfinger)*	522

7. Persönliche Erfahrungen ... 527

7.1	Wie ein Chinese im Abendland *(Rainer Döhle)*	529
7.2	Mein autistischer Sohn *(Edith Egger-Mertin)*	540
7.3	Mein Bruder oder Wie ist das mit Deinem Bruder, der Autismus hat? *(Uta Holter)*	544
7.4	Jedes Kind ein Abenteuer *(Angela Noller)*	558
7.5	Mein Mann ist etwas Besonderes *(Martina Schmidt)*	567

Sachwortverzeichnis ... 575

Inhaltsübersicht

Autorenverzeichnis 7
Vorwort des Herausgebers 11
Prolog – Autismus im Film, in der Literatur und bei historischen Persönlichkeiten
(Sven Bölte) 13

1. Grundlagen 19

1.1 Historischer Abriss *(Sven Bölte)* 21
1.2 Symptomatik und Klassifikation *(Sven Bölte)* 31
1.3 Komorbidität und Differenzialdiagnose *(Michele Noterdaeme)* 46
1.4 Epidemiologie *(Sven Bölte)* 65
1.5 Entwicklung, Verlauf und Prognose *(Sven Bölte)* 75

2. Ursachen 85

2.1 Verhaltensgenetik, Molekulargenetik und Tiermodelle *(Sabine Klauck)* ... 87
2.2 Neurobiologie: Umweltfaktoren, Immunsystem, Neuroanatomie, Neurochemie
    und Neurophysiologie *(Christine M. Freitag)* 108
2.3 Neuropsychologie und funktionelle Bildgebung *(Isabel Dziobek & Sven Bölte)* ... 131

3. Diagnostik 153

3.1 Fragebogen, Beobachtungsskalen, Interviews *(Sven Bölte)* 155
3.2 Testpsychologie *(Sven Bölte & Christiane Bormann-Kischkel)* 175
3.3 Persönlichkeit, allgemeine Psychopathologie, Funktionsniveau *(Sven Bölte)* ... 187
3.4 Neurologische, genetische und körperliche Untersuchung
    (Eftichia Duketis & Martin Holtmann) 205

4. Intervention 219

4.1 Evidenzbasierte Intervention *(Sven Bölte)* 221
4.2 Umschriebene Verhaltenstherapeutische Maßnahmen
    (Sabine Feineis-Matthews & Sabine Schlitt) 229
4.3 Applied Behavior Analysis (ABA) / Autismusspezifische Verhaltenstherapie (AVT)
    (Vera Bernard-Opitz) 242
4.4 Verbal Behavior *(Robert Schramm & Regina G. Claypool-Frey)* 260
4.5 Der TEACCH-Ansatz *(Rositta Symalla & Thomas Feilbach)* 273

Autorenverzeichnis

Dr. Katja Albertowski
St.-Marien-Krankenhaus Dresden
Fachkrankenhaus für Psychiatrie, Psychotherapie und Neurologie
Autismusambulanz Dresden
Dornblüthstraße 28
D-01277 Dresden
ambu.lanz@stmarienkh-dd.de
autistenambulanz-dresden.de

Dr. Bernd Banik
Technische Universität München
Fakultät für Sportwissenschaft
Lehrstuhl für Sportpädagogik
Connollystraße 32
D-80809 München
b.banik@sp.tum.de

Dr. Vera Bernard-Opitz, BCBA-D™
Autism News of Orange County & the Rest of the World
7 Fuertes Str.
Irvine, CA 92617, USA
verabernard@cox.net
verabernard.org

Prof. Dr. rer. med. Dipl.-Psych.
Sven Bölte
Klinik für Psychiatrie & Psychotherapie des Kindes- und Jugendalters
Zentralinstitut für Seelische Gesundheit | J5
D-68159 Mannheim
sven.boelte@zi-mannheim.de

Dr. Christiane Bormann-Kischkel
Tagkliniken der Klinik für Kinder- und Jugendpsychiatrie, Psychotherapie und Psychosomatik
Universitätsstraße 84
D-93053 Regensburg
christiane.bormann@medbo.de
medbo.de

Regina G. Claypool-Frey
4085 Ferry St.
Eugene, Oregon, 97405, USA
rgcf97405-verbalbehavior@yahoo.com

Hermann Cordes
Institut für Autismusforschung
Hans E. Kehrer e. V.
Jacobs University Bremen
Research I/Campus Ring 12
D-28759 Bremen
ifa-bremen.de

Dr. Ragna Cordes
Institut für Autismusforschung
Hans E. Kehrer e. V.
Jacobs University Bremen
Research I/Campus Ring 12
D-28759 Bremen
rcordes@uni-bremen.de
ifa-bremen.de

Iris Diepers-Pérez, Dipl.-Musiktherapeutin
Autismus Therapie Zentrum Köln
Adam-Stegerwald-Straße 9
D-51063 Köln
diepers-perez@autismus-koeln.de
autismus-koeln.de

Rainer Döhle
Loewenhardtdamm 5
D-12101 Berlin
rdoehle@freenet.de

Dr. Eftichia Duketis
J. W. Goethe-Universitätsklinikum
Klinik für Psychiatrie, Psychosomatik und Psychotherapie
des Kindes- und Jugendalters
Deutschordenstraße 50
D-60528 Frankfurt am Main
E.Duketis@med.uni-frankfurt.de
kgu.de/zpsy/kinderpsychiatrie

Freie Universität Berlin
Habelschwerdter Allee 45
D-14195 Berlin
isabel.dziobek@fu-berlin.de

Autorenverzeichnis

Edith Egger-Mertin
Philippsdamm 3
D-65549 Limburg
egger.mertin@yahoo.com

Thomas Feilbach, Dipl. soz. Päd.
Bodelschwinghsche Anstalten Bethel
Stiftungsbereich Behindertenhilfe
Fachdienst Autismus
Remterweg 58
D-33617 Bielefeld
thomas.feilbach@bethel.de
behindertenhilfe-bethel.de
www.autea.de

Dr. Sabine Feineis-Matthews
J. W. Goethe-Universitätsklinikum
Klinik für Psychiatrie, Psychosomatik und
Psychotherapie des Kindes- und Jugendalters
Deutschordenstraße 50
D-60528 Frankfurt am Main
Feineis-Matthews@em.uni-frankfurt.de
kgu.de/zpsy/kinderpsychiatrie

Christian Frese, Rechtsassessor
Autismus Deutschland e. V.
Bundesverband zur Förderung von Menschen
mit Autismus
Bebelallee 141
D-22297 Hamburg
info@autismus.de
autismus.de

Prof. Dr. Christine Freitag
Klinikum der J. W. Goethe Universität
Klinik für Psychiatrie, Psychosomatik und
Psychotherapie des Kindes- und Jugendalters
Deutschordenstraße 50
D-60528 Frankfurt am Main
kgu.de/zpsy/kinderpsychiatrie

Tamara Gonzàlez, lic. phil.
Autismus Kompetenz-Zentrum Schweiz
Grütter & McTigue
Postfach 1528
Tischenloostrasse 59
CH-8800 Thalwil
tamara.gonzalez@akzschweiz.ch
akzschweiz.ch

Heike Grass, Dipl.-Sozialarbeiterin
Autismus Therapie Zentrum Köln
Adam-Stegerwald-Straße 9
D-51063 Köln
grass@autismus-koeln.de
autismus-koeln.de

Janine Grütter, lic. phil.
Autismus Kompetenz-Zentrum Schweiz
Grütter & McTigue, Postfach 1528
Tischenloostrasse 59
CH-8800 Thalwil
janine.gruetter@akzschweiz.ch
akzschweiz.ch

Dr. Ronnie Gundelfinger
Zentrum für Kinder- und Jugendpsychiatrie
Universität Zürich
Neumünsterallee 3
CH-8032 Zürich
Ronnie.Gundelfinger@kjpdzh.ch
kjpd.unizh.ch

Johannes Heinrich, Dipl.-Psych.
Wilmowskystraße 5
D-54295 Trier
joh.heinrich@t-online.de

Dr. Evelyn Herbrecht
Pôle de Psychiatrie, Centre Expert Asperger
CHU H. Mondor – A. Chenevier
Fondation Fonda Mental
40 rue de Mesly
94010 Créteil Cedex France
evelyn.herbrecht@ach.aphp.fr

Uta Holter
Wingertstraße 15
D-63477 Maintal
Autismus.Rhein-Main@t-online.de

Priv.-Doz. Dr. Martin Holtmann
Klinik für Psychiatrie und Psychotherapie des
Kindes- und Jugendalters
Zentralinstitut für Seelische Gesundheit
Postfach 12 21 20
D-68072 Mannheim
martin.holtmann@zi-mannheim.de
zi-mannheim.de

Matthias Huber, M. sc.
Kinder- und Jugendpsychiatrische
Poliklinik KJPP Bern
Effingerstrasse 12
CH-3011 Bern
matthias.huber@gef.be.ch

Maria Kaminski
Autismus Deutschland e. V.
Bundesverband zur Förderung von Menschen
mit Autismus
Bebelallee 141
D-22297 Hamburg
info@autismus.de
autismus.de

Priv.-Doz. Dr. Sabine Klauck
Deutsches Krebsforschungszentrum
Abteilung Molekulare Genomanalyse
Im Neuenheimer Feld 580
D-69120 Heidelberg
s.klauck@dkfz.de
dkfz.de

Claus Lechmann, Dipl.-Psych.
Autismus Therapie Zentrum Köln
Adam-Stegerwald-Straße 9
D-51063 Köln
lechmann@autismus-koeln.de
autismus-koeln.de

Jane McTigue, B. SC.
Autismus Kompetenz-Zentrum Schweiz
Grütter & McTigue, Postfach 15 28
Tischenloostrasse 59
CH-8800 Thalwil
jane.mctigue@akzschweiz.ch
akzschweiz.ch

Elvira Muchitsch Jr., Mag.
Zentrum für Autismus und spezielle
Entwicklungsstörungen
Verein Arche Noah
Hahngasse 24 – 26
A 1090 Wien
E.Wessig@gmx.net

Priv.-Doz. Dr. Michele Noterdaeme
Heckscher-Klinikum
Deisenhofener Straße 28
D-81539 München
michele.noterdaeme@lrz.uni-muenchen.de
michele.noterdaeme@heckscher-klinik.de

Angela Noller, Dipl.-Psych.
Fliederweg 13
D-71566 Althütte
Angela.Noller@earlyautismprojekt.de
earlyautismprojekt.de

Prof. Dr. Susanne Nußbeck
Universität zu Köln
Humanwissenschaftliche Fakultät
Department Heilpädagogik und Rehabilitation
Klosterstraße 79 b
D-50931 Köln
susanne.nussbeck@uni-koeln.de

Frederik Pfeiffer, Dipl.-Sozialpädagoge
Autismus Therapie Zentrum Köln
Adam-Stegerwald-Straße 9
D-51063 Köln
pfeiffer@autismus-koeln.de
autismus-koeln.de

Prof. Dr. Fritz Poustka
Kaiserstraße 10
D-60311 Frankfurt am Main
Fpoustka@aol.com

Dr. Luise Poustka
Klinik für Psychiatrie und Psychotherapie
des Kindes- und Jugendalters
Zentralinstitut für Seelische Gesundheit
Postfach 12 21 20
D-68072 Mannheim
Luise.Poustka@zi-mannheim.de
zi-mannheim.de

Prof. Dr. Klaus Sarimski
Sonderpädagogische Frühförderung und allgemeine
Elementarpädagogik
Pädagogische Hochschule Heidelberg
Keplerstraße 87
D-69120 Heidelberg
sarimski@ph-heidelberg.de

Sabine Schlitt, Dipl.-Psych.
J. W. Goethe-Universitätsklinikum
Klinik für Psychiatrie, Psychosomatik und
Psychotherapie des Kindes- und Jugendalters
Deutschordenstraße 50
D-60528 Frankfurt am Main
s.schlitt@med.uni-frankfurt.de
kgu.de/zpsy/kinderpsychiatrie

Martina Schmidt
Steinbrücker Weg 9a
D-31246 Lahstedt
dr.peter.schmidt@t-online.de
dr-peter-schmidt.de

Robert Schramm, MA, BCBA
Institut Knospe-ABA
Lange Reege 5
D-31693 Hespe
knospeaba@yahoo.com
knospe-aba.com

Autorenverzeichnis

Dr. Luitgard Stumpf
Gesellschaft zur Förderung beruflicher und sozialer Integration (gfi) gemeinnützige GmbH
Integrationszentrum für Menschen mit Autismus – MAut
Schwanthalerstraße 18
D-80336 München
stumpf.luitgard@m.gfi-ggmbh.de
m-aut.de

Rositta Symalla, Dipl.-Psych.
v. Bodelschwinghsche Anstalten Bethel
Stiftungsbereich Behindertenhilfe
Fachdienst Autismus
Remterweg 58
D-33617 Bielefeld
rositta.symalla@bethel.de
behindertenhilfe-bethel.de
autea.de

Vorwort des Herausgebers

Zum Thema Autismus bzw. dem weiter gefassten und heute üblicheren klinischen Konzept Autismus-Spektrum-Störungen, das frühkindlichen Autismus, Asperger-Syndrom, atypischen Autismus und nicht näher bezeichnete tiefgreifende Entwicklungsstörungen («PDD-NOS») einschließt, wird viel und zunehmend mehr geschrieben. In der medizinischen Literaturdatenbank pubmed.gov finden sich z. B. unter dem Suchbegriff «autism» ca. 14 000 Einträge (12/2008), also relevante wissenschaftliche Publikationen. «Gegooglet» ergeben sich für «Autismus» im Internet ca. 600 000 Hits (12/2008). Die Zahl der nützlichen Ratgeber und hochwertigen Lehrbücher in englischer und deutscher Sprache steigt ebenfalls stetig an. Die Frage, warum es angesichts dieses Sachverhaltes eines weiteren umfangreichen Lehrbuchs von mehreren hundert Seiten zum Phänomen Autismus bedarf, ist also durchaus berechtigt.

In den vergangenen Jahren lernte ich viele geschätzte Kolleginnen und Kollegen aus dem deutschsprachigen Raum kennen, die sich in der Grundlagen- oder angewandten Forschung mit Autismus und ähnlichen Verhaltensproblemen befassen, und deren Arbeit auch international sehr respektiert wird. Ferner hatte ich die Freude, ausgezeichnete Klinikerinnen und Kliniker zu treffen, die sich schwerpunktmäßig mit bestimmten Interventionsmethoden im Bereich des Autismus beschäftigen. Schließlich hatte ich das Privileg, nicht wenigen interessanten autistischen Menschen und deren engagierten Familien begegnen zu dürfen. Mit der Zeit wurde mir bewusst, dass vieles ihres geballten Wissens und ihrer langjährigen Erfahrung in der vorliegenden umfassenden und kompakten Form doch noch nicht niedergeschrieben existiert. Einige Kapitel dieses Buches widmen sich z. B. Aspekten der Intervention bei Autismus, die – soweit mir bekannt – sonst an keiner anderen Stelle so nachzulesen sind, darunter Interaktions- und Spezialinteressen- fokussierte Beratung (Kap. 4.11), Computer- und Informationstechnik (Kap. 4.16), Neurofeedback (Kap. 4.17) oder der Wert von Bewegung, Spiel und Sport (Kap. 4.18).

Es war mir zudem ein Anliegen, ein Buch herauszugeben, in dem Expertinnen und Experten sowie Familien zu Wort kommen, die in der Schweiz, Österreich oder Deutschland leben, arbeiten oder eine enge Anknüpfung an diese Länder haben. Mir war dies wichtig, um Leserinnen und Leser darüber zu informieren, dass auch in diesen Breitengraden genügend Kompetenz vorhanden ist, und dass viele Menschen verschiedener Professionen auf hohem Niveau daran arbeiten, Autismus besser zu verstehen, respektive autistischen Menschen und ihren Familien zu helfen.

Abgesehen davon, dass auch ich einem gewissen berufsbedingten «Tunnelblick» unterliege und empirisch gläubiger Wissenschaftler bin, habe ich auch versucht, Inhalten, die (noch) nicht unbedingt strengeren evidenzbasierten Kriterien (Kap. 4.1) entsprechen, im Buch Raum zu geben. Dazu gehören neben einigen, der schon weiter oben genannten, auch Techniken aus dem Bereich non-direktive Verfahren (Kap. 4.13). Ich denke, dass es zu einem ausgewogenen Buch gehört, Dinge, die von vielen befürwortet werden, potenziell hilfreich sind und die Vielfalt angebotener Methoden anzeigen, nicht völlig auszublenden. Auf der anderen Seite ist jedoch auch ein Kapitel eingeschlossen, das mit wiederholt vehement angepriesenen, aber im Wesentlichen haltlosen, negativ evaluierten bzw. nicht ausreichend autismusspezifischen Methoden ins Gericht geht (Kap. 4.20).

Drei weitere Charakteristika dieses Lehrbuchs haben meiner Meinung nach Neuheitswert im Rahmen eines Übersichtswerkes zu Autismus-Spektrum-Störungen. Erstens ist ein Abschnitt «Rahmenbedingungen» gewidmet, der sich vor allem mit Elterninitiativen (Kap. 5.1), formalen Aspekten der Versorgung und rechtlichen Stellung von Menschen mit Autismus (Kap. 5.2) sowie relevanten Fachgesellschaften, Forschungseinrichtungen, Kliniken, Selbsthilfegruppen und Informationsquellen (Kap. 5.3) vorwiegend in Deutschland beschäftigt. Zweitens der Abschnitt «Länderperspektiven», der über die Geschichte und den aktuellen Status der Autismusforschung und –versorgung in Österreich (Kap. 6.1) und der Schweiz (Kap. 6.2) informiert. Drittens der Abschnitt «Persönliche Erfahrungen», in welchem das Erleben von Autismus aus unterschiedlichen Blickwinkeln lebensnah geschildert wird: Person mit Asperger-Syndrom (Kap. 7.1), Mutter eines – jetzt erwachsenen – autistischen Jungen (Kap. 7.2), Schwester einer Person mit Autismus (Kap. 7.3), Therapeutin von autistischen Kindern (Kap. 7.4) und Ehefrau eines Mannes mit Asperger-Syndrom (Kap. 7.5).

Ansonsten ist dies aber auch eine ganz «normales» Lehrbuch und für einen großen Adressatenkreis gedacht. Es beginnt mit einem Prolog zur Darstellung von Autismus im Film und der Literatur sowie der posthumen Diagnostizierung von bekannten Persönlichkeiten. Im Abschnitt «Grundlagen» werden die historische Entwicklung der Autismusforschung (Kap. 1.1), der aktuelle Stand zur Symptomatik und Klassifikation (Kap. 1.2), Differenzialdiagnostik und Komorbidität (Kap. 1.3), Epidemiologie (Kap. 1.4) und zu Entwicklung, Verlauf und Prognose (Kap. 1.5) zusammengefasst.

Der Abschnitt «Ursachen» umfasst Verhaltens- und Molekulargenetik sowie Tiermodelle (Kap. 2.1), Neurobiologie, Immunologie und Umweltfaktoren (Kap. 2.2) sowie Neuropsychologie und funktionelle Bildgebung (Kap. 2.3).

Im Abschnitt «Diagnostik» werden spezifische Skalen zur Diagnostik von Autismus-Spektrum-Störungen (Kap. 3.1), geeignete kognitive Leistungstests (Kap. 3.2), Instrumente zur Erfassung von Persönlichkeit, allgemeiner Psychopathologie und des Funktionsniveaus (Kap. 3.3) sowie somatische, neurologische und genetische Untersuchungsmethoden (Kap. 3.4) vorgestellt.

Der Abschnitt «Intervention» beschreibt zahlreiche Methoden. Neben den oben genannten lerntheoretisch-verhaltenstherapeutisch geprägte Ansätze (Kap. 4.2, 4.3, 4.4, 4.8), TEACCH (Kap. 4.5), Relationship Development Intervention (Kap. 4.6), Elterntraining und frühe Intervention (Kap. 4.7), soziale und berufliche Integration (Kap. 4.9), Social Skills-Training (Kap. 4.10), Therapie bei syndromalem Autismus (Kap. 4.11), PECS (Kap. 4.14), Psychopharmakotherapie (Kap. 4.15), Behandlung fremd- und selbstaggressiver Verhaltensweisen (Kap. 4.19) und Krisenmanagement (Kap. 4.21).

Zu danken habe ich allen, die zum Gelingen dieses Buches beigetragen haben. Dies sind natürlich in erster Linie alle Ko-Autorinnen und -Autoren des Werkes, deren Namen und Kontaktadressen Sie bitte dem Autorenverzeichnis entnehmen. Sie haben mit viel Kompetenz, Energie und Disziplin einzelne feine Mosaike erstellt, die ich zu diesem Band zusammenfügen durfte. Danken möchte ich darüber hinaus dem Verlag Hans Huber, insbesondere der Lektorin für Psychologie/Psychiatrie, Monika Eginger, für das Vertrauen und die hervorragende Zusammenarbeit. Danken will ich natürlich auch meiner fantastischen Familie (Lill, Noël, Finn) für die Liebe, Unterstützung, Geduld und das Verständnis, während der Erstellung des vorliegenden Werkes.

Wie immer muss ein besonderer Dank an alle autistischen Menschen und deren Familien gehen, die mich und andere Fachleute an ihrem Sein teilhaben lassen, so dass wir das Phänomen Autismus studieren können und immer besser verstehen lernen. Seien Sie versichert, dass Ihr Befinden und Ihre Lage mir und den Kolleginnen und Kollegen immer ein Anliegen ist.

Frankfurt/M., im Dezember 2008   *Sven Bölte*

Prolog

Autismus im Film, in der Literatur und bei historischen Persönlichkeiten

Sven Bölte

Das Bild von Autismus in der Öffentlichkeit wird vor allem von Dingen geprägt, die jenseits der täglichen wissenschaftlichen und klinischen Auseinandersetzung liegen. Dazu gehören Berichte in Funk und Fernsehen, Zeitschriften und Tageszeitungen, aber vor allem Verkörperungen in Filmen, in der Literatur sowie die – meist posthumen – Diagnostizierungen von bekannten Persönlichkeiten.

Film

In etwa 60 Kino- und Fernsehfilmen wurde bisher das Thema Autismus behandelt, ohne dass der Begriff dabei immer explizit genannt worden wäre. In Tabelle P1 ist eine Auswahl der bekanntesten dieser Filme aufgelistet. Der inhaltliche Schwerpunkt dieser Produktionen betrifft meist das allgemeine Schicksal der Menschen,

Tabelle P1: Kinofilme, in denen Autismus thematisiert wird (nach Jahr)

Elle s'appelle Sabine (2008)	The Innocent (1994)
Mozart and the Wale (2005)	Forrest Gump (1994)
Snow Cake (2005)	David's Mother (1993)
The Lost Prince (2003)	House of Cards (1993)
I Am Sam (2002)	What's Eating Gilbert Grape (1993)
Bless The Child (2001)	Little Man Tate (1992)
The Other Sister (1999)	Backstreet Dreams (1990)
Little Voice (1999)	Rain Man (1988)
Molly (1999)	«Data» in Star Trek: The Next Generation (1987)
Mercury Rising (1998)	The Boy Who Could Fly (1986)
Cube (1997)	The Pit (1981)
Silent Fall (1995)	Silence (1974)
Nell (1995)	Change of Habit (1969)
Criminal (1995)	Run Wild, Run Free (1969)

ihre Heilung oder Rettung bzw. ihre Portraitierung als Genies. Meist wird Autismus bei Kindern, seltener bei Jugendlichen oder Erwachsenen, thematisiert. Die wenigsten zeigen zufriedene, selbstständig lebende, gesellschaftlich integrierte Menschen mit Autismus. Vor allem in älteren Filmen finden sich Spekulationen über die Art und den Zeitpunkt des Beginns, die Ursachen und erfolgreiche Therapie. Einige wollen Glauben machen, dass Autismus nur in der Kindheit existiert oder durch ein Wunder oder einen Wunderheiler sensationell oder spielend aufgelöst werden kann.

Jeder, der sich beruflich mit Autismus beschäftigt, weiß, welchen immensen und nachhaltigen Einfluss der Film «Rain Man» auf die Wahrnehmung des Phänomens in der Allgemeinbevölkerung gehabt hat. Diese Hollywoodproduktion von 1988 wurde von einem Millionenpublikum weltweit gesehen und 1989 mit 5 Oscars – darunter bester Hauptdarsteller – auszeichnet. Dustin Hoffman spielt Raymond Babbage, einen erwachsenen Mann mit Autismus, der viele außerordentliche Fähigkeiten besitzt (z. B. Kalenderberechnen), aber völlig unselbständig in einer Einrichtung für Menschen mit «Schwachsinn» lebt. Raymond vermeidet Blick- und Körperkontakt, spricht monoton, hat viele Rituale und zeigt vielfältige andere typische autistische Symptome. Der Arzt der Einrichtung erklärt Autismus als eine Dysregulation der Verarbeitung sensorischer Reize und ist der Meinung, dass sein Haus die bestmögliche Umgebung für Raymond sei. Raymond hat einen jüngeren Bruder, den schlitzohrigen, egoistischen Autoverkäufer Charlie (Tom Cruise), der erst sehr spät in seinem Leben von der Existenz Raymonds in Kenntnis gesetzt wurde. Der Zuschauer erfährt, dass Raymond mit dem frühen Tod seiner Mutter aus der Familie genommen wurde, da man befürchtete, er könne seinen jüngeren Bruder verletzen. Als Charlie erfährt, dass man Raymond viel Geld hinterlassen hat, versucht er, durch die Entführung seines Bruders, dessen Erbe zu erschleichen. Der Film ist in weiten Teilen ein Roadmovie. Raymond, Charlie und seine Lebensgefährtin fahren in einem Cabriolet durch die USA und erleben so manche Abenteuer. Unter anderen verhilft Raymond, durch seine außerordentlichen visuellen Gedächtnisfähigkeiten, seinem Bruder zu einem großen Gewinn beim Black Jack in Las Vegas. Charlies Betrachtung Raymonds schwankt zwischen Verachtung und Bewunderung, bei einem im Laufe des Films zunehmendem Grad an Verständnis, Zuneigung und Mitgefühl. Am Ende trennen sich Charlies und Raymonds Wege wieder. Raymond kehrt zurück in die Brooksville Mental Institution, wo Charlie ihn aber zukünftig besuchen will.

Vorbild für die Verkörperung des autistischen Raymond in diesem Film ist Kim Peek (Abb. P1), einer der heute bekanntesten Personen mit erstaunlichen und in dieser Form äußerst seltenen Inselbegabungen, sog. «Savant» Fähigkeiten (s. Kap. 2.3). Aufgrund dieser Tatsache und der Verwendung typischer publikumswirksamer Geschichtengrammatiken (z. B. Happy End) ist diese Geschichte und die Darstellung des Autismus bei Rain Man natürlich selektiv, verzerrt und manchmal auch geschönt. Das heißt absolut nicht, dass viele Inhalte unzutreffend wären. Auch die schauspielerische Leistung Hoffmans ist herausragend und Rain Man gehört sicher zu den besseren Filmen, die Autismus thematisieren. Schließlich ist es zu begrüßen, dass Autismus durch Rain Man in bis zuvor nie da gewesener Weise ins Licht der Öffentlichkeit gerückt wurde. Es ist jedoch diskussionswürdig, ob solche Filme insgesamt einen Gewinn für autistische Menschen, ihnen nahe

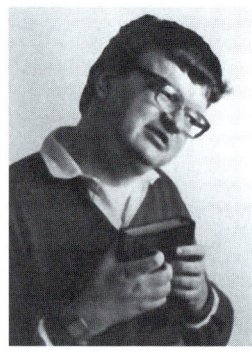

Abbildung P1:
Kim Peek

Stehende und in diesem Bereich Tätige beinhalten. Ob Berührungsängste, stereotype Sichtweisen und Vorurteile eher auf- oder abgebaut oder das allgemeine Engagement dadurch gesteigert wird, ist schwer messbar. Zur Verteidigung muss angeführt werden, dass einige Filme in ihren Beschreibungen nicht schlechter sind, als die eine oder andere Dokumentation in populären Wissenschaftsmagazinen. Vor allem ist zu berücksichtigen, dass die Filme primär der «Unterhaltung» dienen und normalerweise nicht ernsthaft oder explizit beanspruchen, psychische Störungen wissenschaftlich zu schildern oder den Betroffenen mit dem Film helfen zu wollen.

Literatur

Das geschriebene Wort kann in seiner Wirkung und Verbreitung meist nicht gut mit der Macht des bewegten Bildes mithalten. Auf der anderen Seite bietet es größtenteils mehr Raum für Vertiefung und präzise Charakterisierung von Menschen, deren Verhalten und die Schilderung von Innenleben. Allerdings gilt, wie für den Film auch, dass bei Darstellungen in Prosa und Roman, abgesehen von den oftmals lebendigen, anschaulichen und bewegenden Beschreibungen autistischen Verhaltens und Erlebens, Annahmen über Ursachen, Therapien und Heilungsmöglichkeiten meist mit Skepsis zu begegnen ist. Tabelle P2 gibt eine Auswahl von Belletristik, in der ein wesentlicher Protagonist mit Autismus oder Asperger-Syndrom beschrieben wird.

Ein gleichermaßen eindrucksvolles, wie authentisches und unterhaltsames Portrait von Autismus, ohne viele fehlleitende Informationen und Hypothesen, bietet «Supergute Tage» oder «Die sonderbare Welt des Christopher Boone» von Mark Haddon. Der 15 Jahre, 3 Monate und 2 Tage alte Held des Buches ist Christopher John Francis Boone. Christopher ist ein akribischer, aufmerksamer und analytischer Beobachter, versteht viel von Fakten und Logik, aber nicht viel von Menschen. Vieles verwirrt ihn (z. B. das Wort Augapfel) und er kann die Bedeutung und Konsequenzen von Dingen nicht gut einschätzen. Er liebt Ordnung, Pläne und Eindeutigkeit. Unvorhergesehnes macht ihn unruhig bis panisch. Der Roman ist als Ich-Erzählung konzipiert und mit Abbildungen und Tabellen des fiktiven Autors versehen. Christopher lebt mit

Tabelle P2: Belletristik, in der Protagonisten mit Autismus oder Asperger-Syndrom beschrieben werden (mit Autor)

Supergute Tage oder die sonderbare Welt des Christopher Boone (Mark Haddon)	Die Kinder von Hamlin (Carmen Carter)
Die Geschwindigkeit des Dunkels (Elisabeth Moon)	Im hellen Licht des Tages (Anita Desai)
	Schall und Wahn (William Faulkner)
Aus der Welt (Barbara Vine)	Regulator (Stephen King unter dem Pseudonym Richard Backman)
Der Besuch des Leibarztes (Per Olov Enquist)	Kalt (Dean Koontz)
A Wizard Alone (Diane Duane)	Wer die Nachtigall stört (Harper Lee)
Marsianischer Zeitsturz, früher: Mozart für Marsianer (Philip Dick)	Eye Contact (Cammie McGovern)
Verblendung / Verdammnis / Vergebung (Stig Larsson)	Family Pictures (Sue Miller)
	Ich schließe mich selbst ein (Joyce Carol Oates)
Owning Jacob (Simon Beckett)	Halbschlaf im Frosch-Pyjama (Tom Robbins)
Tilt (Elisabeth Burns)	California Angel (Nancy Taylor Rosenberg)

seinem Vater in der englischen Kleinstadt Swindon in der Nähe Londons. Er mag Puzzles, Polizisten, aber vor allem mathematische Rätsel und Primzahlen. Solche kennt er auswendig, bis 7507, und ordnet sein Leben nach ihnen. Dementsprechend sind auch die Kapitel des Buches nummeriert. Für Christopher kündigen sich (super)gute Tage an, wenn 5 rote Autos in einer Reihe vorbeifahren. Er will am liebsten Astronaut werden und in einer Weltraumkapsel allein auf endloser Fahrt reisen. Als Christopher Wellington den Pudel der Nachbarin, Mrs. Sheers, durch eine Mistgabel erstochen auffindet, beschließt er, der Sache auf den Grund zu gehen und ein Buch darüber zu verfassen, weil ihm seine Lehrerin Sion einmal angeraten hatte, ein Buch zu schreiben, das er selber gern lesen würde. Er beginnt seine Ermittlungen und dokumentiert alle Informationen gewissenhaft, gegen den Willen seines Vaters. Er identifiziert den Mörder des Hundes (seinen Vater) und lüftet das Geheimnis um seine angeblich verstorbene Mutter.

Historische Persönlichkeiten

Etwas geglättet lautet ein Sprichwort im Hessischen: «Es geht den Menschen, wie den Leuten». Damit ist gemeint, dass im Grunde allen Menschen, unabhängig von Geld und Ruhm, die gleichen Schicksale widerfahren können. Dies trifft auch für psychische Störungen zu. Zunehmend mehr Prominente sprechen offen über ihre Probleme in der Öffentlichkeit oder die Medien mutmaßen über die psychischen Schwierigkeiten der VIPs. In Wissenschaftskreisen wird darüber hinaus oft versucht, anhand von verfügbaren Dokumenten oder Gesprächen mit Angehörigen und Bekannten, bei verstorbenen Personen des öffentlichen Lebens posthum psychiatrische Diagnosen zu stellen. Unabhängig davon, ob solche Diagnosen zutreffen oder nicht und ob die posthume Diagnostik nützlich oder sinnvoll ist, muss eine solche grundsätzlich als unsicher gelten. An eine seriöse psychiatrische Diagnose werden heute weitaus höhere

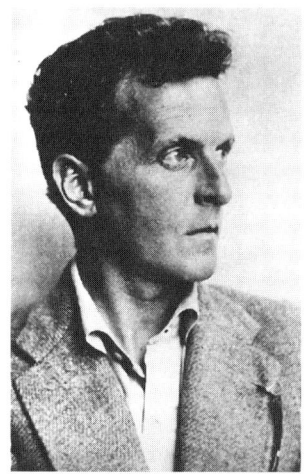

Abbildung P2:
Ludwig Wittgenstein

Anforderungen gestellt, als es eine retrospektive Informationssammlung erlaubt, die auf unspezifischen Schriftstücken oder der Befragung Dritter beruht. So ist nicht verwunderlich, dass unterschiedliche Forscher in ihren Betrachtungen auch zu unterschiedlichen Einschätzungen gleicher Sachverhalte kommen. Bei Vincent van Gogh ist der Streit um die «richtige» Diagnose besonders ausgeprägt. Neben körperlichen Erkrankungen, z. B. Epilepsie, werden in seinem Fall sowohl Autismus als auch Schizophrenie diskutiert. Derzeit ist im Übrigen strittig, ob sich van Gogh selbst eines Ohres entledigte oder einer seiner Malerkollegen dies im Zorn tat.

Autismus-Spektrum-Störungen werden einer wachsenden Anzahl von verstorbenen Prominenten zugeschrieben (s. Tab. P3), darunter Hans Asperger, dem Erstbeschreiber des Asperger-Syndroms, selbst. Nach Gillberg (2000) ist es wichtig zu zeigen, dass nicht alle Menschen, die typische autistische Symptome zeigen, gleichzeitig Patienten sein müssen, die psychiatrische Hilfe erhalten, sondern im Gegenteil erfolgreich im Leben stehen können. Eine in dieser Hinsicht am meisten diskutierte Person ist der Österreicher Philosoph Ludwig Wittgenstein (s. Abb. P2). Verschiedene angesehene Forscher wie Attwood (2000), Fitzgerald (2000), Gillberg (2002) sowie James (2006) sind einhellig der Meinung, dass

Tabelle P3: Bekannte Persönlichkeiten mit posthum diagnostizierter Autismus-Spektrum-Störung (nach Genre)

Wissenschaftler	Staatsmänner	Philosophen	Schriftsteller	Komponisten	Maler/Künstler
Charles Darwin	Lenin	Ludwig Wittgenstein	Hans Christian Andersen	Belá Bartók	Vincent van Gogh
Hans Asperger	Christian VII von Dänemark	Immanuel Kant	George Orwell	Anton Bruckner	Wassilij Kandinskij
Albert Einstein	Carl XII von Schweden	Baruch de Spinoza		Ludwig van Beethoven	Michelangelo
Henry Cavendish	Thomas Jefferson			Glenn Gould	Andy Warhol
Srinivasa Ramanujan					
Isaac Newton					

am Zutreffen der Asperger-Syndrom-Diagnose bei Wittgenstein wenig Zweifel bestehen könne. Wittgenstein, Philosoph und Mathematiker, lebte zwischen 1889 und 1951. Er stammte aus einer großbürgerlichen jüdischen Wiener Familie und lebte ab 1908 in England. Nach seinem Werk «Tractatus logico-philosophicus» verabschiedete er sich zunächst von der Philosophie und arbeitete als Dorfschullehrer und Klostergärtner. 1939 erhielt er eine Professur für Philosophie an der Universität Cambridge. Viele Mitglieder der Familie Wittgenstein sollen Einzelgänger gewesen sein. Drei seiner vier Brüder begingen Selbstmord. Ludwigs Neffe, Paul, soll ebenfalls einem Asperger-Syndrom entsprochen haben. Ludwig hatte eine verzögerte Sprachentwicklung und während seines gesamten Lebens Rechtschreibprobleme. Er soll sich selten sozial angemessen, meist egozentrisch, verhalten und als Lehrer eine extreme Härte gegenüber schlechten Schülern ausgeübt haben. Als Soldat, im ersten Weltkrieg für Österreich-Ungarn kämpfend, fiel sein merkwürdiges, z. B. ungewöhnlich furchtloses Verhalten auf, wofür er mehrfach mit Tapferkeitsmedaillen ausgezeichnet wurde. Für seine vielfältigen Liebhaberinnen und Liebhaber soll er, wenn überhaupt, erst spät Gefühle empfunden haben. Auch genügend Stellungnahmen Wittgensteins sollen auf seine autistischen Züge hinweisen. Es wird u. a. zitiert, dass ihm «das Menschliche» fremd gewesen sei, eine Art «unartikuliertes Gurgeln». Allgemein galt er als düstere, pessimistische, depressive, zwanghafte Person mit rigider Moral und fehlendem Verständnis für andere Menschen. Er konnte Personen, die über ihre Emotionen sprachen, schroff ins Wort fallen, um anschließend ungebeten komplizierte Monologe zu halten. Trotz seiner außergewöhnlichen Begabungen war er offensichtlich auch sehr naiv und unorganisiert, bspw. im Umgang mit Geld oder bei der Bewertung der Gefahren für sich selbst durch den Nationalsozialismus.

Die posthume Untersuchung des Lebens Ludwig Wittgensteins, in Bezug auf das Vorliegen eines Asperger-Syndroms, wirft einige Fragen auf. Abgesehen von den Verhaltensweisen, die im Sinne einer autistischen Symptomatik gedeutet werden können, spricht auch einiges eher gegen diese Hypothese. Zum Beispiel das erhebliche Ausmaß an Selbstständigkeit, Mobilität, Flexibilität und Vielfältigkeit in der allgemeinen Lebensführung. Als Lehrer unterrichtete er Kinder mittelloser Eltern und förderte begabte Kinder mit eigenen Mitteln. Er war – abgesehen von seiner auffälligen Persönlichkeit – sozial gut integriert und hatte unzählige, auch sexuelle, Bekanntschaften. Nach ICD-10 und DSM-IV-TR spricht zudem die Verzögerung der Sprachentwicklung gegen eine Diagnose Asperger-Syndrom.

Weiterführende Literatur

Fitzgerald, M.: Autism and creativity: is there a link between autism in men and exceptional ability? Brunner-Routledge, East Sussex, 2004.

Literatur

Attwood, T.: The Autism Epidemic Fact or Fiction. Autism Asperger's Digest, November/December, 2000.

Fitzgerald, M.: «Did Ludwig Wittgenstein have Asperger's syndrome?» European Child and Adolescent Psychiatry, 9 (2000): 61–65.

Gillberg, C.: A Guide to Asperger Syndrome. Cambridge University Press, Cambridge, 2002.

James, I.: Asperger's Syndrome and High Achievement: Some Very Remarkable People. London, Jessica Kingsley Publishers, 2006.

1 Grundlagen

1.1
Historischer Abriss

Sven Bölte

Geschichte beschäftigt sich mit dem, was in der Vergangenheit liegt, was geschehen ist. Geschichte soll eine nachvollziehbare und möglichst objektive Darstellung des Ganges von Ereignissen sowie von Ursachen und Wirkungen widerspiegeln. Eine Prämisse für Geschichtsschreibung ist zunächst, dass der Gegenstand definiert ist, dessen Genese dokumentiert werden soll. Obwohl Autismus als Phänomen wahrscheinlich eine sehr lange und komplexe Geschichte besitzt, ist es angemessen und üblich, den offiziellen Beginn der Historie des Autismus mit seiner öffentlichen Konzeptualisierung als psychisches Problem zu datieren. Dementsprechend widmet sich dieser historische Abriss zunächst den Erstbeschreibungen des Erscheinungsbildes nach Kanner (1943) und Asperger (1944). Beide sind lesenswerte und detailreiche klinische Analysen. Alle anderen hier geschilderten geschichtlichen Aspekte sind auf die eine oder andere Weise Konsequenz dieser Publikationen: die Suche nach davor liegenden ähnlichen Fallbeschreibungen, Hypothesen, Kontroversen und Ergebnissen zu den Ursachen des Autismus, die Entwicklung des diagnostischen Konzepts über die Zeit sowie der Aufbau von Strukturen in Forschung und Versorgung.

1.1.1
Die Pioniere: Kanner und Asperger

Vor etwa 65 Jahren wurden zwei relativ ähnliche Beschreibungen sozialer und kommunikativer Störungen bei Kindern von Leo Kanner [*1894 (Klekotow) – †1981 (Sykesville)] (Abb. 1.1.1) und Hans Asperger [*1906 (Hausbrunn) – †1980 (Wien)] (Abb. 1.1.2) publiziert: Kanners im Jahre 1943, Aspergers 1944. Im engeren Sinne ist die Arbeit von Asperger ebenfalls im Jahre 1943 zu datieren, denn dies war das Jahr, in welchem der Pädiater im Oktober dieses Werk an der Universität zu Wien zur Habilitation einreichte. Die Veröffentlichung von «Autistische Psychopathen im Kindesalter» im Archiv für Psychiatrie und Nervenkrankheiten erfolgte jedoch erst im Jahr darauf. In der Tat hatte Asperger bereits im Jahre 1938 an der Universität Wien über Fälle autistischer Psychopathie im Rahmen eines Vortrags unter dem Titel «Das psychisch abnormale Kind» gesprochen, der in einer Ausgabe der Wiener klinischen Wochenzeitschrift des selben Jahres zu finden ist (Asperger, 1938; Asperger-Felder, 2000). Aspergers Arbeit erschien in Mitten der Wirren des Zweiten Weltkrieges in deutscher Sprache, während Kanners Arbeit in Englisch unter dem Titel «Autistic disturbances of affective contact» in der Zeitschrift Nervous Child veröffentlicht wurde. Kanner arbeitete zu dieser Zeit in Baltimore (USA), hatte jedoch Deutsch als Muttersprache, war österreichischer Herkunft, studierte und arbeitete bis zu seiner Immigration 1924 in Berlin. Sowohl Kanner als auch Asperger bedienten sich des Terminus «Autismus», einer Kombination der griechischen Wörter autos (selbst) und ismos (Zustand, Orientierung), den der Schweizer Psychiater Eugen Bleuler (*1857 – †1939) geprägt hatte, um egozentrischen Rückzug in sich selbst und die eigene

Gedankenwelt, bei gleichzeitigem Abschied von der Außenwelt, im Rahmen schizophrener Störungen zu beschreiben (Bleuler, 1911). Interessanterweise findet sich eine Referenz zu Bleuler nur bei Asperger, jedoch nicht bei Kanner (Schirmer, 2002).

Es besteht Übereinstimmung darüber, dass Kanner und Asperger in gegenseitiger Unkenntnis ihre Arbeiten verfasst haben und sich nie begegnet sind. In einer späteren Arbeit (Asperger, 1974) lässt Asperger verlauten, dass es Kanner war, der «frühkindlichen Autismus» als Erster beschrieb. Es ist daher als Kuriosum anzusehen, dass beide gleicher Herkunft waren, zur gleichen Zeit sehr ähnliche klinische Phänomene beschrieben, ihre Beobachtungen im selben Jahr publizierten und beide dafür den Begriff Autismus benutzten.

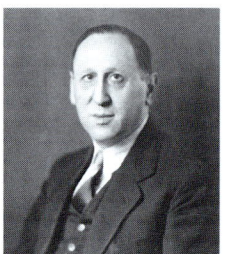 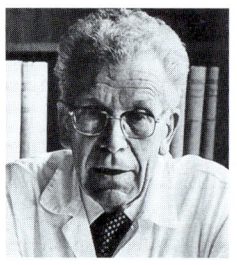

Abbildung 1.1.1: Leo Kanner

Abbildung 1.1.1: Hans Asperger

1.1.1.1
Kanners Fälle

Leo Kanner baute seine Darstellungen zum Autismus ausdrücklich in Abgrenzung zur sozialen Entwicklung gesunder Kinder auf, wobei er durch Arnold Lucius Gesell (*1880 – †1961) beeinflusst wurde. Gesells Werk findet sich in «An Atlas of Infant Behavior» (1934). Seine Arbeiten zeigen z. B., dass Säuglinge und Kleinkinder ein natürliches Bedürfnis nach sozialer Interaktion, vor allem im Sinne eines affektiven Kontakts, haben. Dieses grundlegende Bedürfnis vermisste Kanner bei den acht Jungen und drei Mädchen, die er beschrieb. Daher begründete Kanner Autismus in erster Linie als emotionale Störung («inability to form the usual, biologically provided affective contact with people»), ein Ansatz, der heute, insbesondere noch von Hobson (2002), vertreten wird. Kanner ging von einem spezifischen angeborenen Syndrom aus, das durch eine Stoffwechselstörung bedingt sei, relativ selten vorkäme und in der Vergangenheit wahrscheinlich mit Schizophrenie verwechselt worden sei. Fünf der elf beschriebenen Kinder hatten einen vergrößerten Kopfumfang, eine aktuell wiederentdeckte Beobachtung (Courchesne/Pierce, 2005). Drei der beschriebenen Kinder waren stumm und auch die sprechenden Kinder zeigten Auffälligkeiten der Sprache, wie Echolalie und die Umkehr von Personalpronomina. Ferner beobachtete Kanner Schwächen, Symbole und abstraktes Material zu verstehen. Darüber hinaus wiesen die Kinder ein intensives Interesse an der unbelebten Welt auf, z. B. zeigten sie starke Reaktionen auf Geräusche und beschäftigten sich bevorzugt nicht mit kindgerechten Objekten. Ihre Reaktivität auf Menschen war stark reduziert und sie erwiesen sich gegenüber Veränderungen ihres Tagesablaufes und ihrer Umgebung («anxiously obsessive desire to sameness») als empfindsam. Diese Beobachtungen führten Kanner zu der Überzeugung, dass sich die Kinder willentlich aus der sozialen Welt zurückziehen («extreme autistic aloneness»), einer Welt, der sie nie zugehörig waren. Neben vielen Defiziten sah Kanner auch bestimmte (Insel-)Begabungen, z. B. besondere Gedächtnisleistungen oder ein besonders großes Vokabular bei den sprechenden Kindern. Die Eltern der Kinder beschrieb Kanner als distanziert, hochintelligent und mit einer Tendenz, sich in Kunst und Wissenschaft zu vertiefen. Vier der Väter der Kinder waren Psychiater.

1.1.1.2
Aspergers Fälle

Hans Asperger berichtete im Detail über vier Jungen zwischen sechs und elf Jahren, und schenkte dabei auch angemessenen pädagogischen Maßnahmen große Aufmerksamkeit. Asperger ging, wie auch Kanner, von einer angeborenen Problematik aus. Er vermutete eine zugrunde liegende Extremvariante von Männlichkeit und postulierte, dass die Anlagen vom Vater zum Sohn weitergegeben würden. Er konzipierte Autismus als eine extreme Variation eines normalen Persönlichkeitszuges, was man heute als Persönlichkeitsstörung klassifizieren würde. Asperger ging zudem davon aus, dass sich das Syndrom, das er beschrieb, nicht vor dem dritten Lebensjahr erkennen lasse. Der Schwerpunkt seiner Beobachtungen lag im Bereich der Kommunikation und des Kontaktverhaltens. Seine Patienten zeigten eine Verarmung der Mimik und Gestik, einen merkwürdigen Blickkontakt und eine monotone, unmodulierte, kaum intonierte Sprechweise. Der Gebrauch der Sprache erschien Asperger ebenso abnorm wie originell, z. B. die Verwendung von Neologismen (Wortneuschöpfungen), eigentümlichen Monologen und die fehlende Fähigkeit zu echter Konversation. Asperger sah bei seinen Patienten durchgehend umschriebene Interessen und Aktivitäten, die einen Großteil der Zeit und Energie der Jungen beanspruchten und sie an sozialer Integration hinderten. Den Affekt der Patienten beschrieb Asperger als schwach empathisch und allgemein intellektualisierend. Generell erweckten die Jungen den Anschein, sie folgten ausschließlich ihren eigenen Impulsen, unabhängig von den Bedürfnissen anderer. Ihr Verhalten sei durch einen Mangel an Aufmerksamkeit geprägt, neige zu Aggressivität, sei schwer steuerbar, negativistisch und sozial insgesamt schlecht angepasst. Neben interpersonellen Problemen beschrieb Asperger seine Patienten auch in ihrer Motorik als auffällig, z. B. fielen ihm eine bizarre, behäbige, schwerfällige Gangart, Probleme bei der Koordination und mangelndes Köpergefühl auf.

1.1.2
Vor Kanner und Asperger

Anekdotische Beschreibungen, die dem Schrifttum von Kanner und Asperger zeitlich vorgeordnet sind und im Sinne des Autismus gedeutet werden können, sind rar, was angesichts der Schwere und typischen Charakteristika des Phänomens erstaunlich ist. Houston und Frith (2000) analysieren den Fall Hugh Blair, den 39-jährigen Sohn eines schottischen Großgrundbesitzers, dessen Heiratsfähigkeit im Jahr 1747 von einem Gericht in Edinburgh zu prüfen war. Sie lassen in der Analyse wenig Zweifel daran, dass es sich um einen autistischen Mann gehandelt haben muss. In einigen historischen Betrachtungen werden auch die Schicksale des Wolfsjungen Victor von Averyron und Kaspar Hausers vom Ende des 18. und Anfang des 19. Jahrhunderts als mögliche frühe Beschreibungen von Autismus diskutiert (z. B. Frith, 2003; Malson, 1972). Bei beiden handelt es sich um seit der frühen Kindheit durch verschiedene Umstände sozial extrem deprivierte Menschen, die bei ihrem Auffinden massive Störungen der Sprache und des Sozialverhaltens aufwiesen und im heutigen Sinne autistisch imponierten. Beide erfuhren in ihrer Zeit erhebliche Aufmerksamkeit und Unterstützung und sind gut dokumentiert. Weitere Verhaltensbeschreibungen, die im Sinne des Autismus oder eines Asperger Syndroms gedeutet wurden, stammen von John Haslam («Cases of insame children») aus dem Jahr 1809 (Vaillant, 1962) und Henry Maudsley («The insanity of early life») aus dem Jahr 1879 (Maudsley, 1979).

Zweifellos in frühe Beschreibungen autistischen Verhaltens ist «Dementia Infantilis» (Hellersche Demenz) von Theodor Heller (1908) einzureihen. Heller war Pädagoge und Leiter der Erziehungsanstalt für geistig abnorme und nervöse Kinder in Wien-Grinzing. Er beschrieb 28 Kinder, die nach offensichtlich normaler Entwicklung im Alter von drei bis vier Jahren in vielen Bereichen der psychischen und körperlichen Entwicklung abrupt und ausgeprägt regredierten. Die von Heller beschriebene Störung ist nach ihrem Ausbrechen schweren Formen des Autismus ähnlich. Sie entspricht der heutigen Diagnose desintegrative Störung des Kindesalters. Die Diagnose wurde im Nachkriegsdeutschland häufig für Autismus verwendet (Weber, 1985). Eine seit ihrer Übersetzung ins Englische (Wolff, 1996) zunehmend beachtete Arbeit, die vor allem die

Arbeit von Hans Asperger zu antizipieren scheint und ebenfalls in deutscher Sprache verfasst wurde, stammt von der russischen Kinderpsychiaterin Grunja Efimovna Ssucharewa (1926). Sie beschrieb die Symptomatik von sechs Kindern im Alter zwischen zehn und zwölf Jahren mit dem Konzept der schizoiden Psychopathie. Sie hob unter anderem die Abgrenzung von der Schizophrenie hervor (Beginn in der Kindheit, keine Progredienzmerkmale), die Neigung zu schematischen Denkprozessen und absurdem Grübeln, die Unfähigkeit im Milieu aufzugehen, eine flache Gefühlswelt, zwanghaftes Verhalten und motorische Unzulänglichkeiten.

1.1.3
Psychogenese versus biologische Ursachen

Asperger und Kanner gingen in ihren Beiträgen von vererbten Anlagen und konstitutionellen biologischen Faktoren als verantwortlich für das Zustandekommen der autistischen Verhaltensprobleme aus. Obgleich Kanner ein enges klinisches Bild des Autismus gezeichnet hatte, herrschten in Bezug auf die Diagnose lange diagnostische Unsicherheiten. In den 1950er- und 1960er-Jahren war vor allem in den USA der Schizophreniebegriff dominant, weit gefasst und schloss im Kindesalter Autismus ein. Zu dieser Zeit beherrschten psychogene, insbesondere psychoanalytische, Erklärungsmodelle die Psychiatrie. Im Bereich Autismus wurde die psychoanalytisch geprägte Theorie der Genese des Autismus von Bruno Bettelheim vertreten (Bettelheim, 1967), ein Schüler Freuds, der ab 1944 in Chicago die dortige Orthogenic School leitete. Bettelheim maß während der ersten Lebensjahre des Kindes Erziehungsfehlern der Mütter besondere ätiologische Bedeutung beim Autismus zu («Kühlschrankmutter»).

Selbst Kanner zog zwischenzeitlich mangelnde Erziehung der Eltern als verursachenden Umstand für Autismus in Erwägung. Kanner erklärte aber dann 1971 bei der jährlichen Tagung der National Society for Autistic Children, dass diese Schuldzuschreibung obsolet sei und bat um Verzeihung für diese schädliche, falsche und stigmatisierende Hypothese. Bereits zu einem früheren Zeitpunkt hatte Bernard Rimland, Vater eines autistischen Kindes und Autismusexperte, mit dem Buch «Infantile Autism» diese neue Ära eingeleitet, und für eine empirisch und biologisch ausgerichtete Erforschung des Autismus plädiert. Dazu ermutigt wurde er durch eine heute gut replizierte Beobachtung von Schain und Freedman (1961), die erhöhte Blut-Serotonin-Spiegel bei Autismus festgestellt hatten.

Zu viele Tatsachen sprachen schließlich gegen eine psychogene Verursachung. Erstens tritt Autismus bei Familien aller sozialen Klassen auf und nicht wenige Eltern haben weitere, psychisch völlig gesunde Kinder (z. B. Wing, 1980). Zweitens gehen die Interaktionsprobleme zwischen autistischen Kindern und deren Eltern eindeutig von den Kindern aus (Cantwell et al., 1979; Mundy et al., 1986). Drittens sprechen vielfältige Befunde für eine biologische Verursachung des Autismus, mit vor allem genetischen Faktoren, die über neurobiologische und neuropsychologische Veränderungen schließlich zur klinischen Symptomatik führen (s. Kap. 2). Geklärt wurde in diesem Sinne auch, dass einige subklinische Verhaltensweisen, die auch schon Kanner bei den Eltern beobachtete, durch mit den Kindern geteiltes Erbmaterial zustande kommen. Ein Durchbruch der genetischen Forschung wurde mit der Zwillingsstudie von Folstein und Rutter (1977) erreicht, die zeigte, dass die Konkordanz für Autismus bei monozygoten Paaren dramatisch höher liegt, als bei dizygoten Paaren. Dies war, angesichts der Tatsache, dass einige führende Vertreter noch kurz zuvor genetische Faktoren als verursachend für Autismus kategorisch ausgeschlossen hatten (Hanson/Gottesman, 1976), eine mutige Publikation. Letztere hatten zwar richtig festgestellt, dass das Geschwisterrisiko für Autismus absolut nicht dramatisch erhöht ist, aber übersehen, dass es im Vergleich zur Allgemeinbevölkerung sehr wohl dramatisch erhöht ist.

Insgesamt verwundert es, dass die Vermutung einer psychogenen Verursachung des Autismus lange Zeit dominierte: in den Erstbeschreibungen werden biologische Ursachen angenommen, die überzufällig häufige Verknüpfung mit geistiger Behinderung, Epilepsie und anderen Erkrankungen war bekannt, und auch die Schwere der Symptomatik schien mit psychogenen Theorien schwer vereinbar. Noch verwunderlicher ist, dass sich die Position psychogener Modelle des Autismus weiterhin, trotz erdrückender biologischer Evidenz, in einigen Köpfen auch heute noch eisern hält (z. B. Parks, 2007).

1.1.4 Das Konzept Autismus im Wandel der Zeit

Die Beschreibungen autistischen Verhaltens durch Kanner und Asperger sind einflussreich und auch heute noch in weiten Teilen gültig. Allerdings wurde das Werk Aspergers lange Zeit nicht beachtet. Erst mit der englischen Übersetzung durch Uta Frith und einer Arbeit dazu von Wing (1981) wurde das Syndrom auch international bekannt. Seitdem wird debattiert, ob es sich beim Asperger-Syndrom und dem frühkindlichen Autismus im Sinne Kanners tatsächlich um qualitativ verschiedene Störungen oder lediglich quantitative Variationen eines Phänomens handelt. Die bis dato verfügbaren Studien gehen bislang eher von Letzterem aus (Frith, 2004). Relativierend dazu ist anzumerken, dass die heutige Definition des Asperger-Syndroms nach ICD-10 und DSM-IV-TR nicht mehr im Detail dem Original von Asperger entspricht, sondern im Wesentlichen als Autismus ohne Verzögerung der Sprachentwicklung konzipiert ist. Dieser Eingriff hat bewirkt, dass nach heutigen Maßstäben nicht mehr alle der damaligen Fälle Aspergers tatsächlich einer Diagnose Asperger-Syndrom entsprechen (Miller/Ozonoff, 1997; Hippler/Klicpera, 2005). Ausgangspunkt dieser Entwicklung war vor allem die Arbeit von Wing (1981). Sie modifizierte und ergänzte die Originalbeschreibungen in der Weise, dass das Asperger-Syndrom eindeutig in die Nähe des klassischen Autismus gerückt wurde. Im Gegenzug haben einige Autoren zur «Rettung» der Originalkriterien Aspergers separate diagnostische Kriterien postuliert (z. B. Gillberg/Gillberg, 1989).

Da Aspergers Arbeit lange ignoriert wurde, war die Auseinandersetzung mit dem diagnostischen Konzept Autismus in den ersten Jahrzehnten im Wesentlichen an Kanners Arbeit orientiert. Einige Annahmen Kanners wurden allmählich verworfen, z. B. seine Überzeugung, das Syndrom sei nicht überzufällig häufig mit anderen Erkrankungen oder Intelligenzminderung assoziiert. Auch sehr konservative Schätzungen lassen heute keinen Zweifel daran, dass bei Autismus u. a. Epilepsie vermehrt auftritt. Gleiches gilt für Intelligenzminderung. Die Schwere des Autismus ließ in den Jahren nach Kanners Publikation viele Kliniker zunächst vermuten, es handle sich hier um sehr früh beginnende Formen der Schizophrenie. Dieser Einfluss war stark und führte zum einen zu einer relativ beliebigen und unspezifischen Handhabe des Begriffs in der Praxis und zum anderen dazu, dass man in DSM-I (APA, 1952) und DSM-II (APA, 1968) Autismus als kindliche Schizophrenie klassifizierte. Erst mit den Studien von Kolvin (1971) und Rutter (1970) wurde endgültig verdeutlicht, dass Autismus nicht lediglich als eine Form der Schizophrenie verstanden werden kann. Auch Bosch (1962) in Deutschland hatte an der Abgrenzung von Autismus und psychotischen Störungen gearbeitet. Es wurde gezeigt, dass klare Unterschiede hinsichtlich des Beginns (Autismus früher und ausschließlich früh), des Verlaufs (keine unauffällige Phase bei Autismus) und in der Symptomatik (keine Positivsymptomatik bei Autismus) bestehen. Rutter (1978) ersetzte schließlich auch den Psychosebegriff zugunsten der Bezeichnung «Entwicklungsstörung» da hier, im Gegensatz zu Psychosen, nicht ein erworbener Realitätssinn verloren geht, sondern eine Störung im Entwicklungsprozess selbst zu abweichendem Verhalten von der frühen Kindheit an führt.

Entsprechend dieser Sichtweise wurde Autismus im Kontext einer größeren Klasse sogenannter «tiefgreifender Entwicklungsstörungen» in das

DSM-III (1980) eingeführt. Diese Begrifflichkeit erreichte schnell weite Akzeptanz und sollte zwei Dinge ausdrücken. Zum einen keine Annahmen zur Ätiologie, zum anderen, dass viele essenzielle Funktionsbereiche beeinträchtigt sind. Auch in der ICD-9 (WHO, 1978) wurde Autismus eingeführt, allerdings noch unter dem Psychosebegriff («Typische Psychosen des Kindesalters»). Obgleich das DSM-III einen großen Innovationsschritt bedeutete, beinhaltete es auch Mängel, vor allem die Diagnose «residualer infantiler Autismus», die vorübergehenden Autismus implizierte oder die Fokussierung auf das Kindesalter. DSM-III-R (1987) entsprach im Grunde des Autismus nach Wing und Gould (1979), also einem breiten Konzept des Autismus als «Spektrum». Drei Hauptstörungsbereiche (Trias) wurden formuliert: soziale Interaktion, verbale und nonverbale Kommunikation sowie Imagination (wird heute häufig durch eingeschränktes Repertoire an Aktivitäten und Interessen ersetzt). Insgesamt wurden 16 Kriterien formuliert, von denen, über die drei Bereiche verteilt, mindestens acht für eine Diagnose erfüllt sein mussten. Es zeigte sich bald, dass auch die DSM-III-R-Operationalisierungen in der Praxis zu Problemen führten, u. a. war ein kräftiger Anstieg falsch positiver Diagnosen zu verzeichnen, der vor allem mit dem Fehlen des Kriteriums der frühen abnormen Entwicklung zu tun hatte. Mit ICD-10 (1992) und DSM-IV (1994) (s. Kap. 1.2) wurde schließlich eine hohe Konvergenz der internationalen und nordamerikanischen Klassifikation und Terminologie des Autismus und assoziierter Störungen erreicht; dies nicht zuletzt aufgrund des «DSM-IV field trial» (Volkmar et al., 1994), einer multizentrischen Studie, die ca. 1000 Patienten und mehr als 100 Diagnostiker einschloss. Beide Manuale, ICD-10 und DSM-IV, schlossen erstmals das Asperger-Syndrom sowie auch das Rett-Syndrom ein. Der Einschluss des Rett-Syndroms stieß unmittelbar auf Kritik (Gillberg, 1994), die angesichts einer offenbar anders gearteten Symptomatik und zugrunde liegenden Ätiologie beim Rett-Syndrom zunehmend gerechtfertigt erscheint. Mit dem DSM-IV-TR (APA, 2000) liegt mittlerweile eine textrevidierte Fassung des DSM-IV vor, die bezüglich der tiefgreifenden Entwicklungsstörungen mit einer Konkretisierung der Beschreibung der nicht näher bezeichneten tiefgreifenden Entwicklungsstörung einherging. Neben den bereits weiter oben vorgestellten Entwicklungen sind eine Anzahl weiterer Ergebnisse und Vorgänge zu benennen, die das Bild vom Autismus und den Umgang damit wesentlich geprägt haben. Im Bereich der Grundlagenforschung bspw. die Arbeiten zur Verbreitung (Kap. 1.4), zum Verlauf (s. Kap. 1.5) und zu kognitiven Modellen (s. Kap. 2.3). Darüber hinaus im klinischen Anwendungsbereich die Einsicht der Wirksamkeit verhaltensbasierter Methoden (s. Kap. 4) sowie die Entwicklung zuverlässiger standardisierter Diagnostika (s. Kap. 3.1).

1.1.5
Entwicklung von Forschung, Versorgung und Bewusstheit

Besonders durch die Vereinheitlichung der diagnostischen Kriterien für Autismus und das Asperger-Syndrom in DSM-IV und ICD-10 hat die Forschung einen erheblichen Innovationsschub erlebt. Bis Ende 2008 waren etwa 12 000 Originalarbeiten zum Autismus und circa weitere 1200 zum Asperger-Syndrom publiziert. Mittlerweile dienen sechs wissenschaftliche Journals vorwiegend dazu, Autismusforschung zu veröffentlichen: das führende Journal of Autism and Developmental Disorders (seit 1971), Focus on Autism and other Developmental Disabilities (seit 1985), The International Autism Research Review (seit 1987), Autism: the international Journal of Research and Practice (seit 1997), Good Autism Practice (seit 2001), Autism Research (seit 2008). Darüber hinaus existieren etliche lokale oder über Elternverbände herausgegebene Zeitschriften, z. B. die klinisch orientierte Autism News of Orange County (Kalifornien, USA; autismnewsoc. org) oder Autismus des Bundesverbandes Autismus Deutschland e. V. (s. Kap. 5.1). Mit der International Society for

Autism Research (IMSAR) wurde 2001 eine wissenschaftliche Gesellschaft gegründet, die mit dem jährlichen International Meeting for Autism Research (IMFAR) das wichtigste Forum für die Autismusforschung ausrichtet. In Deutschland wurde im Jahr 2007 mit der Wissenschaftlichen Tagung Autismus Spektrum (WTAS) eine jährliche nationale Tagung ins Leben gerufen. Auch die Vernetzung der Forschung hat zugenommen. Bestes Beispiel hierfür ist das Autism Genome Project Consortium, welches eine Zusammenarbeit von 120 Forschern aus über 50 Einrichtungen in 19 Ländern darstellt. Ferner wurde die Forschungsförderung ausgebaut. U. a. wurde im Jahre 2005 durch Angehörige Betroffener die Organisation Autism Speaks gegründet. Es ist eine Stiftung, die allein 2006 Forschungsprojekte mit $ 25 Millionen unterstützte. Viele andere Organisationen fördern heute ausschließlich Forschungsprojekte und klinische Maßnahmen im Bereich Autismus, wobei ihnen – vor allem in den USA – von bekannten Personen des öffentlichen Lebens bei der Sammlung von Mitteln geholfen wird.

Seit geraumer Zeit setzt sich in der klinischen Praxis und Versorgung vermehrt das Primat der Evidenzbasierung von Maßnahmen durch (s. Kap. 4.1). Dementsprechend haben unterschiedliche Fachverbände Leitlinien für Diagnostik und Therapie eingeführt, die den Ergebnissen wissenschaftlicher Studien folgen. Dazu gehören die American Academy of Child and Adolescent Psychiatry (Volkmar et al., 1999), die American Academy of Neurology (Filipek et al., 2000) und im deutschen Sprachraum die Deutsche Gesellschaft für Kinder- und Jugendpsychiatrie, Psychosomatik und Psychotherapie, der Bundesarbeitsgemeinschaft Leitender Klinikärzte für Kinder- und Jugendpsychiatrie, Psychosomatik und Psychotherapie und dem Berufsverband der Ärzte für Kinder- und Jugendpsychiatrie, Psychosomatik und Psychotherapie (2007). Große Verdienste hinsichtlich der Verbesserung der Versorgung in Einzelfällen und insgesamt haben lokale, regionale, nationale und internationale Elternverbände. Durch ihren Einsatz wurden Therapiezentren und Wohnstätten für Betroffene errichtet und ihre rechtliche Lage verbessert. Durch das Auftreten von Experten und Eltern in der Öffentlichkeit konnte das Bewusstsein für die Problematik geschärft werden. Kaum eine bekannte Show, Nachrichten- und Wissenschaftssendung oder bedeutende Zeitschrift oder Tageszeitung, die Autismus nicht bereits thematisiert hätte. Diese Entwicklung ist allgemein zu begrüßen. Andererseits werden in den Medien – und das gilt explizit für das wachsende Medium Internet, mit privaten Seiten, die keiner Qualitätsprüfung unterliegen -, bedauerlicherweise nicht selten auch falsche, obsolete oder oberflächliche Informationen und Meinungen vermittelt.

1.1.6
Kurzer Blick auf die Gegenwart und in die Zukunft

Themen, die aktuell das Feld Autismus beschäftigen und zukünftig beschäftigen werden, sind reichhaltig. Der Begriff Autismus-Spektrum-Störungen hat sich in der Kommunikation gegenüber dem Konzept der tiefgreifenden Entwicklungsstörungen oder dem Autismus allein durchgesetzt. Diagnosen im Bereich Autismus-Spektrum-Störungen werden heute vor allem bei milderen Varianten konsequenter und bereitwilliger gestellt. Dies hat zu einem Anstieg der Diagnosen und höheren Prävalenzraten in epidemiologischen Studien, aber auch zu einer Verunsicherung von Diagnostikern, die Autismus noch in erster Linie mit schweren Formen im Sinne Kanners verbinden, geführt. Klinisch relevantes autistisches Verhalten wird damit nicht mehr als sehr selten erachtet und es werden dadurch in Zukunft höhere Anforderungen an Versorgungssysteme entstehen. Hinzu kommt, dass sich die Erkennung von Autismus in der frühen Kindheit verbessert und mit den frühen Diagnosen auch in diesem Altersbereich vermehrt Handlungsbedarf entsteht. Der größte Zuwachs an Diagnosen kann aber im Erwachsenenbereich erwartet werden. Viele Betroffene sind nicht oder falsch diagnostiziert und die Expertise sowie das Angebot an passenden Hilfeleistungen (Therapie, Beschäftigung, Wohnen) ist flächendeckend nicht annähernd gewährleistet. Die Verfügbarkeit qualifizierter Diagnostik und Intervention ist im Kinder- und Jugendbereich besser, aber auch hier besteht weiterhin Bedarf an zuverlässiger Diagnostik und evidenzbasierten therapeutischen Maßnahmen. Über den Spektrum Begriff hinaus werden zunehmend subklinische Ausprägungen des Autismus («breiter Phänotyp») und Autismus als Persönlichkeitsmerkmal diskutiert. Autistische Menschen schließen sich in Vereinen zusammen und organisieren sich selbst, wobei häufig die Auffassung vertreten wird, Autismus sei eine Spielart der Natur («Neurodiversity»), vergleichbar mit Linkshändigkeit oder Homosexualität. All dies weist darauf hin, dass die Vorstellung, was unter Autismus zu verstehen ist, weiterhin in Bewegung ist.

Im Bereich der Ursachenforschung erhärten sich Hinweise auf den Einfluss von Genen, die bei der Synaptogenese und damit neuronalen Konnektivität von Bedeutung sind. Konsistent hierzu sind auch Ergebnisse neurobiologischer (z. B. vergrößerter Kopfumfang/erhöhtes Gehirnvolumen in der frühen Kindheit) und neuropsychologischer Forschung (z. B. zentrale Kohärenz/Detailaufmerksamkeit). Es ist zu erwarten, dass die Forschung der Zukunft, insbesondere durch eine systematische Zusammenarbeit von früher eher separaten Disziplinen, bestimmt sein wird, d. h. der parallelen Verarbeitung von Daten aus Genetik, Bildgebung, Neuropsychologie und Psychopathologie in einem wissenschaftlichen Design. Die Auffindung von validen Biomarkern, um die derzeit allein verhaltensbasierte Diagnose somatisch absichern zu können, wird ein Bestreben dieser Forschung sein, ebenso die Ermittlung von mit verhaltensbasierter und pharmakologischer Intervention korrelierten biologischen Prozessen und Veränderungen.

1.1.7
Weiterführende Literatur

Lyons, V.; Fitzgerald, M.: Asperger (1906–1980) and Kanner (1894–1981): The two pioneers of autism. Journal of Autism and Developmental Disorders, 37 (2007): 2022–2023.

Neumärker, K. J.: Leo Kanner: His years in Berlin, 1906–1924: The roots of autistic disorder. Historical Psychiatry, 14 (2003): 205–218.

Rutter, M.: Autism research: Lessons from the past and prospects for the future. Journal of Autism and Developmental Disorders, 35 (2005): 241–257.

Schopler, E.; Chess, S.; Eisenberg, L.: Our Memorial to Leo Kanner. Journal of Autism and Developmental Disorders, 11 (1981): 257–269.

Wing, L.: The history of ideas on autism: Legends, myths and reality. Autism, 1 (1997): 13–23.

Wolff, S.: The history of autism. European Child and Adolescent Psychiatry, 13 (2004): 201–218.

1.1.8
Literatur

American Psychiatric Association (APA). Diagnostic and Statistical Manual of Mental Disorders (DSM-I). American Psychiatric Association, Washington DC, 1952.

American Psychiatric Association (APA). Diagnostic and Statistical Manual of Mental Disorders, 2nd edition (DSM-II). American Psychiatric Association, Washington DC, 1968.

American Psychiatric Association (APA). Diagnostic and Statistical Manual of Mental Disorders, 3rd edition (DSM-III). American Psychiatric Association, Washington DC, 1980.

American Psychiatric Association (APA). Diagnostic and Statistical Manual of Mental Disorders, 3rd edition-revised (DSM-III-R). American Psychiatric Association, Washington DC, 1987.

American Psychiatric Association (APA). Diagnostic and Statistical Manual of Mental Disorders, 4th edition (DSM-IV). American Psychiatric Association, Washington DC, 1994.

American Psychiatric Association (APA). Diagnostic and Statistical Manual of Mental Disorders, 4th edition text-revision (DSM-IV-TR). American Psychiatric Association, Washington DC, 2000.

Asperger, H.: Das psychisch abnormale Kind. Wiener Klinische Wochenschrift, 51 (1938): 1314–1317.

Asperger, H.: Die «Autistischen Psychopathen» im Kindesalter. Archiv für Psychiatrie und Nervenkrankheiten, 117 (1944): 76–136.

Asperger, H.: Frühkindlicher Autismus. Medizinische Klinik, 69 (1974): 2024–2027.

Asperger-Felder, M.: Foreword (xi–xiii). In A. Klin, F. R. Volkmar; S. S. Sparrow (Eds.), Asperger Syndrome. The Guilford Press, New York, 2000.

Bettelheim, B: The Empty Fortress: infantile autism and the birth of the self. The Free Press, New York, 1967.

Bleuler, E.: Lehrbuch der Psychiatrie. Springer, Berlin, 1911.

Bosch, G.: Der frühkindliche Autismus – eine klinische und phänomenologisch-anthropologische Untersuchung am Leitfaden der Sprache. Springer, Berlin, 1962.

Cantwell, D. P.; Baker, L.; Rutter, M.: Families of autistic and dysphasic children. I. Family life and interaction patterns. Archives of General Psychiatry, 36 (1979): 682–687.

Courchesne, E.; Pierce, K.: Brain overgrowth in autism during a critical time in development: implications for frontal pyramidal neuron and interneuron development and connectivity. International Journal of Developmental Neuroscience, 23 (2005): 153–170.

Deutsche Gesellschaft für Kinder- und Jugendpsychiatrie, Psychosomatik und Psychotherapie, der Bundesarbeitsgemeinschaft Leitender Klinikärzte für Kinder- und Jugendpsychiatrie, Psychosomatik und Psychotherapie und dem Berufsverband der Ärzte für Kinder- und Jugendpsychiatrie, Psychosomatik und Psychotherapie (Hrsg.): Leitlinien zu Diagnostik und Therapie von psychischen Störungen im Säuglings-, Kinder- und Jugendalter (3. überarbeitete und erweiterte Aufl.). Deutscher Ärzte Verlag, Köln, 2007.

Filipek, P. A.; Accardo, P. J.; Ashwal, S.; Baranek, G. T.; Cook, E. H. Jr.; Dawson, G.; Gordon, B.; Gravel, J. S.; Johnson, C. P.; Kallen, R. J.; Levy, S. E.; Minshew, N. J.; Ozonoff, S.; Prizant, B. M.; Rapin, I.; Rogers, S. J.; Stone, W. L.; Teplin, S. W.; Tuchman, R. F.; Volkmar, F. R.: Practice parameter: screening and diagnosis of autism: report of the Quality Standards Subcommittee of the American Academy of Neurology and the Child Neurology Society. Neurology, 55 (2000): 468–479.

Folstein, S.; Rutter, M.: Genetic influences and infantile autism. Nature, 265 (1977): 726–728.

Frith, U.: Autism: Explaining the Enigma 2nd edn. Blackwell, Oxford, 2003.

Frith, U.: Emanuel Miller lecture: confusions and controversies about Asperger syndrome. Journal of Child Psychology and Psychiatry, 45 (2004): 672–686.

Gesell, A. L.: The psychology of early growth, including Norms of infant behavior and a method of genetic analysis. Macmillan, New York, 1934.

Gillberg, C.: Debate and argument: having Rett syndrome in the ICD-10 PDD category does not make sense. Journal of Child Psychology and Psychiatry, 35 (1994): 377–378.

Gillberg, I. C.; Gillberg, C.: Asperger syndrome – some epidemiological considerations: a research note. Journal of Child Psychology and Psychiatry, 30 (1989): 631–638.

Hanson, D. R.; Gottesman, I. I.: The genetics, if any, of infantile autism and childhood schizophrenia. Journal of Autism and Childhood Schizophrenia, 6 (1976): 209–234.

Heller, T.: Dementia infantilis. Zeitschrift für die Erforschung und Behandlung des jugendlichen Schwachsinns, 2 (1908): 141–165.

Hippler, K.; Klicpera, C.: Hans Asperger und «seine Kinder»: Eine retrospektive Untersuchung des Spektrums der «autistischen Psychopathie» anhand von Wiener Krankenakten. Zeitschrift für Kinder- und Jugendpsychiatrie und Psychotherapie, 33 (2005): 35–47.

Hobson, P.: The Cradle of Thought. MacMillan, London, 2002.

Houston, R.; Frith, U.: Autism in History: the Case of Hugh Blair of Borgue. Blackwell, Oxford, 2000.

Kanner, L.: Autistic disturbances of affective contact. Nervous Child, 2 (1943): 217–253.

Kolvin, I.: Studies in the childhood psychosis: I. Diagnostic criteria and classification. British Journal of Psychiatry, 118 (1971): 381–384.

Malson, L.: Wolf Children and the Problem of Human Nature; and Jean Itard the Wild Boy of Aveyron (trsl by E. Fawcett, P. Ayton and J. White). NLB, London, 1972.

Maudsley, H.: The Pathology of Mind 3rd edn, Chapter 6, The insanity of early life. Macmillan and Co, London, pp 256–295, 1879.

Miller, J. N.; Ozonoff, S.: Did Asperger's cases have Asperger disorder? A research note. Journal of Child Psychology and Psychiatry, 38 (1997): 247–251.

Mundy, P.; Sigman, M.; Ungerer, J.; Sherman, T.: Defining the social deficits of autism: the contribution of nonverbal communication measures. Journal of Child Psychology and Psychiatry, 27 (1986): 657–669.

Parks, C. E.: Psychoanalytic approaches to work with children with severe developmental and biological disorders. Panel report. Journal of the American Psychoanalytic Association, 55 (2007): 923–935.

Rimland, B.: Infantile Autism. Appleton Century-Crofts, New York, 1964.

Rutter, M.: Autistic children: infancy to adulthood. Seminars in Psychiatry, 2 (1970): 435–450.

Rutter, M: Diagnosis and definition. In: M. Rutter; E. Schopler (Eds.). Autism: a reappraisal of concepts and treatment: Plenum, New York, 1978.

Schain, R. J.; Freeman, D. X.: Studies on 5-hydroxyindole metabolism in autistic and other mentally retarded children. Journal of Pediatrics, 58 (1961): 315–320.

Schirmer, B.: «Autismus und NS-Rassengesetze in Österreich 1938: Hans Aspergers Verteidigung der autistischen Psychopathen gegen die NS-Eugenik». Die neue Sonderschule, 47 (2002): 450–454.

Ssucharewa, G. E.: Die schizoiden Psychopathien im Kindesalter. Monatschrift für Psychiatrie und Neurologie, 60 (1926): 235–261.

Vaillant, G.: John Haslam on early infantile autism. American Journal of Psychiatry, 119 (1962): 376.

Volkmar, F. R.; Klin, A.; Siegel, B.; Szatmari, P.; Lord, C.; Campbell, M.; Freeman, B. J.; Cicchetti, D. V.; Rutter, M.; Kline, W.; Buitelaar, J.; Hattab, Y.; Fombonne, E.; Fuentes, J.; Werry, J.; Stone, W.; Kerbeshian, J.; Hoshino, Y.; Bregman, J.; Loveland, K.; Szymanski, L.; Towbin, K.: DSM-IV autism/pervasive developmental disorder field trial. American Journal of Psychiatry, 151 (1994): 1361–1367.

Volkmar, F.; Cook, E. H. Jr.; Pomeroy, J.; Realmuto, G.; Tanguay, P.: Practice parameters for the assessment and treatment of children, adolescents, and adults with autism and other pervasive developmental disorders. American Academy of Child and Adolescent Psychiatry Working Group on Quality Issues. Journal of the American Academy of Child and Adolescent Psychiatry, 38 (1999): 32S–54S.

Weber, D: Autistische Syndrome. In: H. Remschmidt; H. Schmidt (Hrsg.). Kinder- und Jugendpsychiatrie in Klinik und Praxis. Thieme, Stuttgart, 1985.

Wing, L.: Childhood autism and social class: a question of selection. British Journal of Psychiatry, 137 (1980): 410–417.

Wing, L.; Gould, J.: Severe impairments of social interaction and associated abnormalities in children: epidemiology and classification. Journal of Autism and Developmental Disorders, 9 (1979): 11–29.

Wing, L.: Asperger's Syndrome: a clinical account. Psychological Medicine, 11 (1981): 115–129.

Wolff, S.: The first account of the syndrome Asperger described? European Child and Adolescent Psychiatry, 5 (1996): 119–132.

World Health Organization (WHO): The ICD-9 classification of diseases. WHO, Geneva, 1978.

World Health Organization (WHO) The ICD-10 classification of mental and behavioural disorders. Clinical descriptions and guidelines. WHO, Geneva, 1992.

1.2
Symptomatik und Klassifikation

Sven Bölte

1.2.1
Konstrukt und psychische Störung

Um ein Grundverständnis von Autismus-Spektrum-Störungen (ASS) erwerben zu können, bedarf es zunächst einer kurzen Erläuterung von zwei Begriffen der Psychologie und Psychiatrie, nämlich dem des «Konstrukts» (lat. *construere*: bauen) und dem der «psychischen Störung». Im aktuell vorherrschenden Verständnis treffen beide Begriffe auf Autismus zu, wenngleich Autismus auch in Ausprägungen vorkommen kann, die nicht den Sachverhalt von psychischer Störung erfüllen.

Bei einem Konstrukt (Kelly, 1955) handelt es sich um einen nicht unmittelbar beobachtbaren Sachverhalt. Man spricht auch von latenten Variablen. Konstrukte sind demnach von theoretischer Natur. Letzteres bedeutet nicht, dass sie nicht als Entität existieren, sondern lediglich, dass sie über beobachtbare Indikatoren (manifeste Variablen), d.h. die Operationalisierung des Konstrukts, erschlossen werden müssen. Autismus entzieht sich direkter Fassbarkeit, da er keine dinglichen Eigenschaften hat, seine Existenz in einer Person kann aber durch eine bestimmte Anzahl und Komposition von beobachtbaren einzelnen Verhaltensweisen (Symptomen) ermittelt werden.

Unter einer psychischen Störung versteht man quantitativ oder qualitativ von der Norm abweichendes Verhalten, das bedeutende Beeinträchtigungen der selbstständigen Lebensführung zur Folge hat. Um ganz allgemein den Sachverhalt einer psychischen Störung zu erfüllen, muss in der Regel mindestens eine von drei Normenabweichungen vorliegen: eine soziale, juristische oder individuelle. Unter der *sozialen Norm* verstehen wir eine interkulturell und intrakulturell variierende, nicht näher spezifizierte, allgemeine Erwartung einer Gesellschaft an das Verhalten von Menschen. Es handelt sich um implizite Konventionen über sozial akzeptiertes und sanktioniertes Verhalten. Diese Normen bieten gewöhnlich ausreichende Spielräume, um individuelles Verhalten zu tolerieren. Zeigt eine Person über einen längeren Zeitraum von der sozialen Norm abweichendes Verhalten, wird dies als Verletzung der sozialen Norm gewertet. Im Extrembereich sozialer Normenverletzungen werden zudem gesellschaftlich explizierte *juristische Normen* verletzt, deren Übertretungen zudem staatlich geahndet werden. Im Falle der Verletzung sozialer und juristischer Normen spricht man von schlechter Anpassung. Über diese gesellschaftlichen Normen hinaus besitzen Menschen eigene *individuelle Normen*, die einen Anspruch an das eigene Wohlbefinden einschließt. Dauerhafte Abweichungen von der Erwartung an das Wohlbefinden stellen einen unerwünschten Zustand dar, den man als Leidensdruck bezeichnet.

1.2.2
Fallvignetten

Michael ist ein neunjähriger Junge, das vierte von insgesamt fünf Kindern. Seine Mutter ist 49, sein Vater 39 Jahre alt. Die Schwangerschaft war komplikationsfrei mit einer durchschnittlichen Schwangerschaftsdauer. Das Geburtsgewicht lag bei 4050 g. Der APGAR-Index zur Erfassung des postnatalen Zustands war optimal. Michael konnte altersgemäß mit 13 Monaten ohne fremde Hilfe, oder sich festzuhalten, laufen, aber die Meilensteine der Sprachentwicklung wurden erst deutlich verzögert erreicht, und zwar erste Worte mit vier Jahren und erste Sätze mit fünf Jahren. Mit viereinhalb Jahren begann Michael, einen heilpädagogischen Kindergarten zu besuchen. Dort fiel auf, dass er scheinbar kein Interesse am Kontakt mit anderen Kindern hatte und auch nicht spielte. Meist saß er für sich alleine und wollte in Ruhe gelassen werden oder rannte unruhig und ziellos hin und her. Mit sechseinhalb Jahren wechselte Michael auf eine Schule für lernbehinderte Kinder. Hier wird er häufig wegen seiner vokalen Tics und motorischen Manierismen gehänselt. Zum ersten Mal ernsthafte Sorgen über die Entwicklung ihres Sohnes machten sich Michaels Eltern, als er zwei Jahre alt war. Die Sorgen beruhten vor allem darauf, dass Michael noch nicht sprach, auch kein vorsprachliches Brabbeln oder Lautieren zeigte, und sich sehr zurückgezogen verhielt. Er verbrachte oft stundenlang damit, in einem Stuhl vor und zurück zu schaukeln oder die Räder eines Spielzeugautos zu drehen. Die Diagnose Autismus wurde im Alter von sieben Jahren durch einen Kinderpsychiater gestellt. Michael nimmt noch immer keinen Kontakt zu Gleichaltrigen auf. Gehen Kinder auf ihn zu, rennt er schreiend davon und sagt später, dass er die Situation nicht aushalten konnte. Er scheint in seiner Welt versunken und reagiert nicht, wenn er angesprochen wird. Ist er erregt, verstärken sich seine motorischen Stereotypien. Seine Mutter berichtet, er habe ein gutes Gedächtnis für Zahlen und Fakten und besitze ein ausgedehntes Interesse für Raketen, Sterne und den Weltraum. Änderungen seines Tagesablaufes oder spontane Aktivitäten beunruhigen ihn sehr. Er besteht zudem auf bestimmten Ritualen beim Zubettgehen oder darauf, der Letzte der Familie zu sein, der eine Dusche nimmt.

Herr *Sebastian K.* ist ein 39-jähriger promovierter Mathematiker, der bei sich selbst das Vorliegen eines Asperger-Syndroms vermutet und daher einen Kinder- und Jugendpsychiater konsultiert. Schwangerschaft und Geburt verliefen nach Wissen von Herrn K. weitgehend unauffällig. Jedoch sei er schon seit der Kindheit durch abweichendes Verhalten aufgefallen. In seinem Heimatort war er auch als «der Vogel» bekannt, der in der Öffentlichkeit auffällige Flatterbewegungen machte. Auch im Erwachsenenalter habe er noch solche ausgeprägten motorischen Stereotypien, um Erregung abzubauen, jedoch gelernt, diese im Alltag weitgehend zu kontrollieren. Selbst erlebe er sie mittlerweile als «abartig». Es besteht ferner eine deutliche Schwierigkeit, Gesichter wiederzuerkennen. Bereits in Zeichnungen aus seiner Kindheit fehlen die Gesichter von Menschen. Lange Zeit begleiteten Herrn K. auch ausgeprägte motorische Probleme, z. B. mangelndes Ballgefühl, Unfähigkeit, Wäsche zusammenlegen, Schnürsenkel zu binden oder einen Pinsel zu halten. Auf der anderen Seite hat Herr K. eine Fähigkeit, sich sehr gut räumlich zu orientieren, die er selbst als «lebendiges GPS» bezeichnet. Bei Stress dient ihm das Betrachten des Atlanten zur Freude und Entspannung. Herr K. arbeitet bei gutem Verdienst im Bereich Informationstechnologie bei einem großen Industriekonzern. Er gilt dort als Sonderling und Einzelgänger und seine Karriere ist durch Probleme seiner sozialen und kommunikativen Kompetenzen behindert. Sein soziales Netz und seine privaten Kontakte beschränken sich im Wesentlichen auf seine Familie. Herr K. ist verheiratet und hat drei Söhne. Seine Frau bringe großes Verständnis für seine Eigenarten auf und könne als Lebenscoach bezeichnet werden, die ihn für das Funktionieren in der Gesellschaft «abgeschliffen» habe. Papa sein sei nicht sein Ding und würde von seiner Frau übernommen. Vielmehr könne er es teilweise nur schwer ertragen, dass ihn seine Kinder nicht in Ruhe lassen könnten. In unvorhergesehenen Situationen verliere er leicht die Fassung, z. B. bei unangekündigten Straßenbaustellen oder wenn der Fahrkartenautomat keine Geldscheine annehme. Für den

Umgang mit solchen Stressoren habe er noch immer keine ausreichenden Fertigkeiten erworben. Erst kürzlich hat ihn ein alkoholisierter Nachbar durch Lärm derart in Rage gebracht, dass er in seiner Hilflosigkeit viele Behörden alarmierte und mit Suizid drohte, um genügend Aufmerksamkeit auf diese Situation zu lenken. Auf die Möglichkeit, dass seine lebenslangen Probleme im zwischenmenschlichen Kontakt und anderen Besonderheiten etwas mit dem Asperger-Syndrom zu tun haben könnten, kam er insbesondere nach der Lektüre von Autobiographien autistischer Menschen.

Susanne ist ein zwölfjähriges Mädchen, Tochter einer 44-jährigen Mutter und eines 46-jährigen Vaters. Die Geburt und der Zustand post partum waren komplikationsfrei. Mit 13 Monaten konnte Susanne altersentsprechend ohne fremde Hilfe gehen. Sauber und trocken war sie mit dreieinhalb Jahren. Mit zehn Monaten verfügte sie über einen Wortschatz von etwa 20 Worten, z. B. Auto, Tee und Großmutter. Im Alter von 20 Monaten hörte sie gänzlich auf zu sprechen und begann erst wieder damit, als sie fünf Jahre alt war. Die ersten Sätze, wie «im Zug fahren» oder «will Ball haben» sprach sie mit siebeneinhalb Jahren. Mit vier Jahren begann Susanne, einmal wöchentlich eine Spielgruppe zu besuchen. Dort verhielt sie sich sehr zurückgezogen, hyperaktiv und spielte nicht. Seither erhält sie auch zweimal pro Woche Therapie in einem Autismustherapieinstitut. Seit drei Jahren besucht sie ferner eine Schule für Kinder mit Sprachentwicklungsstörungen. Susanne wurde wegen ihrer Verhaltensauffälligkeiten mit zwei Jahren zum ersten Mal einem Kinderarzt vorgestellt. Mit vier Jahren wurde durch einen Kinderpsychiater Autismus diagnostiziert. Die Mutter berichtet, dass Susanne seit ihrer Geburt so gut wie nie Blickkontakt aufnahm, lächelte, imitierte oder die Nähe und Aufmerksamkeit der Mutter suchte. Sie zeigt keine Gestik, ihr Geschichtsausdruck ist leer und andere Menschen scheinen sie nicht zu interessieren. Sie schläft schlecht, ist unruhig und zeigt viele manierierte Verhaltensweisen, z. B. Tänzeln auf den Fußspitzen und «Schattenspiele» mit den Fingern. Ihre Mutter ist sehr besorgt, wie es mit Susanne nach der Schule weitergehen soll. Auch ihre aggressiven Verhaltensdurchbrüche und ihre Resistenz gegen Veränderungen jeder Art beunruhigen sie. Susanne weigert sich u. a. strikt, ihre Wäsche zu wechseln. Ihre Sprache besteht heute weitgehend aus einfachen, kurzen Phrasen oder Echolalien. Niemals verwendet sie Sprache in einem sozialen Zusammenhang. Sie fragt z. B. nicht, wie es anderen Menschen geht oder was sie machen. Bis zum achten Lebensjahr sprach sie von sich selbst nur als «Susanne», «ich» verwendete sie nicht. Die Dinge, die sie sagt, sind schwer zu verstehen, da sie sehr schnell und leise spricht und auch Silben verschluckt. Besonders sensibel reagiert sie auf Lärm und bestimmte Geräusche, z. B. schreiende Kinder oder Kirchenglocken. Sie verbringt nur Zeit mit anderen, wenn sie muss. Sie hatte noch keine Freundin oder eine Bekanntschaft anderer Art. Scheinbar genießt sie jedoch das Zusammensein mit ihrem Pfleger, spricht aber nie über ihn oder die gemeinsamen Aktivitäten. Ihre Hauptbeschäftigung ist das Betrachten von Videofilmen. Zudem hat sie ein sensorisches Spezialinteresse, riecht, leckt und befühlt fortwährend Gegenstände in ihrer Umgebung.

1.2.3 Trias

Die im vorangegangenen Abschnitt kurz beschriebenen Personen zeigen jeweils vielfältige Verhaltensweisen, die auf das Vorliegen einer ASS hinweisen. Seit der Arbeit von Wing und Gould (1979) werden autistische Verhaltensweisen im Wesentlichen in drei kritische auffällige Bereiche gegliedert, die oft als klassische Trias bezeichnet werden, und zwar soziale, kommunikative und imaginative Störungen, wobei die letztgenannte Domäne nach heutiger Auffassung besonders restriktives, stereotypes und repetitives Verhalten einschließt. Menschen mit ASS können vielfältige weitere Verhaltensprobleme sowie somatische Erkrankungen aufweisen, welche im Einzelfall das Gesamterscheinungsbild teilweise deutlich (mit-)prägen (Kap. 1.3). Diese gelten aber im Unterschied zur Trias nicht als spezifisch für ASS, obgleich sie überzufällig häufig mit ihnen vergesellschaftet sein können. Die autistische Phänomenologie kann auch in Abhängigkeit vom intellektuellen Niveau, Geschlecht und Alter variieren (Kap. 1.5). Die meisten Merkmale, die mit der Trias erfasst werden, gelten aber als zeitlich stabil und treten unabhängig vom Geschlecht und den kognitiven Fähigkeiten oder vom Entwicklungsniveau auf.

Soziale Störungen umfassen Gestik, Blickkontakt, Grußverhalten, soziale Reziprozität, emotionale und kognitive Empathie, Teilen von Freude und Aktivitäten sowie das Verständnis der Gedanken, Affekte und Überzeugungen anderer und entsprechendes handeln. Aufgrund von mangelnder Beherrschung sozialer Fertigkeiten und Beachtung sozialer Regeln wird das Verhalten autistischer Menschen jeden Alters oft als unakzeptabel bis aggressiv erlebt.

Kommunikative Störungen beinhalten insbesondere Auffälligkeiten der Sprache und des Sprechens. Viele schwer betroffene Personen entwickeln keine oder kaum aktive oder passive Sprache. Dabei werden wenige Versuche unternommen, Sprachdefizite durch nonverbale Kommunikation zu kompensieren. Bei autistischen Menschen mit fließender Sprache findet sich häufig ungewöhnlicher Gebrauch, z. B. Wortrituale, Neologismen, Prominalumkehr und ein pedantischer, idiosynkratischer Sprachstil. Nicht selten ist das expressive Sprachniveau hier besser als das rezeptive. Auch Sprechauffälligkeiten sind häufig, bspw. mechanisch anmutendes, wenig intoniertes, leises, lautes oder stockendes Sprechen. Ein typisches Kennzeichen autistischer Kommunikation ist die Unfähigkeit, ein gleichberechtigtes, wechselseitiges Gespräch im Sinne einer Konversation zu führen, vor allem, wenn das Gespräch von rein sozialem Anlass und Inhalt ist. Sprache wird in der Regel wortwörtlich aufgefasst, so dass Ironie, Zynismus, Sprichwörter und andere Abstraktionen nicht gut verstanden werden. Spielen, insbesondere fantasievolles Spielen, das einen wesentlichen Teil kindlicher Kommunikation ausmacht, ist bei ASS typischerweise eingeschränkt.

Restriktives, stereotypes und repetitives Verhalten beinhaltet wiederkehrende ungewöhnliche Bewegungen, z. B. Jaktieren (Oberkörperschaukeln), Hand- und Fingermanierismen, Flattern, Erstarrungen und Verdrehungen des Körpers. Darüber hinaus auffälliges Interesse am Geschmack, an Gerüchen, Geräuschen, Lichteffekten oder der Beschaffenheit von Oberflächen. Auch autoaggressives Verhalten und Widerstand gegen Veränderungen von Routinen und der Umgebung fallen in diesen Bereich. Sehr intensive normale Interessen (z. B. an Computern, Dinosauriern, Briefmarken), die viel Zeit beanspruchen und die Alltagsbewältigung oder das Familienleben stören sowie offensichtlich ungewöhnliche Interessen (z. B. Kanalisation, Schrauben, Geheimdienste) kommen vor. Auch ungewöhnlich ausgeprägte Bindungen an Objekte (keine Kuscheltiere oder ideelle Wertgegenstände) sind typisch, so dass deren Verlust zu deutlicher Unruhe und Kummer führt.

1.2.4
Klassifikation nach ICD-10 und DSM-IV-TR

1.2.4.1
Theoretische Basis der ICD-10 und des DSM-IV-TR

In der klinischen und wissenschaftlichen Praxis werden zur Operationalisierung von psychischen Störungen die zehnte Ausgabe der internationalen statistischen Klassifikation der Krankheiten und verwandter Gesundheitsprobleme (engl. International Classification of Diseases) der Weltgesundheitsorganisation (ICD-10; WHO, 1992) sowie die textrevidierte vierte Ausgabe des diagnostischen und statistischen Handbuchs psychischer Störungen (engl. Diagnostic and Statistical Manual of Mental Disorders) der American Psychiatric Association (DSM-IV-TR; APA, 1994) verwendet. Die Klassifikation anhand von ICD-10-Definitionen ist in Deutschland und vielen anderen Staaten zur Verschlüsselung von Erkrankungen verpflichtend. In Nordamerika und auch der internationalen Forschung wird nicht selten das DSM-IV-TR eingesetzt. Die ICD-10 stellt getrennte Manuale der Klassifikation von psychischen Störungen für Klinik und Forschung bereit. Dabei sind die Forschungskriterien enger definiert, als die klinischen Beschreibungen. ICD und DSM sind zunehmend empirisch begründete Klassifikationssysteme und dienen der Standardisierung professionellen Handelns und Vereinfachung von Kommunikation in Klinik und Forschung. Ziele der Systeme sind weiterhin Differenzierung zwischen psychischen Störungen und deren Abgrenzung von unauffälligem Verhalten oder typischer Entwicklung. ICD-10 und DSM-IV-TR beinhalten prototypische Beschreibungen von psychischen Störungen. Notwendige und hinreichende Auffälligkeiten im Verhalten, Denken und Erleben sind nach Art, Schweregrad, Dauer und Verlauf spezifiziert.

Psychiatrische Diagnosen nach ICD-10 (Kap. F) und DSM-IV-TR folgen einem verhaltensbasierten Verständnis von Psychopathologie. Demnach entspricht dieser Ansatz nicht dem konventionellen organisch begründeten Verständnis von Erkrankung in der Medizin. Dies hängt damit zusammen, dass, trotz vielfältiger, auch gut replizierter neurobiologischer Befunde, noch für keine psychische Störung ausreichend sensitive und spezifische Biomarker vorliegen, die im Einzelfall eine valide somatische Diagnostik zulassen würden. Um dies zu verdeutlichen, wird bis auf Weiteres auch explizit der Terminus «Störung» statt «Krankheit» zur Zustandsbeschreibung gewählt. Diagnostische Prozesse bei psychiatrischen Störungen sind für gewöhnlich zeitaufwändiger und komplexer als bei vielen somatischen Erkrankungen, aber keineswegs weniger zuverlässig oder gültig. Eine psychiatrische Diagnose stellt lediglich nicht automatisch einen (organischen) Kausalzusammenhang her. Die Diagnostik nach ICD-10 und DSM-IV-TR führt bei ASS zu reliablen Diagnosen. Die Übereinstimmung für die Diagnose Autismus versus andere psychiatrische Störungen zwischen erfahrenen und unerfahrenen Psychiatern und Psychologen ist exzellent (Kappas = .89 bis 1.00), und auch die Abgrenzung von Autismus und anderen ASS ergibt meist zufriedenstellende bis exzellente Resultate (Kappas = .41 bis .85) (Klin et al., 2000). Es verbleiben jedoch bei leichteren und differenzialdiagnostisch uneindeutigen Fällen stets Graubereiche, die hohe Anforderungen an den Diagnostiker stellen (Mahoney et al., 1998). Die Reliabilität von schwächeren Varianten, z.B. atypischem Autismus und nicht näher bezeichneten tiefgreifenden Entwicklungsstörungen, ist noch nicht ausreichend. Die textrevidierte Fassung des DSM-IV zeigt zwar eine Sensitivität von .89 für die klinische Diagnose einer nicht näher bezeichneten tiefgreifenden Entwicklungsstörung, dagegen aber nur eine Spezifität von .56 (Volkmar et al., 2000).

ICD-10 und DSM-IV-TR generieren kategoriale Diagnosen, d.h. per Modellvorstellung Zustände, an denen eine Person leidet oder nicht. Erfüllt die untersuchte Person die diagnostischen Kriterien, wird sie als gestört klassifiziert, ansonsten (wenn auch keine andere Diagnose in Frage kommt) als unauffällig. «Ein bisschen gestört/krank» sehen kategoriale Modelle nicht vor, nur variierende Schweregrade und Subtypisierungen innerhalb der Diagnose sind theoretisch gut mit den Annahmen vereinbar. Unabhängig von der Frage, wie psychische Störungen verursacht werden, besteht in der Literatur aktuell Übereinstimmung darüber, dass die symptomatologischen Grenzen zwischen Störungen und Normvarianten teilweise schwierig zu ziehen sind und demnach die kategoriale Diagnostik mit Problemen behaftet ist. Damit kategoriale Diagnostik vollständig reliabel und valide wird, bedarf es 100% sensitiver und spezifischer psychopathologischer, kognitiver oder biologischer diagnostischer Marker, die ohne Wenn und Aber eine sichere Einteilung in gestört/krank und unauffällig/gesund erlauben. Dies wiederum setzt voraus, dass kategorial abgrenzbare Zustände in der Wirklichkeit tatsächlich als empirisches Relativ existent sind, d.h. Krankheit und Gesundheit als einander ausschließende Seinsformen vorliegen. Ohne solche Fragen an dieser Stelle erschöpfend diskutieren zu können, wird klar, dass kategoriale Modelle derzeit noch Insuffizienzen aufweisen müssen. Sie haben sich aber im klinischen Bereich letztlich gut bewährt, da sie oft gute Annäherungen und Verdichtungen von prototypisch beobachtbaren Verhaltensproblemen darstellen, der Kommunikation von Experten dienen und vergleichbare Forschung ermöglichen. Zudem, und dies ist evtl. rein praktisch das einleuchtendste Argument, sind sie entscheidungstheoretisch folgerichtig. Am Ende eines klinisch-diagnostischen Prozesses steht vor allem die Entscheidung, ob behandelt werden soll: kranke (gestörte) Menschen werden behandelt, gesunde nicht.

1.2.4.2
Klassifikation von Autismus-Spektrum-Störungen

Der Begriff ASS wird in der ICD-10 und im DSM-IV-TR noch nicht ausdrücklich verwendet. Er ist aber ein zunehmend angewandter und allgemein akzeptierter inoffizieller Terminus, der sich in Klinik und Forschung durchgesetzt hat und in Zukunft höchstwahrscheinlich auch formal eingeführt werden wird. In der ICD-10 und im DSM-IV-TR wird noch das Konzept «tiefgreifende Entwicklungsstörungen (TE)» als Oberbegriff für ASS verwendet. Der Begriff «tiefgreifend» zeigt an, dass es sich oft um eine schwere, überdauernde, viele Verhaltensbereiche betreffende, Problematik handelt, die Folge einer devianten, nicht nur verzögerten Entwicklung ist. Nicht selten werden beide Konzepte auch synonym gehandhabt. Im engeren Sinne umfasst ASS aber nur eine Subgruppe der TE. Zu den ASS werden gerechnet: der (frühkindliche) Autismus, das Asperger-Syndrom, der atypische Autismus und die nicht näher bezeichneten TE. Beim Rett-Syndrom, das eine hohe Mädchenwendigkeit aufweist, wird eine von ASS abweichende Ätiologie vermutet (Amir et al., 1999). Gleiches trifft ggf. auch für die seltenen desintegrativen Störungen des Kindesalters zu (Burd et al., 1989; Darby/Clark 1992; Volkmar, 1992), wenngleich die Symptomatik schweren Formen des Autismus ähnelt und es sich um Autismus mit spätem Beginn handeln könnte. Man nimmt an, dass ASS im engeren Sinne ein Kontinuum bzw. eben ein Spektrum von qualitativ ähnlichen, nicht kategorial abgrenzbaren Entitäten bilden (Wing 1988; Willemsen-Swinkels/Buitelaar 2002; Witwer/Lecavalier, 2008). Diese Umstände werden vermehrt als Anlass genommen, eine explizite Unterscheidung von ASS als Untergruppe der TE vorzunehmen. Allen TE ist dagegen gemein, dass die Entwicklung essenzieller psychischer Funktionsbereiche verzögert oder abweichend ist. TE weiterhin gemein ist, dass primär organische, insbesondere genetische Ursachen angenommen werden (s. Kap. 2). Aufgrund der Feldstudien von Volkmar et al. (1994) stimmen ICD-10 und DSM-IV-TR heute hinsichtlich der diagnostischen Kriterien für ASS gut überein. Die Beschreibungen für Autismus und Asperger-Syndrom, werden – trotz kleiner Unterschiede – als identisch gehandhabt. Die Diagnose atypischer Autismus in der ICD-10 hat kein echtes Pendant im DSM-IV-TR, kann aber als Spezialfall einer nicht näher bezeichneten TE im DSM-IV-TR behandelt werden (Tab. 1.2.1).

Die diagnostischen Kriterien für Autismus und andere ASS sind in ICD-10 und DSM-IV-TR entsprechend der weiter oben beschriebenen Trias von Problemverhalten aufgebaut. Für entsprechende Diagnosen müssen unterschiedliche Schweregrade, Zusammensetzungen von Symptomen und Entwicklungsaspekte vorliegen. Alle ASS zeigen phänotypische Überschneidungen mit Autismus und deren Definitionen in der ICD-10 können als modifizierte und unterschwellige Varianten von Autismus verstanden werden. Für eine Diagnose frühkindlicher Autismus (F84.0) (Tab. 1.2.2) müssen nach ICD-10 mindestens sechs Symptome aus den drei Bereichen vorliegen, und zwar:

- Qualitative Auffälligkeiten der gegenseitigen sozialen Interaktion (mindestens 2 Symptome),

1.2 Symptomatik und Klassifikation

Tabelle 1.2.1: Tiefgreifende Entwicklungsstörungen (TE) und Autismus-Spektrum-Störungen (ASS) in der ICD-10 und dem DSM-IV-TR

ICD-10	DSM-IV-TR
TE	**TE**
ASS	ASS
Frühkindlicher Autismus (F84.0)	Autistische Störung (299.00)
Asperger-Syndrom (F84.5)	Asperger-Störung (299.80)
Atypischer Autismus (F84.1)	Nicht näher bezeichnete tiefgreifende Entwicklungsstörung (NNB-TE; 299.80)
Nicht näher bezeichnete tiefgreifende Entwicklungsstörung (F84.9)	NNB-TE
Sonstige tiefgreifende Entwicklungsstörungen (F84.8)	NNB-TE
Andere TE	**Andere TE**
Rett-Syndrom (F84.2)	Rett-Störung (299.80)
Andere desintegrative Störung des Kindesalters (F84.3)	Desintegrative Störung im Kindesalter (299.10)
Überaktive Störung mit Intelligenzminderung und Bewegungsstereotypien (F84.4)	**keine Entsprechung im DSM-IV-TR**

- Qualitative Auffälligkeiten der Kommunikation (und Sprache) (mindestens 1 Symptom) und
- Begrenzte, repetitive und stereotype Verhaltensmuster, Interessen und Aktivitäten (mindestens 1 Symptom)

Darüber hinaus muss sich

- eine auffällige und beeinträchtigte Entwicklung bereits vor dem dritten Lebensjahr (häufig Verzögerungen der Sprachentwicklung oder Ausbleiben von Sprache) manifestieren, und
- das klinische Erscheinungsbild kann nicht einer anderen TE oder einer anderen psychischen Störung zugeordnet werden.

Nach der ICD-10/DSM-IV-TR fehlen beim Asperger-Syndrom (F84.5) (Tab. 1.2.3) eine abnorme Sprach- oder kognitive Entwicklung. Selbsthilfefertigkeiten, adaptives Verhalten und Neugier an der Umgebung sollen in den ersten drei Jahren einer normalen Entwicklung entsprechen (obligatorisches Kriterium). Ansonsten werden die Kriterien für Autismus erfüllt. Im Bereich des stereotypen Verhaltens sind aber motorische Manierismen und Beschäftigung mit Teilobjekten oder nicht-funktionalen Elementen von Spielmaterial ungewöhnlich. Meilensteine der motorischen Entwicklung können verspätet erreicht werden sowie motorisches Ungeschick und Inselbegabungen vorkommen (fakultative Kriterien).

Die Diagnose atypischer Autismus (F84.1) (Tab. 1.2.4) entspricht derjenigen des Autismus, jedoch ist das Manifestationsalter verspätet (nach dem dritten Lebensjahr) und/oder einer der Störungsbereiche (soziale Interaktion, Kommunikation, repetitiv-stereotype Verhaltensweisen) bleibt unauffällig.

Die Diagnose nicht näher bezeichnete TE (F84.9) ist ähnlich, aber noch vage definiert. Sie wird in der Regel gestellt, wenn qualitative Auffälligkeiten der sozialen Interaktion vorliegen sowie die Kriterien für einen der beiden anderen Störungsbereiche erfüllt werden.

Tabelle 1.2.2: ICD-10 Forschungskriterien für (frühkindlichen) Autismus (F84.0)

A. Vor dem dritten Lebensjahr manifestiert sich eine auffällige und beeinträchtigte Entwicklung in mindestens einem der folgenden Bereiche:

1. rezeptive oder expressive Sprache, wie sie in der sozialen Kommunikation verwandt wird
2. Entwicklung selektiver sozialer Zuwendung oder reziproker sozialer Interaktion
3. funktionales oder symbolisches Spielen.

B. Insgesamt müssen mindestens sechs Symptome von 1., 2. und 3. vorliegen, davon mindestens zwei von 1. und mindestens je eins von 2. und 3.:

1. Qualitative Auffälligkeiten der gegenseitigen sozialen Interaktion in mindestens zwei der folgenden Bereiche:

   a) Unfähigkeit, Blickkontakt, Mimik, Körperhaltung und Gestik zur Regulation sozialer Interaktionen zu verwenden

   b) Unfähigkeit, Beziehungen zu Gleichaltrigen aufzunehmen, mit gemeinsamen Interessen, Aktivitäten und Gefühlen (in einer für das geistige Alter angemessenen Art und Weise trotz hinreichender Möglichkeiten)

   c) Mangel an sozio-emotionaler Gegenseitigkeit, die sich in einer Beeinträchtigung oder devianten Reaktion auf die Emotionen anderer äußert; oder Mangel an Verhaltensmodulation entsprechend dem sozialen Kontext; oder nur labile Integration sozialen, emotionalen und kommunikativen Verhaltens

   d) Mangel, spontan Freude, Interessen oder Tätigkeiten mit anderen zu teilen (z.B. Mangel, anderen Menschen Dinge, die für die Betroffenen von Bedeutung sind, zu zeigen, zu bringen oder zu erklären).

2. Qualitative Auffälligkeiten der Kommunikation in mindestens einem der folgenden Bereiche:

   a) Verspätung oder vollständige Störung der Entwicklung der gesprochenen Sprache, die nicht begleitet ist durch einen Kompensationsversuch durch Gestik oder Mimik als Alternative zur Kommunikation (vorausgehend oft fehlendes kommunikatives Geplapper)

   b) relative Unfähigkeit, einen sprachlichen Kontakt zu beginnen oder aufrechtzuerhalten (auf dem jeweiligen Sprachniveau), bei dem es einen gegenseitigen Kommunikationsaustausch mit anderen Personen gibt

   c) stereotype und repetitive Verwendung der Sprache oder idiosynkratischer Gebrauch von Worten oder Phrasen

   d) Mangel an verschiedenen spontanen Als-ob-Spielen oder (bei jungen Betroffenen) sozialen Imitationsspielen.

3. Begrenzte, repetitive und stereotype Verhaltensmuster, Interessen und Aktivitäten in mindestens einem der folgenden Bereiche:

   a) umfassende Beschäftigung mit gewöhnlich mehreren stereotypen und begrenzten Interessen, die in Inhalt und Schwerpunkt abnorm sind, es kann sich aber auch um ein oder mehrere Interessen ungewöhnlicher Intensität und Begrenztheit handeln

   b) offensichtlich zwanghafte Anhänglichkeit an spezifische, nicht funktionale Handlungen oder Rituale

   c) stereotype und repetitive motorische Manierismen mit Hand- und Fingerschlagen oder Verbiegen, oder komplexe Bewegungen des ganzen Körpers

   d) vorherrschende Beschäftigung mit Teilobjekten oder nicht funktionalen Elementen des Spielmaterials (z.B. ihr Geruch, die Oberflächenbeschaffenheit oder das von ihnen hervorgebrachte Geräusch oder ihre Vibration).

C. Das klinische Bild kann nicht einer anderen tiefgreifenden Entwicklungsstörung zugeordnet werden, einer spezifischen Entwicklungsstörung der rezeptiven Sprache (F80.2) mit sekundären sozio-emotionalen Problemen, einer reaktiven Bindungsstörung (F94.1), einer Bindungsstörung mit Enthemmung (F94.2), einer Intelligenzminderung (F70–F72), mit einer emotionalen oder Verhaltensstörung, einer Schizophrenie (F20) mit ungewöhnlich frühem Beginn oder einem Rett-Syndrom (F84.2).

Tabelle 1.2.3: ICD-10 Forschungskriterien für das Asperger Syndrom (F84.5)

A. Es fehlt eine klinisch eindeutige allgemeine Verzögerung der gesprochenen oder rezeptiven Sprache oder der kognitiven Entwicklung. Die Diagnose verlangt, dass einzelne Worte bereits im zweiten Lebensjahr oder früher und kommunikative Phrasen im dritten Lebensjahr oder früher benutzt werden. Selbsthilfefertigkeiten, adaptives Verhalten und die Neugier an der Umgebung sollten während der ersten drei Lebensjahre einer normalen intellektuellen Entwicklung entsprechen. Allerdings können Meilensteine der motorischen Entwicklung etwas verspätet auftreten und eine motorische Ungeschicklichkeit ist ein häufiges (aber kein notwendiges) diagnostisches Merkmal. Isolierte Spezialfertigkeiten, oft verbunden mit einer auffälligen Beschäftigung sind häufig, aber für die Diagnose nicht erforderlich.

B. Qualitative Beeinträchtigungen der gegenseitigen sozialen Interaktion (entsprechend den Kriterien für Autismus).

C. Ein ungewöhnlich intensives umschriebenes Interesse oder begrenzte, repetitive und stereotype Verhaltensmuster, Interessen und Aktivitäten (entspricht dem Kriterium für Autismus, hier sind aber motorische Manierismen, ein besonderes Beschäftigtsein mit Teilobjekten oder mit nicht-funktionalen Elementen von Spielmaterial ungewöhnlich).

D. Die Störung ist nicht einer anderen tiefgreifenden Entwicklungsstörung, einer schizotypen Störung (F21), einer Schizophrenia simplex (F20.6), einer reaktiven Bindungsstörung des Kindesalters oder einer Bindungsstörung mit Enthemmung (F94.1 und F94.2) einer zwanghaften Persönlichkeitsstörung (F60.5) oder einer Zwangsstörung (F42) zuzuordnen.

Obgleich der Phänotyp der ASS in der ICD-10 und dem DSM-IV-TR gut charakterisiert und spezifiziert ist, lassen die Definitionen ein weites Feld an Manifestationsformen zu, so dass es nach heutiger Auffassung eine typische oder klassische Erscheinungsform eigentlich nicht (mehr) gibt. Bei sehr schwachen und grenzwertigen Fällen kann die Differenzialdiagnose zur Norm und zu anderen Störungen arbiträr sein. Da für die Diagnose einer psychischen Störung schlechte Anpassung, Leidensdruck bzw. Einschränkungen der Funktionstüchtigkeit im Alltag erforderlich sind, kann es durchaus vorkommen, dass Personen die spezifischen Kriterien für eine ASS erfüllen, aber angesichts genügender Anpassung nicht die allgemeinen verpflichtenden Kriterien für eine psychische Störung erfüllen. Nicht wenige Personen mit ASS auf hohem Funktionsniveau werden wegen anderen psychischen Problemen erstmals vorstellig (z. B. Depression).

1.2.5
Subtypisierungen

Angesichts der Vielgestaltigkeit von ASS wurden in der Vergangenheit diverse Versuche unternommen, konsistente und homogene Unterklassen des Phänotyps zu identifizieren. Dabei können im Wesentlichen klinische und statistische Vorgehensweisen unterschieden werden. Die einzige Subklassifikation, die sich bisher als konsensfähig und flächendeckend durchgesetzt hat, ist die klinische in «Low-Functioning» und «High-Functioning». Damit wird im Grunde angezeigt, ob ASS mit Intelligenzminderung oder durchschnittlicher bis überdurchschnittlicher Intelligenz einher gehen. Die Wortwahl ist etwas fehlleitend, weil der Begriff des «Funktionsniveaus» immanent ist und dieser formal für die Alltagsbewältigung verwendet wird. High-Functioning ASS bedeutet aber keineswegs notwendigerweise gute Alltagsbewältigung. Eine weitere klinische Form der Untergruppierung ist «Regression». Es ist davon auszugehen, dass bei einer substanziellen Minorität von ASS vor Beginn der Symptomatik eine Periode unauffälliger bzw.

Tabelle 1.2.4: ICD-10 Forschungskriterien für atypischen Autismus (F84.1)

A. Vorliegen einer auffälligen und beeinträchtigten Entwicklung mit Beginn im oder nach dem dritten Lebensjahr (die Kriterien entsprechen denen des Autismus, abgesehen vom Manifestationsalter).	F84.11 Autismus mit atypischer Symptomatologie A. Das Kriterium A. für Autismus ist erfüllt. D.h. Vorliegen einer auffälligen und beeinträchtigten Entwicklung vor dem dritten Lebensjahr.
B. Qualitative Auffälligkeiten der gegenseitigen sozialen Interaktion oder der Kommunikation oder begrenzte, repetitive und stereotype Verhaltensmuster, Interessen und Aktivitäten (die Kriterien entsprechen denen für Autismus, abgesehen von der Zahl der gestörten Bereiche).	B. qualitative Auffälligkeiten der gegenseitigen sozialen Interaktion oder der Kommunikation oder begrenzte, repetitive und stereotype Verhaltensmuster, Interessen und Aktivitäten (die Kriterien für Autismus sind erfüllt abgesehen von der Zahl der beeinträchtigten Bereiche).
C. Die diagnostischen Kriterien für Autismus (F84.0) werden nicht erfüllt.	C. Das Kriterium C. für Autismus wird erfüllt.
	D. Das Kriterium B. für Autismus F84.0 wird nicht vollständig erfüllt.
Der Autismus kann untypisch in Bezug auf das Erkrankungsalter (F84.10) oder in der Symptomatologie (F84.11) sein. Diese beiden Typen können für Forschungszwecke mit einer fünften Stelle differenziert werden. Autistische Syndrome mit atypischem Erkrankungsalter und atypischer Phänomenologie sollten mit F84.12 kodiert werden.	F84.12 atypisches Erkrankungsalter und atypische Symptomatologie A. Das Kriterium A. für Autismus wird nicht erfüllt. Das heisst die auffällige und beeinträchtigte Entwicklung wird erst im oder nach dem dritten Lebensjahr deutlich.
F84.10 Autismus mit atypischem Erkrankungsalter	B. Qualitative Auffälligkeiten der gegenseitigen sozialen Interaktion oder der Kommunikation oder begrenzte, repetitive und stereotype Verhaltensmuster, Interessen und Aktivitäten (die Kriterien entsprechen denen des Autismus abgesehen von der Zahl der beeinträchtigten Bereiche).
A. Das Kriterium A. für Autismus (F84.0) wird nicht erfüllt. D.h. die auffällige und beeinträchtigte Entwicklung wird erst im oder nach dem dritten Lebensjahr deutlich.	C. Das Kriterium C. für Autismus wird erfüllt.
B. Die Kriterien B. und C. für Autismus (F84.0) werden erfüllt.	D. Das Kriterium B. für Autismus (F84.0) wird nicht vollständig erfüllt.

anscheinend unauffälliger Entwicklung vorliegt (Bernabei et al., 2007). Bei solchen Formen wird von regressiven ASS gesprochen. Treten ASS in Verbindung mit genetischen oder neurologischen Syndromen auf (s. a. Kap. 4.12) wird von «syndromalen» ASS, im Unterschied zu «idiopathischen» ASS gesprochen. Andere Subtypisierungen, z. B. in «unnahbar» (engl. aloof), «passiv» und «aktiv aber seltsam» (engl. active but odd) (Wing/Gould, 1979), nach Sprachauffälligkeiten (Rapin, 1991), kognitivem Profil (Fein et al., 1985) oder Kopfumfang, verbalem und nonverbalem IQ (Tager-Flusberg/Jospeh, 2003) haben insgesamt wenig Verwendung gefunden.

Statistische Ansätze von Subtypisierung bedienen sich typischerweise empirischer Gruppierung von Personen oder Merkmalen mittels Faktoren- und Clusteranalysen. Dahl et al. (1986) identifizierten zwei sinnvolle Cluster bei Kindern mit ASS mit ähnlicher Symptomatik aber unterschiedlichen sprachlichen Fähigkeiten und Entwicklungsverläufen. Auch Prior et al. (1975) fanden zwei Cluster. Das eine Cluster entsprach überwiegend den Beschreibungen Kanners, während Personen im anderen Cluster einen späteren Beginn und heterogenere Symptomatik aufwiesen. Siegel et al. (1986) errechneten vier Subgruppen: eine konnte als Low-Functioning und eine als High-Functioning charakterisiert werden. Bei den anderen dominierten affektive respektive schizotypische Symptome.

1.2.6
Breiter Phänotyp

Zunehmend mehr Untersuchungen zeigen, dass sich der Phänotyp des Autismus über die klinischen Beschreibungen nach ICD-10 und DSM-IV-TR in den Normbereich hinein erstreckt, d. h. dass milde, subklinische Formen autistischen Verhaltens in der Allgemeinbevölkerung vorkommen. Bei solchen Erscheinungsformen wird vom breiteren oder erweiterten Phänotyp gesprochen. Evidenz hierfür ergaben vor allem verhaltensgenetische Befunde bei erstgradig verwandten (Bailey et al., 1998; Bölte, 2004). Sowohl im Verhalten als auch im Bereich der Kognition kumulieren unter nahen Verwandten von Menschen mit ASS Merkmale, die an Charakteristika von ASS erinnern. Das Verhalten Verwandter wurde öfter als schwierig, zurückgezogen, taktlos, angespannt, unkommunikativ und ausdrucksschwach beschrieben, als dasjenige von Verwandten anderer Kinder mit Verhaltensstörungen (z. B. Murphy et al., 2000). Auch psychiatrische Störungen im Allgemeinen scheinen sowohl bei Geschwistern als auch Eltern von Personen mit ASS häufiger aufzutreten (z. B. Piven/Palmer, 1999). Nicht zuletzt ist der pragmatische Gebrauch der Sprache häufiger beeinträchtigt (Landa et al., 1992). Derartige Befunde wurden aber bisher nicht durchgängig repliziert und es bleiben offene Fragen zur Spezifität oder genauen Zusammensetzung der Merkmale (z. B. O'Hanrahan et al., 1999; Yirmiya/Shaked, 2005; Bölte et al., 2007). Im neuropsychologischen Bereich besteht gute Evidenz dafür, dass lokale Informationsverarbeitung (Kap. 2.3), ausgewählte Störungen der Exekutivfunktionen und evtl. Veränderungen der sozialen Kognition, jedoch nicht basale Emotionserkennungsleistungen Teil des breiten Phänotyps von ASS sind (Baron-Cohen/Hammer, 1997; Dorris et al., 2004; Bölte/Poustka, 2003; Bölte/Poustka, 2006).

1.2.7
Autismus als Dimension

Die Annahme dimensionaler psychologischer Modelle ist im Kern, dass Eigenschaften bei allen Menschen vorkommen («Traits») und sich lediglich hinsichtlich ihrer Ausprägung interindividuell unterscheiden. Die betreffenden Eigenschaftsausprägungen sind dabei für gewöhnlich normalverteilt. Solche Modelle finden sich insbesondere in der differenziellen und Persönlichkeitspsychologie und es ist ihnen implizit, dass der Normbereich den Mittelwert plus/minus eine Standardabweichung (SD) einschließt (ca. 68 % der Verteilung), der Extrembereich bei Mittelwert plus/minus zwei SD beginnt (ca. untere/obere 2.5 %) und dazwischen (M +/– 1 bis 2 SD) moderat bis mittelstark abweichende Werte liegen. Diese Modelle ermöglichen, vor allem, wenn es sich um multidimensionale Modelle handelt, im Gegensatz zur kategorialen Klassifikation, eine individuelle und differenzierte quantitative Beschreibung einer Person. Psychopathologie kann nach dimensionaler Sichtweise als Extrem allgemeingültiger Eigenschaften beschrieben werden.

Hinsichtlich des Autismus werden zunehmend Versuche der Dimensionalisierung unternommen. Die Entwicklung einiger Fragebogenskalen (Constantino/Gruber, 2005; Skuse et al., 2005; Bölte/Poustka, 2008), deren Anliegen es ist, einen Index sozialer und kommunikativer Defizite zu generieren, deutet darauf hin, dass dieser Ansatz durchaus vielversprechend ist. Auch Ergebnisse aus klinischen, epidemiologischen und genetischen Studien zur Verteilung autistischer Verhaltensweisen in der Allgemeinbevölkerung sprechen für die Nützlichkeit eines solchen Ansatzes (Spiker et al., 2002; Constantino/Todd, 2003). Derzeit ist es aber noch nicht möglich, Autismus mit einer normalverteilten Persönlichkeitsdimension gleichzusetzen, vor allem, weil sich die Wissenschaft bisher mit ASS fast ausschließlich als klinisches Phänomen beschäftigt hat und kein genügend anschauliches, glaubwürdiges, geprüftes Konzept für den Normbereich vorliegt. Dimensionale Einschätzungen einer Person erübrigen auch nicht die kategoriale Entscheidung darüber, ob die Ausprägung eine Behandlung indiziert oder nicht. Das liegt u. a. daran, dass dimensionale Messwerte, die in den Extrembereich fallen, nicht zwingend anzeigen, dass tatsächlich eine psychische Störung vorliegt. Dimensionale Modelle haben sich in der Psychiatrie und klinischen Psychologie bislang nicht durchgesetzt, obwohl einige kategoriale Diagnosen einen engen Bezug zu dimensionalen Modellen aufweisen (z. B. Intelligenzminderung, umschriebene Entwicklungsstörungen, Persönlichkeitsstörungen) und das allgemeine Interesse an solchen Beschreibungen und Systematisierungen von Psychopathologie zunimmt (Widiger, 2005; Widiger/Samuel, 2005).

1.2.8
Neurodiversity

Es ist uneingeschränkt zu begrüßen, dass sich Menschen, die psychische Auffälligkeiten haben, organisieren, für ihre Rechte eintreten und versuchen, eine Entstigmatisierung ihrer Probleme und ihres Seins zu erreichen. Die Wahrung der Würde von Menschen mit ASS und ihrer Chancen zur selbstbestimmten Entfaltung der Persönlichkeit und Fähigkeiten sollte im Interesse der ganzen Gesellschaft liegen. Auch ist von Bedeutung – insbesondere bei ASS – ggf. auch spezifische Stärken hervorheben, die angesichts der Defizitorientierung im klinischen Bereich häufig übersehen werden. Solche können für die soziale und berufliche Integration genutzt werden und ergeben ein ausgewogeneres Gesamtbild der Person. In Deutschland hat sich z. B. mit Aspies e. V. (aspies.de) eine Initiative gegründet, die hauptsächlich von Menschen mit ASS getragen wird und versucht, durch Selbsthilfemaßnahmen und Öffentlichkeitsarbeit die Stellung von autistischen Menschen in der Gesellschaft zu verbessern.

Ein Begriff, der von autistischen Menschen zunehmend und offensiv verwendet wird, um ihr Verständnis von ASS zu verdeutlichen ist «Neurodiversity». Nach diesem Konzept basieren viele als psychische Störungen bezeichnete Zustände auf normaler neurologischer Vielfalt und sollten daher eher als Spielart der Natur denn als «Störung», «Behinderung» oder «Defizit» betrachtet werden. Gesunde, psychisch unauffällige Menschen werden nach dieser Nomenklatur als «Neurotypicals» bezeichnet. Auch einige angesehene Wissenschaftler (u. a. Baron-Cohen, 2000) verstehen ASS, zumindest im High-Functioning Bereich, eher als Andersartigkeit und empfehlen daher hier die Vermeidung von pejorativen Konzepten.

1.2.9
Biomarker

ASS sind über das Verhalten definierte Zustände. Obgleich neurobiologische und genetische Befunde vielfältige organische Abweichungen indizieren (z. B. Klauck, 2006; Poustka, 2006) konnten bislang noch keine ausreichend sensitiven und spezifischen Marker für eine biologisch begründete Identifizierung aufgefunden werden, die für die Einzelfalldiagnostik ausreichend valide und informativ wären. Beim Autismus kommen nach letztem Kenntnisstand als Kandidaten für solche Biomarker u. a. Gene in Frage, die bei der Synaptogenese von Bedeutung sind (AGPC, 2007). Neurologisch gelten strukturell vergrößerter Kopfumfang (Courchesne, 2004) und funktionell eine Hypoaktivation des Gyrus Fusiformis (Bölte et al., 2006) als am besten replizierte Ergebnisse. Personen mit ASS weisen meist ein gesundes, unauffälliges Äußeres auf. Nur bei wenigen Fällen von syndromalem Autismus kommen Dysmorphiezeichen, darunter Fehlbildungen, Asymmetrien der Ohren oder Hypertelorismus vor (Walker, 1977; Rodier et al., 1997). Die einzige tiefgreifende Entwicklungsstörung für die relativ eindeutige Ergebnisse zu organischen Ursachen vorliegen, ist das Rett-Syndrom. Hier konnten konsistent Mutationen des MECP2-Gens am langen Arm des X-Chromosoms beobachtet werden (Amir, 1999).

1.2.10
Ausblick

Wie die Ausführungen in diesem Kapitel und auch diejenigen in Kapitel 1.1 zeigen, sind ASS Konzepte des Wandels. Insgesamt ist ein deutlicher Trend der Veränderung des Konzepts von der Trias zur Dyade (soziale und kommunikative Störungen) zu verzeichnen. Verhaltensprobleme im Bereich stereotypen, repetitiven Verhaltens erscheinen am wenigsten typisch für ASS zu sein (z. B. Bölte/Poustka, 2001), wenngleich auch genau gegenteilige Positionen vertreten werden (Murray et al., 2005). Führend für die Operationalisierung von ASS bleiben ICD-10 und DSM-IV-TR. Bei den kommenden Versionen sind einige Neuerungen der Richtlinien für ASS in diesen Systemen zu erwarten. Zunächst eine vollständige Angleichung beider Systeme in Bezug auf ASS. Ferner die offizielle Einführung des Begriffs ASS und eine Spezifierung von schwächeren Varianten im Bereich der nicht näher bezeichneten Formen. Wahrscheinlich wird das Ausschlusskriterium für hyperkinetische Störungen (formales Verbot einer Doppeldiagnose) angesichts empirischer Befunde (Holtmann et al., 2005, 2007) entfernt. Es ist auch zu erwarten, dass einige bisher für die Diagnose von ASS noch nicht als spezifisch genug angesehene Verhaltensweisen, vor allem abnorme Reaktionen auf sensorische Reize, als definierende Symptome in den Kriterienkatalog der Manuale aufgenommen werden (Rogers/Ozonoff, 2005; Kern et al., 2006). Fraglich ist, ob die Diagnose Asperger-Syndrom in ihrer heutigen Form beibehalten wird. In der derzeitigen Form generiert sie wenig Unterschiede zum High-Functioning-Autismus (Frith, 2004) und entspricht in vielen Teilen nicht mehr den Beschreibungen Hans Aspergers (Miller/Ozonoff, 1997; Hippler/Klicpera, 2003).

1.2.11
Weiterführende Literatur

Bailey, A.; Parr, J.: Implications of the broader phenotype for concepts of autism. Novartis Foundation Symposium, 251 (2003): 26–35, discussion 36–47, 109–111, 281–297.
Beauchaine, T. P.: Taxometrics and developmental psychopathology. Developmental Psychopathology, 15 (2003): 501–527.
Beglinger, L. J; Smith, T. H.: A review of subtyping in autism and proposed dimensional classification model. Journal of Autism and Developmental Disorders, 31 (2001): 411–422.
Seltzer, M. M.; Krauss, M. W.; Shattuck, P. T.; Orsmond, G.; Swe, A.; Lord, C.: The symptoms of autism spectrum disorders in adolescence and adulthood. Journal of Autism and Developmental Disorders, 33 (2003): 565–581.
Szatmari, P.; White, J.; Merikangas, K. R.: The use of genetic epidemiology to guide classification in child and adult psychopathology. International Review of Psychiatry, 19 (2007): 483–496.

1.2.12
Literatur

American Psychiatric Association (APA). Diagnostic and Statistical Manual of Mental Disorders, 4th edition, Text Revision (DSM-IV-TR). American Psychiatric Association, Washington, DC, 2000.
Amir, R. E.; Van den Veyver, I. B.; Wan, M.; Tran, C. Q.; Francke, U.; Zoghbi, H. Y.: Rett syndrome is caused by mutations in X-linked MECP2, encoding methyl-CpG-binding protein 2. Nature Genetics, 23 (1999): 185–188.
Autism Genome Project Consortium (AGPC): Mapping autism risk loci using genetic linkage and chromosomal rearrangements. Nature Genetics, 39 (2007): 319–328.
Bailey, A.; Palferman, S.; Heavey, L.; Le Couteur, A.: Autism: The phenotype in relatives. Journal of Autism and Developmental Disorders, 28 (1998): 369–392.
Baron-Cohen, S.; Hammer, J.: Parents of children with Asperger syndrome: What is the cognitive phenotype? Journal of Cognitive Neuroscience, 9 (1997): 548–554.
Baron-Cohen, S.: Is Asperger syndrome/high-functioning autism necessarily a disability. Development and Psychopathology, 12 (2000): 489–500.
Bernabei, P.; Cerquiglini, A.; Cortesi, F.; D'Ardia, C.: Regression versus no regression in the autistic disorder: developmental trajectories. Journal of Autism and Developmental Disorders, 37 (2007): 580–588.
Bölte, S.; Poustka, F.: Die Faktorenstruktur des Autismus Diagnostischen Interviews-Revision (ADI-R). Eine Untersuchung zur dimensionalen versus kategorialen Klassifikation autistischer Störungen. Zeitschrift für Kinder- und Jugendpsychiatrie und Psychotherapie, 29 (2001): 221–229.

Bölte, S. & Poustka, F.: The recognition of facial affect in autistic and schizophrenic subjects and their first degree relatives. Psychological Medicine 2003, 33: 907–915.

Bölte, S.: Verhaltensgenetik des Autismus: neuropsychologische Beiträge. In K. Schmeck, S. Bölte; G. Schmötzer (Hrsg.): Kinder- und Jugendpsychiatrie und Psychotherapie. Grundlagen und Behandlungskonzepte (S. 61–70). Pabst, Lengerich, 2004.

Bölte, S.; Poustka, F.: The broader cognitive phenotype of autism in parents: How specific is the tendency for local processing and executive dysfunction? Journal of Child Psychology and Psychiatry, 47 (2006): 639–645.

Bölte, S.; Hubl, D.; Feineis-Matthews, S.; Prvulovic, D.; Poustka, F.; Dierks, T.: Facial affect recognition training in autism: can we animate the fusiform gyrus? Behavioral Neuroscience, 120 (2006): 211–216.

Bölte, S.; Knecht, S.; Poustka, F.: A case-control study of personality style and psychopathology in parents of subjects with autism. Journal of Autism and Developmental Disorders, 37 (2007): 243–250.

Bölte, S.; Poustka, F.: Skala zur Erfassung sozialer Reaktivität (SRS). Huber, Bern, 2008.

Burd, L.; Fisher, W.; Kerbeshian, J.: Pervasive disintegrative disorder: are Rett syndrome and Heller dementia infantilis subtypes? Developmental Medicine and Child Neurology, 31 (1989): 609–616.

Constantino, J. N.; Todd, R. D.: Autistic traits in the general population: a twin study. Archives of General Psychiatry, 60 (2003): 524–530.

Constantino, J. N.; Gruber, C. P.: Social Responsiveness Scale (SRS). Western Psychological Services, Los Angeles, 2005.

Courchesne, E.: Brain development in autism: early overgrowth followed by premature arrest of growth. Mental Retardation and Developmental Disabilities Research Reviews, 10 (2004): 106–111.

Dahl, E. K.; Cohen, D. J.; Provence, S.: Clinical and multivariate approaches to the nosology of pervasive developmental disorders. Journal of the American Academy of Child and Adolescent Psychiatry, 25 (1986): 170–180.

Darby, J. K.; Clark, L.: Autism syndrome as a final common pathway of behavioral expression for many organic disorders. American Journal of Psychiatry, 149 (1992): 146–147.

Dorris, L.; Espie, C. A. E.; Knott, F.; Salt, J.: Mind reading difficulties in the siblings of people with Asperger's syndrome: Evidence for a genetic influence in the abnormal development of a specific cognitive domain. Journal of Child Psychology and Psychiatry, 45 (2004): 412–418.

Fein, D.; Waterhouse, L.; Lucci, D.; Snyder, D.: Cognitive subtypes in developmentally disabled children: a pilot study. Journal of Autism and Developmental Disorders, 15 (1985): 77–95.

Frith, U.: Emanuel Miller lecture: confusions and controversies about Asperger syndrome. Journal of Child Psychology and Psychiatry, 45 (2004): 672–686.

Hippler, K.; Klicpera, C.: A retrospective analysis of the clinical case records of ‹autistic psychopaths› diagnosed by Hans Asperger and his team at the University Children's Hospital, Vienna. Philosophical transactions of the Royal Society of London. Series B, Biological Sciences, 358 (2003): 291–301.

Holtmann, M.; Bölte, S.; Poustka, F.: Attention Deficit Hyperactivity Disorder Symptoms in Pervasive Developmental Disorders: Association with Autistic Behavior Domains and Coexisting Psychopathology. Psychopathology, 40 (2007): 172–177.

Holtmann, M.; Bölte, S.; Poustka, F.: Attention-Deficit/Hyperactivity Disorder, Asperger's syndrome and High-Functioning Autism symptoms in children and adolescents with high-functioning pervasive developmental disorders. Journal of the American Academy of Child and Adolescent Psychiatry, 44 (2005): 1101 (Letter).

Kelly, G. A.: The psychology of personal constructs. Norton, New York, 1955.

Kern, J. K.; Trivedi, M. H.; Garver, C. R.; Grannemann, B. D.; Andrews, A. A.; Savla, J. S.; Johnson, D. G.; Mehta, J. A.; Schroeder, J. L.: The pattern of sensory processing abnormalities in autism. Autism, 10 (2006): 480–494.

Klauck, S. M.: Genetics of autism spectrum disorder. European Journal of Human Genetics, 14 (2006): 714–720.

Klin, A.; Lang, J.; Cicchetti, D. V.; Volkmar, F.: Brief report: interrater reliability of clinical diagnosis and DSM-IV criteria for autistic disorder: results of the DSM-IV field trial. Journal of Autism and Developmental Disorders, 30 (2000): 163–167.

Landa, R.; Piven, J.; Wzorek, M. M.; Gayle, J. O.; Chase, G. A.; Folstein, S. E.: Social language use in parents of autistic individuals. Psychological Medicine, 22 (1992): 245–254.

Mahoney, W. J.; Szatmari, P.; MacLean, J. E.; Bryson, S. E.; Bartolucci, G.; Walter, S. D.; Jones, M. B.; Zwaigenbaum, L.: Reliability and accuracy of differentiating pervasive developmental disorder subtypes. Journal of the American Academy of Child and Adolescent Psychiatry, 37 (1998): 278–285.

Miller, J. N.; Ozonoff, S.: Did Asperger's cases have Asperger disorder? A research note. Journal of Child Psychology and Psychiatry, 38 (1997): 247–251.

Murphy, M.; Bolton, P. F.; Pickles, A.; Fombonne, E.; Piven J.; Rutter, M.: Personality traits of the relatives of autistic probands. Psychological Medicine, 30 (2000): 1411–1424.

Murray, D.; Lesser, M.; Lawson, W.: Attention, monotropism and the diagnostic criteria for autism. Autism, 9 (2005): 139–156.

O'Hanrahan, S.; Fitzgerald, M.; O'Regan, M.: Personality

traits in parents of people with autism. Irish Journal of Psychological Medicine, 16 (1999): 59–60.

Piven, J.; Palmer, P.: Psychiatric disorder and the broad autism phenotype: evidence from a family study of multiple-incidence autism families. American Journal of Psychiatry, 156 (1999): 557–563.

Poustka, F.: Neurobiology of autism. In F. Volkmar (Ed.), Autism and pervasive developmental disorders (2nd Ed)(pp. 179–220). Cambridge University Press, Cambridge, 2006.

Prior, M.; Boulton, D.; Gajzago, C.; Perry, D.: The classification of childhood psychoses by numerical taxonomy. Journal of Child Psychology and Psychiatry, 16 (1975): 321–330.

Rapin, I.: Autistic children: diagnosis and clinical features. Pediatrics, 87 (1991): 751–760.

Rodier, P. M.; Bryson, S. E.; Welch, J. P.: Minor malformations and physical measurements in autism: data from Nova Scotia. Teratology, 55 (1997): 319–325.

Rogers, S. J.; Ozonoff, S.: Annotation: what do we know about sensory dysfunction in autism? A critical review of the empirical evidence. Journal of Child Psychology and Psychiatry, 46 (2005): 1255–1268.

Siegel, B.; Anders, T. F.; Ciaranello, R. D.; Bienenstock, B.; Kraemer, H. C.: Empirically derived subclassification of the autistic syndrome. Journal of Autism and Developmental Disorders, 16 (1986): 275–293.

Skuse, D. H.; Mandy, W. P.; Scourfield, J.: Measuring autistic traits: heritability, reliability and validity of the Social and Communication Disorders Checklist. British Journal of Psychiatry, 187 (2005): 568–572.

Spiker, D.; Lotspeich, L. J.; Dimiceli, S.; Myers, R. M.; Risch, N.: Behavioral phenotypic variation in autism multiplex families: Evidence for a continuous severity gradient. American Journal of Medical Genetics, 114 (2002): 129–136.

Tager-Flusberg, H.; Joseph, R. M.: Identifying neurocognitive phenotypes in autism. Philosophical transactions of the Royal Society of London. Series B, Biological sciences, 28 (2003): 303–314.

Volkmar, F. R.: Childhood disintegrative disorder: issues for DSM-IV. Journal of Autism and Developmental Disorders, 22 (1992): 625–642.

Volkmar, F. R.; Klin, A.; Siegel, B.; Szatmari, P.; Lord, C.; Campbell, M.; Freeman, B. J.; Cicchetti, D. V.; Rutter, M.; Kline, W.; Buitelaar, J.; Hattab, Y.; Fombonne, E.; Fuentes, J.; Werry, J.; Stone, W.; Kerbeshian, J.; Hoshino, Y.; Bregman, J.; Loveland, K.; Szymanski, L.; Towbin, K.: DSM-IV autism/pervasive developmental disorder field trial. American Journal of Psychiatry, 151 (1994): 1361–1367.

Volkmar, F. R.; Shaffer, D.; First, M.: PDDNOS in DSM-IV. Journal of Autism and Developmental Disorders, 30 (2000): 74–75.

Walker, H. A.: Incidence of minor physical anomaly in autism. Journal of Autism and Childhood Schizophrenia, 7 (1977): 165–176.

Widiger, T. A.: A dimensional model of psychopathology. Psychopathology, 38 (2005): 211–214.

Widiger, T. A.; Samuel, D. B.: Diagnostic categories or dimensions? A question for the Diagnostic And Statistical Manual Of Mental Disorders fifth edition. Journal of Abnormal Psychology, 114 (2005): 494–504.

Wing, L.; Gould, J.: Severe impairments of social interaction and associated abnormalities in children: epidemiology and classification. Journal of Autism and Developmental Disorders, 9 (1979): 11–29.

Wing, L.: The continuum of autistic characteristics. In: Schopler, E.; Mesibov, G. (Eds.) Diagnosis and assessment in autism. Plenum Press, New York, pp 91–110, 1988.

Willemsen-Swinkels, S. H.; Buitelaar, J. K.: The autistic spectrum: subgroups, boundaries, and treatment. Psychiatric Clinics of North America, 25 (2002): 811–836.

Witwer, A. N.; Lecavalier, L.: Examining the Validity of Autism Spectrum Disorder Subtypes. Journal of Autism and Developmental Disorders, 38 (2008): 1611–1624.

World Health Organization (WHO): The ICD-10 classification of mental and behavioural disorders. Clinical descriptions and guidelines. WHO, Geneva, 1992.

Yirmiya, N.; Shaked, M.: Psychiatric disorders in parents of children with autism: a meta-analysis. Journal of Child Psychology and Psychiatry, 46 (2005): 69–83.

1.3
Komorbidität und Differenzialdiagnose

Michele Noterdaeme

1.3.1
Einleitung

Unter Komorbidität versteht man das gleichzeitige Vorkommen unterschiedlicher, voneinander abgrenzbarer Erkrankungen bei einer Person. Nach Angold und Costello (2001) kann zwischen einer homotypen und einer heterotypen Komorbidität unterschieden werden. Eine homotype Komorbidität wird als ein gemeinsames Vorkommen von Störungen aus dem gleichen Cluster definiert (z. B. bipolare Störungen und Dysthymie). Die heterotype Komorbidität ist das gemeinsame Vorkommen von Störungen, die nicht der gleichen Krankheitsgruppe angehören (z. B. hyperkinetische und depressive Störungen).

Autismus-Spektrum-Störungen (ASS) werden in der internationalen Klassifikation psychischer Störungen (ICD-10) im Kapitel F8 «Entwicklungsstörungen» beschrieben (WHO, 1991). Es handelt sich hierbei um komplexe, neurobiologisch bedingte Störungen (Kap. 2.1 bis 2.3), die durch das Vorhandensein von qualitativen Beeinträchtigungen in der sozialen Interaktion sowie in der Sprache und Kommunikation und das Vorhandensein von repetitiven Verhaltensweisen in Form von stereotypen Bewegungsmustern oder Sonderinteressen definiert werden (Kap. 1.2). Diese Verhaltenskonstellation wird als Kernsymptomatik bezeichnet. Neben der Kernsymptomatik zeigen Personen mit ASS häufig eine große Zahl verschiedener Begleitsymptome. Dazu gehören psychiatrische Symptome (z. B. motorische Unruhe, Aufmerksamkeitsprobleme, aggressives und autoaggressives Verhalten) sowie neurologische, chromosomale/genetische oder metabole Erkrankungen. Darüber hinaus finden sich überzufällig weitere Entwicklungsstörungen oder eine Intelligenzminderung.

Nach Angold und Costello (2001) könnte bei dem Vorliegen einer ASS das gleichzeitige Vorkommen von weiteren Entwicklungsstörungen als homotype Komorbidität definiert werden (z. B. motorische Störungen, Sprachstörungen, Intelligenzminderung). Zur heterotypen Komorbidität zählen dann sämtliche psychiatrische Symptome, die nicht zur Kernproblematik der ASS gehören (z. B. hyperkinetische Symptome, Angststörungen, depressive Verstimmungen) sowie neurologische Erkrankungen (z. B. Epilepsien) oder somatische und genetisch/chromosomale Erkrankungen.

Im Vordergrund der ICD-10 Tradition steht die Einordnung der Symptomatik in möglichst eine einzige kategorial definierte Hauptdiagnose. Es sollte die Diagnose gewählt werden, die am besten die Gesamtproblematik des Patienten erfasst. Entsprechend dieser Tradition werden bei ASS Ausschlusskriterien formuliert, die prinzipiell die Vergabe von Doppeldiagnosen erschweren. So wird auf der Ebene des klinischen psychiatrischen Syndroms (Achse I) z. B. die gleichzeitige Verschlüsselung einer tiefgreifenden Entwicklungsstörung und einer Aktivitäts- und Aufmerksamkeitsstörung oder Zwangsstörung verhindert und eine Differenzialdiagnose erzwungen. Durch diese Vorgehensweise hat die Hauptdiagnose vor allem die Funktion, das im Vordergrund stehende Syndrom hervorzuheben. Zusätzliche klinisch relevante Symptome, bzw. bei der vollständigen Erfüllung aller diagnostischen Kriterien, auch so genannte «Zweitdiagnosen» stehen im Hintergrund.

Im ersten Abschnitt dieses Kapitels werden zuerst die wesentlichen Komorbiditäten behandelt, die beim Vorliegen einer ASS zu berücksichtigen sind, da die Begleitsymptomatik eine wesentliche Rolle in der Therapieplanung spielt. Dabei wird im engeren Sinne nicht streng zwischen einzelnen, klinisch relevanten psychopathologischen Merkmalen (z. B. Aufmerksamkeitsdefiziten) oder Syndromen bzw. Zweitdiagnosen, die eine vollständige Erfüllung aller diagnostischen Kriterien erfordern (z. B. F90.0: Aufmerksamkeits- und Aktivitätsstörung) unterschieden. Im zweiten Abschnitt werden dann die wesentlichen Differenzialdiagnosen dargestellt. Es handelt sich hierbei um Störungsbilder, die bezüglich bestimmter Symptome nahe dem Spektrum der autistischen Störungen einzuordnen sind,

Tabelle 1.3.1: Komorbidität und Differenzialdiagnose im Überblick

Alter	Komorbidität	Differentialdiagnose
Vorschulalter	Schlaf- und Essstörungen, Regulationsstörungen, allgemeine Unruhe	Bindungsstörungen
	Allgemeine Entwicklungsverzögerung (Sprache, Motorik, Spiel) i. S. einer Intelligenzminderung	Geistige Behinderung ohne ASS, genetisch-somatische Erkrankungen
	Allgemeine Entwicklungsverzögerung i. S. einer Intelligenzminderung mit spezifischen neurologischen Symptomen (Epilepsie, Macro- oder Microzephalie)	Spezifische genetische Syndrome ohne ASS, Epilepsiesyndrome ohne ASS, Sinnesbeeinträchtigungen (v. a. Hör- oder Sehstörungen)
	Regression	Desintegrative Störung, Rett-Syndrom, neurologische Erkrankungen, Landau-Kleffner-Syndrom
	Autoaggressives, aggressives Verhalten, Aufmerksamkeitsstörungen	Oppositionelle Störung, ADHS, Intelligenzminderung
Schulalter	Aufmerksamkeitsstörungen, oppositionelles Verhalten	ADHS, Störung des Sozialverhaltens, Mutismus
	Lernstörungen	Umschriebene Sprachentwicklungsstörung, Intelligenzminderung/Lernbehinderung
	Ticstörungen	Tourette Syndrom
Jugendalter/ Erwachsenenalter	Ängste, Depression oder Zwänge, Essstörungen	Angststörung, Phobien, Zwangsstörung, Anorexia nervosa, Persönlichkeitsstörungen
	Akute Belastungsreaktionen bei jahrelang bestehender kognitiver/ sozialer Überforderung	(Schizophrene) Psychosen, Psychotische Episoden, Bipolare Störungen

ohne dass jedoch in den drei Kernbereichen ausreichend viele Merkmale vorliegen, die eine Zuordnung zum autistischen Spektrum rechtfertigen würden. Die wesentlichen Komorbiditäten und Differenzialdiagnosen sind in **Tabelle 1** zusammengefasst.

1.3.2 Komorbiditäten bei Autismus-Spektrum-Störungen

1.3.2.1 Psychiatrische Begleitsymptome

1.3.2.1.1 Aufmerksamkeitsdefizit- /Hyperaktivitätsstörung (ADHS)

Die typischen Kernsymptome einer einfachen Aktivitäts- und Aufmerksamkeitsstörung (Aufmerksamkeitsdefizite, motorische Unruhe, Impulsivität) gehören zu den am häufigsten erwähnten Begleitsymptomen bei ASS. Nicht selten wird bei Personen mit einem Asperger-Syndrom oder hochfunktionalem Autismus in der frühen Kindheit zuerst die Diagnose einer hyperkinetischen Störung gestellt. Erst im späteren Verlauf stehen die für ASS typischen Interaktionsstörungen, vor allem mit Gleichaltrigen, mehr im Vordergrund des Störungsbildes. Ghaziuddin und Mitarbeiter (1998) untersuchten 35 Patienten mit einem Asperger-Syndrom und stellten fest, dass 65 % der Patienten eine zusätzliche psychiatrische Erkrankung zeigten. Während bei Kindern im Grundschulalter vermehrt eine ADHS nachzuweisen war, standen im Jugendalter eher depressive Erkrankungen im Vordergrund. In einer Untersuchung an 83 Patienten mit einer tiefgreifenden Entwicklungsstörung konnten Lee und Ousley (2006) feststellen, dass bei 78 % der Patienten die diagnostischen Kriterien einer Aufmerksamkeitsdefizit-/Hyperaktivitätsstörung ebenfalls gegeben waren. In der Stichprobe von Goldstein und Schwebach (2004) erfüllten 51 % der Patienten die Kriterien einer ADHS oder einer einfachen Aufmerksamkeitsstörung ohne Hyperaktivität.

Holtmann et al. (2005, 2007) untersuchten 182 Patienten (141 männlich, 41 weiblich) mit ASS im Alter zwischen drei und 20 Jahren. Bei allen Probanden wurde die Diagnostische Beobachtungsskala für Autistische Störungen (ADOS), das Diagnostische Interview für Autismus-Revidiert (ADI-R) (s. Kap. 3.1) und die Child Behavior Checklist (CBCL) (Kap. 3.3) eingesetzt. Die durchschnittliche Intelligenzleistung der Gesamtgruppe lag bei 76 IQ-Punkten. Die Gesamtstichprobe erreichte einen mittleren T-Wert von 66.7 auf der Skala «Aufmerksamkeitsstörung» der CBCL. Bei der Aufteilung der Gesamtstichprobe in zwei Untergruppen (hohe bzw. niedrige Belastung auf der o. g. Skala) wurde deutlich, dass, in der Gruppe mit einer deutlichen, klinisch relevanten Aufmerksamkeitsproblematik, insgesamt eine höhere Belastung mit psychopathologischen Symptomen anzutreffen war, als in der Gruppe mit geringeren Werten auf der Skala Aufmerksamkeitsstörung. Darüber hinaus hatten die Probanden mit klinisch relevanten Aufmerksamkeitsstörungen höhere Werte im ADI-R, was auf eine schwerere Ausprägung der ASS hindeutet. Auch in anderen Studien wurde festgestellt, dass zusätzliche Belastungen mit Symptomen aus dem Bereich der Aufmerksamkeitsdefizit-/Hyperaktivitätsstörungen mit einer größeren Beeinträchtigung im Alltag einhergehen.

1.3.2.1.2 Oppositionelles und aggressives Verhalten

Bei der Erhebung relevanter Begleitsymptome von ASS wird in mehreren Studien auch auf das Auftreten von Symptomen aus dem Bereich der Störungen des Sozialverhaltens hingewiesen (Gadow et al., 2004, 2008; Xue et al., 2008; Dominick et al., 2007). In einer Stichprobe von 608 Kindern mit ASS im Alter zwischen drei und 12 Jahren konnten Gadow et al. (2008) feststellen, dass Kinder mit einer zusätzlichen oppositionellen Störung mit oder ohne ADHS psychopathologisch insgesamt auffälliger und in der psychosozialen Adaptation schlechter gestellt waren, als die Kinder, die nur eine ASS hatten. Personen mit Asperger-Syndrom hatten im Vorschulalter eine höhere Rate an oppositionellen Störungen als Personen mit einem frühkindlichen Autismus oder atypischem Autismus. Jungen mit ASS zeigten nicht mehr aggressives Verhalten als Mädchen (Gadow et al., 2004).

Dominick et al. (2007) verglichen das Auftreten von psychiatrischen Begleitsymptomen (u. a. aggressives und autoaggressives Verhalten, Ess- und Schlafstörungen) bei Kindern mit ASS und bei Kindern mit einer umschriebenen Sprachentwicklungsstörung. Die Ergebnisse zeigten, dass die Kinder mit ASS deutlich mehr Begleitsymptome hatten, als Kinder mit Sprachentwicklungsstörungen. Innerhalb der Gruppe der Kinder mit Autismus war aggressives Verhalten vor allem in Zusammenhang mit einem niedrigen IQ und herabgesetzten Fertigkeiten im Bereich der expressiven Sprache zu sehen. Auch die Schwere der sozialen Beeinträchtigung und das Ausmaß der repetitiven Verhaltensweisen waren eng mit dem Auftreten von Aggressionen korreliert. Nach Xue (2008) entwickeln Patienten mit ASS häufiger aggressive oder selbstverletzende Verhaltensweisen, wenn zusätzlich affektive Störungen diagnostiziert wurden.

1.3.2.1.3
Auto-aggressives Verhalten

Selbstverletzende Verhaltensweisen sind gegen die Integrität der eigenen Person gerichtet und gehen oft mit Destruktivität und Fremdaggressivität einher. Sie stellen eine außerordentliche Belastung für das Umfeld dar. Der Phänotyp von autoaggressiven Verhaltensweisen ist heterogen (u. a. Kopfschlagen, Beißen, Kratzen oder Zwicken, Haare ausreißen, Augenbohren). Die häufigste Lokalisation der selbst herbeigeführten Verletzungen sind der Kopf (48 %), Hände und Finger (27 %), der Rumpf (16 %) sowie Arme und Beine (9 %). Auch Pica (Essen von ungenießbaren Substanzen) ist eine Form von auto-aggressivem Verhalten. Suizidale Impulse/Handlungen können als extreme Form von selbstverletzendem Verhalten beschrieben werden.

In einer Studie an 222 Kindern mit ASS unter sieben Jahren wurde bei mehr als der Hälfte der Kinder autoaggressives Verhalten festgestellt. Risikofaktoren für die Entwicklung dieser Verhaltensweisen waren die Schwere der geistigen Behinderung und der autistischen Störung, das Ausmaß der Einschränkungen im Bereich der Alltagsfertigkeiten sowie das Vorhandensein von perinatalen medizinischen Problemen (Baghdadli et al., 2003).

Studien, die selbstverletzende Verhaltensweisen beim Asperger-Syndrom oder hochfunktionalen Autismus untersuchen, liegen nicht vor. Suizidale Handlungen werden v. a. beim Asperger-Syndrom im Rahmen depressiver Erkrankungen in der Spätadoleszenz und im jungen Erwachsenenalter beschrieben (Ghaziuddin/Greden, 1998).

1.3.2.1.4
Angst

Angststörungen gehören zu den häufigsten komorbiden Störungen innerhalb der ASS. Leyfer et al. (2006) fanden bei 44 % spezifische Phobien. Bei der Mehrzahl der Betroffenen bezog sich die phobische Angst auf mehr als ein Objekt oder eine Situation. Die am häufigsten angegebenen Ängste bezogen sich auf Menschenmengen oder Injektionsnadeln. Bei etwa 10 % der Kinder bestand eine Symptomatik mit lauten Geräuschen. Weisbrot et al. (2005) verglichen Kinder mit und ohne ASS bezüglich der Ausprägung von Angststörungen. Sie stellten fest, dass Kindern mit ASS eine höhere Ängstlichkeit zugeschrieben wurde. Die Schwere der Angststörung war beim Asperger-Syndrom ausgeprägter, als bei atypischem oder frühkindlichem Autismus. Das Angstniveau war bei einer besseren intellektuellen Leistungsfähigkeit höher. Ein hohes Angstniveau ging in beiden Stichproben mit einer höheren Anzahl von psychotischen Symptomen (eigenartigen Verhaltensweisen, inadäquatem Affekt, Stimmen hören) einher.

1.3.2.1.5
Zwänge

Verschiedene Arbeiten haben darauf hingewiesen, dass Personen mit ASS häufig zusätzliche Zwangsstörungen aufweisen, die über das Vorhandensein von ritualisierten Routinen hinausgehen und eine Doppeldiagnose rechtfertigen (Russel et al., 2005; Leyfer et al., 2006). Ein Vergleich zwischen einer Stichprobe mit primär zwangsgestörten Patienten und einer Stichprobe mit ASS ergab, dass in der Gruppe der autistischen Patienten mindestens die Hälfte der Patienten deutliche Zwangssymptome zeigte, die eine wesentliche Beeinträchtigung des Alltags verursachten. Wesentliche Gruppenunterschiede bezüglich der Zwangsinhalte konnten nicht festgestellt werden. Leyfer et al. (2006) untersuchten 109 Personen mit ASS anhand von standardisierten Interviews und diagnostizierten bei 37 % der Stichprobe eine zusätzliche Zwangsstörung. Die häufigsten Zwangshandlungen waren Rituale, in die andere Personen einbezogen waren.

1.3.2.1.6
Depression

Das Vorkommen von depressiven Erkrankungen bei Personen mit ASS ist vergleichsweise wenig untersucht. Insbesondere in der Adoleszenz und im frühen Erwachsenenalter ist die Depression, vor allem beim Asperger-Syndrom, eine bedeutende Komorbidität. In dieser Zeit nimmt der Vergleich mit anderen Jugendlichen zu, die Identitätssuche setzt ein, die psychosexuelle Entwicklung beginnt, was häufig zu Krisen führt. Der Jugendliche mit einem Asperger-Syndrom wird sich seiner Andersartigkeit bewusst, der Wunsch nach sozialem Kontakt und die Anzahl der damit zusammenhängenden Frustrationen steigen. Depressionen und Angststörungen nehmen zu, auch die Suizidgefahr. Die typischen Symptome einer Depression finden sich in einer deutlich veränderten Stimmungslage, Selbstabwertung, reduziertem Appetit, Schlafstörungen und einer Zunahme von zwanghaftem Verhalten. Autistische Personen mit einem höheren kognitiven Funktionsniveau, einer geringeren sozialen Beeinträchtigung sowie einer höheren Anzahl sonstiger psychopathologischer Symptome haben ein höheres Risiko, eine depressive Erkrankung zu entwickeln (Sterling et al., 2007). Es finden sich Hinweise darauf, dass bei Menschen mit ASS, die zusätzlich an einer Depression erkranken, Depressionen in der Familienanamnese gehäuft vorkommen (Ghaziuddin/Greden, 1998).

In den letzten Jahren hat das Auftreten von bipolaren Störungen in der frühen Kindheit und im Jugendalter mehr Aufmerksamkeit bekommen. Einige Studien untersuchen gezielt die Häufigkeit von affektiven Störungen bei ASS. In einer Studie an 44 Probanden mit ASS, konnten Munesue et al. (2008) bei 36,4 % der Stichprobe eine affektive Störung diagnostizieren. Bei vier Probanden wurde eine depressive Störung festgestellt und bei zwölf Patienten eine bipolare Störung. Die Autoren stellen die Hypothese auf, dass eine vergleichbare genetische Vulnerabilität in der Ätiopathogenese von ASS und bipolaren Störungen eine Rolle spielen könnte.

1.3.2.1.7
Schlafstörungen

In der Literatur wurde wiederholt über Schlafstörungen bei ASS berichtet. Nach Richdale (1999) geben Eltern Probleme im Bereich des Schlafverhaltens mit einer Häufigkeit von 44 bis 83 % an. Auch bei Kindern oder Jugendlichen mit ASS und einer normalen intellektuellen Leistungsfähigkeit wird über vermehrte Schlafprobleme berichtet. Hier muss geklärt werden, ob die Schlafproblematik im Rahmen einer anderen psychiatrischen Erkrankung auftritt (z. B. Depression). Andererseits kann auch die Hypothese aufgestellt werden, dass vor allem beim Asperger-Syndrom die Schlafproblematik zu den Kernsymptomen der Störung gehört. So konnten Godbout et al. (2000) in ihrer Untersuchung an acht Patienten mit Asperger-Syndrom feststellen, dass diese im Vergleich zu einer Kontrollgruppe Auffälligkeiten in der Schlafcharakteristik aufwiesen, wie die Reduktion der Schlafzeit im ersten Drittel der Nacht und vermehrtes Auftreten von REM-Phasen, die zugleich häufiger unterbrochen wurden. Daraus schlossen die Autoren, dass bei Patienten mit Asperger-Syndrom möglicherweise der Schlafrhythmus und die Schlafarchitektur gestört sind. Zu ähnlichen Ergebnissen kommen Malow et al. (2005). Sie stellten darüber hinaus fest, dass Personen mit Asperger-Syndrom und unauffälligem Schlafverhalten weniger affektive Störungen und eine bessere soziale Integration zeigten.

1.3.2.1.8
Essstörungen

Essstörungen werden in der frühen Kindheit sowohl beim Asperger-Syndrom als auch bei frühkindlichem Autismus berichtet (Dominick et al., 2007). Es handelt sich oft um ein extrem einseitiges Essverhalten, bedingt durch sensorische Besonderheiten im taktil-kinästhetischen Bereich. In einer repräsentativen Stichprobe von Patientinnen mit einer Anorexia nervosa fanden sich bei 18 % der Betroffenen Störungen aus dem autistischen Spektrum, darunter 6 % Asperger-Syndrom (Wentz et al., 1999). Hebebrandt et al. (1997) fanden bei Patienten mit einem Asperger Syndrom oder einer schizoiden Persönlichkeitsstörung einen deutlich unterdurchschnittlichen Body Mass Index (BMI). Bölte et al. (2002a) untersuchten den BMI in einer Stichprobe von 103 Personen mit einer ASS (frühkindlicher Autismus oder Asperger-Syndrom) und fanden bei 25 % der Patienten einen BMI unter der 5. Percentile. Bei keiner der betroffenen Personen konnte eine anorektische Störung festgestellt werden. Es konnte jedoch eine signifikante Assoziation mit dem Vorliegen einer hyperkinetischen Störung nachgewiesen werden.

1.3.2.1.9
Schizophrene Psychosen

Während in der älteren Literatur von einem Zusammenhang zwischen Autismus und Schizophrenie ausgegangen wird, haben neuere Untersuchungen gezeigt, dass es kaum Assoziationen zwischen beiden Krankheitsbildern gibt. Die Symptomatik und der Verlauf der Störung ermöglichen meist eine relativ klare kategoriale Zuordnung der Störungen. Auf der neuropsychologischen Ebene werden jedoch Überlappungen für bestimmte Funktionsdefizite berichtet. So finden sich sowohl bei Probanden mit einer Schizophrenie als auch bei Probanden mit ASS auf hohem Funktionsniveau Defizite im Bereich der Exekutivfunktionen und der Theory of Mind (Pilowsky et al., 2000; Baron-Cohen et al., 2000). Andere Studien berichten wiederum, dass beide o.g. Gruppen unterschiedliche Stärken und Schwächen im Wechsler IQ-Profil zeigen. Probanden mit ASS hatten Stärken im Subtest «Gemeinsamkeiten finden», während Probanden mit einer Schizophrenie bessere Ergebnissen im Subtest «allgemeines Verständnis» erreichten (Bölte et al., 2002b). Beim Asperger-Syndrom bzw. bei der schizoiden Persönlichkeitsstörung ist ein Übergang in eine schizophrene Erkrankung bei etwa 5 % der Fälle bekannt (Remschmidt/Kamp-Becker, 2006). Studien, die den Verlauf von ASS über viele Jahre verfolgen, zeigen, dass zusätzliche psychiatrische Syndrome im Sinne psychotischer Störungen oder Angststörungen manifest werden können (Bölte et al., 2005).

1.3.2.1.10
Weitere psychopathologische Begleiterscheinungen

Nach Ehlers und Gillberg (1993) sind Ticstörungen und Tourette-Syndrom bei allen drei ASS anzutreffen, am häufigsten beim Asperger-Syndrom. Ähnliche Ergebnisse gibt es für die mutistischen Störungen. Wenn neben der ASS externalisierende Verhaltensweisen im Sinne von Aggressionen dauerhaft das klinische Bild prägen, kann diese Symptomkonstellation auch einer Persönlichkeitsstörung, z.B. einer dissozialen Persönlichkeitsstörung, zugeordnet werden.

1.3.2.2
Intelligenzminderung

Der Zusammenhang zwischen Autismus und Intelligenzminderung ist gut dokumentiert. Ging man früher davon aus, dass bei mindestens 80 % aller Personen mit einer ASS ebenfalls eine Intelligenzminderung vorlag, zeigen neuere Untersuchungen erhebliche Unterschiede bezüglich des Vorliegens einer Intelligenzminderung. In einer Übersichtsarbeit von Fombonne (2003) liegen die Angaben zwischen 40 und 88 %. Die erheblichen Schwankungen in den Angaben beruhen auf der Anwendung von unterschiedlichsten Methoden in der Einschätzung der Intelligenz. Auch die Definition und die Unterteilung der Intelligenzminderung nach Schweregrad sind nicht in allen Studien identisch. Der mittlere Anteil der Menschen mit ASS ohne zusätzliche Intelligenzminderung wird meist mit 30 % angegeben, der mittlere Anteil der Menschen mit ASS und einer leichten bis mittelgradigen Intelligenzminderung liegt ebenfalls bei 30 %, während 40 % eine schwere bis schwerste Intelligenzminderung aufweisen.

1.3.2.3
Autismus und syndromale Erkrankungen

ASS sind neurobiologisch-genetische Erkrankungen, deren genaue Ätiopathogenese noch ungeklärt ist. In der Literatur wird diese Form von ASS als «idiopathischer Autismus» beschrieben. Allgemein wird angenommen, dass zwischen 5 und 15 % der Kinder mit Autismus an einem bekannten genetischen Syndrom erkrankt sind. In diesem Fall spricht man von «syndromalem Autismus» (Cohen et al., 2005). Die häufigsten bei Autismus auftretenden genetischen Syndrome sind in Tabelle 1.3.2 zusammengefasst.

Die Auftretenshäufigkeit der verschiedenen Syndrome innerhalb des autistischen Spektrums ist eher gering. Wenn die genetischen Syndrome mit schweren Formen der geistigen Behinderung (ICD-10: F72 bis F74) einhergehen, ist die Wahrscheinlichkeit höher, dass ebenfalls Autismus vorliegt, oft in Kombination mit einer Epilepsie. Dies ist z. B. bei der tuberösen Hirnsklerose der Fall: Ein Autismus wird bei dieser Störung v. a. beim Vorhandensein von Tuberi im Temporallappen diagnostiziert. Umgekehrt schwanken auch die Angaben über die Prävalenz einer ASS bei den einzelnen Syndromen. Dies ist auch dadurch zu erklären, dass die Definition «Autismus» in den Studien nicht gleich ist. Es muss zwischen einzelnen Verhaltensmerkmalen («autistische Züge») und dem Vollbild einer ASS unterschieden werden. So können z. B. Stereotypien – als Verhaltensmerkmal – isoliert vorkommen, ohne dass die anderen Symptombereiche, die zur Definition einer ASS notwendig sind, vorhanden sind. Ein typisches Beispiel ist das Fragile-X-Syndrom (Bailey et al., 2000; Philofsky et al., 2004). Diese Kinder haben oft Kontaktschwierigkeiten, verhalten sich in einer neuen Umgebung eher unsicher und meiden Blickkontakt. Meist fehlen jedoch die typischen qualitativen Auffälligkeiten in der sozialen Kommunikation. Nur bei etwa 3 bis 5 % der Betroffenen liegt das Vollbild einer ASS vor. Die Assoziation mit einer Epilepsie findet sich in 20 bis 30 % der Fälle. Es besteht ebenfalls ein Zusammenhang mit einigen metabolen Erkrankungen (Phenylketonurie, Lesch-Nyan-Syndrom, Histidinämie) und congenitalen Infektionserkrankungen (Röteln, Zytomegalie, Herpes Simpex) (Remschmidt, 2008; Steffenburg et al., 2003; Zaferiou et al., 2007; Kielinen et al., 2004; Cohen et al., 2005).

1.3.2.4
Epilepsie und Autismus

Epilepsie ist eine chronische Erkrankung, die durch das wiederholte Auftreten von Anfällen charakterisiert wird. Die Klassifikation der Epilepsie bezieht sich entweder auf die Ätiologie oder auf die Art des Anfallsleidens. Bezüglich der Ätiologie wird zwischen symptomatischen Epilepsien, die einen bekannten Auslöser haben

Tabelle 1.3.2: Genetische Syndrome und Autismus

Genetisches Syndrom	Häufigkeit des Syndroms bei ASS	Häufigkeit von ASS beim Syndrom	Ausmaß der IM	Besonderheiten	Literatur
Fragiles-X-Syndrom	2,5–5 %	10–25 %	F70 bis F71	Hypersensibiltät im taktilen, visuellen und akustischen Bereich Autoaggressionen	Bailey et al. 2000, Philofsky et al. 2004
Angelman-Syndrom	1–4 %	25–60 %	F72 bis F73	Ataxie, Epilepsie, Schlafprobleme, Faszination Wasser	Trillingsgaard/Ostergaard 2004
Rett-Syndrom	<5 %	80–100 %	F72 bis F73	Anfälle, Waschbewegungen, Störungen der Atemregulation	Mount et al. 2003
Tuberöse Sklerose	0.4–2,8 %	25–60 %	F72 bis F73	Herz-Nieren- und Hautveränderungen Anfälle	Cohen et al. 2005
Smith-Magenis-Syndrom	≪1 %	80–100 %	F70 bis F71	Onychotillomanie, Schlafstörung, autoaggressives Verhalten, Oberarme am Körper zusammenpressen	Cohen et al. 2005

Beachte: ASS: Autismus-Spektrum-Störung, IM: Intelligenzminderung

und idiopathischen Epilepsien, die ohne erkennbaren Auslöser entstehen und durch eine genetische Disposition hervorgerufen werden, unterschieden. Die zweite Einteilung betrifft die Art der Anfälle und unterscheidet fokale (partiale oder lokalisationsbezogene Anfälle) von generalisierten Anfällen z.B. Abscencen, myoklonischen oder generalisiert tonisch-klonischen Anfällen. Verschiedene Studien haben nachgewiesen, dass bei ASS eine höhere Rate an Epilepsien anzutreffen ist. Je nach Untersuchung, liegen die Häufigkeitsangaben zwischen 11 und 39 %. In Studien, die auch Personen mit einer schwereren Form der Intelligenzminderung oder zusätzlichen körperlichen Erkrankungen einschließen, liegen die Häufigkeitsangaben höher als in Studien, die vor allem Personen mit einem hochfunktionalen Autismus untersuchen (Tuchman/Rapin 1997; Steffenburg et al., 2003). Bezüglich des Manifestationsalters lässt sich eine bimodale Verteilung nachweisen. Der erste Manifestationsgipfel liegt zwischen dem dritten und fünften Lebensjahr, der zweite oberhalb des zehnten Lebensjahres. Steffenburg et al. (2003) untersuchten das kumulative Risiko, bei Kindern mit ASS in Abhängigkeit des IQ und weiteren

Erkrankungen an einer Epilepsie zu erkranken. Bei Probanden, die, abgesehen von der ASS selbst, keinerlei weitere neurologische Störungen und keine Intelligenzminderung zeigten, lag die kumulative Inzidenz bis zum ersten Lebensjahr bei 0.02 %, innerhalb der ersten fünf Lebensjahre wieder bei 0.02 % und innerhalb der ersten zehn Lebensjahre bei 0.08 %. Bei Probanden mit ASS und zusätzlicher Intelligenzminderung sowie schwerer neurologischer Symptomatik (z. B. Cerebralparese) lag die Inzidenz deutlich höher: im ersten Lebensjahr 0.29 %, innerhalb der ersten fünf Lebensjahre 0.35 % und innerhalb der ersten 10 zehn Lebensjahre 0.67 %. Bisherige Untersuchungen zeigen keine dominante Form der Epilepsie bei Probanden mit ASS (Giovanardi-Rossi et al., 2000).

Die Assoziation zwischen Autismus und Epilepsie hat sehr früh zur Postulierung der biologischen Grundlage der ASS geführt (Rutter, 1970). Bis heute gibt es aber keine überzeugende Evidenz, dass epileptische Syndrome oder pathologische EEG-Veränderungen einen wesentlichen ursächlichen Faktor in der Entstehung der ASS sind. In einigen Fällen wird die mögliche Bedeutung der Epilepsie in der Genese von ASS besonders hervorgehoben. So findet bei etwa 30 % der Kinder mit frühkindlichem Autismus zwischen dem 18. bis 36. Lebensmonat eine Regression statt, die vorwiegend als Verlust bereits erworbener sprachlicher Fertigkeiten auffällt. Tuchmann und Rapin (1997) untersuchten die Frage, ob diese Regression überdurchschnittlich häufig mit einer Epilepsie assoziiert war. In die Studie waren 585 Probanden mit der Diagnose einer ASS aufgenommen worden. 11 % des Gesamtkollektivs hatten zum Zeitpunkt der Untersuchung eine aktive Epilepsie. Die Autoren verglichen die Epilepsieverteilung bei dem Drittel der Patienten, das eine Regression zeigte, mit den verbleibenden Probanden, die keine regressive Entwicklung aufwiesen. In beiden Gruppen lag die Epilepsiehäufigkeit bei 11 % bzw. 12 % und unterschied sich somit nicht. Die Autoren gingen auch der Frage nach, ob EEG-Veränderungen, die nicht direkt zu einer Epilepsie geführt hätten, mit der Regression in Verbindung gebracht werden konnten. Hier zeigte sich ein kleiner Unterschied zu ungunsten der Probanden mit Regression, die etwas häufiger epilepsietypische Potentiale im EEG hatten (19 % vs. 10 % bei der Kontrollgruppe). Bei der tuberösen Sklerose ist eine Assoziation mit einer ASS besonders häufig, wenn zusätzlich Epilepsie vorliegt. Nach Bolton (2002) sind vor allem die Hirntuberi im Temporallappen als Quelle einer erhöhten epileptiformen Aktivität anzusehen. Somit wird auch die mögliche Bedeutung des Temporallappen bei der Entstehung einer ASS hervorgehoben. Andere Autoren berichten aber über eine Assoziation zwischen Autismus und epileptiformer Aktivität im Frontallappen (Kawasaki et al., 1997) oder im Parietallappen (Silk et al., 2006).

Generell wird angenommen, dass die Assoziation zwischen Autismus und Epilepsie indirekt über die zugrunde liegende, gemeinsame Ätiologie der beiden Krankheitsbilder vermittelt wird. Der idiopathische Autismus ist eine komplexe Entwicklungsstörung des Zentralnervensystems, deren Ursache durch genetische Faktoren bedingt wird, die ebenfalls in der Genese von Epilepsiesyndromen von Bedeutung sein könnten. Die medikamentöse Behandlung von Kindern mit Epilepsie und ASS unterscheidet sich nicht von der üblichen Vorgehensweise. Der Einsatz der Antiepileptika orientiert sich an der Anfallsmorphologie und der syndromalen Zuordnung der Epilepsie. Die Kombination von beiden Erkrankungen ist aber für die Betroffenen und ihre Familien eine besondere Belastung.

1.3.2.5
Motorische Störungen

Mehrere Studien haben nachgewiesen, dass bei ASS gehäuft motorische Koordinationsstörungen vorkommen. Die motorische Ungeschicktheit wurde von einigen Autoren auch zu den diagnostischen Kriterien des Asperger-Syndroms gezählt. Die motorische Koordinationsstörung führt zu einem auffälligen, hölzernen Gangbild sowie zu Auffälligkeiten in der Körperhaltung (Remschmidt/Kamp-Becker, 2006).

Noterdaeme et al. (2002a) verglichen die motorischen Fertigkeiten von Kindern mit umschriebenen Sprachentwicklungsstörungen und Kindern mit ASS auf hohem Funktionsniveau. Es zeigte sich, dass beide Gruppen deutlich mehr motorische Probleme hatten, als die Kontrollgruppe normal entwickelter Kinder. Neben feinmotorischen Defiziten konnten auch Probleme in der Koordination und im Gleichgewicht festgestellt werden. Zu ähnlichen Ergebnissen kommen Dewey et al. (2007). Die Autoren untersuchten die motorischen Fertigkeiten sowie die Imitationsfertigkeiten für Gesten bei Kindern mit ASS, bei Kindern mit einer motorischen Koordinationsstörung mit und ohne ADHS und bei Kindern mit einer isolierten Aktivitäts- und Aufmerksamkeitsstörung. Fast alle Kinder aus den Indexgruppen hatten deutlich mehr motorische Defizite, als die Kinder aus der Kontrollgruppe. Nur die Kinder aus der ASS-Gruppe hatten auch erhebliche Probleme bei der Imitation von Gesten. Daraus schließen die Autoren, dass motorische Defizite und die Dyspraxie in der ASS-Gruppe mindestens teilweise als voneinander getrennte Dimensionen zu betrachten sind (Dewey et al., 2007; Dziuk et al., 2007).

1.3.3
Differenzialdiagnose

Der Phänotyp der ASS ist heterogen. Symptome jedes Kernbereichs können auch in annähernd vergleichbarer Form bei anderen kinder- und jugendpsychiatrischen Störungsbildern vorliegen. Die Kombination von Verhaltensmerkmalen aus den drei Kernbereichen ist die notwendige Voraussetzung für die Diagnose einer ASS, besonders des Autismus und des Asperger-Syndroms. Um eine störungsspezifische Behandlung einzuleiten, ist es notwendig, ASS von anderen Krankheitsbildern abzugrenzen. Im folgenden Abschnitt werden die wichtigsten Differenzialdiagnosen in ihrer Überschneidung mit den jeweiligen Kernbereichen dargestellt.

1.3.3.1
Umschriebene Sprachentwicklungsstörungen

In der ICD-10 werden die umschriebenen Entwicklungsstörungen der Sprache und der frühkindliche Autismus beide in Kapitel 8 bei den Entwicklungsstörungen klassifiziert. Während die umschriebenen Störungen der Sprache in der Kategorie F80 «umschriebene Entwicklungsstörungen» zusammengefasst sind, wurden ASS in der Kategorie F84 als «tiefgreifende Entwicklungsstörungen» klassifiziert (WHO 1991). Die Abgrenzung der Kategorie «tiefgreifende Entwicklungsstörungen» gegenüber der Kategorie «umschriebene Entwicklungsstörungen» wird immer wieder zur Diskussion gestellt. Insbesondere werden Gemeinsamkeiten zwischen dem frühkindlichen Autismus und den schweren Formen der rezeptiven Sprachstörungen beschrieben. Sowohl tiefgreifende Entwicklungsstörungen als auch umschriebene rezeptive Sprachentwicklungsstörungen sind Störungen, die in der frühen Kindheit beginnen und die Kommunikation, die soziale Interaktion sowie die schulische Ausbildung und berufliche Integration der betroffenen Kinder deutlich beeinträchtigen.

In mehreren Arbeiten beschrieben Howlin et al. (2000) den Entwicklungsverlauf einer Gruppe von Kindern mit einem frühkindlichen Autismus und einer parallelisierten Gruppe von Kindern mit schweren rezeptiven Sprachentwicklungsstörungen. Die Ergebnisse dieser Studien zeigten, dass, obwohl die autistischen Kinder ausgeprägtere Sprachprobleme und mehr soziale Schwierigkeiten hatten, als die Kinder mit rezeptiven Sprachentwicklungsstörungen, auch die rezeptiv gestörten Kinder gestörte soziale Beziehungen zeigten. Die Defizite im Bereich der Sprache, der Kommunikation und der sozialen Interaktion waren für die autistischen Probanden über die Jahre sehr stabil, konnten aber auch bei einem Großteil der Kinder mit einer rezeptiven Sprachstörung bis ins Erwachsenenalter festgestellt werden. Die Autoren stellten die Hypothese auf, dass die sozioemotionalen

Probleme der Kinder mit einer rezeptiven Sprachstörung als Kernsymptom zu werten sind und nicht reaktiv auf die Sprachbehinderung auftreten (Howlin et al., 2000; Mawhood et al., 2000).

Nachdem sowohl Sprach- und Kommunikationsschwierigkeiten als auch Probleme in der sozialen Interaktion zentrale Merkmale von autistischen Kindern und rezeptiv sprachgestörten Kindern sind, ist die genaue Erfassung und Bewertung dieser Fertigkeiten ein essentieller Teil der diagnostischen Abklärung beider Störungsgruppen. Im diagnostischen Prozess spielen anamnestische Angaben und die direkte Beobachtung/Exploration des Kindes sowie standardisierte neuropsychologische Untersuchungen der Sprache und der Intelligenz eine große Rolle. In der Kleinkindzeit kann die Abgrenzung zwischen ASS und rezeptiven Sprachstörungen schwierig sein. Im Grundschulalter sind die Störungen im sozialen Bereich, insbesondere in der Qualität der sozialen Kommunikation, bei autistischen Kindern meist so eindeutig, dass die Abgrenzung keine größeren Probleme bereitet. Kinder mit einer rezeptiven Sprachstörung zeigen meist eine intakte nonverbale Kommunikation. Gelegentlich sind Sonderinteressen vorhanden, die aber in Vergleich zu den Sonderinteressen der Personen mit ASS weniger starr oder zwanghaft sind (Noterdaeme et al., 2000; Noterdaeme et al. 2002b).

1.3.3.2
Landau-Kleffner-Syndrom

Hierbei handelt es sich um eine Störung, bei der das Kind mit zuvor normaler Sprachentwicklung, sowohl rezeptive als auch expressive Sprachfertigkeiten verliert, wobei die allgemeine Intelligenz erhalten bleibt. Die Störung beginnt im Alter von drei bis sieben Jahren und ist begleitet von paroxysmalen Auffälligkeiten im EEG, fast immer im Temporallappenbereich, gewöhnlich bilateral, mit ausgedehnten Veränderungen. Ein Teil dieser Patienten hat epileptische Anfälle. In einem Viertel der Fälle entwickelt sich der Sprachverlust schrittweise in einem Zeitraum von einigen Monaten, häufiger jedoch gehen die Sprachfertigkeiten plötzlich innerhalb von Tagen oder Wochen verloren. Besonders charakteristisch ist die schwere Beeinträchtigung der rezeptiven Sprache; die Schwierigkeit, Gehörtes zu verstehen, ist oft die erste Manifestation der Störung. In den meisten Fällen treten während der Monate nach dem anfänglichen Sprachverlust massive Verhaltens- und emotionale Störungen auf, sie zeigen jedoch Besserungstendenzen, wenn die Kinder andere Kommunikationsmittel erwerben. Die Ätiologie der Störung ist nicht bekannt, der Verlauf ist recht unterschiedlich, etwa zwei Drittel der Kinder behalten einen mehr oder weniger schweren rezeptiven Sprachdefekt. Die Regression bereits erworbener sprachlicher Fähigkeiten wie auch die weiterbestehende Beziehungsfähigkeit sind wichtige Unterscheidungsmerkmale zum frühkindlichen Autismus. Die Erhaltung der allgemeinen Intelligenz grenzt die Störung von den desintegrativen Störungen des Kindesalters (F84.3) ab.

1.3.3.3
Intelligenzminderung

Intelligenzminderung ist eine unvollständige Entwicklung der geistigen Funktionen, mit besonderer Beeinträchtigung von Fertigkeiten, die zum Intelligenzniveau beitragen, z. B. Kognition, Sprache, motorische und soziale Fähigkeiten. Dadurch werden Anpassungs- und Verständnisfähigkeit, zwischenmenschliche Interaktion, eigenständige Versorgung, sprachliche und emotionale, motorische und lebenspraktische Fähigkeiten, schulische Fertigkeiten sowie andere kognitive Funktionen und somit die Anpassungsfähigkeit bei Anforderungen der beruflichen Arbeit, der Freizeit, Erziehungsfähigkeit, Gesundheit und auch Sicherheit, wesentlich beeinträchtigt.

Die Intelligenzminderung wird klinisch und psychometrisch nach dem allgemeinen Intelligenzniveau und nach dem Grad der sozialen Adaptation definiert. Es wird zwischen leich-

Tabelle 1.3.3: Abgrenzung zwischen frühkindlichem Autismus und Intelligenzminderung

Merkmale und Funktionen	Frühkindlicher Autismus	Intelligenzminderung
Sprachentwicklung	Oft verzögert Keine Kompensation durch nonverbale Kommunikation	Verzögert Kompensation durch nonverbale Kommunikation
Kommunikationsverständnis	nicht vorhanden	vorhanden
Echolalie und Floskeln	ausgeprägt vorhanden	nicht vorhanden
Ich-Du Verwechslungen	vorhanden	nicht vorhanden
Störung der sozialen Perzeption	vorhanden	nicht vorhanden unreife soziale Interaktionsmuster
Störung der Empathie	vorhanden	nicht vorhanden
Spielentwicklung	gestört, kein Symbolspiel	retardiert, eher Funktionsspiel, einfaches Symbolspiel möglich
Stereotypien	oft vorhanden	gelegentlich vorhanden
Sensorische Besonderheiten	oft vorhanden	eher selten
Sonderinteressen	oft vorhanden	selten

teren und schweren Formen der Intelligenzminderung unterschieden. Bei den leichteren Ausprägungen der Intelligenzminderung ist die soziale Funktionsfähigkeit leicht eingeschränkt, Kulturtechniken können etwa bis zum Niveau der dritten Grundschulklasse erlernt werden und eine gewisse Selbstständigkeit, im Sinne des Ausübens einer einfachen Berufstätigkeit, ist oft möglich. Vielfach ist aber schon in dieser Gruppe die längerfristige Betreuung in einer beschützenden Werkstatt erforderlich. In der Gruppe der schwereren Intelligenzminderungen (F71, F72, F73) ist die soziale Funktionsfähigkeit deutlich eingeschränkt, Kulturtechniken werden nicht erlernt, die Selbstständigkeit im Alltag ist reduziert und eine Unterbringung in einer Institution ist längerfristig notwendig. Eine Intelligenzminderung äußert sich in der frühen Kindheit meist durch eine verzögerte motorische und Sprachentwicklung sowie durch Unsicherheiten im sozialen Kontakt, bei leichteren Formen der Intelligenzminderung werden die Beeinträchtigungen oft erst im Schulalter erkannt. Obwohl Autismus und auch andere ASS häufig mit einer Intelligenzminderung assoziiert sind, liegt bei den meisten Kindern mit einer isolierten Intelligenzminderung eindeutig keine ASS vor. Die wichtigsten Merkmale, die zur Abgrenzung einer Intelligenzminderung und einer ASS herangezogen werden können, sind in **Tabelle 1.3.3** zusammengefasst. Hier spielen vor allem die Qualität der sozialen Kommunikation und die Empathiefähigkeit eine wichtige Rolle (Noterdaeme/Enders, 2008).

1.3.3.4
Mutismus

Mutistische Störungen sind emotional bedingte Störungen der sprachlichen Kommunikation. Der elektive Mutismus (F94.0) ist durch selektives Sprechen mit bestimmten Personen und in definierten Situationen gekennzeichnet. Typischerweise spricht das Kind zu Hause oder mit engen Freunden, ist jedoch im Kindergarten, in der Schule oder bei Fremden mutistisch. Artikulation, expressive und rezeptive Sprache der

Betroffenen liegen in der Regel im Normbereich, allenfalls sind sie – bezogen auf den Entwicklungsstand – leicht beeinträchtigt. Meist tritt die Störung in der frühen Kindheit auf, mit ungefähr gleicher Häufigkeit bei beiden Geschlechtern. Mutistische Störungen zeigen in der Regel eine hohe Komorbidität mit anderen psychiatrischen Erkrankungen. Am häufigsten finden sich Störungen mit sozialer Ängstlichkeit/Überempfindlichkeit (F93.2), Störungen des Sozialverhaltens mit oppositionellem Verhalten (F91.3), phobische Störungen (F40), depressive Störungen (F3), Regulationsstörungen von Schlaf, Essen und Ausscheidungsfunktionen sowie Anpassungsstörungen im Rahmen von schweren Belastungen (F43). Die Abgrenzung zu ASS ist in der Regel problemlos: Beobachtung und Anamnese zeigen in bestimmten Situationen eindeutig kein autistisches Kontakt- und Kommunikationsverhalten. Die Sprachentwicklung ist in der Regel nicht retardiert, repetitives Verhalten ist nicht vorhanden.

1.3.3.5
Bindungsstörungen, Deprivation, Hospitalismus

Bindungsstörungen («attachment disorders») sind erst in den letzten zwei Jahrzehnten eingeführte Kategorien, über die bisher wenig empirisch gesichertes Wissen vorliegt. Das Krankheitsbild wird per Definition durch unzureichende oder traumatisierende Beziehungen in den ersten Lebensjahren verursacht, die Symptomatik ist an das Kleinkind- oder Vorschulalter gebunden, die Betroffenen sind jedoch als Hochrisikopatienten für die Entwicklung von anderen psychiatrischen Störungen im Langzeitverlauf zu betrachten. Es werden zwei Grundformen der Bindungsstörungen unterschieden: eine gehemmte Form (reaktive Bindungsstörung, F94.1), mit Vermeidung, Rückzug und Hypervigilanz und eine ungehemmte Form (Bindungsstörung des Kindesalter mit Enthemmung, F94.2), mit vorwiegend nicht selektivem, distanzlos-diffusem Kontaktverhalten. Das klinische Bild ist gekennzeichnet durch ein abnormes Beziehungsmuster mit Störung der sozialen Funktionen und emotionalen Auffälligkeiten, die in der sozialen Interaktion besonders deutlich hervortreten. Kinder mit einer reaktiven Bindungsstörung reagieren auf Zuspruch mit einer eigenartigen Mischung aus Annäherung, Vermeidung oder Widerstand. Es besteht ein Mangel an sozialer Reagibilität und eine eingeschränkte Interaktion mit Gleichaltrigen. Zusätzlich bestehen emotionale Symptome wie Furchtsamkeit, beobachtende Übervorsichtigkeit, Unglücklichsein oder Apathie. Dagegen reagieren Kinder mit ungehemmter Bindungsstörung in der frühen Kindheit auf Zuspruch mit Anklammerung und diffusem Bindungsverhalten, im Vorschulalter zeigen sie Aufmerksamkeit suchendes, distanzloses, wahllos-freundliches Kontaktverhalten, ohne Situationsspezifität. Die Interaktion mit Gleichaltrigen ist meist wenig moduliert, gewöhnlich bestehen Schwierigkeiten beim Aufbau enger Beziehungen. Aggressives und autoaggressives Verhalten sind häufig präsent, hingegen stehen die emotionalen Auffälligkeiten eher im Hintergrund (Pfeiffer/Lehmkuhl, 2008). Hier muss die Vorgeschichte zur Klärung der Diagnose beitragen. Die Diagnose stützt sich auf die Befragung der Bezugsperson, dabei sind aber die fremdanamnestischen Angaben besonders bedeutsam. Das Kontaktverhalten der bindungsgestörten Kinder lässt sich deutlich von den typischen Kontaktmustern der Kinder mit ASS abgrenzen. Kinder mit Bindungsstörungen sind in der Interaktion mit gesunden Erwachsenen sozial meist ansprechbar. Es fehlen die typische Kommunikationsstörung sowie das Vorhandensein von Sonderinteressen.

1.3.3.6
Soziale Phobie und Depression

Zentral bei sozialer Phobie ist die Angst vor prüfender Betrachtung in überschaubaren Gruppen, da die Betroffenen fürchten, Erwartungen anderer nicht erfüllen und auf Ablehnung stoßen zu können. Die Angst kann sich auf bestimmte Situationen wie Essen oder Sprechen in der Öffentlichkeit oder Treffen mit dem anderen Geschlecht beschränken; sie kann aber auch unbestimmt sein und außerhalb der Familie in fast allen sozialen Situationen auftreten. Häufig besteht ein niedriges Selbstwertgefühl und Furcht vor Kritik. Die Angst wird oft durch körperliche Symptome wie Erröten, Zittern, Herzrasen Atemnot oder Sprechhemmung und Panikgefühle begleitet. Durch die Vermeidung von sozialen Kontakten wird die soziale und emotionale Entwicklung der Kinder und Jugendlichen gehemmt, die Schullaufbahn wird beeinträchtigt, die Integration in der Gruppe der Gleichaltrigen erschwert. Bei ausgeprägten Fällen kann dies zur vollständigen sozialen Isolation führen. Die Störung wird oft nicht erkannt und neigt zu einem chronischen Verlauf; viele Betroffenen erkranken zusätzlich an einer Depression oder einer Suchterkrankung (Drogen oder Alkohol). Die differenzialdiagnostische Abgrenzung zur ASS gelingt meist problemlos. Die Überlappung in der ASS-Symptomatik ergibt sich vor allem im Bereich der beeinträchtigten sozialen Interaktion. Die soziale Isoliertheit beruht aber nicht auf einem nicht Verstehen von sozialen Signalen oder Situationen. Es liegt keine Empathiestörung vor. Es fehlen auch die Auffälligkeiten im Bereich der sozialen Kommunikation und des repetitiven Verhaltens. Menschen mit ASS können aber zusätzlich auch die Kriterien einer sozialen Phobie erfüllen, vor allem dann, wenn sie aufgrund ihrer Eigenheiten in sozialen Gruppen wiederholt gemobbt werden (Kuusikko et al., 2008).

1.3.3.7
Sinnesbeeinträchtigungen

Kinder mit Seh- oder Hörbeeinträchtigungen (H00-95) können vereinzelt Verhaltensweisen zeigen, die dem Verhalten autistischer Kinder ähneln. Bei Personen mit Sehbehinderung können der fehlende Blickkontakt, das distanzlose Kontaktverhalten sowie ein besonderes Interesse an akustischen oder sensorischen Reizen an eine ASS denken lassen. Bei hörbeeinträchtigten Personen fallen vor allem Sprachentwicklungsstörungen sowie eine fehlende Reaktion auf Ansprache oder Rückzugsverhalten auf. Wenn die Sinnesbeeinträchtigung im Rahmen einer Mehrfachbehinderung auftritt (zusätzliche geistige und/oder körperliche Behinderung), können auch vermehrt stereotype Bewegungsmuster und gelegentlich autoaggressive Verhaltensweisen das Erscheinungsbild prägen. Durch genaue Sinnesprüfungen mit subjektiven und vor allem objektiven Verfahren lassen sich Sinnesbeeinträchtigungen meist problemlos von ASS abgrenzen.

1.3.3.8
Schizophrene Störungen

In der ICD-10 wird gefordert, dass das Asperger-Syndrom von Störungen aus dem schizophrenen Formenkreis abgegrenzt wird, insbesondere gegenüber schizotypen Störungen und der Schizophrenia Simplex. Die schizotype Störung (F21) ist eine nosologisch schlecht validierte Kategorie. Im Vordergrund stehen exzentrisches Verhalten und Anomalien des Denkens und der Stimmung, die schizophren wirken, obwohl nie eindeutig schizophrene Symptome aufgetreten sind. Die Störung hat einen chronischen Verlauf mit unterschiedlicher Intensität. Gelegentlich entwickelt sich eine eindeutige Schizophrenie. Es wird angenommen, dass sie einen Teil des genetischen Spektrums der Schizophrenie darstellt. Wegen der unzureichenden nosologischen Validität wird diese diagnostische Kategorie nicht zum allgemeinen Gebrauch empfohlen. Die Schizophrenia Simplex ist ein seltenes Zustandsbild mit schleichender Progredienz. Die psychotischen Symptome sind weniger offensichtlich, als bei den anderen schizophrenen Erkrankungen. Die früh beginnenden Schizophrenien (Very Early Onset oder Early Onset) sind extrem selten. Die Kernsymptome der schizophrenen Störungen unterscheiden sich deutlich von den Kernsymptomen der ASS. Bei den schizophrenen Störungen treten meist positive Symptome auf (Wahn, Halluzination), die für ASS untypisch sind. Negative Symptome (Antriebsschwäche, Eigensinnigkeit und Affektverflachung) hingegen lassen sich bei

Jugendlichen mit einem Asperger-Syndrom nicht immer ausschließen. Der Verlauf spielt eine zentrale Rolle in der differenzialdiagnostischen Abgrenzung: Schizophrenen Psychosen geht eine Phase der normalen Entwicklung voraus, auch die Prodromalphase umfasst höchstens einige Wochen oder Monate, nicht aber die gesamte frühkindliche Entwicklung. Die bei Psychosen typische Verschlechterung der kognitiven Leistungsfähigkeit fehlt beim Asperger-Syndrom ebenfalls.

1.3.3.9
Persönlichkeitsstörungen

Gemäß der ICD-10 wird eine Persönlichkeitsstörung (F60) diagnostiziert, wenn bei einem Individuum rigide und wenig angepasste Verhaltensweisen vorliegen, die eine hohe zeitliche Stabilität aufweisen, situationsübergreifend auftreten und zu persönlichem Leid und/oder gestörter sozialer Funktionsfähigkeit führen. Sie beginnen in der Kindheit und Jugend, nehmen eine lebenslange Entwicklung und manifestieren sich in typischer Form auf Dauer im Jugendalter und frühen Erwachsenenalter. Laut ICD-10 ist die Diagnose einer Persönlichkeitsstörung vor Abschluss der Pubertät wahrscheinlich unangemessen. Die schizoide Persönlichkeitsstörung (F60.1) ist gekennzeichnet durch einen Rückzug von affektiven und sozialen Kontakten mit einzelgängerischem Verhalten. Die wichtigsten Kriterien sind in **Tabelle 1.3.4** zusammengefasst.

Bei Jugendlichen oder jungen Erwachsenen kann die Abgrenzung zwischen einem Asperger-Syndrom und einer schizoiden Störung schwierig sein. Eine weit in die frühe Kindheit zurückführende Anamnese mit klaren Auffälligkeiten, entsprechend den Kernsymptomen einer ASS, schließt eine Persönlichkeitsstörung aus. Nachdem die entsprechende Anamnese im Erwachsenalter oft nicht mehr in der Ausführlichkeit und Spezifität zu erheben ist, werden wohl nicht wenige erwachsene Menschen mit einem Asperger-Syndrom in der Erwachsenenpsychiatrie eher die Diagnose einer schizoiden Persönlichkeitsstörung erhalten. Die meisten Personen mit einem Asperger-Syndrom zeigen bezüglich ihrer Unfähigkeit, stabile soziale Beziehungen herzustellen einen deutlichen Leidensdruck und sehen in ihren Eigenheiten den Grund für ihre Probleme. Dies ist bei Menschen mit einer schizoiden Persönlichkeitsstörung deutlich seltener anzutreffen. Die Differenzialdiagnose erfolgt über die Anamnese und eine neuropsychologische Einschätzung.

Bei der zwanghaften Persönlichkeitsstörung (F60.5) stehen Gefühle der persönlichen Unsicherheit und Zweifel im Vordergrund. Damit verbunden sind übertriebene Gewissenhaftigkeit, ständige Kontrollen, Halsstarrigkeit, Vorsicht und Starrheit. Es können beharrliche und unerwünschte Gedanken oder Impulse auftreten, die aber nicht die Schwere von Zwangsstörungen erreichen. Häufig finden sich ein Perfek-

Tabelle 1.3.4: Diagnostische Kriterien der schizoiden Persönlichkeitsstörung

- Unvermögen zum Erleben von Freude.
- Emotionale Kühle, Absonderung oder flache Affektivität.
- Schwache Reaktion auf Lob oder Kritik.
- Wenig Interesse an sexuellen Erfahrungen mit einer anderen Person.
- Übermäßige Vorliebe für Phantasie, einzelgängerisches Verhalten und in sich gekehrte Zurückhaltung.
- Mangel an engen, vertrauensvollen Beziehungen.
- Deutliche Mängel im Erkennen und Befolgen gesellschaftlicher Regeln, mit der Folge von exzentrischem Verhalten.

tionismus, eine gewissenhafte Genauigkeit und ein Bedürfnis zum ständigen Überprüfen. Auch hier kann die Abgrenzung zum Asperger-Syndrom erschwert sein. Wichtigstes Instrument ist die frühkindliche Anamnese, in der sich die typische Verhaltenskonstellation des Asperger-Syndroms abbildet. Meist fehlt bei den zwanghaften Persönlichkeitsstörungen die qualitative Beeinträchtigung der sozialen Interaktion sowie der Kommunikation.

1.3.3.10 Ticstörungen

Tics (F95) sind plötzliche, unwillkürliche Bewegungen und/oder Lautäußerungen, bei denen funktionell zusammenhängende Skelettmuskelgruppen in einem oder mehreren Körperbereichen gleichzeitig oder nacheinander einbezogen sind. Sie sind schnell, einschießend und von kurzer Dauer, wobei sie sich oft in kurzen Serien stereotyp wiederholen. Im Gegensatz zu willkürlichen Verhaltensweisen sind sie nicht zweckgerichtet und werden als subjektiv bedeutungslos erlebt. Sie können aber in Willkürhandlungen eingebaut und für unterschiedliche Zeiträume unterdrückt werden. Tics variieren in ihrer Erscheinungsform und lassen sich nach ihrer Qualität (motorisch oder vokal) und ihrem Komplexitätsgrad (einfach, komplex) unterscheiden. Liegen über mehr als einem Jahr sowohl motorische als auch vokale Tics vor, spricht man von einem Tourette-Syndrom. Ticstörungen beginnen in der Regel im Alter zwischen zwei und 15 Jahren. Häufig besteht eine Komorbidität mit kognitiven und/oder sozialen Verhaltensauffälligkeiten (Roessner et al., 2007). Bei etwa der Hälfte der Kinder, die aufgrund chronischer Tics oder eines Tourette-Syndroms behandelt wurden, besteht ein hyperkinetisches Syndrom. Zwischen 30 und 60 % der Patienten mit einem Tourette-Syndrom erfüllen ebenfalls die diagnostischen Kriterien für eine Zwangsstörung (Rothenberger et al., 2008). Bei Ticstörungen beinhalten die Zwangssymptome häufig sexuelle oder aggressive Handlungsimpulse

sowie sensomotorische Phänomene in Form von Zählzwängen, zwanghaftem Berühren, Antippen und Reiben von Gegenständen, Personen und des eigenen Körpers, Horten und Sammeln von Gegenständen oder ein Bedürfnis nach visueller Symmetrie und Ordnung. Die Kombination der Tic-Symptomatik und der Zwangssymptome kann an das Bild einer ASS erinnern. Durch Anamnese und Beobachtung lassen sich in der Regel die Unterschiede klar heraus arbeiten. Das Vorhandensein einer intakten sozialen Kommunikation schließt die Diagnose einer ASS aus.

1.3.3.11 Zwangsstörungen

Wesentliche Merkmale von Zwängen (F42) sind wiederkehrende Zwangsgedanken und Zwangshandlungen. Zwangsgedanken sind Ideen oder Vorstellungen, die den Betroffenen immer wieder stereotyp beschäftigen. Sie sind fast immer quälend, weil sie als sinnlos erlebt werden. Die Person versucht erfolglos, Widerstand zu leisten. Zwangshandlungen sind ständig wiederholte, stereotype Rituale. Sie werden weder als angenehm empfunden, noch dienen sie dazu, nützliche Aufgaben zu erfüllen. Der Krankheitsbeginn liegt meist in der Kindheit oder im frühen Erwachsenenalter. Der Verlauf ist unterschiedlich, aber eher chronisch. Die Abgrenzung zu ASS gelingt anhand der Anamnese und Beobachtung/Exploration des Patienten meist ohne erhebliche Schwierigkeiten. Auch hier ist die soziale Kommunikation intakt.

1.3.4 Weiterführende Literatur

Herpertz-Dahlmann, B.; Resch, F.; Schulte-Markwort, M.; Warnke, A.: Entwicklungspsychiatrie. Biopsychologische Grundlagen und die Entwicklung psychischer Störungen. Schattauer, Stuttgart, 2. Auflage, 2008.
Volkmar, F.; Paul, R.; Klin, A.; Cohen, D.: Handbook of Autism and Pervasive Developmental Disorders. Wiley, New Yersey, 2005.

1.3.5
Literatur

Angold, A.; Costello, E.: The epidemiology of depression in children and adolescents. In: Goodyer, I. (ed.): The depressed child and adolescent. Cambridge University Press, Cambridge, pp. 143–178, 2001.

Baghdadli, A.; Pascal C.; Grisi, S.; Aussilloux C.: Risk factors for selfinjurious behaviours in young children with autism. Journal of Intellectual Disabilities Research, 47 (2003): 622–627.

Bailey, D.; Hatton, D.; Mesibov, G.; Ament, N.; Skinner, M.: Early development, temperament, and functional impairment in autism and fragile X syndrome. Journal of Autism and Developmental Disorders, 30 (2000): 557–567.

Baron-Cohen, S.; Tager-Flusberg, H.; Cohen, D.: Understanding other Minds. Oxford University Press, Oxford, 2000.

Bölte, S.; Bosch, G.: The long-term outcome in two females with autism spectrum disorder. Psychopathology, 38 (2005): 151–154.

Bölte, S.; Özkara, N.; Poustka, F.: Autism spectrum disorders and low body weight: is there really a systematic association? International Journal of Eating Disorders, 31 (2002 a): 349–352.

Bölte, S.; Rudolf, L.; Poustka, F.: The cognitive structure of higher functioning autism and schizophrenia: A comparative study. Comprehensive Psychiatry, 43 (2002 b): 325–330.

Bolton, P.; Park, R.; Higgins, J.; Griffiths, P.; Pickles, A.: Neuro-epileptic determinants of autism spectrum disorders in tuberous sclerosis complex. Brain, 125 (2002): 1247–1255.

Cohen, D.; Pichard, N.; Todjman, S.; Baumann, C.; Burglen, L.; Excoffier, E.; Lazar, G.; Mazet, P.; Pinquier, C.; Verloes, A.; Herobn, D.: Specific genetic disorders and autism: Clinical contribution toward their identification. Journal of Autism and Developmental Disorders, 35 (2005): 103–116.

Dewey, D.; Cantell, M.; Crawford, S.: Motor and gestural performance in children with autism spectrum disorders, developmental coordination disorder, and/or attention deficit hyperactivity disorder. Journal of International Neuropsychological Society, 13 (2007): 246–256.

Dominick, K.; Davis, N.; Lainhart, J.; Tager-Flusberg, H.; Folstein, S.: Atypical behaviours in children with autism and children with a history of language impairment. Research in Developmental Disabilities, 28 (2007): 145–162.

Dziuk, M.; Gidley, L.; Apostu, A.; Mahone, E.; Denckla, M.; Mostofsky, S.: Dyspraxia in autism: Association with motor, social and communicative skills. Developmental Medicine and Child Neurology, 49 (2007): 734–739.

Ehlers, S.; Gillberg, C.: The epidemiology of Asperger Syndrome. A total population study. Journal of Child Psychology and Psychiatry, 34 (1993): 1327–1350.

Fombonne, E.: Epidemiological surveys of autism and other pervasive developmental disorders: An update. Journal of Autism and Developmental Disorders, 33 (2003): 365–382.

Gadow, K.; DeVincent, C.; Schneider. J.: Predictors of psychiatric symptoms in children with an autism spectrum disorder. Journal of Autism and Developmental Disorders, March 14 (2008) (•Epub.•).

Gadow, K.; DeVincent, C.; Drabick, D.: Oppositional defiant disorder as a clinical phenotype in children autism spectrum disorder. Journal of Autism and Developmental Disorders, 38 (2008):1302–1310.

Gadow, K.; DeVincent, C.; Pomeroy, J.; Azizian, A.: Psychiatric Symptoms in preschool children with PDD and comparison samples. Journal of Autism and Developmental Disorders, 2004, 34: 379–393.

Ghaziuddin, M.; Weidmer-Mikhail, E.; Ghaziuddin, N.: Comorbidity of Asperger syndrome: a preliminary report. Journal of Intellectual Disability Research, 42 (1998): 279–283.

Ghaziuddin, M.; Greden, J.: Depression in children with autism/pervasive developmental disorders: A case-control family history study. Journal of Autism and Developmental Disorders, 28 (1998): 111–115.

Giovanardi, R.; Posar, A.; Parmeggiani A.: Epilepsy in adolescents and young adults with autistic disorder. Brain Development, 22 (2000): 102–106.

Godbout, R.; Bergeron, C.; Limoges, E.: A laboratory study of sleep in Asperger's syndrome. Neuroreport, 11 (2000): 127–130.

Goldstein, S.; Schwebach, A.: The comorbidity of pervasive developmental disorder and Attention Deficit Hyperactivity Disorder: Results of a retrospective review. Journal of Autism and Developmental Disorders, 34 (2004): 329–339.

Hebebrandt, J.; Henninghausen, K.; Nau, S.: Low body weight in male children and adolescents and children with schizoid personality disorder or Asperger's disorder. Acta Psychiatrica Scandinavia, 96 (1997): 64–67.

Holtmann, M.; Bölte, S.; Poustka, F.: Attention Deficit Hyperactivity Disorder symptoms in pervasive developmental disorders: Association with autistic behaviour domains and coexisting psychopathology. Psychopathology, 40 (2007): 172–177.

Holtmann, M.; Bölte, S.; Poustka. F.: ADHD, Asperger Syndrome and high-functioning autism. Journal of the American Academy of Child and Adolescent Psychiatry, 44 (2005): 11.

Howlin, P.; Mawhood, l.; Rutter, M.: Autism and developmental receptive language disorder: A follow up comparison in early adult life. II social, behavioural and psychiatric outcomes. Journal of Child Psychology and Psychiatry, 41 (2000): 561–578.

Kawasaki, Y.; Yokota, K.; Shinomiya, M.; Shimizu Y.; Niwa, S.: Brief report: Electroencephalographic paroxysmal activities in the frontal area emerged in middle childhood and during adolescence in a follow-up study of autism. Journal of Autism and Developmental Disorders, 27 (1997): 605–620.

Kielinen, M.; Rantala, H.; Timonen, E.; Linna, S.; Moilanen, I.: Associated medical disorders and disabilities in children with autistic disorder. Autism, 8 (2004): 49–60.

Kuusikko, S.; Pollock-Wurman, R.; Jussila, K.; Carter, A.; Mattila, M.; Ebeling, H.; Pauls, D., Moilanen, I.: Social anxiety in high-functioning children and adolescents with autism and Asperger Syndrome. Journal of Autism and Developmental Disorders, Mar 7 (2008) (•Epub.•).

Lee, D.; Ousley, O.: Attention-deficit hyperactivity symptoms in a sample of children and adolescents with pervasive developmental disorders. Journal of Child and Adolescent Psychopharmacology, 16 (2006): 737–746.

Leyfer, O.; Folstein, S.; Bacalman, S.; Davis, O.; Dinh, E.; Morgan, J.; Tager-Flusberg, H.; Lainhart, J.: Comorbid psychiatric disorders in children with autism: Interview development and rates of disorders. Journal of Autism and Developmental Disorders, 36 (2006): 849–861.

Malow, B.; Marzec, M.; McGrew, S.; Wang, L.; Henderson, L.; Stone, W.: Characterizing sleep in children with autism spectrum disorders: a multidimensional approach. Sleep, 29 (2006): 1536–1571.

Mawhood, L.; Howlin, P.; Rutter, M.: Autism and developmental receptive language disorder: A comparative follow up in early adult life. I: Cognitive and language outcomes. Journal of Child Psychology and Psychiatry, 41 (2000): 547–559.

Mount, R.; Hastings, R.; Reilly, S.; Cass, H.; Charman, T.: Towards a behavioural phenotype for Rett syndrome. American Journal of Mental Retardation, 108 (2003): 1–12.

Munesue, T.; Ono, Y.; Mutoh, K.; Shimoda, K.; Nakatani, H.; Kikuchi, M.: High prevalence of bipolar disorder comorbidity in adolescents and young adults with high functioning autism spectrum disorder: A preliminary study of 44 outpatients. Journal of Affective Disorders, Mar 28. (2008) (•Epub.•).

Noterdaeme, M.; Mildenberger, K.; Minw, F.; Amorosa, H.: Evaluation of neuromotor deficits in children with autism and children with a specific speech and language disorder. European Journal of Child and Adolescent Psychiatry, 11 (2002 a): 219–225.

Noterdaeme, M.; Mildenberger, K.; Sitter, S.; Amorosa, H.: Parent information and direct observation in the diagnosis of pervasive and specific developmental disorders. Autism, 6 (2002 b): 159–168.

Noterdaeme, M.; Sitter, S.; Mildenberger, K.; Amorosa, H.: Diagnostic assessment of communicative and interactive behaviours in children with autism and receptive language disorders. European Journal of Child and Adolescent Psychiatry, 9 (2000): 295–300.

Noterdaeme, M.; Enders, A.: Autistische Störungen und Intelligenzminderung. Wie erkennen und abgrenzen? Marseille-Verlag, München, 2008.

Pfeifer, E.; Lehmkuhl, U.: Bindungsstörungen. In: Herpetz-Dahlmann, B.; Resch, F.; Schulte-Markwort, M.; Warnke, A. (Hrsg.): Entwicklungspsychiatrie. Biopsychologische Grundlagen und die Entwicklung psychischer Störungen. (2. Aufl., S. 645–651) Schattauer, Stuttgart, 2008.

Philofsky, A.; Hepburn, S.; Hayes, A.; Hagerman, R.; Rogers, S.: Linguistic and cognitive functioning and autism symptoms in young children with Fragile X syndrome. American Journal of Mental Retardation, 109 (2004): 208–218.

Pilowsky, T.; Yirmiya, N.; Arbelle, S.; Mozes, T.: Theory of mind abilities of children with schizophrenia, children with autism and normally developing children. Schizophrenia Research, 42 (2000): 145–155.

Remschmidt, H.; Kamp-Becker, I.: Asperger-Syndrom. Springer, Heidelberg, 2006.

Remschmidt, H.: Autismus. In: Herpertz-Dahlmann, B.; Resch, F.; Schulte-Markwort, M.; Warnke, A. (Hrsg.): Entwicklungspsychiatrie. Biopsychologische Grundlagen und die Entwicklung psychischer Störungen (2. Aufl., S. 600–625). Schattauer, Stuttgart, ,2008.

Richdale, A.: Sleep problems in autism: Prevalence, cause and intervention. Developmental Medicine and Child Neurology, 41 (1999): 60–66.

Roessner, V., Becker, A., Banaschewski, T., Rothenberger, A.: Psychopathological profile in children with chronic tic disorder and coexisting ADHD. Additive effects. Journal of Abnormal Child Psychology, 35 (2007): 79–85.

Rothenberger, A.; Banaschewski, T.; Roessner, V.: Tic-Störungen. In: Herpertz-Dahlmann, B.; Resch, F.; Schulte-Markwort, M.; Warnke, A.: Entwicklungspsychiatrie-Biopsychologische Grundlagen und die Entwicklung psychischer Störungen (2. Aufl., S. 694–718). Schattauer, Stuttgart, 2008.

Russel, A.; Mataix-Cols, D.; Anson, M.; Murphy, D.: Obsessions and compulsions in Asperger syndrome and high functioning autism. British Journal of Psychiatry, 186 (2005): 525–528.

Rutter, M.; Graham P.; Jule, W.: A neuropsychiatric study in childhood. Lippincott, Philadelphia, 1970.

Silk, T.; Rinehart, N.; Bradshaw, J.; Tonge, B.; Egan, G.; OBoyle M.: Visuospatial processing and the function of the prefrontal-parietal networks in autism spectrum disorders. A functional MRI study. American Journal of Psychiatry, 163 (2006): 1440–1443.

Steffenburg, S.; Steffenburg, U.; Gillberg, C.: Autism spectrum disorders in children with active epilepsy and learning disability: Comorbidity, pre- and perinatal background and seizure characteristics. Developmental Medicine and Child Neurology, 45 (2003): 724–730.

Sterling, L.; Dawson, G.; Estes, A.; Greenson, J.: Characteristics associated with presence of depressive symptoms in adults with autism spectrum disorder. Journal of Autism and Developmental Disorders, 34 (2007): 329–339.

Tuchman, R.; Rapin, I.: Regression in pervasive developmental disorders: Seizures and epileptiform electroencephalogram correlates. Pediatrics, 99 (1997): 560–566.

Weisbrot, D.; Gadow, K.; DeVincent, C.; Pomeroy, J.: The presentation of anxiety in children with pervasive developmental disorders. Journal of Child and Adolescent Psychopharmacology, 15 (2005): 477–496.

Wentz, N.; Gillberg, C.; Gillberg, I.; Råstam, M.: A ten year follow up of adolescent-onset anorexia nervosa: Personality disorders. Journal of the American Academy of Child and Adolescent Psychiatry, 38 (1999): 1611–1616.

World Health Organisation: Internationale Klassifikation psychischer Störungen – ICD 10, Kapitel V (F). Dilling, H.; Mombour, W.; Schmidt, M.H. (Hrsg.). Huber, Bern, 1991.

Xue, M.; Brimacombe, M.; Chaaban, J.; Zimmerman-Bier, B.; Wagner, G.: Autism spectrum disorders: concurrent clinical disorders. Journal of Neurology, 23 (2008): 6–12.

Zafeiriou, D.; Ververi, A.; Varqiami, E.: Childhood autism and associated comorbidities. Brain Development, 29 (2007): 275–272.

1.4 Epidemiologie

Sven Bölte

1.4.1 Epidemiologische Begriffe und Inanspruchnahme

Epidemiologie [griech. Lehre (logos) über (epi) das Volk (demos)] beschäftigt sich mit den Ursachen, Folgen und Zusammenhängen (z. B. Risikofaktoren, Schutzfaktoren) der Verbreitung von Krankheiten oder gesundheitsbezogenen Zuständen. Epidemiologische Daten bilden die Grundlage gesundheitspolitischer Maßnahmen. Zwei wesentliche Kennzahlen der Epidemiologie sind Prävalenz und Inzidenz. Prävalenz bezeichnet die Anzahl erkrankter Individuen in einer bestimmten Grundgesamtheit. Meist wird die Prävalenz für einen bestimmten Zeitpunkt (Punktprävalenz) angegeben. Inzidenz bezeichnet die Anzahl der Neuerkrankungen in einem bestimmten Zeitraum oder bei einer bestimmten Population. Zur Ermittlung von Prävalenz und Inzidenz werden verschiedene Methoden und Studiendesigns gewählt, die jeweils mit gewissen Vor- und Nachteilen versehen sind. Beim Querschnittsdesign wird die Prävalenz zu einem bestimmten Zeitpunkt in einer bestimmten Population untersucht. Der wesentliche Nachteil dieser Methode ist, dass im Unterschied zu sog. Längsschnittstudien (eine Population wird über einen längeren Zeitraum hinweg mehrfach untersucht) keine Kausalzusammenhänge geprüft werden können.

Im weiteren Sinne stehen mit der epidemiologischen Forschung klinische Inanspruchnahmestudien in Verbindung. Hier wird lediglich dokumentiert, wie sich die Anzahl von Diagnosen innerhalb des Gesundheitssystems darstellt oder entwickelt hat, es handelt sich also nicht um Prävalenz- oder Inzidenzraten. Solche Arbeiten sind trotzdem nützlich, da sie die Häufigkeit von Behandlungsanlässen und damit Beanspruchung von medizinischen Versorgungsleistungen widerspiegeln. Sie sind häufig Motivation und Ausgangspunkt für epidemiologische Studien und generieren Hypothesen für Veränderungen von Krankheitshäufigkeiten. Inanspruchnahmestudien sind jedoch nicht mit wissenschaftlichen Prävalenzstudien zu verwechseln oder könnten diese ersetzen. Die Ergebnisse von Inanspruchnahmestudien sind durch vielfältige konfundierende Faktoren (z. B. diagnostische Routinen/Trends, öffentliche Bewusstheit, Verfügbarkeit von Versorgungsleistungen, Alter bei Diagnose) beeinflusst und lassen keine Schlussfolgerungen über wahre Krankheitsverhältnisse oder Trends in der Grundgesamtheit zu. Als gemischte Studien bezeichnet werden können Untersuchungen, die, ausgehend von vorhandenen engmaschigen Entwicklungsvorsorge- oder Screeningprozeduren, innerhalb des Gesundheitssystems und vollständigen populationsbasierten Krankheitsregistern versuchen, Prävalenzen zu schätzen, ohne weitere gezielte prospektive diagnostische Schritte einzubeziehen. Auch solche Arbeiten unterliegen ähnlichen Problemen wie Inanspruchnahmestudien. Je nach der Standardisierung sowie Sensitivität und Güte der Autismusdiagnostik gehen aus ihnen aber brauchbarere Trends und Hypothesen hervor, als aus reinen Inanspruchnahmestudien.

1.4.2
Inanspruchnahmestatistiken zum Autismus

Ergebnisse aus Inanspruchnahmestudien haben vor allem im zurückliegenden Jahrzehnt immer wieder zu Diskussionen über die Epidemiologie von Autismus-Spektrum-Störungen (ASS) geführt. Eine Vielzahl von nationalen und regionalen Statistiken zu Diagnose- und Behandlungstrends wurden vorgelegt. Am meisten Aufmerksamkeit haben dabei die Berichte des California Department of Developmental Services (DDS, 1999, 2002) erregt. Diese weisen aus, dass die Anzahl der Personen, die im US-Bundesstaat Kalifornien wegen Autismus vorgestellt wurden, zwischen Dezember 1998 und Dezember 2002 um 96.7 % angestiegen sind. Darüber hinaus wurde für alle andere anderen ASS ein Anstieg um 79.1 % verzeichnet. Obwohl solche Daten mit den weiter oben angesprochenen wissenschaftlichen Unzulänglichkeiten behaftet sind (Fombonne, 2001a; Baker, 2002), wurden diese vielerorts im Sinne eines dramatischen Anstiegs, ja einer Epidemie, des Autismus gewertet. Andere Studien zur Inanspruchnahme in den USA und anderen Staaten zeigen ebenfalls steigende Diagnosehäufigkeiten für Autismus an, jedoch gleichermaßen für weitere psychische Störungen, z. B. hyperkinetische oder bipolare Störungen (Harpaz-Rotem/Rosenheck, 2004; Newschaffer et al., 2005; Atladóttir et al., 2007). Auch gemischte Studien zur Entwicklung diagnostischer Trends wurden in den letzten Jahren aus mehreren Ländern publiziert und legen konsistent einen Anstieg der Diagnosen im Bereich des Autismus-Spektrums nahe (z. B. Gillberg et al., 2006; Lauritsen et al., 2004; Wong/Hui, 2008). Die bisher einzige Inanspruchnahmestudie in Deutschland untersuchte bei Kindern und Jugendlichen bis zum Alter von 15 Jahren stationäre Behandlungen mit einer ASS-Diagnose zwischen 2000 und 2005 (Bölte et al., 2008). In diesem Zeitraum stieg zwar die absolute Anzahl von stationären Behandlungsanlässen bei ASS um 30.2 %, jedoch die relative Anzahl im Verhältnis zu allen psychiatrischen Behandlungen nur von 1.3 % auf 1.4 %. Der stärkste Anstieg war zwischen 2000 und 2001 zu verzeichnen, als bundesweit im Gesundheitswesen die ICD-10-Kriterien zur Diagnoseverschlüsselung eingeführt wurden. Zwischen 2001 und 2003 war ein Abfallen der Diagnosehäufigkeiten zu verzeichnen.

1.4.3
Designs epidemiologischer Studien zum Autismus

Bei den Studien zur Verbreitung von Autismus und anderen ASS wurden bislang fast ausschließlich Querschnittsdesigns verwendet. Zudem handelt es sich überwiegend um reine Prävalenzstudien. Abgesehen von einigen Fragebogenerhebungen, sind die Untersuchungen meist zweistufig aufgebaut. Zunächst wird mittels Fragebogen, Screening-Instrumenten oder Aktenstudien ein Verdachtsmoment in einer Population generiert, um dieses in der Folge durch persönlichen Kontakt mit einem diagnostischen Experten zu prüfen. Dabei wird entweder eine «Normstichprobe» gewählt, d. h. in Kindergärten oder Schulen rekrutiert, bzw. es werden alle Haushalte einer Region kontaktiert, oder es wird bereits bei Risikopersonen einer größeren Grundgesamtheit angesetzt, z. B. bei Kindern, die bei Vorsorgeuntersuchungen aufgefallen sind. Es wird fast ausschließlich kategorial klassifiziert, wobei unterschiedliche diagnostische Kriterien zum Einsatz kommen. Die Mehrzahl, vor allem der älteren Studien, macht nur Angaben zur Häufigkeit von Autismus; Angaben zu anderen ASS finden sich erst seit der Einführung des Spektrums- bzw. Kontinuumbegriffs durch Wing und Gould (1979). Studien aus Nordamerika und Europa, vor allem aus den USA, England, Schweden und Frankreich bilden den Großteil dieser Arbeiten. Daneben liegen einige Studien aus Japan vor. Allerdings wächst jüngst stetig die Anzahl der Länder, aus welchen epidemiologische Daten berichtet werden.

Insgesamt sind die Studienergebnisse schwer vergleichbar, da sie sich hinsichtlich der Art und Größe der Ausgangsstichproben, der Untersuchungsprozeduren und verwendeten Instrumente, Rücklauf-/Teilnahmequoten (die nicht immer berichtet werden) und für die Falldefinition verwendeten diagnostischen Kriterien variieren. Williams et al. (2006) identifizierten bis April 2004 insgesamt 42 Studien aus 13 Ländern, vorwiegend aus urbanen (15) oder gemischten Gebieten (25), mit nur zwei Arbeiten zu ländlichen Populationen. 37 Studien ergaben Schätzungen zur Prävalenz von Autismus, 23 für alle ASS

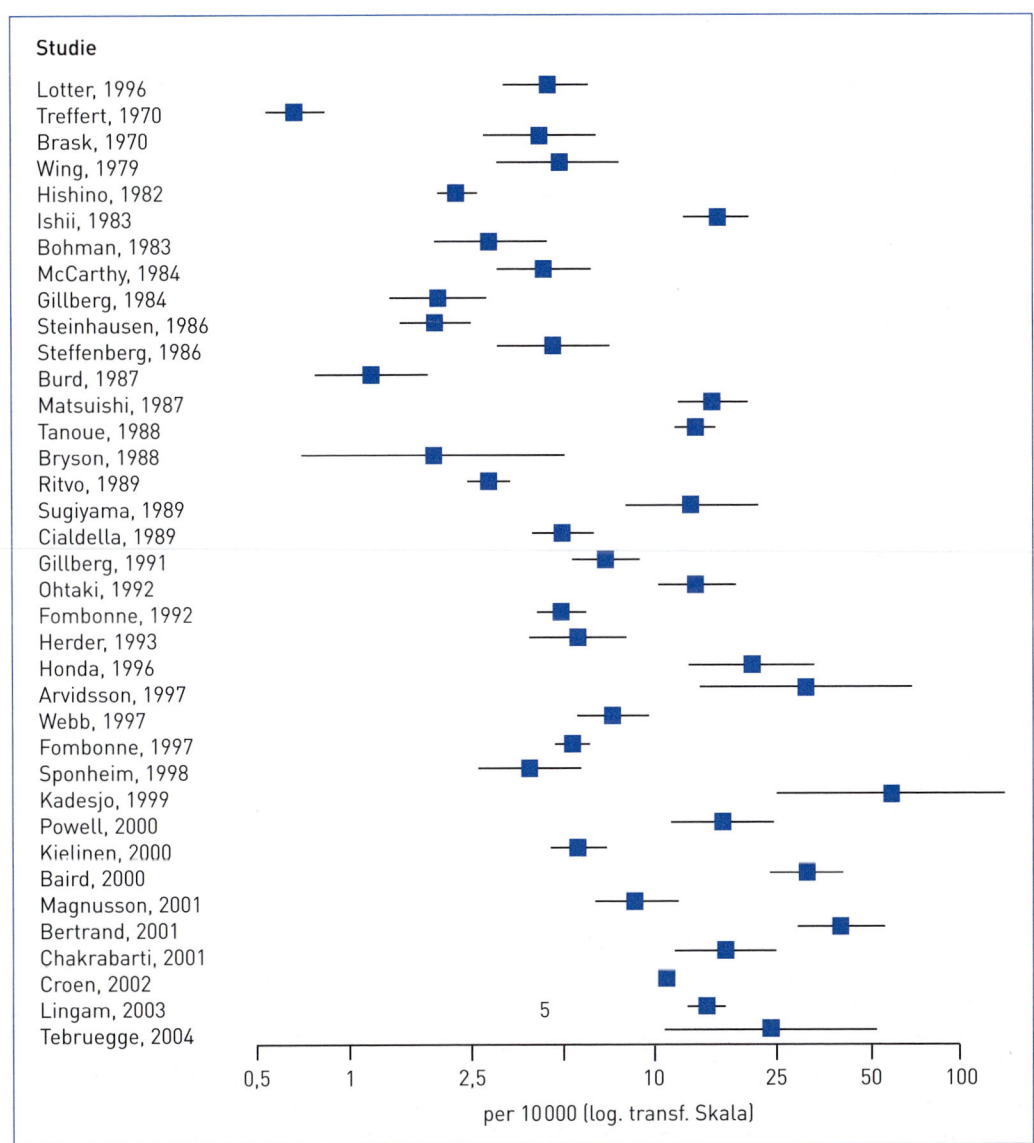

Abbildung 1.4.1: Forest-Plot der Prävalenzschätzungen und 95 %iges Konfidenzintervall für 37 Studien zu Autismus (aus Williams et al., 2006).

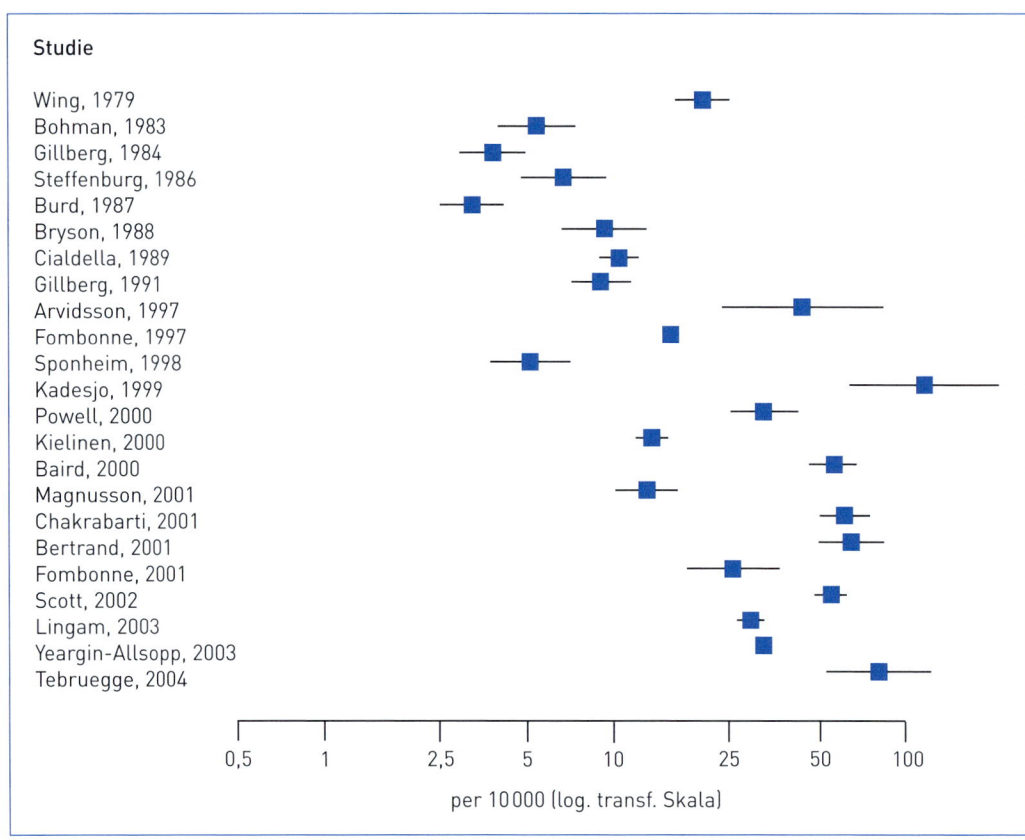

Abbildung 1.4.2: Forest-Plot der Prävalenzschätzungen und 95 %iges Konfidenzintervall für 23 Studien zu Autismus-Spektrum-Störungen (aus Williams et al., 2006).

(s. Abb. 1.4.1 und 1.4.2). Die Stichprobengrößen reichen von N = 826 bis 4.590.333, bei einem Median von 48.705. Insgesamt wurden über alle Studien hinweg ca. 9.6 Millionen Personen auf Autismus oder ASS hin untersucht. Der Altersbereich der Stichproben reicht bei einem Median von etwa 8;0 Jahren von null bis 19 Jahre. Bei sechs Studien kamen diagnostisch im Wesentlichen Kanner-, bei vier Rutter-, bei acht DSM-III-, bei einer ICD-9-, bei vier DSM-III-R- und bei den anderen ICD-10- oder DSM-IV-Kriterien zum Einsatz.

Seit 2004 wurden weitere Studien publiziert, die in **Tabelle 1.4.1** zusammengefasst sind. Darunter viele Arbeiten aus Ländern, aus denen bislang keine Zahlen vorlagen: Vereinigte Arabische Emirate, Iran, Venezuela, Portugal, Färöer Inseln. Die einzige bis heute im deutschsprachigen Raum durchgeführte Studie stammt von Steinhausen et al. (1986). Bei Verwendung der Rutter-Diagnosekriterien und Rekrutierung über lokale klinische Einrichtungen wurde in einer Population von N = 279.616 bei bis 14-Jährigen in Berlin (West) die Prävalenzrate des Autismus untersucht.

1.4.4
Prävalenz

Die Ergebnisse der Prävalenzstudien zum Autismus und zu ASS in toto sind in den Abbildungen 1.4.1 und 1.4.2 (bis 4/2004) sowie Tabelle 1.4.1

1.4 Epidemiologie

Tabelle 1.4.1: Epidemiologische Studien zu Autismus-Spektrum-Störungen seit 4/2004 bis 4/2008

Jahr	Autor	Land	Stichprobe	Alters-gruppe	Kriterien	Prävalenz (%) (AUT/ASS)
2005	Chakrabarti et al.	UK	10 903	4–6	DSM-IV	0.22/0.587
2006	Baird et al.	UK	56 946	9–10	ICD-10	0.389/1.161
2006	Posserud et al.	Norwegen	9 430	7–9	ASSQ	/2.7
2006	Fombonne et al.	Kanada	27 749	5–16	DSM-IV	0.216/0.649
2007	ADDMN/CDCP	USA	407 578	8	DSM-IV-TR	/0.66
2007	Oliveira et al.	Portugal	332 808	6–9	DSM-IV	/0.092
		Azoren	10 910	6–9	DSM-IV	/0.156
2007	Ellefsen et al.	Färöer Inseln	7 689	8–17	ICD-10/Gillberg	0.16/0.53
2007	Eapen et al.	V. A. Emirate	694	3	DSM-IV	/0.29
2008	Ghanizadeh	Iran	2 000	7–12	DSM-IV (CSI-4)	1.9/2.4
2008	Nicholas et al.	USA	47 726	8	DSM-IV	/0.62
2008	Montiel-Nava et al.	Venezuela	254 905	3–9	DSM-IV-TR	1.1/1.7

Beachte. AUT: Autismus, ASS: Autismus-Spektrum-Störungen, CSI-4: PDD Ckecklist of Child Sympton Inventory-4; ASSQ: Autism Spectrum Screening Questionnaire; ADDMN/CDCP: Autism and Developmental Disabilities Monitoring Network Surveillance Year 2002 Principal Investigators; Centers for Disease Control and Prevention.

(4/2004 bis 4/2008) zusammengefasst. Es lässt sich ein nicht kontinuierlicher Trend zu höheren Prävalenzangaben für Autismus und ASS über die Jahrzehnte hinweg verzeichnen. Die meisten Arbeiten bis zum Jahr 2000 ergaben eine Häufigkeit des Autismus zwischen um 0.01 und 0.07 %, was in Lehrbüchern in der Regel zu der lange akzeptierten grob gemittelten Prävalenzangabe von 0.05 % führte. Auch die deutsche Studie von Steinhausen (1986) fiel mit einer geschätzten Prävalenz von 1.9 % für Autismus in diesen Bereich. Die Häufigkeit anderer ASS wurde in der Vergangenheit wenig beachtet. Die bis zum Jahr 2000 publizierten Arbeiten ergaben eine Prävalenz von 0.18 % im Median. Widersprüchlich zu diesen Daten waren bereits frühe und konsistente Ergebnisse aus japanischen Erhebungen (z. B. Ishii et al., 1983) und später auch skandinavischen Studien (z. B. Kadesjö et al., 1999), die vielfach höhere Prävalenzangaben für Autismus (bis 0.60 %) und ASS (bis 1.21 %) machten. Daher stellten schon Anfang der 90er Jahre anerkannte Experten die Frage, ob Autismus ein zunehmendes Problem sei (Gillberg et al., 1991), stießen aber damit noch nicht auf viel Resonanz unter Kollegen. Eine Art neue Ära von Prävalenzstudien begann dann um das Jahr 2000. Nahezu alle seither publizierten Untersuchungen legen eine dramatisch höhere Verbreitung von Autismus und ASS nahe, als früher angenommen wurde. Zusammenfassend ergeben diese jüngeren Studien eine Prävalenzrate des Autismus von ca. 0.3 % und der ASS von insgesamt etwa 0.9 %.

Eine Jungenwendigkeit von ASS findet sich in allen Arbeiten, unabhängig vom Erscheinungsjahr, bei einem über die Studien gemittelten Verhältnis von ca. 4 (Jungen) : 1 (Mädchen). Die

Schiefe des Verhältnisses steigt scheinbar in Abhängigkeit vom Intelligenzniveau: bei komorbider geistiger Behinderung liegt es bei ca. 2:1, im normativen Intelligenzbereich bei ca. 6:1.

Separate Angaben zur Verbreitung des Asperger-Syndroms und der desintegrativen Störung des Kindesalters wurden selten vorgenommen. Beim Asperger-Syndrom steht dies vermutlich damit in Zusammenhang, dass diese Klassifikation erst spät formal in die Psychiatrie eingeführt wurde und aktuelle Debatten über dessen Validität geführt werden. Demnach wird das Asperger-Syndrom in epidemiologischen Studien meist unter dem allgemeinen Konzept ASS geführt. Entgegen etwas älteren Arbeiten (z. B. Ehlers/Gillberg, 1993), setzen Studien aus den letzten Jahren (z. B. Chakrabarti/Fombonne, 2001) die Prävalenz des Asperger-Syndroms niedriger an. Zusammenfassend kann vorsichtig erschlossen werden, dass das Verhältnis von Autismus zu Asperger-Syndrom bei ca. 4:1 liegt (Fombonne, 2001b). Bei Schätzungen der desintegrativen Störung des Kindesalters besteht das Problem vor allem in der geringen Verbreitung. Fasst man die wenigen vorliegenden und stark variierenden Daten zusammen, kann von einer Prävalenz von ca. 2/100 000 (0.002 %) ausgegangen werden.

1.4.5
Inzidenz

Nur wenige Studien (aus England und den USA) machen auch Inzidenzschätzungen (z. B. Dales et al., 2001; Powell et al., 2000; Barbaresi et al., 2005). Alle diese Arbeiten fanden in Geburtskohorten der 80er und 90er Jahre ein stetes Ansteigen jährlicher Inzidenz von ASS, ohne dabei jedoch Falldefinition oder die Sensitivität der Diagnostik zu kontrollieren. In zwei französischen Studien (Fombonne et al., 1992, 1997) mit Geburtskohorten aus den 70er Jahren fand sich keine höhere Prävalenz in der jüngeren Kohorte unter Kontrolle der Falldefinition und Erhebungsmethoden. Eine später durchgeführte Erhebung in derselben Region anhand der Geburtskohorte von 1981 zeigte keine höhere Prävalenz für Autismus (Fombonne/du Mazaubrun, 1992).

1.4.6
Komorbidität

Neben Angaben zur Prävalenz und Inzidenz von ASS finden sich auch in einer Reihe von Studien mit großen Stichproben Schätzungen zum Auftreten von komorbiden Erkrankungen (z. B. Ritvo et al., 1992; Fombonne et al., 1997). Am häufigsten werden Angaben zu Intelligenzminderung und Epilepsie gemacht. In älteren Arbeiten findet sich in der Regel eine Komorbidität mit geistiger Behinderung von etwa 75 %, während dieser Wert in jüngeren Studien konsistent niedriger bei eher 50 % liegt. Die mittleren Daten für koexistierende Epilepsie liegen bei etwa 15 bis 20 %. Viel diskutiert wird die Vergesellschaftung mit schweren neurologischen und genetischen Syndromen. Einige Autoren gehen von einer Komorbidität von 24 % für solche Syndrome aus (Gillberg/Coleman, 1996). Gemäß epidemiologischer Studien ist dieser Wert allerdings vermutlich zu hoch angesetzt und kann hier über alle Studien hinweg mit eher ca. 7 % angegeben werden, wobei Cerebralparese (2 %), Tuberöse Sklerose (1.5 %) und Down-Syndrom (1.5 %) am häufigsten berichtet werden. Genetische und neurologische Syndrome werden bei Autismus vermehrt in Verbindung mit Intelligenzminderung identifiziert. Auch die Bedeutung von Beeinträchtigungen des Hörens und Sehens für die Entwicklung autistischen Verhaltens war Gegenstand von Diskussionen. In epidemiologischen Studien finden sich bei etwa 1.5 % der Fälle ausgeprägte Gehör- oder Visusstörungen.

1.4.7
Ethnizität, sozioökonomischer Status, regionale Häufungen

Die Häufigkeit von Autismus in Abhängigkeit von Herkunft, Immigrantenstatus oder genetischen Merkmalen («Rasse») wurde in einigen skandinavischen, englischen, einer isländischen und amerikanischen Studien untersucht. In den Arbeiten von Gillberg (1987) und Gillberg et al. (1991, 1995) aus Schweden und Wing (1980) aus England war der Anteil der Fälle mit Autismus bei Immigranten überrepräsentiert. Ebenso lag die Rate für Autismus bei Fällen nicht europäischer Herkunft in der isländischen Studie (Magnússon/Saemundsen, 2001) doppelt so hoch wie bei europäischen Familien. Dagegen finden sich keine Unterschiede für Ethnizität in der englischen Studie von Powell et al. (2000) und zwischen Weißen und Nicht-Weißen in der Utah-Studie von Ritvo et al. (1989). Insgesamt kann auf der Basis der verfügbaren Studien keine ausreichende Evidenz für ethnische Einflüsse auf die Prävalenz des Autismus angenommen werden, insbesondere da bei den Positivstudien z. B. Fertilitätsraten und Teilnahmequoten zwischen den Gruppen nicht ausreichend kontrolliert wurden. Zudem lassen die wenigen identifizierten Fälle und Stichprobengrößen dieser Studien ein zu großes Konfindenzintervall für statistisch abgesicherte Unterschiede zu.

Ein gutes Dutzend von Studien macht Aussagen über die Verknüpfung von Autismus und sozioökonomischem Status. Nur vier dieser Studien (z. B. Lotter, 1966; Treffert, 1970) fanden höhere Raten von Autismus bei Familien mit hohem sozioökonomischem Status. Ferner muss angesichts der Tatsache, dass es sich bei diesen Arbeiten exklusiv um ältere Erhebungen handelt, angenommen werden, dass diese durch artifizielle Faktoren wie Falldefinition und -rekrutierung sowie den begrenzten Ausbau von Versorgungsstrukturen verzerrt sind.

Trotz der erheblichen Schwankungen der Prävalenzangaben zwischen Ländern und Regionen gibt es bislang keine nachhaltigen Hinweise auf systematische geographische Häufungen des Autismus. Die Schwankungen der Angaben innerhalb von Ländern und Regionen sind ebenso ausgeprägt wie zwischen diesen, so dass eine eher gleichmäßige Verteilung von ASS mit nur rein zufälligen Häufungen angenommen werden

sollte. Die Identifikation tatsächlicher geographischer Häufungen («Cluster») wäre z. B. eine notwendige, aber nicht hinreichende Bedingung für eine Assoziation von Autismus mit Umweltfaktoren. Berichte über mögliche Autismus-Cluster im Silicon-Valley oder andernorts (Baron-Cohen et al., 1999) sind selten und können dem Zufall zugeordnet werden.

1.4.8
Gibt es eine Epidemie des Autismus?

Wie weiter oben dargestellt, ist ein deutlicher Anstieg der Prävalenzangaben für Autismus und ASS vor allem in den Untersuchungen seit dem Jahr 2000 zu konstatieren. Die Diskrepanz zwischen alten und neuen Prävalenzdaten ist offensichtlich und unumstritten. Zu diskutieren ist allerdings die Ursache für die veränderte Datenlage (Bölte/Poustka, 2005; Bölte et al., 2007). Liegt eine Epidemie, also wahre Zunahme zugrunde, oder handelt es sich um ein Artefakt, d. h. einen rein methodischen Effekt (frühere Unterdiagnostizierung) bei gleichgebliebener wahrer Verbreitung? Anhand der derzeit verfügbaren empirischen Studien ist dieser Sachverhalt letztlich nicht zu klären. Die Untersuchungen sind methodisch zu heterogen angelegt und daher nicht vergleichbar. Allein die Unterschiedlichkeit der diagnostischen Kriterien vermag wahrscheinlich einen Großteil der Variabilität der Ergebnisse zu erklären (Williams et al., 2006; Wazana et al., 2007).

Der Hypothese einer wahren Epidemie des Autismus fehlt es an Belegen. Zum einen zeigen, wie weiter oben berichtet, Prävalenzstudien, bei denen die Methodik der Fallidentifikation über mehrere Kohorten konstant gehalten wurde, keinen Trend für steigende Häufigkeiten in jüngeren Jahrgängen, was eine notwendige Voraussetzung für das Postulat einer Epidemie wäre. Zum anderen konnte noch kein Faktor identifiziert werden, der mit der postulierten Epidemie in Verbindung stehen könnte. Dies trifft insbesondere auch für Kombinationsimpfungen gegen Mumps, Masern und Röteln (MMR) zu. Neben anderen Negativstudien konnte z. B. eine umfangreiche dänische Untersuchung keine bedeutsamen Unterschiede der Autismus-Häufigkeit bei 440.655 MMR-geimpften und 96.648 ungeimpften Kindern der Jahrgänge 1991 bis 1998 finden (Madsen et al., 2002). Auch die Quecksilber beinhaltende Lebendverbindung Thimerosal – welche vormals MMR-Impfungen beigemischt war – hat erwiesenermaßen keinen Einfluss auf die Entstehung von Autismus (Schechter/Grether, 2008).

Von weiten Teilen der Autismusforschung wird daher die Auffassung vertreten, dass das Ansteigen der Prävalenzzahlen artifiziell ist. Demnach kann die sukzessive Erweiterung des diagnostischen Konzepts von ASS der Entwicklung zugrunde gelegt werden. Neben der expliziten formalen Erweiterung der Autismusdiagnostik nach ICD und DSM ist, insbesondere die wachsende Sensitivität von Experten gegenüber diesen diagnostischen Konzepten, d. h. die implizite Erweiterung des Begriffs ASS, wahrscheinlich bedeutsam. Eine solche Anpassung von diagnostischen Routinen ist in der Psychiatrie und gesamten Medizin keine Seltenheit, was nicht zuletzt mit wissenschaftlichem Fortschritt (z. B. zuverlässiger werdende Diagnostik), größerer klinischer und gesellschaftlicher Bewusstheit, höherem Anspruch an Wohlbefinden und Gesundheit («Normalität») sowie Verbesserung der Krankenversorgung und rechtlichen Ansprüchen auf Hilfeleistungen zusammenhängt. Beispielsweise wurde die Früherkennung von Kindern mit ASS im letzten Jahrzehnt deutlich verbessert, so dass bereits dieser Umstand bei jüngeren Jahrgängen zu höheren Autismusraten in Prävalenzstudien geführt hat.

Trifft die Hypothese zu, wonach die Entwicklung der Prävalenzraten der ASS in erster Linie auf einer expliziten und impliziten Erweiterung des diagnostischen Konzepts beruht, sollten sich, nach der Etablierung entsprechender neuer diagnostischer Routinen, die Diagnosehäufigkeiten zunehmend stabilisieren, um das Abklingen dieses Prozesses anzuzeigen. Einige Inanspruchnahmestudien weisen darauf hin, dass dies der Fall sein könnte (Lingam et al., 2003; Newschaffer et al., 2005; Bölte et al., 2008). Weiter ansteigende Diagnosehäufigkeiten von ASS sind jedoch auch denkbar, wenn – wie aus Teilen Nordamerikas berichtet – ASS-Diagnosen nach Beliebigkeit gestellt werden, z. B. in Form von Umdiagnostizierung (Coo et al., 2008) oder bei unspezifischen subklinischen Erscheinungsformen jeder Art, um Zugang zu öffentlichen Hilfeleistungen zu ermöglichen (Eagle, 2004).

1.4.9
Weiterführende Literatur

Charman T.: The prevalence of autism spectrum disorders. Recent evidence and future challenges. European Child and Adolescent Psychiatry, 11 (2002): 249–256.
Fombonne, E.: The epidemiology of autism: a review. Psychological Medicine, 29 (1999): 769–786.
Fombonne, E.: Epidemiological surveys of autism and other pervasive developmental disorders: an update. Journal of Autism and Developmental Disorders, 33 (2003): 365–382.
Wing, L.; Potter, D.: The epidemiology of autistic spectrum disorders: is the prevalence rising? Mental Retardation and Developmental Disabilities Research Review, 8 (2002): 151–161.

1.4.10
Literatur

Atladóttir, H. O.; Parner, E. T.; Schendel, D.; Dalsgaard, S.; Thomsen, P. H.; Thorsen, P.: Time trends in reported diagnoses of childhood neuropsychiatric disorders: a Danish cohort study. Archives of Pediatrics and Adolescent Medicine, 161 (2007): 193–198.
Autism and Developmental Disabilities Monitoring Network Surveillance Year 2002 Principal Investigators; Centers for Disease Control and Prevention. Prevalence of autism spectrum disorders-autism and developmental disabilities monitoring network, 14 sites, United States, 2002. MMWR. Surveillance summaries: Morbidity and mortality weekly report. Surveillance summaries/CDC, 56 (2007): 12–28.
Baird, G.; Simonoff, E.; Pickles, A.; Chandler, S.; Loucas, T.; Meldrum, D.; Charman, T.: Prevalence of disorders of the autism spectrum in a population cohort of chil-

dren in South Thames: the Special Needs and Autism Project (SNAP). Lancet, 368 (2006): 210–215.

Baker, H. C.: A comparison study of autism spectrum disorder referrals 1997 and 1989. Journal of Autism and Developmental Disorders, 32 (2002): 121–125.

Barbaresi, W. J.; Katusic, S. K.; Colligan, R. C.; Weaver, A. L.; Jacobsen, S. J.: The incidence of autism in Olmsted County, Minnesota, 1976–1997: results from a population-based study. Archives of Pediatrics and Adolescent Medicine, 159 (2005): 37–44.

Baron-Cohen, S.; Saunders, K.; Chakrabarti, S.: Does autism cluster geographically? A research note. Autism, 3 (1999): 39–43.

Bölte, S.; Poustka, F.: Are we facing an epidemic of autism? Autism News, 2 (2005): 5–8.

Bölte, S.; Herbrecht, E.; Poustka, F.: What's the true prevalence of autism spectrum disorders? German Journal of Psychiatry, 10 (2007): 53–54.

Bölte, S.; Poustka, F.; Holtmann, M.: Autism Spectrum Disorders in Germany: national Trends in the Inpatient Diagnoses in Children and Adolescents. Epidemiology, 9 (2008): 519–520.

California Department of Developmental Services (DDS): Autistic Spectrum Disorders. Changes In The California Caseload, An Update: 1999 Through 2002. Available at www.dds.cahwnet.gov/Autism/docs/AutismReport2003.pdf. Accessed November 22, 2007.

Chakrabarti, S.; Fombonne, E.: Pervasive developmental disorders in preschool children. Journal of the American Medical Association, 285 (2001): 3093–3099.

Chakrabarti, S.; Fombonne, E.: Pervasive developmental disorders in preschool children: confirmation of high prevalence. American Journal of Psychiatry, 162 (2005): 1133–1141.

Coo, H.; Ouellette-Kuntz, H.; Lloyd, J. E.; Kasmara, L.; Holden, J. J.; Lewis, M. E.: Trends in Autism Prevalence: Diagnostic Substitution Revisited. Journal of Autism and Developmental Disorders, 38 (2008): 1036–1046.

Dales, L.; Hammer, S. J.; Smith, N. J.: Time trends in autism and in MMR immunization coverage in California. Journal of the American Medical Association, 285 (2001): 1183–1185.

Eagle, R.: Commentary: Further Commentary on the Debate Regarding Increase in Autism in California. Journal of Autism and Developmental Disorders, 34 (2004): 87–88.

Eapen, V.; Mabrouk, A. A.; Zoubeidi, T.; Yunis, F.: Prevalence of pervasive developmental disorders in preschool children in the UAE. Journal of Tropical Pediatrics, 53 (2007): 202–205.

Ehlers, S.; Gillberg, C.: The epidemiology of Asperger syndrome. A total population study. Journal of Child Psychology and Psychiatry, 34 (1993): 1327–1350.

Fombonne, E.: Is there an epidemic of autism? Pediatrics, 107 (2001a): 411–412.

Fombonne, E.: What is the prevalence of Asperger disorder? Journal of Autism and Developmental Disorders, 31 (2001b): 363–364.

Fombonne, E.: Diagnostic assessment in a sample of autistic and developmentally impaired adolescents. Journal of Autism and Developmental Disorders, 22 (1992): 563–581.

Fombonne, E.; du Mazaubrun, C.: Prevalence of infantile autism in 4 French regions. Social Psychiatry and Psychiatric Epidemiology, 27 (1992): 203–210.

Fombonne, E.; Du Mazaubrun, C.; Cans, C.; Grandjean, H.: Autism and associated medical disorders in a French epidemiological survey. Journal of the American Academy of Child and Adolescent Psychiatry, 36 (1997): 1561–1569.

Fombonne, E.: Prevalence of childhood disintegrative disorder. Autism, 6 (2002): 149–157.

Fombonne, E.; Zakarian, R.; Bennett, A.; Meng, L.; McLean-Heywood, D.: Pervasive developmental disorders in Montreal, Quebec, Canada: prevalence and links with immunizations. Pediatrics, 118 (2006): e139-150.

Ghanizadeh, A.: A preliminary study on screening prevalence of pervasive developmental disorder in schoolchildren in Iran. Journal of Autism and Developmental Disorders, 38 (2008): 759–763.

Gillberg, C.: Infantile autism in children of immigrant parents. A population-based study from Göteborg, Sweden. British Journal of Psychiatry, 150 (1987): 856–858.

Gillberg, C.; Schaumann, H.; Gillberg, I. C.: Autism in immigrants: children born in Sweden to mothers born in Uganda. Journal of Intellectual Disability Research, 39 (1995): 141–144.

Gillberg, C.; Steffenburg, S.; Schaumann, H.: Is autism more common now than ten years ago? British Journal of Psychiatry, 158 (1991): 403–409.

Gillberg, C.; Coleman, M.: Autism and medical disorders: a review of the literature. Developmental Medicine and Child Neurology, 38 (1996): 191–202.

Gillberg, C.; Cederlund, M.; Lamberg, K.; Zeijlon, L.: Brief report: «the autism epidemic». The registered prevalence of autism in a Swedish urban area. Journal of Autism and Developmental Disorders, 36 (2006): 429–435.

Harpaz-Rotem, I.; Rosenheck, R. A.: Changes in outpatient psychiatric diagnosis in privately insured children and adolescents from 1995 to 2000. Child Psychiatry and Human Development, 34 (2004): 329–340.

Ishii, T.; Takahashi, O.: The epidemiology of autistic children in Toyota, Japan: Prevalence. Japanese Journal of Child and Adolescent Psychiatry, 24 (1983): 311–321.

Kadesjö, B.; Gillberg, C.; Hagberg, B.: Brief report: autism and Asperger syndrome in seven-year-old children: a total population study. Journal of Autism and Developmental Disorders, 29 (1999): 327–331.

Lauritsen, M. B.; Pedersen, C. B.; Mortensen, P. B.: The incidence and prevalence of pervasive developmental disorders: a Danish population-based study. Psychological Medicine, 34 (2004): 1339–1346.

Lingam, R.; Simmons, A.; Andrews, N.; Miller, E.; Stowe, J.; Taylor, B.: Prevalence of autism and parentally reported triggers in a north east London population. Archives of Disease in Childhood, 88 (2003): 666–670.

Lotter, V.: Epidemiology of autistic conditions in young children: I. Prevalence. Social Psychiatry, 1 (1966): 124–137.

Madsen, K. M.; Hviid, A.; Vestergaard, M.; Schendel, D.; Wohlfahrt, J.; Thorsen, P.; Olsen, J.; Melbye, M.: A population-based study of measles, mumps, and rubella vaccination and autism. New England Journal of Medicine, 347 (2002): 1477–1482.

Magnússon, P.; Saemundsen, E.: Prevalence of autism in Iceland. Journal of Autism and Developmental Disorders, 31 (2001): 153–163.

Montiel-Nava, C.; Peña, J.A.: Epidemiological findings of pervasive developmental disorders in a Venezuelan study. Autism, 12 (2008): 191–202.

Newschaffer, C. J.; Falb, M. D.; Gurney, J.G.: National autism prevalence trends from United States special education data. Pediatrics, 115 (2005): e277-282.

Nicholas, J. S.; Charles, J. M.; Carpenter, L. A.; King, L. B.; Jenner, W.; Spratt, E. G.: Prevalence and characteristics of children with autism-spectrum disorders. Annals of Epidemiology, 18 (2008): 130–136.

Oliveira, G.; Ataíde, A.; Marques, C.; Miguel, T. S.; Coutinho, A. M.; Mota-Vieira, L.; Gonçalves, E.; Lopes, N. M.; Rodrigues, V.; Carmona da Mota, H.; Vicente, A. M.: Epidemiology of autism spectrum disorder in Portugal: prevalence, clinical characterization, and medical conditions. Developmental Medicine and Child Neurology, 49 (2007): 726–733.

Posserud, M. B.; Lundervold, A. J.; Gillberg, C.: Autistic features in a total population of 7–9-year-old children assessed by the ASSQ (Autism Spectrum Screening Questionnaire). Journal of Child Psychology and Psychiatry, 47 (2006): 167–175.

Powell, J. E.; Edwards, A.; Edwards, M.; Pandit, B. S.; Sungum-Paliwal, S. R.; Whitehouse, W.: Changes in the incidence of childhood autism and other autistic spectrum disorders in preschool children from two areas of the West Midlands, UK. Developmental Medicine and Child Neurology, 42 (2000): 624–628.

Ritvo, E. R.; Freeman, B. J.; Pingree, C.; Mason-Brothers, A.; Jorde, L.; Jenson, W. R.; McMahon, W. M.; Petersen, P. B.; Mo, A.; Ritvo, A.: The UCLA-University of Utah epidemiologic survey of autism: prevalence. American Journal of Psychiatry, 146 (1989): 194–199.

Schechter, R.; Grether, J. K.: Continuing increases in autism reported to California's developmental services system: mercury in retrograde. Archives of General Psychiatry, 65 (2008): 19–24.

Steinhausen, H.-C.; Göbel, D.; Breinlinger, M.; Wohlleben, B.: A community survey of infantile autism. Journal of the American Academy of Child and Adolescent Psychiatry, 25 (1986): 186–189.

Treffert, D. A.: Epidemiology of infantile autism. Archives of General Psychiatry, 22 (1970): 431–438.

Wazana, A.; Bresnahan, M.; Kline, J.: The autism epidemic: fact or artifact? Journal of the American Academy of Child and Adolescent Psychiatry, 46 (2007): 721–730.

Williams, J.; Higgins, J. P.; Brayne, C. E.: Systematic review of prevalence studies of autism spectrum disorders. Archives of Disease in Childhood, 91 (2006): 8–15.

Wing, L.; Gould, J.: Severe impairments of social interaction and associated abnormalities in children: epidemiology and classification. Journal of Autism and Developmental Disorders, 9 (1979): 11–29.

Wing, L.: Childhood autism and social class: a question of selection? British Journal of Psychiatry, 137 (1980): 410–417.

Wong, V. C.; Hui, S. L.: Epidemiological study of autism spectrum disorder in China. Journal of Child Neurology, 23 (2008): 67–72.

1.5
Entwicklung, Verlauf und Prognose

Sven Bölte

1.5.1
Das Konzept (tiefgreifende) Entwicklungsstörung

Autismus und andere Autismus-Spektrum-Störungen (ASS) werden in der ICD-10 und im DSM-IV-TR als tiefgreifende Entwicklungsstörungen klassifiziert. Unter «Entwicklungsstörungen» werden allgemein Beeinträchtigungen der Entfaltung von essenziellen kognitiven, motorischen, sprachlichen anderen kommunikativen oder sozialen Funktionen verstanden, die mit der Reifung von Strukturen und Prozessen des zentralen Nervensystem assoziiert sind. Entwicklungsstörungen treten in einem Alter auf, das normalerweise von intensiver Entwicklung von Funktionen geprägt ist. In den meisten Fällen geht offenbar keine Periode unauffälliger Entwicklung voraus, d. h. es muss angenommen werden, dass die affizierten Funktionen von Geburt an abweichend sind. Dies hat in der Regel zur Folge, dass die Symptomatik bei Entwicklungsstörungen, im Vergleich zu anderen psychischen Störungen, kontinuierlich ist, also in ihrer Qualität lebensbegleitend. Hier liegt auch der primäre Unterschied zur «Entwicklungsverzögerung», bei denen es sich nicht um dauerhafte Abweichungen, sondern nur Verspätungen normaler Entwicklung handelt. Die Differenzierung von Verzögerung und Devianz ist ein wichtiger Bestandteil der Diagnostik von ASS, insbesondere, da Devianz nicht Verzögerung in anderen Bereichen ausschließt und umgekehrt. Ferner ist die Abgrenzung von Devianz im Sinne einer ASS und anderen Störungen (z. B. Intelligenzminderung ohne ASS) kritisch.

Der Zusatz «tiefgreifend» bei ASS zeigt an, dass mehrere wesentliche Funktionsbereiche betroffen sind, die dazu führen, dass das Verhalten der Person praktisch durchgehend auffällig ist. Die Klassifikation tiefgreifende Entwicklungsstörung bedeutet aber natürlich keineswegs, dass keine Entwicklung vom Säuglings-, über das Kindes- und Jugendlichen- bis ins Erwachsenenalter stattfände. Es bedeutet auch keine Abwesenheit sozialer und kommunikativer Funktionen. Im Gegenteil variiert die Symptomatik von ASS u. a. in Abhängigkeit vom Alter teils erheblich um die Kernsymptomatik herum. Hinzu kommt Varianz durch Komorbidität und andere interindividuelle Differenzen.

1.5.2
Früherkennung

Die in Kapitel 1.2 dargestellten diagnostischen Richtlinien für ASS nach ICD-10 und DSM-IV-TR erreichen eine gute Reliabilität sowie Sensitivität und Spezifität bei der Diagnostik ab dem dritten Lebensjahr. Obgleich die Kriterien in den Manualen anhand von prototypischem Autismus im Altersbereich viertes bis fünftes Lebensjahr konzipiert wurden, kann die Trias und viele der dort beschriebenen Symptome einen weiten Geltungsbereich auch vor und besonders nach dieser Altersspanne beanspruchen. Die Tauglichkeit der Kriterien in den ersten drei

Lebensjahren – speziell in den ersten beiden Lebensjahren – ist aber trotzdem begrenzt (Stone et al., 1999). Nicht wenige Kriterien entfallen rein sachlogisch im Säuglingsalter, u. a. Sprachsymptome (Neologismen, Idiosynkrasie, Konversation) und Freundschaften. Auch Kriterien bezüglich stereotyper Verhaltensweisen sind hier schlecht anwendbar. Dagegen scheinen frühe soziale und kommunikative Symptome von deutlich erhöhter Relevanz.

Gesonderte diagnostische Vorschriften für das Säuglings- und frühe Kleinkindalter sind daher wahrscheinlich für eine zuverlässigere Früherkennung von ASS nötig. Die klinische Diagnostik bildet in Abwesenheit solcher Kriterien derzeit den Goldstandard der Früherkennung. Sie sollte nur von erfahrenen Diagnostikern vorgenommen werden. Sorgen der Eltern in Bezug auf die Sprachentwicklung, Kommunikation und Berichte über Regression stellen in jedem Fall eine Indikation für weiterführende Untersuchungen, respektive fortgesetzte aufmerksame Beobachtung, der Entwicklung dar. Nach Filipek et al. (1999) gelten kein Brabbeln oder Lautieren im Alter von 12 Monaten, keine Gesten (Zeigen mit dem Zeigefinger, Winken etc.) mit zwölf Monaten, keine einzelnen Worte im Alter von 16 Monaten, keine spontanen Zwei-Wort-Sätze (nicht echolalisch) im Alter von 24 Monaten und Verlust sprachlicher oder sozialer Fähigkeiten in jedem Alter als kritische Umstände, die unbedingt die genaue Abklärung des Vorliegens einer ASS nahe legen. Zwischen den ersten Sorgen der Eltern und der Diagnose einer ASS vergehen nicht selten bis zu drei Jahre. Unspezifische Vorsorgeuntersuchungen (z. B. U7, 21. bis 24. Lebensmonat) haben in Bezug auf die Identifizierung von Autismus eine geringe Sensitivität (~ 20 bis 30 %). Als frühester Zeitpunkt für eine zuverlässige und stabile klinische Diagnostik des Autismus kann etwa der 24. Lebensmonat gelten. Demnach ist eine Diagnosenstellung vor dem 24. Lebensmonat nicht sinnvoll, aber eine Verdachtsdiagnose kann durchaus ab dem 18. Lebensmonat erfolgen. Eine abschließende Diagnosenstellung sollte jedoch trotzdem erst um den dritten Geburtstag herum erfolgen. Andere, leichtere ASS (z. B. Asperger-Syndrom, nicht näher bezeichnete TE) sind in diesem Alter jedoch noch nicht zuverlässig zu diagnostizieren. In der Regel werden diese Diagnosen kaum vor dem vierten Lebensjahr gestellt (Benett et al., 2007). Das Durchschnittsalter von Kindern mit Verdacht auf Autismus, die in der Praxis vorgestellt werden, sinkt kontinuierlich. Auch besteht ein Trend zur vermehrten Vorstellung leichterer Fälle im Bereich des Asperger-Syndroms, atypischen Autismus und der nicht näher bezeichneten TE. Trotzdem ist vor allem bei diesen Formen der ASS das Risiko noch immer hoch, dass sie zu lange verkannt werden. Das Alter bei Diagnose liegt beim Autismus noch immer selten vor dem vierten und beim Asperger-Syndrom noch immer selten vor dem achten Lebensjahr.

1.5.3
Säuglings- und frühes Kleinkindalter

Die meisten Angaben zum Beginn von ASS und zur Symptomatik in den ersten drei Lebensjahren basieren bislang noch immer exklusiv auf retrospektiven Elternberichten. Etwa zwischen 30 und 50 % der Eltern von Kindern mit Autismus geben erste Sorgen über das Verhalten ihres Kindes während des ersten Lebensjahres und 90 % bis zum dritten Geburtstag an (De Giacomo/Fombonne, 1998; Baghdadli et al., 2003; Wolf et al., 2007). In einer Studie von Chawarska et al. (2007) lag das Durchschnittsalter der Kinder bei ersten elterlichen Sorgen bei ca. 14 Lebensmonaten und unterschied sich damit nicht bei Autismus und atypischem Autismus/nicht näher bezeichnete tiefgreifende Entwicklungsstörung. Erste mehr spezifische Sorgen beziehen sich meist auf verzögerte Sprachentwicklung, bizarres und stereotypes Verhalten, mangelndes Interesse an anderen und Auffälligkeiten des Blickkontakts. Auch viele andere, weniger spezifische Probleme werden berichtet, z. B. Fütter-, Schlaf- und Ausscheidungsstörungen. Ein Teil der Säuglinge leidet bereits an Epilepsie. Einige Eltern beschreiben in der Betreuung sehr «pflegeleichte», andere sehr schwierige Säuglinge. Bei Autismus liegen im Vergleich zu leichteren Formen von ASS dabei meist mehr Sorgen über verzögerte Entwicklungsmeilensteine (Laufen, erste Worte) und zu stereotypen und abnormen sensorischen Reaktionen vor (Chawarska et al., 2007). Klin et al. (1992) identifizierten fünf prosoziale Verhaltensweisen, die keines der untersuchten autistischen Kinder, aber alters- und IQ-parallele typisch entwickelte vor dem ersten Geburtstag gezeigt hatten: Arme entgegenstrecken, um hoch genommen zu werden, Ausdruck von Zuneigung gegenüber bekannten Personen, Interesse an Gleichaltrigen (außer Geschwister), Versuche, bekannte Personen zu erreichen und Durchführen einfacher interaktiver Spiele mit anderen.

Insgesamt ist die Identifikation von ausschließlich für Autismus sensitiven und spezifischen auffälligen Verhaltensweisen im Säuglings- und frühen Kleinkindalter a priori eine schwierige Aufgabe, was damit zusammenhängt, dass sich viele Fähigkeiten auch bei typischer Entwicklung eben erst in diesem Alter entwickeln, in ihrer Geschwindigkeit variieren und die Zeitfenster, in denen eine bestimmte Verhaltensweise als normal oder abweichend verstanden werden, breit sind. Beispielsweise wird Dominanz explorativen Spielverhaltens im ersten Lebensjahr als normal und adaptiv angesehen, und dies ist erst dann nicht mehr der Fall, wenn es bis weit ins zweite Lebensjahr hinein reicht und nicht von funktionalem und symbolischem Spiel abgelöst wird (Lösche, 1990). Auch das Phänomen der Regression, d.h. der plötzliche und chronische Verlust von vormals erworbenen Fähigkeiten im Bereich der Sprache, Kommunikation oder Motorik, erschwert die Verhaltensdefinition von Autismus im Säuglingsalter. Obgleich als Entwicklungsstörung konzipiert, weitgehend genetisch determiniert (s. Kap. 2.1) und vermeintlich von Geburt an existent, geben eine Reihe von Erhebungen Anlass zur Vermutung, dass 20 bis 30 % der Fälle von Autismus zunächst offensichtlich normale Entwicklung erleben, aber noch vor dem zweiten Geburtstag regredieren (Goldberg et al., 2003; Werner/Dawson, 2005). Bei Elternberichten bleibt es aber etwas unsicher, ob tatsächlich Regression im wahren Sinne vorgelegen hat, also die Entwicklung zuvor völlig unauffällig war, oder es sich ggf. eher um Stagnation als um Regression der Entwicklung handelt (Siperstein/Volkmar, 2004).

In den letzten Jahren wurden durch Analysen von Videomaterial mehr objektive Daten zur frühen Entwicklung bei Autismus verfügbar. Diese haben ergeben, dass eine Abgrenzung von Autismus und typischer Entwicklung theoretisch bereits während des ersten Lebensjahres möglich ist (Osterling/Dawson, 1994; Werner et al., 2000; Maestro et al., 2002). In den ersten sechs Monaten zeigen autistische Kinder verminderte visuelle Aufmerksamkeit gegenüber Menschen, zeigen wenig Interesse an sozialer Interaktion und verwenden wenig soziales Lächeln und gerichtete Vokalisation. Das Interesse an Objekten unterscheidet sich nicht von normaler Entwicklung. In der zweiten Hälfte des ersten Lebensjahres ist die Aufmerksamkeit gegenüber der Nennung des Namens und verbalen Reizen herabgesetzt. Dieses Muster an Abweichung scheint bis ins Vorschulalter stabil und tritt nicht bei reiner Verzögerung der Entwicklung auf (Lord, 1995). Zur weiteren Abgrenzung von geistiger Behinderung eignen sich in diesem Alter nach Osterling et al. (2002) besonders Reaktion auf Namen, Ansehen anderer Menschen und Ansehen von Objekten, die von Menschen gehalten werden.

Im zweiten und dritten Lebensjahr werden die auffälligen Verhaltensweisen bei Autismus und die Unterscheidung zu typischer Entwicklung augenscheinlicher und nähern sich allmählich den Richtlinien der ASS in ICD-10 und DSM-IV-TR, z. B. Interesse an Peers, Gruppenspiele, emotionaler Ausdruck sowie geteilte Aufmerksamkeit und Freude. Die sozialen und kommunikativen Beeinträchtigungen nehmen weiter zu, während stereotype Verhaltensmuster hinzu kommen können, z. B. Hand- und Fingermanierismen (Gillberg et al., 1990; Stone et al., 1994). Zur Abgrenzung von reinen Störungen der Sprachentwicklung kommen hier nach Cox et al. (1999) insbesondere die Abwesenheit von Zeigen mit dem Zeigefinger, um Interesse zu bekunden und konventionelle Gesten in Frage. Am Ende des dritten Lebensjahres kann anhand standardisierter Beobachtungsinstrumente (z. B. ADOS, s. Kap. 3.1) in der Regel eine gute Differenzierung von Entwicklungsverzögerung erreicht werden (DiLavore et al., 1995). Ergebnisse aus diagnostischen Instrumenten und klinische Diagnosen im Alter von zwei Jahren zeigen bereits eine gute prognostische Validität für die Klassifikation der Symptomatik im Alter von neun Jahren (Lord et al., 2006), die allerdings in Abhängigkeit von weiteren Faktoren (z. B. Schweregrad, intellektuelles Niveau) variieren kann (Turner/Stone, 2007).

1.5.4 Kindergarten- und Schulalter

Im Kindergartenalter tritt die autismustypische Symptomatologie gemäß der Leitlinien von ICD-10 und DSM-IV-TR meist in deutlichster Form auf. Nicht wenige Kinder entwickeln fremd- oder selbstaggressive Durchbrüche, ein Beharren auf Gleichförmigkeit, repetitives Spielverhalten, Angststörungen und Hyperaktivität (s. Kap. 1.3). Viele sprachverzögerte Kinder mit ASS beginnen mit einfacher Kommunikation (z. B. Sprechen einzelner Wörter). In der späteren Kindheit bis zur Pubertät lässt bei vielen betroffenen Kindern die Schwere der Störung nach, so dass ihre Betreuung etwas einfacher wird. Bindungsverhalten wird offensichtlicher (Sigman/Mundy, 1984). Ferner lässt zumeist in begrenztem Umfang auch die soziale Isolation nach, d. h. evtl. wird ein gewisser Kontakt zu (gleichgesinnten) Gleichaltrigen, teilweise auch jüngeren oder älteren Personen möglich (Bauminger/Shulman, 2003).

Der Eintritt in den Kindergarten und die Schule stellt neue und bedeutende Herausforderungen (nicht nur) an Kinder mit ASS dar. Sie betreten explizite Lehr- und Lernumgebungen, haben stetigen, nicht selbst gewählten Kontakt mit Gleichaltrigen und Erwachsenen. Es werden soziale und kommunikative Fertigkeiten gefordert, viele neuartige Situationen entstehen und große Mengen Information müssen verarbeitet werden. Kinder mit ASS, die lernen, mit den Anforderungen zu Recht zu kommen, lernen neue Fertigkeiten hinzu, die ihnen die Alltagsadaptation erleichtern und die mögliche spätere Selbstständigwerdung vorbereiten. Dies scheint Personen mit Asperger-Syndrom insgesamt leichter zu fallen als solchen mit klassischeren Formen von Autismus (Szatmari et al., 1995). Gleichzeitig steigen vor allem die Erwartungen an die Sozialisation enorm an, so dass trotzdem nicht selten das Verhalten von Kindern mit ASS im mittleren Kindesalter wegen mangelndem Kontakt zu Gleichaltrigen, auffälligem Spielverhalten, Spezialinteressen und Stereotypien auffälliger erscheint, als in den ersten Jahren. Ein Außenseiter- und Einzelgängerdasein ist oft der Fall. Vor allem Kinder mit guten verbalen und kognitiven Fähigkeiten besuchen Regelschulen, d. h. ein Milieu, das typisches altersentsprechendes Verhalten voraussetzt. Für Menschen mit ASS können daher im Schulalltag viele als bedrängend und stressreich oder unverständlich erlebte Situationen auftreten (z. B. Drängeln vor dem Klassenzimmer, Folgen von komplexen indirekten verbalen Direktiven, Gruppensituationen, Sportunterricht), die nicht selten zu regressivem Verhalten führen können (Aggressionen, Stereotypien), welches seinerseits von Außenstehenden als besonders abnorm wahrgenommen wird. Kinder mit ASS sind in der Schule regelmäßig Zielscheibe von Hänseleien und Mobbing (Little, 2002). Schule kann, vor allem durch naturwissenschaftlichen Unterricht, aber auch Interessen und Begabungen von Menschen mit ASS bedienen und zu Lob und Anerkennung führen, die den Selbstwert und das Selbstverständnis stärken.

1.5.5
Adoleszenz und Erwachsenenalter

Noch immer sind die Forschungsergebnisse zum Erscheinungsbild und zur Entwicklung von ASS im Jugendlichen- und Erwachsenenalter deutlich geringer als diejenigen zur Kindheit. Autobiographische Darstellungen haben viel zum Verständnis von ASS im Erwachsenalter beigetragen (z. B. Grandin, 1997; Axel Brauns, 2002). Diese anschaulichen und bewegenden Schilderungen repräsentieren jedoch nur eine Minderheit der Menschen mit ASS. Longitudinale wissenschaftliche Studien wurden erst im letzten Jahrzehnt begonnen und umfassen in der Regel noch nicht das Erwachsenenalter. Erschwerend bei der Untersuchung der Situation von erwachsenen Menschen mit Autismus sind hinzutretende sekundäre Probleme, z. B. der Beginn des Auftretens von Anfallsleiden und weiteren psychiatrischen Störungen, v. a. Depression (Sterling et al., 2008), bei Jugendlichen und Erwachsenen. Eine Reihe multipler Falldarstellungen (z. B. Bölte/Bosch, 2004, 2005), Analysen retrospektiver Querschnittsdaten (z. B. Bölte/Poustka, 2000; Seltzer et al., 2003) und systematischer Katamnesestudien (z. B. Kobayashi et al., 1992; Ballaban-Gil et al., 1996; Piven et al., 1996; Howlin et al., 2004; Eaves/Ho, 2008) geben aber trotzdem einen guten Eindruck davon, wie Menschen mit ASS mit zunehmendem Alter leben und welchen Status und Selbstständigkeit und Integration sie im Allgemeinen erreichen. Dabei ist zu konstatieren, dass jüngere Arbeiten meist zu optimistischeren Ergebnissen gelangen als ältere. Bei Eaves und Ho (2008) zeigten bereits die Hälfte der untersuchten Erwachsenen teilweise oder weitgehende Selbstständigkeit. Letzteres hängt vermutlich sowohl mit zunehmend besser werdender Versorgung und vermehrten Integrationsprogrammen als auch damit zusammen, dass ASS bei Erwachsenen mit schwachen Varianten, guten intellektuellen und verbalen Fähigkeiten häufiger diagnostiziert wird. Die bis dato verfügbaren Erhebungen weisen meist darauf hin, dass, je nach Individuum, drei verschiedene Verläufe ab der Adoleszenz erwartet werden können: Verbesserungen (~10 bis 80 %), Verschlechterungen (~5 bis 50 %) und Stagnation. Insgesamt sehen die Arbeiten im Mittel eine Tendenz zur Verbesserung der autismusspezifischen Symptomatik mit steigendem Alter. Diese Verbesserungen sind aber nur selten so ausgeprägt, dass keine ASS-Diagnose mehr gerechtfertigt wäre. Auch bei den sehr günstigen Verläufen sind die Personen nicht als völlig symptomfrei zu bezeichnen. Auch indiziert eine Symptomverbesserung nicht unmittelbar eine bessere Alltagsadaption. Die überwiegende Zahl der Personen mit ASS bedarf weiterhin einer mehr oder weniger starken Unterstützung oder Entlastung bei der Organisation ihrer Lebensführung. Die Bewertung der Unabhängigkeit und sozialen Integration von Personen mit ASS im Erwachsenenalter als «gut» [definiert als: moderater bis hoher Grad an Unabhängigkeit in Bezug auf Lebensführung (Arbeit/Wohnen); einige stabile Sozialkontakte)] variiert je nach Studie zwischen 0 und 35 % (Median = 14 %); als «moderat» (definiert als: Bedarf an Unterstützung in Bezug auf Lebensführung, aber teilautonome Bereiche) wurde die Situation bei 9 bis 77 % (Median = 31 %) und «schlecht» (definiert als: hohes Maß an Betreuungsbedarf in Heimen oder elterlichem Zuhause) bei 16 bis 88 % bezeichnet (Median = 57 %) (Howlin, 2005). Hinsichtlich von Ausbildung und Beruf zeigen die Erhebungen bei 0 bis 50 % (Median = 11 %) der Stichproben eine akademische Ausbildung und 22 % übten Berufe aus. Bölte et al. (2005) untersuchten die Situation von Menschen mit ASS in Deutschland. Die Mehrheit der geistig behinderten autistischen Personen arbeitete in Werkstätten (53 %). 19 % der normal Begabten hatten im Erwachsenenalter eine Anstellung auf dem freien Arbeitsmarkt.

1.5.6
Entwicklung einzelner Funktionsbereiche: Sprache und Sprechen

Wie unter 1.5.1 dargelegt, ist es Wesen der ASS, dass die Entwicklung vieler grundlegender Funktionsbereiche gestört sein kann, z. B. Aufmerksamkeit, v. a. soziale Aufmerksamkeit (Klin et al., 2002a), adaptives Verhaltensniveau (Bölte/Poustka, 2002), Spielverhalten (Osterling et al., 2002), Imitation (Hobson/Lee, 1999), Sozialverhalten (Klin et al., 2002b) und Emotionen (Bölte et al., 2008). Einer der herausragenden Bereiche menschlicher Entwicklung und gleichzeitig ein zentraler Problembereich bei ASS ist Sprache. Nicht nur, dass Störungen der Sprache (Erwerb, Verständnis, Gebrauch) oder Sprechens bei ASS in irgendeiner Form universell zu sein scheinen, sie sind auch für das Verständnis der Störungen in jeder Lebensphase von Bedeutung (Rapin/Dunn, 1997).

Sprachprobleme gehören zu den meistgenannten Gründen für die Erstvorstellung von Kindern mit ASS (Wolf et al., 2007). Bereits im Alter von zwölf Monaten sind Kinder mit ASS weniger reaktiv gegenüber der Nennung ihres Namens, gegenüber Stimmen (z. B. der mütterlichen) (Osterling/Dawson, 1994; Klin et al., 1991) als gesunde Kinder. Auch im Vergleich zur Entwicklung anderer beeinträchtigten Funktionen ist die Sprache häufig die am wenigsten entwickelte. Vorsprachliche Kinder mit Autismus zeigen auffällige Muster von Lautproduktion und Vokalisation (Wetherby et al., 1989; Sheinkopf et al., 2000). Bis zu ¼ der Kinder mit Autismus zeigen einen Verlust von Sprache im Säuglingsalter, der nicht bei anderen Entwicklungsstörungen auftritt (Lord et al., 2004). Einige Personen mit Autismus erwerben zu keinem Zeitpunkt im Leben funktionale Sprache. Der Anteil dieser Personen an der Gesamtpopulation ASS beträgt ca. 20 %.

Bei Menschen mit ASS, die funktionale Sprache erreichen, sind verbale Auffälligkeiten typisch. Obgleich bspw. der Wortschatz bei verbalen Personen mit ASS mit dem von typisch entwickelten vergleichbar ist (Kjelgaard/Tager-Flusberg, 2001) gelingt der Abruf und produktive Einsatz schlechter. Auch liegen Hinweise vor, dass der Wortschatz in Bezug auf bestimmte Aspekte des Vokabulars beschränkt bleibt. Dies betrifft in erster Linie Worte, die sich auf psychische Zustände beziehen (Emotion, Kognition). Die Verwendung von Neologismen (Wortneuschöpfungen) und metaphorischer Sprache oder der repetitive Einsatz von Worten und Phrasen als Charakteristika bei ASS wurden ebenfalls häufig beschrieben (Volden/Lord, 1991). Ferner gilt ein pedantischer Sprachstil als Merkmal autistischen Sprachgebrauchs (Ghaziuddin et al., 1992). Unmittelbare und verzögerte Echolalie, also die sofortige oder spätere Wiederholung von Worten und Sätzen, die eine andere Person gesagt hat, kann ein auffälliges Kennzeichen der Sprache bei ASS sein, obgleich es weder universell noch spezifisch für das Spektrum ist. Während Echolalie vormals als rein dysfunktionale Verhaltensweise angesehen wurde, wird Echolalie heute als ein Verhalten angesehen, dass viele kommunikative Funktionen haben kann (Prizant/Duchan, 1981), z. B. Zustimmung, Bitten und Antworten. Die Verwechslung von Personalpronomen (v. a. ich und du) kann bei normaler Entwicklung vorübergehend vorkommen, persistiert aber bei ASS vermehrt. Es wird angenommen, dass solche Fehler bei ASS mit Problemen in Verbindung stehen, eine stabile Auffassung der Rollen von Sender und Empfänger, des eigenen Selbstkonzepts und der Perspektivenübernahme zu entwickeln (z. B. Lee et al., 1994). Im Gespräch mit anderen entsteht selten eine wechselseitige Konversation (Landa/Goldberg, 2000), sondern eher einseitiger Diskussionsstil, der von den Interessen, Themen und Anliegen der Person mit ASS bestimmt ist. Selten wird über andere Menschen, vor allem deren Gefühle und Gedanken gesprochen. Das Reaktionsverhalten auf den Gesprächspartner ist begrenzt (z. B. Antwortverhalten auf Fragen, Kommentare) und ggf. werden Inhalte häufig wiederholt, so dass die Netto-Information begrenzt bleibt. Für das Gegenüber sind die Inhalte nicht immer verständlich, z. B. weil ein idiosynkratischer Sprachstil verwendet, oder eine schwer nachvollziehbare Position vertreten wird. Nicht selten werden die ungeschriebenen Gesetze einer Konversation missachtet (Loveland et al., 2001).

Im Unterschied zur produktiven Sprache wurde das Sprachverständnis selten untersucht. Dies ist als ungünstig zu bezeichnen, da die passiven Sprachfähigkeiten gerade im frühen Kindesalter scheinbar als ein sensitives Kriterium für Autismus anzusehen sind. Vermutlich ist das Sprachverständnis darüber hinaus meist schwerer affiziert als die Sprachproduktion (Charman et al., 2003) und im späteren Verlauf ein gutes differenzialdiagnostisches Kriterium zu umschriebenen Störungen der Sprache, Intelligenzminderung und Aphasie. Die Sprachverständnisschwierigkeiten zeigen sich dabei weniger bei standardisierten Tests als in Alltagssituationen, besonders bei sozialer Interaktion (Tager-Flusberg, 1981; Paul et al., 1988), besonders wenn Zynismus, Sarkasmus, Ironie, Scherze, Andeutungen, Sprichwörter oder indirekte Sprache verwendet werden (Emerich et al., 2003). Auch das Herauslesen von Informationen aus der Prosodie des Gesagten anderer bereitet Menschen mit ASS Schwierigkeiten.

Neben der Sprache ist auch die Art und Weise des Sprechens untypisch. Zum Beispiel verbleiben vermutlich Probleme der Artikulation mit ca. 30 % häufiger als in der Allgemeinbevölkerung (1 %). Andere häufig auffällige paralinguistische Qualitäten sind die Intonation, Lautstärke, Geschwindigkeit des Sprechens sowie nasales, heiseres oder wütendes Sprechen. Die am meisten berichtete Abweichung ist monotones Sprechen (Shriberg et al., 2001).

1.5.7
Prognostische Faktoren

Zwei Personenvariablen werden in vielen Studien als bedeutsam für den Entwicklungsverlauf herausgestellt: allgemeines Intelligenz- und Sprachniveau im Alter von fünf bis sechs Jahren (z. B. Rutter et al., 1967; Gillberg/Steffenburg, 1987). Ein IQ von 50 und weniger führt ausnahmslos zu niedrigem Funktionsniveau. Vor allem schwerwiegende Verhaltensprobleme wie Resistenz gegen Veränderung, Zwänge, Aggression und Selbstverletzung, unangemessenes sexuelles Verhalten und emotionale Durchbrüche zeigen in dieser Gruppe ein hohes Maß an Kontinuität und behindern eine bessere Entwicklung. Normales Intelligenzniveau (IQ >70) erscheint bei ASS für schulisches Fortkommen, soziale Unabhängigkeit und Ausüben eines Berufs eine notwendige Voraussetzung. Die Assoziation von Sprachniveau im Alter von fünf bis sechs Jahren und Funktionsniveau im Erwachsenenalter ist dagegen weniger eng (Howlin et al., 2004). Nach Billstedt et al. (2007) erbringt das Sprachniveau vor dem fünften Lebensjahr eine zuverlässigere Prognose als danach. Diese Studie zeigte auch einen Zusammenhang zwischen dem Auftreten von Epilepsie vor dem fünften Lebensjahr oder dem Vorliegen einer zusätzlichen organischen Erkrankung und negativem Verlauf im Erwachsenenalter. Obwohl oft postuliert und sachlogisch einleuchtend, haben sich für viele andere Faktoren bislang keine ganz eindeutigen Zusammenhänge zum Funktionsniveau bei Erwachsenen ergeben. Hierzu zählen Ausbildungsniveau, Symptomschwere, Geschlecht (Frauen im Outcome schlechter als Männer), sozioökonomischer Status der Eltern und Frühintervention (Howlin, 2003, 2005).

1.5.8
Mortalität

ASS selbst sind keine degenerativen Erkrankungen. Überzufällig häufig komorbid auftretende Zustände wie Intelligenzminderung und Epilepsie können aber zu einem erhöhten Risiko für frühzeitigen Tod bei ASS führen. Bisher liegt nur eine begrenzte Zahl von Studien zur Lebenserwartung von Menschen mit ASS vor. Diese sprechen jedoch übereinstimmend dafür, dass das Risiko für vorzeitiges Ableben erhöht ist. Bei Isager et al. (1999) lag die Mortalität etwa doppelt so hoch, wie in der Allgemeinbevölkerung. Als Todesursachen werden u. a. Unfälle, Selbstverletzung, Asthma, Status Epilepticus und Pneumonie berichtet. Die umfangreichsten Arbeiten stammen von Shavelle et al. (2001) bzw. einer Nachfolgestudie zu dieser von Pickett et al. (2006) zu mehr als 13.000 registrierten Fällen in

Kalifornien. Das Risiko für frühzeitiges Ableben lag hier mehr als doppelt so hoch als der Erwartungswert. Bei schwerer komorbider geistiger Behinderung war das Risiko mehr als dreifach erhöht. Die häufigsten Todesursachen hier waren Anfallsleiden, Unfälle (Ertrinken, Ersticken) und Erkrankungen der Atmungsorgane. Hervorzuheben ist dagegen, dass viele Menschen mit ASS weniger Risikofaktoren im Bereich des Rauchens, Alkoholkonsums, Suizids und der Arbeitsunfälle aufweisen als Kontrollgruppen.

1.5.9
Weiterführende Literatur

Howlin, P.; Udwin, O. (Eds): Outcome in neurodevelopmental disorders. Cambridge University Press, Cambridge, 2002.

Landa, R.: Early communication development and intervention for children with autism. Mental Retardation and Developmental Disabilities Research Review, 13 (2007): 16–25.

Palomo, R.; Belinchón, M.; Ozonoff, S.: Autism and family home movies: a comprehensive review. Journal of Developmental and Behavioral Pediatrics, 27 (2006) (2 Suppl): S59–68.

Sasson, N. J.: The development of face processing in autism. Journal of Autism and Developmental Disorders, 36 (2006): 381–394.

Stone, W.; Charman, T. (Eds.): Social and communication development in autism spectrum disorders. The Guilford Press, London, 2006.

1.5.10
Literatur

Baghdadli, A.; Picot, M. C.; Pascal, C.; Pry, R.; Aussilloux, C.: Relationship between age of recognition of first disturbances and severity in young children with autism. European Child and Adolescent Psychiatry, 12 (2003): 122–127.

Ballaban-Gil, K.; Rapin, I.; Tuchman, R.; Shinnar, S.: Longitudinal examination of the behavioral, language, and social changes in a population of adolescents and young adults with autistic disorder. Pediatric Neurology, 15 (1996): 217–223.

Bauminger, N.; Shulman, C.: The development and maintenance of friendship in high-functioning children with autism: maternal perceptions. Autism, 7 (2003): 81–97.

Bennett, T.; Szatmari, P.; Bryson, S.; Volden, J.; Zwaigenbaum, L.; Vaccarella, L.; Duku, E.; Boyle, M.: Differentiating Autism and Asperger Syndrome on the Basis of Language Delay or Impairment. Journal of Autism and Developmental Disorders, 38 (2007): 616–625.

Billstedt, E.; Gillberg, I. C.; Gillberg, C.: Autism in adults: symptom patterns and early childhood predictors. Use of the DISCO in a community sample followed from childhood. Journal of Child Psychology and Psychiatry, 48 (2007): 1102–1110.

Bölte, S.; Poustka, F.: Diagnosis of autism: the connection between current and historical information. Autism, 4 (2000): 382–390.

Bölte, S.; Poustka, F.: The relation between general cognitive level and adaptive behavior domains in individuals with autism with and without co-morbid mental retardation. Child Psychiatry and Human Development, 33 (2002): 165–172.

Bölte, S.; Bosch, G.: The long-term outcome in two females with autism spectrum disorder. Psychopathology, 38 (2005): 151–154.

Bölte, S.; Wörner, S.; Poustka, F.: Kindergarten, Schule, Beruf: die Situation in einer Stichprobe von Menschen mit autistischen Störungen. Heilpädagogik-Online, 01/05 (2005): 68–81.

Bölte, S.; Bosch, G.: Bosch's cases: a 40 years follow-up. German Journal of Psychiatry, 7 (2004): 10–13.

Bölte, S.; Feineis-Matthews, S.; Poustka F.: Brief report: emotional processing in high-functioning autism-physiological reactivity and affective report. Journal of Autism and Developmental Disorders, 38 (2008): 776–781.

Brauns, A.: Buntschatten und Fledermäuse – Leben in einer anderen Welt. Hoffmann & Campe, Hamburg, 2002.

Charman, T.; Drew, A.; Baird, C.; Baird, G.: Measuring early language development in preschool children with autism spectrum disorder using the MacArthur Communicative Development Inventory (Infant Form). Journal of Child Language, 30 (2003): 213–236.

Chawarska, K.; Paul, R.; Klin, A.; Hannigen, S.; Dichtel, L. E.; Volkmar, F.: Parental recognition of developmental problems in toddlers with autism spectrum disorders. Journal of Autism and Developmental Disorders, 37 (2007): 62–72.

Cox, A.; Klein, K.; Charman, T.; Baird, G.; Baron-Cohen, S.; Swettenham, J.; Drew, A.; Wheelwright, S.: Autism spectrum disorders at 20 and 42 months of age: stability of clinical and ADI-R diagnosis. Journal of Child Psychology and Psychiatry, 40 (1999): 719–732.

De Giacomo, A.; Fombonne, E.: Parental recognition of developmental abnormalities in autism. European Child and Adolescent Psychiatry, 7 (1998): 131–136.

DiLavore, P. C.; Lord, C.; Rutter, M.: The pre-linguistic autism diagnostic observation schedule. Journal of Autism and Developmental Disorders, 25 (1995): 355–379.

Eaves, L. C.; Ho, H. H.: Young adult outcome of autism spectrum disorders. Journal of Autism and Developmental Disorders, 38 (2008): 739–747.

Emerich, D. M.; Creaghead, N. A.; Grether, S. M.; Murray, D.; Grasha, C.: The comprehension of humorous materials by adolescents with high-functioning autism and Asperger's syndrome. Journal of Autism and Developmental Disorders, 33 (2003): 253–257.

Filipek, P. A.; Accardo, P. J.; Baranek, G. T.; Cook, E. H. Jr.; Dawson, G.; Gordon, B.; Gravel, J. S.; Johnson, C. P.; Kallen, R. J.; Levy, S. E.; Minshew, N. J.; Ozonoff, S.; Prizant, B. M.; Rapin, I.; Rogers, S. J.; Stone, W. L.; Teplin, S.; Tuchman, R. F.; Volkmar, F. R.: The screening and diagnosis of autistic spectrum disorders. Journal of Autism and Developmental Disorders, 29 (1999): 439–484.

Ghaziuddin, M.; Tsai, L. Y.; Ghaziuddin, N.: Brief report: a comparison of the diagnostic criteria for Asperger syndrome. Journal of Autism and Developemtal Disorders, 22 (2003): 643–649.

Gillberg, C.; Steffenburg, S.: Outcome and prognostic factors in infantile autism and similar conditions: a population-based study of 46 cases followed through puberty. Journal of Autism and Developmental Disorders, 17 (1987): 273–287.

Gillberg, C.; Ehlers, S.; Schaumann, H.; Jakobsson, G.; Dahlgren, S. O.; Lindblom, R.; Bågenholm, A.; Tjuus, T.; Blidner, E.: Autism under age 3 years: a clinical study of 28 cases referred for autistic symptoms in infancy. Journal of Child Psychology and Psychiatry, 31 (1990): 921–934.

Goldberg, W. A.; Osann, K.; Filipek, P. A.; Laulhere, T.; Jarvis, K.; Modahl, C.; Flodman, P.; Spence, M. A.: Language and other regression: assessment and timing. Journal of Autism and Developmental Disorders, 33 (2003): 607–616.

Grandin, T.: «Ich bin die Anthropologin auf dem Mars». Mein Leben als Autistin. Droemer Knaur, München, 1997.

Hobson, R. P.; Lee, A.: Imitation and identification in autism. Journal of Child Psychology and Psychiatry, 40 (1999): 649–659.

Howlin, P.: Can early interventions alter the course of autism? Novartis Foundation Symposium, 251 (2003): 250–259; discussion 260–265, 281–297.

Howlin, P.; Goode, S.; Hutton, J.; Rutter, M.: Adult outcome for children with autism. Journal of Child Psychology and Psychiatry, 45 (2004): 212–229.

Howlin, P.: Outcomes in autism spectrum disorders. In: Volkmar, F. R.; Paul, R.; Klin, A.; Cohen, D. (2005). Handbook of autism and pervasive developmental disorders (pp. 202–220). New Jersey, John Wiley & Sons, 2005.

Isager, T.; Mouridsen, S. E.; Rich, B.: Mortality and Causes of Death in Pervasive Developmental Disorders. Autism, 3 (1999): 7–16.

Kjelgaard, M. M.; Tager-Flusberg, H.: An Investigation of Language Impairment in Autism: implications for Genetic Subgroups. Language and Cognitive Processes, 16 (2001): 287–308.

Klin, A.: Young autistic children's listening preferences in regard to speech: a possible characterization of the symptom of social withdrawal. Journal of Autism and Developmental Disorders, 21 (1991): 29–42.

Klin, A.; Volkmar, F.; Sparrow, S.: Autistic social dysfunction: some limitations of the theory of mind hypothesis. Journal of Child Psychology and Psychiatry, 33 (1992): 861–876.

Klin, A.; Jones, W.; Schultz, R.; Volkmar, F.; Cohen, D.: Visual fixation patterns during viewing of naturalistic social situations as predictors of social competence in individuals with autism. Archives of General Psychiatry, 59 (2002a): 809–816.

Klin, A.; Jones, W.; Schultz, R.; Volkmar, F.; Cohen, D.: Defining and quantifying the social phenotype in autism. American Journal of Psychiatry, 159 (2002b): 895–908.

Kobayashi, R.; Murata, T.; Yoshinaga, K.: A follow-up study of 201 children with autism in Kyushu and Yamaguchi areas, Japan. Journal of Autism and Developmental Disorders, 22 (1992): 395–411.

Landa, R. J.; Goldberg, M. C.: Language, social, and executive functions in high functioning autism: a continuum of performance. Journal of Autism and Developmental Disorders, 35 (2005): 557–573.

Lee, A.; Hobson, R. P.; Chiat S. I: You, me, and autism: an experimental study. Journal of Autism and Developmental Disorders, 24 (1994): 155–176.

Little, L.: Middle-class mothers' perceptions of peer and sibling victimization among children with Asperger's syndrome and nonverbal learning disorders. Issues in Comprehensive Pediatric Nursery, 25 (2002): 43–57.

Lord, C.: Follow-up of two-year-olds referred for possible autism. Journal of Child Psychology and Psychiatry, 36 (1995): 1365–1382.

Lord, C.; Shulman, C.; DiLavore, P.: Regression and word loss in autistic spectrum disorders. Journal of Child Psychology and Psychiatry, 45 (2004): 936–955.

Lord, C.; Risi, S.; DiLavore, P. S.; Shulman, C.; Thurm, A.; Pickles, A.: Autism from 2 to 9 years of age. Archives of General Psychiatry, 63 (2006): 694–701.

Loveland, K. A.; Pearson, D. A.; Tunali-Kotoski, B.; Ortegon, J.; Gibbs, M. C.: Judgments of social appropriateness by children and adolescents with autism. Journal of Autism and Developmental Disorders, 31 (2001): 367–376.

Lösche, G.: Sensorimotor and action development in autistic children from infancy to early childhood. Journal of Child Psychology and Psychiatry, 31 (1990): 749–761.

Maestro, S.; Muratori, F.; Cavallaro, M. C.; Pei, F.; Stern, D.; Golse, B.; Palacio-Espasa, F.: Attentional skills during the first 6 months of age in autism spectrum disorder. Journal of the American Academy of Child and Adolescent Psychiatry, 41 (2002): 1239–1245.

Osterling, J.; Dawson, G.: Early recognition of children with autism: a study of first birthday home videotapes. Journal of Autism and Developmental Disorders, 24 (1994): 247–257.

Osterling, J. A.; Dawson, G.; Munson, J. A.: Early recognition of 1-year-old infants with autism spectrum disorder versus mental retardation. Developmental Psychopathology, 14 (2002): 239–251.

Paul, R.; Fischer, M. L.; Cohen, D. J.: Sentence comprehension strategies in children with autism and specific language disorders. Journal of Autism and Developmental Disorders, 18 (1988): 669–679.

Pickett, J. A.; Paculdo, D. R.; Shavelle, R. M.; Strauss, D. J.: 1998–2002 Update on «Causes of death in autism». Journal of Autism and Developmental Disorders, 36 (2006): 287–288.

Piven, J.; Harper, J.; Palmer, P.; Arndt, S.: Course of behavioral change in autism: a retrospective study of high-IQ adolescents and adults. Journal of the American Academy of Child and Adolescent Psychiatry, 35 (1996): 523–529.

Prizant, B. M.; Duchan, J. F.: The functions of immediate echolalia in autistic children. Journal of Speech and Hearing Disorders, 46 (1981): 241–249.

Rapin, I.; Dunn, M.: Language disorders in children with autism. Seminars in Pediatric Neurology, 4 (1997): 86–92.

Rutter, M.; Greenfeld, D.; Lockyer, L.: A five to fifteen year follow-up study of infantile psychosis. II. Social and behavioural outcome. British Journal of Psychiatry, 113 (1967): 1183–1199.

Seltzer, M. M.; Krauss, M. W.; Shattuck, P. T.; Orsmond, G.; Swe, A.; Lord C.: The symptoms of autism spectrum disorders in adolescence and adulthood. Journal of Autism and Developmental Disorders, 33 (2003): 565–581.

Shavelle, R. M.; Strauss, D. J.; Pickett, J.: Causes of death in autism. Journal of Autism and Developmental Disorders, 31 (2001): 569–576.

Sheinkopf, S. J.; Mundy, P.; Oller, D. K.; Steffens, M.: Vocal atypicalities of preverbal autistic children. Journal of Autism and Developmental Disorders, 30 (2000): 345–354.

Shriberg, L. D.; Paul, R.; McSweeny, J. L.; Klin, A.; Cohen, D. J; Volkmar, F. R.: Speech and prosody characteristics of adolescents and adults with high-functioning autism and Asperger syndrome. Journal of Speech, Language, and Hearing Research, 44 (2001): 1097–1115.

Sigman, M.; Mundy, P.: Social attachments in autistic children. Journal of the American Academy of Child and Adolescent Psychiatry, 28 (1989): 74–81.

Siperstein, R.; Volkmar, F.: Brief report: Parental reporting of regression in children with pervasive developmental disorders. Journal of Autism and Developmental Disorders, 34 (2004): 731–734.

Sterling, L.; Dawson, G.; Estes, A.; Greenson, J.: Characteristics Associated with Presence of Depressive Symptoms in Adults with Autism Spectrum Disorder. Journal of Autism and Developmental Disorders, 38 (2008): 1011–1018.

Stone, W. L.; Hoffman, E. L.; Lewis, S. E.; Ousley, O. Y.: Early recognition of autism. Parental reports versus clinical observation. Archives of Pediatric and Adolescent Medicine, 148 (1994): 174–179.

Stone, W. L.; Lee, E. B.; Ashford, L.; Brissie, J.; Hepburn, S. L.; Coonrod, E. E.; Weiss, B. H.: Can autism be diagnosed accurately in children under 3 years? Journal of Child Psychology and Psychiatry, 40 (1999): 219–226.

Szatmari, P.; Archer, L.; Fisman, S.; Streiner, D. L.; Wilson, F.: Asperger's syndrome and autism: differences in behavior, cognition, and adaptive functioning. Journal of the American Academy of Child and Adolescent Psychiatry, 34 (1995): 1662–1671.

Tager-Flusberg, H.: On the nature of linguistic functioning in early infantile autism. Journal of Autism and Developmental Disorders, 11 (1981): 45–56.

Turner, L. M.; Stone, W. L.: Variability in outcome for children with an ASD diagnosis at age 2. Journal of Child Psychology and Psychiatry, 48 (2007): 793–802.

Volden, J.; Lord, C.: Neologisms and idiosyncratic language in autistic speakers. Journal of Autism and Developmental Disorders, 21 (1991): 109–130.

Werner, E.; Dawson, G.; Osterling, J.; Dinno, N.: Brief report: Recognition of autism spectrum disorder before one year of age: a retrospective study based on home videotapes. Journal of Autism and Developmental Disorders, 30 (2000): 157–162.

Werner, E.; Dawson, G.: Validation of the phenomenon of autistic regression using home videotapes. Archives of General Psychiatry, 62 (2005): 889–895.

Wetherby, A. M.; Yonclas, D. G.; Bryan, A. A.: Communicative profiles of preschool children with handicaps: implications for early identification. Journal of Speech and Hearing Disorders, 54 (1989): 148–158.

Wolf, P.; Holtmann, M.; Herbrecht, E.; Bölte, S.; Poustka, F.: Was macht Eltern zuerst Sorgen? – Frühe Symptome bei Autismus-Spektrum-Störungen. 1. Wissenschaftliche Tagung Autismus-Spektrum-Störungen (WTASS), Abstractband, S. 39, 2007.

2 Ursachen

2.1
Verhaltensgenetik, Molekulargenetik und Tiermodelle

Sabine Klauck

2.1.1
Einleitung

Bereits in den Erstbeschreibungen von Leo Kanner (1943) und Hans Asperger (1944) wurde ein genetischer Defekt als ursächlich für Autismus-Spektrum-Störungen (ASS) vermutet. Epidemiologische Untersuchungen anhand von Familien- und Zwillingsstudien deuten auf eine hohe Erblichkeit hin, so dass Umweltfaktoren eher eine untergeordnete Rolle bei der Entstehung der ASS zuzuschreiben ist. Somit weisen autistische Störungen unter den kinderpsychiatrischen Störungen den stärksten genetischen Einfluss auf. Die spezifischen genetischen Ursachen, die zur Entwicklung einer ASS führen, sind als komplex anzusehen und eine große Zahl an genetischen Variationen führt zum Krankheitsbild (Klauck, 2006, 2007). Die molekulargenetischen Untersuchungen der letzten 15 Jahre an einer Fülle von Patientenkollektiven mit ASS haben verschiedene genetische Risikofaktoren als ursächlich vorgestellt, ohne bisher zu einem gesicherten Ergebnis gelangt zu sein.

Aufgrund der Heterogenität der ASS wird vermutet, dass es sich bei den genetischen Risikofaktoren um seltene, hoch-penetrante Mutationen in Genen oder regulatorischen Genloci handelt. Störungen dieser Genfunktionen greifen in biologische Stoffwechselwege ein, die verantwortlich sind für die Formung der für Verhaltensprozesse wichtigen Gehirnstrukturen und deren funktioneller Steuerung im ausdifferenzierten Stadium. Unterstützende Hinweise dazu ergeben sich zunehmend durch Studien mit neuroanatomischen und bildgebenden Verfahren. Weiterhin wird anhand von einzelnen biochemischen Studien abgeleitet, dass Transduktionswege von Neurotransmittern (z. B. Serotonin und Dopamin) und zu diesen Systemen gehörende Genprodukte oder Rezeptoren involviert sein können. Dies wird durch die in jüngster Zeit erhaltenen Ergebnisse der molekulargenetischen Forschung beim Autismus erhärtet.

Ferner wurden einige gemeinsame häufigere Genomvariationen durch Kopplungs- und Assoziationsstudien identifiziert, bei denen es sich um Veränderungen der DNA-Sequenz handelt. Nur wenige dieser Variationen konnten jedoch bisher repliziert werden. Aufgrund des etwa vierfach erhöhten Anteils von männlichen Betroffenen vermutet man auch die Beteiligung von Genorten auf den Geschlechtschromosomen und solchen Genen, die von Prägung während des Durchlaufens der Keimbahn betroffen sind (engl. «imprinting effects»). Aber auch solche Risikovarianten konnten in den bisherigen Studien nicht als ursächlich für ASS aufgezeigt werden.

Mit der Anwendung ausgereifter Hochdurchsatz-Technologien zur Analyse von Genomen ist es in den letzten zwei Jahren möglich geworden, auch chromosomale Aberrationen wie Translokationen, Inversionen, sowie vor allem Insertionen und Duplikationen zu untersuchen. Das Ergebnis dieser Studien hat gezeigt, dass bei einer größeren Anzahl von individuellen Fällen von ASS als bisher vermutet, ein solcher genomischer Defekt bei der Krankheitsentstehung eine Rolle spielt.

In 10 bis 15 % der Fälle mit einer ASS liegt ein monogenetischer Defekt bekannter Ätiologie als Ursache für die Erkrankung zugrunde. Diese werden als syndromaler Autismus bezeichnet, im Unterschied zu den idiopathischen Formen. Hierzu gehören unter anderem das Fragile X-Syndrom (instabile Trinukleotidsequenz in der Promoter-Region des *FMR1*-Gens), die tuberöse Sklerose (TSC Gene auf den Chromosomen 9 und 16) und das Smith-Lemli-Opitz Syndrom (Mutation im Gen der 7-Dehydrocholesterol-Reduktase, *DHCR7*-Gen). Beim Rett-Syndrom, an dem hauptsächlich Mädchen erkranken, finden sich ähnliche phänotypische Symptome wie bei ASS. Daher wird das Rett-Syndrom häufig noch in der Gruppe der ASS geführt. Da der genetische Defekt mit hauptsächlichen Mutationen im Gen für das Methyl-CpG-Bindungs-Protein 2 (*MECP2*), welches auf dem X-Chromosom liegt, bekannt ist, nimmt das Rett-Syndrom somit eine Sonderstellung innerhalb der ASS ein. Vor kurzem konnten in einigen atypischen Fällen von Rett-Syndrom auch Mutationen im Gen *CDKL5* gezeigt werden.

Bei idiopathischen ASS ist die genetische Ursache, wie erwähnt, bisher noch weitgehend unbekannt, wobei inzwischen ein komplexes multifaktorielles Vererbungsmodell mit einer unbekannten Anzahl von interagierenden Genen angenommen wird. Jedes einzelne dieser sogenannten Risiko- oder Anfälligkeitsgene (engl. «susceptibility genes») trägt somit zur Erkrankung bei, jedoch erst eine kritische Anzahl von funktionell gestörten Krankheitsgenen über einem Schwellenwert führt zur Vollausprägung der Krankheit. Zurzeit geht man von mindestens 3 bis 4 Anfälligkeitsgenen beim Autismus aus, wobei bis zu 100 Gene diskutiert werden.

Die Identifizierung solcher Anfälligkeitsgene für ASS stützt sich hauptsächlich auf drei verschiedene Ansätze: Genomweite Analysen (engl. «genome screens») zur Untersuchung auf Kopplung oder Assoziation von Genorten in Familien mit betroffenen Geschwisterpaaren, Assoziationsstudien mit zielgenauen polymorphen Markern in verschiedenen Genombereichen und innerhalb von Kandidatengenen, sowie zytogenetische Studien zum Aufspüren von chromosomalen Aberrationen. Letztere werden meistens in selteneren Fällen beobachtet, können aber Hinweise auf Genorte geben, die von Relevanz für das breite Spektrum der ASS sind. Die technischen Entwicklungen auf dem Gebiet der Microarray-Chiptechnologie zur Analyse von Genombereichen, die Insertionen oder Deletionen über mehrere hundert Basenpaare (engl. «copy number variations», CNVs) identifizieren können, oder die Genotypisierung von Einzelnukleotid-Polymorphismen (engl. «single nucleotide polymorphism», SNP) für genomweite Assoziationsstudien (engl. «genome wide association», GWA), haben in jüngster Zeit zur Identifizierung einer großen Anzahl neuer Kandidatenloci für ASS beigetragen. Zusätzlich können Tiermodelle einen wichtigen Beitrag zum Verständnis der ASS zugrunde liegenden molekularen, zellulären und pathomorphologischen Prozessen leisten.

2.1.2
Verhaltensgenetik

Verhaltensgenetik beschäftigt sich mit der Familiarität von Verhaltensphänotypen, d. h. dem Vorkommen bzw. der möglichen Häufung spezifischer Verhaltensmuster unter Verwandten. Familiarität ist ein notwendiger Sachverhalt, um genetische Faktoren hypostasieren zu können. Verhaltensgenetische Untersuchungen stützen formal die Annahme, dass ASS genetische Wurzeln haben. Seit den 70er Jahren wurden wiederholt Studien durchgeführt, die ergaben, dass das Risiko für Geschwister, an Autismus zu erkranken im Vergleich zur Allgemeinbevölkerung stark erhöht ist (Folstein/Rutter, 1977; Lauritsen/Ewald, 2001), und die autismusspezifische, phänotypische Konkordanz bei monozygoten Zwillingen übersteigt diejenige dizygoter Zwillinge bei weitem. Bei Folstein und Rutter (1977) lag die Verhaltenskonkordanz für autistische Züge bei elf eineiigen Zwillingen bei 82 % und ähnlich hoch bei Le Couteur et al. (1996). In einer skandinavischen Studie von Steffenburg et al. (1989) an jeweils elf monozygoten und dizygoten Zwillingspaaren lag die Konkordanz der eineiigen Zwillinge bei 91 % und bei den zweieiigen Zwillingen bei 0 %. Diese Arbeiten sprechen für eine hohe «Erblichkeit» von über 90 %. Erblichkeit ist ein statistischer Begriff, der aussagt, in welchem Ausmaß Unterschiede zwischen Menschen durch genetische respektive Umweltbedingungen (biologische und psychosoziale) und Biographien bestimmt werden.

Neben Geschwister- und Zwillingsstudien legen auch Ergebnisse zur Aggregation sozialer, kognitiver und verbaler Auffälligkeiten unter erstgradig Verwandten autistischer Menschen genetische Grundlagen nahe (Bölte/Poustka, 2006; Bölte et al., 2007). Solche milden, subklinischen autistiformen Verhaltensweisen werden auch als «breiter oder erweiterter Phänotyp» des Autismus bezeichnet. Er gilt als Indikator für die Existenz einer zugrunde liegenden genetischen, und über die Kernsymptomatik des Autismus hinausreichenden Disposition für autistisches Verhalten (Bolton et al., 1994; Bailey et al., 1998). Weitere Arbeiten zeigen, dass die Symptomatik im Sinne des breiteren Phänotyps bei «Multiinzidenz-Familien», also Familien mit mehr als einem autistischen Kind, in der Regel höher ist als in «Singleton-Familien», d. h. in Familien mit einem betroffenen Kind (Piven/Palmer, 1997, 1999). Es wird daher angenommen, dass eine Disposition für ASS vorliegt, die im ungünstigsten und seltenen Fall zu einer schweren ASS, aber häufiger zu einer subklinischen, unterschwelligen Symptomatik führt.

2.1.3 Molekulargenetische Untersuchungen

2.1.3.1 Kopplungsanalysen und Feinkartierungen: Begriffsklärungen

Das Hauptziel bei der Durchführung von sog. genomweiten Analysen mit polymorphen genetischen Markern ist die Identifizierung von Anfälligkeitsgenen für ASS für weiterführende Feinkartierungen mittels Assoziationsstudien und anschließender detaillierter Untersuchung von Kandidatengenen. Das Studiendesign basiert auf dem Einsatz von DNA-Proben von Familien mit mehreren betroffenen Mitgliedern, typischerweise betroffene Geschwister aber auch anderen Verwandten, z. B. Cousinen und Cousins. Eine Auswahl von 300 bis 400 polymorphen Markern mit einer gleichmäßigen Verteilung über alle Chromosomen des Genoms wird innerhalb der Familien genotypisiert. Eine erhöhte Anzahl von Markerallelen, die den betroffenen Familienmitgliedern mit dem Krankheitsstatus dabei gemeinsam sind, das sogenannte «identity by descent (IBD)», wird nach einer statistischen Auswertung als «Maximum multipoint logarithm of the odds (LOD) (MLS)»-Wert oder als nicht-parametrischer LOD-Wert (engl. «non-parametric linkage» (NPL)) ausgedrückt. Dabei sind MLS-Werte über 3.6 als signifikant und mit mindestens 1 als suggestiv für eine Kopplung des Markers mit einem in dieser Genomregion befindlichen Anfälligkeitsgen definiert. Da es sich aufgrund dieser Methodik zunächst um noch sehr große Genombereiche mit 20 bis 40 Megabasenpaaren bei oftmals mehreren hundert Genen handelt, müssen zur Eingrenzung des Kandidatengenbereichs Feinkartierungen vorgenommen werden. Die dafür angewandten Methoden der familiengestützten Assoziationsstudien für Markerallele im Kopplungsungleichgewicht (engl. «linkage disequilibrium», LD) im Vergleich zu Fall-Kontrollstudien ist heutzutage der Standard, um falsch positive oder negative Ergebnisse aufgrund genetischer Populationsunterschiede zu minimieren. Dafür ist jeweils die Genotypisierung von Eltern und betroffenem Kind, den sogenannten Trios, notwendig. Assoziationsstudien haben zudem den Vorteil einer größeren Aussagekraft als Kopplungsstudien bei der Analyse eines bestimmten Genortes, bei dem das Anfälligkeitsgen möglicherweise mit einem geringeren Effekt zum Krankheitsgeschehen beiträgt (Risch/Merikangas, 1996).

Kopplungsanalysen (engl. «linkage analysis») dienen durch Verwendung von polymorphen Markern zur Kartierung von Genorten, die innerhalb von Familienstammbäumen z. B. eng mit einer Krankheit verknüpft sind. Kommt es statistisch nur noch zu wenigen oder keinen Rekombinationsereignissen zwischen Marker und Krankheit, so sollte das krankheitsauslösende Gen oder Anfälligkeitsgene in unmittelbarer Nähe des verwendeten Markers liegen. Assoziationsstudien untersuchen, ob bestimmte DNA-Marker im Genom überzufällig häufig bei erkrankten Personen im Vergleich zur Normalbevölkerung vorkommen. Dies ist ein Hinweis, dass sich an dieser Stelle oder in der Nähe ein Anfälligkeitsgen für die untersuchte Krankheit befindet. Copy number variations (CNVs) sind Genombereiche, die zwischen 10 000 und 5 Millionen Basenpaaren groß sein können und individuell in unterschiedlicher Kopienzahl vorliegen. Führen diese zu Funktionsverlusten bei Genen könnten sie krankheitsverursachend sein.

2.1.3.2
Genomweite Kopplungsanalysen und Feinkartierungen bei Autismus

Seit der ersten publizierten genomweiten Kopplungsanalyse durch das «International Molecular Genetic Study of Autism Consortium (IMGSAC)» (1998) wurden weitere 15 genomweite Kopplungsanalysen für ASS mit Familien aus Europa und Nordamerika durchgeführt (Barrett et al., 1999; Philippe et al., 1999; Risch et al., 1999; Buxbaum et al., 2001; Liu et al., 2001; Shao et al., 2002a; Auranen et al., 2002; Ylisauko-oja et al., 2004; Cantor et al., 2005; McCauley et al., 2005; Schellenberg et al., 2006; Ylisaukkooja et al., 2006; Lauritsen et al., 2006; Ma et al., 2007; The Autism Genome Project Consortium, 2007). In die meisten dieser Analysen gingen unabhängige Patientenkollektive ein, allerdings bei einigen Studien auch Patienten aus zentralen Kollektiven, d. h. solchen Stichproben, die mehreren Untersuchungsgruppen zur Verfügung standen. Daran anschließend haben vier Studienzentren weiterführende Kopplungsanalysen nach Aufstockung des ursprünglichen Patientenkollektivs und mit zusätzlichen Markern in den interessanten Genomregionen durchgeführt, die bei der Erstanalyse identifiziert wurden (International Molecular Genetic Study of Autism Consortium, 2001a; Alarcón et al., 2002; Yonan et al., 2003; Alarcón et al., 2005; Lamb et al., 2005; Rehnström et al., 2007). Suggestive Kopplungsergebnisse mit einem MLS > 1 wurden auf 19 der Autosomen und dem X-Chromosom gefunden (Abb. 2.1.1), was auf Heterogenität bei den genetischen Studien hindeutet. Die höchsten LOD-Werte jeder dieser genomweiten Kopplungsanalyse sind in Tabelle 2.1.1 gelistet. Nur bei drei Studien wurde ein genomweites Signifikanzniveau über dem Schwellenwert von MLS 3.6 gefunden: Marker D2S2188 in 2q31.1 mit einem MLS 4.8 (International Molecular Genetic Study of Autism Consortium, 2001a), Marker D3S3037 in 3q26.32 mit $Z_{max\,dom}$ von 4.31 (Auranen et al., 2002), und Marker D3S2432 in 3p23–22.3 mit NPL_{all} = 3.83 (Rehnström et al., 2006).

Kürzlich wurde eine große Kopplungsstudie durch das Autism Genome Project (AGP) Consortium (2007) mit insgesamt 1181 Familien, jeweils mit mindestens zwei betroffenen Mitgliedern, unter Verwendung von Affymetrix™ 10K SNP-Microarrays durchgeführt. Hierbei war gleichzeitig auch die Analyse von CNVs möglich. Diese als Meta-Analyse aufgebaute Studie an Familien aus den USA und Europa ergab Kopplungshinweise in der Region 11p12 – p13 und CNVs im Gen für Neurexin, sowie einigen anderen möglichen Risikogenen. Die genom-

Tabelle 2.1.1: Genomweite Kopplungsstudien von Autismus-Spektrum-Störungen mit Angabe des höchsten LOD-Wertes im kompletten Familienkollektiv

Studiengruppe	Anzahl der betroffenen Geschwisterpaare	Chromosomale Region	Marker	Höchster LOD-Wert	Referenz
Stanford	90	1p13.2	D1S1675	2,15	Risch et al. (1999)
IMGSAC (Teilkollektiv von Lamb et al. (2001))	152	2q31.1	D2S2188	4,80	IMGSAC (2001a)
IMGSAC	219	2q31.1–q31.3	D2S2314-D2S2310	2,54	Lamb et al. (2005)
AGRE (Teilkollektiv von Alarcon et al. (2002))	95	2q31.3	D2S364	2,39	Buxbaum et al. (2001)
Faröer Inseln	12 (Fälle)	3p25.3	D3S3594	0,00007 (p-Wert)	Lauritsen et al. (2006)
Finnland (Teilkollektiv von Rehnström et al. (2007))	17 (Asperger Syndrom)	3p23–p22.3	D3S2432	3,32	Ylisaukko-oja et al. (2004)
Finnland	29 (Asperger Syndrom)	3p23–p22.3	D3S2432	3,83	Rehnström et al. (2006)
AGRE	291	3q22.1	D3S3045-D3S1763	3,10	Alarcón et al. (2005)
Finnland	38	3q26.32	D3S3037	4,31	Auranen et al. (2002)
AGRE + Finnland	314	4q21–31	D4S1591	2,53	Ylisaukko-oja et al. (2006)
PARIS	51	6q21	D6S283	2,23	Philippe et al. (1999)
IMGSAC (Teilkollektiv von Lamb et al. (2001))	87	7q32.1	D7S530-D7S684	2,53	IMGSAC (1998)
AGRE (Teilkollektiv von Alarcon et al. (2005))	152	7q35	D7S1824	2,98	Alarcón et al. (2002)
CPEA	222	10p15.1	D10S591	0,0014 (p-Wert)	Schellenberg et al. (2006)
AGP	1181	11p13	rs2421826	3,57	The Autism Genome Project Consortium (2007)
Duke + Vanderbilt	26 (erweiterte Familien)	12q14.2	rs1445442	3,02	Ma et al. (2007)

2. Ursachen

Tabelle 2.1.1 (Fortsetzung): Genomweite Kopplungsstudien von Autismus-Spektrum-Störungen mit Angabe des höchsten LOD-Wertes im kompletten Familienkollektiv

Studiengruppe	Anzahl der betroffenen Geschwisterpaare	Chromosomale Region	Marker	Höchster LOD-Wert	Referenz
CLSA	75	13q22.1	D13S800	3,0	Barrett et al. (1999)
AGRE	345	17q11.2	D17S1800	2,83	Yonan et al. (2003)
CLSA + AGRE	158	17q11.2	D17S1294	2,85	McCauley et al. (2005)
AGRE	91	17q21.2	D17S1299	1,9	Cantor et al. (2005)
CAT	99	Xq21.33	DXS6789	2,54	Shao et al. (2002a)
AGRE	110	Xq26.1	DXS1047	2,67	Liu et al. (2001)

Beachte: AGRE, Autism Genetic Resource Exchange; CAT, Collaborative Autism Team; CLSA; Collaborative Linkage Study of Autism; CPEA, Collaborative Programs of Excellence in Autism; IMGSAC, International Molecular Genetic Study of Autism Consortium; LOD, Logarithm of the Odds (Logarithmus der Kopplungswahrscheinlichkeit); PARIS, Paris Autism Research International Sib Pair Study.

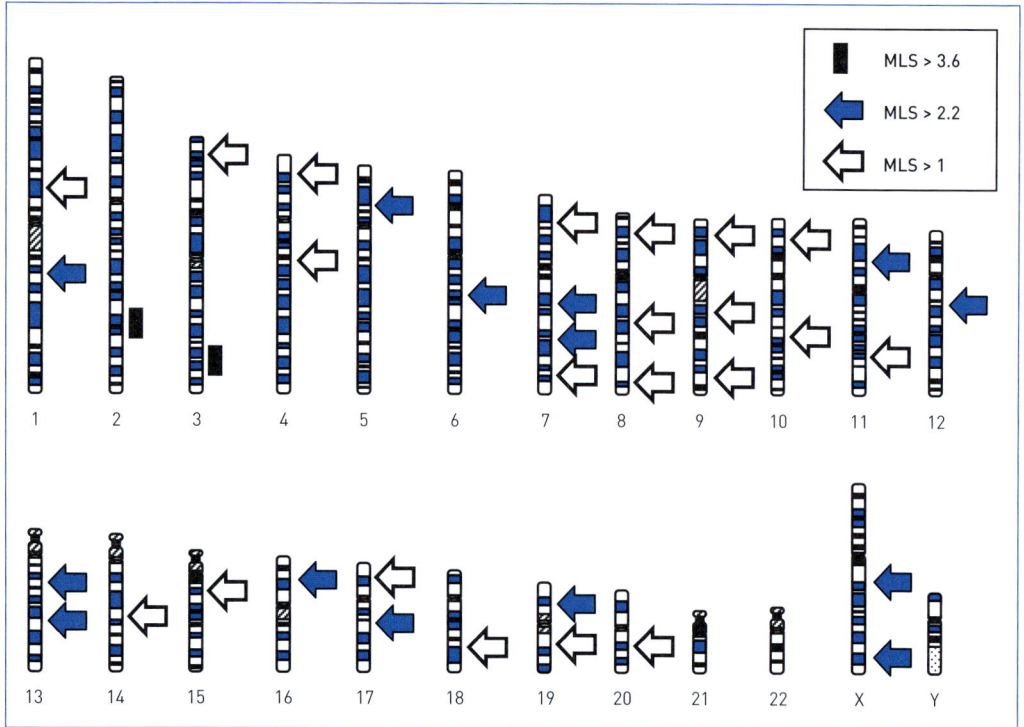

Abbildung 2.1.1: Ergebnisse von insgesamt elf unabhängigen genomweiten Kopplungsanalysen und vier Folge-Studien an Patientenkollektiven mit Autismus-Spektrum-Störungen. Die Symbole kennzeichnen die Bereiche mit signifikanten (Balken) oder suggestiven (Pfeile) statistischen Ergebnissen. MLS, maximum multipoint LOD score.

weite Kopplungsanalyse von 17 Familien aus Finnland mit einer Diagnose Asperger-Syndrom fand positive Kopplungsergebnisse in einem zweistufigen Ansatz in den chromosomalen Regionen 1q21–q22, 3p14–p24 und 13q31–q33 (Ylisaukko-oja et al., 2004). Die ersten zwei Loci replizieren Ergebnisse, die bereits in den Studien mit ASS-Patienten gefunden wurden. Die Genomegionen auf 1q und 13q überlappen mit publizierten Schizophrenie-Anfälligkeitsregionen. In einer Folgestudie mit 12 neuen erweiterten Familien mit Asperger-Syndrom konnten die Ergebnisse in der Region 3p21–q25 repliziert werden (Rehnström et al., 2006). Diese Resultate unterstreichen die Möglichkeit, dass bestimmte Genomregionen Anfälligkeitsgene für verschiedene abgegrenzte neuropsychiatrische Erkrankungen enthalten können. Die Beteiligung derselben Gene bei mehreren dieser Erkrankungen sollte zukünftig in zusätzlichen Studien genauer untersucht werden.

Viele andere Genomregionen von Interesse wurden in mehr als einer Studie als Anfälligkeitsregionen identifiziert, vor allem die chromosomalen Regionen 1p, 5q, 7q, 15q, 16p, 17q, 19p and Xq (Abb. 2.1.1). Andere Loci wurden nur einmal gefunden oder repräsentieren falsch positive Ergebnisse. Die variablen Resultate aus diesen Studien wurden sicher auch durch die Heterogenität der Patientenkollektive verursacht. Die Ursache könnte in der Anwendung unterschiedlicher Klassifizierungsschemata liegen. Trotz Verwendung der standardisierten diagnostischen Untersuchungsinstrumente differieren die Studien durch den unterschiedlichen Einschluss von Geschwisterpaaren mit den Diagnosen Autismus, Asperger-Syndrom oder nicht näher bezeichnete tiefgreifender Entwicklungsstörung (PDD-NOS). Zusätzlich lässt sich vermuten, dass Populationsunterschiede eine nicht geringe Rolle auf dem Hintergrund evolutionärer Entwicklung von Markerprofilen in der unterschiedlichen ethnischen Umgebung spielen.

Zwei der interessantesten Genomregionen, die häufig mit starken Hinweisen auf Kopplung bei mehreren Studien lokalisiert werden konnten, sind die Chromosomen 2q und 7q. Trotzdem decken diese mit 25 cM (centiMorgan) bzw. 60 cM noch einen sehr großen Genombereich ab. Daher wurde in mehreren Studien versucht, eine Feinkartierung unter Berücksichtigung des Endophänotyps für verzögerte Sprachentwicklung vorzunehmen. Die Regionen wurden zunächst durch ein suggestives Kopplungsergebnis bestätigt (Alarcón et al., 2005; Ashley-Koch et al., 1999; International Molecular Genetic Study of Autism Consortium, 2001b; Bradford et al., 2001; Shao et al., 2002b). Innerhalb der Region 2q24–q33 wurden durch Feinkartierung mit Assoziationsstudien die Gene für das mitochondriale Asparaginsäure/Glutaminsäure-Transportprotein SLC25A12 (Ramoz et al., 2004) und das Protein CMYA3 mit Bindungsfunktion zum Aktin in Zellen (Faham et al., 2005) als Anfälligkeitsgene identifiziert, obwohl in einer weiteren Studie mit einem unabhängigen Patientenkollektiv diese Assoziationen nicht bestätigt werden konnten (Blasi et al., 2006a). Variable Ergebnisse fanden sich auch bei der Untersuchung des Gens Reelin (*RELN*) in der chromosomalen Region 7q22, dessen Genprodukt bei der Migration von Neuronen während der Gehirnentwicklung funktionell aktiv ist. Ein Polymorphismus mit einer Triplett-Wiederholungssequenz in der 5'-nichttranslatierten Region (Persico et al., 2001; Zhang et al., 2002) sowie verschiedene SNPs (Skaar et al., 2005; Serajee et al., 2006) waren positiv assoziiert, während diese Ergebnisse in weiteren Studien nicht repliziert werden konnten (Krebs et al., 2002, Bonora et al., 2003, Devlin et al., 2004, Li et al., 2004). Die niedrige Frequenz von vier verschiedenen «Missense»-Mutationen in einem Kollektiv von 315 ASS-Familien (Bonora et al., 2003) kann ebenfalls nicht für die signifikanten Kopplungsergebnisse in dieser Genomregion verantwortlich sein und lässt somit noch andere bisher unbekannte involvierte Genloci vermuten. Postmortem-Studien an Gehirnen deuten jedoch auf einen Einfluss von Reelin bei der Verursachung struktureller und kognitiver Defizite bei ASS hin (Fatemi et al., 2005). Interessanterweise zeigte das Gen Engrailed (*EN2*) in 7q36, das bei der Entwicklung des Cerebellums mitwirkt, eine positive Assoziation mit zwei intronischen SNPs in zwei unabhängigen Familienkollektiven (Benayed et al., 2005). Die Relevanz der Resultate von diesen Kandidatengenen für den Phänotyp bei ASS muss auf jeden Fall in unabhängigen Kollektiven autistischer Patienten in Folge überprüft werden und lässt zu diesem Zeitpunkt noch keine endgültigen Schlüsse auf beteiligte Stoffwechselwege oder Regelkreise bei der Gehirnentwicklung zu.

Ein anderer Aspekt, der in Kopplungsanalysen genauer betrachtet werden kann, ist ein möglicher Effekt, der sich aufgrund des Geschlechts der Patienten oder dem Einfluss maternal oder paternal geerbter Genvarianten ergibt. Eine entsprechende Analyse von Genloci, die möglicherweise geschlechtsgebunden fungieren, führte zu der Annahme, dass Regionen auf den Chromosomen 7q, 15q und 16p eine Rolle spielen könnten, während sich Genorte auf den Chromosomen 2 und 9 neutral verhielten (Lamb et al., 2005). In der gleichen Studie zeigten sich Genorte auf den Chromosomen 7q und 9p dann relevant, wenn sie maternal geerbt waren, während eine andere Genregion auf 7q einen paternalen Einfluss hatte. Eine andere Studiengruppe identifizierte eine nur bei männlichen Patienten relevante Kopplung von MLS 4.3 in 17q11 (Stone et al., 2004). Die geschlechtsspezifischen Analysen und Resultate sprechen dafür, dass bestimmte Hormontiter eine hypothetische Auswirkung auf bestimmte Genorte haben könnten, sowie dass maternal oder paternal geprägte Gene involviert sind. Auch hier sind Folgestudien zu diesem Zeitpunkt notwendig, um solche Hypothesen an zusätzlichen Kollektiven von ASS-Patienten zu überprüfen.

Das Problem der großen Heterogenität von Patientenkollektiven wird durch die Betrachtung spezifischer phänotypischer Charakteristika, sogenannter Endophänotypen, reduziert. So sind einige Studien bekannt, die eine Korrelation zwischen Kopplung und bestimmten Endophänotypen gefunden haben:

1. Familien mit obsessiv-zwanghaftem Verhalten zeigten suggestive Kopplung in 1q24.2 (Buxbaum et al., 2004) und Kopplung zu bereits beschriebenen Kopplungsloci in 6q14.3 (Philippe et al., 1999) und 19p13 (International Molecular Genetic Study of Autism Consortium, 1998; Philippe et al., 1999; Liu et al., 2001).
2. Der Faktor «Entwicklungsstufen» ging einher mit Kopplungen zu den Anfälligkeitsloci 17q11.2 und 19p13 (McCauley et al. 2005) und wies somit eine teilweise Replikation der Ergebnisse in 17q11 von Stone et al. (2004) auf.
3. Ein Subkollektiv von 34 betroffenen Geschwisterpaaren mit einer Krankengeschichte von Entwicklungsregression zeigte eine Zuordnung zu den Genomregionen 21q21.1 und 7q36.1 (Molloy et al., 2005), wobei letztere Studie ein vorheriges positives Kopplungssignal bei 165 cM auf 7q in der genomweiten Analyse von Liu et al. (2001) replizierte.
4. Mit Anwendung der statistischen Methode der geordneten Subgruppenanalyse (engl. «ordered-subset analysis», OSA) und dem Faktor «Bestehen auf Gleichheit (engl. insistence of sameness)» der repetitiv-stereotypen Verhaltensdomäne des Untersuchungsinstruments ADI-R (s. Kap. 3.1) wurde eine positive Kopplung in der 15q11-q13 Region entdeckt (Shao et al., 2003). Diese chromosomale Region repräsentiert die häufigste aufgefunde chromosomale Aberration bei ASS (Vorstman et al., 2006).
5. Die Analyse von Savant-Fähigkeiten als Endophänotyp hat bisher nur zu widersprüchlichen Resultaten geführt, wobei sich positive oder negative Kopplungen auf 15q11–q13 ergaben (Nurmi et al., 2003; Ma et al., 2005). Zusammenfassend lässt sich vermerken, dass mit dem Ansatz der Untersuchung kategorialer Endophänotypen bereits einige vielversprechende Ergebnisse erzielt werden konnten. Allerdings waren die Studiengruppen nicht sehr groß und der Wert der Resultate kann nur durch Folgestudien mit größeren Fallzahlen eingeschätzt werden.

2.1.3.3
Chromosomale Aberrationen

Chromosomale Aberrationen, die bei zytogenetischen Untersuchungen festgestellt werden, sind von großer Hilfe, um relevante Gene für monogenetische und polygenetische Erkrankungen zu lokalisieren. Eine Zusammenstellung solcher im Karyotyp sichtbarer Bruchpunkte, Translokationen, Duplikationen und Deletionen bei vornehmlich individuellen Fällen von ASS, die sich über alle Chromosomen verteilen, findet sich bei Castermans et al. (2004) und Vorstman et al. (2006). Zum aktuellen Zeitpunkt kann allerdings noch keine direkte Korrelation zwischen diesen Genomregionen und Anfälligkeitsgenen für ASS hergestellt werden. Trotzdem wird es sinnvoll sein, die Daten aus den Kopplungsstudien und den genomweiten Assoziationsstudien einschließlich der krankheitsrelevanten CNVs mit den Ergebnissen aus den klassischen Karyotypisierungen zu integrieren, um interessante Genomregionen zur Feinkartierung von Anfälligkeitsgenen zu bestimmen.

Die chromosomale Region 15q11–q13 hat durch die im Verhältnis häufiger auftretende Duplikation mit meist maternalem Ursprung bei ASS (Vorstman et al., 2006) viel Aufmerksamkeit erfahren. Diese interessante Genomregion birgt eine Gruppe von Genen der γ-Aminobuttersäure ($GABA_A$) Rezeptor-Untereinheiten (*GABRB3, GABRA5, GABRG3*). Fehlfunktionen dieser Gene könnten Auswirkungen auf die Hemmung exzitatorischer neuronaler Stoffwechselwege, eventuell auch schon während der Gehirnentwicklung haben, und somit von pathologischer Relevanz für ASS sein. Eine Anzahl von Kopplungs- und Assoziationsstudien zeigte in begrenztem Umfang die Beteiligung dieser $GABA_A$-Rezeptoren. Die häufigste positive Kopplung wurde für das Gen *GABRB3* berichtet (Cook et al., 1998; Martin et al., 2000; Buxbaum et al., 2002; McCauley et al., 2004; Curran et al., 2005).

Eine andere Region von Interesse ist die subtelomerische Region von 2q37 mit einer im Vergleich zu anderen chromosomalen Arealen höheren Frequenz an Deletionen (Ghaziuddin/ Burmeister, 1999; Wolff et al., 2002; Lukusa et al., 2004). Eine detaillierte Feinanalyse in einem größeren Kollektiv von Patienten erbrachte eine begrenzte Anzahl von nicht-synonymen Varianten, d. h. Änderungen der kodierten Aminosäuren, im Genprodukt von Centaurin gamma-2 (*CENTG2*) (Wassink et al., 2005). Dieses ist ein Protein des Cytoskeletts, das in vielen neuronalen Prozessen bei der Gehirnentwicklung und im ausgereiften Gehirn eine Rolle spielt und somit aufgrund seiner Funktion als Kandidatengen für ASS besonders in Frage kommt. Da allerdings in dieser Studie keine positiven Assoziationsergebnisse erzielt werden konnten, ist auch die Beteiligung weiterer Gene in der 2q37-Region denkbar.

Technisch-methodische Entwicklungen wie die «Matrix-based comparative genomic hybridization (m-CGH)» (Solinas-Toldo et al., 1997) und «Representational oligonucleotide microarray»-Analyse (Lucito et al., 2003) erlauben das gezielte Aufspüren ASS-relevanter Genomregionen mit der Untersuchung von größeren Patientenkollektiven auf wesentlich kleinere Duplikationen und Deletionen, d. h. CNVs, im submikroskopischen Bereich. Hierbei wird die DNA von Patienten und Kontrollen jeweils mit einem unterschiedlichen Fluoreszenzfarbstoff markiert und beide DNA-Proben gemeinsam auf einen DNA-Chip hybridisiert, der geordnete genomische DNA-Proben enthält. Die Fluoreszenzfarbstoffe zeigen jeweils an, bei welchen regionalen DNA-Proben eine entsprechende Überrepräsentation durch Duplikation oder Unterrepräsentation durch Deletion in den Patienten-Genomen im Vergleich zu den Kontrollen vorhanden ist. So lassen sich diese genomischen Regionen leicht bestimmen und eingrenzen. Die Anwendung von Array CGH bei einer Auflösung von einer Megabase mit Proben von 29 Patienten mit syndromischen ASS zeigte sechs Deletionen und zwei Duplikationen mit einer Größenordnung von 1.4 bis 16 Megabasen (Jacquemont et al., 2006). Allerdings waren diese Aberrationen individuell in verschiedenen Genomregionen lokalisiert. In einer Studie mit 264

Familien mit idiopathischem Autismus von Sebat et al. (2007) wurde eine klare Assoziation von de novo CNVs, meistens Deletionen, mit der Krankheit berichtet. Die Frequenz dieser spontanen Mutationen lag bei den sporadischen Fällen bei 10 % und bei den familiären Fällen bei 3 % und somit signifikant höher als in nichtbetroffenen Kontrollen mit 1 %. In Übereinstimmung mit der Studie von Jacquemont et al. (2006) wurde keiner der CNVs mehr als zweimal im kompletten Kollektiv angetroffen. Das unterstreicht die Annahme, dass der autistische Phänotyp durch eine Vielfalt an genetischen Defekten verursacht wird. Eine zweite Studie mit 427 unabhängigen ASS-Fällen zeigte insgesamt 277 CNVs in 44 % der ASS-Familien (Marshall et al., 2008). De novo CNVs wurden in 7 % der idiopathischen Familien mit einem betroffenen Kind, aber nur in 2 % der Familien mit zwei oder mehr betroffenen Kindern bemerkt. Dies spricht für eine relativ hohe spontane Mutationsrate bei ASS. Einige der gefundenen CNVs wurden bereits vorher berichtet, vor allem in den chromosomalen Regionen 15q11–q13 und 22q11.2 sowie in den Genen Neuroligin 4 (*NLGN4*) in Xp22.3, «SH3 and multiple ankyrin repeat domains 3» (*SHANK3*) in 22q13 und Neurexin 1 (*NRXN1*) in 2p16. Deren Genprodukte sind an der Struktur und Funktion postsynaptischer Proteinkomplexe beteiligt, und spielen damit eine Rolle bei der Synapsenbildung mit Einfluss auf die Aktivität neuronaler Schaltkreise. Zusätzlich konnte durch Ballif et al. (2007) ein CNV in 16p11.2 mit einer Frequenz von 1 % entdeckt werden, der mit einem Anfälligkeitslocus für mentale Retardierung einhergeht. Diese Mikrodeletion in 16p11.2 war auch in 0.6 % von 712 Fällen in der Studie von Kumar et al. (2008) auffällig. Diese neue Mikrodeletion sowie die reziproke Mikroduplikation wurde ebenfalls in einer GWA-Studie an mehr als 2000 Patienten mit ASS berichtet (Weiss et al., 2008). Eine neuere Studie in einem Kollektiv mit 88 blutsverwandten Familien erlaubte die Methode der Homozygotie-Kartierung (Morrow et al., 2008). Die prominentesten CNVs wurden mit Deletionen in den chromosomalen Regionen 3q24 und 4q28.3 festgestellt, die unter anderem die Gene für «deleted in autism1 (*DIA1*)/c3orf58», für *NHE9/SLC9A9* (einem Membranprotein für Natrium-Hydrogen-Austausch), sowie Protocadherin (*PCDH10*) enthalten. Alle diese Kandidatengene sind in neuronaler Aktivität involviert. Trotzdem muss in Zukunft sorgfältig untersucht werden, inwieweit diese genomischen Imbalanzen wirklich mit dem Krankheitsgeschehen verknüpft sind oder nur nicht-relevante größere CNVs im humanen Genom verkörpern (Sebat et al., 2004; Iafrate et al., 2004). Dies beinhaltet einerseits die genauere Analyse der in den CNV-Regionen lokalisierten Gene und regulatorischen nicht-kodierenden Abschnitte in größeren Patientenkollektiven durch Assoziationsstudien, andererseits direkte Sequenzierung mit den derzeit zur Verfügung stehenden neuen effizienten Methoden der DNA-Sequenzierung. Weiterhin sollten zur Verifizierung auch funktionelle Studien der Genprodukte auf zellulärer Ebene und im Tiermodell herangezogen werden.

2.1.3.4
Kandidatengene

Verschiedene Kriterien können ein Gen oder einen Genort als geeignet für Assoziationsstudien zur Feinkartierung oder Analyse auf Variationen oder Mutationen definieren. Das Gen oder Genprodukt sollte jeweils:

1. relevant sein für Verhaltensprozesse beim Menschen,
2. in einem Stoffwechselweg für neuronale Entwicklung im Gehirn eingepasst sein, angezeigt durch eine Expression in fötalem Gehirngewebe,
3. in einem geeigneten Tiermodell mit Verhaltensauffälligkeiten korreliert sein,
4. durch eine chromosomale Aberration oder
5. durch positionelle Kopplungsstudien identifiziert worden sein.

In den letzten zehn Jahren wurden zahlreiche Kandidatengenstudien zur Untersuchung auf

Anfälligkeitsgene für ASS durchgeführt. In der Mehrzahl der individuellen Studien ergibt sich allerdings bis heute kein klares Bild hinsichtlich einer gesicherten positiven Assoziation eines Gens oder Genortes oder der Identifikation krankheitsrelevanter Variationen oder Mutationen. Der Grund liegt vermutlich in der Heterogenität allelischer Variationen und untersuchten Patientenkollektive, sowie zu kleinen Fallzahlen oder ethnisch differierenden Populationen. Weit über 100 funktionelle oder positionelle Kandidatengene wurden bisher direkt getestet ohne jedoch eine gesicherte Aussage über die Beteiligung bei ASS treffen zu können. Es ist daher unmöglich an dieser Stelle auf alle diese Studien einzugehen. Trotzdem kristallisiert sich immer mehr heraus, dass viele der identifizierten potenziellen Anfälligkeitsgene wie erwartet in Prozessen der neuronalen Entwicklung, besonders aber der Bildung und Funktion glutamaterger Synapsen beteiligt sind. **Tabelle 2.1.2** zeigt eine Übersicht solcher Gene und deren Kategorisierung in verschiedene Funktionsklassen, wie Genregulation, Aktin-Cytoskelett-Dynamik, Synapsenstruktur, Zelladhäsion, Neurotransmission, Second-Messenger-Systeme und sekretorischen Proteinen (Persico/Bourgeron, 2006). Im Folgenden werden vier der Gene bzw. Genfamilien vorgestellt, um die weltweiten Anstrengungen und bestehenden Schwierigkeiten zu demonstrieren, ihre Rolle beim Krankheitsbild der ASS aufzuklären.

Gene im physiologischen Stoffwechselweg von Serotonin sind hervorragende Kandidatengene für ASS, da Serotonin als Neurotransmitter im Gehirn für eine Reihe von kognitiven Funktionen verantwortlich ist. Hyperserotoninämie wurde beim Autismus häufiger berichtet, in Folge dessen das Serotonintransporter-Gen (*SLC6A4* oder *5-HTT*) als verantwortlich für den Rücktransport des Serotonins an der präsynaptischen Membran von Neuronen ein primäres Ziel für intensive Untersuchungen wurde. Die Ergebnisse der unzähligen Studien bleiben jedoch inkonsistent, indem z. B. einerseits Assoziation mit verschiedenen Allelen des für die Genexpression verantwortlichen funktionellen Promotorpolymorphismus 5-HTTLPR (kurzes oder langes Allel) oder aber keine Assoziation gefunden wurde (zusammengefasst in Devlin et al., 2005). Kürzlich konnte gezeigt werden, dass der SNP rs25531 mit seiner A-Variante im langen Allel von 5-HTTLPR alleine verantwortlich ist für eine hohe 5-HTT mRNA-Transkription (Wendland et al., 2006). Hingegen wird bei der G-Variante im langen Allel, wie bei den kurzen Allelen, allgemein eine niedrigere Genexpression stattfinden. Diese Tatsache könnte die uneinheitlichen Ergebnisse der bisherigen Assoziationsstudien erklären, da sich diese nur auf das lange und kurze Allel bezogen. Andere SNPs in *5-HTT* zeigten eine starke Assoziation mit Autismus (Kim et al., 2002). Außerdem fand sich eine positive Kopplung zur Serotonintransporter-Lokalisation in 17q11.2−q12 in mehreren genomweiten Markeranalysen (International Molecular Genetic Study of Autism Consortium, 2001a; Yonan et al., 2003; McCauley et al., 2005). Analysen identifizierten mehrere seltene kodierende (z. B. Gly56Ala) und nicht-kodierende Varianten im Serotonintransporter mit einer starken Korrelation zum Endophänotyp des starr-zwanghaften Verhaltens (Sutcliffe et al., 2005). Der Bericht einer anderen seltenen funktionell kodierenden Variante Ile425Leu, welche eine höhere mRNA Expression verursacht (Kilic et al., 2003), in zwei Familien mit einem komplexen neuropsychiatrischen Phänotyp (obsessiv-zwanghaftes Verhalten, Asperger-Syndrom, soziale Phobie, Anorexia nervosa, Tic-Erkrankung, Alkohol- bzw. andere Abhängigkeit) suggeriert eine mögliche Rolle bei ASS (Ozaki et al., 2003). Allerdings wurde diese Variante in einer Replikationsstudie mit 210 Patienten mit Autismus oder Asperger-Syndrom nicht identifiziert, und somit ist in diesem Fall eine Relevanz für ASS auszuschließen (Wendland et al., 2008).

Hinweise aus Kopplungsstudien (Shao et al., 2002a; Auranen et al., 2002) und Berichte chromosomaler Deletionen bei drei Autistinnen (Thomas et al., 1999) führten zur Analyse der Gene für Neuroligin 3 (*NLGN3*) in Xq13.1 und

Tabelle 2.1.2: Kandidatengene für Autismus-Spektrum-Störungen mit Bezug auf die Funktion der Genprodukte

Gen	Chromosom	Funktion	Evidenz
Genregulation			
EN2	7q36	Transkriptionsfaktor	K, A
HOXA1	7p15	Transkriptionsfaktor	A
WNT2	7q31	Transkriptionsfaktor	K, A
RPL10	Xq28	Ribosomales Strukturprotein	M
Aktin-Cytoskelett-Dynamik			
cAMP-GEF	2q31	Aktivierung von GTPase	K, A
CMYA3	2q24.3	Bindungspartner von F-Aktin	K, A
CENTG2	2q27	ADP-Ribosylierungsfaktor mit Funktion in Membrantransport und Dynamik des Aktin-Cytoskeletts	C, M
Synaptische Struktur			
SHANK3	22q13	Dendriteninduktion	C, M
Zelladhäsion			
NLGN3	Xq13.1	Synapsenbildung, postsynaptisch	K, M
NLGN4X	Xp22.3	Synapsenbildung, postsynaptisch	K, C, M
NRXN1	2p16	Synapsenbildung, präsynaptisch	C, M
CNTNAP2	7q35	Synapsenbildung, präsynaptisch	M
PCDH10	4q28.3	Zell-Zell-Kontakt, Genregulation	C
NRCAM	7q31	Neuronale Migration	K, A
Rezeptoren und Transporter			
GRIN2A	16p13	NMDA Rezeptoruntereinheit	K, A
GRIK2	6q16.3–q21	Kainate-Glutamatrezeptoruntereinheit	K, A
GABAR	15q12	GABA Rezeptoruntereinheit	C
SLC25A12	2q31.1	Mitochondriales Asparaginsäure / Glutaminsäure-Transportprotein	K, A
NHE9 (SLC9A9)	3q24	Natrium-Hydrogen-Austauscher	
SLC6A4	17q11.2	Serotonintransporter (5-HTT)	K, A, M
OXTR	3p25.3	Oxytocinrezeptor	K, A
AVPR1	12q14.2	Vasopressinrezeptor	K, A
«Second-Messenger»-Systeme			
PRKCB1	16p11.2	Proteinkinase	K, A
CACNA1C	12p13.3	Ca2+-Kanal	M
NBEA	13q13.3	Proteinkinase A-Ankerprotein	K, C
Sekretorische Proteine			
RELN	7q22	Neuronale Migration	K, A
LAMB1	7q31	Zelluläre Migration	K, A

Beachte: A, Assoziationsstudien; C, CNV; K, Kopplungsstudien; M, Mutation

Neuroligin 4 (*NLGN4*) in Xp22.3. Neuroligine sind Zelladhäsionsproteine mit wichtiger Funktion bei der Synaptogenese während der Gehirnentwicklung und bei der Verbindung von prä- und postsynaptischen Membranen, wobei die Neuroligine in der postsynaptischen Membran verankert sind. Eine Leseraster-Mutation in *NLGN4* und eine «Missense»-Mutation in *NLGN3* wurden in zwei unabhängigen betroffenen Familien gefunden (Jamain et al., 2003). Diese Mutationen verursachen eine funktionelle Inaktivierung der Neuroligine (Chih et al., 2004). Eine Deletion von zwei Basenpaaren in *NLGN4* segregierte in einer großen Mehrgenerationen-Familie mit X-gekoppelter mentaler Retardierung einschließlich drei männlichen Patienten mit ASS (Laumonnier et al., 2004). Bei den Mutationen in den Neuroligin-Genen handelt es sich eher um sehr seltene Ereignisse. Die anschließende Suche nach weiteren Mutationen in anderen Patientenkollektiven führte nur zur Identifizierung von vier weiteren fraglichen «Missense»-Mutationen in *NLGN4* (Yan et al., 2005). In allen anderen Folgestudien wurden keine neuen Mutationen berichtet (Vincent et al., 2004; Talebizadeh et al., 2004; Gauthier et al., 2005; Ylisaukko-oja et al., 2005; Blasi et al., 2006b; Wermter et al., 2008).

Neuroligine interagieren mit ß-Neurexinen während der Synaptogenese. Kürzlich wurde eine hemizygote Deletion kodierender Exons in Neurexin 1 (*NRXN1*) in einem betroffenen Geschwisterpaar identifiziert (The Autism Genome Project Consortium, 2007). Weiterhin wurden zwei mögliche Strukturvarianten in Neurexin 1ß in vier von 203 Patienten entdeckt (Feng et al., 2006), sowie eine balanzierte Translokation mit dem Bruchpunkt in *NRXN1* in zwei Patienten beschrieben (Kim et al., 2008), die zur Anfälligkeit für ASS beitragen könnten. Das Contactin Associated Protein-Like 2 (CNTNAP2) gehört zur Proteinfamilie der Neurexine und war in einem Trio-Kollektiv von 172 Familien mit ASS zum quantitativen Merkmal der Sprachfähigkeit assoziiert (Alarcón et al., 2008). Eine Assoziation fand sich auch in einem unabhängigen Kollektiv von 72 Multiplex-Familien mit mehreren Betroffenen (Arking et al., 2008). Eine Re-Sequenzierungsstudie mit 635 Patientenproben deckte insgesamt 27 nicht-synonyme Varianten auf, von denen 13 selten und personenbezogen waren und acht anhand von bioinformatischen Untersuchungen höchstwahrscheinlich zu einer Störung der Funktionalität des Genprodukts führen (Bakkaloglu et al., 2008).

Beim vierten Gen handelt es sich um SHANK3 auf dem Chromosom 22q13, kodierend für eines der tausend Genprodukte des «postsynaptic density (PSD) complex» exzitatorischer Synapsen. Das Protein ist ein Bindungspartner der Neuroligine und reguliert die strukturelle Organisation der Dendritenfortsätze der Neurone. Intensive Analysen mit Fluoreszenz-in situ-Hybridisierung (FISH) und Sequenzierung entdeckten drei Familien mit ASS und Veränderungen in 22q13 oder *SHANK3* selber (Durand et al., 2007). Diese beinhalten eine de novo Deletion von 142 kb am terminalen Ende von 22q13, Insertion eines Guanin-Nukleotids in Exon 21, der eine Leseraster-Verschiebung verursacht, und eine terminale Deletion von 22q13 in einem Mädchen mit Autismus und schwerer Sprachverzögerung sowie eine partielle Trisomie 22qter bei ihrem Bruder mit Asperger-Syndrom. Darauf folgend berichten Moessner et al. (2007) von einer de novo Mutation und zwei Gendeletionen in einem unabhängigen Kollektiv von 400 ASS-Fällen. Weiterhin wurden kürzlich zwei weitere Mutationen in einer Kohorte von 427 ASS-Patienten beschrieben (Gauthier et al., 2009), einmal eine de novo Deletion in einer intronischen Splicestelle, zum anderen eine «Missense»-Mutation. Diese Daten unterstützen die Annahme, dass eine Haploinsuffizienz von SHANK3 eine monogenetische Form des Autismus verursachen könnte. Zudem wurden kürzlich zwei Genvarianten im ribosomalen Protein RPL10 in zwei unabhängigen Geschwisterfamilien beschrieben (Klauck et al., 2006). Funktionelle Studien dieser Varianten in der Hefe zeigen eine mögliche Veränderung der Translation im Hinblick auf die Regulation der

Translation selber. Dies könnte Auswirkungen auf die Synaptogenese haben, wenn eine gesteigerte Proteinsynthese bei der Dendritenbildung während der Entwicklung erforderlich ist. Es wird in Zukunft wichtig sein zu zeigen, ob es noch andere Gene mit Funktionen in der Synaptogenese und bei der Entwicklung von Dendriten gibt, die zusammen mit den Neuroliginen agieren und bei Störungen am Krankheitsbild des Autismus beteiligt sind.

2.1.4
Tiermodelle

Tiermodelle für ASS sind grundsätzlich geeignet, die dem Krankheitsbild unterliegenden Mechanismen auf molekularer, zellulärer und pathomorphologischer Ebene zu untersuchen und zu verstehen (Klauck, 2006). Der Vorteil eines in vivo-Systems liegt in der Möglichkeit Entwicklungsdefizite und Verhaltensstörungen im Kontext eines kompletten Organismus zu studieren. Allerdings wird jedes Tiermodell für ASS von der Schwierigkeit begleitet, gerade solche Mechanismen der kognitiven Fähigkeiten zu untersuchen, die hauptsächlich nur beim Menschen zu finden sind. Dies betrifft vor allem alle Formen der Sprachentwicklung. Die genetische Heterogenität der ASS mit ihrer komplexen Interaktion von Anfälligkeitsgenen, die sich in den variablen Phänotypen der Patienten widerspiegelt, führt dazu, dass Einzelgen-Mutationen in jeder als Modell herangezogenen Spezies nie das ganze Spektrum des Krankheitsbildes darstellen können. Einzelne Aspekte der ASS repräsentiert durch Endophänotypen müssen daher gesondert in geeigneten Tiermodellen untersucht werden. In diesem Zusammenhang ist es wichtig zu differenzieren zwischen Tiermodellen «von» oder «für» Autismus. Bei ersterem Modell werden bereits bekannte Varianten oder Mutanten von humanen Anfälligkeitsgenen in die zu untersuchende Spezies eingeführt, um im Anschluss die phänotypischen und pathologischen Konsequenzen zu testen. In diesem Fall könnten auch medikamentöse Interventionen entwickelt werden. Im Gegensatz dazu handelt es sich bei Tiermodellen für Autismus um bekannte genetische Defekte der jeweiligen Spezies, die meistens spontan aufgetreten sind oder induziert wurden. Tiere mit diesen Mutationen zeigen gestörte Verhaltensweisen oder pathologische Prozesse, die sich so auch beim Erscheinungsbild des Autismus finden. Solche Gene können in Patientenkollektiven vice versa als Anfälligkeitsgene untersucht werden.

Um Verhaltensauffälligkeiten im Tierversuch zu testen, gibt es eine Reihe von Testbatterien, die vor allem Parameter der sozialen Interaktion bei Mäusen messen (Crawley, 2004; Moy et al., 2006). Dazu wird ein drei-kammriger Versuchsaufbau benutzt, der es erlaubt, das Verhalten einer Maus gegenüber einer vertrauten im Vergleich zu einer fremden Maus zu registrieren. Normale soziale Interaktion wird dann interpretiert, wenn die Verweildauer bei der fremden Maus signifikant erhöht ist im Vergleich zu einer bereits bekannten Maus. Ein in diesem Test signifikant gehemmtes Verhalten transgener Mäuse, die autismusrelevante Genmutationen tragen, gibt dann Auskunft über eine mögliche Korrelation zwischen Genotyp und Phänotyp.

Als Mausmodell von Autismus wurde kürzlich die humanspezifische Mutation R451C im Neuroligin 3 in das Mausgenom eingeführt (Chadman et al., 2008). Hier zeigte sich, dass im Prinzip keine Autismus-relevanten Verhaltensweisen gestört waren, sondern eher eine Verzögerung der physischen Entwicklung sowie eine reduzierte Sensitivität auf Stimuli wie akustische Reize vorkamen. Dies unterstreicht die Schwierigkeiten der Korrelation von Gendefekten mit spezifischen Phänotypen im Tiermodell. Ein Beispiel für ein Tiermodell für Autismus sind die Knockout-Mäuse mit Defekten im «dishevelled-1 (*Dvl1*)»-Gen (Lijam et al., 1997), das zum Wnt-Signaltransduktionsweg gehört und eine Rolle bei der Modellierung von neuronalen Axonen und bei der Dendritenentwicklung spielt (Rosso et al., 2005). *Dvl1*-Knock-out Mäuse zeigen eine gestörte soziale Interaktion gemessen durch gehemmtes gegenseitiges Bart-Trimmen, verminderte Nestbildung und Schlafverhalten im engen

Körperkontakt. Diese Ergebnisse ergeben damit Hinweise, dass Störungen in den *WNT*-Signalwegen einen Einfluss auf die Entwicklung solcher Gehirnstrukturen haben, die mit bestimmten Verhaltensprozessen gekoppelt sind.

2.1.5 Ausblick

Während der letzten zehn Jahre hat der Kenntnisstand bezüglich der genetischen Ursachen für ASS und der Identifizierung von Anfälligkeitsgenen stetig zugenommen. Die diagnostischen Kriterien für ASS wurden so verfeinert, dass detaillierte Analysen einschließlich der Charakterisierung von Endophänotypen im Zusammenhang mit systematischen molekulargenetischen Ansätzen wie genomweiten Kopplungsanalysen, Analyse von Copy Number Variations, Assoziationsstudien und Kandidatengenanalysen unterstützt werden. Trotz des Fortschritts ist die endgültige Identifizierung von Anfälligkeitsgenen für ASS weiterhin eine Herausforderung für die Zukunft. Das Ziel ist die Definition einer Serie von genetischen Varianten, die für einen bestimmten Symptomkomplex innerhalb des gesamten Spektrums der ASS verantwortlich sind. Um dies zu erreichen, sind vor allem die neuen Methoden der genomweiten Assoziationsstudien mit Hilfe von Hochdurchsatz-Genotypisierung ein vielversprechender Ansatz zur Identifizierung der Krankheitsgene einer komplexen Erkrankung mit dem Hintergrund der Probleme durch multiples Testen, Studienaufbau, Bestimmung intermediärer Phänotypen und der Interaktion zwischen Polymorphismen (Carlson et al., 2004). Das International HapMap Project bestimmt die zugrundeliegenden Muster der DNA-Sequenzvarianten bzw. Polymorphismen im humanen Genom, das Ausmaß der Assoziation zwischen ihnen im Hinblick auf starkes Kopplungsungleichgewicht, bekannt als Haplotyp-Blöcke, und untersucht die vorhandenen Strukturvarianten und Rekombinationsereignisse (The International HapMap Consortium, 2005). Diese Information ist auch für die Autismusprojekte die Voraussetzung für die Integration krankheitsrelevanter Varianten im Zusammenhang mit der Kenntnis von allgemeinen Populationsvarianten.

In Zukunft sollte mehr Augenmerk auf die eigentlichen Genfunktionen, Stoffwechselwege und Signalwege gelegt werden, um die Entwicklung der Gehirnstrukturen und ihrer Funktion während der kognitiven Prozessierung zu verstehen. Mit diesem Startpunkt könnte es möglich sein, therapeutische Targets für die medikamentöse Therapie zu entwickeln, aber viel wichtiger auch die Entwicklung von diagnostischen Instrumenten zur Früherkennung der ASS voranzutreiben. Letzteres würde eine frühe Intervention durch verhaltenstherapeutische Maßnahmen bei solchen Probanden ermöglichen, die in ihrem genetischen Pool Risikofaktoren für ASS tragen.

2.1.6 Weiterführende Literatur

Abrahams, B. S.; Geschwind, D. H.: Advances in autism genetics: on the threshold of a new neurobiology. Nature Reviews Genetics, 9 (2008): 341–355.

Freitag, C. M.: The genetics of autistic disorders and its clinical relevance: a review of the literature. Molecular Psychiatry, 12 (2007): 2–22.

2.1.7 Literatur

Alarcón, M.; Cantor, R. M.; Liu, J.; Gilliam, T. C., the Autism Genetic Resource Exchange Consortium; Geschwind, D. H.: Evidence for a language quantitative trait locus on chromosome 7q in multiplex autism families. American Journal of Human Genetics, 70 (2002): 60–71.

Alarcón, M.; Yonan, A. L.; Gilliam, T. C.; Cantor, R. M.; Geschwind, D.H.: Quantitative genome scan and ordered-subsets analysis of autism endophenotypes support language QTLs. Molecular Psychiatry, 10 (2005): 747–757.

Alarcón, M.; Abrahams, B. S.; Stone, J. L.; Duvall, J. A.; Perederiy, J. V.; Bomar, J. M.; Sebat, J.; Wigler, M.; Martin, C. L.; Ledbetter, D. H.; Nelson, S. F.; Cantor, R. M.; Geschwind, D. H.: Linkage, association, and gene-expression analyses identify *CNTNAP2* as an autism-susceptibility gene. American Journal Human Genetics, 82 (2008): 150–159.

Arking, D. E.; Cutler, D. J.; Brune, C. W.; Teslovich, T. M.; West, K.; Ikeda, M.; Rea, A.; Guy, M.; Lin, S.; Cook, E. H. Jr.; Chakravarti, A.: A common genetic variant in the neurexin superfamily member *CNTNAP2* increases familial risk of autism. American Journal of Human Genetics, 82 (2008): 160–164.

Ashley-Koch, A.; Wolpert, C. M.; Menold, M. M.; Zaeem, L.; Basu, S.; Donnelly, S. L.; Ravan, S. a.; Powell, C. M.; Qumsiyeh, M. B.; Aylsworth, A. S.; Vance, J. M.; Gilbert, J. R.; Wright, H. H.; Abramson, R. K.; DeLong, G. R.; Cuccaro, M. L.; Pericak-Vance, M. A.: Genetic studies of autistic disorder and chromosome 7. Genomics, 61 (1999): 227–236.

Asperger, H.: Die Autistischen Psychopathen im Kindesalter. Archiv für Psychiatrie und Nervenkrankheiten, 117 (1944): 76–136.

Auranen, M.; Vanhala, R.; Varilo, T.; Ayers, K.; Kempas, E.; Yliksaukko-oja, T.; Sinsheimer, J. S.; Peltonen, L.; Järvelä, I.: A genomewide screen for autism-spectrum disorders: evidence for a major susceptibility locus on chromosome 3q25-27. American Journal of Human Genetics, 71 (2002): 777–790.

Autism Genome Project (AGP) Consortium: http://autismgenome.org

Bailey, A.; Palferman, S.; Heavey, L.; Le Couteur, A.: Autism: The phenotype in relatives. Journal of Autism and Developmental Disorders, 28 (1998): 369–392.

Bakkaloglu, B.; O'Roak, B. J.; Louvi, A.; Gupta, A. R.; Abelson, J. F.; Morgan, T. M.; Chawarska, K.; Klin, A.; Ercan-Sencicek, A. G.; Stillman, A.; Tanriover, G.; Abrahams, B. S.; Duvall, J. A.; Robbins, E. M.; Geschwind, D. H.; Biederer, T.; Gunel, M.; Lifton, R. P.; State, M. W.: Molecular cytogenetic analysis and resequencing of *Contactin Associated Protein-Like 2* in autism spectrum disorders. American Journal of Human Genetics, 82 (2008): 165–173.

Ballif, B.; Hornor, S. a.; Jenkins, E.; Madan-Khetarpal, S.; Surti, U.; Jackson, K. E.; Asamoah, A.; Brock, P. I.; Gowans, G. C.; Conway, R. L.; Graham, J. M. Jr; Medne, L.; Zackai, E. H.; Shaikh, T. H.; Geoghegan, J.; Selzer, R. R.; Eis, P. S.; Bejjani, B. A.; Shaffer, L. G.: Discovery of a previously unrecognized microdeletion syndrome of 16p11.2-p12.2. Nature Genetics, 39 (2007): 1071–1073.

Barrett, S.; Beck, J. C.; Bernier, R.; Bisson, E.; Braun, T. A.; Casavant, T. L.; Childress, D.; Folstein, S. E.; Garcia, M.; Gardiner, M. B.; Gilman, S.; Haines, J. L.; Hopkins, K.; Landa, R.; Meyer, N. H.; Mullane, J. A.; Nishimura, D. Y.; Palmer, P.; Piven, J.; Purdy, J.; Santangelo, S. L.; Searby, C.; Sheffield, V.; Singleton, J.; Slager, S.; Struchen, T.; Svenson, S.; Vieland, V.; Wang, K.; Winklosky, B.: An autosomal genomic screen for autism. Collaborative Linkage Study of Autism. American Journal of Medical Genetics, 88 (1999): 609–615.

Benayed, R.; Gharani, N.; Rossman, I.; Mancuso, V.; Lazar, G.; Kamdar, S.; Bruse, S. E.; Tischfield, S.; Smith, B. J.; Zimmerman, R. A.; DiCicco-Bloom, E.; Brzustowicz, L. M.; Millonig, J. H.: Support for the homeobox transcription factor gene ENGRAILED 2 as an autism spectrum disorder susceptibility locus. American Journal of Human Genetics, 77 (2005): 851–868.

Blasi, F.; Bacchelli, E.; Carone, S.; Toma, C.; Monaco, A. P.; Bailey, A. J; Maestrini, E.; The International Molecular Genetic Study of Autism Consortium (IMGSAC): SLC25A12 and CMYA3 gene variants are not associated with autism in the IMGSAC multiplex sample. European Journal of Human Genetics, 14 (2006a): 123–126.

Blasi, F.; Bacchelli, E.; Pesaresi, G.; Carone, S.; Bailey, A. J.; Maestrini, E.; The International Molecular Genetic Study of Autism Consortium (IMGSAC): Absence of coding mutations in the X-linked genes Neuroligin 3 and Neuroligin 4 in individuals with autism from the IMGSAC collection. American Journal of Medical Genetics Part B (Neuropsychiatric Genetics), 141B (2006b): 220–221.

Bölte, S.; Poustka, F.: The broader cognitive phenotype of autism in parents: How specific is the tendency for local processing and executive dysfunction? Journal of Child Psychology and Psychiatry, 47 (2006): 639–645.

Bölte, S.; Knecht, S.; Poustka, F.: A case-control study of personality style and psychopathology in parents of subjects with autism. Journal of Autism and Developmental Disorders, 37 (2007): 243–250.

Bolton, P.; MacDonald, H.; Pickles, A.; Rios, P.; Goode, S.; Crowson, M.; Bailey, A.; Rutter, M.: A case-control family history study of autism. Journal of Child Psychology and Psychiatry, 35 (1994): 877–900.

Bonora, E.; Beyer, K. S.; Lamb, J. A.; Parr, J. R.; Klauck, S. M.; Benner, A.; Paolucci, M.; Abbott, A.; Ragoussis, I.; Poustka, A.; Bailey, A. J.; Monaco, A. P.; The International Molecular Genetic Study of Autism Consortium (IMGSAC): Analysis of reelin as a candidate gene for autism. Molecular Psychiatry, 8 (2003): 885–892.

Bradford, Y.; Haines, J.; Hutcheson, H.; Gardiner, M.; Braun, T.; Sheffield, V.; Cassavant, T.; Huang, W.; Wang, K.; Vieland, V.; Folstein, S.; Santangelo, S.; Piven, J.: Incorporating language phenotypes strengthens evidence of linkage to autism. American Journal of Medical Genetics (Neuropsychiatric Genetics), 105 (2001): 539–547.

Buxbaum, J. D.; Silverman, J. M.; Smith, C. J.; Kilifarski, M.; Reichert, J.; Hollander, E.; Lawlor, B. A.; Fitzgerald, M.; Greenberg, D. A.; Davis, K. L.: Evidence for a susceptibility gene for autism on chromosome 2 and for genetic heterogeneity. American Journal of Human Genetics, 68 (2001): 1514–1520.

Buxbaum, J. D.; Silverman, J. M.; Smith, C. J.; Greenberg, D. A.; Kilifarski, M.; Reichert, J.; Cook, E. H. Jr; Fang, Y.; Song, C.-Y.; Vitale, R.: Association between a

GABRB3 polymorphism and autism. Molecular Psychiatry, 7 (2002): 311–316.

Buxbaum, J. D.; Silverman, J.; Keddache, M.; Smith, C. J.; Hollander, E.; Ramoz, N.; Reichert, J. G.: Linkage analysis for autism in a subset of families with obsessive-compulsive behaviors: Evidence for an autism susceptibility gene on chromosome 1 and further support for susceptibility genes on chromosome 6 and 19. Molecular Psychiatry, 9 (2004): 144–150.

Cantor, R. M.; Kono, N.; Duvall, J. A.; Alvarez-Retuerto, A.; Stone, J. l.; Alarcón, M.; Nelson, S. F.; Geschwind, D. H.: Replication of autism linkage: fine-mapping peak at 17q21. American Journal of Human Genetics, 76 (2005): 1050–1056.

Carlson, C. S.; Eberle, M. A.; Kruglyak, L.; Nickerson, D. A.: Mapping complex disease loci in whole-genome association studies. Nature, 429 (2004): 446–452.

Castermans, D.; Wilquet, V.; Steyaert, J.; Van de Ven, W.; Fryns, J.-P.; Devriendt, K.: Chromosomal anomalies in individuals with autism. Autism, 81 (2004): 141–161.

Chadman, K. K.; Gong, S.; Scattoni M. L.; Boltuck, S. E.; Gandhy, S. U.; Heintz, N.; Crawley, J. N.: Minimal aberrant behavioral phenotypes of Neuroligin-3 R451C knockin mice. Autism Research, 1 (2008): 147–158.

Chih, B.; Afridi, S. K.; Clark, L.; Scheiffele, P.: Disorder-associated mutations lead to functional inactivation of neuroligins. Human Molecular Genetics, 13 (2004): 1471–1477.

Cook, E. H. Jr; Courchesne, R. Y.; Cox, N. J.; Lord, C.; Gonen, D.; Guter, S. J.; Lincoln, A.; Nix, K.; Haas, R.; Leventhal, B. L.; Courchesne, E.: Linkage-disequilibrium mapping of autistic disorder, with 15q11-13 markers. American Journal of Human Genetics, 62 (1998): 1077–1083.

Crawley, J. N.: Designing mouse behavioral tasks relevant to autistic-like behaviors. Mental Retardation and Developmental Disabilities Research Reviews, 10 (2004): 248–258.

Curran, S.; Roberts, S.; Thomas, S.; Veltman, M.; Browne, J.; Medda, E.; Pickles, A.; Sham, P.; Bolton, P. F.: An association analysis of microsatellite markers across the Prader-Willi/Angelman critical region on chromosome 15 (q11-13) and autism spectrum disorder. American Journal of Medical Genetics Part B (Neuropsychiatric Genetics), 137B (2005): 25–28.

Devlin, B.; Bennett, P.; Dawson, G.; Figlewicz, D. A.; Grigorenko, E. L.; McMahon, W.; Minshew, N.; Pauls, D.; Smith, M.; Spence, M. A.; Rodier, P. M.; Stodgell, C.; The CPEA Genetics Network; Schellenberg, G. D.: Alleles of a reelin CGG repeat do not convey liability to autism in a sample from the CPEA network. American Journal of Medical Genetics Part B (Neuropsychiatric Genetics), 126B (2004): 46–50.

Devlin, B.; Cook, E. H. Jr; Coon, H.; Dawson, G.; Grigorenko, E. L.; McMahon, W.; Minshew, N.; Pauls, D.; Smith, M.; Spence, M. A.; Rodier, P. M.; Stodgell, C.; Schellenberg, G. D.; The CPEA Genetics Network: Autism and the serotonin transporter: the long and short of it. Molecular Psychiatry, 10 (2005): 1110–1116.

Durand, C. M.; Betancur, C.; Boeckers, T. M.; Bockmann, J.; Chaste, P.; Fauchereau, F.; Nygren, G.; Rastam, M.; Gillberg, I. C.; Anckarsäter, H.; Sponheim, E.; Goubran-Botros, H.; Delorme, R.; Chabane, N.; Mouren-Simeoni, M.-C.; de Mas, P.; Bieth, E.; Rogé, B.; Héron, D.; Burglen, L.; Gillberg, C.; Leboyer, M.; Bourgeron, T.: Mutations in the gene encoding the synaptic scaffolding protein SHANK3 are associated with autism spectrum disorders. Nature Genetics, 39 (2007): 25–27.

Faham, M.; Zheng, J.; Moorhead, M.; Fakhrai-Rad, H.; Namsaraev, E.; Wong, K.; Wang, Z.; Chow, S. G.; Lee, L.; Syenaga, K.; Reichert, J.; Boudreau, A.; Eberle, J.; Bruckner, C.; Jain, M.; Karlin-Neumann, G.; Jones, H. B.; Willis, T. D.; Buxbaum, J. D.; Davis, R. W.: Multiplexed variation scanning for 1,000 amplicons in hundreds of patients using mismatch repair detection (MRD) on tag arrays. Proceedings of the National Academy of Sciences of the United States of America, 102 (2005): 14717–14722.

Fatemi, S. H.; Snow, A. V.; Stary, J. M.; Araghi-Niknam, M.; Reutiman, T. J.; Lee, S.; Brooks, A. I.; Pearce, D. A.: Reelin signalling is impaired in autism. Biological Psychiatry, 57 (2005): 777–787.

Feng, J.; Schroer, R.; Yan, J.; Song, W.; Yang, C.; Bockholt, A.; Cook, E. H. Jr; Skinner, C.; Schwartz, C. E.; Sommer, S. S.: High frequency of neurexin 1ß signal peptide structural variants in patients with autism. Neuroscience Letters, 409 (2006): 10–13.

Folstein, S.; Rutter, M.: Genetic influences and infantile autism. Nature, 265 (1977): 726–728.

Gauthier, J.; Bonnel, A.; St-Onge, J.; Karemera, L.; Laurent, S.; Mottron, L.; Fombonne, E.; Joober, R.; Rouleau, G. A.: NLGN3/NLGN4 gene mutations are not responsible for autism in the Quebec population. American Journal of Medical Genetics Part B (Neuropsychiatric Genetics), 132B (2005): 74–75.

Gauthier, J.; Spiegelman, D.; Piton, A.; Lafrenière, R. G.; Laurent, S.; St-Onge, J.; Lapointe, L.; Hamdan, F. F.; Cossette, P.; Mottron, L.; Fombonne, E.; Joober, R.; Marineau, C.; Drapeau P.; Rouleau G. A.: Novel de novo SHANK3 mutation in autistic patients. American Journal of Medical Genetics Part B (Neuropsychiatric Genetics), •im Druck (2008)•.

Ghaziuddin, M.; Burmeister, M.: Deletion of chromosome 2 q37 and autism: a distinct subtype? Journal of Autism and Developmental Disorders, 29 (1999): 259–263.

Iafrate, A. J.; Feuk, L.; Rivera, M.; Listewnik, M. L.; Donahoe, P. K.; Qi, Y.; Scherer, S. W.; Lee, C.: Detection of large-scale variation in the human genome. Nature Genetics, 36 (2004): 949–951.

International Molecular Genetic Study of Autism Consortium: A full genome screen for autism with evidence for linkage to a region on chromosome 7q. Human Molecular Genetics, 7 (1998): 571–578.

International Molecular Genetic Study of Autism Consortium (IMGSAC): A genome wide screen for autism: strong evidence for linkage to chromosomes 2q, 7q, and 16p. American Journal of Human Genetics, 69 (2001a): 570–581.

International Molecular Genetic Study of Autism Consortium (IMGSAC): Further characterization of the autism susceptibility locus AUTS1 on chromosome 7q. Human Molecular Genetics, 10 (2001b): 973–982.

Jacquemont, M.-L.; Sanlaville, D.; Redon, R.; Raoul, O.; Cormier-Daire, V.; Lyonnet, S.; Amiel, J.; Le Merrer, M.; Heron, D.; de Blois, M.-C.; Prieur, M.; Vekemans, M.; Carter, N. P.; Munnich, A.; Colleaux, L.; Philippe, A.: Array-based comparative genomic hybridisation identifies high frequency of cryptic chromosomal rearrangements in patients with syndromic autism spectrum disorders. Journal of Medical Genetics, 43 (2006): 843–849.

Jamain, S.; Quach, H.; Betancour, C.; Råstam, M.; Colineaux, C.; Gillberg, I. C.; Soderstrom, H.; Giros, B.; Leboyer, M.; Gillberg, C.; Bourgeron, T.; The Paris Autism Research International Sibpair Study: Mutations of the X-linked genes encoding neuroligins NLGN3 and NLGN4 are associated with autism. Nature Genetics, 34 (2003): 27–29.

Kanner, L.: Autistic disturbances of affective contact. The Nervous Child, 2 (1943): 217–250.

Kilic, F.; Murphy, D. L.; Rudnick, G.: A human serotonin transporter mutation causes constitutive activation of transport activity. Molecular Pharmacology, 64 (2003): 440–446.

Kim, S. J.; Cox, N.; Courchesne, R.; Lord, C.; Corsello, C.; Akshoomoff, N.; Guter, S.; Leventhal, B. L.; Courchesne, E.; Cook, E. H. Jr: Transmission disequilibrium mapping at the serotonin transporter gene (SLC6A4) region in autistic disorder. Molecular Psychiatry, 7 (2002): 278–288.

Kim, H. G.; Kishikawa, S.; Higgins, A. W.; Seong, I. S.; Donovan, D. J.; Shen, Y.; Lally, E.; Weiss, L. A.; Najm, J.; Kutschke, K.; Descartes, M.; Holt, L.; Braddock, S.; Troxell, R.; Kaplan, L.; Volkmar, F.; Klin, A.; Tsatsanis, K.; Harris, D. J.; Noens, I.; Pauls, D. L.; Daly, M. J.; MacDonald, M. E.; Morton, C. C.; Quade, B. J.; Gusella, J. F.: Disruption of neurexin 1 associated with autism spectrum disorder. American Journal of Human Genetics, 82 (2008): 199–207.

Klauck, S. M.; Felder, B.; Kolb-Kokocinski, A.; Schuster, C.; Chiocchetti, A.; Schupp, I.; Wellenreuther, R.; Schmötzer, G.; Poustka, F.; Breitenbach-Koller, L.; Poustka, A.: Mutations in the ribosomal protein gene RPL10 suggest a novel modulating disease mechanism for autism. Molecular Psychiatry, 11 (2006): 1073–1084.

Klauck, S. M.: Genetics of autism spectrum disorder. European Journal of Human Genetics, 14 (2006): 714–720.

Klauck, S. M., Poustka, A.: Animal models of autism. Drug Discovery Today: Disease Models, 3 (2007): 313–318.

Klauck, S. M.; Poustka, F.; Poustka, A.: Autismus mit einem Spektrum an Verhaltensstörungen. Ursachenforschung zwischen Phänotyp und Genotyp im internationalen Netzwerk. GenomXpress, 3 (2007): 19–22.

Krebs, M. O.; Betancur, C.; Leroy, S.; Bourdel, M. C.; Gillberg, C.; Leboyer, M.; The Paris Autism Research International Sibpair (PARIS) Study: Absence of association between a polymorphic GGC repeat in the 5' untranslated region of the reelin gene and autism. Molecular Psychiatry, 7 (2002): 801–804.

Kumar, R. A.; KaraMohamed, S.; Sudi, J.; Conrad, D. F.; Brune, C.; Badner, J. A.; Gilliam, T. C.; Nowak, N. J.; Cook, E. H. Jr; Dobyns, W. B.; Christian, S. L.: Recurrent 16p11.2 microdeletion in autism. Human Molecular Genetics, 17 (2008): 628–638.

Lamb, J. A.; Barnby, G.; Bonora, E.; Sykes, N.; Bacchelli, E.; Blasi, F.; Maestrini, E.; Broxholme, J.; Tzenova, J.; Weeks, D.; Bailey, A. J.; Monaco, A. P.; The International Molecular Genetic Study of Autism Consortium (IMGSAC): Analysis of IMGSAC autism susceptibility loci: evidence for sex limited and parent of origin specific effects. Journal of Medical Genetics, 42 (2005): 132–137.

Laumonnier, F.; Bonnet-Brilhault, F.; Gomot, M.; Blanc, R.; David, A.; Moizard, M.-P.; Raynaud, M.; Ronce, N.; Lemonnier, E.; Calvas, P.; Laudier, B.; Chelly, J.; Fryns, J.-P.; Ropers, H.-H.; Hamel, B. C. J.; Andres, C.; Barthélémy, C.; Moraine, C.; Briault. S.: X-linked mental retardation and autism are associated with a mutation in the NLGN4 gene, a member of the neuroligin family. American Journal of Human Genetics, 74 (2004): 552–557.

Lauritsen, M.; Ewald, H.: The genetics of autism. Acta Psychiatrica Scandinavica, 103 (2001): 411–427.

Lauritsen, M. B.; Als, T. D.; Dahl, H. A.; Flint, T. J.; Wang, A. G.; Vang, M.; Kruse, T. A.; Ewald, H.; Mors, O.: A genome-wide search for alleles and haplotypes associated with autism and related pervasive developmental disorders on the Faroe Islands. Molecular Psychiatry, 11 (2006): 37–46.

LeCouteur, A.; Bailey, A.; Goode, S.; Pickles, A.; Robertson, S.; Gottesman, I.; Rutter, M.: A broader phenotype of autism: The clinical spectrum in twins. Journal of Child Psychology and Psychiatry, 37 (1996): 785–801.

Li, J.; Nguyen, L.; Gleason, C.; Lotspeich, L.; Spiker, D.; Risch, N.; Myers, R. M.: Lack of evidence for an association between WNT2 and RELN polymorphisms and autism. American Journal of Medical Genetics Part B (Neuropsychiatric Genetics), 126B (2004): 51–57.

Lijam, N.; Paylor, R.; McDonald, M. P.; Crawley, J. N.; Deng, C. X.; Herrup, K.; Stevens, K. E.; Maccaferri, G.;

McBain, C. J.; Sussman, D. J.; Wynshaw-Boris, A.: Social interaction and sensorimotor gating abnormalities in mice lacking Dvl1. Cell, 90 (1997): 895–905.

Liu, J.; Nyholt, D. R.; Magnussen, P.; Parano, E.; Pavone, P.; Geschwind, D.; Lord, C.; Iversen, P.; Hoh, J.; The Autism Genetic Resource Exchange Consortium; Ott, J.; Gilliam, T. C.: A genome wide screen for autism susceptibility loci. American Journal of Human Genetics, 69 (2001): 327–340.

Lucito, R.; Healy, J.; Alexander, J.; Reiner, A.; Esposito, D.; Chi, M.; Rodgers, L.; Brady, A.; Sebat, J.; Troge, J.; West, J. A.; Rostan, S.; Nguyen, K. C. Q.; Powers, S.; Ye, K. Q.; Olshen, A.; Venkatraman, E.; Norton, L.; Wigler, M.: Representational oligonucleotide microarray analysis: a high-resolution method to detect genome copy number variation. Genome Research, 13 (2003): 2291–2305.

Lukusa, T.; Vermeesch, J. R.; Holvoet, M.; Fryns, J. P.; Devriendt, K.: Deletion 2q37.3 and autism: molecular cytogenetic mapping of the candidate region for autistic disorder. Genetic Counseling, 15 (2004): 293–301.

Ma, D. Q.; Jaworski, J.; Menold, M. M.; Donnelly, S.; Abramson, R. K.; Wright, H. H.; Delong, G. R.; Gilbert, J. R.; Pericak-Vance, M. A.; Cuccaro, M. L.: Ordered-subset analysis of savant skills in autism for 15q11-q13. American Journal of Medical Genetics Part B (Neuropsychiatric Genetics), 135B (2005): 38–41.

Ma, D. Q.; Cuccaro, M. L.; Jaworski, J. M.; Haynes, C. S.; Stephan, D. A.; Parod, J.; Abramson. R. K.; Wright, H. H.; Gilbert, J. R.; Haines, J. L.; Pericak-Vance, M. A.: Dissecting the locus heterogeneity of autism: significant linkage to chromosome 12q14. Molecular Psychiatry, 12 (2007): 376–384.

Marshall, C. R.; Noor, A.; Vincent, J. B.; Lionel, A. C.; Feuk, L.; Skaug, J.; Shago, M.; Moessner, R.; Pinto, D.; Ren, Y.; Thiruvahindrapduram, B.; Fiebig, A.; Schreiber, S.; Friedman, J.; Ketelaars, C. E. J.; Vos, Y. J.; Ficicioglu, C.; Kirkpatrick, S.; Nicolson, R.; Sloman, L.; Summers, A.; Gibbons, C. A.; Teebi, A.; Chitayat, D.; Weksberg, R.; Thompson, A.; Vardy, C.; Crosbie, V.; Luscombe, S.; Baatjes, R.; Zwaigenbaum, L.; Roberts, W.; Fernandez, B.; Szatmari, P.; Scherer, S. W.: Structural variation of chromosomes in autism spectrum disorder. American Journal of Human Genetics, 82 (2008): 477–488.

Martin, E. R.; Menold, M. M.; Wolpert, C. M.; Bass, M. P.; Donnelly, S. L.; Ravan, S. a.; Zimmerman, A.; Gilbert, J. R.; Vance, J. M.; Maddox, L. O.; Wright, H. H.; Abramson, R. K.; DeLong, G. R.; Cuccaro, M. L.; Pericak-Vance, M. A.: Analysis of linkage disequilibrium in gamma-aminobutyric acid receptor subunit genes in autistic disorder. American Journal of Medical Genetics (Neuropsychiatric Genetics), 96 (2000): 43–48.

McCauley, J. L.; Olson, L. M.; Delahanty, R.; Amin, T.; Nurmi, E. L.; Organ, E. L.; Jacobs, M. M.; Folstein, S. E.; Haines, J. L.; Sutcliffe, J. S.: A linkage disequilibrium map of the 1-Mb 15q12 GABAA receptor subunit cluster and association to autism. American Journal of Medical Genetics Part B (Neuropsychiatric Genetics), 131B (2004): 51–59.

McCauley, J. L.; Li, C.; Jiang, L.; Olson, L. M.; Crockett, G.; Gainer, K.; Folstein, S. E.; Haines, J. L.; Sutcliffe, J. S.: Genome wide and ordered-subset linkage analyses provide support for autism loci on 17q and 19p with evidence of phenotypic and interlocus genetic correlates. BMC Medical Genetics, 6 (2005): 1.

Moessner, R.; Marshall, C. R.; Sutcliffe, J. S.; Skaug, J.; Pinto, D.; Vincent, J.; Zwaigenbaum, L.; Fernandez, B.; Roberts, W.; Szatmari, P.; Scherer, S. W.: Contribution of SHANK3 mutations to autism spectrum disorder. American Journal of Human Genetics, 81 (2007): 1289–1297.

Molloy, C. A.; Keddache, M.; Martin, L. J.: Evidence for linkage on 21q and 7q in a subset of autism characterized by developmental regression. Molecular Psychiatry, 10 (2005): 741–746.

Morrow, E. M.; Yoo, S.-Y.; Flavell, S. W.; Kim, T.-K.; Lin, Y.; Hill, R. S.; Mukaddes, N. M.; Balkhy, S.; Gascon, G.; Hashmi, A.; Al-Saad, S.; Ware, J.; Joseph, R. M.; Greenblatt, R.; Gleason, D.; Ertelt, J. A.; Aspe, K. A.; Bodell, A.; Partlow, J. N.; Barry, B.; Yao, H.; Markianos, K.; Ferland, R. J.; Greenberg, M. E.; Walsh, C. A.: Identifying autism loci and genes by tracing recent shared ancestry. Science, 321 (2008): 218–223.

Moy, S. S.; Nadler, J. J.; Magnuson, T. R.; Crawley, J. N.: Mouse models of autism spectrum disorders: the challenge for behavioral genetics. American Journal of Medical Genetics Part C, 142C (2006): 40–51.

Nurmi, E. L.; Dowd, M.; Tadevosyan-Leyfer, O.; Haines, J. L.; Folstein, S. E.; Sutcliffe, J. S.: Exploratory subsetting of autism families based on savant skills improves evidence of genetic linkage to 15q11-q13. Journal of the American Academy of Child and Adolescent Psychiatry, 42 (2003): 856–863.

Ozaki, N.; Goldman, D.; Kaye, W. H.; Plotnicov, K.; Greenberg, B. D.; Lappalainen, J.; Rudnick, G.; Murphy, D. L.: Serotonin transporter missense mutation associated with a complex neuropsychiatric phenotype. Molecular Psychiatry, 8 (2003): 933–936.

Persico, A.M; Bourgeron, T.: Searching for ways out of the autism maze: genetic, epigenetic and environmental clues. Trends in Neurosciences, 29 (2006): 349–358.

Persico, A. M.; D'Agruma, L.; Maiorano, N.; Totaro, A.; Militerni, R.; Bravaccio, C.; Wassink, T. H. for the CLSA; Schneider, C.; Melmed, R.; Trillo, S.; Montecchi, F.; Palermo, M.; Pascucci, T.; Puglisi-Allegra, S.; Reichelt, K.-L.; Conciatori, M.; Marino, R.; Quattrocchi, C. C.; Baldi, A.; Zelante, L.; Gasparini, P.; Keller, F.: Reelin gene alleles and haplotypes as a factor predisposing to autistic disorder. Molecular Psychiatry, 6 (2001): 150–159.

Philippe, A.; Martinez, M.; Guilloud-Bataille, M.; Gillberg, C.; Råstam, M.; Sponheim, E.; Coleman, M.;

Zappella, M.; Aschauer, H.; Van Maldergen, L.; Penet, C.; Feingold, J.; Brice, A.; Leboyer, M.; The Paris Autism Research International Sibpair Study: Genome-wide scan for autism susceptibility genes. Human Molecular Genetics, 8 (1999): 805–812.

Piven, J.; Palmer, P.: Cognitive deficits in parents from multiple-incidence autism families. Journal of Child Psychology and Psychiatry, 38 (1997): 1011–1021.

Piven, J.; Palmer, P.: Psychiatric disorder and the broad autism phenotype: evidence from a family study of multiple-incidence autism families. American Journal of Psychiatry, 156 (1999): 557–563.

Ramoz, N.; Reichert, J. G.; Smith, C. J.; Silverman, J. M.; Bespalova, I. N.; Davis, K. L.; Buxbaum, J. D.: Linkage and association of the mitochondrial aspartate/glutamate carrier SLC25A12 gene with autism. American Journal of Psychiatry, 161 (2004): 662–669.

Rehnström, K.; Ylisaukko-oja, T.; Nieminen-von Wendt, T.; Sarenius, S.; Källman, T.; Kempas, E.; von Wendt, L.; Peltonen, L.; Järvelä, I.: Independent replication and initial fine mapping of 3p21-24 in Asperger syndrome. Journal of Medical Genetics, 43 (2006): e6.

Risch, N.; Merikangas, K.: The future of genetic studies of complex human disease. Science, 273 (1996): 1516–1517.

Risch, N.; Spiker, D.; Lotspeich, L.; Nouri, N.; Hinds, D.; Hallmayer, J.; Kalaydjieva, L.; McCague, P.; Dimiceli, S.; Pitts, T.; Nguyen, L.; Yang, J.; Harper, C.; Thorpe, D.; Vermeer, S.; Young, H.; Hebert, J.; Lin, A.; Ferguson, J.; Chiotti, C.; Wiese-Slater, S.; Rogers, T.; Salmon, B.; Nicholas, P.; Petersen, P. B.; Pingree, C.; McMahon, W.; Wong, D. L.; Cavalli-Sforza, L. L.; Kraemer, H. C.; Myers, R. M.: A genomic screen of autism: evidence for a multilocus etiology. American Journal of Human Genetics, 65 (1999): 493–507.

Rosso, S. B.; Sussman, D.; Wynshaw-Boris, A.; Salinas, P. C.: Wnt signalling through Dishevelled, Rac and JNK regulates dendritic development. Nature Neuroscience, 8 (2005): 34–42.

Schellenberg, G. D.; Dawson, G.; Sung, Y. J.; Estes, A.; Munson, J.; Rosenthal, E.; Rothstein, J.; Flodman, P.; Smith, M.; Coon, H.; Leong, L.; Yu, C.-E.; Stodgell, C.; Rodier, P. M.; Spence, M. A.; Minshew, N.; McMahon, W. M.; Wijsman, E. M.: Evidence for multiple loci from a genome scan of autism kindreds. Molecular Psychiatry, 11 (2006): 1049–1060.

Sebat, J.; Lakshmi, B.; Troge, J.; Alexander, J.; Young, J.; Lundin, P.; Månér, S.; Massa, H.; Walker, M.; Chi, M.; Navin, N.; Lucito, R.; Healy, J.; Hicks, J.; Ye, K.; Reiner, A.; Gilliam, T. C.; Trask, B.; Patterson, N.; Zetterberg, A.; Wigler, M.: Large-scale copy number polymorphism in the human genome. Science, 305 (2004): 525–528.

Sebat, J.; Lakshmi, B.; Malhotra, D.; Troge, J.; Lese-Martin, C.; Walsh, T.; Yamrom, B.; Yoon, S.; Krasnitz, A.; Kendall, J.; Leotta, A.; Pai, D.; Zhang, R.; Lee, Y.-H.; Hicks, J.; Spence, S. J.; Lee, A. T.; Puura, K.; Lehtimäki, T.; Ledbetter, D.; Gregersen, P. K.; Bregman, J.; Sutcliffe, J. S.; Jobanputra, V.; Chung, W.; Warburton, D.; King, M.-C.; Skuse, D.; Geschwind, D. H.; Gilliam, T. C.; Ye, K.; Wighler, M.: Strong association of de novo copy number mutations with autism. Science, 316 (2007): 445–449.

Serajee, F. J.; Zhong, H.; Mahbubul Huq, A. H. M.: Association of reelin gene polymorphisms with autism. Genomics, 87 (2006): 75–83.

Shao, Y.; Wolpert, C. M.; Raiford, K. L.; Menold, M. M.; Donnelly, S. L.; Ravan, S. a.; Bass, M. P.; McClain, C.; von Wendt, L.; Vance, J. M.; Abramson, R. H.; Wright, H. H.; Ashley-Koch, A.; Gilbert, J.; DeLong, R. G.; Cuccaro, M. L.; Pericak-Vance, M. A.: Genomic screen and follow-up analysis for autistic disorder. American Journal of Medical Genetics Part B (Neuropsychiatric Genetics), 114 (2002a): 99–105.

Shao, Y.; Raiford, K. L.; Wolpert, C. M.; Cope, H. A.; Ravan, S. a.; Ashley-Koch, A. A.; Abramson, R. K.; Wright, H. H.; DeLong, R. G.; Gilbert, J. R.; Cuccaro, M.; Pericak-Vance, M. A.: Phenotypic homogeneity provides increased support for linkage on chromosome 2 in autistic disorder. American Journal of Human Genetics, 70 (2002b): 1058–1061.

Shao, Y.; Cuccaro, M. L.; Hauser, E. R.; Raiford, K. L.; Menold, M. M.; Wolpert, C. M.; Ravan, S. a.; Elston, L.; Decena, K.; Donnelly, S. L.; Abramson, R. K.; Wright, H. H.; DeLong, G. R.; Gilbert, J. R.; Pericak-Vance, M. A.: Fine mapping of autistic disorder to chromosome 15q11-q13 by use of phenotypic subtypes. American Journal of Human Genetics, 72 (2003): 539–548.

Skaar, D. A.; Shao, Y.; Haines, J. L.; Stenger, J. E.; Jaworski, J.; Martin, E. R.; DeLong, G. R.; Moore, J. H.; McCauley, J. L.; Sutcliffe, J. S.; Ashley-Koch, A. E.; Cuccaro, M. L.; Folstein, S. E.; Gilbert, J. R.; Pericak-Vance, M. A.: Analysis of the RELN gene as genetic risk factor for autism. Molecular Psychiatry, 10 (2005): 563–571.

Solinas-Toldo, S.; Lampel, S.; Stilgenbauer, S.; Nickolenko, J.; Benner, A.; Döhner, H.; Cremer, T.; Lichter, P.: Matrix-based comparative genomic hybridisation: biochips to screen for genomic imbalances. Genes Chromosomes & Cancer, 20 (1997): 399–407.

Stone, J. L.; Merriman, B.; Cantor, R.; Yonan, A. L.; Gilliam, T. C.; Geschwind, D. H.; Nelson, S. F.: Evidence for sex-specific risk alleles in autism spectrum disorder. American Journal of Human Genetics, 75 (2004): 1117–1123.

Steffenburg, S.; Gillberg, C.; Hellgren, L.; Andersson, L.; Gillberg, C.; Jakobsson, G.; Bohman, M.: A twin study of autism in Denmark, Finland, Iceland, Norway and Sweden. Journal of Child Psychology and Psychiatry, 30 (1989): 405–416.

Sutcliffe, J. S.; Delahanty, R. J.; Prasad, H. C.; McCauley, J. L.; Han, Q.; Jiang, L.; Li, C.; Folstein, S. E.; Blakely,

R. D.: Allelic heterogeneity at the serotonin transporter locus (SLC6A4) confers susceptibility to autism and rigid-compulsive behaviors. American Journal of Human Genetics, 77 (2005): 265–279.

Talebizadeh, Z.; Bittel, D. C.; Veatch, O.; Butler, M.; Takahashi, T. N.; Miles, J. H.: Do known mutations in neuroligin genes (NLGN3 and NLGN4) cause autism? Journal of Autism and Developmental Disorders, 34 (2004): 735–736.

The Autism Genome Project Consortium: Mapping autism risk loci using genetic linkage and chromosomal rearrangements. Nature Genetics, 39 (2007): 319–328.

The International HapMap Consortium: A haplotype map of the human genome. Nature, 437 (2005): 1299–1320.

Thomas, N. S.; Sharp, A. J.; Browne, C. E.; Skuse, D.; Hardie, C.; Dennis, N. R.: Xp deletions associated with autism in three females. Human Genetics, 104 (1999): 43–48.

Vincent, J. B.; Kolozsvari, D.; Roberts, W. S.; Bolton, P. F.; Gurling, H. M. D.; Scherer, S. W.: Mutation screening of X-chromosomal neuroligin genes: no mutations in 196 autism probands. American Journal of Medical Genetics Part B (Neuropsychiatric Genetics), 129B (2004): 82–84.

Vorstman, J. A.; Staal, W. G.; van Daalen, E.; van Engeland, H.; Hochstenbach, P. F. R.; Franke, L.: Identification of novel autism candidate regions through analysis of reported cytogenetic abnormalities associated with autism. Molecular Psychiatry, 11 (2006): 18–28.

Wassink, T. h.; Piven, J.; Vieland, V. J.; Jenkins, L.; Frantz, R.; Bartlett, C. W.; Goedken, R.; Childress, D.; Spence, M. A.; Smith, M.; Sheffield, V. C.: Evaluation of the chromosome 2q37.3 gene CENTG2 as an autism susceptibility gene. American Journal of Medical Genetics Part B (Neuropsychiatric Genetics): 136B (2005): 36–44.

Weiss, L. A.; Shen, Y.; Korn, J. M.; Arking, D. E.; Miller, D. T.; Fossdal, R.; Saemundsen, E.; Stefansson, H.; Ferreira, M. A. R.; Green, T.; Platt, O. S.; Ruderfer, D. M.; Walsh, C. A.; Altshuler, D.; Chakravarti, A.; Tanzi, R. E.; Stefansson, K.; Santangelo, S. L.; Gusella, J. F.; Sklar, P.; Wu, B.-L.; Daly, M. J. for the Autism Consortium: Association between microdeletion and microduplication at 16p11.2 and autism. New England Journal of Medicine, 358 (2008): 667–675.

Wendland, J. R.; Martin, B. J.; Kruse, M. R.; Lesch, K.-P.; Murphy, D.: Simultaneous genotyping of four functional loci of human SLC6A4, with reappraisal of 5-HTTLPR and rs25531. Molecular Psychiatry, 11 (2006): 224–226.

Wendland, J. R.; DeGuzman, T. B.; McMahon, F.; Rudnick, G.; Detera-Wadleigh, S. D.; Murphy, D. L.: SERT Ileu-425Val in autism, Asperger syndrome and obsessive-compulsive disorder. Psychiatric Genetics, 18 (2008): 31–39.

Wermter, A.-K.; Kamp-Becker, I.; Strauch, K.; Schulte-Körne, G.; Remschmidt, H.: No evidence for involvement of genetic variants in the X-linked neuroligin genes NLGN3 and NLGN4X in probands with autism spectrum disorder on high functioning level. American Journal of Medical Genetics Part B (Neuropsychiatric Genetics), 147B (2008): 535–537.

Wolff, D. J.; Clifton, K.; Karr, C.; Charles, J.: Pilot assessment of the subtelomeric regions of children with autism: detection of a 2q deletion. Genetics in Medicine, 4 (2002): 10–14.

Yan, J.; Oliveira, G.; Coutinho, A.; Yang, C.; Feng, J.; Katz, C.; Sram, J.; Bockholt, A.; Jones, I. R.; Craddock, N.; Cook, E. H. Jr; Vicente, A.; Sommer, S. S.: Analysis of the neuroligin 3 and 4 genes in autism and other neuropsychiatric patients. Molecular Psychiatry, 10 (2005): 329–335.

Ylisaukko-oja, T.; Nieminen-von Wendt, T.; Kempas, E.; Sarenius, S.; Varilo, T.; von Wendt, L.; Peltonen, L.; Järvelä, I.: Genome-wide scan for loci of Asperger syndrome. Molecular Psychiatry, 9 (2004): 161–168.

Ylisaukko-oja, T.; Rehnström, K.; Auranen, M.; Vanhala, R.; Alen, R.; Kempas, E.; Ellonen, P.; Turunen, J. A.; Makkonen, I.; Riikonen, R.; Nieminen-von Wendt, T.; von Wendt, L.; Peltonen, L.; Järvelä, I.: Analysis of four neuroligin genes as candidates for autism. European Journal of Human Genetics, 13 (2005): 1285–1292.

Ylisaukko-oja, T.; Alarcón, M.; Cantor, R. M.; Auranen, M.; Vanhala, R.; Kempas, E.; von Wendt, L.; Järvelä, I.; Geschwind, D. H.; Peltonen, L.: Search for autism loci by combined analysis of Autism Genetic Resource Exchange and Finnish families. Annals of Neurology, 59 (2006): 145–155.

Yonan, A. L.; Alarcon, M.; Cheng, R.; Magnusson, P. K. E.; Spence, S. J.; Palmer, A. A.; Grunn, A.; Juo, S.-H. H.; Terwilliger, J. D.; Liu, J.; Cantor, R. M.; Geschwind, D. H.; Gilliam, T. C.: A genomewide screen of 345 families for autism-susceptibility loci. American Journal of Human Genetics, 73 (2003): 886–897.

Zhang, H.; Liu, X.; Zhang, C.; Mundo, E.; Macciardi, F.; Grayson, D. R.; Guidotti, A. R.; Holden, J. J. A.: Reelin gene alleles and susceptibility to autism spectrum disorders. Molecular Psychiatry, 7 (2002): 1012–1017.

2.2
Neurobiologie: Umweltfaktoren, Immunsystem, Neuroanatomie, Neurochemie und Neurophysiologie

Christine M. Freitag

Autismus-Spektrum-Störungen (ASS) sind überwiegend genetisch bedingt (Freitag, 2007) (s. Kap. 2.1). Trotzdem sind einige Umweltfaktoren bekannt, die das Risiko für die Störungen erhöhen oder das Krankheitsbild direkt verursachen können. In Veröffentlichungen, Patientenforen oder im Internet wird häufig diskutiert, ob bestimmte Veränderungen des Immunsystems die Erkrankungen verursachen können. Diese Aspekte sollen in dem vorliegenden Kapitel aufgenommen werden. Bezüglich der vorliegenden Studien zum Einfluss von Umwelt- oder immunologischen Faktoren ist einschränkend zu bemerken, dass aus den Veröffentlichungen nicht immer deutlich wird, nach welchen Kriterien die Diagnose ASS gestellt wurde. Eine standardisierte Diagnose, wie sie in der Regel in Genetikstudien durchgeführt wird, ist bei vielen immunologischen Studien nicht erfolgt. Die Differenzialdiagnose Geistige Behinderung versus ASS wurde in vielen Fällen nicht beachtet. Daneben sind insbesondere viele der immunologischen Studien mit einer kleinen Anzahl hochselektierter Patienten durchgeführt worden. Weitere neurobiologische Aspekte wurden anhand von Studien untersucht, die Neuroanatomie, Neurochemie sowie die Verarbeitung von Information im Gehirn beschreiben. Informationsverarbeitung kann anhand von neurophysiologischen Methoden sowie der funktionellen Magnetresonanztomografie (fMRT; s. Kap. 2.3) untersucht werden, neuroanatomische Untersuchungen erfolgen einerseits durch (strukturelle) Magnetresonanztomografie (sMRT), andererseits werden auch Untersuchungen an postmortem Hirngewebe durchgeführt. Auch diese Studien sind überwiegend bei einer kleineren Zahl von Patienten erfolgt, wobei insbesondere die sMRT-Studien mittlerweile so zahlreich sind, dass verallgemeinerbare Schlussfolgerungen gezogen werden können.

2.2.1
Umweltfaktoren

Im Rahmen der Ätiopathogenese neurologischer und psychiatrischer Erkrankungen können auf der einen Seite psychosoziale Umweltrisikofaktoren, auf der anderen Seite unterschiedliche biologische Risikofaktoren beschrieben werden. Im Hinblick auf autistische Störungen sind bezüglich der psychosozialen Risikofaktoren insbesondere extreme Deprivationsbedingungen in den ersten Lebensjahren berichtet worden. Weitere psychosoziale (Risiko-)Faktoren scheinen keine ursächliche Rolle zu spielen, können aber natürlich das Verhalten einer Person mit ASS zum Positiven oder Negativen beeinflussen. Eine Vielzahl biologischer Umweltrisikofaktoren ist ebenfalls untersucht worden, wobei bisher nur wenige biologische Risikofaktoren als ursächlich in der Entstehung von ASS belegt werden konnten. Erhöhtes mütterliches und väterliches Alter ist als Risikofaktor für ASS repliziert worden (Durkin et al., 2008). Möglicherweise findet sich eine erhöhte Rate von zytogenetischen Veränderungen (s. Kap. 2.1) bei höherem Alter der Eltern als Ursache der ASS.

2.2.1.1
Virusinfektionen in der Schwangerschaft

Viele Fallbeschreibungen sind bezüglich verschiedener Virusinfektionen in der Schwangerschaft als Ursache autistischer Störungen veröffentlicht worden. Über Fallbeschreibungen oder auch Querschnittsstudien lässt sich aber nur eine – mehr oder minder zufällige – Assoziation, jedoch kein ursächlicher Zusammenhang beschreiben. Lediglich anhand von Längsschnittstudien können echte Risikofaktoren beschrieben werden. Über solche Längsschnittstudien wurde belegt, dass eine Rötelninfektion der Mutter in der Schwangerschaft mit einer erhöhten Rate von ASS einhergeht (Chess et al., 1978). Durch die erfolgreichen Impfprogramme für Kinder und Jugendliche ist die Inzidenz der Rötelninfektionen insgesamt gesunken, so dass Rötelninfektionen in der Schwangerschaft in Ländern mit einem hochentwickelten Gesundheitssystem selten geworden sind und dementsprechend heute nur in Ausnahmefällen ASS verursachen.

Aufgrund der derzeitigen Studienlage kann nicht ausgeschlossen werden, dass auch andere Viruserkrankungen, z. B. eine Zytomegalievirusinfektion der Mutter in der Schwangerschaft im Einzelfall ASS verursachen können. Zweifelsfrei belegt ist das allerdings bisher nicht, da eben nur Fallbeschreibungen, aber keine systematischen Studien existieren.

2.2.1.2
Medikamente in der Schwangerschaft

Auch bezüglich der Auswirkungen der Einnahme bestimmter Medikamente der Mutter in der Schwangerschaft existieren überwiegend nur Fallbeschreibungen oder Querschnittsstudien. In einer britischen Studie, in der Kinder von Müttern, die Antiepileptika in der Schwangerschaft eingenommen hatten, über 20 Jahre nachuntersucht wurden, konnten insbesondere bei Kindern, die Valproat in der Schwangerschaft ausgesetzt waren, erhöhte Raten von ASS gefunden werden (ca. 6 %) (Rasalam et al., 2005). Neben Valproat ist auch Thalidomid in einer ähnlichen Langzeitstudie als Risikofaktor beschrieben worden: 4 von 100 Kindern mit Thalidomidexposition in der Schwangerschaft entwickelten später eine ASS (Strömland et al., 1994). Dies zeigt, dass beide Medikamente, wenn sie in der Schwangerschaft eingenommen werden, das Risiko für eine ASS erhöhen, aber nicht zwangsläufig damit einhergehen müssen.

2.2.1.3
Pestizidexposition in der Schwangerschaft

In einer kürzlich publizierten US-amerikanischen Fall-Kontroll-Studie wurde die Exposition der Mutter mit Pestiziden (insbesondere organische Chlorverbindungen) in der Frühschwangerschaft als Risikofaktor für die Entwicklung von ASS beschrieben (Roberts et al., 2007). Diese Studie ist bisher nicht repliziert worden. Daneben wurden die Autismus-Diagnosen nicht nach standardisierten Kriterien vergeben, sondern einer Datenbank entnommen, in der Kinder registriert waren, die eine spezifische pädagogische Förderung erhielten. Sollte sich der Befund allerdings in einer besser charakterisierten Stichprobe replizieren lassen, wäre dies ein Hinweis, dass der Anstieg der Prävalenz von ASS vielleicht auch auf eine gestiegene Pestizidexposition in einigen Gegenden zurückzuführen sein könnte.

2.2.1.4
Rauchen in der Schwangerschaft

Eine epidemiologische Studie aus Schweden beschrieb ein leicht erhöhtes Risiko von Raucherinnen, ein Kind mit einer ASS zu gebären (Hultman et al., 2002). Die Studie war allerdings

Register-basiert und die Diagnosen wurden nicht standardisiert erhoben. Die Befunde sind außerdem bisher nicht repliziert worden, so dass von einem eher unspezifischen Risiko durch Rauchen in der Schwangerschaft ausgegangen werden muss. Rauchen in der Schwangerschaft erhöht allgemein stark das Risiko aggressiver Verhaltensstörungen bei den Kindern (Freitag et al., 2008a) und kann zu Frühgeburtlichkeit und niedrigem Geburtsgewicht führen. Es sollte natürlich vermieden werden.

2.2.1.5
Infantile Zerebralparese

Oft wird vermutet, dass Geburtskomplikationen eine Rolle in der Entstehung von ASS spielen. Meist sind aber bei Kindern mit einer genetischen Veränderung schwierige Geburtsverläufe die Folge dieser Veränderung und nicht die Ursache der Erkrankung (Glasson et al., 2004). In Einzelfällen kann allerdings nach einer starken Gehirnblutung, die entweder vor der Geburt, unter der Geburt oder auch direkt nach der Geburt stattfand, eine ASS die Folge sein, insbesondere wenn die beiden Schläfenlappen des Gehirns mit betroffen sind. Diese Erkrankungen nennt man eine infantile Zerebralparese. Diese Kinder zeigen neben autistischen Verhaltensweisen auch deutliche motorische Probleme, wie eine sich entwickelnde Spastik der Beine und Arme oder auch ein ausgeprägtes Schielen. Eine infantile Zerebralparese kommt bei ca. 2 % aller Kinder mit Autismus vor (Fombonne, 2003). Eine kürzliche durchgeführte Untersuchung bei extrem frühgeborenen Kindern mit einem Geburtsgewicht deutlich < 1500 g konnte zeigen, dass insbesondere bei Kindern mit sehr niedrigem Geburtsgewicht, perinataler Infektion, Hirnblutungen und auffälliger MRT-Untersuchung gehäuft autistische Züge im Alter von ca. 21 Monaten bei einer Screening-Untersuchung mit der «Modified Checklist for Autism in Toddlers (M-CHAT)», einem Screening-Fragebogen für autistische Störungen (s. Kap. 3.1), beobachtet worden sind (Limperopoulos et al., 2008).

Die tatsächliche Rate autistischer Störungen und auch der Langzeitverlauf wurden bisher nicht untersucht. Die Studie liefert aber einen weiteren Hinweis, dass insbesondere sehr frühgeborene Kinder mit perinataler Infektion, Hirnblutung und nachfolgendem Untergang von Hirngewebe ein erhöhtes Risiko haben könnten, später eine ASS zu entwickeln.

2.2.1.6
Vitamin- und Mineralstoffmangel

Bisher ist in epidemiologischen Studien kein spezifischer Vitamin- oder Mineralstoffmangel untersucht oder aufgedeckt worden, der bei Personen mit ASS häufig vorkommen würde. Auch Studien zu einem jahreszeitlichen Einfluss auf die Rate diagnostizierter ASS, die möglicherweise Hinweise auf Vitamin-D-Mangel in der Schwangerschaft oder in der frühen postpartalen Periode geben könnten, konnten nicht repliziert werden. Bei vielen Behandlungsversuchen wurde implizit angenommen, dass ein Vitaminmangel bei Personen mit ASS vorliegen könnte. Am häufigsten wurde untersucht, ob die kombinierte Gabe von Magnesium und Vitamin-B-Präparaten autistische Symptome verbessern kann. Eine Meta-Analyse über alle entsprechend durchgeführten Studien kam zu dem Schluss, dass der Nutzen einer solchen Behandlung bisher nicht nachgewiesen ist (Nye et al., 2005). Bezüglich anderer Vitamin- oder Mineralstoffgaben, die häufig empfohlen werden, wie Vitamin D, Zink, oder Jod-Gabe in der Schwangerschaft sind bisher keinerlei systematische Studien angestellt worden, so dass keine Aussage über den Effekt dieser Therapien gemacht werden kann.

2.2.1.7
Quecksilberexposition

Überwiegend eine Arbeitsgruppe in den USA (Geier et al., 2007) hat immer wieder vermutet, dass niedrige Dosen an Quecksilber das Risiko erhöhen könnten, an einer ASS zu erkranken.

Die vorgelegten Studien sind methodisch allerdings nicht gut durchgeführt, und es konnte kein ausreichender Beleg für diese Annahme gefunden werden. Auch Thimerosal, das zu ca. 50 % Quecksilber enthält und eine Zeitlang in minimaler Dosis in Impfstoffen enthalten war, um diese haltbar zu machen, führt nicht zu ASS. Dies wurde durch mehrere methodisch gut durchgeführte epidemiologische Studien belegt (Fombonne et al., 2006; Hviid et al., 2003).

2.2.1.8
Frühkindliche Deprivation

In den 1960er-Jahren des vergangenen Jahrhunderts wurde in der Folge von Bruno Bettelheims Werken angenommen, dass frühkindlicher Autismus durch fehlende Zuwendung von Seiten der Mutter verursacht wäre. Diese Behauptung ist durch Zwillings- und Familienstudien eindeutig widerlegt worden, die für eine überwiegend genetische Determinierung der Krankheitsbilder sprechen (Freitag, 2007). In einzelnen Fällen kann allerdings durchaus eine gravierende, dauerhafte Deprivation im Säuglings- und Kleinkindalter zu autistischen Verhaltensweisen oder auch einer ASS führen. Die Langzeitstudien der Arbeitsgruppe um Michael Rutter, in denen die weitere Entwicklung von aus Kinderheimen in Rumänien adoptierten Kindern beschrieben wurde, sind zu dieser Fragestellung aufschlussreich (Rutter et al., 1999). Es zeigte sich in diesen Studien, dass bei Kindern, die über mehr als zwei Jahre einer extremen Deprivation ausgesetzt waren, die Rate an autismustypischen Verhaltensweisen dauerhaft erhöht war (Rutter et al., 2007). Die extreme Vernachlässigung in den Rumänischen Kinderheimen beinhaltete Unter- und Fehlernährung, eine hohe Rate an Infektionen, keine feste Bezugsperson, keine Möglichkeiten zum Spielen etc. Diese Form von Deprivation ist üblicherweise nur bei extrem vernachlässigten Kindern zu finden. Da sie selten vorkommt, ist davon auszugehen, dass emotionale und körperliche Vernachlässigung im Sinne einer schweren Deprivation bei den meisten Kindern mit ASS keine Ursache der Erkrankung darstellt.

Differenzialdiagnostisch muss allerdings bei «autistischen Verhaltensweisen» bei Klein- und Schulkindern immer auch an eine Bindungsstörung gedacht werden (s. Kap. 1.3). Es ist deshalb essentiell, dass Informationen über das familiäre Umfeld und die tägliche Betreuungssituation bei Kindern mit ASS differenziert und detailliert erhoben werden. Kinder mit reinen Bindungsstörungen machen unter adäquater Förderung und Zuwendung schnellere Fortschritte in Sozialkontakt, kognitiver Entwicklung und Verhalten als Kinder mit einer ASS, selbst in einem für letztere optimalen, förderndem Umfeld.

2.2.1.9
Klinische Schlussfolgerungen

Bezüglich der Prävention und Behandlung ist festzustellen, dass Virusinfektionen, insbesondere Röteln-Infektionen, bei schwangeren Frauen durch die Überprüfung des Antikörpertiters vor der Schwangerschaft und ggf. nachfolgende Immunisierung möglichst verhindert werden sollten. Leider gibt es bisher keine Präventionsmöglichkeit gegen Zytomegalievirusinfektionen, hier kann nur vorsorglich der Antikörpertiter vor der Schwangerschaft untersucht werden. Auch die Gabe von Valproat in der Schwangerschaft sollte streng überprüft werden. Gegebenenfalls kann in Absprache mit dem behandelten Neurologen eine Umstellung auf ein anderes, weniger schädliches Antiepileptikum vor der Schwangerschaft überlegt werden. Thalidomid sollte in der Schwangerschaft selbstverständlich nicht mehr eingenommen werden. Bezüglich der weiteren genannten Umweltfaktoren ergeben sich keine spezifischen therapeutischen Konsequenzen. Das Erkennen und rechtzeitige Eingreifen bei deprivierenden Erziehungsbedingungen ist ein allgemeines Anliegen, das im Blick auf jedes möglicherweise betroffene Kind notwendig ist. Dieser Aspekt sollte insbesondere bei differenzialdiagnostischen Erwägungen nicht übersehen werden.

2.2.2
Immunsystem

Immer wieder werden Abweichungen der Immunfunktion als ursächlich für autistische Störungen angenommen. Studienergebnisse sprechen dafür, dass möglicherweise eine gestörte Immunfunktion bei einer Subgruppe von ASS von Relevanz sein könnte. Die zentrale Aufgabe des Immunsystems ist es, zwischen «körpereigen» und «körperfremd» zu unterscheiden. Diese Unterscheidung entwickelt sich auch in Auseinandersetzung mit der Umwelt, insbesondere über bakterielle oder virale Infektionen und Impfungen. Neben der Abwehr von Infektionen richtet sich das Immunsystem auch gegen körpereigene Tumorzellen und körperfremdes, nicht-infektiöses Material, was u. a. zu Abstoßungsreaktionen nach Organtransplantation führen kann. Da die komplexen Funktionen des Immunsystems relativ unbekannt sind, wird die Funktion des Immunsystems hier beispielhaft etwas ausführlicher dargestellt.

2.2.2.1
Ausgewählte Aspekte der genetischen Grundlagen des Immunsystems

Durch bestimmte Moleküle, die in der Zellwand enthalten sind, erkennt das Immunsystem, ob Zellen körpereigen oder körperfremd sind. Diese Oberflächenmoleküle werden überwiegend über Gene reguliert, die auf einem bestimmten Abschnitt des Chromosoms 6 liegen. Diese Gene kodieren für so genannte menschliche Leukozyten-Antigene («human leukocyte antigens»: HLA), die auch Histokompatibilitäts-Antigene («major histocompatibility complex»: MHC) genannt werden. Sie weisen eine hohe Variabilität auf, so dass jede Person (mit der Ausnahme eineiiger Zwillinge) eine andere Struktur dieser Oberflächenmoleküle aufweist. Die HLA/MHC-Oberflächenmoleküle werden einerseits von allen kernhaltigen Zellen an der Zelloberfläche exprimiert, so dass diese als körpereigen erkannt werden (HLA/MHC-Klasse I Glykoproteine), andererseits werden sie auf antigenpräsentierenden Zellen exprimiert und haben hier eine zentrale Funktion in der spezifischen Abwehr (HLA/MHC-Klasse I und Klasse II Glykoproteine).

Bei Personen mit ASS sind einzelne Varianten in Genen, die für bestimmte HLA/MHC-Glykoproteine kodieren, untersucht, aber überwiegend nicht repliziert worden (Tab. 2.2.1). Daneben sind in den Studien oft kleine Stichproben von schlecht charakterisierten Kindern mit teilweise fraglicher Autismus-Diagnose durchgeführt worden (Daniels et al., 1995; Guerini et al., 2006; Lee et al., 2006; Rogers et al., 1999; Torres et al., 2002; Torres et al., 2006; Warren et al., 1996).

Die Oberflächenmoleküle spielen außerdem eine Rolle in der Schwangerschaft, wobei sie die immunologische Toleranz zwischen Mutter und Kind zu vermitteln scheinen. Es wurde vermutet, dass bei Kindern mit Autismus diese immunologische Toleranz in der Schwangerschaft eingeschränkt sein könnte, was zu einer erhöhten Komplikationsrate in der Schwangerschaft führen sollte. Die Studienergebnisse waren allerdings heterogen, so dass keine sicheren Aussagen zur Rolle der HLA/MHC-Moleküle bei ASS gemacht werden können (van Gent et al., 1997).

2.2.2.2
Anatomie des Immunsystems

Die zentralen Körperstrukturen, die immunologische Funktionen vermitteln, sind das Knochenmark und die darin gebildeten Zellen, der Thymus, alle Lymphknoten, die Milz, die Tonsillen und die Peyer-Plaques im Darmbereich. Über das Blut werden lösliche Faktoren und Zellen transportiert, die bestimmte Funktionen im Bereich der unspezifischen und spezifischen Abwehr haben. Im Bereich von Körperöffnungen, über die körperfremde Stoffe am leichtesten in den Körper eindringen können, finden sich in der Regel Schleimhäute, über die sowohl lösliche Faktoren als auch Immunzellen schnell ausgeschüttet oder aktiviert werden können, und die

Tabelle 2.2.1: Immunologische Befunde bei Personen mit Autismus-Spektrum-Störungen (ASS)

Komponente des Immunsystems	Befunde	Literaturangaben
HLA/MHC-Glykoproteine		
HLA-Region	Kopplung mit ASS in sardinischen Familien	Guerrini et al., 2006
	Keine Kopplung mit ASS australischen Familien	Rogers et al., 1999
HLA-A / HLA-B	HLA-A - Allel 2 häufiger bei Personen mit Autismus Haplotypen A2-B44 und A2-B51 häufiger	Torres et al., 2006
HLA-DR	HLA-DR4-Allel häufiger bei Müttern und Söhnen mit Autismus	Lee et al., 2006
	HLA-DR4-Allel häufiger bei Personen mit Autismus	Torres et al., 2002
	Bestimmte Allele der hypervariablen Region HVR-3 häufiger bei Personen mit Autismus	Warren et al., 1996
HLA-A / HLA-B / HLA-DR	B44-C30-DR4 Haplotyp häufiger bei Personen mit Autismus	Daniels et al., 1995
Unspezifische Abwehr		
Monozyten / Makrophagen	Zahl der Monozyten im Blut erhöht	Sweeten et al., 2003
NK-Zellen	Erhöhte Expression von Genen, die relevant für die zytotoxische Funktion der NK-Zellen sind	Gregg et al., 2008
	NK-Zell-Aktivität erniedrigt bei normaler NK-Zahl	Warren et al., 1987
Komplementsystem	Höhere Konzentration einzelner Komplementfaktoren (FHR1, C1q, FN1) im Serum	Corbett et al., 2007
	Keine Veränderung des Komplementsystems	Stern et al., 2005
	C4B im Plasma erniedrigt	Warren et al., 1994
Zytokine	Tumornekrosefaktor α-Konzentration im Liquor erhöht bei Kindern mit Regression	Chez et al., 2007
	Tumornekrosefaktor α und Interleukin-12-Ausschüttung aus Blut-Monozyten erhöht nach Stimulation durch Kuhmilchprotein bei Kindern mit ASS und gastrointestinalen Symptomen	Jyonouchi et al., 2005
	Tumornekrosefaktor α-Produktion von Monozyten nach Stimulation erhöht bei Kindern mit ASS und Regression	Jyonouchi et al., 2001

Tabelle 2.2.1 (Fortsetzung): Immunologische Befunde bei Personen mit Autismus-Spektrum-Störungen (ASS)

Komponente des Immunsystems	Befunde	Literaturangaben
Zytokine	Zytokine erhöht, die von Th2-Zellen ausgeschüttet werden	Molloy et al., 2006
	Aktivierung von Mikroglia und Astroglia, einzelne Zytokine im Liquor eröht	Vargas et al., 2005
	Kein Unterschied in Konzentration von Interferon γ, Tumornekrosefaktor α und Interleukin 1β	Sweeten et al., 2004
	Interferon γ und Interleukin-1RA im Serum erhöht	Croonenberghs et al., 2002
Interferone	Interferon γ-Konzentration in Lymphozyten erniedrigt	Gupta et al., 1998
	Interferon γ-Konzentration im Plasma erhöht	Singh et al., 1996
Spezifische Abwehr		
Immunglobuline allgemein	Erhöhung von IgG und verschiedenen Subklassen im Serum	Croonenberghs et al., 2002
Antikörper gegen Masernvirus	Keine Erhöhung	Libbey et al., 2007
	Erhöhung	Singh/Jensen 2003
Antikörper gegen andere Viren und Bakterien	Keine Erhöhung der Antikörpertiter nach Impfung gegen Diphtherie, Tetanus du Haemophilus-Influenza B; keine unspezifische Veränderung der Immunglobulinkonzentration	Stern et al., 2005
Auto-Antikörper gegen körpereigene neuronale Strukturen	Kein Unterschied der Antikörpertiter gegen das gliale fibrilläre Protein aus Astrozyten im Vergleich zu gematchten Kontrollen	Kirkman et al., 2008
	Kein Unterschied der Antikörpertiter gegen das basische Myelinprotein Vergleich zu gematchten Kontrollen	Libbey et al., 2008
	Antikörper gegen Gewebe aus Hypothalamus und Thalamus in einem Teil der untersuchten ASS Kinder	Cabanlit et al., 2007
	Antikörper gegen Brain derived neurotrophic factor und basisches Myelinprotein bei Kindern mit Autismus erhöht im Vergleich zu gesunden Kindern	Connolly et al., 2006
	Antikörper gegen Nucleus Caudatus, Putamen, präfrontalen Cortex, Anterioren Gyrus cinguli und Kleinhirn	Singer et al., 2006

Tabelle 2.2.1 (Fortsetzung): Immunologische Befunde bei Personen mit Autismus-Spektrum-Störungen (ASS)

Komponente des Immunsystems	Befunde	Literaturangaben
Auto-Antikörper gegen körpereigene neuronale Strukturen	Antikörper gegen Nucleus Caudatus, Cortex und Cerebellum von Rattengehirnen bei einem Teil der untersuchten Kinder mit ASS	Singh/Rivas 2004
	Autoantikörper gegen unbekannte Substanz aus Gehirngewebe; möglicherweise neuroprotektive Reaktion als Folge einer anderen neuronalen Schädigung	Silva et al., 2004
	Antikörper gegen Purkinje-Zellen des Kleinhirns bei einzelnen Kindern mit ASS nachgewiesen	Vojdani et al., 2004
	Antikörper gegen verschiedene Neuronen-spezifische Proteine und andere Moleküle vorhanden	Vojdani et al., 2002
	Antikörper gegen Endothelzellen des Gehirns und gegen Zellkernstrukturen erhöht bei ASS	Connolly et al., 1999
	Kein Nachweis von Antikörpern gegen neuronale Strukturen	Todd et al., 1988
Antikörper gegen Gliadin etc.; Induktion von Auto-Anti-körpern	Anti-Gliadin-Antikörper bei einzelnen Kindern mit ASS nachgewiesen	Vojdani et al., 2004
	Streptokinase, Heat Shock-Proteine und Gliadin induzieren möglicherweise bei einzelnen Kindern mit ASS Autoantikörper gegen Peptide und körpereigene Gewebe	Vojdani et al., 2004
T-Zellen	Keine Veränderung in Zahl und Aktivierung von T-Zellen	Stern et al., 2005
	Mehr CD8+ T-Zellen; verminderte Zahl CD4+ T-Zellen	Gupta et al., 1998
	CD4+ und CD2+ T-Zellen reduziert	Yonk et al., 1990
	Reduzierte Zahl an T-Zellen, insbesondere CD4+ T-Zellen	Warren et al., 1986, 1990

durch die sie bedeckende Schleimschicht zusätzlich geschützt sind.

Es gibt eine Arbeitsgruppe um den britischen Gastroenterologen Wakefield, die vermutet, dass insbesondere die Abwehrfunktion der Schleimhäute des Gastrointestinaltraktes bei Kindern mit ASS, die auch gastrointestinale Symptome wie Durchfall, Obstipation oder Bauchschmerzen zeigen, beeinträchtigt sind. So wurde einerseits Magenschleimhaut untersucht (Torrente et al., 2004), die bei Kindern mit «regressivem Autismus» Zeichen einer spezifischen Infektion unter Aktivierung von CD8+ T-Zellen (s. u.) zeigte. Daneben wurde auch Kolon-Schleimhaut untersucht, in der ähnliche Veränderungen zu finden waren (Furlano et al., 2001). In einer anderen Studie wurden CD3+ Lymphozyten in der Kolonschleimhaut von Kindern mit ASS und gastrointestinalen Symptomen nachgewiesen (Ashwood et al., 2004; Ashwood et al., 2006).

Diese Studien sind immer in kleinen, hochselektierten Gruppen von Kindern mit ASS durchgeführt worden, bei denen keine standardisierte Diagnose und kein Intelligenztest vorlag. Aus diesem Grund können keine allgemeinen Schlüsse gezogen werden. Sicherlich kann bei einzelnen Kindern eine unspezifische oder spezifische immunologische Reaktion auf bestimmte Nahrungsbestandteile nicht ausgeschlossen werden (s. u. Nahrungsmittelunverträglichkeiten), aber für die Mehrheit der Kinder ist ein solcher Zusammenhang bisher nicht ausreichend gut belegt. Der entscheidende wissenschaftliche Ausgangspunkt der Untersuchungen der Schleimhaut des Gastrointestinaltraktes, dass nämlich gastrointestinale Symptome bei Kindern mit ASS häufiger vorkommen als bei gesunden Kontrollkindern, konnte in einer britischen epidemiologischen Studie nicht belegt werden. Hier fand sich exakt die gleiche Rate von gastrointestinalen Symptomen (9 %) bei Kindern mit Autismus im Vergleich zu gematchten Kontrollkindern (Black et al., 2002). Diese Studie zeigt deutlich, dass Einzelbefunde in einer hochselektierten Gruppe von Kindern mit ASS nicht generalisiert werden dürfen, und dass die beschriebenen Veränderungen möglicherweise auf eine zufällig vorhandene Komorbidität zurückzuführen sein könnten, die genauso auch bei Kindern ohne ASS vorkommen kann.

2.2.2.3
Unspezifische Abwehr

Unspezifische Abwehrmechanismen werden auch als angeborene Immunität bezeichnet. Durch diese unspezifische Abwehr ist der Körper in der Lage, bereits beim ersten Kontakt Krankheitserreger oder Fremdstoffe auszuschalten. Unmittelbar nach Eindringen eines Krankheitserregers oder Fremdstoffs werden diese Mechanismen wirksam, allerdings in einer unspezifischen Art und Weise. Deshalb reichen sie häufig nicht aus, um insbesondere Bakterien, Viren und andere hochpathogene Stoffe unschädlich zu machen. Hier greift dann die spezifische Abwehr (s. u.).

An der unspezifischen Abwehr sind einerseits Zellen, andererseits lösliche Faktoren beteiligt. Die wichtigsten Zellen sind neutrophile und eosinophile Granulozyten, die auch Mikrophagen genannt werden, sowie Makrophagen, Monozyten und Natürliche Killerzellen (NK-Zellen). Makrophagen, Monozyten und Granulozyten, ebenso wie Epithelzellen aus Lunge und Darm, können Moleküle aus der Bakterienmembran, andere Zellzerfallsstoffe sowie körpereigene Botenstoffe binden und werden so aktiviert. Granulozyten und Monozyten wandern aufgrund von so genannten chemotaktischen Substanzen gezielt an einen Entzündungsort. Zu den chemotaktischen Substanzen zählen Faktoren des Komplementsystems (C3a, C5a etc.), Sekretionsprodukte von Lymphozyten (z. B. Interleukine, Tumornekrosefaktor α) oder geschädigten bzw. infizierten körpereigenen Zellen sowie bestimmte Eiweißmoleküle der Bakterienmembran. Nachdem die Zellen durch die chemotaktischen Substanzen an einen Entzündungsherd gelockt und so aktiviert worden sind, nehmen die aktivierten Phagozyten (überwiegend Makrophagen) feste Partikel und lösliche Stoffe in sich auf und bauen diese im Zellinnern zu unschädlichen Substanzen ab. Unterschiedliche Substanzen, wie Komplementfaktoren, das C-reaktive Protein, Selektine, Integrine und verschieden Adhäsionsmoleküle unterstützen die Phagozyten bei der Erkennung von schädlichen Strukturen sowie bei der Bindung an diese Strukturen. Die NK-Zellen gehören zu den Lymphozyten, ohne dass sie deren spezifische Oberflächenmerkmale aufweisen (s. u.). Die NK-Zellen erkennen infizierte oder Tumorzellen anhand des Expressionsmusters der körpereigenen Signalmoleküle des Haupthistokompatibilitätskomplexes (s. o.) an der Zelloberfläche. Ist die Zahl dieser Moleküle reduziert, weist dies auf eine Tumor- oder eine durch Viren infizierte Zelle hin, die dann in der Folge von NK-Zellen abgetötet wird.

Lösliche Elemente der unspezifischen Abwehr sind das Komplementsystem, Lysozym, Zytokine, Interferone und Akute-Phase-Proteine. Das Komplementsystem besteht aus ca. 20 verschiedenen Glykoproteinen, die Entzündungszellen aktivieren, aber auch selbst zur Zelllyse (Auflösung der Zellmembran) beitragen können. Sie werden überwiegend von Makrophagen und Leberzellen produziert und ausgeschieden. Das Lysozym wird beim Zerfall von Phagozyten frei und kann Wandstrukturen spezifischer Bakterien auflösen. Zytokine und Interferone sind ebenfalls wichtige Botenstoffe des Immunsystems und zeigen einzelne spezifische Wirkungen. So aktivieren sie teilweise spezifisch bestimmte Zellen, wie Makrophagen, Monozyten und B-Zellen (s. u.), und erzeugen Fieber. Interferone sind zusätzlich spezifisch gegen vireninfizierte und Tumorzellen gerichtet und aktivieren u. a. die NK-Zellen. So genannte Akute-Phase-Proteine werden insbesondere bei gewebeschädigenden Reizen (Entzündungen, Infektionen, bösartige Tumoren, Verletzung etc.) ausgeschüttet und aktivieren spezifische und unspezifische Abwehrfunktionen.

Wenn die unspezifische Abwehr geschädigt ist, zeigen die Betroffenen eine erhöhte Rate an Infektionen. Komplementdefekte äußern sich in reduzierter Bakterienabwehr und in einer erhöhten Rate an eitrigen Infektionen im Allgemeinen oder spezifischen Infektionen mit bestimmten Bakterien.

Diese erhöhte Rate an bakteriellen Infektionen ist bisher bei Personen mit ASS nur selten beschrieben worden (Nicolson et al., 2007). Trotzdem fanden sich in einigen Arbeiten Veränderungen der unspezifischen Abwehr (Tab. 2.2.1). In einer Studie war die Anzahl der Monozyten im Blut erhöht (Sweeten et al., 2003), und mehrere Studien konnten zeigen, dass die Serum-Konzentration von Tumornekrosefaktor-α, der von Monozyten ausgeschüttet wird, erhöht war (Chez et al., 2007; Jyonouchi et al., 2001; Jyonouchi et al., 2005). Eine andere Studie fand hingegen keine Erhöhung von Tumornekrosefaktor-α bei Kindern mit Autismus im Vergleich zu alters- und geschlechtsgematchten Kontrollkindern (Sweeten et al., 2004). Interferon-γ wird von T-Helferzellen Typ I (s. u.) gebildet. In einzelnen Studien fand sich eine Erhöhung im Plasma (Croonenberghs et al., 2002; Singh, 1996), in anderen eine Erniedrigung in den Lymphozyten selbst (Gupta et al., 1998), so dass aus der veränderten Konzentration von Interferon-γ und Tumornekrosefaktor-α bislang noch keine funktionellen Schlüsse gezogen werden können. In anderen Studien fanden sich Veränderungen in Bezug auf die NK-Zellen. In einer kürzlich durchgeführten Genexpressionsstudie bei Personen mit ASS wurde eine erhöhte Rate von Genprodukten gefunden, die relevant für die zytotoxische Aktivität der NK-Zellen sind (Gregg et al., 2008). Eine ältere Studie fand dagegen, dass die Funktion der NK-Zellen herabgesetzt, die Zellzahl aber unauffällig war (Warren et al., 1987). Auch diese Befunde widersprechen sich, so dass auch bezüglich der Aktivität der NK-Zellen bei Personen mit ASS bislang keine gültigen Aussagen getroffen werden können.

Da Zytokine und Komplementfaktoren auch die Funktion von Gliazellen (Stütz- und Abwehrzellen im Gehirn) beeinflussen, wurde in einer Studie untersucht, ob sich in post-mortem Gehirngewebe bei Personen mit Autismus-Spektrum-Störung Hinweise auf erhöhte Zytokinaktivität und eine Aktivierung von Glia-Zellen im Gehirn finden würden. In dieser Studie bei 11 Personen mit Autismus wurde eine deutliche Aktivierung von Mikroglia- und Astrogliazellen beobachtet und die Konzentration einiger Zytokine war erhöht (Vargas et al., 2005). Diese Befunde weisen auf eine mögliche unspezifisch verstärkte Immunreaktion des Gehirngewebes im Groß- und im Kleinhirn bei einzelnen Personen mit Autismus hin, die aber noch repliziert und in ihrer Bedeutung weiter geklärt werden muss.

2.2.2.4
Spezifische Abwehr

Neben der unspezifischen Abwehr existieren auch spezifische Abwehrfunktionen. Diese entstehen in der Folge der Auseinandersetzung mit Erregern oder Fremdstoffen, die bei einer zweiten Exposition infolge der Entwicklung spezifischer Abwehrfunktionen nach Erstexposition gezielt eliminiert werden können. Die o. g. Körperstrukturen, wie Thymus, Lymphknoten, Milz,

Tonsillen und die Peyer-Plaques des Gastrointestinaltraktes sind überwiegend an dieser spezifischen Immunfunktion beteiligt. Grundlage der spezifischen Abwehr ist die Antigen-Antikörper-Reaktion. Antigene sind dem Organismus fremde Substanzen, die von T- und/oder B-Lymphozyten erkannt werden und spezifische immunologische Abwehrmaßnahmen auslösen. Manchen Zellen, z. B. den T-Helferzellen, müssen Antigene erst durch Makrophagen, B-Zellen oder andere antigenpräsentierende Zellen dargeboten werden, bevor sie eine spezifische, gegen die Antikörper gerichtete Funktion ausbilden können.

An der spezifischen Abwehr sind ebenfalls Zellen und lösliche Faktoren beteiligt. Die löslichen Faktoren sind die Immunglobuline, die aus B-Zellen abgesondert werden. B-Zellen entstehen aus Lymphozyten-Vorläuferzellen im Knochenmark (B: «bone marrow»). Nach Verlassen des Knochenmarks besitzen B-Zellen an ihrer Oberfläche Rezeptoren, die spezifisch ein bestimmtes Antigen erkennen können. Die Vielfalt der unterschiedlichen Rezeptoren auf den B-Zellen ist genetisch vermittelt. Wenn eine B-Zelle mit einem spezifischen Antigen in Berührung kommt, das auf den spezifischen Oberflächenrezeptor einer spezifischen B-Zelle passt, dann wird dieser Zellklon aktiviert und entwickelt sich unter Einfluss von Interleukin-2 und -6 in Plasmazellen weiter. Plasmazellen können eine große Zahl von identischen Antikörpermolekülen synthetisieren und absondern, die dann über das Blut an alle Körperregionen verteilt werden. Daneben entstehen bei Erstkontakt mit einem Antigen auch langlebige Gedächtniszellen, die bei Zweitkontakt mit dem Antigen sehr viel schneller reagieren können.

Die zellgebundene spezifische Abwehr ist über T-Lymphozyten vermittelt. Diese werden im Thymus (T-Zellen) geprägt. Es werden die CD8+ zytotoxischen von den CD4+ T-Helferzellen unterschieden. T-Lymphozyten besitzen als spezifische Rezeptoren die T-Zell-Rezeptoren, die ebenfalls individuell auf spezifische Antigene passen. T-Zellen erkennen dabei nur Antigene, die von antigenpräsentierenden Zellen aufgenommen, in Einzelteile zerlegt und zusammen mit HLA/MHC-Proteinen auf der Oberfläche der antigenpräsentierenden Zellen dargeboten werden. Nach Erstkontakt bildet sich ebenfalls ein Klon, wobei auch Gedächtniszellen entstehen. Interleukin 2 spielt ebenfalls eine zentrale Rolle bei der Aktivierung der T-Zellen. Die zytotoxischen T-Zellen erkennen Antigene zusammen mit HLA/MHC-Klasse I – Molekülen und induzieren den Zelltod der antigentragenden Zelle über bestimmte zytotoxische Enzyme. Die T-Helferzellen erkennen Antigene über HLA/MHC-Klasse II-Moleküle. TH-1-Zellen bilden insbesondere Interferon γ, Interleukin-2 und Tumornekrosefaktor α, womit sie insbesondere Makrophagen aktivieren. TH-2-Zellen sezernieren Interleukin-4, -5, -10, und -13 und aktivieren bevorzugt B-Zellen.

Überempfindlichkeitsreaktionen, Autoimmunerkrankungen und spezifische Immundefekte entstehen durch eine pathologische Reaktion des Immunsystems oder durch angeborene Immundefekte. Antikörper vermittelte Überempfindlichkeitsreaktionen werden in anaphylaktische, zytotoxische und durch Immunkomplexe ausgelöste Reaktionen unterteilt. Daneben können auch T-Lymphozyten Überempfindlichkeitsreaktionen vermitteln. Zu diesen gehören die Kontaktallergie und die Transplantatabstoßungsreaktion. Autoimmunerkrankungen können entstehen, wenn Antikörper gegen körpereigene Substanzen oder Gewebe gebildet werden. Diese entstehen einerseits durch chemische Veränderungen körpereigener Substanzen, andererseits durch kreuzreagierende Antigene, die eine ähnliche Oberflächenstruktur wie das körpereigene Gewebe aufweisen. Das HLA/MHC-System spielt dabei zusätzlich eine Rolle. Immundefekte zeigen sich entweder in einem Mangel an (spezifischen) Antikörpern oder in einer Störung der T-Lymphozyten-vermittelten Immunität. Für letztere ist AIDS ein gut bekanntes Beispiel. Schwere kombinierte Immundefekte des B- und T-Zellsystems sind meist angeborene Erkrankungen und zeichnen sich durch den Ausfall der zellulären wie der humoralen Immunantwort aus.

Bei Personen mit ASS sind zwei Aspekte der spezifischen Abwehr relativ gut untersucht worden, einmal die Entwicklung von Autoimmunerkrankungen einhergehend mit Autoantikörpern, zum anderen die Funktion der T-Zellen. Eine erhöhte Rate an Überempfindlichkeitsreaktionen kommt bei Personen mit ASS nicht vor. Die häufig im Zusammenhang mit ASS diskutierten Nahrungsmittelunverträglichkeiten (s. u.) sind keine Allergien. Zahlreiche mögliche Autoantikörper sind bei Personen mit ASS untersucht worden (Tab. 2.2.1). In einzelnen Studien konnten Antikörper nachgewiesen werden, die gegen Gehirnstrukturen oder andere neuronale Strukturen gerichtet waren (Cabanlit et al., 2007; Connolly et al., 1999; Connolly et al., 2006; Silva et al., 2004; Singer et al., 2006; Singh et al., 2004; Todd et al., 1988; Vojdani et al., 2002; Vojdani et al., 2004). In neueren Studien mit gut gematchten Kontrollgruppen, in denen auch zwischen regressivem und nichtregressivem Autismus unterschieden wurde, konnten oft keine Unterschiede beider Gruppen im Vergleich zu gesunden Kontrollen festgestellt werden (Kirkman et al., 2008; Libbey et al., 2008; Stern et al., 2005). Es ist aufgrund der Studienlage nicht auszuschließen, dass bei einzelnen Kindern mit ASS Autoantikörper ätiologisch von Bedeutung sein können. Allerdings kann derzeit keine Aussage darüber getroffen werden, ob die beobachteten Veränderungen tatsächlich Ursache oder nur Folge der Störung sind. Es ist theoretisch auch denkbar, dass eine andere neuronale Pathologie dazu führt, dass sich Autoantikörper entwickeln. Von einigen Autoren wurde zusätzlich vermutet, dass der erhöhte Serotoninspiegel, der bei ca. 40 % aller Personen mit ASS gefunden wird, auf Autoimmunmechanismen zurückgehen könnte. Diese These konnte aber ebenfalls nicht gut belegt werden (Burgess et al., 2006; Krause et al., 2002). Neben den gegen neuronale Strukturen gerichteten Antikörpern wurden in einer Studie auch Antikörper gegen Gliadine (Proteine aus dem Klebereiweiß verschiedener Getreidesorten) beschrieben, die möglicherweise bei einigen wenigen Kindern mit ASS und Magen-Darm-Problemen von Relevanz sein könnten (Vojdani et al., 2004). Bezüglich der Funktion der T-Zellen wurde eine reduzierte Zahl an T-Helfer- und eine erhöhte Zahl an zytotoxischen T-Zellen in einzelnen Studien beschrieben (Gupta et al., 1998; Warren et al., 1986; Warren et al., 1990b; Yonk et al., 1990). Sollte dieser Befund in epidemiologischen Längsschnittstudien repliziert werden, könnte dies auf eine reduzierte Fähigkeit des Immunsystems, Viren abzuwehren, bei Personen mit ASS hinweisen.

2.2.2.5
Impfungen

Impfungen stehen in engem Zusammenhang mit dem Immunsystem. Es wurde vermutet, dass Kinder mit ASS vermehrt Antikörper aufgrund der Masernimpfung entwickeln, was sekundär die Gehirnentwicklung schädigen könnte (Singh et al., 2003). Der Befund vermehrter Antikörperbildung konnte allerdings nicht repliziert werden (Libbey et al., 2007; Stern et al., 2005). Daneben wurde überwiegend von einer Arbeitsgruppe (Wakefield et al., 1998) behauptet, dass die Masern-Mumps-Röteln (MMR)-Impfungen Autismus bei Kindern auslösen können. Durch epidemiologische Studien konnte dies allerdings widerlegt werden (Chen et al., 2004; Smeeth et al., 2004). Später konnte dann ein britischer Zeitungsreporter ferner nachweisen, dass Wakefield, der Autor der ursprünglichen Studie, von einem Rechtsanwalt 400.000 Pfund bekommen hatte, um zu belegen, dass die Impfungen die Ursache für eine Autismus sind (Deutsches Ärzteblatt 104, Januar 2007). Durch diese gefälschten Befunde ist in der Folge die Immunisierungsrate gegen Masern, Mumps und Röteln rapide gesunken mit negativen Folgen für die Gesundheit aller Kinder.

2.2.2.6
Mütterliche Antikörper

Neben den körpereigenen Abwehrreaktionen wurde vermutet, dass spezifische Immunreaktionen der Mutter während der Schwangerschaft das sich entwickelnde Gehirn schädigen könnten.

Die bisherigen Studien sind in **Tabelle 2.2.2** zusammengefasst (Dalton et al., 2003; Singer et al., 2008; Warren et al., 1990a; Zimmerman et al., 2007). Aufgrund der vorliegenden Studien, darunter eine mit 61 Müttern (Braunschweig et al., 2008), besteht der begründete Verdacht, dass sich mütterliche Antikörper in der Schwangerschaft gegen das sich entwickelnde fetale Gehirngewebe richten und bei einzelnen Kindern zu ASS führen können. Möglicherweise gilt dies insbesondere für Kinder mit einer Regression in der Entwicklung mit nachfolgender geistiger Behinderung. Antikörper gegen anderes Gewebe, z. B. Lymphozyten oder Gehirngewebe wurden im Tierversuch nicht repliziert. Leider lassen sich aus diesen Studien bisher keine klinischen Schlussfolgerungen ableiten, denn aufgrund der Querschnittstudien kann keine Ursache-Wirkungsbeziehung angenommen werden. Es ist denkbar, dass die Antikörper bei den Müttern erst nach der Schwangerschaft mit dem autistischen Kind entstanden und so Folge der Veränderungen beim Kind und nicht die Ursache der ASS sind. Längsschnittstudien sind in diesem Bereich schwer realisierbar, so dass die kausale Rolle von (spezifischen) mütterlichen Antikörpern bei der Entstehung von ASS nicht abgesichert werden kann.

2.2.2.7
Nahrungsmittelunverträglichkeiten

Häufig werden Nahrungsmittelunverträglichkeiten als «Allergie» bezeichnet. In der Regel liegt der Nahrungsmittelunverträglichkeit allerdings keine echte Überempfindlichkeitsreaktion zugrunde, sondern bestimmte Nahrungsbestandteile können nicht richtig verdaut werden, weil spezifische Enzyme fehlen, und lösen so Durchfall, Erbrechen, Obstipation oder Bauchschmerzen aus. Es ist diskutiert worden, dass die

Tabelle 2.2.2: Mütterliche Antikörper bei Autismus-Spektrum-Störungen

Antikörper	Befunde	Literaturangaben
Antikörper gegen fetales Hirngewebe	bei 11% der Mütter Antikörper gegen fetales Hirngewebe vorhanden; Korrelation mit Regression und geistiger Behinderung	Braunschweig et al., 2008
Mütterliches IgG in der Schwangerschaft	bei Rhesus-Affen induziert IgG von Müttern mit ASS-Kindern stereotypes Verhalten und Hyperaktivität nach Geburt	Martin et al., 2008
Antikörper gegen fetales Hirngewebe	einzelne Mütter von Kindern mit Autismus zeigten erhöhte Antikörper	Singer et al., 2008
Antikörper gegen Rattengehirn (postnatal und adult)	erhöht bei Müttern von Kindern mit Autismus, aber auch bei anderen Kindern mit entwicklungs-neurologischen Auffälligkeiten	Zimmermann et al., 2007
Mütterliche Antikörper gegen Kleinhirngewebe in der Schwangerschaft	bei Mäusen induziert IgG von Müttern mit ASS-Kindern reduzierte Exploration und verminderte motorische Koordination nach Geburt	Dalton et al., 2003
Antikörper gegen Lymphozytenoberfläche des Kindes	bei 6 von 11 Müttern von Kindern mit Autismus nachgewiesen	Warren et al., 1990

Unverträglichkeit von Gluten (Zöliakie) oder Milcheiweiß bei Kindern, die auch eine entsprechende gastrointestinale Symptomatik zeigen oder die bei einer Laboruntersuchung spezifische Antikörper aufweisen, die bei einer Zöliakie oder Milcheiweißunverträglichkeit vorkommen können, zu ASS führen könnte. Lediglich in einer Studie ist eine Verbesserung der autistischen Symptomatik unter entsprechender Diät gefunden worden (Millward et al., 2008). Dass diese Befunde möglicherweise nur auf eine Subgruppe von Kindern mit Autismus zutreffen könnten, zeigt eine Studie, die eine ähnliche Anzahl von Symptomen einer Magen-Darm-Erkrankung bei Kindern mit und ohne Autismus fand (Black et al., 2002). Zudem wurde bei Kindern mit nachgewiesener Zöliakie keinerlei autistische Symptomatik beobachtet (Pavone et al., 1997). Aus diesen Studien ist zu folgern, dass eine Verbindung von ASS und Nahrungsmittelunverträglichkeiten unwahrscheinlich ist.

2.2.2.8
Klinische Schlussfolgerungen

Diagnostisch und therapeutisch kann das Wissen bezüglich möglicher immunologischer Veränderungen bisher (noch) nicht genutzt werden, da es (noch) zu unspezifisch ist und entsprechende Behandlungsmöglichkeiten bisher nicht zur Verfügung stehen. Wenn eine Nahrungsmittelunverträglichkeit oder auch eine Allergie bei einem Kind mit ASS nachgewiesen wird, sollte diese wie bei jedem anderen Kind auch behandelt werden.

2.2.3
Neuroanatomie

Im Gegensatz zu den o. g. Studien zu umweltbedingten und immunologischen Risikofaktoren haben neuroanatomische, neurochemische und neurophysiologische Studien weniger zum Ziel, Risikofaktoren bezüglich der Entstehung eines Krankheitsbildes an sich zu beschreiben, sondern versuchen, über die Untersuchung eingeschränkter Strukturen oder Funktionen den Mechanismus der Krankheitsentstehung genauer zu entschlüsseln.

In zahlreichen sMRT-Studien konnte gezeigt werden, dass insbesondere bei Kleinkindern mit ASS das Gesamthirnvolumen vergrößert ist (Stanfield et al., 2008). Studien bei älteren Kindern und Jugendlichen waren widersprüchlich, und es scheint, dass insbesondere bei Jugendlichen mit niedrigerem IQ das Gesamthirnvolumen sowie die graue und weiße Substanz bleibend vergrößert sind, während bei Jugendlichen und jungen Erwachsenen mit höherem IQ die Volumina abzunehmen scheinen (Freitag et al., 2009). Die Ursache des vergrößerten Gehirnvolumens ist bisher nicht eindeutig geklärt. Relativ sicher ist, dass es erst im Laufe des ersten Lebensjahres auftritt, da Kinder mit ASS bei der Geburt in der Regel keine Vergrößerung des Kopfumfanges aufweisen, aber im Laufe des ersten und zweiten Lebensjahres ein deutlich stärkeres Kopfwachstum als gesunde Kinder zeigen, was bei einem Teil der Kinder in einer Makrozephalie (Kopfumfang >97%) resultiert (Lainhart et al., 1997). Aus diesem Grund wurde vermutet, dass die im ersten und zweiten Lebensjahr übliche Reduktion von Neuronen («pruning») nicht ausreichend erfolgt. Daneben könnte das vergrößerte Gehirnvolumen auch durch Veränderungen des Stützgewebes des Gehirns verursacht sein. Andere Studien an post-mortem Gewebe konnten zeigen, dass der Aufbau der Großhirnrinde bei Personen mit ASS verändert ist. So genannten «Minikolumnen», die kleinsten funktionellen Einheiten des Großhirns, waren deutlich verändert. Sie zeigten eine höhere Zellzahl und veränderte synaptische Verbindungen (Casanova et al., 2006). Es wurde diskutiert, aber bisher noch nicht belegt, ob diese Veränderung der Minikolumnen die Ursache des vergrößerten Volumens der grauen und weißen Substanz sein könnte. Genetische Studien konnten zeigen, dass bei einzelnen Kindern möglicherweise Mutationen im PTEN-Gen zu einem sehr großen Kopfumfang führen können (Butler et al., 2005; Buxbaum et al., 2007).

Ein weiteres, sehr gut repliziertes Ergebnis der sMRT-Studien ist die Reduktion des Volumens des Balken (Corpus Callosum), der die beiden Gehirnhälften verbindet (Stanfield et al., 2008). Die Funktion des Balkens besteht u. a. im Abgleich und in der Harmonisierung (Synchronisation) von neuronaler Aktivität über weite Distanzen. Diese neuronale «Konnektivität» über lange Distanzen scheint bei ASS vermindert zu sein. Auch in fMRT-Studien (s. Kap. 2.3) wurde diese verminderte Konnektivität weit auseinander gelegener Hirnareale beschrieben. Die Ursache der Reduktion des Balkenvolumens könnte einerseits in der frühen Volumenzunahme des Gehirns liegen, die dazu führen könnte, dass lokale Verbindungen verstärkt, aber neuronale Verbindungen über weiter Strecken eher reduziert werden (Ringo, 1991). Andererseits könnte der verkleinerte Balken auch ein Hinweis auf eine eigenständige Pathologie der weißen Substanz des Gehirns sein, die aus Axonen (Nervenausläufern) und Stützgewebe besteht.

Weitere sMRT-Untersuchungen ergaben widersprüchlich Resultate, und Befunde von isolierten Veränderungen kleinerer Gehirnstrukturen konnten oft nicht repliziert werden. Neuroanatomische Untersuchungen zeigten hingegen wiederholt, dass lokal insbesondere Bereiche der Schläfenlappen und das limbische System, das u. a. für die Verarbeitung von Emotionen relevant ist, verändert sind. Hier wurde – ähnlich dem Befund der Veränderung der Minikolumnen – ebenfalls eine hohe Zelldichte beschrieben. Im Kleinhirn hingegen war die Zahl spezifischer Zellen, der Purkinje-Zellen, in post-mortem Gewebe vermindert (Bauman et al., 2005; Palmen et al., 2004). Ähnlich wie bei den immunologischen Studien wurde bei den neuropathologischen Studien häufig keine standardisierte Diagnostik vorgenommen, und viele der untersuchten Patienten litten an komorbider Epilepsie und geistiger Behinderung. Aus diesem Grund müssen die Ergebnisse derzeit als vorläufig betrachtet werden, und die Bedeutung und Ursachen dieser neuropathologischen Veränderungen bedürfen weiterer Aufklärung.

In Bezug auf Diagnostik und Therapie sind die beschriebenen neuroanatomischen Befunde bisher nicht einzusetzen, da sie zu unspezifisch sind und auch nur in variabler Ausprägung vorkommen. Zudem fehlen vergleichende Studien mit anderen kinderpsychiatrischen Krankheitsbildern.

2.2.4
Neurochemie

Zahlreiche Studien konnten replizieren, dass die Serotoninkonzentration in Blutplättchen (Thrombozyten) bei Personen mit ASS erhöht ist, möglicherweise aufgrund erhöhter Aktivität des Serotonintransporters (Anderson et al., 2002). Es wurde vermutet, dass eine frühe Hyperserotoninämie im Blut zu reduziertem Serotonin im Gehirn führen könnte, was wiederum zur Folge haben könnte, dass insbesondere serotonerge Neurone früh in der Entwicklung geschädigt werden. In einer kürzlich durchgeführten Studie mit Ratten konnte gezeigt werden, dass Ratten, die prä- und postnatal eine erhöhte Serotoninkonzentration im Blut aufwiesen, eine erhöhte Neigung zu epileptischen Anfällen und Verhaltensweisen zeigten, die als «autistisch» interpretiert werden können, wie reduziertes Interesse an der Mutter und reduzierte Interaktion mit anderen Tieren (McNamara et al., 2008).

Bei erwachsenen Personen mit ASS konnten indirekt Belege für eine verminderte zentrale Serotoninkonzentration über den fehlenden Anstieg von Cortisol im Serum nach Gabe der Serotoninvorstufe L-5-Hydroxy-Tryptophan gefunden werden (Croonenberghs et al., 2007). Zusätzlich beschrieben zwei kürzlich durchgeführte Studien bei erwachsenen Personen mit ASS veränderte Dehydroepiandrosteron-Sulfat (DHEA-S)- Werte, die allerdings widersprüchlich ausfielen (Croonenberghs et al., 2008; Strous et al., 2005). Auch diese Studien wurden bei einer eher kleinen Zahl von Personen mit ASS durchgeführt und müssen deshalb noch in größeren Stichproben repliziert werden.

Ebenso wie die neuroanatomischen Befunde sind auch die bisherigen neurochemischen Befunde (noch) nicht für Diagnostik oder Therapie anwendbar, da sie zu unspezifisch sind und auch nur in variabler Ausprägung vorkommen. Ebenfalls fehlen vergleichende Studien mit anderen kinderpsychiatrischen Krankheitsbildern.

2.2.5
Neurophysiologie

Im Gegensatz zu neuroanatomischen und neuropathologischen Studien, die veränderte neuronale Strukturen beschreiben, haben neurophysiologische Untersuchungen zum Ziel, die veränderte Verarbeitung von Sinnesreizen und höheren kognitiven Leistungen im Gehirn zu untersuchen. Zusätzlich dienen neurophysiologische Untersuchungen bei Verdacht auf Epilepsie auch dazu, epilepsietypische Potenziale in den Hirnstromkurven zu erkennen und die Art der Epilepsie genauer zu beschreiben. Neben der Elektroenzephalographie (EEG) kann auch eine Magnetenzephalographie (MEG) durchgeführt werden, die allerdings bisher überwiegend im Bereich der Grundlagenforschung eingesetzt wird. Die Verfahren sind sich insofern sehr ähnlich, als dass mit ihnen elektrische Aktivität der Nervenzellen gemessen werden kann. Sie unterscheiden sich in der Erfassung der Richtung der elektrischen Aktivität. Die MEG-Untersuchung ist aufwändiger als die EEG-Untersuchung, da hier ein großes Magnetfeld notwendig ist.

2.2.5.1
Epilepsien bei ASS

Es ist seit langem bekannt, dass die Rate von Epilepsien bei Personen mit ASS erhöht ist. Allerdings schwanken die Studien sehr, mit Angaben zwischen ca. 10 bis 60% (Kawasaki et al., 1997; Tuchman et al., 2002). Eine kürzlich durchgeführte Meta-Analyse konnte zeigen, dass Personen mit ASS und geistiger Behinderung ein höheres Risiko für das Auftreten einer Epilepsie haben als Personen mit ASS ohne geistige Behinderung. Außerdem waren Epilepsien bei Mädchen mit ASS deutlich häufiger als bei Jungen mit ASS (Amiet et al., 2008). Epilepsien kommen zudem häufiger zusammen mit bestimmten genetischen Erkrankungen vor, die sowohl zu Autismus als auch zu Epilepsie führen können, z.B. der Tuberösen Hirnsklerose oder dem Fragilen-X-Syndrom (Freitag, 2007).

In EEG-Untersuchungen konnte bisher kein spezifisches EEG-Muster ausgemacht werden, das typisch für ASS wäre. Auch die Art der epileptischen Anfälle oder die Art der Epilepsie ist nicht spezifisch. Dies steht im Gegensatz zu den Befunden bei den molekulargenetisch diagnostizierbaren neuropsychiatrischen Erkrankungen Angelman-Syndrom und Rett-Syndrom, die mit relativ spezifischen EEG-Mustern und Anfallsformen einhergehen (Glaze, 2005; Pelc et al., 2008). Es gibt allerdings Hinweise darauf, dass häufiger fokale Anfälle als in der Allgemeinbevölkerung auftreten und dass möglicherweise die Häufigkeit der fokalen epilepsietypischen Veränderungen im EEG erhöht sein könnte (Danielsson et al., 2005; Kim et al., 2006). Daneben wurde diskutiert, ob Epilepsien im Kleinkindesalter dazu führen können, dass das Kind erworbene Fähigkeiten verliert («Regression»). Bei Kindern mit ASS kommen häufig milde Formen von Regression vor, die teilweise bleibend sind, teilweise aber auch wieder aufgeholt werden können. Es konnte bislang nicht zweifelsfrei belegt werden, dass Epilepsien der Regression bei ASS vorausgehen. Eher scheint es so zu sein, dass Kleinkinder mit schweren Epilepsien insbesondere in unbehandeltem Zustand deutliche autistische Züge zeigen, die aber bei erfolgreicher Behandlung der Epilepsie besser werden und so nicht bleibend zu einer autistischen Störung führen (Hrdlicka, 2008).

2.2.5.2
Evozierte Potenziale bei ASS

Im Gegensatz zu den EEG-Untersuchungen, die dazu dienen, Epilepsien zu diagnostizieren und zu klassifizieren, bauen neurophysiologische Studien zu evozierten Potenzialen auf entwicklungsneuropsychologischen Untersuchungen auf

(s. Kap. 2.3). Evozierte oder ereigniskorrelierte Potenziale (EKP) bieten die Möglichkeit, die Entwicklung kognitiver Fähigkeiten in direkten Bezug zu Veränderungen in der kindlichen Gehirnaktivität zu setzen. In der Regel wird bei der Untersuchung der EKP ein bestimmter Reiz sehr häufig präsentiert. Die elektrophysiologische Reaktion auf den Reiz wird dadurch erfasst, das die auf viele Reize folgende EEG-Aktivität gemittelt wird, wobei zufällige EEG-Aktivität («Rauschen») insgesamt ein verringertes Signal aufweist und systematische, durch den Reiz ausgelöste Aktivität verstärkt wird. Die Komponenten eines EKP werden unterschiedlich je nach Auslenkung (positiv, negativ) oder zeitlichem Ablauf (Latenz) bezeichnet. Daneben können durch eine Quellenanalyse auch Rückschlüsse auf den Ort der Entstehung des Potenzials gezogen werden. Ähnliche Untersuchungen können auch mittels des MEG durchgeführt werden, wobei hier dann nicht von EKP, sondern von ereigniskorreliertem Feld (EKF) gesprochen wird. Ähnlich wie die fMRT-Studien (s. Kap. 2.3) wurde anhand von EKP-Studien ausführlich die visuelle Wahrnehmung, insbesondere von Gesichtern, Emotionen in Gesichtern sowie der Blickrichtung des Gegenübers untersucht. Da das MRT starke Geräusche während der Untersuchung produziert, sind Untersuchungen der akustischen Wahrnehmung und Verarbeitung im fMRT schwerer möglich. Deshalb liegt ein weiterer, besonderer Schwerpunkt der neurophysiologischen Untersuchungen auf der Verarbeitung akustischer Reize.

2.2.5.2.1
Visuell-evozierte Potenziale

Da Personen mit ASS häufig Blickkontakt vermeiden, wurde früh untersucht, ob sie eine veränderte Wahrnehmung von Gesichtern oder Emotionen in Gesichtern aufweisen. Elektrophysiologische Studien konnten zeigen, dass schon bei jungen Kindern mit ASS im Alter von 3 bis 4 Jahren die N400 verändert war, die eine Reaktion auf potenziell bedeutungsvolle Stimuli darstellt. Kinder mit ASS zeigten keine Veränderung bei der Präsentation von bekannten Gesichtern im Vergleich zu unbekannten Gesichtern, wie das gesunde Kinder tun, aber sie zeigten diese erwartete Veränderung bei der Präsentation von bekannten versus unbekannten Objekten (Dawson et al., 2002). Ähnliche Ergebnisse zeigten sich bei Untersuchungen der Gesichter-sensitiven N170 bei Kindern mit ASS und ihren Eltern (Dawson et al., 2005; McPartland et al., 2004). Neben den fMRT-Studien sind diese neurophysiologischen Studien ein weiterer Beleg, dass Gesichter bei Personen mit ASS anders verarbeitet werden als bei gesunden Personen, wobei die Ursachen dieser veränderten neuronalen Verarbeitung noch nicht geklärt ist. Auch die neuronale Reaktion auf Beobachtungen einer Blickbewegung war in einigen Studien verändert (Grice et al., 2005; Senju et al., 2005), wobei bisher unklar ist, ob dies auf die veränderte Verarbeitung von Gesichtern oder auf Schwierigkeiten in der Bewegungswahrnehmung bei Personen mit ASS zurückzuführen ist (Freitag et al., 2008b).

2.2.5.2.2
Akustisch-evozierte Potenziale

Innerhalb der akustisch-evozierten Potenziale werden im Hirnstamm generierte Signale von kortikal generierten Potenzialen der Großhirnrinde unterschieden. Die im Hirnstamm generierten Signale werden auch «subkortikal» genannt. Eine zentrale Voraussetzung der Untersuchung von akustisch-evozierten Potenzialen ist das intakte periphere Hörorgan, das leider nicht in allen Studien überprüft wurde. Eine erhöhte Latenz zwischen den einzelnen im Hirnstamm generierten Potenzialen, d. h. Einschränkungen der Übertragungsgeschwindigkeit auditorischer Information im Hirnstamm, wurde in einzelnen Studien beschrieben, konnte aber selten repliziert werden (Maziade et al., 2000). Von zentraler Bedeutung sind die differenzierten und auch replizierten Befunde einer veränderten kortikalen Verarbeitung von akustischen Signalen, insbesondere von Sprachlauten bei ASS.

Replizierte Befunde sind Veränderungen der P300 und der so genannten «mismatch negativity» (MMN). Die P300 wird aufgeteilt in P3b mit einem parietalen Maximum und eine P3a mit fronto-zentralem Maximum. Die funktionale Bedeutung von P3b spiegelt vermutlich Prozesse der Gedächtnisaktivierung, während die P3a eher als Korrelat einer Aufmerksamkeitsaktivierung im Sinne einer Orientierungsreaktion verstanden wird. Die P300 oder P3 wird durch so genannte «Oddball» Stimuli ausgelöst. Hier werden zwei akustische Stimuli in unterschiedlicher Häufigkeit dargeboten, wobei der seltene Stimulus der relevante Zielreiz ist. Bei einer aktiven Durchführung wird die Aufmerksamkeit auf den Zielreiz gelenkt, bei einer passiven Durchführung auf andere Reize. Bei ASS, und zwar sowohl bei Personen mit frühkindlichem Autismus und Sprachentwicklungsverzögerung als auch bei Personen mit Asperger-Syndrom ohne Sprachentwicklungsverzögerung, konnte eine reduzierte P3a insbesondere bei der Untersuchung von Sprachlauten beobachtet werden, wobei aber nicht alle durchgeführten Studien dieses Ergebnis replizieren konnten (Ceponiene et al., 2003; Ferri et al., 2003; Lepisto et al., 2005; Lepisto et al., 2006). Bei der Untersuchung des Wechsels von einfachen Tönen war diese Reduktion nicht zu beobachten. Dies weist darauf hin, dass sprachliche Laute bei Personen mit ASS eine reduzierte Orientierungsreaktion auslösen, die nicht durch sensorische Defizite erklärt werden kann.

Ähnliche Ergebnisse konnten bei der Untersuchung der MMN beschrieben werden, die ausgelöst wird durch seltene, abweichende Reize. Hierzu wird das passive Oddball Paradigma mit einer seltenen Präsentation des abweichenden Reizes gewählt. Die MMN wird nur ausgelöst, wenn ein Unterschied zwischen den präsentierten Reizen wahrgenommen wird, was auch durch Trainingsprozesse beeinflusst werden kann. Die MMN war in verschiedenen Studien verstärkt, in denen die Unterscheidung von Tonhöhen untersucht wurde (Lepisto et al., 2005; Lepisto et al., 2006). Allerdings konnte dieser Befund nicht in allen Studien repliziert werden (Dunn et al., 2008). Innerhalb von Sprachlauten führte die Tonhöhenvariierung zu keiner Verstärkung bzw. zur Verminderung der MMN (Kuhl et al., 2005; Lepisto et al., 2008). Diese Befunde weisen wiederum auf eine veränderte neuronale Verarbeitung von sprachlichen Informationen bei ASS hin.

2.2.5.3
Zusammenfassung der neurophysiologischen Befunde

Neurophysiologische Untersuchungen sind insbesondere relevant, um die veränderte neuronale Verarbeitung von sprachlichen Lauten bei Personen mit ASS zu verobjektivieren. Bisher sind noch keine Langzeitstudien durchgeführt worden, und die Veränderung der Befunde im Rahmen einer autismustypischen Therapie wurde noch nicht untersucht, wie das z. B. für die Wahrnehmung von Emotionen in Gesichtern anhand von einer fMRT-Studie erfolgt ist (Bölte et al., 2006). Eine Verobjektivierung von Therapieeffekten wäre anhand neurophysiologischer Untersuchungen möglich. Daneben könnten die beschriebenen Ergebnisse möglicherweise in Zukunft auch für Biofeedbacktherapien verwendet werden.

2.2.6
Weiterführende Literatur

Bomba, M. D.; Pang, E. W.: Cortical auditory evoked potentials in autism: a review. International Journal of Psychophysiology, 53 (2004): 161–169.

Cody, H.; Pelphrey, K.; Piven, J.: Structural and functional magnetic resonance imaging of autism. International Journal of Developmental Neuroscience, 20 (2002): 421–438.

Deonna, T.; Roulet, E.: Autistic spectrum disorder: evaluating a possible contributing or causal role of epilepsy. Epilepsia, 47 Suppl 2 (2006): 79–82.

Wills, S.; Cabanlit, M.; Bennett, J.; Ashwood, P.; Amaral, D.; Van de Water, J.: Autoantibodies in autism spectrum disorders (ASD). Annals of the New York Academy of Sciences, 1107 (2007): 79–91.

2.2.7
Literatur

Amiet, C.; Gourfinkel-An, I.; Bouzamondo, A.; Tordjman, S.; Baulac, M.; Lechat, P.; Mottron, L.; Cohen, D.: Epilepsy in autism is associated with intellectual disability and gender: Evidence from a meta-analysis. Biological Psychiatry, 64 (2008): 577–582.

Anderson, G. M.; Gutknecht, L.; Cohen, D. J.; Brailly-Tabard, S.; Cohen, J. H.; Ferrari, P.; Roubertoux, P. L.; Tordjman, S.: Serotonin transporter promoter variants in autism: functional effects and relationship to platelet hyperserotonemia. Molecular Psychiatry, 7 (2002): 831–836.

Ashwood, P.; Anthony, A.; Torrente, F.; Wakefield, A. J.: Spontaneous mucosal lymphocyte cytokine profiles in children with autism and gastrointestinal symptoms: mucosal immune activation and reduced counter regulatory interleukin-10. Journal of Clinical Immunology, 24 (2004): 664–673.

Ashwood, P.; Wakefield, A. J.: Immune activation of peripheral blood and mucosal CD3+ lymphocyte cytokine profiles in children with autism and gastrointestinal symptoms. Journal of Neuroimmunology, 173 (2006): 126–134.

Bauman, M. L.; Kemper, T. L.: Neuroanatomic observations of the brain in autism: a review and future directions. International Journal of Developmental Neuroscience, 23 (2005): 183–187.

Black, C.; Kaye, J. A.; Jick, H.: Relation of childhood gastrointestinal disorders to autism: nested case-control study using data from the UK General Practice Research Database. British Medical Journal, 325 (2002): 419–421.

Bölte, S.; Hubl, D.; Feineis-Matthews, S.; Prvulovic, D.; Dierks, T.; Poustka, F.: Facial affect recognition training in autism: can we animate the fusiform gyrus? Behavioral Neuroscience, 120 (2006): 211–216.

Braunschweig, D.; Ashwood, P.; Krakowiak, P.; Hertz-Picciotto, I.; Hansen, R.; Croen, L. A.; Pessah, I. N.; Van de Water, J.: Autism: Maternally derived antibodies specific for fetal brain proteins. Neurotoxicology, 29 (2008): 226–231.

Burgess, N. K.; Sweeten, T. L.; McMahon, W. M.; Fujinami, R. S.: Hyperserotoninemia and altered immunity in autism. Journal of Autism and Developmental Disorders, 36 (2006): 697–704.

Butler, M. G.; Dasouki, M. J.; Zhou, X. P.; Talebizadeh, Z.; Brown, M.; Takahashi, T. N.; Miles, J. H.; Wang, C. H.; Stratton, R.; Pilarski, R.; Eng, C.: Subset of individuals with autism spectrum disorders and extreme macrocephaly associated with germline PTEN tumour suppressor gene mutations. Journal of Medical Genetics, 42 (2005): 318–321.

Buxbaum, J. D.; Cai, G.; Chaste, P.; Nygren, G.; Goldsmith, J.; Reichert, J.; Anckarsäter, H.; Råstam, M.; Smith, C. J.; Silverman, J. M.; Hollander, E.; Leboyer, M.; Gillberg, C.; Verloes, A.; Betancur, C.: Mutation screening of the PTEN gene in patients with autism spectrum disorders and macrocephaly. American Journal of Medical Genetics B Neuropsychiatric Genetics, 144B (2007): 484–491.

Cabanlit, M.; Wills, S.; Goines, P.; Ashwood, P.; Van de, W. J.: Brain-specific autoantibodies in the plasma of subjects with autistic spectrum disorder. Annals of the New York Academy of Sciences, 1107 (2007): 92–103.

Casanova, M. F.; van Kooten, I. A.; Switala, A. E.; van Engeland, H.; Heinsen, H.; Steinbusch, H. W.; Hof, P. R.; Trippe, J.; Stone, J.; Schmitz, C.: Minicolumnar abnormalities in autism. Acta Neuropathologica, 112 (2006): 287–303.

Ceponiene, R.; Lepisto, T.; Shestakova, A.; Vanhala, R.; Alku, P.; Naatanen, R.; Yaguchi, K.: Speech-sound-selective auditory impairment in children with autism: they can perceive but do not attend. Proceedings of the National Academy of Sciences of the United States of America, 100 (2003): 5567–5572.

Chen, W.; Landau, S.; Sham, P.; Fombonne, E.: No evidence for links between autism, MMR and measles virus. Psychological Medicine, 34 (2004): 543–553.

Chess, S.; Fernandez, P.; Korn, S.: Behavioral consequences of congenital rubella. Journal of Pediatrica, 93 (1978): 699–703.

Chez, M. G.; Dowling, T.; Patel, P. B.; Khanna, P.; Kominsky, M.: Elevation of tumor necrosis factor-alpha in cerebrospinal fluid of autistic children. Pediatric Neurology, 36 (2007): 361–365.

Connolly, A. M.; Chez, M.; Streif, E. M.; Keeling, R. M.; Golumbek, P. T.; Kwon, J. M.; Riviello, J. J.; Robinson, R. G.; Neuman, R. J.; Deuel, R. M.: Brain-derived neurotrophic factor and autoantibodies to neural antigens in sera of children with autistic spectrum disorders, Landau-Kleffner syndrome, and epilepsy. Biological Psychiatry, 59 (2006): 354–363.

Connolly, A. M.; Chez, M. G.; Pestronk, A.; Arnold, S. T.; Mehta, S.; Deuel, R. K.: Serum autoantibodies to brain in Landau-Kleffner variant, autism, and other neurologic disorders. Journal of Pediatrics, 134 (1999): 607–613.

Croonenberghs, J.; Bosmans, E.; Deboutte, D.; Kenis, G.; Maes, M.: Activation of the inflammatory response system in autism. Neuropsychobiology, 45 (2002): 1–6.

Croonenberghs, J.; Spaas, K.; Wauters, A.; Verkerk, R.; Scharpe, S.; Deboutte, D.; Maes, M.: Faulty serotonin-DHEA interactions in autism: results of the 5-hydroxytryptophan challenge test. Neuro Endocrinology Letters, 29 (2008): 385–390.

Croonenberghs, J.; Wauters, A.; Deboutte, D.; Verkerk, R.; Scharpe, S.; Maes, M.: Central serotonergic hypofunction in autism: results of the 5-hydroxy-tryptophan challenge test. Neuro Endocrinology Letters, 28 (2007): 449–455.

Dalton, P.; Deacon, R.; Blamire, A.; Pike, M.; McKinlay, I.; Stein, J.; Styles, P.; Vincent, A.: Maternal neuronal antibodies associated with autism and a language disorder. Annals of Neurology, 53 (2003): 533–537.

Daniels, W. W.; Warren, R. P.; Odell, J. D.; Maciulis, A.; Burger, R. A.; Warren, W. L.; Torres, A. R.: Increased frequency of the extended or ancestral haplotype B44-SC30-DR4 in autism. Neuropsychobiology, 32 (1995): 120–123.

Danielsson, S.; Gillberg, I. C.; Billstedt, E.; Gillberg, C.; Olsson, I.: Epilepsy in young adults with autism: a prospective population-based follow-up study of 120 individuals diagnosed in childhood. Epilepsia, 46 (2005): 918–923.

Dawson, G.; Carver, L.; Meltzoff, A. N.; Panagiotides, H.; McPartland, J.; Webb, S. J.: Neural correlates of face and object recognition in young children with autism spectrum disorder, developmental delay, and typical development. Child Development, 73 (2002): 700–717.

Dawson, G.; Webb, S. J.; Wijsman, E.; Schellenberg, G.; Estes, A.; Munson, J.; Faja, S.: Neurocognitive and electrophysiological evidence of altered face processing in parents of children with autism: implications for a model of abnormal development of social brain circuitry in autism. Development and Psychopathology, 17 (2005): 679–697.

Dunn, M. A.; Gomes, H.; Gravel, J.: Mismatch negativity in children with autism and typical development. Journal of Autism and Developmental Disorders, 38 (2008): 52–71.

Durkin, M. S.; Maenner, M. J.; Newschaffer, C. J.; Lee, L. C.; Cunniff, C. M.; Daniels, J. L.; Kirby, R. S.; Leavitt, L.; Miller, L.; Zahorodny, W.; Schieve, L. A.: Advanced Parental Age and the Risk of Autism Spectrum Disorder. American Journal of Epidemiology, 168 (2008): 1268–1276.

Ferri, R.; Elia, M.; Agarwal, N.; Lanuzza, B.; Musumeci, S. a.; Pennisi, G.: The mismatch negativity and the P3a components of the auditory event-related potentials in autistic low-functioning subjects. Clinical Neurophysiology, 114 (2003): 1671–1680.

Fombonne, E.: Epidemiological surveys of autism and other pervasive developmental disorders: an update. Journal of Autism and Developmental Disorders, 33 (2003): 365–382.

Fombonne, E.; Zakarian, R.; Bennett, A.; Meng, L.; McLean-Heywood, D.: Pervasive developmental disorders in Montreal, Quebec, Canada: prevalence and links with immunizations. Pediatrics, 118 (2006): e139–e150.

Freitag, C. M.: The genetics of autistic disorders and its clinical relevance: a review of the literature. Molecular Psychiatry, 12 (2007): 2–22.

Freitag, C. M.; Hänig, S.; Schneider, A.; Seitz, C.; Vogler, C.; Siegmund, J.; Palmason, H.; Retz, W.; Meyer, J.: Biological and psychosocial environmental risk factors influence psychiatric comorbidity, and severity of symptoms in children with ADHD. Submitted (2008a).

Freitag, C. M.; Konrad, C.; Haeberlen, M.; Kleser, C.; Von Gontard, A.; Reith, W.; Troje, N. F.; Krick, C.: Perception of biological motion in autism spectrum disorders. Neuropsychologia, 46 (2008b): 1480–1494.

Freitag, C. M.; Luders, E.; Hulst, H. E.; Narr, K. L.; Thompson, P. M.; Toga, A. W.; Krick, C.; Konrad, C.: Total brain volume and corpus callosum size in medication naïve adolescents and young adults with autism spectrum disorder. Biological Psychiatry, in press.

Furlano, R. I.; Anthony, A.; Day, R.; Brown, A.; McGarvey, L.; Thomson, M. A.; Davies, S. E.; Berelowitz, M.; Forbes, A.; Wakefield, A. J.; Walker-Smith, J. A.; Murch, S. H.: Colonic CD8 and gamma delta T-cell infiltration with epithelial damage in children with autism. Journal of Pediatrics, 138 (2001): 366–372.

Geier, D. A.; Geier, M. R.: A case series of children with apparent mercury toxic encephalopathies manifesting with clinical symptoms of regressive autistic disorders. Journal of Toxicology and Environmental Health-Part A-Current Issues, 70 (2007): 837–851.

Glasson, E. J.; Bower, C.; Petterson, B.; de Klerk, N.; Chaney, G.; Hallmayer, J. F.: Perinatal factors and the development of autism: a population study. Archives of General Psychiatry, 61 (2004): 618–627.

Glaze, D. G.: Neurophysiology of Rett syndrome. Journal of Child Neurology, 20 (2005): 740–746.

Gregg, J. P.; Lit, L.; Baron, C. A.; Hertz-Picciotto, I.; Walker, W.; Davis, R. A.; Croen, L. A.; Ozonoff, S.; Hansen, R.; Pessah, I. N.; Sharp, F. R.: Gene expression changes in children with autism. Genomics, 91 (2008): 22–29.

Grice, S. J.; Halit, H.; Farroni, T.; Baron-Cohen, S.; Bolton, P.; Johnson, M. H.: Neural correlates of eye-gaze detection in young children with autism. Cortex, 41 (2005): 342–353.

Guerini, F. R.; Manca, S.; Sotgiu, S.; Tremolada, S.; Zanzottera, M.; Agliardi, C.; Zanetta, L.; Saresella, M.; Mancuso, R.; De Silvestri, A.; Fois, M. L.; Arru, G.; Ferrante, P.: A family based linkage analysis of HLA and 5-HTTLPR gene polymorphisms in Sardinian children with autism spectrum disorder. Human Immunology, 67 (2006): 108–117.

Gupta, S.; Aggarwal, S.; Rashanravan, B.; Lee, T.: Th1- and Th2-like cytokines in CD4+ and CD8+ T cells in autism. Journal of Neuroimmunology, 85 (1998): 106–109.

Hrdlicka, M.: EEG abnormalities, epilepsy and regression in autism: a review. Neuro Endocrinology Letters, 29 (2008): 405–409.

Hultman, C. M.; Sparen, P.; Cnattingius, S.: Perinatal risk factors for infantile autism. Epidemiology, 13 (2002): 417–423.

Hviid, A.; Stellfeld, M.; Wohlfahrt, J.; Melbye, M.: Association between thimerosal-containing vaccine and autism. Journal of the American Medical Association, 290 (2003): 1763–1766.

Jyonouchi, H.; Geng, L.; Ruby, A.; Reddy, C.; Zimmerman-Bier, B.: Evaluation of an association between gastrointestinal symptoms and cytokine production against common dietary proteins in children with autism spectrum disorders. Journal of Pediatrics, 146 (2005): 605–610.

Jyonouchi, H.; Sun, S.; Le, H.: Proinflammatory and regulatory cytokine production associated with innate and adaptive immune responses in children with autism spectrum disorders and developmental regression. Journal of Neuroimmunology, 120 (2001): 170–179.

Kawasaki, Y.; Yokota, K.; Shinomiya, M.; Shimizu, Y.; Niwa, S.: Brief report: electroencephalographic paroxysmal activities in the frontal area emerged in middle childhood and during adolescence in a follow-up study of autism. Journal of Autism and Developmental Disorders, 27 (1997): 605–620.

Kim, H. L.; Donnelly, J. H.; Tournay, A. E.; Book, T. M.; Filipek, P.: Absence of seizures despite high prevalence of epileptiform EEG abnormalities in children with autism monitored in a tertiary care center. Epilepsia, 47 (2006): 394–398.

Kirkman, N. J.; Libbey, J. E.; Sweeten, T. L.; Coon, H. H.; Miller, J. N.; Stevenson, E. K.; Lainhart, J. E.; McMahon, W. M.; Fujinami, R. S.: How relevant are GFAP autoantibodies in autism and Tourette Syndrome? Journal of Autism and Developmental Disorders, 38 (2008): 333–341.

Krause, I.; He, X. S.; Gershwin, M. E.; Shoenfeld, Y.: Brief report: immune factors in autism: a critical review. Journal of Autism and Developmental Disorders, 32 (2002): 337–345.

Kuhl, P. K.; Coffey-Corina, S.; Padden, D.; Dawson, G.: Links between social and linguistic processing of speech in preschool children with autism: behavioral and electrophysiological measures. Developmental Science, 8 (2005): F1-F12.

Lainhart, J. E.; Piven, J.; Wzorek, M.; Landa, R.; Santangelo, S. L.; Coon, H.; Folstein, S. E.: Macrocephaly in children and adults with autism. Journal of the American Academy of Child and Adolescent Psychiatry, 36 (1997): 282–290.

Lee, L. C.; Zachary, A. A.; Leffell, M. S.; Newschaffer, C. J.; Matteson, K. J.; Tyler, J. D.; Zimmerman, A. W.: HLA-DR4 in families with autism. Pediatric Neurology, 35 (2006): 303–307.

Lepisto, T.; Kajander, M.; Vanhala, R.; Alku, P.; Huotilainen, M.; Naatanen, R.; Kujala, T.: The perception of invariant speech features in children with autism. Biological Psychology, 77 (2008): 25–31.

Lepisto, T.; Kujala, T.; Vanhala, R.; Alku, P.; Huotilainen, M.; Naatanen, R.: The discrimination of and orienting to speech and non-speech sounds in children with autism. Brain Research, 1066 (2005): 147–157.

Lepisto, T.; Silokallio, S.; Nieminen-von Wendt, T.; Alku, P.; Naatanen, R.; Kujala, T.: Auditory perception and attention as reflected by the brain event-related potentials in children with Asperger syndrome. Clinical Neurophysiology, 117 (2006): 2161–2171.

Libbey, J. E.; Coon, H. H.; Kirkman, N. J.; Sweeten, T. L.; Miller, J. N.; Lainhart, J. E.; McMahon, W. M.; Fujinami, R. S.: Are there altered antibody responses to measles, mumps, or rubella viruses in autism? Journal of Neurovirology, 13 (2007): 252–259.

Libbey, J. E.; Coon, H. H.; Kirkman, N. J.; Sweeten, T. L.; Miller, J. N.; Stevenson, E. K.; Lainhart, J. E.; McMahon, W. M.; Fujinami, R. S.: Are there enhanced MBP autoantibodies in autism? Journal of Autism and Developmental Disorders, 38 (2008): 324–332.

Limperopoulos, C.; Bassan, H.; Sullivan, N. R.; Soul, J. S.; Robertson, R. L., Jr.; Moore, M.; Ringer, S. a.; Volpe, J. J.; du Plessis, A. J.: Positive screening for autism in ex-preterm infants: prevalence and risk factors. Pediatrics, 121 (2008): 758–765.

Maziade, M.; Merette, C.; Cayer, M.; Roy, M. A.; Szatmari, P.; Cote, R.; Thivierge, J.: Prolongation of brainstem auditory-evoked responses in autistic probands and their unaffected relatives. Archives of General Psychiatry, 57 (2000): 1077–1083.

McNamara, I. M.; Borella, A. W.; Bialowas, L. A.; Whitaker-Azmitia, P. M.: Further studies in the developmental hyperserotonemia model (DHS) of autism: social, behavioral and peptide changes. Brain Research, 1189 (2008): 203–214.

McPartland, J.; Dawson, G.; Webb, S. J.; Panagiotides, H.; Carver, L. J.: Event-related brain potentials reveal anomalies in temporal processing of faces in autism spectrum disorder. Journal of Child Psychology and Psychiatry, 45 (2004): 1235–1245.

Millward, C.; Ferriter, M.; Calver, S.; Connell-Jones, G.: Gluten- and casein-free diets for autistic spectrum disorder. Cochrane Database Systematic Reviews, (2008): CD003498.

Nicolson, G. L.; Gan, R.; Nicolson, N. L.; Haier, J.: Evidence for Mycoplasma ssp., Chlamydia pneunomiae, and human herpes virus-6 coinfections in the blood of patients with autistic spectrum disorders. Journal of Neuroscience Research, 85 (2007): 1143–1148.

Nye, C.; Brice, A.: Combined vitamin B6-magnesium treatment in autism spectrum disorder. Cochrane Database Systematic Reviews (2005): CD003497.

Palmen, S. J.; van Engeland, H.; Hof, P. R.; Schmitz, C.: Neuropathological findings in autism. Brain, 127 (2004): 2572–2583.

Pavone, L.; Fiumara, A.; Bottaro, G.; Mazzone, D.; Coleman, M.: Autism and celiac disease: failure to validate the hypothesis that a link might exist. Biological Psychiatry, 42 (1997): 72–75.

Pelc, K.; Boyd, S. G.; Cheron, G.; Dan, B.: Epilepsy in Angelman syndrome. Seizure, 17 (2008): 211–217.

Rasalam, A. D.; Hailey, H.; Williams, J. H.; Moore, S. J.; Turnpenny, P. D.; Lloyd, D. J.; Dean, J. C.: Characteristics of fetal anticonvulsant syndrome associated autistic disorder. Developmental Medicine and Child Neurology, 47 (2005): 551–555.

Ringo, J. L.: Neuronal interconnection as a function of brain size. Brain and Behavior Evolution, 38 (1991): 1–6.

Roberts, E. M.; English, P. B.; Grether, J. K.; Windham, G. C.; Somberg, L.; Wolff, C.: Maternal residence near agricultural pesticide applications and autism spectrum disorders among children in the California Central Valley. Environmental Health Perspectives, 115 (2007): 1482–1489.

Rogers, T.; Kalaydjieva, L.; Hallmayer, J.; Petersen, P. B.; Nicholas, P.; Pingree, C.; McMahon, W. M.; Spiker, D.; Lotspeich, L.; Kraemer, H.; McCague, P.; Dimiceli, S.; Nouri, N.; Peachy, T.; Yang, J.; Hinds, D.; Risch, N.; Myers, R. M.: Exclusion of linkage to the HLA region in ninety multiplex sibships with autism. Journal of Autism and Developmental Disorders, 29 (1999): 195–201.

Rutter, M.; Andersen-Wood, L.; Beckett, C.; Bredenkamp, D.; Castle, J.; Groothues, C.; Kreppner, J.; Keaveney, L.; Lord, C.; O'Connor, T. G.: Quasi-autistic patterns following severe early global privation. English and Romanian Adoptees (ERA) Study Team. Journal of Child Psychology and Psychiatry, 40 (1999): 537–549.

Rutter, M.; Kreppner, J.; Croft, C.; Murin, M.; Colvert, E.; Beckett, C.; Castle, J.; Sonuga-Barke, E.: Early adolescent outcomes of institutionally deprived and nondeprived adoptees. III. Quasi-autism. Journal of Child Psychology and Psychiatry, 48 (2007): 1200–1207.

Senju, A.; Tojo, Y.; Yaguchi, K.; Hasegawa, T.: Deviant gaze processing in children with autism: an ERP study. Neuropsychologia, 43 (2005): 1297–1306.

Silva, S. C.; Correia, C.; Fesel, C.; Barreto, M.; Coutinho, A. M.; Marques, C.; Miguel, T. S.; Ataide, A.; Bento, C.; Borges, L.; Oliveira, G.; Vicente, A. M.: Autoantibody repertoires to brain tissue in autism nuclear families. Journal of Neuroimmunology, 152 (2004): 176–182.

Singer, H. S.; Morris, C. M.; Gause, C. D.; Gillin, P. K.; Crawford, S.; Zimmerman, A. W.: Antibodies against fetal brain in sera of mothers with autistic children. Journal of Neuroimmunology, 194 (2008): 165–172.

Singer, H. S.; Morris, C. M.; Williams, P. N.; Yoon, D. Y.; Hong, J. J.; Zimmerman, A. W.: Antibrain antibodies in children with autism and their unaffected siblings. Journal of Neuroimmunology, 178 (2006): 149–155.

Singh, V. K.: Plasma increase of interleukin-12 and interferon-gamma. Pathological significance in autism. Journal of Neuroimmunology, 66 (1996): 143–145.

Singh, V.K.; Jensen, R.L.: Elevated levels of measles antibodies in children with autism. Pediatric Neurology, 28 (2003): 292–294.

Singh, V. K.;Rivas, W. H.: Prevalence of serum antibodies to caudate nucleus in autistic children. Neuroscience Letters, 355 (2004): 53–56.

Smeeth, L.; Cook, C.; Fombonne, E.; Heavey, L.; Rodrigues, L. C.; Smith, P. G.; Hall, A. J.: MMR vaccination and pervasive developmental disorders: a case-control study. Lancet, 364 (2004): 963–969.

Stanfield, A. C.; McIntosh, A. M.; Spencer, M. D.; Philip, R.; Gaur, S.; Lawrie, S. M.: Towards a neuroanatomy of autism: a systematic review and meta-analysis of structural magnetic resonance imaging studies. European Psychiatry, 23 (2008): 289–299.

Stern, L.; Francoeur, M. J.; Primeau, M. N.; Sommerville, W.; Fombonne, E.; Mazer, B. D.: Immune function in autistic children. Annals of Allergy, Asthma and Immunology, 95 (2005): 558–565.

Strömland, K.; Nordin, V.; Miller, M.; Åkerström, B.; Gillberg, C.: Autism in thalidomide embryopathy: a population study. Developmental Medicine and Child Neurology, 36 (1994): 351–356.

Strous, R. D.; Golubchik, P.; Maayan, R.; Mozes, T.; Tuati-Werner, D.; Weizman, A.; Spivak, B.: Lowered DHEA-S plasma levels in adult individuals with autistic disorder. European Neuropsychopharmacology, 15 (2005): 305–309.

Sweeten, T. L.; Posey, D. J.; McDougle, C. J.: High blood monocyte counts and neopterin levels in children with autistic disorder. American Journal of Psychiatry, 160 (2003): 1691–1693.

Sweeten, T. L.; Posey, D. J.; Shankar, S.; McDougle, C. J.: High nitric oxide production in autistic disorder: a possible role for interferon-gamma. Biological Psychiatry, 55 (2004): 434–437.

Todd, R. D.; Hickok, J. M.; Anderson, G. M.; Cohen, D. J.: Antibrain antibodies in infantile autism. Biological Psychiatry, 23 (1988): 644–647.

Torrente, F.; Anthony, A.; Heuschkel, R. B.; Thomson, M. A.; Ashwood, P.; Murch, S. H.: Focal-enhanced gastritis in regressive autism with features distinct from Crohn's and Helicobacter pylori gastritis. American Journal of Gastroenterology, 99 (2004): 598–605.

Torres, A. R.; Maciulis, A.; Stubbs, E. G.; Cutler, A.; Odell, D.: The transmission disequilibrium test suggests that HLA-DR4 and DR13 are linked to autism spectrum disorder. Human Immunology, 63 (2002): 311–316.

Torres, A. R.; Sweeten, T. L.; Cutler, A.; Bedke, B. J.; Fillmore, M.; Stubbs, E.G.; Odell, D.: The association and linkage of the HLA-A2 class I allele with autism. Human Immunology, 67 (2006): 346–351.

Tuchman, R.; Rapin, I.: Epilepsy in autism. Lancet Neurology, 1 (2002): 352–358.

van Gent, T.; Heijnen, C. J.; Treffers, P. D.: Autism and the immune system. Journal of Child Psychology Psychiatry, 38 (1997): 337–349.

Vargas, D. L.; Nascimbene, C.; Krishnan, C.; Zimmerman, A. W.; Pardo, C. A.: Neuroglial activation and neuroinflammation in the brain of patients with autism. Annals of Neurology, 57 (2005): 67–81.

Vojdani, A.; Campbell, A. W.; Anyanwu, E.; Kashanian, A.; Bock, K.; Vojdani, E.: Antibodies to neuron-specific antigens in children with autism: possible cross-reaction with encephalitogenic proteins from milk, Chlamydia pneumoniae and Streptococcus group A. Journal of Neuroimmunology, 129 (2002): 168–177.

Vojdani, A.; O'Bryan, T.; Green, J. A.; Mccandless, J.; Woeller, K. N.; Vojdani, E.; Nourian, A. A.; Cooper, E. L.: Immune response to dietary proteins, gliadin and cerebellar peptides in children with autism. Nutritional Neuroscience, 7 (2004): 151–161.

Wakefield, A. J.; Murch, S. H.; Anthony, A.; Linnell, J.; Casson, D. M.; Malik, M.; Berelowitz, M.; Dhillon, A. P.; Thomson, M. A.; Harvey, P.; Valentine, A.; Davies, S. E.; Walker-Smith, J. A.: Ileal-lymphoid-nodular hyperplasia, non-specific colitis, and pervasive developmental disorder in children. Lancet, 351 (1998): 637–641.

Warren, R. P.; Cole, P.; Odell, J. D.; Pingree, C. B.; Warren, W. L.; White, E.; Yonk, J.; Singh, V. K.: Detection of maternal antibodies in infantile autism. Journal of the American Academy of Child and Adolescent Psychiatry, 29 (1990a): 873–877.

Warren, R. P.; Foster, A.; Margaretten, N. C.: Reduced natural killer cell activity in autism. ournal of the American Academy of Child and Adolescent Psychiatry, 26 (1987): 333–335.

Warren, R. P.; Margaretten, N. C.; Pace, N. C.; Foster, A.: Immune abnormalities in patients with autism. Journal of Autism and Developmental Disorders, 16 (1986): 189–197.

Warren, R. P.; Odell, J. D.; Warren, W. L.; Burger, R. A.; Maciulis, A.; Daniels, W. W.; Torres, A. R.: Strong association of the third hypervariable region of HLA-DR beta 1 with autism. Journal of Neuroimmunology, 67 (1996): 97–102.

Warren, R. P.; Yonk, L. J.; Burger, R. A.; Cole, P.; Odell, J. D.; Warren, W. L.; White, E.; Singh, V. K.: Deficiency of suppressor-inducer (CD4+CD45RA+) T cells in autism. Immunological Investigations, 19 (1990b): 245–251.

Yonk, L. J.; Warren, R. P.; Burger, R. A.; Cole, P.; Odell, J. D.; Warren, W. L.; White, E.; Singh, V. K.: CD4+ helper T cell depression in autism. Immunology Letters, 25 (1990): 341–345.

Zimmerman, A. W.; Connors, S. L.; Matteson, K. J.; Lee, L. C.; Singer, H. S.; Castaneda, J. A.; Pearce, D. A.: Maternal antibrain antibodies in autism. Brain and Behavior Immunology, 21 (2007): 351–357.

2.3
Neuropsychologie und funktionelle Bildgebung

Isabel Dziobek & Sven Bölte

2.3.1
Einleitung

Die Wissenschaft hat sich der neuropsychologischen Charakterisierung von Autismus-Spektrum-Störungen (ASS) erst in den letzten zwei Jahrzehnten vermehrt gewidmet. Es wird angenommen, dass eine Reihe von neurokognitiven Besonderheiten und Dysfunktionen der klinischen Manifestation von ASS zugrunde liegen (Herbert, 2004). Gegenstand der Neuropsychologie ist die Ergründung der Zusammenhänge zwischen Strukturen und Prozessen des zentralen Nervensystem einerseits sowie Verhalten und Erleben andererseits. Die klinische Neuropsychologie untersucht solche Zusammenhänge bei Menschen mit angeborenen, erworbenen und vermuteten Hirnleistungsstörungen. Funktionen im Bereich der Aufmerksamkeit, Exekutivfunktionen, Affektregulation und des Gedächtnisses sind dabei von zentraler Bedeutung (Hartje/Poeck, 2002). Neuropsychologische Auffälligkeiten bei ASS werden in Rahmenmodellen beschrieben, von denen in diesem Kapitel die drei einflussreichsten, die «Theory of (own and other) Mind (ToM)», «exekutive Dysfunktionen» und «schwache zentrale Kohärenz» (auch lokale Informationsverarbeitung, Detailaufmerksamkeit) beschrieben werden. Ferner sind cerebrale Aktivationsstudien zu aus diesen Modellen abgeleiteten Funktionen und identifizierte neurobiologische Korrelate sowie Theorien und Befunde zu Inselbegabungen («Savant-Syndrom») Inhalt dieses Kapitels.

2.3.2
Soziale Kognition und Theory of Mind

Unter sozialer Kognition kann jeder kognitive Prozess im zwischenmenschlichen Kontakt verstanden werden, der die Interaktion und Kommunikation mit Anderen zum Zweck hat. Eine der Besonderheiten sozialer Kognition liegt in der engen Verbindung zu Emotionen. Schon Brothers (1990) schrieb in ihrem wegweisenden Artikel über das «soziale Gehirn», dass es unsere Gefühle seien, die es uns erst ermöglichen würden, das psychische Erleben anderer Menschen zu verstehen und nachzuvollziehen. Tatsächlich haben Menschen mit Autismus nicht nur Probleme in sozialer Kognition, sondern zeigen auch Besonderheiten bei der Verarbeitung von Affekt. Wichtige Teilleistungen, die der sozialen Kognition zugeordnet werden und im Rahmen von Autismus Erwähnung finden sind u. a. Präferenz für soziale Reize, Erkennen von Gesichtsausdrücken, geteilte Aufmerksamkeit und ToM. Ein Mangel an ToM verweist auf Probleme, sich selbst und anderen geistige Zustände – beispielsweise Emotionen, Gedanken oder Absichten – zuschreiben zu können. ToM-Defizite und andere Probleme der sozialen Kognition werden herangezogen, um vor allem die sozialen und kommunikativen Probleme bei ASS zu erklären (Tager-Flusberg et al., 2001). Darüber hinaus wurde postuliert, dass auch Sprach- und allgemeine kognitive Entwicklungsprobleme Folge von Veränderungen sozialer Kognition sein könnten (Schultz, 2005).

2.3.2.1
Soziale Reaktivität

Das Fehlen einer natürlichen Präferenz für soziale Reize und mangelndes Imitationsverhalten werden als Vorläufer für Defizite höherer sozialer kognitiver Funktionen und der ToM angenommen (Sigman et al., 2006). Forschung an typisch entwickelten Kindern zeigt, dass bereits Neugeborene Darstellungen von Gesichtern im Vergleich zu Darstellungen von Objekt bevorzugen. Auch sind sie bereits nach einigen Tagen in der Lage, das Gesicht der eigenen Mutter zu erkennen (Morton/Johnson, 1991) und einfache mimische Gesten, wie das Öffnen des Mundes, zu imitieren (Meltzoff/Moore, 1983). Triadische Interaktionen, in denen das Kind und ein Interaktionspartner ihre Erfahrung mit einem Objekt oder einem weiteren sozialen Partner teilen, sind ab der zweiten Hälfte des ersten Lebensjahrs zu beobachten (Carpenter et al., 1998). Studien zur sozialen Reaktivität von Säuglingen und Kleinkindern mit Autismus zeigen, dass diese weniger imitieren (Hobson/Lee, 1999), seltener den Blick- und Zeigebewegungen sozialer Partner folgen (Loveland/Landry, 1986) und Schwierigkeiten haben, gemeinsame Blickbewegungen mit anderen zu initiieren. Sie zeigen des Weiteren weniger Phantasiespiele (Charman et al., 1997) und eine geringere Präferenz für menschliche Stimmen (Klin, 1991) als typisch entwickelte Kinder.

2.3.2.2
Soziale Perzeption

Angeborene Präferenz für soziale Reize führt zu früher und intensiver Auseinandersetzung mit Gesichtern und dem Erwerb entsprechender Expertise. Typisch entwickelte Säuglinge sind in der Lage, in den ersten Lebenstagen zwischen glücklichen und traurigen Gesichtern zu unterscheiden (Field et al., 1982). Mit einem Jahr können sie anhand des ängstlichen oder glücklichen Gesichtsausdrucks eines Elternteils entscheiden, ob sie einen dargebotenen Stimulus meiden oder sich ihm annähern (Campos/Sternberg, 1981). Zum Ende des zweiten Lebensjahrs zeigen typisch entwickelte Kleinkinder die Fähigkeit, anhand des Gesichtsausdrucks eines Gegenübers die emotionale Reaktion auf ein Ereignis vorherzusehen. Bei Kindern mit Autismus sind die Probleme der Gesichtsidentifikation ein gut dokumentiertes Phänomen (Boucher/Lewis, 1992; Serra et al., 2003), ebenso Beeinträchtigungen der Fähigkeit, emotionale Gesichtsausdrücke zu dekodieren (Bölte/Poustka, 2003; Kleinman et al., 2001), Emotionen anhand von Stimmintonationen zu erkennen (Rutherford et al., 2002) und emotionalen Gesichtsausdrücken passende Prosodie zuzuordnen (Boucher et al., 2000). Studienergebnisse legen zudem nahe, dass Kinder mit Autismus keine typische konfigurale, sondern eine auf einzelne Aspekte des Gesichts beschränkte Strategie nutzen, um Gesichter zu verarbeiten (Joseph/Tanaka, 2003). Eye-tracking-Studien haben bestätigt, dass Erwachsene mit ASS kürzer sozial relevante Anteile des Gesichts fixieren, wenn soziale Szenen beobachtet werden (Klin et al., 2002).

2.3.2.3
Theory of Mind

Das bislang einflussreichste neuropsychologische Modell zur Erklärung autistischer Symptomatik, das der Theory of Mind (ToM), geht zurück auf eine Untersuchung von Premack und Woodruff aus dem Jahr 1978 an Schimpansen (Premack/Woodruff, 1978). Die Forscher versuchten zu ergründen, ob Schimpansen eine Vorstellung davon haben, welche Bewusstseinszustände ihre Artgenossen haben. Später wurde das Konzept erst von der Entwicklungspsychologie und schließlich von der Autismusforschung aufgegriffen (Baron-Cohen, 1989). Das ToM-Konzept wird häufig mit den Begriffen Mentalisieren, Perspektivübernahme und auch Empathie synonym verwendet. Obwohl das Konzept der ToM von großer Aussagekraft für das Verständnis von ASS ist, besteht keine exklusive Spezifität. Auch bei Aufmerksamkeitsstörungen (Sodian et al., 2003), Schizophrenie (Sarfati/Hardy-Baylé, 1999) und umschriebenen Hirnläsionen (Shamay-Tsoory et al., 2005) wurden ToM-Beeinträchtigungen beschrieben.

Prototypische Verfahren zur Erfassung der ToM bei Kindern sind so genannte «First Order False Belief-Aufgaben». In der klassischen Sally-Anne-Aufgabe (Wimmer/Perner, 1983) wird dem Kind ein Szenario mit zwei Mädchen gezeigt. Sally hat einen Ball, den sie in einem Versteck deponiert, bevor sie den Ort verlässt. Während ihrer Abwesenheit deponiert Anne diesen Ball in einem anderen Versteck. Das Kind soll nun die Frage beantworten, wo Sally nach dem Ball schauen wird, wenn sie wieder an den Ort zurückkehrt. Die meisten Kinder können im Alter von drei bis vier Jahren richtig angeben, dass Sally, die Anne nicht dabei beobachten konnte, wie sie den Ball in ein anderes Versteck transferiert hat, den Ball in dem Versteck vermuten wird, in dem sie ihn ursprünglich deponiert hat. Die Kinder stellen damit die Fähigkeit unter Beweis zu verstehen, dass andere Menschen unterschiedliche mentale Zustände haben können und somit falsche Annahmen (False Beliefs) haben können. Studien mit False Belief-Aufgaben konnten wiederholt zeigen, dass Kinder mit Autismus Schwierigkeiten haben, die Perspektive zu wechseln und ihre Antworten vielmehr auf Basis dessen geben, was sie selber wissen (Baron-Cohen et al., 1985; Reed/Peterson, 1990). Im Alltag spiegeln sich diese ToM-Schwierigkeiten beispielsweise in Problemen wieder, Geheimnisse zu behalten oder zu lügen.

Auch durch den Einsatz anderer Verfahren wie Tests zum Erkennen von Faux Pas (Baron-Cohen et al., 1999), zum Verstehen von Täuschung (Baron-Cohen, 1992) oder von Intentionen in Kommunikationsprozessen (Jolliffe/Baron-Cohen, 1999) konnten Beeinträchtigungen autistischer Kinder, in der Fähigkeit zu Mentalisieren, nachgewiesen werden.

Bei Menschen mit ASS auf hohem Funktionsniveau und im Erwachsenenalter bereitet die Sally-Anne Aufgabe meist keine Schwierigkeiten. Im Alltag bestehen trotzdem häufig deutliche Auffälligkeiten in sozialer Kognition. Daher sind zur Objektivierung solcher Probleme anspruchsvollere (advanced) Testverfahren nötig, mit denen auch subtile Beeinträchtigungen nachgewiesen werden können. Beim Strange Stories Task (Happé, 1994) werden dem Probanden kurze Geschichten dargeboten, zu denen Fragen gestellt werden, die sich auf die mentalen Zustände der beschriebenen Personen beziehen. In mehreren Untersuchungen bei Erwachsenen mit ASS konnten Probleme beim Beantworten der Fragen nachgewiesen werden. Allerdings erwies sich das Verfahren als abhängig von verbaler Intelligenz (Jolliffe/Baron-Cohen, 1999), was zu Versuchen der Entwicklung «purer» Testformate führte. Eines der populärsten advanced ToM-Instrumente ist der Reading the Mind in the Eyes Test (Baron-Cohen et al., 2001; Bölte, 2005a, b). Lediglich anhand von Fotos der Augenpartien von Menschen sollen mentale Zustände erschlossen werden. Auch bei hochfunktionalen ASS im Erwachsenenalter konnten schlechtere Leistungen im Reading the Mind in the Eyes Test nachgewiesen werden. Weitere Testverfahren, die das Ziel verfolgen, auch subtile Probleme sozialer Kognition aufzudecken, sind in Tabelle 2.3.1 gelistet. Es ist augenfällig, dass die Mehrzahl der Testverfahren auf lebensnahem Stimulusmaterial wie Fotografien, Stimmaufnahmen oder Videomaterial sozialer Interaktionen basiert. Die Verwendung von ökologisch validem Material scheint demnach ein probates Mittel zur Steigerung der Aufgabenschwierigkeit zu sein. Vor allem video-basiertes Material, das eine Integration von visueller- und auditiver Information erfordert, hat sich in einigen vergleichenden Studien als sensitiv erwiesen (Dziobek et al., 2006; Roeyers et al., 2001).

Tabelle 2.3.1: Theory of Mind-Verfahren für Jugendliche und Erwachsene aus dem Autismus-Spektrum mit durchschnittlicher Intelligenz.

Name	Quelle	Stimulusmaterial	Aufgabe	Abhängige Maße	Altersbereich	D[1]
Recognition of Faux Pas	(Baron-Cohen, et al., 1999)	10 auditiv dargebotene Kurzgeschichten mit Fauxpas	Beantworten von Fragen zum Fauxpas und zu falschen Annahmen (false belief), die zum Fauxpas führten Antwortformat: offen	– Korrektes Identifizieren des Fauxpas	Jugendliche	
Frankfurter Test und Training des Erkennens fazialen Affekts (FEFA)	(Bölte et al., 2003)	50 Fotos von Gesichtern und 40 Fotos von Augenregionen verschiedener Personen	Erkennen der korrekten basalen affektiven Zustände Antwortformat: multiple choice (7)	– Korrekte Antworten	Ältere Kinder, Jugendliche und Erwachsene	ja
Reading the Mind in the Eyes Test-revised	(Baron-Cohen et al., 2001)	36 Fotos der Augenregionen verschiedener Personen	Erkennen der korrekten mentalen Zustände Antwortformat: multiple choice (4) Erkennen des Geschlechts der Personen	– Korrekte Antworten – Differenz von korrekten Antworten in Theory of Mind- versus Geschlechterbedingung	Jugendliche und Erwachsene Vereinfachte Version für Kinder	ja
Movie for the Assessment of Social Cognition (MASC)	(Dziobek et al. 2006)	15-minütiger Film über die Interaktion von 4 Darstellern während eines gemeinsamen Abendessens, geschnitten in 45 Filmsegmente	Beantworten von Fragen zu den Gedanken/Gefühlen/ Absichten der Darsteller nach den Filmsegmenten Beantworten von Fragen zu physikalischen Begebenheiten als Kontrollbedingung Antwortformat: multiple choice (4)	– Korrekte Antworten (auch Subkomponenten [z. B. emotionale Items] – Qualitative Fehleranalyse – Reaktionszeiten – Differenz von korrekten Antworten in Theory of Mind- versus physikalischer Bedingung	Erwachsene	ja

Tabelle 2.3.1 (Fortsetzung): Theory of Mind-Verfahren für Jugendliche und Erwachsene aus dem Autismus-Spektrum mit durchschnittlicher Intelligenz

Name	Quelle	Stimulusmaterial	Aufgabe	Abhängige Maße	Altersbereich	D[1]
Reading the Mind in Films	(Golan et al. 2008)	22 kurze Szenen aus Spielfilmen (5–30 s), in denen emotionale Interaktion stattfindet	Erkennen der korrekten mentalen Zustände Antwortformat: multiple choice (4)	- korrekte Antworten	Erwachsene	
Cambridge Mindreading Face-Voice Battery	(Golan, 2006)	Gesichter-Aufgabe: 50 stumme Filmsequenzen von Gesichtsausdrücken Stimm-Aufgabe: 50 kurze gesprochene Sätze	Erkennen der korrekten mentalen Zustände Antwortformat: multiple choice (4)	- korrekte Antworten	Erwachsene	
Strange Stories Task	(Happé, 1994)	24 Theory of Mind Kurzgeschichten Sechs physikalische Kurzgeschichten als Kontrollbedingung	Beantworten von Fragen nach den Intentionen der Protagonisten Beantworten von Fragen zu physikalischen Begebenheiten als Kontrollbedingung Antwortformat: offen	- Korrekte Antworten - Differenz von korrekten Antworten in Theory of Mind- versus physikalischer Bedingung - Qualitative Fehleranalyse	Jugendliche und Erwachsene	ja
Awkward Moments Test	(Heavey et al., 2000)	8 kurze Filmsequenzen, in denen Charaktere sozial unangenehme Momente erfahren	Beantworten von Fragen nach den Gefühlen der Protagonisten Antwortformat: multiple choice (4)	- korrekte Antworten (Abzüglich Anzahl an Prompts, die für Beantworten nötig sind) - Reaktionszeiten	Erwachsene	

Tabelle 2.3.1 (Fortsetzung): Theory of Mind-Verfahren für Jugendliche und Erwachsene aus dem Autismus-Spektrum mit durchschnittlicher Intelligenz

Name	Quelle	Stimulusmaterial	Aufgabe	Abhängige Maße	Altersbereich	D[1]
Stories of everyday life	(Kaland et al., 2002)	26 Kurzgeschichten sozialer Interaktionen	Beantworten von Fragen nach mentalen Zuständen und physikalischen Begebenheiten	- korrekte Antworten - Anzahl benötigter Prompts zur Beantwortung - qualitative Fehleranalyse - Reaktionszeiten	Jugendliche	
Mental State Voices Task	(Kleinman et al., 2001)	12 identische, in unterschiedlicher Intonation gesprochene Sätze	Erkennen der korrekten mentalen Zustände durch Interpretation der Stimme Antwortformat: multiple choice (2)	- korrekte Antworten	Erwachsene	
Empathic Accuracy Task	(Roeyers et al., 2001)	2 Filmsequenzen (10 bzw. 11 min) eines Gesprächs zwischen Fremden, unterteilt in 72 Abschnitte	Erschließen von Gedanken oder Gefühlen der Personen der Filmsequenzen Antwortformat: offen	- korrekte Antworten	Erwachsene	
Reading the Mind in the Voice	(Rutherford et al., 2002)	40 kurze Stimmaufnahmen aus Theateraufführungen	Erkennen des mentalen Zustands des Sprechers Erkennen des Alters des Sprechers Antwortformat: multiple choice (2)	- korrekte Antworten - Differenz von korrekten Antworten in Theory of Mind- versus Altersbedingung	Erwachsene	

[1] Deutsche Version erhältlich, Quellenangabe im Text

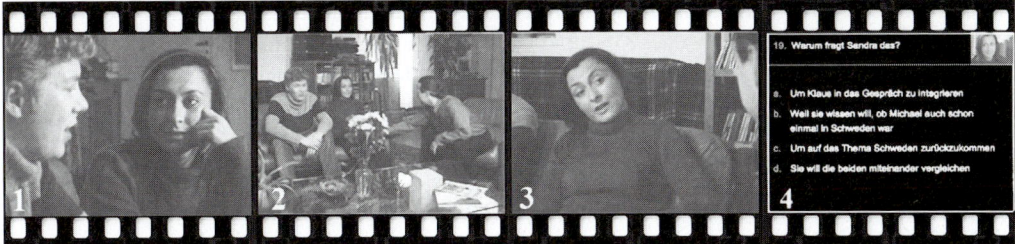

Abbildung 2.3.1: MASC Beispiel-Item (Szene 20): Klaus trifft als erster zum gemeinsamen Abendessen bei Sandra ein. Die beiden unterhalten sich angeregt über Klaus' Schwedenurlaub (1). Als Michael in die Runde stößt, dominiert er die Unterhaltung. Er richtet sich dabei ausschließlich an Sandra (2). Sandra ist genervt von Michaels Angeberei. Sie guckt kurz in Klaus' Richtung und fragt Michael dann: «Sag mal, warst du eigentlich schon mal in Schweden?» (3). Nach der Szene sollen die Probanden die Frage «Warum fragt Sandra das?» beantworten (4). Korrekte Antwort: a (Um Klaus in das Gespräch zu integrieren).

Beispiele für solche Testverfahren sind der Awkward Moments Test (Heavey et al., 2000) oder der Movie for the Assessment of Social Cognition (MASC, s. **Abb. 2.3.1**) (Dziobek et al., 2006) (vorliegend in Deutsch und Englisch).

Während die Anzahl korrekt zugeschriebener mentaler Zustände in den meisten Testverfahren das abhängige Maß von zentraler Bedeutung ist, so bietet sich vor allem durch neuere computerbasierte Darbietungsformate auch zunehmend die Möglichkeit, Reaktionszeiten auszuwerten. Dies ist von Interesse, denn nicht selten kompensieren Jugendliche und Erwachsene mit Autismus Schwierigkeiten in sozialer Kognition durch längere Bearbeitungszeiten. Einige Verfahren bieten durch die Implementierung von Kontrollbedingungen zu physikalischen Inferenzleistungen die Möglichkeit, die Spezifität von ToM-Defiziten direkt zu testen. Des Weiteren ist es vereinzelt möglich, Subkomponenten sozialer Kognition auszuwerten und eine qualitative Fehleranalyse vorzunehmen.

2.3.2.4
Emotionen

Menschen mit ASS zeigen nicht nur Probleme in sozialer Kognition, sondern auch Besonderheiten im Erleben von Emotionen. Die Forschung zu emotionalem Erleben bei ASS ist noch vergleichsweise übersichtlich, was angesichts des zentralen Stellenwerts, der diesem Bereich bereits von Leo Kanner und Hans Asperger zugeschrieben wurde, erstaunt. Emotionales Erleben ist eng an sozial-kognitive Funktionen gebunden. Verdeutlicht wird dieser Zusammenhang dadurch, dass Abweichungen im emotionalen Erleben bei ASS fast ausschließlich im sozialen Kontext berichtet werden. Interessanterweise sprechen die Befunde zwar dafür, dass Emotionen anders erlebt werden, diese Unterschiede jedoch vermutlich geringer sind, als allgemein hin angenommen.

2.3.2.4.1
Emotionaler Ausdruck

Eine definierende Eigenschaft von ASS ist Beeinträchtigung in nonverbaler Kommunikation. Oft wird z. B. ein reduzierter mimischer Ausdruck oder eine verarmte Gestik beobachtet. Kinder und Erwachsene mit ASS zeigen keine breite Skala von Gesichtsausdrücken, die sich typisch entwickelnde Kinder früh aneignen (McIntosh et al., 2006). Während extreme Emotionen wie Wut oder Freude häufig im Gesicht ablesbar sind, werden subtile Ausformungen von Gefühlen, allen voran «soziale Emotionen» wie Eifersucht oder Verlegenheit, meist nicht genügend mimisch ausgedrückt. Auch benutzen Menschen mit ASS Gesten seltener als typisch entwickelte Personen (Attwood et al., 1988).

Analog hierzu deutet eine Studie von Yirmiya und Kollegen (1989) darauf hin, dass Kinder mit Autismus emotionale Gesichtsausdrücke zwar schwächer akzentuieren, jedoch eine Reihe von einzigartigen Gesichtsausdrücken zeigen.

2.3.2.4.2
Empathie

Ein Mangel an Empathie wird als zentrale Eigenschaft von Menschen mit ASS betrachtet (Wing, 1981). Empathie setzt sich aus kognitiven und emotionalen Komponenten zusammen, wobei kognitive Empathie das Verstehen der Perspektive Anderer und emotionale Empathie die emotionale Reaktion auf den beobachteten Gemütszustand eines Anderen meint. Die existierenden systematischen Studien zur Empathiefähigkeit bei Menschen mit Autismus haben fast ausschließlich kognitive Empathie erfasst und gefunden, dass Probleme vorliegen in der Fähigkeit, die Perspektive anderer zu verstehen (z. B. Baron-Cohen/Wheelwright, 2004). Nur wenige Befunde wurden erhoben, um die emotionale Empathie, d. h. das Mitgefühl, von Menschen aus dem Autismus-Spektrum zu untersuchen. In einer Studie wurden Hautleitwiderstände als Indikator für das Ausmaß an Erregung gemessen, während Probanden mit und ohne Autismus Fotos von Menschen in Notsituationen anschauen (Blair, 1999). Die Studie fand keine Unterschiede zwischen den Versuchsgruppen in erfasster Erregung, was auf intakte emotionale Empathie verweist. Diese Ergebnisse wurden in einer Studie, in der erstmals kognitive und emotionale Empathie bei Erwachsenen mit ASS simultan erfasst wurden, mithilfe des Multifaceted Empathy Test bestätigt (MET) (Dziobek et al., 2008) (vorliegend in Deutsch und Englisch). Der MET ist ein fotobasiertes, computergestütztes Verfahren, bei dem Probanden Fotos von Personen in verschiedenen negativen emotionalen Zuständen gezeigt werden. Die Probanden sind aufgefordert, die dargestellten Emotionen zu erkennen (kognitive Empathie) und – nachdem sie ein Feedback über die tatsächliche Emotion der abgebildeten Person erhalten haben – außerdem anzugeben, wie sie sich als Reaktion auf das dargebotene Bild selber fühlen (emotionale Empathie). Die Ergebnisse zeigten, dass Erwachsene mit ASS in kognitiver Empathie beeinträchtigt sind, jedoch genau so viel emotionale Betroffenheit empfinden, wie eine typisch entwickelte Kontrollgruppe.

2.3.2.4.3
Emotionsregulation

Mit dem Begriff Emotions- oder Affektregulation werden alle Prozesse bezeichnet, die der mentalen Verarbeitung emotionaler Zustände dienen. Meist soll die Verarbeitung eine Veränderung der Intensität oder zeitlichen Dauer von emotionalen Reaktionen bewirken. Marans et al. (2005) betonen die Wichtigkeit von emotions-regulatorischen Faktoren für die Symptomatik bei Menschen mit ASS. Sie führen die beeinträchtigten Fähigkeiten in sozialer Kommunikation teilweise auf eine reduzierte Emotionsregulation zurück. Mehrere Studien deuten jedoch darauf hin, dass physiologische Emotionen bei Menschen mit ASS denen bei typisch entwickelten ähnlich sind. Zum Beispiel zeigten autistische Kinder die gleiche Erhöhung des Herzschlags bei Trennung von der Mutter und eine Verringerung desselben bei der Wiedervereinigung wie typisch entwickelte Kinder (Willemsen-Swinkels et al., 2000). Bölte et al. (2007) fanden ebenfalls keine Unterschiede hinsichtlich der Höhe von Puls und Blutdruck zwischen Jugendlichen und Erwachsenen mit und ohne ASS beim Betrachten Emotionen induzierender Fotos. Allerdings zeigten sich geringe Korrelationen zwischen den physiologischen Profilen während der Untersuchung: Personen mit ASS zeigten zunehmende, Kontrollpersonen abnehmende Aktivierung.

Zur Emotionsregulation gehört auch die Fähigkeit, die eigene Aktivierung wahrzunehmen und zu interpretieren, sich seiner emotionalen Reaktivität und sensorischen Empfindlichkeiten bewusst zu sein und die Fähigkeit, destabilisierende Ereignisse und Situationen zu antizipieren und zu bewältigen. Mit diesen eher kognitiven Aspekten von Emotionsregulation scheinen Menschen mit Autismus Schwierigkeiten zu haben. So berichtete die Studie von Bölte und Kollegen (2007) über Unterschiede in der subjektiven Einschätzung der eigenen Gefühle: die ASS Gruppe bewertete z. B. ihr Arousal beim Betrachten der traurigen Bilder als geringer, was die Autoren als reduzierte bewusste emotionale Involvierung bewerteten.

2.3.2.4.4
Alexithymie

Alexithymie bezeichnet die Unfähigkeit, Gefühle zu identifizieren und zu beschreiben sowie Schwierigkeiten, Gefühle von Körperempfindungen zu unterscheiden (Sifneos, 1973). Bei Menschen mit ASS wurde diese Fähigkeit als beeinträchtigt beschrieben (Attwood, 2004). Ferner wurde darauf hingewiesen, dass zwischen dem Asperger-Syndrom und den Symptomen der Alexithymie eine erhebliche Überlappung existiert (Fitzgerald/Bellgrove, 2006). Eine Studie (Berthoz/Hill, 2005) bei Erwachsenen fand bei ASS in der Tat mehr alexithymisches Verhalten als bei Kontrollprobanden. Hier wurde u. a. der Bermond und Vorst Alexithymie Fragebogen (BVAQ) eingesetzt, der eine Differenzierung von kognitiven (das Verbalisieren von Gefühlen) und affektiven Komponenten (die emotionale Erregbarkeit) des Alexithymiekonstrukts erlaubt. Die Ergebnisse des BVAQ verweisen interessanterweise parallel zu den Befunden in empathischen Fähigkeiten darauf, dass bei ASS in erster Linie Probleme bei kognitiven Aspekten der Alexithymie bestehen.

2.3.3
Funktionelle Bildgebung sozialer Kognition

Das Identifizieren von Gesichtern wird maßgeblich vom einer Kortexregion des Temporallappens, dem fusiformen Gyrus (fusiform face area, FFA), vermittelt (Kanwisher et al., 1997). Die FFA ist dabei eine von zwei primär für die soziale Wahrnehmung bedeutsamen Arealen. Das andere Areal, der Sulcus Temporalis Superior (STS), ist für seine zentrale Stellung bei der Interpretation dynamischer sozialer Signale bekannt, z. B. Blickrichtung, Gestik oder Gesichtsausdrücke (Adolphs, 2003; Haxby et al., 2000). Zusätzlich zu einer Reihe von strukturellen Bildgebungsstudien, die eine veränderte Morphologie der STS-Region bei Menschen mit Autismus gefunden haben (Boddaert et al., 2004), zeigen zwei neuere funktionelle Bildgebungsstudien eine Minderaktivierung der STS-Region beim Anschauen von neutralen und emotionalen Gesichtsausdrücken (Hadjikhani et al., 2007; Pelphrey et al., 2007). Mehr noch als für den STS, konnten strukturelle und funktionelle Auffälligkeiten für die FFA bei ASS nachgewiesen werden (Williams/Minshew, 2007 für Übersichtsarbeit). Schultz und Kollegen berichteten im Jahr 2000 erstmals eine Minderaktivierung in der FFA im Zuge der Gesichterverarbeitung bei ASS. Mehr als ein Dutzend Studien haben seitdem ähnlich Befunde für die FFA erbracht (z. B. Aylward et al., 2005), obwohl dieser Befund vereinzelt nicht repliziert werden konnte (Hadjikhani et al., 2004). In einigen Fällen konnte eine kompensatorische Aktivierung von benachbarten und für Objekte selektiven Arealen nachgewiesen werden (Hubl et al., 2003). Eine Animation der FFA durch gezielte verhaltensbasierte Intervention scheint – zumindest im mittleren Erwachsenenalter – nicht gut möglich (Bölte et al., 2003; Bölte et al., 2006).

Wie andere höhere kognitive Funktionen wird auch die ToM von einem Netzwerk verschiedener Gehirnareale vermittelt. Befunde aus Tierstudien, Läsionsstudien und funktionellen Bildgebungsstudien verweisen auf frontale, limbische und temporale Strukturen als zentral wichtig für das «soziale Gehirn» (s. **Abb. 2.3.2**) (s. Adolphs, 2003, für eine Übersichtsarbeit). Es gibt Hinweise darauf, dass die Areale des ToM-Netzwerks bei Menschen mit Autismus nicht zu den gleichen Anteilen rekrutiert werden, wie bei typisch entwickelten Menschen (s. Domes et al., 2008, für eine Übersichtsarbeit).

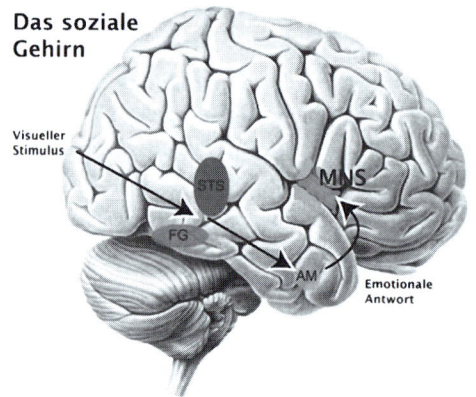

Abbildung 2.3.2: Wichtige Anteile des sozialen Gehirns (FG: Gyrus Fusiformis, STS: Sulcus Temporalis Superior, AM: Amygdala, MNS: Spiegelneuronen-System)

Zusätzlich zu seiner zentralen Rolle bei der Gesichterwahrnehmung, scheint die FFA auch in selektive Bereiche sozialer Kognition involviert zu sein. Mehrere Studien zu ToM-Fähigkeiten haben eine Aktivierung der FFA in Abwesenheit von Gesichtsstimuli dokumentiert (Castelli et al., 2002). Zu den Gehirngebieten, die für soziale Kognition außerdem als kritisch identifiziert wurden, gehören die Amygdala, Teile des orbitofrontalen Kortex, der mediale präfrontale Kortex außerhalb des Cingulums und die Temporalpole (Adolphs, 2003). Bei einer ersten PET-Pilotuntersuchung mit Probanden mit und ohne ASS fanden Happé und Kollegen (1996) zwar eine Aktivierung des medialen präfrontalen Kortex, diese war allerdings mehr ventral lokalisiert. In zwei Folgestudien zeigten Probanden mit ASS eine verringerte Aktivierung des medialen präfrontalen Kortex bei der Zuschreibung von mentalen Zuständen bei einer Aufgabe mit animierten geometrischen Figuren (Castelli et al., 2002) sowie einer auditiven ToM-Aufgabe (Nieminen-von Wendt et al., 2003).

2.3.3.1
Amygdala Befunde

Von allen Gehirnarealen, die als kritisch für die Pathophysiologie von ASS angenommen werden, hat keines so viel Aufmerksamkeit erlangt wie die Amygdala (Baron-Cohen et al., 2000). Einige Befunde zur Cytoarchitektur von post mortem Amygdala-Gewebe bei ASS, Läsionsstudien bei Menschen und Tieren sowie funktionell-bildgebenden Studien bei ASS weisen auf eine wichtige Rolle der Struktur hin. Die zentrale Positionierung der Amygdala ermöglicht eine Modulation und Interpretation der emotionalen Bedeutung von Ereignissen, die in den sensorischen Kortizes verarbeitet werden und eine Integration von Emotionen und Kognition für die Entscheidungsfindung in frontalen Kortexarealen (Vuilleumier et al., 2004).

Mehrere Studien zu sozialer Kognition und ToM haben abweichende Aktivierungsmuster der Amygdala bei ASS erbracht, wobei solche Studien überwiegen, die eine verringerte Aktivität der Struktur berichten. Eine Studie von Pierce und Kollegen (2001) ergab eine verringerte Aktivierung der Amygdala bei ASS beim Bearbeiten einer Aufgabe zur Gesichterdiskrimination. Ebenfalls über eine verminderte Aktivierung der Amygdala bei ASS berichten Baron-Cohen und Kollegen (1999), die ihre Probanden baten, eine Adaption ihres Reading the Mind in the Eyes Test zu bearbeiten. Eine spätere Studie zur Gesichterverarbeitung fand jedoch eine erhöhte Aktivität der Amygdala bei Erwachsenen mit ASS (Dalton et al., 2005). Interessanterweise konnten die Forscher durch eine Analyse der Blickbewegungen der autistischen Probanden ermitteln, dass die Aktivität der Amygdala mit der Länge der Fixation der Augenregion der abgebildeten Personen kovariierte. Dieser Befund entspricht der Beobachtung, dass Menschen mit ASS Blickkontakt häufig als aversiv empfinden. Die inkonsistenten Befunde hinsichtlich der Amygdalaaktivität beim Autismus lassen sich möglicherweise dadurch integrieren, dass die Amygdala maßgeblich an der Vermittlung von Arousal und sozialer Salienz beteiligt ist. Somit könnte die Hypoaktivierung der Amygdala bei einigen Aufgaben zur sozialen Perzeption und Kognition auf ein geringeres Interesse (im Sinne von mangelnder sozialer Salienz) und damit einhergehendes geringeres Arousal hindeuten. Umgekehrt könnte die in einigen Studien gemessene verstärkte Aktivierung der Amygdala auf ein größeres Ausmaß an Arousal deuten, das durch eine besondere Aufgabenstellung (z. B. direkter Blickkontakt) provoziert wird.

2.3.3.2
Spiegelneurone

Spiegelneurone sind vor allem im inferioren frontalen- bzw. prämotorischen Kortex lokalisierte Nervenzellen, die bei der Beobachtung von Bewegung Anderer die gleichen Potenziale auslösen, wie bei der entsprechenden eigenen Bewegung. Obwohl Spiegelneurone bisher nur in Tierversuchen eindeutig nachgewiesen wurden, wird vermutet, dass sie auch beim Menschen zu finden sind, und u. a. Funktionen der Imitation und Verarbeitung mimischer Signale zugrunde liegen (Rizzolatti/Craighero, 2004). Da sowohl Imitationsverhalten als auch die Verarbeitung von Mimik bei ASS beeinträchtigt ist, wurde spekuliert, dass ein defizitäres Spiegelneuronensystem zur Symptomatik von ASS beitragen könnte. Zwei funktionelle Bildgebungsstudien stützen diese Hypothese. Beide fanden eine verminderte Aktivierung des inferioren frontalen Kortex beim Imitationsverhalten von Jugendlichen und Erwachsenen mit ASS (Dapretto et al., 2006; Williams et al., 2006).

2.3.4
Exekutivfunktionen

Das Konzept der exekutiven Funktionen (EF) entwickelte sich im Zuge der Arbeit von Norman und Shallice (1980) an Patienten mit Läsionen des Frontalhirns. Diese waren deutlich beeinträchtigt, neue Informationen zu verarbeiten, während der Abruf vertrauter Information gut erhalten war. Die Autoren postulierten daraufhin ein hierarchisch übergeordnetes Kontroll- und Planungsprogramm, das «supervisory attentional system», welches als System vor allem in neuen und unvorhergesehenen Situationen und für komplexe oder konfliktreiche Aufgaben im Alltag essentiell ist (Godefroy, 2003). Die EF stellen ein multidimensionales, uneinheitlich definiertes Konstrukt dar und schließen viele unterschiedliche Funktionen wie kognitive Flexibilität, Reaktions- und Antworthemmung, Arbeitsgedächtnis, Problemlösen und Planen, zeitliche Organisation und Interferenzanfälligkeit ein.

Die Ergebnisse einer Anzahl von Studien haben zur der Hypothese geführt, dass ASS mit Problemen zielgerichteten und problemlösenden Verhaltens assoziiert sind (Ozonoff et al., 1991; s. Russo et al., 2007, für einen Übersichtartikel). Die Theorie wurde vor allem dadurch populär, dass sie für begrenzte und repetitive Verhaltensweisen einen plausiblen Erklärungsansatz bietet. Ridley (1994) schlug vor, dass die repetitiven Verhaltensweisen des Autismus eine schwerwiegendere Form von Perseverationen seien, maßgeblich bedingt durch ein Unvermögen, neue Lösungen zu generieren und Aufmerksamkeit umzuschalten. Beide Funktionen werden vom frontalen Kortex vermittelt. Bei ASS werden Störungen der EF in erster Linie bei Aufgaben zu kognitiver Flexibilität und zum vorausschauenden Planen berichtet (Lopez et al., 2005; Ozonoff et al., 2004). Rumsey (1985) beschrieb als erster Probleme von autistischen Menschen im Wisconsin Card Sorting Test (WCST), einem prototypischen Verfahren zur Messung kognitiver Flexibilität. Der WCST verlangt die Fähigkeit, Regeländerungen in einem Karten-Sortier-Spiel möglichst schnell zu erkennen und das Verhalten an die neue Regel anzupassen (Abb. 2.3.3). Folgestudien bestätigten Schwierigkeiten autistischer Menschen mit kognitiver Flexibilität beim WCST und anderen Verfahren (Ozonoff et al., 2004). Auch Schwierigkeiten bei Aufgaben zu vorausschauendem Problemlösen und Planen wurden bei ASS identifiziert, bspw. dokumentiert durch Ergebnisse im Tower of London (Bennetto et al., 1996), bei dem unter Einhaltung bestimmter Regeln Kugeln versetzt werden müssen (Abb. 2.3.3).

Im Bereich der Reaktionshemmung (Inhibition) und des Arbeitsgedächtnisses bestehen dagegen offenbar keine Beeinträchtigungen. Sowohl

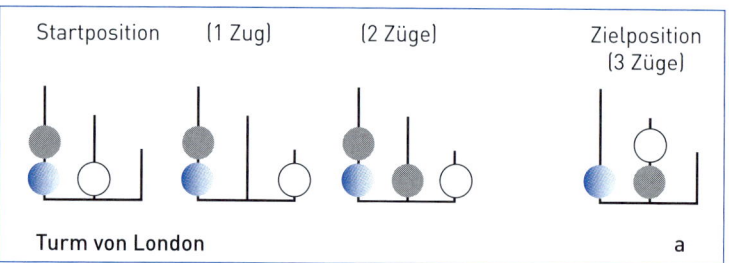
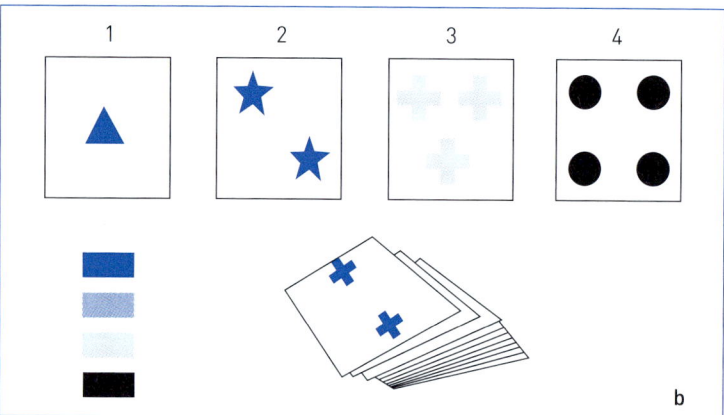

Abbildung 2.3.3: Testverfahren zu exekutiven Funktionen; a: Tower of London (Planen); b: Wisconsin Card Sorting Test (kognitive Flexibilität)

beim Stroop-Test als auch bei Go/No-Go-Tests erzielen Menschen mit ASS mit Kontrollgruppen vergleichbare Leistungen (Ozonoff/Strayer, 1997; Russell et al., 1999). Hinsichtlich der Kapazität des Arbeitsgedächtnisses wurden Kinder und Jugendliche mit ASS ebenfalls mehrfach als unbeeinträchtigt beschrieben (Griffith et al., 1999; Minshew/Goldstein, 2001, s. für Gegenbefund). In Bezug auf exekutive Funktionen der kognitiven Flüssigkeit bzw. der Fähigkeit, neue Ideen zu generieren, ist die Literatur uneinheitlich. Sowohl Probleme von autistischen Menschen bei Wortflüssigkeitsaufgaben (z. B. Kleinhans et al., 2005), als auch unbeeinträchtigte Leistungen in ähnlichen Flüssigkeitsaufgaben (Scott/Baron-Cohen, 1996) werden berichtet.

Insgesamt legen die Befunde bei ASS ein Profil exekutiver Dysfunktionen mit relativen Stärken der Reaktionshemmung und beim Arbeitsgedächtnis und relativen Schwächen bei kognitiver Flexibilität, beim Planen und der Denkflüssigkeit nahe. Obwohl Beeinträchtigungen der EF auch bei anderen psychiatrischen Störungen, u. a. hyperkinetischer Störung und Schizophrenie beschrieben wurden (Bowie/Harvey, 2005; Doyle, 2006), scheint diese Struktur exekutiver Stärken und Schwächen ASS-spezifischer zu sein.

2.3.5
Funktionelle Bildgebung bei Exekutivfunktionen

Das Netzwerk, welches EF bei typischer Entwicklung ermöglicht, umfasst vor allem präfrontale Hirnareale (dorsolateraler präfrontaler Kortex, Cingulum), aber auch andere kortikale und subkortikale Bereiche, wie den parietalen Kortex oder Nucleus Caudatus und Nucleus Accumbens (Alvarez/Emory, 2006 für Übersichtsarbeit). Trotz unauffälliger Leistung bei Aufgaben zur Reaktionshemmung, haben Bildgebungsstudien gezeigt, dass bei Menschen mit ASS unterschiedliche Netzwerke aktiviert werden, wenn sie Go/No-Go Aufgaben bearbeiten. Schmitz und Kollegen (2006) fanden eine erhöhte Aktivierung von frontalen und parietalen Gehirnarealen bei Erwachsenen mit Autismus. In einer weiteren Go/No-Go-Studie zeigten Probanden mit Autismus reduzierte Gehirnaktivität der rechten Hemisphäre in Cingulum, Insula und inferiorem frontalem Gyrus (Kana et al., 2007). Eine Reihe von Bildgebungsstudien hat sich dem Arbeitsgedächtnis bei ASS gewidmet. Die Gruppe um Koshino fand verringerte Aktivierung in links präfrontalen und rechts posterior temporalen Arealen bei einer Aufgabe zum Arbeitsgedächtnis mit Gesichtsstimuli (Koshino et al., 2008). Funktionelle Konnektivitätsanalysen verwiesen hier zudem auf geringere Vernetzung mit frontalen Arealen bei unveränderter Konnektivität mit parietalen Arealen, was auf ein fundamental unterschiedliches Netzwerk für Prozesse des Arbeitsgedächtnisses hindeutet.

Obwohl exekutive Beeinträchtigungen bei ASS vor allem für kognitive Flexibilität und Planen berichtet wurden, liegen bisher nur zwei funktionell-bildgebende Studien zu diesem Bereich vor. Schmitz und Kollegen (2006) baten eine Gruppe von Erwachsenen aus dem Autismus-Spektrum und Kontrollprobanden eine SWITCH Aufgabe zu bearbeiten, die kognitive Flexibilität erfordert. Die autistischen Probanden zeigten eine Mehraktivierung des rechten inferioren und linken medialen Parietalkortex und hatten zudem morphometrische Auffälligkeiten im linken inferior frontalen Gyrus, superior frontalen Gyrus und Cingulum. Die andere Studie untersuchte während der Bearbeitung des Tower of London die Gehirnaktivität. Obwohl nur wenig Aktivierungsunterschiede zwischen den Gruppen gefunden wurde, zeigte die ASS-Gruppe eine verringerte Konnektivität zwischen frontalen und parietalen Arealen (Just et al., 2007).

Zusammengenommen verweisen die Ergebnisse darauf, dass bei ASS auch Aufgaben zu EF, die unbeeinträchtigt bearbeitet werden, unterschiedliche neuronale Grundlagen haben. Dabei scheint entweder das Muster der aktivierten Gehirnareale oder deren Synchronisation bzw. Konnektivität verändert zu sein, was ein Hinweis darauf sein könnte, dass Menschen mit Autismus kompensatorische Strategien verwenden. Interessanterweise mehren sich neuroanatomische und neurofunktionale Hinweise, die für eine Konnektivitätstheorie des Autismus sprechen (Williams/Minshew, 2007).

2.3.6
Schwache zentrale Kohärenz (lokal orientierte Informationsverarbeitung, Detailaufmerksamkeit)

Klinische Beobachtungen und Kasuistiken ließen schon lange vermuten, dass Menschen mit ASS eine Tendenz aufweisen, Reize in der Umwelt eher einzelheitlich, isoliert und detailliert als gestalthaft, geschlossen und ganzheitlich wahrzunehmen. Beispielsweise kann es vorkommen, dass eine Person mit ASS einen Text schnell lesen und auch perfekt auf Fehler prüfen kann, aber erhebliche Probleme hat, den Inhalt zu begreifen. Leo Kanner (1943) postulierte eine Unfähigkeit zu globaler Perzeption, aufgrund intensiver Aufmerksamkeit gegenüber den konstituierenden Teilen. Auch O'Connor und Hermelin (1971) hypostasierten schon früh Probleme der kognitiven Integration bei Autismus. Darüber hinaus verweisen autobiographische Darstellungen immer wieder auf eine fragmentierte Perzeption bei ASS (Gerland, 1998). Bei typischer Entwicklung besteht dagegen eine wahrscheinlich angeborene, natürliche Präferenz für Ganzheit und übergeordnete Wahrnehmungseinheiten. Bereits in der frühen psychologischen Grundlagenforschung wird das perzeptuelle Streben nach «Sinn» (Bartlett, 1932) und «guter Gestalt» (Wertheimer, 1922, 1923) betont (Abb. 2.3.4).

Eine griffige Theorie für diesbezügliche Abweichungen bei Autismus wurde erstmals durch Frith (1989) mit dem Konzept der «schwachen zentralen Kohärenz» geschaffen. Dieses Modell geht von einem Defizit kontextorientierter, globaler Wahrnehmung und Informationsverarbeitung aus. Inspiriert wurde es nicht zuletzt durch

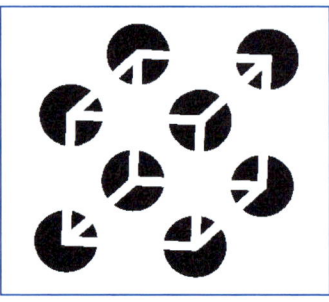 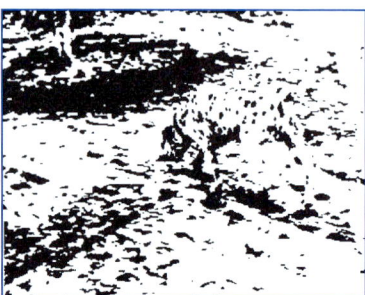

Abbildung 2.3.4: Beispiele für gute Gestalt und Streben nach Sinn in der Wahrnehmung: ein Würfel (links) und ein Dalmatiner (rechts) werden konstruiert.

die Leistungen von Menschen mit ASS beim Embedded Figures Test (EFT) sowie Mosaiktest (MT) der Wechsler-Intelligenzskalen (Shah/Frith, 1993). Personen mit ASS scheinen hier Vorteile in der Bearbeitung durch einzelheitliche Wahrnehmung der Teststimuli zu haben. Interessanterweise können bessere Leitungen auch bei erstgradig Verwandten beobachtet werden (Bölte/Poustka, 2006). Beim EFT und MT sind die richtigen Lösungen eher zu finden, wenn die visuelle Gestaltdominanz herabgesetzt ist. Die besondere Art der visuellen Verarbeitung bei ASS scheint dabei unabhängig von der absoluten Testleistung vorzuliegen (Caron et al., 2006). Während die meisten empirischen Arbeiten zur detailorientierten Verarbeitung von visuell-räumlichen Stimuli vorliegen (s. Dakin/Frith, 2005, für eine Übersicht), belegen auch eine Reihe von Arbeiten aus dem Bereich der Sprach-, Bewegungs-, Gesichter-, und Musikverarbeitung veränderte Wahrnehmungsprozesse dieser Art bei ASS (s. Happé/Frith, 2006, für eine Übersicht).

Mittlerweile ist die Theorie der schwachen zentralen Kohärenz kritisiert worden, weil sie ein globales Wahrnehmungsdefizit zugrunde legt, das in dieser Form offenbar nicht zu halten ist. Verschiedene Studien konnten zeigen, dass Menschen mit ASS in der Lage sind, ganzheitlich und global zu verarbeiten, wenn sie explizit dazu aufgefordert werden (z. B. Plaisted et al., 1999; Lopez/Leekam, 2003; Iarocci et al., 2006). Daher wurden alternative Ansätze formuliert, die von intakter globaler Wahrnehmung bei ASS ausgehen und die Phänomene vielmehr als Resultat einer natürlichen Präferenz für Details und akzentuierter basaler Wahrnehmungsfunktionen, keiner zentralen Dysfunktion, verstehen (Plaisted, 2001; Mottron et al., 2006; Lopez et al., 2008). Folglich wird in der Literatur heute vor allem von lokal orientierter Informationsverarbeitung bei ASS gesprochen, von vermehrten Bottom-up Prozessen, bei intakten, aber vernachlässigten Top-down Prozessen.

Eine weiterhin offene Frage bei der Untersuchung lokal orientierter Informationsverarbeitung bei ASS bezieht sich darauf, ob dieser Stil automatisch und vorbewusst ist. Happé (1996) untersuchte hierzu die Anfälligkeit autistischer Patienten für optische Täuschungen. Im Sinne einer frühen lokal orientierten Informationsverarbeitung zeigten Personen mit Autismus im Vergleich zu Kontrollpersonen eine geringe Anfälligkeit für die visuellen Täuschungen. Folgestudien von Ropar und Mitchell (1999, 2001) konnten diesen Befund aber nicht erhärten. Allerdings deuten zwei Arbeiten zur Gestaltwahrnehmung konsistent darauf hin, dass wahrscheinlich bereits auf frühestem Niveau lokal orientierte Wahrnehmung bei ASS existiert (Brosnan et al., 2004; Bölte et al., 2007)

2.3.7
Funktionelle Bildgebung zu zentraler Kohärenz

Die neurobiologischen Grundlagen globaler vs. lokaler Wahrnehmung sind noch nicht vollständig geklärt. Gemeinhin wird angenommen, dass morphologisch genügend kortikale Konnektivität zwischen kritischen Arealen sowie funktional ausreichende Synchronizität des Feuerns von Neuronen erforderlich ist, um globales Wahrnehmen und Denken sowie höhere Prozesse und Erlebnisse zu erzeugen (Engel et al., 2001; Sporns et al., 2004). Möglicherweise ist die rechte Hemisphäre eher bei globaler und die linke eher bei lokaler Verarbeitung aktiv (Fink et al., 1997; Heinze et al., 1998). Bei ASS sind solche grundsätzlichen Voraussetzungen womöglich nicht gegeben (Wickelgren, 2005; Uhlhaas/Singer, 2007). Mittels Diffusions-Tensor-Bildgebung wurde jüngst besonders mangelnde Konnektivität im Corpus Callosum, Gyrus Temporalis Superior und Temporalstamm hervorgehoben (Alexander et al., 2007; Lee et al., 2007). Andere Theorien, die sowohl von Unterkonnektivität (distal) als auch von Überkonnektivität (lokal) beim Zustandekommen lokal orientierter Wahrnehmung ausgehen (Belmonte et al., 2004), fanden bislang keine empirische Absicherung (Sundaram et al., 2008). Auch erscheint unwahrscheinlich, dass lokale vs. globale Verarbeitung im visuellen System schon auf der Ebene parvo- oder magnocellulärer Funktionen beginnt (Bertone et al., 2005).

Einige funktionelle Aktivationsstudien wurden zur Verarbeitung des EFT und MT durchgeführt, diejenigen Verfahren, welche bisher die stabilsten behavioralen Befunde zu lokal orientierter Informationsverarbeitung erbracht haben. Ring et al. (1999) beobachteten neben vergleichbaren Aktivationsmustern bei Erwachsenen mit ASS und einer gesunden Kontrollgruppe vermehrte occipito-temporale Aktivität bei ASS und vermehrte präfrontale Aktivität bei den Kontrollpersonen. Die Autoren schlossen daraus, dass sich die kognitiven Strategien der Gruppen bei der Aufgabenbearbeitung grundsätzlich unterscheiden. Während die unauffälligen Personen stärker das Arbeitsgedächtnis zur Problemlösung nutzen, deutet die erhöhte Aktivität im visuellen System der autistischen Personen vor allem auf Prozesse der Objektanalyse hin. In einer ähnlichen Arbeit von Manjaly et al. (2007) an Jugendlichen ergaben sich bei der Verarbeitung des EFT in der Kontrollgruppe Aktivationen parietal und prämotorisch links sowie im primären visuellen Kortex rechts und beidseitig extrastriatal. Bölte et al. (2008) untersuchten die Aktivationsmuster im striatalen und extrastriatalen visuellen Kortex bei ASS und gesunden Kontrollprobanden während der Performanz des MT. Die ASS-Gruppe zeigte verringerte Aktivation im rechten ventralen Quadranten der V2. Die Studienergebnisse indizieren daher, dass lokal orientierte Verarbeitung des MT, mit der Funktion von spezifischen Neuronen assoziiert ist, die für Figur-, Grund-, Winkel- und Gestaltreize selektiv sind.

2.3.8 Savant-Syndrom

Charakteristisch für ASS sind deutliche Schwankungen im kognitiven Leistungsprofil. Ein häufiger Befund ist bspw. ein unebenes Intelligenzprofil bei multidimensionalen Testbatterien (s. Kap. 3.2). Nicht selten zeigen sich bei allgemeinen intellektuellen Beeinträchtigungen im Bereich der Lern- oder geistigen Behinderung normale oder überdurchschnittliche Funktionen bei bestimmten Fertigkeiten. Letzteres gilt z. B. für bestimmte umschriebene Gedächtnis- oder visuell-räumliche Leistungen sowie Daten- und Faktenwissen. Nach Rimland (1978) haben etwa 10 % aller Menschen mit Autismus solche Inselbegabungen, die entweder über dem allgemeinen individuellen Niveau oder der allgemeinen Norm liegen. Bei tatsächlich spektakulären Talenten wird von Savants respektive dem Savant-Syndrom (Treffert, 1988) gesprochen. Die besonderen Leistungen treten oft im Alter zwischen vier und acht Jahren plötzlich und ohne sichtbares Training, vorwiegend in den Bereichen Musik, Zeichnen, Rechnen und Mnestik, auf (siehe Bölte et al., 2002; Heaton/Wallace, 2004, für Übersichten), darunter absolutes Gehör, Kalenderberechnen, fotografisches Gedächtnis und Hyperlexie. Die Phänome sind nicht exklusiv für ASS, sondern wurden u. a. bei Blindheit, Schizophrenie, Tourette-Syndrom und Morbus Alzheimer beschrieben (Miller, 1999). Es ist aber unbestritten, dass das Savant-Syndrom gehäuft bei ASS auftritt und

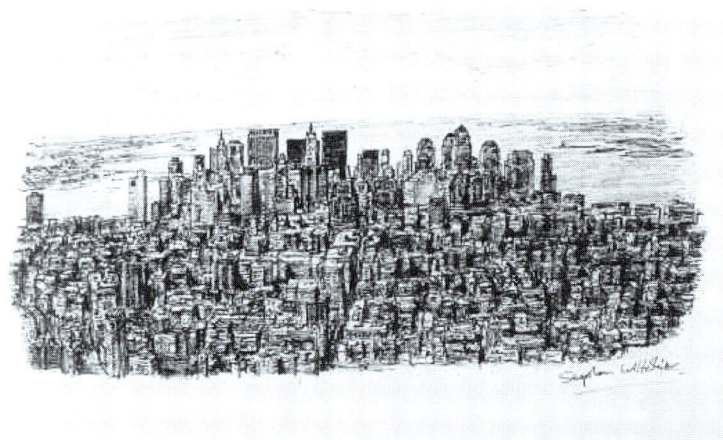

Abbildung 2.3.5:
Stephen Wiltshire: Blick von Empire State Building nach Manhattan Süd.

die meisten dokumentierten Fälle solche mit Autismus sind. Das Savant-Syndrom ist in extremer Form seltener, als allgemein angenommen. Die internationale Literatur kennt etwa 100 gut beschriebene Fälle mit unbegreiflichen Talenten. Einige Savants sind kleine Stars geworden und ihre Fähigkeiten wurden wiederholt der Öffentlichkeit vorgeführt, bspw. des Engländers Stephen Wiltshire (*1974), der auch die «lebende Kamera» genannt wird. Er ist in der Lage, Gesehenes nach einmaligen Betrachten detailgetreu und perspektivisch korrekt nachzuzeichnen. Bekannt wurde er vor allem dadurch, dass er die Panoramen von London, Tokyo, New York, Paris, Rom, Hong Kong und Frankfurt/M. nach kurzer Ansicht (oft per Hubschrauberüberflug) zeichnen konnte (s. **Abb. 2.3.5**).

2.3.8.1
Ursachen des Savant-Syndroms

Die Auffindung einer einheitlichen Erklärung für alle Savant-Phänome erscheint angesichts der Unterschiedlichkeit der Talente unwahrscheinlich. Empirische Studien sind ferner aufgrund mangelnder präziser Definition der Phänomene und geringer Prävalenz von Savants sowie ihrer teilweise begrenzten Explorierbarkeit erschwert. Als Faktoren, die zur Entstehung aller Inselbegabungen beitragen, werden z. B. genannt: mechanische Gedächtnisprozesse (rote memory) (Bölte/Poustka, 2004), Obsession und repetitiv-übende Verhaltensweisen (Brown et al., 2003) sowie kognitive Strategien, die denen typisch Entwickelter ähnlich sein können (Pring et al., 1995). Es wird ferner zunehmend hypostasiert, dass auch konfigurale Verarbeitung im Sinne lokal orientierter Informationsverarbeitung (s. Kap. 2.3.6) für Savant-Fertigkeiten prädisponiert (Pring, 2005). Snyder und Mitchell (1999) verstehen das Savant-Syndrom allein als Folge lokal orientierter Verarbeitung bzw. einem Überwiegen von Bottom-up-Prozessen («Low-Level Verarbeitung»). Demnach agieren unauffällige Personen kognitiv normalerweise auf hohen Stufen der Informationsverarbeitung («Top-down»), während bei Savants häufig eine Low-Level-Verarbeitung anzutreffen ist. Low-Level-Verabeitung ist vorbewusst und auf den Organismus einströmendes Material wird gespeichert, aber kaum bearbeitet (z. B. kategorisiert, generalisiert). Birbaumer (1999) geht aufgrund von Studien mit evozierten Potenzialen davon aus, dass auch gesunde Menschen durch konzentriertes Training lernen können, ihre cerebralen Funktionen so zu steuern, dass ihnen vorbewusste Informationsverarbeitungsprozesse, die mit frühen Potenzialen im EEG (< 100 ms) zusammenhängen, bewusst werden. Eine jüngere Studie von Snyder et al. (2006) ergab, dass durch repetitive transkranielle Magnetstimulation am linken vorderen Temporallappen vorübergehend Savant-ähnliche Leistungen generiert werden können. Bereits

Treffert (1989) postulierte als neurologische Grundlage für das Savant-Syndrom pränatale Schädigungen der Funktionen der linken Hemisphäre durch Testosteronvergiftung und in der Folge Hyperkompensation durch Funktionen der rechten Hemisphäre, speziell (Low-Level) temporale prozedurale Gedächtnisfunktionen.

2.3.9
Ausblick

Empirische Ergebnisse der letzten 20 Jahre haben zeigen können, dass Menschen mit ASS Probleme in sozialer Informationsverarbeitung und kognitiver Flexibilität sowie detail-orientierte Wahrnehmung aufweisen. Diese bieten ein anschauliches Modell der psychologischen Architektur bei ASS, die als Folge genetischer und neurobiologischer Abweichungen und Ursache der klinischen Symptomatik zu verstehen ist. Es existiert jedoch im Bereich der Spezifität und Universalität solcher Verhaltensprobleme für ASS noch Klärungsbedarf. Ferner sind die Zusammenhänge zwischen den einzelnen soziokognitiven, exekutiven und lokal-orientierten Funktionen nicht ausreichend charakterisiert. Schließlich werden insbesondere Studien benötigt, die klinische, neuropsychologische, funktionelle/morphologische Bildgebung und molekulargenetische Befunde integrieren, um komplexe Zusammenhänge bei ASS besser verstehen zu können (Greene et al., 2008).

2.3.10
Weiterführende Literatur

Baron-Cohen, S.; Tager-Flusberg, H.; Cohen, D. J. (Eds.): Understanding other minds. Oxford University Press, Oxford, 2000.
Hermlin, B.: Rätselhafte Begabungen. Klett-Cotta, Stuttgart, 2001.
Cacioppo, J. T.; Berntson, G. G.; Adolphs, R. (Eds): Foundations in Social Neuroscience. MIT Press, 2002.
Russell, J.: Autism as an Executive Disorder. Oxford University Press, Oxford, 1998.
Nova Biomedical Books: Recent Developments in Autism Research. Nova Science Pub. Inc., 2005.

2.3.11
Literatur

Adolphs, R.: Cognitive neuroscience of human social behaviour. Nature Reviews Neuroscience, 4 (2003): 165–178.
Alexander, A. L.; Lee, J. E.; Lazar, M.; Field, A. S.: Diffusion tensor imaging of the brain. Neurotherapeutics, 4 (2007): 316–329.
Alvarez, J. A.; Emory, E.: Executive Function and the Frontal Lobes: A Meta-Analytic Review. Neuropsychological Reviews, 16 (2006): 17–42.
Attwood, A.: Cognitive behaviour therapy for children and adults with Asperger's syndrome. Behaviour Change, 21 (2004): 147–162.
Attwood, A.; Frith, U.; Hermelin, B.: The understanding and use of interpersonal gestures by autistic and Down's syndrome children. Journal of Autism and Developmental Disorders, 18 (1988): 241–257.
Aylward, E. H.; Park, J. E.; Field, K. M.; Parsons, A. C.; Richards, T. L.; Cramer, S. C.; Meltzoff, A. N.: Brain activation during face perception: evidence of a developmental change. Journal of Cognitive Neuroscience, 17 (2005): 308–319.
Baron-Cohen, S.: The autistic child's theory of mind: a case of specific developmental delay. Journal of Child Psychology and Psychiatry, and Allied Disciplines, 30 (1989): 285–297.
Baron-Cohen, S.: Out of sight or out of mind? Another look at deception in autism. Journal of Child Psychology and Psychiatry, 33 (1992): 1141–1155.
Baron-Cohen, S.; Leslie, A. M.; Frith, U.: Does the autistic child have a «theory of mind»? Cognition, 21 (1985): 37–46.
Baron-Cohen, S.; O'Riordan, M.; Stone, V.; Jones, R.; Plaisted, K.: Recognition of faux pas by normally developing children and children with Asperger syndrome or high-functioning autism. Journal of Autism and Developmental Disorders, 29 (1999): 407–418.
Baron-Cohen, S.; Ring, H. A.; Bullmore, E. T.; Wheelwright, S.; Ashwin, C.; Williams, S. C.: The amygdala theory of autism. Neuroscience and Biobehavioral Reviews, 24 (2000): 355–364.
Baron-Cohen, S.; Ring, H. A.; Wheelwright, S.; Bullmore, E. T.; Brammer, M. J.; Simmons, A.; Williams, S. C.: Social intelligence in the normal and autistic brain: an fMRI study. The European Journal of Neuroscience, 11 (1999): 1891–1898.
Baron-Cohen, S.; Wheelwright, S.: The Empathy Quotient: An Investigation of Adults with Asperger Syndrome or High Functioning Autism, and Normal Sex Differences. Journal of Autism and Developmental Disorders, 34 (2004): 163–175.
Baron-Cohen, S.; Wheelwright, S.; Hill, J.; Raste, Y.; Plumb, I.: The «Reading the Mind in the Eyes» Test

revised version: a study with normal adults, and adults with Asperger syndrome or high-functioning autism. Journal of Child Psychology and Psychiatry, 42 (2001): 241–251.

Bartlett, F. C.: Remembering: A study in experimental and social psychology. Cambridge University Press, Cambridge, 1932.

Belmonte, M. K.; Allen, G.; Beckel-Mitchener, A.; Boulanger, L. M.; Carper, R. A.; Webb, S. J.: Autism and abnormal development of brain connectivity. Journal of Neuroscience, 24 (2004): 9228–9231.

Bennetto, L.; Pennington, B. F.; Rogers, S. J.: Intact and impaired memory functions in autism. Child Development, 67 (1996): 1816–1835.

Berthoz, S.; Hill, E. L.: The validity of using self-reports to assess emotion regulation abilities in adults with autism spectrum disorder. European Psychiatry, 20 (2005): 291–298.

Bertone, A.; Mottron, L.; Jelenic, P.; Faubert, J.: Enhanced and diminished visuo-spatial information processing in autism depends on stimulus complexity. Brain, 128 (2005): 2430–2441.

Birbaumer, N.: Neurobiology. Rain Man's revelations. Nature, 399 (1999): 211–212.

Blair, R. J.: Psychophysiological responsiveness to the distress of others in children with autism. Personality and Individual Differences, 26 (1999): 477–485.

Boddaert, N.; Chabane, N.; Gervais, H.; Good, C. D.; Bourgeois, M.; Plumet, M. H.; Barthelemy, C.; Mouren, M. C.; Artiges, E.; Samson, Y.; Brunelle, F.; Frackowiak, R. S.; Zilbovicius, M.: Superior temporal sulcus anatomical abnormalities in childhood autism: a voxel-based morphometry MRI study. Neuroimage, 23 (2004): 364–369.

Bölte, S. (2005a). kgu.de/zpsy/kinderpsychiatrie/Downloads/Eyes_test_erw.pdf

Bölte, S. (2005b). kgu.de/zpsy/kinderpsychiatrie/Downloads/Eyes_test_kinder.pdf

Bölte, S.; Feineis-Matthews, S.; Poustka, F.: Frankfurter Test und Training des Erkennens fazialen Affekts (FEFA). Goethe-Universität, Frankfurt/M., 2003 [kgu.de/zpsy/kinderpsychiatrie/FEFA_home.htm].

Bölte, S.; Feineis-Matthews, S.; Poustka, F.: Emotional Processing in High-Functioning Autism: Physiological Reactivity and Affective Report. Journal of Autism and Developmental Disorders, 38 (2008): 776–781.

Bölte, S.; Holtmann, M.; Poustka, F.; Scheurich, A.; Schmidt, L.: Gestalt perception and local-global processing in high-functioning autism. Journal of Autism and Developmental Disorders, 37 (2007): 1493–1504.

Bölte, S.; Hubl, D.; Dierks, T.; Holtmann, M.; Poustka, F.: An fMRI-study of locally oriented perception in autism: altered early visual processing of the block design test. Journal of Neural Transmission, 115 (2008): 545–552.

Bölte, S.; Hubl, D.; Feineis-Matthews, S.; Prvulovic, D.; Dierks, T.; Poustka, F.: Facial affect recognition training in autism: can we animate the fusiform gyrus? Behavioural Neuroscience, 120 (2006): 211–216.

Bölte, S.; Poustka, F.: The recognition of facial affect in autistic and schizophrenic subjects and their first-degree relatives. Psychological Medicine, 33 (2003): 907–915.

Bölte, S.; Poustka, F.: Comparing the intelligence profiles of savant and non-savant individuals with autistic disorder. Intelligence, 32 (2004): 121–131.

Bölte, S.; Poustka, F.: The broader cognitive phenotype of autism in parents: how specific is the tendency for local processing and executive dysfunction? Journal of Child Psychology and Psychiatry, 47 (2006): 639–645.

Bölte, S.; Uhlig, N.; Poustka, F.: Das Savant-Syndrom: eine Übersicht. Zeitschrift für Klinische Psychologie und Psychotherapie, 31 (2002): 291–297.

Boucher, J.; Lewis, V.: Unfamiliar face recognition in relatively able autistic children. Journal of Child Psychology and Psychiatry, 33 (1992): 843–859.

Boucher, J.; Lewis, V.; Collis, G. M.: Voice processing abilities in children with autism, children with specific language impairments, and young typically developing children. Journal of Child Psychology and Psychiatry, 41 (2000): 847–857.

Bowie, C. R.; Harvey, P. D.: Cognition in schizophrenia: impairments, determinants, and functional importance. Psychiatric Clinics of North America, 28 (2005): 613–633.

Brosnan, M. J.; Scott, F. J.; Fox, S.; Pye, J.: Gestalt processing in autism: failure to process perceptual relationships and the implications for contextual understanding. Journal of Child Psychology and Psychiatry, 45 (2004): 459–469.

Brothers, L.: The social brain: A project for integrating primate behavior and neurophysiology in a new domain. Concepts in Neuroscience, 1 (1990): 27–51.

Brown, W. A.; Cammuso, K.; Sachs, H.; Winklosky, B.; Mullane, J.; Bernier, R.; Svenson, S.; Arin, D.; Rosen-Sheidley, B.; Folstein, S. E.: Autism-related language, personality, and cognition in people with absolute pitch: results of a preliminary study. Journal of Autism and Developmental Disorders, 33 (2003): 163–167. Discussion 169.

Campos, J.; Sternberg, C. R.: Perception, appraisal and emotion: The onset of social referencing. In: Lamb, M.; Sherrod, L.: Infant social cognition: empirical and theoretical considerations. Lawrence Erlbaum, Hillsdale, 1981.

Caron, M. J.; Mottron, L.; Berthiaume, C.; Dawson, M.: Cognitive mechanisms, specificity and neural underpinnings of visuospatial peaks in autism. Brain, 129 (2006): 1789–1802.

Carpenter, M.; Nagell, K.; Tomasello, M.: Social cognition,

joint attention, and communicative competence from 9 to 15 months of age. Monographs of the Society for Research in Child Development, 63 (1998): 1–143.

Castelli, F.; Frith, C.; Happe, F.; Frith, U.: Autism, Asperger syndrome and brain mechanisms for the attribution of mental states to animated shapes. Brain, 125 (2002): 1839–1849.

Charman, T.; Swettenham, J.; Baron-Cohen, S.; Cox, A.; Baird, G.; Drew, A.: Infants with autism: an investigation of empathy, pretend play, joint attention, and imitation. Developmental Psychology, 33 (1997): 781–789.

Dakin, S.; Frith, U.: Vagaries of visual perception in autism. Neuron, 48 (2005): 497–507.

Dalton, K. M.; Nacewicz, B. M.; Johnstone, T.; Schaefer, H. S.; Gernsbacher, M. A.; Goldsmith, H. H.; Alexander, A. L.; Davidson, R. J.: Gaze fixation and the neural circuitry of face processing in autism. Nature Neuroscience, 8 (2005): 519–526.

Dapretto, M.; Davies, M. S.; Pfeifer, J. H.; Scott, A. A.; Sigman, M.; Bookheimer, S. Y.; Iacoboni, M.: Understanding emotions in others: mirror neuron dysfunction in children with autism spectrum disorders. Nature Neuroscience, 9 (2006): 28–30.

Domes, G.; Kumbier, E.; Herpertz-Dahlmann, B.; Herpertz, S. C.: Social cognition in autism: A survey of functional imaging studies. Nervenarzt, 79 (2008): 261–274.

Doyle, A. E.: Executive functions in attention-deficit/hyperactivity disorder. Journal of Clinical Psychiatry, 67 (2006): 21–26.

Dziobek, I.; Fleck, S.; Kalbe, E.; Rogers, K.; Hassenstab, J.; Brand, M.; Kessler, J.; Woike, J. K.; Wolf, O. T.; Convit, A.: Introducing MASC: a movie for the assessment of social cognition. Journal of Autism and Developmental Disorders, 36 (2006): 623–636.

Dziobek, I.; Rogers, K.; Fleck, S.; Bahnemann, M.; Heekeren, H. R.; Wolf, O.; Convit, A.: Dissociation of cognitive and emotional empathy in adults with Asperger syndrome using the Multifaceted Empathy Test (MET). Journal of Autism and Developmental Disorders, 38 (2008): 464–473.

Engel, A. K.; Fries, P.; Singer, W.: Dynamic predictions: oscillations and synchrony in top-down processing. Nature Reviews Neuroscience, 2 (2001): 704–716.

Field, T. M.; Woodson, R.; Greenberg, R.; Cohen, D.: Discrimination and imitation of facial expression by neonates. Science, 218 (1982): 179–181.

Fink, G. R.; Halligan, P. W.; Marshall, J. C.; Frith, C. D.; Frackowiak, R. S.; Dolan, R. J.: Neural mechanisms involved in the processing of global and local aspects of hierarchically organized visual stimuli. Brain, 120 (1997): 1779–1791.

Fitzgerald, M.; Bellgrove, M. A.: The overlap between alexithymia and Asperger's syndrome. Journal of Autism and Developmental Disorders, 36 (2006): 573–576.

Frith, U.: Autism: Explaining the enigma. Blackwell, Oxford, 1989.

Gerland, G.: Ein richtiger Mensch sein. Autismus – das Leben von der anderen Seite. Verlag Freies Geistesleben, Stuttgart, 1998.

Godefroy, O.: Frontal syndrome and disorders of executive functions. Journal of Neurology, 250 (2003): 1–6.

Greene, C. M.; Braet, W.; Johnson, K. A.; Bellgrove, M. A.: Imaging the genetics of executive function. Biological Psychology, 79 (2008): 30–42.

Griffith, E. M.; Pennington, B. F.; Wehner, E. A.; Rogers, S. J.: Executive functions in young children with autism. Child Development, 70 (1999): 817–832.

Hadjikhani, N.; Joseph, R. M.; Snyder, J.; Chabris, C. F.; Clark, J.; Steele, S.; McGrath, L.; Vangel, M.; Aharon, I.; Feczko, E.; Harris, G. J.; Tager-Flusberg, H.: Activation of the fusiform gyrus when individuals with autism spectrum disorder view faces. Neuroimage, 22 (2004): 1141–1150.

Hadjikhani, N.; Joseph, R. M.; Snyder, J.; Tager-Flusberg, H.: Abnormal activation of the social brain during face perception in autism. Human Brain Mapping, 28 (2007): 441–449.

Happé, F.; Ehlers, S.; Fletcher, P.; Frith, U.; Johansson, M.; Gillberg, C.; Dolan, R.; Frackowiak, R.; Frith, C.: «Theory of mind» in the brain. Evidence from a PET scan study of Asperger syndrome. Neuroreport, 8 (1996): 197–201.

Happé, F.; Frith, U.: The weak coherence account: detail-focused cognitive style in autism spectrum disorders. Journal of Autism and Developmental Disorders, 36 (2006): 5–39.

Happé, F. G.: An advanced test of theory of mind: understanding of story characters' thoughts and feelings by able autistic, mentally handicapped, and normal children and adults. Journal of Autism and Developmental Disorders, 24 (1994): 129–154.

Happé, F. G.: Studying weak central coherence at low levels: children with autism do not succumb to visual illusions. A research note. Journal of Child Psychology and Psychiatry, 37 (1996): 873–877.

Hartje, W.; Poeck, K.: Klinische Neuropsychologie. Thieme, Stuttgart, 2002.

Haxby, J. V.; Hoffman, E. A.; Gobbini, M. I.: The distributed human neural system for face perception. Trends in Cognitive Sciences, 4 (2000): 223–233.

Heaton, P.; Wallace, G. L.: Annotation: the savant syndrome. Journal of Child Psychology and Psychiatry, 45 (2004): 899–911.

Heavey, L.; Phillips, W.; Baron-Cohen, S.; Rutter, M.: The Awkward Moments Test: a naturalistic measure of social understanding in autism. Journal of Autism and Developmental Disorders, 30 (2000): 225–236.

Heinze, H. J.; Hinrichs, H.; Scholz, M.; Burchert, W.; Mangun, G. R.: Neural mechanisms of global and local processing. A combined PET and ERP study. Journal of Cognitive Neuroscience, 10 (1998): 485–498.

Herbert, M. R.: Neuroimaging in disorders of social and emotional functioning: what is the question? Journal of Child Neurology, 19 (2004): 772–784.

Hobson, R. P.; Lee, A.: Imitation and identification in autism. Journal of Child Psychology and Psychiatry, 40 (1999): 649–659.

Hubl, D.; Bölte, S.; Feineis-Matthews, S.; Lanfermann, H.; Federspiel, A.; Strik, W.; Poustka, F.; Dierks, T.: Functional imbalance of visual pathways indicates alternative face processing strategies in autism. Neurology, 61 (2003): 1232–1237.

Iarocci, G.; Burack, J. A.; Shore, D. I.; Mottron, L.; Enns, J. T.: Global-local visual processing in high functioning children with autism: structural vs. implicit task biases. Journal of Autism and Developmental Disorders, 36 (2006): 117–129.

Jolliffe, T.; Baron-Cohen, S.: The Strange Stories Test: a replication with high-functioning adults with autism or Asperger syndrome. Journal of Autism and Developmental Disorders, 29 (1999): 395–406.

Joseph, R. M.; Tanaka, J.: Holistic and part-based face recognition in children with autism. Journal of Child Psychology and Psychiatry, 44 (2003): 529–542.

Just, M. A.; Cherkassky, V. L.; Keller, T. A.; Kana, R. K.; Minshew, N. J.: Functional and anatomical cortical underconnectivity in autism: evidence from an FMRI study of an executive function task and corpus callosum morphometry. Cerebral Cortex, 17 (2007): 951–961.

Kana, R. K.; Keller, T. A.; Minshew, N. J.; Just, M. A.: Inhibitory control in high-functioning autism: decreased activation and underconnectivity in inhibition networks. Biological Psychiatry, 62 (2007): 198–206.

Kanner, L.: Autistic disturbances of affective contact. Nervous Child, 2 (1943): 217–250.

Kanwisher, N.; McDermott, J.; Chun, M. M.: The fusiform face area: A module in human extrastriate cortex specialized for face perception. Society of Neuroscience, 17 (1997): 4302–4311.

Kleinhans, N.; Akshoomoff, N.; Delis, D. C.: Executive functions in autism and Asperger's disorder: flexibility, fluency, and inhibition. Developmental Neuropsychology, 27 (2005): 379–401.

Kleinman, J.; Marciano, P. L.; Ault, R. L.: Advanced theory of mind in high-functioning adults with autism. Journal of Autism and Developmental Disorders, 31 (2001): 29–36.

Klin, A.: Young autistic children's listening preferences in regard to speech: a possible characterization of the symptom of social withdrawal. Journal of Autism and Developmental Disorders, 21 (1991): 29–42.

Klin, A.; Jones, W.; Schultz, R.; Volkmar, F.; Cohen, D.: Visual fixation patterns during viewing of naturalistic social situations as predictors of social competence in individuals with autism. Archives of General Psychiatry, 59 (2002): 809–816.

Koshino, H.; Kana, R. K.; Keller, T. A.; Cherkassky, V. L.; Minshew, N. J.; Just, M. A.: fMRI investigation of working memory for faces in autism: visual coding and underconnectivity with frontal areas. Cerebral Cortex, 18 (2008): 289–300.

Lee, P. S.; Foss-Feig, J.; Henderson, J. G.; Kenworthy, L. E.; Gilotty, L.; Gaillard, W. D.; Vaidya, C. J.: Atypical neural substrates of Embedded Figures Task performance in children with Autism Spectrum Disorder. Neuroimage, 38 (2007): 184–193.

Lopez, B.; Leekam, S. R.: Do children with autism fail to process information in context? Journal of Child Psychology and Psychiatry, 44 (2003): 285–300.

Lopez, B.; Leekam, S. R.; Arts, G. R.: How central is central coherence? Preliminary evidence on the link between conceptual and perceptual processing in children with autism. Autism, 12 (2008): 159–171.

Lopez, B. R.; Lincoln, A. J.; Ozonoff, S.; Lai, Z.: Examining the relationship between executive functions and restricted, repetitive symptoms of Autistic Disorder. Journal of Autism and Developmental Disorders, 35 (2005): 445–460.

Loveland, K. A.; Landry, S. H.: Joint attention and language in autism and developmental language delay. Journal of Autism and Developmental Disorders, 16 (1986): 335–349.

Manjaly, Z. M.; Bruning, N.; Neufang, S.; Stephan, K. E.; Brieber, S.; Marshall, J. C.; Kamp-Becker, I.; Remschmidt, H.; Herpertz-Dahlmann, B.; Konrad, K.; Fink, G. R.: Neurophysiological correlates of relatively enhanced local visual search in autistic adolescents. Neuroimage, 35 (2007): 283–291.

Marans, W. D.; Rubin, E.; Laurent, A.; Volkmar, F.; Paul, R.; Klin, A.; Cohen, D.: Addressing social communication skills in individuals with high-functioning autism and Asperger syndrome: Critical priorities in educational programming In: Handbook of autism and developmental disorders: Vol. 2. Assessment, interventions, and policy. Wiley, Hoboken, 2005.

McIntosh, D. N.; Reichmann-Decker, A.; Winkielman, P.; Wilbarger, J. L.: When the social mirror breaks: deficits in automatic, but not voluntary, mimicry of emotional facial expressions in autism. Developmental Science, 9 (2006): 295–302.

Meltzoff, A. N.; Moore, M. K.: Newborn infants imitate adult facial gestures. Child Development, 54 (1983): 702–709.

Miller, L. K.: The savant syndrome: intellectual impairment and exceptional skill. Psychological Bulletin, 125 (1999): 31–46.

Minshew, N. J.; Goldstein, G.: The pattern of intact and impaired memory functions in autism. Journal of Child Psychology and Psychiatry, 42 (2001): 1095–1101.

Morton, J.; Johnson, M.H.: CONSPEC and CONLERN: a two-process theory of infant face recognition. Psychological Reviews, 98 (1991): 164–181.

Mottron, L.; Dawson, M.; Soulieres, I.; Hubert, B.; Burack, J.: Enhanced perceptual functioning in autism: an update, and eight principles of autistic perception. Journal of Autism and Developmental Disorders, 36 (2006): 27–43.

Nieminen-von Wendt, T.; Metsahonkala, L.; Kulomaki, T.; Aalto, S.; Autti, T.; Vanhala, R.; von Wendt, L.: Changes in cerebral blood flow in Asperger syndrome during theory of mind tasks presented by the auditory route. European Child and Adolescent Psychiatry, 12 (2003): 178–189.

Norman, D.; Shallice, T.: Attention to action: willed and automatic control of behaviour. In: Davidson, R.J.; Schwartz, G.; Shapiro, D.W.: Consciousness and self-regulation. Plenum, New York, 1980.

O'Connor, N.; Hermelin, B.: Cognitive deficits in children. British Medical Bulletin, 27 (1971): 227–231.

Ozonoff, S.; Cook, I.; Coon, H.; Dawson, G.; Joseph, R.M.; Klin, A.; McMahon, W.M.; Minshew, N.; Munson, J.A.; Pennington, B.F.; Rogers, S.J.; Spence, M.A.; Tager-Flusberg, H.; Volkmar, F.R.; Wrathall, D.: Performance on Cambridge Neuropsychological Test Automated Battery subtests sensitive to frontal lobe function in people with autistic disorder: evidence from the Collaborative Programs of Excellence in Autism network. Journal of Autism and Developmental Disorders, 34 (2004): 139–150.

Ozonoff, S.; Pennington, B.F.; Rogers, S.J.: Executive function deficits in high-functioning autistic individuals: relationship to theory of mind. Journal of Child Psychology and Psychiatry, 32 (1991): 1081–1105.

Ozonoff, S.; Strayer, D.L.: Inhibitory function in nonretarded children with autism. Journal of Autism and Developmental Disorders, 27 (1997): 59–77.

Pelphrey, K.A.; Morris, J.P.; McCarthy, G.; Labar, K.S.: Perception of dynamic changes in facial affect and identity in autism. Social Cognitive and Affective Neuroscience, 2 (2007): 140–149.

Pierce, K.; Muller, R.A.; Ambrose, J.; Allen, G.; Courchesne, E.: Face processing occurs outside the fusiform «face area» in autism: evidence from functional MRI. Brain; a Journal of Neurology, 124 (2001): 2059–2073.

Plaisted, K.: Reduced generalization in autism: An alternative to weak central coherence. In: Burack, J.A.; Charman, T.; Yirmiya, N.; Zelazo, P.R.: The development of autism: Perspectives from theory and research. Lawrence Erlbaum, New Jersey, 2001.

Plaisted, K.; Swettenham, J.; Rees, L.: Children with autism show local precedence in a divided attention task and global precedence in a selective attention task. Journal of Child Psychology and Psychiatry, 40 (1999): 733–742.

Premack, D.; Woodruff, G.: Does the chimpanzee have a theory of mind? Behavioral and Brain Sciences, 1 (1978): 515–526.

Pring, L.: Savant talent. Developmental Medicine and Child Neurology, 47 (2005): 500–503.

Pring, L.; Hermelin, B.; Heavey, L.: Savants, segments, art and autism. Journal of Child Psychology and Psychiatry, 36 (1995): 1065–1076.

Reed, T.; Peterson, C.: A comparative study of autistic subjects' performance at two levels of visual and cognitive perspective taking. Journal of Autism and Developmental Disorders, 20 (1990): 555–567.

Ridley, R.M.: The psychology of perserverative and stereotyped behaviour. Progress in Neurobiology, 44 (1994): 221–231.

Rimland, B.: Savant capabilities of autistic children and their cognitive implications In: Serban, G.: Cognitive defects in the development of mental illness. Bruner & Mazel, New York, 1978.

Ring, H.A.; Baron-Cohen, S.; Wheelwright, S.; Williams, S.C.; Brammer, M.; Andrew, C.; Bullmore, E.T.: Cerebral correlates of preserved cognitive skills in autism: a functional MRI study of embedded figures task performance. Brain, 122 (1999): 1305–1315.

Rizzolatti, G.; Craighero, L.: The mirror-neuron system. Annual Reviews in Neuroscience, 27 (2004): 169–192.

Roeyers, H.; Buysse, A.; Ponnet, K.; Pichal, B.: Advancing advanced mind-reading tests: empathic accuracy in adults with a pervasive developmental disorder. Journal of Child Psychology and Psychiatry, 42 (2001): 271–278.

Ropar, D.; Mitchell, P.: Are individuals with autism and Asperger's syndrome susceptible to visual illusions? Journal of Child Psychology and Psychiatry, 40 (1999): 1283–1293.

Ropar, D.; Mitchell, P.: Susceptibility to illusions and performance on visuospatial tasks in individuals with autism. Journal of Child Psychology and Psychiatry, 42 (2001): 539–549.

Rumsey, J.M.: Conceptual problem-solving in highly verbal, nonretarded autistic men. Journal of Autism and Developmental Disorders, 15 (1985): 23–36.

Russell, J.; Jarrold, C.; Hood, B.: Two intact executive capacities in children with autism: implications for the core executive dysfunctions in the disorder. Journal of Autism and Developmental Disorders, 29 (1999): 103–112.

Russo, N.; Flanagan, T.; Iarocci, G.; Berringer, D.; Zelazo, P.D.; Burack, J.A.: Deconstructing executive deficits among persons with autism: implications for cognitive neuroscience. Brain and Cognition, 65 (2007): 77–86.

Rutherford, M.D.; Baron-Cohen, S.; Wheelwright, S.: Reading the mind in the voice: a study with normal adults and adults with Asperger syndrome and high functioning autism. Journal of Autism and Developmental Disorders, 32 (2002): 189–194.

Sarfati, Y.; Hardy-Baylé, M. C.: How do people with schizophrenia explain the behaviour of others? A study of theory of mind and its relationship to thought and speech disorganization in schizophrenia Psychological Medicine, 29 (1999): 613–620.

Schmitz, N.; Rubia, K.; Daly, E.; Smith, A.; Williams, S.; Murphy, D.G.: Neural correlates of executive function in autistic spectrum disorders. Biological Psychiatry, 59 (2006): 7–16.

Schultz, R. T.: Developmental deficits in social perception in autism: the role of the amygdala and fusiform face area. International Journal of Developmental Neuroscience, 23 (2005): 125–141.

Schultz, R. T.; Gauthier, I.; Klin, A.; Fulbright, R. K.; Anderson, A. W.; Volkmar, F.; Skudlarski, P.; Lacadie, C.; Cohen, D. J.; Gore, J. C.: Abnormal ventral temporal cortical activity during face discrimination among individuals with autism and Asperger syndrome. Archives of General Psychiatry, 57 (2000): 331–340.

Scott, F.; Baron-Cohen, S.: Logical, analogical, and psychological reasoning in autism: a test of the Cosmides theory. Development and Psychopathology, 8 (1996): 235–245.

Serra, M.; Althaus, M.; de Sonneville, L. M.; Stant, A. D.; Jackson, A. E.; Minderaa, R. B.: Face recognition in children with a pervasive developmental disorder not otherwise specified. Journal of Autism and Developmental Disorders, 33 (2003): 303–317.

Shah, A.; Frith, U.: Why do autistic individuals show superior performance on the block design task? Journal of Child Psychology and Psychiatry, 34 (1993): 1351–1364.

Shamay-Tsoory, S. G.; Tomer, R.; Berger, B. D.; Goldsher, D.; Haron-Peretz, J.: Impaired «affective theory of mind» is associated with right ventromedial prefrontal damage. Cognitive and Behavioral Neurology, 18 (2005): 55–67.

Sifneos, P. E.: The prevalence of alexithymic characteristics in psychosomatic patients. Psychotherapy and Psychosomatics, 22 (1973): 255–262.

Sigman, M.; Spence, S.J.; Wang, A.T.: Autism from developmental and neuropsychological perspectives. Annual Review of Clinical Psychology, 2 (2006): 327–355.

Snyder, A.; Bahramali, H.; Hawker, T.; Mitchell, D. J.: Savant-like numerosity skills revealed in normal people by magnetic pulses. Perception, 35 (2006): 837–845.

Snyder, A.; Mitchell, D. J.: Is integer arithmetic fundamental to mental processing?: the mind's secret arithmetic. Proceedings of the Royal Society of London. Series B, 266 (1999): 587–592.

Sodian, B.; Hulsken, C.; Thoermer, C.: The self and action in theory of mind research. Consciousness and Cognition, 12 (2003): 777–782.

Sporns, O.; Chialvo, D.R.; Kaiser, M.; Hilgetag, C.C.: Organization, development and function of complex brain networks. Trends in Cognitive Science, 8 (2004): 418–425.

Sundaram, S. K.; Kumar, A.; Makki, M. I.; Behen, M. E.; Chugani, H. T.; Chugani, D. C.: Diffusion Tensor Imaging of Frontal Lobe in Autism Spectrum Disorder. Cerebral Cortex, 18 (2008): 2659–2665.

Tager-Flusberg, H.; Joseph, R.; Folstein, S.: Current directions in research on autism. Mental Retardation and Developmental Disabilities Research Reviews, 7 (2001): 21–29.

Treffert, D. A.: The idiot savant: a review of the syndrome. American Journal of Psychiatry, 145 (1988): 563–572.

Uhlhaas, P. J.; Singer, W.: What do disturbances in neural synchrony tell us about autism? Biological Psychiatry, 62 (2007): 190–191.

Vuilleumier, P.; Richardson, M. P.; Armony, J. L.; Driver, J.; Dolan, R. J.: Distant influences of amygdala lesion on visual cortical activation during emotional face processing. Nature Neuroscience, 7 (2004): 1271–1278.

Wertheimer, M.: Untersuchungen zur Lehre von der Gestalt I. Prinzipielle Bemerkungen. Psychologische Forschung, 1 (1922): 47–58.

Wertheimer, M.: Untersuchungen zur Lehre von der Gestalt II. Psychologische Forschung, 4 (1923): 301–350.

Wickelgren, I.: Neurology. Autistic brains out of synch? Science, 308 (2005): 1856–1858.

Willemsen-Swinkels, S.H.; Bakermans-Kranenburg, M. J.; Buitelaar, J.K.; van Ijzendoorn, M. H.; van, E. H.: Insecure and disorganised attachment in children with a pervasive developmental disorder: relationship with social interaction and heart rate. Journal of Child Psychology and Psychiatry, 41 (2000): 759–767.

Williams, D. L.; Minshew, N.J.: Understanding autism and related disorders: what has imaging taught us? Neuroimaging Clinics of North America, 17 (2007): 495–509.

Williams, J. H.; Waiter, G. D.; Gilchrist, A.; Perrett, D. I.; Murray, A. D.; Whiten, A.: Neural mechanisms of imitation and 'mirror neuron' functioning in autistic spectrum disorder. Neuropsychologia, 44 (2006): 610–621.

Wimmer, H.; Perner, J.: Beliefs about beliefs: Representation and constraining function of wrong beliefs in young children's understanding of deception. Cognition, 13 (1983): 103–128.

Wing, L.: Asperger's syndrome: a clinical account. Psychological Medicine, 11 (1981): 115–129.

Yirmiya, N.; Kasari, C.; Sigman, M.; Mundy, P.: Facial expressions of affect in autistic, mentally retarded and normal children. Journal of Child Psychology and Psychiatry, 30 (1989): 725–735.

3 Diagnostik

3.1
Fragebogen, Beobachtungsskalen, Interviews

Sven Bölte

3.1.1 Arten und Stellenwert standardisierter klinischer Datenerhebung

3.1.1.1 Fragebogen (schriftliche Befragung)

Schriftliche Befragungen anhand von Fragebogenverfahren sind in der klinischen und wissenschaftlichen Arbeit nicht wegzudenken. Die Untersuchungssituation bedarf nicht der Anwesenheit von Experten. Ihr Einsatz ist in der Durchführung unkompliziert und indirekt. Fragebogenuntersuchungen werden vom Befragten als anonymer erlebt, als die unmittelbare Begegnung. Damit steigt unter Umständen die Bereitschaft, wahrheitsgetreue Angaben zu machen. Ferner kann sich der Befragte in Ruhe und bei eigener Zeitgestaltung den Fragen widmen. Nicht zuletzt handelt es sich bei Fragebogenverfahren testtheoretisch a priori um objektive Verfahren, da im Prinzip zwischen dem Befragten und dem Diagnostiker keine Interaktion stattfindet und, falls Auswertung und Interpretation standardisiert erfolgen, das Ergebnis vom Untersucher unbeeinflusst bleibt. Nicht zuletzt genügen Fragebogen Aspekten zeitlicher und monetärer Ökonomie. Zum Screening psychiatrischer Störungen, bei epidemiologischer Forschung und zur Erhebung großer Datenmengen ganz allgemein sind Fragebogen von großer Bedeutung.

Dagegen besteht bei schriftlicher Eltern- und Patientenbefragung immer die Gefahr mangelnden oder falschen Verständnisses der Inhalte, der Aggravation, Dissimulation und sozialen Erwünschtheit. Fragebogen dienen daher nur zum Screening und zur Generierung von Verdachtsdiagnosen. Eine weiterführende klinische Diagnostik anhand klinischer Beobachtung und Interviews kann daher durch Fragebogenergebnisse nie ersetzt werden. Bei der Konstruktion von Fragebogen sind die sprachliche Abfassung der Items und das optische Design des Instruments für das Verständnis des Inhalts und eine zuverlässige Bearbeitung entscheidend. Fragebogen können gemäß ihrer Merkmale klassifiziert werden. Die bedeutsamste Einteilung betrifft diejenige in Selbst- oder Fremdbeurteilung und um welche Auskunftsperson es sich im Falle der Fremdauskunft handelt. Es ist ein gut abgesicherter Sachverhalt der Psychometrie, dass Fremd- und Selbstbericht zumeist nur schwach bis mittelgradig korrelieren. Auch die Übereinstimmung von Fremdberichten schwankt, je nach Auskunftspersonen und abgefragtem Bereich. Es ist daher bedeutsam, auf welchen Aussagen ein Fragebogenergebnis beruht und welche Vergleichswerte zur Auswertung herangezogen werden.

3.1.1.2 Interview (mündliche Befragung)

Das Gespräch ist in der klinischen Diagnostik die am häufigsten eingesetzte Methode der Datensammlung. Der Einsatzbereich ist vielfältig und flexibel. Gespräche haben eine herausragende Stellung unter den Möglichkeiten der Informationssammlung und sind im diagnostischen Prozess unverzichtbar. Das Gespräch kann frei oder in unterschiedlichem Maße strukturiert werden. Bei strukturierten Gesprächen wird meist der Begriff Interview verwendet, der auch die Konzepte der Anamnese und Exploration einschließt. Nach Jäger (1988) ist das Interview «eine zielgerichtete mündliche Kommunikation zwischen einem oder mehreren Befragern und einem oder mehreren Befragten, wobei eine Informationssammlung über das Verhalten und Erleben der zu befragenden Person(en) im Vordergrund steht». Die methodisch bedeutendste Form der Differenzierung von Interviews betrifft den Grad der Formalisierung. Nach Wittchen et al. (1994) können standardisierte und strukturierte (halbstandardisierte) Interviews unterschieden werden. Beim standardisierten Interview sind die Formulierung und die Reihenfolge der Fragen, ebenso wie die Antwortklassen, vollständig festgelegt. Einer der größten Nachteile solcher Instrumente ist ihr Mangel an Elastizität. Standardisierte Interviews eignen sich vor allem für Forschungszwecke und umgrenzte Bereiche, über die bereits genügend Vorkenntnisse vorliegen. Strukturierte Interviews stellen einen Versuch dar, die Vorteile von standardisiertem Interview und freiem Gespräch zu kombinieren, so dass sowohl klinischen als auch wissenschaftlichen Ansprüchen genügt wird. Sie gewähren eine ausreichende Freiheit für individuelle Variationen, geben jedoch auch Strukturen vor, welche die Interaktion zwischen dem Interviewer und Interviewten kanalisieren und so die Vergleichbarkeit und Auswertung der Daten erleichtern. Die meisten strukturierten klinischen Interviews werden «Glossar-basiert» konstruiert, d. h. es wird ggf. eine Frage als obligat und weitere als optional vorgegeben.

Auch Interviewdaten können Verfälschungen unterliegen, welche die Gültigkeit der Ergebnisse einschränken. Solche können sowohl vom Interviewer als auch der Interviewten ausgehen. Klassische Fehler des Befragers sind der Hof- oder Halo-Effekt (eine zentrale Eigenschaft bestimmt die Eindrucksbildung), der Positions-Effekt (der erste oder letzte Eindruck steuert die gesamte Beurteilung), Milde-Strenge-Effekte (Verhalten wird je nach Sympathie zu günstig oder ungünstig bewertet), Fehler der zentralen Tendenz (der Urteiler bevorzugt neutrale Urteile und meidet Extreme), der Rosenthal- oder Versuchsleitereffekt (ein Beurteiler lässt sich in seinen Schlussfolgerungen von ungeprüften Hypothesen leiten) oder die «Pathologic Bias» (der Urteiler vermutet überall Symptome). Auf Seiten des Befragten bestehen ähnliche Verfälschungsquellen wie beim Fragebogen. Durch klinische Beobachtung, adäquates Nachfragen und das Geben von Beispielen können einige potenzielle Fehlerquellen im Gespräch durch den Interviewer besser kontrolliert werden, als bei der schriftlichen Befragung.

3.1.1.3
Beobachtungsskalen

Für die Diagnostik psychiatrischer Störungen ist die klinische Beobachtung und Einschätzung des Verhaltens die zentrale Informationsquelle, da das Expertenurteil hier am meisten Gewicht hat («klinischer Eindruck») und das potenzielle Problemverhalten, Aktionen und Reaktionen, in konkreten natürlichen Situationen studiert werden können. Beobachtung liegt letztlich allen Datenerhebungstechniken zugrunde. Einige Fragebogeninstrumente sind so konzipiert, dass der Übergang zur Beobachtungsskala fließend ist. Letztere – im engeren Sinne – schreibt aber a priori ein standardisiertes, quantifizierendes, intersubjektives Vorgehen beim Observieren vor. Im Gegensatz zur Alltagsbeobachtung, oder der reinen klinischen Observation, geben solche Skalen an, was zu beobachten ist, was unwesentlich ist, ob und wie ein Sachverhalt bewertet und interpretiert werden darf. Ferner wann, wo oder unter welchen Bedingungen die Beobachtung stattfinden soll, welche Materialien verwendet werden, wie sich der Testleiter verhalten soll und wie protokolliert wird. Der Testleiter kann an der kritischen Situation teilnehmen oder nicht respektive offen oder verdeckt beobachten. Wie bei anderen Formen der Datenerhebung kann die Beobachtung mehr oder weniger standardisiert werden. Strukturierte, halbstandardisierte Untersuchungen lassen eine gewisse Flexibilität der Gestaltung zu und werden daher sowohl klinischer Anschaulichkeit als auch psychometrischen Anforderungen gerecht. Der wesentlichste testtheoretische Aspekt der systematischen Beobachtung ist das Erreichen von Raterübereinstimmung. Dazu ist meist ein Training von Ratern notwendig. Wesentlich in der Konstruktion ist das Erzielen einer repräsentativen Verhaltensstichprobe in einem umschriebenen Zeitraum. Abgesehen von den Stärken der systematischen Beobachtung durch direkten Patientenkontakt und des konkreten, meist relativ natürlichen Rahmens der Datenerhebung besteht, wie bei Fragebogen und Interviews, die Gefahr von Verfälschungen von Seiten des Untersuchers und Untersuchten. Dabei sind aber Tendenzen des Untersuchten durch den Untersucher besser kontrollierbar.

3.1.2
Diagnostische Instrumente bei Autismus-Spektrum-Störungen

Die Diagnostik von Autismus-Spektrum-Störungen (ASS) ist ein umfangreiches, multiprofessionelles Geschehen und bedarf in der Regel mehrerer Untersuchungstermine bei verschiedenen Fachleuten. Die Statusdiagnostik bei ASS umfasst psychodiagnostische, körperliche, neurologische und genetische Untersuchungen (s. auch Kap. 3.2 bis 3.4) mit anschließender Integration und Verdichtung der erhobenen Personendaten in Gestalt multiaxialer Klassifikation nach ICD-10 (Poustka et al., 2004). Eine vollständige Diagnostik sollte stets angestrebt werden, auch wenn dies im Einzelfall nicht immer erreicht wird. Als absolute Mindestanforderung können eine detaillierte Anamnese und Elternbefragung zum aktuellen Verhalten sowie strukturierte Verhaltensbeobachtung des Kindes gelten. Einen wesentlichen Teil der Statusdiagnostik bildet die Abklärung differenzialdiagnostischer Fragestellungen (s. Kap. 1.3). Zur Erfassung autistischer Symptomatik über die Zeit oder von Therapieeffekten (Prozessdiagnostik) sollten Verlaufsmessungen erfolgen. Zur störungsspezifischen Diagnostik bei ASS gehören die mündliche und schriftliche Befragung der Eltern und anderer naher Bezugspersonen sowie die klinische Beobachtung des Kindes, Jugendlichen und Erwachsenen. Früherkennung, d. h. die Diagnostik bei Säuglingen und Kleinkindern vor dem 3. Lebensjahr, ist ein Sonderfall der Diagnostik von ASS, ebenso das Screening, also die Generierung eines Diagnoseverdachtsmoments ohne direkten Patientenkontakt.

Die Anwendung von psychodiagnostischen Instrumenten bei Früherkennung, Status- und Prozessdiagnostik sowie der Differenzialdiagnostik von ASS bildet heute die beste Option zur Absicherung vergleichbarer, zuverlässiger und gültiger klinischer Urteile und in der Folge zutreffender Prognosen und maßgeschneiderter Interventionsplanungen. Es sind wertvolle Hilfen der Informationssammlung, entlassen den Diagnostiker jedoch nicht aus der Verpflichtung, ein übergeordnetes, eigenständiges klinisches Urteil zu entwickeln. Diese Aufgabe besteht insbesondere dann, wenn standardisierte Verfahren widersprüchliche Befunde ergeben. In diesem Kapitel wird ein selektiver Überblick zu Fragebogen, Beobachtungsskalen und Interviews gegeben, die bei der Status-, Prozess- und Differenzialdiagnostik von ASS zum Einsatz kommen können. Es werden in erster Linie Skalen vorgestellt, die internationaler Standard sind und in deutschsprachiger Adaptation vorliegen. Daneben werden auch Verfahren genannt, die international weite Verbreitung gefunden haben, aber (noch) nicht in deutscher Version vorliegen.

Nur die wenigsten diagnostischen Skalen für ASS wurden bislang ausreichend für den hiesigen Sprach- und Kulturkreis geeicht. Die entsprechend geprüften Instrumente zeigen aber eine hohe Vergleichbarkeit mit den Originalen, so dass auch die nicht psychometrisch abgeklärten Verfahren vorläufig als ausreichend zuverlässig und gültig gelten können. Zu den genügend evaluierten Skalen gehören vor allem diejenigen, welche dem sog. «Goldstandard» angehören: Fragebogen zur sozialen Kommunikation (FSK; Bölte/Poustka 2006; Rutter et al. 2003a), Diagnostische Beobachtungsskala für Autistische Störungen (ADOS; Lord et al., 2001; Rühl et al., 2004) und Diagnostisches Interview für Autismus (ADI-R; Bölte et al., 2006b; Rutter et al., 2003b), erfüllen aber die theoretischen und empirische Gütekriterien für Diagnostika erster Wahl und setzen sich dementsprechend in Klinik und Forschung zunehmend durch. Reliabilität und Validität sind für unterschiedliche internationale Adaptationen dieser Instrumente bestätigt, es liegen Algorithmen und Cut-offs für die Einzelfalldiagnostik vor und die Verfahren sind problemlos über Verlage zu beziehen. Auf der anderen Seite zählt der Nebengüteaspekt der Ökonomie nicht zu den Stärken des Goldstandards. Das ADOS und ADI-R sind vergleichbar kosten- oder zeitintensiv und bedürfen einer einführenden Schulung. Die Realisierung dieser Verfahren ist zwar immer wünschenswert, aber im Einzelfall nicht zu garantieren. Zudem können einige diagnostische Fragestellungen anhand von spezialisierten Instrumenten besser beantwortet werden, z. B. solche zur Früherkennung oder zur Schweregradbestimmung, zur Selbsteinschätzung oder Verlaufsmessung. Entsprechend werden in diesem Beitrag auch andere Skalen besprochen, die in der Summe den meisten Anforderungen in Klink und Forschung gerecht werden (Tab. 3.1.1).

3.1.3
Früherkennung

Zielsetzung der Früherkennung bei ASS ist die Identifikation und Stellung einer Verdachtsdiagnose zwischen dem 18. und 24. Lebensmonat, um ggf. Frühfördermaßnahmen rechtfertigen zu können. Eine tatsächliche Diagnose sollte aber wegen der diagnostischen Unschärfen in der frühen Kindheit nicht vor dem zweiten, sondern erst um den dritten Geburtstag herum erfolgen, bzw. ab einem (geistigen) Entwicklungsalter von 18 Monaten. Erschwerend für die Frühdiagnostik ist, dass im Zeitraum der frühkindlichen Entwicklung auch bei gesunden Kindern viele kommunikative und soziale Funktionen erst entstehen und darüber hinaus viele Auffälligkeiten noch unspezifisch sind, z. B. wiederkehrende, unerklärliche Wein- und Schreiphasen, Störungen der Nahrungsaufnahme oder Schlafstörungen. Die störungsspezifische Symptomatik von ASS nach ICD-10 (WHO, 1992) und DSM-IV-TR (APA, 2000) ist in den ersten drei Lebensjahren noch nicht prototypisch vorhanden. Zuverlässige separate Verhaltenskriterien für die Frühdiagnostik von ASS wurden noch nicht vorgelegt. Daher stellt sich hier in besonderem Maße die Frage nach dem tatsächlichen Vorliegen von Devianz oder lediglich der Verzögerung der Entwicklung. Im Falle von Devianz stellt sich zudem die Frage der Ausdifferenzierung von Devianz, d. h. der diagnostischen Klärung, ob eine ASS oder andere Problematik vorliegt (z. B. Intelligenzminderung ohne Autismus oder rezeptive bzw. produktive Sprachstörung). Personen mit idiopathischen Formen von ASS weisen meist ein gesundes, unauffälliges Äußeres auf. Nur bei wenigen Fällen von syndromalem Autismus kommen Dysmorphiezeichen vor, darunter Fehlbildungen, Asymmetrien der Ohren oder Hypertelorismus. Zwei standardisierte Verfahren haben eine Verbreitung im Rahmen der Frühdiagnostik des Autismus erfahren: die Checkliste Autismus bei Kleinkindern (CHAT; Baron-Cohen et al., 1992) sowie die daran angelehnte Modifizierte-Checkliste Autismus bei Kleinkindern (M-CHAT, Robins et al., 1999). Beide sind frei in deutschsprachiger Übersetzung verfügbar (ATZ-Köln, 2000; Bölte, 2005a).

Die CHAT ist eine gemischte Rating- und Interviewskala für Experten. Teil A enthält neun Fragen an Eltern, Teil B enthält fünf Expertenratings über das Verhalten des Kindes. Das Antwortformat ist binär (Verhalten auffällig: ja/

Tabelle 3.1.1: Fragebögen, Beobachtungsskalen und Interviews zur Erfassung von Autismus-Spektrum-Störungen

Name und Kürzel	Deutschsprachige Standardisierung	Bezugsquelle
Früherkennung		
Checkliste Autismus bei Kleinkindern (CHAT)	Nur Übersetzung	autismus-koeln.de
Modifizierte-Checkliste Autismus bei Kleinkindern (M-CHAT)	Nur Übersetzung	kgu.de/zpsy/kinderpsychiatrie/Downloads
Fragebogen		
Fragebogen zur Sozialen Kommunikation (FSK)	Reliabilität, Validität Cut-Offs	Testzentrale
Fremdbeurteilungsfragebogen für tiefgreifende Entwicklungsstörungen (FBB-TES)	Keine	Testzentrale (Teil der DISYPS-KJ)
Autismus-Fragebogen (AF)	Itemvalidität	Kehrer (1995)
Fragebogen zur Entwicklung von Verhaltensweisen (WSQ)	Nur Übersetzung	Haas (2007)
Dimensionale Fragebogen		
Skala zur Erfassung sozialer Reaktivität (SRS)	Reliabilität, Validität T-Normen	Testzentrale
Checkliste für soziale und kommunikative Störungen (SCDC)	Reliabilität, Validität	kgu.de/zpsy/kinderpsychiatrie/Downloads
Fragebogen zur Selbstbeurteilung		
Autismus-Spektrum-Quotient (AQ)	Reliabilität, Validität Cut-off	autismresearchcentre.com/tests
Empathie-Quotient (EQ)	Nur Übersetzung	autismresearchcentre.com/tests
Fragebogen zur Sprache und Kommunikation		
Einschätzungsbogen kindlicher Kommunikationsfähigkeiten (CCC)	Reliabilität, Validität	Spreen-Rauscher (2003)
Beobachtungsskalen		
Diagnostische Beobachtungsskala für Autistische Störungen (ADOS)	Reliabilität, Validität	Testzentrale
Autismus-Beurteilungsskala (CARS)	Nur Übersetzung	Steinhausen (1996)

Tabelle 3.1.1 (Fortsetzung): Fragebogen, Beobachtungsskalen und Interviews zur Erfassung von Autismus-Spektrum-Störungen

Name und Kürzel	Deutschsprachige Standardisierung	Bezugsquelle
Diagnose-Checkliste für tiefgreifende Entwicklungsstörungen (DCL-TES)	Keine	Testzentrale
Erfassung von Autismusspektrumstörungen bei Minderbegabten (SEAS-M)	Keine	Testzentrale
Förderdiagnostische Beobachtungsskalen		
Entwicklungs- und Verhaltensprofil für Kinder (PEP-R)	Nur Übersetzung	verlag-modernes-lernen.de
Entwicklungs- und Verhaltensprofil für Jugendliche und Erwachsene (AAPEP)	Nur Übersetzung	verlag-modernes-lernen.de
Interview		
Diagnostisches Interview für Autismus-Revidiert (ADI-R)	Reliabilität, Validität	Testzentrale
Skalen zur Erfassung des Asperger-Syndroms		
Australian Scale for Asperger's Syndrom (ASAS)	Reliabilität, Validität	Attwood (2005)
Marburger Beurteilungsskala für das Asperger-Syndrom (MBAS)	Reliabilität, Validität	Kamp-Becker et al. (2005)
Asperger-Syndrom Diagnostik-Interview (ASDI)	Nur Übersetzung	kjpd.unizh.ch/praxismaterialien
Adult Asperger Assessment (AAA)	Nur Übersetzung	autismresearchcentre.com/tests
Skalen zur Verlaufskontrolle		
Skala zur Erfassung sozialer Reaktivität (SRS)	Reliabilität, Validität T-Normen	Testzentrale
Autismus-Beurteilungsskala (CARS)	Nur Übersetzung	Steinhausen (1996)
Parent-Interview for Autism – Clinical Version (PIA-CV-Mini)	Reliabilität	kgu.de/zpsy/kinderpsychiatrie/Downloads
Experten-Checkliste zur Beurteilung von Gruppenfertigkeiten (CBG)	Reliabilität	kgu.de/zpsy/kinderpsychiatrie/Downloads
Soziale Kompetenz Skala (SKS)	Reliabilität	kgu.de/zpsy/kinderpsychiatrie/Downloads
Fragebogen zur Erfassung des Gruppenverhaltens (FEG)	Reliabilität	kgu.de/zpsy/kinderpsychiatrie/Downloads
Clinical Global Impression Skala für Autismus-Spektrum-Störungen (CGI-AUT)	Nur Übersetzung	Bölte (2008)

nein). Die CHAT enthält fünf Schlüsselitems: «So-Tun-Als-Ob»-Spiel (A5); auf etwas zeigen, um Interesse zu bekunden (A7); lenken von Aufmerksamkeit (B2), «So-Tun-Als-Ob» (B3) und Aufforderung, etwas zu zeigen (B4). Zeigt das Kind bei allen kritischen Items auffälliges Verhalten, wird das Risiko für Autismus als hoch eingeschätzt. Bei Kindern, die bei den Items A7 und B4 auffällig sind, wird von einem mittleren Risiko für Autismus ausgegangen. Die CHAT weist einige methodische Probleme auf, z. B. eine eher geringe Sensitivität sowie mangelnde Eignung zum Breitflächenscreening. Eine populationsbasierte Untersuchung der Autoren ergab, dass zwar die Spezifität des Instruments für Autismus in der Grundgesamtheit mit 98 % hoch, aber die Sensitivität mit 38 % sehr niedrig ist (Baird et al., 2000). Bessere Sensitivitätswerte ergeben sich dagegen bei Hochrisikogruppen und im klinischen Gebrauch (Baron-Cohen et al., 1992; Scambler et al., 2001). Psychometrische Studien zur deutschsprachigen Fassung wurden noch nicht publiziert.

Die M-CHAT wurde entwickelt, um den Einschränkungen der CHAT zu begegnen. Sie ist ein reiner Elternfragebogen mit 23 leicht verständlichen und, wie in der CHAT, binär skalierten Items; das Expertenrating wurde eliminiert. Die Fragen setzen sich aus den neun Items der CHAT und weiteren 14 zusammen. Vier Studien zur Sensitivität und Spezifität der M-CHAT für Autismus wurden bei Kindern im Alter zwischen 16 und 48 Monaten bislang durchgeführt (Robins et al., 1999; Wong et al., 2004; Eaves et al., 2006; Kleinman et al., 2008). Diese Arbeiten ergaben, dass bei drei beliebigen positiven Items oder zwei von sechs kritischen Items (Nr. 2, 7, 9, 13, 14, 15) und einem anschließenden telefonischen Kurzinterview eine Sensitivität und Spezifität für Autismus von jeweils >90 % erreicht wird. Der Erwartungswert bei Kindern mit Autismus bei der M-CHAT beträgt 10.3. Ab einem Wert von 6 gilt Autismus als sehr wahrscheinlich. Psychometrische Studien zur Sensitivität und Spezifität der deutschsprachigen Version dauern an.

Neben der CHAT und M-CHAT sind weitere Skalen zur Früherkennung entwickelt worden, die aber entweder nicht in deutscher Sprache vorliegen, oder bisher keine größere Beachtung gefunden haben, z. B. das Screening Tool for Autism in Two-Year-Olds (STAT; Stone et al., 2000), das Early Screening for Autistic Traits (ESA; Willemsen-Swinkels et al., 2001), der Pervasive Developmental Disorders Screening Test-II (PDDST-II; Siegel, 2004), das Screening for Autism in Babies (SAB-2; Dahlgren et al., 1989) und die Q-CHAT (Allison et al., 2008). Das Modul 1 der ADOS kann zur Früherkennung verwendet werden, wobei das Verfahren aber bei niedrigem allgemeinen Entwicklungsniveau (<24. Lebensmonat) an Spezifität einbüßt. Das in Vorbreitung befindliche ADOS-II wird ein spezielles neues Modul für Säuglinge und Kleinkinder beinhalten.

3.1.4
Klinische Fragebogen

Ab dem dritten bis vierten Lebensjahr ist die autismustypische Symptomatik beim betroffenen Kind in der Regel so entwickelt, dass ASS direkt nach den Kriterien der ICD-10 und des DSM-IV-TR und daraus abgeleiteten Verfahren diagnostiziert werden können. Zum Screening bietet sich, abgesehen von Breitbandinstrumenten (Bölte et al., 1999), der Einsatz von störungsspezifischen Elternfragebogen an. Im deutschen Sprachraum in erster Linie der aus dem ADI-R abgeleitete FSK (engl. SCQ, Bölte/Poustka 2006; Rutter et al. 2003a). Der FSK enthält 40 binär skalierte Items. Der Einsatz erfolgt bei Kindern ab einem Alter von 4;0 Jahren bzw. einem Entwicklungsalter von mindestens 2;0 Jahren. Es liegen eine Lebenszeitversion und eine Form zur Erfassung aktuellen Verhaltens vor. Die Bearbeitungsdauer beträgt 15 Minuten in der Durchführung und fünf Minuten in der Auswertung. Erst jüngst zeigte sich in einer Studie von Chandler et al (2007), dass der FSK insbesondere zum Screening in High-Risk-Populationen, also solchen mit einem erhöhten Risiko für Autismus

(z. B. klinische Stichproben), ausgezeichnet geeignet ist. Das Verfahren zeigt sich auch im direkten Vergleich mit anderen Screenern als überlegen (Charman et al., 2007). Ähnliches gilt auch für die deutschsprachige Adaptation. Nach einer ersten Pilotstudie (Bölte et al., 2000) bestätigte eine umfassendere Evaluation in einer kinder- und jugendpsychiatrischen Klientel die Güte des Verfahrens (Bölte et al., 2008). Bei einem Cut-off von 15 (von maximal 39 Punkten) zeigte der FSK eine Sensitivität von .89 und Spezifität von .91 für die Diskrimination von ASS (High- und Low-Functioning) sowie anderen psychischen Störungen. Ein Cut-off von 16 hatte eine Sensitivität von .92 bei einer Spezifität von .94 für Autismus versus alle anderen Kontrollgruppen (inkl. unauffällige Stichprobe). Hinsichtlich der Abgrenzung von Autismus und anderen ASS hatte ein Cut-off von 21 eine Sensitivität von .75 bei einer Spezifität von .71. Der Mittelwert für ASS beim FSK liegt bei 24.2 (SD = 5.9) für Autismus und 17.5 (SD = 3.5) für alle anderen ASS. Der Mittelwert für externalisierende Störungen (z. B. Hyperkinetische Störungen, Störung des Sozialverhaltens) liegt bei 8.4 (SD = 4.4), für Intelligenzminderung bei 10.0 (SD = 5.4), für internalisierende Störungen (z. B. Angststörungen, affektive Störungen) bei 7.4 (SD = 4.5) und 5.9 (SD = 2.9) bei normal entwickelten Kindern. Die interne Konsistenz erreicht r = .83, die Stabilität r = .76 (nach sechs Monaten bis zwei Jahren). Die konvergente Validität mit den Skalen des ADOS und ADI-R ist ausreichend robust bis gut (r = .26 bis .53).

Mit dem Fremdbeurteilungsfragebogen für tiefgreifende Entwicklungsstörungen (FBB-TES; Döpfner/Lehmkuhl, 1998) sowie dem Autismus-Fragebogen (AF; Kehrer, 1995, S. 175–185) liegen zwei deutsche Entwicklungen vor. Der AF ist eine schriftliche Elternbefragung, mit der die Verdachtsdiagnose eines Autismus konkretisiert (Teil 1) und anamnestische Daten (Teil 2) erhoben werden sollen. Das Itemformat ist unterschiedlich (Mehrfachwahl, binär, offen). Teil 1 enthält 64 störungsrelevante Items, Teil 2 enthält 21 biographische Fragen. Angaben zur Auswertung werden nicht gemacht. Neben einigen älteren testtheoretischen Studien zur Itemvalidität (z. B. Kurschat, 1983) liegen keine Arbeiten zur Güte des Tests vor. Der TBB-TES ist Teil des Diagnostiksystems für psychische Störungen im Kindes- und Jugendalter nach ICD-10 und DSM-IV (DISYPS-KJ). Er ist von Eltern, Erziehern, Lehrern oder anderen Bezugspersonen auszufüllen. Der FBB-TES umfasst 14 Items, von denen 12 Kriterien tiefgreifende Entwicklungsstörungen darstellen, die nach Schweregrad und Problemstärke jeweils vierfach gestuft beurteilt werden. Die Auswertung erfolgt so, dass Kennwerte für einzelne Symptomgruppen und die Symptomatik insgesamt generiert werden. Normdaten oder Gütekriterien wurden für den FBB-TES bislang nicht vorgelegt.

Der Wing Subgroup Questionnaire (WSQ, Castelloe/Dawson, 1993) dient der weiteren Subtypisierung bei Vorliegen von Autismus. Er wurde kürzlich von Haas (2007) ins Deutsche übersetzt und mit Fragebogen zur Entwicklung von Verhaltensweisen bezeichnet. Die Subklassifikation von ASS folgt dem Konzept von Wing und Gould (1979). Der WSQ besteht aus 50 Items, die in 13 Gruppen à drei oder vier Fragen unterteilt sind. Die Items der Gruppen korrespondieren mit den entsprechenden drei Subklassifikationen («aloof, passive, active-but-odd») sowie weiteren Verhaltensspezifizierungen (Kommunikation, soziale Annäherung, soziale Responsivität u. a.). Die Items sind auf einer Likert-Skala (1 bis 6) abgetragen. Der WSQ ist als Eltern- oder Lehrerfragebogen konzipiert und es werden drei Summenwerte für jede der Subtypen plus ein weitere gebildet. Neben der Pilotstudie zeigte eine weitere Arbeit von O'Brian (1996) gute psychometrische Kennwerte für das WSQ Original.

Andere Fragebogen, welche in der Vergangenheit international zum Screening von ASS häufig Verwendung fanden, aber nicht offiziell in deutscher Sprache verfügbar sind, liegen u. a. mit der Autism Behavior Checklist (ABC; Krug et al., 1980), der Gilliam Autism Rating Scale (GARS-2; Gilliam, 2006) und dem der Highfunctioning Autism Spectrum Screening Questionnaire (ASSQ; Ehlers et al., 1999) vor. Das Pervasive Developmental Behavior Inventory (PDD-I, Cohen et al., 2003) intendiert das Inventarisieren von störungsspezifischem Verhalten bei ASS.

3.1.4.1
Dimensionale Fragebogen

Die Forschung der letzten Jahre hat ergeben, dass neben ASS, auch Fälle subklinischer Ausprägungen autistischen Verhaltens existieren. Dies hat auch verstärkt zu dimensionalen Sichtweisen von Autismus geführt, also der Hypothese, dass autistisches Verhalten bei allen Menschen vorkommt und in der Allgemeinbevölkerung normal verteilt ist. Demnach soll Autismus die Kriterien für einen «Trait» erfüllen und lediglich im Extrem psychopathologisch sein (s. Kap. 1.2). Zwei Fragebogenskalen wurden explizit entwickelt, um einen Index sozialer und kommunikativer Defizite auch in der Allgemeinbevölkerung und anderen klinischen Populationen zu generieren, die Skala zur Erfassung sozialer Reaktivität (SRS, Constantino/Gruber 2005; Bölte/Poustka 2008; Bölte et al., 2009) und die Checkliste für soziale und kommunikative Störungen (SCDC, Skuse et al., 2005; Bölte, 2008).

Die SRS ist ein 65 Items umfassender Elternfragebogen für Kinder und Jugendliche zwischen vier und 18 Jahren. Die Bearbeitungsdauer beträgt 15 bis 20 Minuten in der Durchführung und fünf bis zehn Minuten in der Auswertung. Für die Einzelfalldiagnostik liegen T-Normen für Jungen und Mädchen, für Mutter- und Vaterurteile sowie Autismusnormen vor, die eine normative Aussage über die Merkmalausprägung von Autismus als Persönlichkeitsmerkmal bzw. den Schweregrad einer ASS erlauben. Die SRS eignet sich ebenfalls in besonderer Weise für Verlaufsmessungen (s. u.). Die Items der SRS werden auf einer Likert-Skala von 0 (trifft nicht zu) bis 3 (trifft fast immer zu) bewertet, so dass sich ein maximaler Gesamtscore von 195 ergibt. Der Erwartungswert bei gesunden Kindern und Jugendlichen liegt (je nach Geschlecht und Rater (Mutter/Vater) zwischen 22.8 und 27.2 (SD = 14.5 bis 16.7), dagegen bei Personen mit ASS bei 102.3 (SD = 31.8). Konform mit der dimensionalen Ausrichtung des Instruments sind die SRS-Werte innerhalb der ASS am höchsten für Autismus (107.3, SD = 30.2) und graduell geringer für Asperger-Syndrom (100.2, SD = 31.1), atypischen Autismus (89.7, SD = 36.5) und nicht näher bezeichnete tiefgreifende Entwicklungsstörung (86.5, SD = 26.9). Die SRS-Mittelwerte für andere psychische Störungen stellen sich u. a. wie folgt dar: Hyperkinetische Störungen 57.1 (SD = 27.6), Störung des Sozialverhaltens 69.3 (SD = 25.7), Entwicklungsstörungen (außer ASS) 39.3 (SD = 20.0), affektive Störungen 52.1 (SD = 23.7), Essstörungen 46.9 (SD = 25.9). Die psychometrische Prüfung der SRS ist umfassend: In der Normpopulation und den klinischen Stichproben sind die Retestreliabilität (.72 bis .91), Interraterreliabilität (.91) und interne Konsistenz (.91 bis .97) hoch. Die konvergente Validität mit etablierten Verfahren der Autismusdiagnostik (ADI-R, ADOS, FSK) ist robust (r = .35 bis .58). Der Summenwert der SRS und 64 der Items trennen Personen mit ASS und anderen psychischen Störungen auf statistisch sehr hohem Niveau. Drei unabhängige Faktorenanalysen legen theoriekonform eine eindimensionale Struktur des Verfahrens nahe. Interkorrelationen mit der Child Behavior Checklist (CBCL), den Vineland Adaptive Behavior Scales (VABS) und dem Junior Temperament und Charakterinventar (JTCI) unterstreichen die Konstruktvalidität der SRS.

Die SCDC ist ein 12 Items umfassender Kurzfragebogen für Eltern mit einer Skalierung der Fragen von 0 bis 2, dessen Bearbeitung nur wenige Minuten in Anspruch nimmt. Vorläufige Auswertungen zur deutschsprachigen Adaptation liegen anhand einer Stichprobe von Kindern und Jugendlichen, N = 480, vor: 148 mit ASS, 255 andere klinischen Fälle und 77 typisch entwickelte. Die interne Konsistenz lag bei r = .90. Der durchschnittliche Summenwert liegt bei 15.6 (SD = 5.6) für ASS, 12.2. (SD = 6.7) bei anderen klinischen Fällen und bei 5.6 (SD = 3.8) in der normativen Kontrollgruppe. Receiver Operating Characteristic Analysen ergaben eine gute Diskrimination von ASS und gesunder Kontrollgruppe (Fläche unter der Kurve = .93). Ein Cut-off von 8 erreicht eine Sensitivität von .89 bei einer Spezifität von .79 für die Trennung dieser beiden Gruppen.

3.1.4.2
Fragebogen zur Selbstbeurteilung

In den letzten Jahren ist unter Experten die Einsicht gewachsen, dass Personen mit ASS und ausreichenden kognitiven Fähigkeiten im Jugendlichen- und Erwachsenenalter durchaus auch selbst direkt zu ihrem Verhalten und Erleben befragt werden können und sollten. Zwei Selbsteinschätzungen von der Gruppe um Simon Baron-Cohen werden mit diesem Ziel vermehrt angewandt: der Autismus-Spektrum-Quotient (AQ, Baron-Cohen et al., 2001; Freitag et al., 2007) und der Empathie-Quotient (EQ, Baron-Cohen/Wheelwright 2004; de Haen 2006). Der AQ und EQ sind Fragebogen, bei denen der Klient über sein an sich selbst wahrgenommenes autistisches Verhalten bzw. seine Empathie berichtet. Der AQ besteht aus 50 Items bei einem Höchstwert von 50 Punkten. Der Erwartungswert in der Allgemeinbevölkerung liegt für das englische Original und in deutschen Stichproben zwischen 11 bis 22 Punkten (Frauen ca. 15, Männer ca. 17 Punkte). Bei Personen mit ASS liegt der Erwartungswert bei etwa 32 Punkten. Der EQ enthält 60 Items mit vierfacher Stufung, von denen 40 in die Auswertung eingehen. Der maximale Summenwert beträgt 80 Punkte. Eine Punktzahl von 0 bis 32 spricht für niedrige Empathie. Die meisten Menschen mit Asperger-Syndrom oder High-Functioning-Autismus erzielen Werte um 20 Punkte. Werte zwischen 35 und 52 sind durchschnittlich. Die meisten Frauen erzielen ca. 47 und die meisten Männer ca. 42 Punkte. Werte von 53 bis 63 sind überdurchschnittlich, Werte > 64 weisen sehr hohe Empathie aus.

3.1.4.3
Fragebogen zur Sprache und Kommunikation

Störungen der Sprache sind Kardinalsymptome von ASS. Praktisch alle Betroffenen zeigen Störungen des Sprachgebrauchs. In den meisten diagnostischen Instrumenten sind aber bspw. Auffälligkeiten der Pragmatik, also des individuellen Sprachgebrauchs, unterrepräsentiert. Der Einschätzungsbogen kindlicher Kommunikationsfähigkeiten (CCC; Spreen-Rauscher 2003; Bishop, 1998) ist ein Elternfragebogen, mit dem Defizite des Sprachgebrauchs bei ASS genauer exploriert werden können. Die CCC fokussiert auf pragmatische Aspekte der Sprache und beinhaltet 70 Items auf 9 Unterskalen (Sprechen, Syntax, Unangemessenes Initiieren von Gesprächen, Kohärenz, Gesprächsstereotypien, Verhalten im Gesprächskontext, Rapport, soziale Beziehungen und Interessen). Die Bearbeitungsdauer beträgt etwa 20 Minuten. Es liegen Vergleichswerte für die Einzelfalldiagnostik und Studien zur Eignung bei Autismus vor (Geurts et al., 2004). Sarimski (2006) untersuchte die psychometrischen Eigenschaften der deutschsprachigen Adaptation der CCC anhand einer Stichprobe von 98 Kindern mit geistiger Behinderung. Reliabilität und Konstruktvalidität bestätigten die Tauglichkeit der CCC zur Beurteilung pragmatischer Kompetenzen für eine orientierende klinische Untersuchung auch bei Kindern mit Intelligenzminderung.

3.1.5
Beobachtungsskalen

Um eine aussagekräftige Stichprobe des Verhaltens einer Person mit ASS zu gewinnen, muss das Verhalten in verschiedenen Situationen analysiert und die Interaktion bewusst gestaltet werden. Bei Menschen mit ASS muss u. U. mehr als bei anderen berücksichtigt werden, dass Untersuchungssituationen an einem fremden Ort belastend sind und die Gewöhnungsphase länger dauern kann. Bei Kindern mit ASS ist es im

Wesentlichen anzuraten, eine ungezwungene Spielsituation entstehen zu lassen. Bei älteren, gut begabten, verbalen Menschen können zunehmend Gesprächsanteile eingebaut werden. Oberstes Ziel der Verhaltensbeobachtung muss sein, eine natürliche, entspannte Situation entstehen zu lassen, in der sich der Betroffene nicht in einer Testsituation erlebt und ein Maximum als prosozialem und kommunikativem Verhalten zeigen kann. Da Menschen mit ASS von Struktur und Transparenz profitieren, sollte aber auch versucht werden, nicht zu viele freie oder neue Situationen sowie Warteperioden entstehen zu lassen. Letztere sind aber auch nicht vollständig zu unterlassen, um beurteilen zu können, wie sich der Betreffende in unstrukturierten Zeiten verhält und organisiert, und ob er evtl. Kommunikation und soziale Interaktion von sich aus beginnt. Bei der Interaktion muss der Untersucher als soziales und kommunikatives Modell agieren, damit sichergestellt werden kann, dass der Proband versteht, was von ihm erwartet wird. Für die strukturierte Verhaltensbeobachtung im Bereich der ASS haben sich zwei Verfahren in besonderer Weise etabliert: die Diagnostische Beobachtungsskala für Autistische Störungen (ADOS, Rühl et al., 2004; Lord et al., 2001) und die Autismus-Beurteilungsskala (CARS; Schopler et al., 1980; Steinhausen, 1996, S. 379–386). Neben ADOS und CARS können die Diagnose-Checkliste für tiefgreifende Entwicklungsstörungen aus dem DISYPS-KJ (DCL-TES; Döpfner & Lehmkuhl, 1998) und die zur Erfassung von Autismusspektrumstörungen bei Minderbegabten (SEAS-M; Kraijer/Melchers, 2003), die deutsche Fassung der niederländischen Autisme- en Verwante Stoornissenschaal voor Zwakzinnigen-Revisie (AVZ-R; Kraijer, 1992), angewandt werden.

Das ADOS ist ein klinisch anschauliches standardisiertes Protokoll zur Abklärung einer ASS nach ICD-10 und DSM-IV-TR. Es enthält vielfältige definierte alters- und sprachangepasste Aufgaben, Aktivitäten und Interviewelemente. Die Skala hat vier unterschiedliche Durchführungsmodi, sog. Module, die in der Durchführung zwischen 30 und 45 Minuten beanspruchen. Der Untersucher wählt für den jeweiligen Probanden das nach seiner Einschätzung des expressiven Sprachniveaus und Alters geeignete Modul aus. Auf einer drei- bis vierstufigen Skala werden anhand detaillierter Vorschriften zwischen 28 und 31 Verhaltensweisen eingeschätzt. Die Auswertung erfolgt, wie im ADI-R, über einen empirisch generierten diagnostischen Algorithmus nach ICD-10 und DSM-IV-TR, in welchen eine Auswahl der kodierten Verhaltensweisen eingeht. Der Algorithmus ergibt drei mögliche Bewertungen des Verhaltens: Autismus, autistisches Spektrum oder unauffällig. Das ADOS ist kompatibel mit dem ADI-R und FSK und wird fortlaufend weiterentwickelt und evaluiert. Neben umfassenden psychometrischen Studien zur Originalversion und anderen Adaptationen liegen zufriedenstellende bis sehr gute psychometrische Kennwerte zur deutschen Fassung vor. Bei Bölte und Poustka (2004) erwiesen sich Interrater- und Retestreliabilität sowohl auf Diagnosen- (Kappa = 1.00 bzw. .62) als auch auf Skalenebene ($r = .84$ bzw. .79) als gut, ebenso die interne Konsistenz der Algorithmusskala der Module 1 bis 4 ($r = .78$ bis .89). Die Diagnosenkonvergenz mit dem ADI-R lag bei 79 %. Die Übereinstimmung von ADOS und klinischer Konsensusdiagnose betrug für die Diskrimination von Autismus und anderen ASS 77 %, bei einer Sensitivität von 90.4 %. Für das ADOS sind neue diagnostische Algorithmen für die Module 1 bis 3 mit verbesserter diagnostischer Validität (Gotham et al., 2007, 2008) und ferner ein neues Untersuchungsmodul für das Säuglingsalter in Vorbereitung.

Die DSM-III-R basierte CARS beinhaltet 15 Funktionsbereiche (u. a. Beziehungen zu Menschen, Imitation, Affekt, verbale und nonverbale Kommunikation), die für die Durchführung jeweils kurz operationalisiert sind. Für jeden Funktionsbereich erfolgt eine Einschätzung auf einer 4-fach gestuften Schweregradskala mit Zwischenwerten. Die Durchführung beansprucht 30 Minuten. Ein Gesamtscore von < 29 wird als unauffällig, einer zwischen 30 und 36 als milder Autismus und ein Wert > 37 als schwerer Autismus bewertet. In der Eichstichprobe zur Originalfassung lag die Interraterreliabilität für die Skalen bei Kappa = .55 bis .93 mit einem Median von .77. Die interne Konsistenz der Gesamtskala lag bei r = .94.

Die DCL-TES enthält 12 Items für Autismus und das Asperger-Syndrom nach ICD-10 und DSM-IV, je vier zur sozialen Interaktion, Kommunikation und zum Bereich Stereotypien. Der Urteiler nimmt aufgrund der Exploration der Bezugspersonen sowie seiner eigenen Verhaltensbeobachtungen eine Einschätzung der Ausprägung der Symptome auf einer vierstufigen Skala vor. Anschließend kann mittels Entscheidungsbaum eine kategoriale Einschätzung sowie eine Schweregradbestimmung durch Itemsummation erfolgen. Es liegen keine psychometrischen Studien zur DCL-TES vor.

Die SEAS-M dient sowohl der Diagnostik als auch der Interventionsplanung bei minderbegabten Personen mit Störungen des ASS im Alter von zwei bis 70 Jahren. Das Instrument umfasst 12 binäre Items für abweichendes (z. B. Autoaggression) bzw. fehlendes Verhalten (z. B. Sprache), das anhand von Alltagssituationen eingeschätzt wird. Die Kriterien stehen in Bezug zum DSM-III, DSM-IV-TR und zur ICD-10. Zur Auswertung werden die Itemwerte summiert, wobei einige Kriterien gewichtet werden, woraus sich ein transformierter Gesamtsummenwert ergibt (0 bis 19), der eine Zuordnung zu drei Diagnosen vorsieht: «keine tiefgreifende Entwicklungsstörung», «klinischer Grenzbereich» und «tiefgreifende Entwicklungsstörung». Die interne Konsistenz und Stabilität der niederländischen Form beträgt r > .80. Die Beurteilerübereinstimmung lag bei r > .82. Die Prüfung der diagnostischen Validität ergab eine Sensitivität von 92.4 % bei einer Spezifität von 94.1 %.

3.1.5.1
Förderdiagnostische Beobachtungsskalen

Die bislang einzigen explizit förderdiagnostischen Skalen im Bereich der ASS sind das Entwicklungs- und Verhaltensprofil für Kinder (PEP-R; Schopler et al, 2000) sowie das Entwicklungs- und Verhaltensprofil für Jugendliche und Erwachsene (AAPEP; Mesibov et al., 2000). Beide Verfahren beinhalten bei geringen verbalen Anforderungen einen leistungs- und einen verhaltensdiagnostischen Teil. Die Entwicklungsskala des PEP-R beinhaltet 131 dreifach gestufte Items zu unterschiedlichen kognitiven und motorischen Bereichen. Die Verhaltensskala umfasst 43 Items bei gleicher Skalierung. Das PEP-P kann bei Kindern mit einem Entwicklungsalter bis sieben Jahre angewandt werden. Danach ist das AAPEP einzusetzen, das sechs Kompetenzbereiche (berufliche Fertigkeiten, Eigenständigkeit, Freizeitgestaltung, Arbeitsverhalten, funktionale Kommunikation und zwischenmenschliches Verhalten) in je drei Lebensbereichen erfasst: Klinik, Wohnen und Arbeit. Insgesamt beinhaltet das AAEP 144 Items. Beim PEP-R wird bei der Auswertung über Itemsummation ein Entwicklungsprofil sowie -index bestimmt. Beim AAEP kann ebenfalls ein Testprofil erstellt werden. Die Evaluation der Originalfassung des PEP-R ergab hinsichtlich der Gesamtbeurteilung eine interpersonelle Übereinstimmung von 92 %. Die konkurrente Validität wurde durch einige gute Zusammenhänge mit einer Reihe anderer Entwicklungs- und Intelligenztests abgesichert. Studien zum AAPEP zeigten eine mittlere Interraterübereinstimmung bei den Items von 86.5 %.

3.1.6
Interviews

Die Befragung von Bezugspersonen ist bei der Diagnostik von ASS obligatorisch. Normalerweise sind Mütter bestmögliche Auskunftspersonen. Viele relevante Daten können nur auf dem Weg der Fremdanamnese und -exploration erhoben werden, da die Betroffenen zu jung oder zu schwer beeinträchtigt sind, um selbst über ihre Situation berichten zu können. Angaben der Eltern zur Symptomatik müssen durch Verhaltensbeobachtungen und Testungen des Kindes validiert werden. Letzteres muss u. a. erfolgen, da es zunehmend vorkommt, dass Auskunftspersonen durch Medien (z. B. Internet) implizite Theorien und vorgefertigte Meinungen zur Diagnose des Kindes haben, die diskrepant mit Expertenurteilen sein können. Zur Diagnostik von ASS mittels standardisierter mündlicher Elternbefragung wird in der internationalen Klinik und Forschung primär das Diagnostische Interview für Autismus-Revidiert verwendet (ADI-R; Bölte et al., 2006b; Rutter et al., 2003b). Anhand von 93 Items können frühkindliche Entwicklung, Spracherwerb, der mögliche Verlust von Fähigkeiten, Spiel- und soziales Interaktionsverhalten, stereotype Interessen und Aktivitäten sowie komorbide Symptome ab einem Entwicklungsalter von zwei Jahren erfasst werden. Die Durchführung beansprucht eineinhalb bis vier Stunden. Die Auswertung und Interpretation der Ergebnisse erfolgt über die Verrechnung einer Auswahl von Items in einem empirisch generierten, diagnostischen Algorithmus für Autismus, der sich streng an den Richtlinien zur klinischen Klassifikation nach ICD-10 und DSM-IV-TR orientiert. Zusätzlich werden bestimmte Iteminformationen verwendet, um die Diagnostik und Differenzialdiagnostik aller weiteren tiefgreifenden Entwicklungsstörungen zu ermöglichen. Poustka et al. (1996) untersuchten die Interraterreliabilität der deutschen Adaptation des Interviews. Dabei erreichten 33 der 42 Items des Algorithmus ein Kappa > .69. Für die verbleibenden Items ergaben sich Übereinstimmungen zwischen Kappa = .31 und .65. In einer Stichprobe von N = 262 konnte eine 3-Faktoren-Lösung (Soziale Kommunikation I & II, Sprache) die manifesten Daten des ADI-R latent am besten modellieren (Bölte/Poustka, 2001). Die Interne Konsistenz der Skalen beträgt r = .91 für die Subskala soziale Interaktion, r = .83 für Kommunikation und r = .64 für stereotypes Verhalten (Bölte, 1999). Mildenberger et al. (2001) und Noterdaeme et al. (2002) untersuchten die Eigenschaften des ADI-R zur Differenzialdiagnostik von ASS und Sprachentwicklungsstörungen. Beide Arbeiten weisen darauf hin, dass der Einsatz des ADI-R zur Abgrenzung von umschriebenen versus tiefgreifenden Entwicklungsstörungen geeignet ist.

Neben dem ADI-R werden in der internationalen Klinik und Forschung weitere bewährte und empirisch gut geprüfte Interviews verwendet, die noch nicht in deutscher Adaptation vorliegen. darunter das Diagnostic Interview for Social Communication Disorders (DISCO; Wing et al., 2002), welches zur Erfassung von sozialen und kommunikativen Störungen bei Verhaltensauffälligkeiten jeder Art und jeden Alters konzipiert wurde sowie das computergestützte Developmental Dimensional and Diagnostic Interview (3di; Skuse et al., 2004), das neben ökonomischen Aspekten auch komorbide Probleme in der Durchführung stärker berücksichtigt.

3.1.7
Skalen zum Asperger-Syndrom

Die aktuelle Definition des Asperger-Syndroms in der ICD-10 und dem DSM-IV-TR weicht erheblich von der Originalbeschreibung von Hans Asperger (1944) ab (Miller/Ozonoff,1997). In der Tat besteht letztlich noch keine Einigkeit darüber, ob das Asperger-Syndrom eine eigenständige Entität bildet oder nicht. Die kumulierte Evidenz spricht jedoch nicht für eine separate klinische Kategorie neben dem Autismus (Rühl et al., 2001; Frith, 2004). Abgesehen davon wurde eine Reihe von Skalen mit dem Anspruch publiziert, eine spezifischere Erfassung des Asperger-Syndroms zu ermöglichen. Solche Instrumente tragen vor allem fakultativen diagnostischen Kriterien des Asperger-Syndroms nach ICD-10 und DSM-IV-TR stärker Rechung.

Die Australian Scale for Asperger's Syndrom (ASAS; Garnett/Attwood, 1995; Attwood, 2005) ist ein Elternfragebogen, der für Kinder im Grundschulalter entwickelt wurde. Er beinhaltet 34 Items, 24 davon sind von 0 bis 6 und 10 binär skaliert sind. Die Items sind den Skalen soziale und emotionale Fertigkeiten, kommunikative Fertigkeiten, kognitive Fertigkeiten, motorische Fertigkeiten, spezifische Interessen und andere Merkmale zugeordnet. Der maximale Summenwert beträgt 100. Der Normbereich liegt unter

45 Punkten, der Verdachtsbereich bei 45 bis 70. Ab 70 Punkten liegt ein hohes Risiko für das Asperger-Syndrom vor. In einer Arbeit von Melfsen et al. (2005), zur deutschsprachigen Adaptation, wurden die psychometrischen Angaben zur Originalfassung im Wesentlichen bestätigt. Nach Itemdichotomisierung ergab der empfohlene Cut-off von 13 eine Sensitivität von .78 bei einer Spezifität von .55.

Die Marburger Beurteilungsskala zum Asperger-Syndrom (MBAS; Kamp-Becker et al., 2005) ist ein Fragebogen für Eltern oder nahe Bezugspersonen, der an den diagnostischen Kriterien nach ICD-10 und DSM-IV orientiert ist. Sie enthält insgesamt 70 Items, davon fünf offene, nicht nummerierte zu Beginn und weitere 65 nummerierte, davon 58 fünffach gestufte sowie 7 dichotome Items am Ende der Skala. Es werden zufriedenstellende Gütekriterien angegeben.

Das Asperger-Syndrom-Diagnostik-Interview (ASDI; Steinhausen, 2002; S. 369–370) ist ein kurzes standardisiertes Interview von 20 binär skalierten Items, die in sechs Störungsbereichen zusammengefasst sind [soziale Interaktion (1), Interessenmuster (2), Routinen/Rituale (3), Sprechen und Sprache (4), nonverbale Kommunikation (5), motorische Ungeschicklichkeit (6)]. Werden in den Bereichen 2, 3, 5 und 6 mindestens ein, im Bereich 1 mindestens zwei und im Bereich 4 mindestens drei Items positiv bewertet, sind die Kriterien für ein Asperger-Syndrom nach ASDI erfüllt. Bei der Eichung der Originalfassung von Gillberg et al. (2001) zeigte sich eine gute Retest- und Interraterreliabilität mit Kappas > .90.

Das Adult Asperger Assessment (AAA; Baron-Cohen et al., 2005; Poustka, 2006) ist ein computergeneriertes, gemischtes, klinisches Interview und Expertenrating, das auf der Basis der Ergebnisse aus den Selbstbeurteilungen von EQ und AQ entsteht, indem die Daten der Verfahren in eine Excel-Datei eingetragen werden, die nach der Ausführung eines Makro-Befehls einen maßgeschneiderten Interviewleitfaden generiert. Damit die Durchführung des AAA sinnvoll ist, müssen in AQ und EQ Cut-offs erreicht werden. Während des klinischen Interviews wird geprüft, ob Symptome, die für die Diagnose eines Asperger-Syndroms oder High-Functioning-Autismus relevant sind, vorhanden sind und ob AQ und EQ Items zutreffend beantwortet wurden. Das AAA verwendet die sog. CLASS (Cambridge Lifespan Asperger Syndrome Service) Kriterien für das Asperger-Syndrom, die strenger sind als diejenigen nach ICD-10 und DSM-IV-TR.

Weitere bislang noch nicht adaptierte Skalen für die Diagnostik des Asperger-Syndroms sind der Childhood Asperger Syndrome Test (CAST; Scott et al., 2002), die Gilliam Asperger's Disorder Scale (GADS; Gilliam, 1995) und Asperger Syndrome Diagnostic Scale (ASDS; Myles et al., 2001).

3.1.8
Skalen zur Verlaufskontrolle

ASS sind qualitativ chronische Probleme. Durch geeignete Intervention kann jedoch im Einzelfall eine erhebliche Remission und Verselbständigung erreicht werden (Bölte/Poustka, 2002b). Bei ungünstigem Verlauf können in der Entwicklung auch Verschlechterungen der Symptomatik vorkommen. Die Diagnostik symptomatischer Veränderungen über die Zeit ist daher ebenfalls eine wichtige Aufgabe der Diagnostik von ASS. In Abhängigkeit von der jeweiligen Symptomatik müssen Therapien, Beschulung oder Unterbringung adjustiert werden. Verlaufsmessungen in kurzen Abständen sind für gewöhnlich nicht indiziert, da nachhaltige symptomatische Veränderungen, bezogen auf die Kernsymptomatik, eher über einen Zeitraum von mehreren Monaten bis Jahren auftreten. Bei ASS sind vor allem quantitative Veränderungen der Symptomatik zu erwarten, so dass es sich empfiehlt, zur Verlaufsmessung ausreichend veränderungssensitive Skalen zu verwenden. Der Einsatz primär für statusdiagnostische Zwecke entwickelter Verfahren (z. B. ADI-R, ADOS) macht Sinn, wenn offensichtlich deutliche symptomatische Veränderungen vorliegen. Von den bereits früher vorgestellten Skalen zur Erfassung der Kernsymptomatik haben sich bislang die CARS (z. B. Nagaraj et al., 2006; Vorgraft et al. 2007) und die SRS (z. B. Tse et al., 2007) zur Verlaufsmessung bei Interventionsstudien bewährt. Die SRS bietet zum Zwecke der Therapieevaluation neben dem Gesamtwert fünf Subskalen zur Profilanalyse an: soziales Bewusstheit, soziale Kognition, soziale Kommunikation, soziale Motivation und autistische Manierismen, die separat normiert sind.

Neben diesen beiden Instrumenten liegt eine autorisierte deutsche Kurzversion (PIA-Mini; Bölte, 2005b) des Parent-Interview for Autism – Clinical Version (PIA-CV; Stone et al., 2003) für Verlaufsmessungen vor. Es handelt sich um ein vollstandardisiertes Elterninterview mit 31 Items (5-fach gestuft), das auf einem breiten klinischen Konzept von Autismussymptomatik aufbaut und im Unterschied zur klassischen PIA-CV für den High-Functioning ASS Bereich angepasst ist. Die Items sind den Skalen Sozialbereich, affektive Reaktivität, Interaktion mit Gleichaltrigen, Kommunikation, Stereotypien und Bedürfnis nach Gleichheit zugeordnet. Die PIA-Mini hat und sich in Evaluationsstudien als sensitiv gegenüber Therapieeffekten gezeigt (Herbrecht et al., 2009). Die interne Konsistenz der Gesamtskala liegt bei r = .89.

Zum Zwecke der Erfassung sozialer Fertigkeiten im Bereich High-Functioning ASS wurde die Experten-Checkliste zur Beurteilung von Gruppenfertigkeiten (CBG, Bölte, 2005c), der Elternfragebogen Soziale Kompetenz Skala (SKS, Bölte, 2005d) sowie der Lehrer- und Erzieherfragebogen zur Erfassung des Gruppenverhaltens (FEG; Bölte, 2005e) entwickelt. Die CBG ist ein 19 null bis fünf skalierte Items umfassender Expertenfragebogen zur Beurteilung von prosozialem Verhalten im Gruppenrahmen (Beispielitem: «Kann sich mit anderen einigen»). Die SKS ist ein Fragebogen mit 25 fünffach gestuften Items zur Messung der allgemeinen sozialen Fertigkeiten und Anpassung (Beispielitem: «Kann geduldig abwarten, wenn es nötig ist»). Der FEG umfasst 23 sechsfach gestufte Items und erfragt das Sozial- und Gruppenverhaltens eines Kindes oder Jugendlichen im Kontext der Schule und des Unterrichts (Beispielitem: «Arbeitet mit anderen zusammen»). Die Bearbeitung der drei Fragebogen dauert wenige Minuten. Die interne Konsistenz der Skalen liegt bei r >.85 und alle weisen konsistente Korrelationen mit ADI-R und ADOS auf.

Die Clinical Global Impression Skala (CGI; NIMH, 1976) ist eines der am häufigsten im Bereich der klinischen Psychologie und Psychiatrie zur Beurteilung des Schweregrades (CGI-S) von Syndromen sowie Evaluation von Maßnahmen angewandtes Instrument. Da es sich um eine rein klinische Beurteilung handelt, ist Erfahrung mit der entsprechenden Störung unbedingt erforderlich. Mit der an ASS angepassten CGI-AUT (Bölte, 2008) wird der globale Eindruck vom Patienten mit ASS zu Beginn und im Verlauf der Behandlung beurteilt. Das Konzept der Veränderung/Verbesserung (CGI-I) bezieht sich auf den klinischen Unterschied zwischen dem aktuellen Zustand des Patienten und dessen Zustand vor Behandlungsbeginn oder bei der letzten Untersuchung. Die CGI-I kann nur während oder nach einer Behandlung ausgefüllt werden. Mit der CGI-S wird der Schweregrad der Störung 7-stufig eingeschätzt, von 1 (keine Anzeichen für ASS, unauffällig) bis 7. («Klassische» extreme autistische Symptomatik). Mit der CGI-I wird die Veränderung/Verbesserung ebenfalls 7-stufig eingeschätzt, von 1 (stark gebessert) bis 7 (sehr stark verschlechtert).

3.1.9
Ausblick

Wie weiter oben dargestellt, stehen dem Kliniker und Forscher mittlerweile auch im deutschen Sprachraum vielfältige nützliche Skalen für die ASS-Diagnostik zur Verfügung. Beispielsweise wurden mit dem FSK, ADOS und dem ADI-R diejenigen Instrumente adaptiert und evaluiert, welche in Kombination heute international als Instrumente erster Wahl gelten. Für das ADOS sind neue diagnostische Algorithmen für die Module 1 bis 3 (Gotham et al., 2007) und ferner ein neues Untersuchungsmodul für das Säuglingsalter in Vorbereitung. Allgemein besteht weiterhin Bedarf an detaillierten Verfahren zur Bewertung des Verlaufs oder von Therapieeffekten. Mit dem Autismus-Spektrum-Inventar (AUTSI; Bölte/Thomas, 2008) befindet sich eine differenzierte Skala für solche Zwecke in der Entwicklung. Weitere Instrumente werden auch für die Status- und Differenzialdiagnostik von schwachen ASS im Grenzbereich zu anderen Diagnosen und zur Norm sowie zur Bestimmung des ASS-Schweregrades benötigt. Mit der SRS liegt ein erstes, gut normiertes Instrument dieser Art vor. Zur Charakterisierung und Urteilbildung im Bereich intellektueller und neuropsychologischer Funktionen (s. Kap. 3.2) sowie koexistenter Psychopathologie und dem Funktionsniveau (s. Kap. 3.3) stehen zusätzliche verhaltensbezogene Diagnostika zur Verfügung.

3.1.10
Weiterführende Literatur

Bölte, S.: Autismus. In: Meinlschmidt, G.; Schneider, S.; Magraf, J.: Band 4 des Lehrbuchs der Verhaltenstherapie: Materialien zur Psychotherapie. Springer, Berlin, im Druck.

Bölte, S.; Poustka, F.: Psychodiagnostische Verfahren zur Erfassung autistischer Störungen. Zeitschrift für Kinder- und Jugendpsychiatrie und -psychotherapie, 33 (2005): 5–14.

Lord, C.; Corsello, C: Diagnostic instruments in autism spectrum disorders. In: Volkmar, F.; Paul, R.; Klin, A.; Cohen, D. (Eds): Handbook of autism and pervasive developmental disorders (3rd ed., Volume 2), pp. 730–771. Wiley, New Yersey, 2005

Poustka, F.; Bölte, S.; Feineis-Matthews, S.; Schmötzer, G.: Autistische Störungen. Leitfaden Kinder- und Jugendlichenpsychotherapie (Band 5). Hogrefe, Göttingen, 2004.

3.1.11
Literatur

Allison, C.; Baron-Cohen, S.; Wheelwright, S.; Charman, T.; Richler, J.; Pasco, G.; Brayne, C.: The Q-CHAT (Quantitative CHecklist for Autism in Toddlers): A Normally Distributed Quantitative Measure of Autistic Traits at 18–24 Months of Age: Preliminary Report. Journal of Autism and Developmental Disorders, 38 (2008): 1414–1425.

American Psychiatric Association (APA): Diagnostic and Statistical Manual of Mental Disorders, 4th edition, Text Revision (DSM-IV-TR). American Psychiatric Association, Washington, DC, 2000.

Attwood, T.: Das Asperger-Syndrom: Wie Sie und Ihr Kind alle Chancen nutzen. Trias, Stuttgart, 2005.

ATZ-Köln: Checkliste Autismus für Kleinkinder (CHAT) [www.autismus-koeln.de/CHATFORMULAR.html], 2000.

Baird, G.; Charman, T.; Baron-Cohen, S.; Cox, A.; Swettenham, J.; Wheelwright, S.; Drew, A.: A screening instrument for autism at 18 months of age: a 6-year follow-up study. Journal of the American Academy of Child and Adolescent Psychiatry, 39 (2000): 694–702.

Baron-Cohen, S.; Allen, J.; Gillberg, C.: Can autism be detected at 18 months? The needle, the haystack, and the CHAT. British Journal of Psychiatry, 161 (1992): 839–843.

Baron-Cohen, S.; Wheelwright, S.; Hill, J.; Raste, Y.; Plumb, I.: The «Reading the Mind in the Eyes» Test revised version: a study with normal adults, and adults with Asperger syndrome or high-functioning autism. Journal of Child Psychology and Psychiatry, 42 (2001): 241–251.

Baron-Cohen, S.; Wheelwright, S.; Skinner, R.; Martin, J.; Clubley, E.: The Autism-Spectrum-Quotient (AQ): evidence from Asperger syndrome/high-functioning autism, males and females, scientists and mathematicians. Journal of Autism and Developmental Disorders, 31 (2001): 5–17.

Baron-Cohen, S.; Wheelwright, S.: The empathy quotient: an investigation of adults with Asperger syndrome or high functioning autism, and normal sex differences. Journal of Autism and Developmental Disorders, 34 (2004): 163–175.

Baron-Cohen, S.; Wheelwright, S.; Robinson, J.; Woodbury-Smith, M.: The Adult Asperger Assessment (AAA): A diagnostic method. Journal of Autism and Developmental Disorders, 35 (2005): 807–819.

Bishop, D.: Development of the Children's Communication Checklist (CCC): a method for assessing qualitative aspects of communication impairment in children. Journal of Child Psychology and Psychiatry, 39 (1998): 879–891.

Bölte, S.: Psychometrische Untersuchungen zum Autismus Diagnostischen Interview in Revision. Dissertation am Fachbereich Humanmedizin der Goethe-Universität Frankfurt am Main, 1999.

Bölte, S.; Dickhut, H.; Poustka, F.: Patterns of parent-reported problems indicative in autism. Psychopathology, 32 (1999): 94–98.

Bölte, S.; Crecelius, K; Poustka, F.: Der Fragebogen über Verhalten und soziale Kommunikation: Psychometrische Eigenschaften eines Autismus-Screening-Instruments für Forschung und Praxis. Diagnostica, 46 (2000): 149–155.

Bölte, S.; Poustka, F.: Die Faktorenstruktur des Autismus Diagnostischen Interviews-Revision (ADI-R): eine Untersuchung zur dimensionalen versus kategorialen Klassifikation autistischer Störungen. Zeitschrift für Kinder- und Jugendpsychiatrie und –psychotherapie, 29 (2001): 221–229.

Bölte, S.; Poustka, F.: Intervention bei autistischen Störungen: Status quo, evidenzbasierte, fragliche und fragwürdige Techniken. Zeitschrift für Kinder- und Jugendpsychiatrie und Psychotherapie, 30 (2002): 271–280.

Bölte, S.; Poustka, F.: Diagnostische Beobachtungsskala für Autistische Störungen (ADOS): erste Ergebnisse zur Zuverlässigkeit und Gültigkeit. Zeitschrift für Kinder- und Jugendpsychiatrie und -psychotherapie, 32 (2004): 45–50.

Bölte, S.: Modifizierte Checkliste für Autismus bei Kleinkindern (M-CHAT). [kgu.de/zpsy/kinderpsychiatrie/Download/M-CHAT_dt.pdf; kgu.de/zpsy/kinderpsychiatrie/Download/M_CHAT_Instruktion.pdf], 2005a.

Bölte, S.: Eltern-Kurzinterview zur Erfassung autistischen Verhaltens (PIA-mini). [kgu.de/zpsy/kinderpsychiatrie/Downloads/PIA_mini.pdf], 2005b.

Bölte, S.: Checkliste zur Beurteilung von Gruppenfertigkeiten (CBG). [kgu.de/zpsy/kinderpsychiatrie/Download/CBG.pdf], 2005c.

Bölte, S.: Soziale Kompetenzskala (SKS) [kgu.de/zpsy/kinderpsychiatrie/Download/SKS.pdf], 2005d.

Bölte, S.: Fragebogen zur Erfassung des Gruppenverhaltens (FEG): [kgu.de/zpsy/kinderpsychiatrie/Download/FEG.pdf], 2005e.

Bölte, S.; Poustka, F.: Fragebogen zur sozialen Kommunikation (FSK). Huber, Bern, 2006.

Bölte, S.; Rühl, D.; Schmötzer, G.; Poustka, F.: Diagnostisches Interview für Autismus – Revidiert (ADI-R). Huber, Bern, 2006b.

Bölte, S.; Poustka, F.: Skala zur Erfassung sozialer Reaktivität (SRS). Huber, Bern, 2008.

Bölte, S.: Checkliste für soziale und kommunikative Störungen (SCDC). Eigendruck, Goethe-Universität:, 2008.

Bölte, S.; Thomas, S.: Autismus-Spektrum-Inventar (AUTSI), 2008.

Bölte, S.; Holtmann, M.; Poustka, F.: The Social Communication Questionnaire (SCQ) as a Screener for Autism Spectrum Disorders: Additional Evidence and Cross-Cultural Validity. Journal of the American Academy of Child and Adolescent Psychiatry, 47 (2008): 719–720.

Bölte, S.; Poustka, F.; Constantino, J.N.: Assessing Autistic Traits: Cross-cultural Validation of the Social Responsiveness Scale (SRS). Autism Research, 1 (2008): 354–363.

Bölte, S.: Clinical Global Impression Skala für Autismus-Spektrum-Störungen (CGI-AUT). Eigendruck, Goethe-Universität, 2008.

Castelloe, P.; Dawson, G.: Subclassification of children with autism and pervasive developmental disorder: a questionnaire based on Wing's subgrouping scheme. Journal of Autism and Developmental Disorders, 23 (1993): 229–241.

Chandler, S.; Charman, T.; Baird, G.; Simonoff, E.; Loucas, T.; Meldrum, D.; Scott, M.; Pickles, A.: Validation of the social communication questionnaire in a population cohort of children with autism spectrum disorders. Journal of the American Academy of Child and Adolescent Psychiatry, 46 (2007): 1324–1332.

Charman, T.; Baird, G.; Simonoff, E.; Loucas, T.; Chandler, S.; Meldrum, D.; Pickles, A.: Efficacy of three screening instruments in the identification of autistic-spectrum disorders. British Journal of Psychiatry, 191 (2007): 554–559.

Cohen, I.L.; Schmidt-Lackner, S.; Romanczyk, R.; Sudhalter, V.: The PDD Behavior Inventory: a rating scale for assessing response to intervention in children with pervasive developmental disorder. Journal of Autism and Developmental Disorders, 33 (2003): 31–45.

Constantino, J.N.; Gruber, C.P.: Social Responsiveness Scale (SRS). Western Psychological Services, Los Angeles, 2005.

de Haen, J.: Deutsche Version der Cambridge Behavior Scale (EQ) [autismresearchcentre.com/tests/eq_test.asp], 2006.

Dahlgren, S.O.; Gillberg, C.: Symptoms in the first two years of life: a preliminary population study of infantile autism. European Archives of Psychiatry and Clinical Neuroscience, 238 (1989): 169–174.

Eaves, L.C.; Wingert, H.; Ho, H.H.: Screening for autism: agreement with diagnosis. Autism, 10 (2006): 229–242.

Döpfner, M.; Lehmkuhl, G.: Diagnostik-System für Störungen im Kindes- und Jugendalter nach ICD-10 und DSM-IV: Huber, Bern, 1998.

Ehlers, S.; Gillberg, C.; Wing, L.: A screening questionnaire for Asperger syndrome and other high-functioning autism spectrum disorders in school age children. Journal of Autism and Developmental Disorders, 29 (1999): 129–141.

Freitag, C.; Retz-Junginger, P.; Retz, W.; Seitz, C.; Palmason, H.; Meyer, J.; Rösler, M., von Gontard, A.: Evaluation der deutschen Version des Autismus-Spektrum-Quotienten (AQ) – die Kurzversion AQ-k. Zeitschrift für Klinische Psychologie und Psychotherapie, 36 (2007): 280–289 [autismresearchcentre.com/tests/aq_test.asp].

Frith, U.: Emanuel Miller lecture: confusions and controversies about Asperger syndrome. Journal of Child Psychology and Psychiatry, 45 (2004): 672–686.

Garnett, M. S.; Attwood, A. J.: The Australian Scale of Asperger's Syndrome. Brisbane, Australia, 1995 [aspennj.org/pdf/information/articles/australian-scale-for-asperger-syndrome.pdf].

Geurts, H. M.; Verté, S.; Oosterlaan, J.; Roeyers, H.; Hartman, C. A.; Mulder, E. J.; Berckelaer-Onnes, I. A.; Sergeant, J. A.: Can the Children's Communication Checklist differentiate between children with autism, children with ADHD, and normal controls? Journal of Child Psychology and Psychiatry, 45 (2004): 1437–1453.

Gillberg, C.; Gillberg, C.; Råstam, M.; Wentz, E.: The Asperger Syndrome (and high-functioning autism) Diagnostic Interview (ASDI): a preliminary study of a new structured clinical interview. Autism, 5 (2001): 57–66.

Gilliam, J.: Gilliam Asperger's Disorder Scale (GADS). Psychological Assessment Resources, Lutz, FL, 1995.

Gilliam, J.: Gilliam Autism Rating Scale (GARS-2): Pearson, Minneapolis, 2006.

Gotham, K.; Risi, S.; Pickles, A.; Lord, C.: The Autism Diagnostic Observation Schedule: revised algorithms for improved diagnostic validity. Journal of Autism and Developmental Disorders, 37 (2007): 613–627.

Gotham, K.; Risi, S.; Dawson, G.; Tager-Flusberg, H.; Joseph, R.; Carter, A.; Hepburn, S.; McMahon, W.; Rodier, P.; Hyman, S. L.; Sigman, M.; Rogers, S.; Landa, R.; Spence, M. A.; Osann, K.; Flodman, P.; Volkmar, F.; Hollander, E.; Buxbaum, J.; Pickles, A.; Lord, C.: A replication of the Autism Diagnostic Observation Schedule (ADOS) revised algorithms. Journal of the American Academy of Child and Adolescent Psychiatry, 47 (2008): 642–651.

Haas, T.: Fragebogen zur Entwicklung von Verhaltensweisen. Deutsche Fassung des Wing Subgroup Questionnaire. [Tanja_Haas@gmx.de], 2007.

Herbrecht, E.; Poustka, F.; Birnkammer, S.; Duketis, E.; Schlitt, S.; Schmötzer, G.; Bölte, S.: Pilot evaluation of the Frankfurt Social Skills Training for children and adolescents with autism spectrum disorder (ASD). European Child and Adolescent Psychiatry, jan 22 (2009) [Epub].

Jäger, R. S.: (Hrsg.): Psychologische Diagnostik. PVU, Weinheim, 1988.

Kamp-Becker, I.; Mattejat, F.; Wolf-Ostermann, K.; Remschmidt, H.: Die Marburger Beurteilungsskala zum Asperger-Syndrom (MBAS): ein Screening-Verfahren für autistische Störungen auf hohem Funktionsniveau.
Zeitschrift für Kinder- und Jugendpsychiatrie und -psychotherapie, 33 (2005): 15–26.

Kehrer, H.: Autismus: diagnostische, therapeutische und soziale Aspekte (5. überarb. und aktualisierte Aufl.). Asanger, Heidelberg, 1995.

Kleinman, J. M.; Robins, D. L.; Ventola, P. E.; Pandey, J.; Boorstein, H. C.; Esser, E. L.; Wilson, L. B.; Rosenthal, M. A.; Sutera, S.; Verbalis, A. D.; Barton, M.; Hodgson, S.; Green, J.; Dumont-Mathieu, T.; Volkmar, F.; Chawarska, K.; Klin, A.; Fein, D.: The Modified Checklist for Autism in Toddlers: A Follow-up Study Investigating the Early Detection of Autism Spectrum Disorders. Journal of Autism and Developmental Disorders, 38 (2008): 827–839.

Kraijer, D.: Autisme- en Verwante Stoornissenschaal voor Zwakzinnigen-Revisie (AVZ-R). Swets & Zeitlinger, Lisse, 1992.

Kraijer, D.; Melchers, P.: Skala zur Erfassung von Autismusspektrumstörungen bei Minderbegabten (SEAS-M). Swets, Frankfurt, 2003.

Krug, D.; Arick, J.; Almond, P.: Behavior checklist for identifying severely handicapped individuals with high levels of autistic behavior. Journal of Child Psychology and Psychiatry, 21 (1980): 221–229.

Kurschat, M.: Vergleichende Untersuchung des Sprach- und Kommunikationsverhaltens autistischer, geistig behinderter und normaler Kinder anhand eines Fragebogens. Medizinische Dissertation an der Universität Münster, 1983.

Lord, C.; Rutter, M.; DiLavore, P.; Risi, S.: Autism Diagnostic Observation Schedule (ADOS). Western Psychological Services, Los Angeles, CA, 2001.

Melfsen, S.; Walitza, S.; Attwood, A.; Warnke, A.: Validierung der deutschen Version der Australian Scale of Asperger's Syndrome (ASAS). Zeitschrift für Kinder- und Jugendpsychiatrie und -psychotherapie, 33 (2005): 27–34.

Mesibov, G.; Schopler, E.; Schaffer, B.; Landrus, R.: AAPEP-Entwicklungs- und Verhaltensprofil für Jugendliche und Erwachsene. Verlag Modernes Lernen, Dortmund, 2000.

Mildenberger, K.; Sitter, S.; Noterdaeme, M.; Amorosa, H.: The use of the ADI-R as a diagnostic tool in the differential diagnosis of children with infantile autism and children with a receptive language disorder. European Child and Adolescent Psychiatry, 10 (2001): 248–255.

Miller, J. N.; Ozonoff, S.: Did Asperger's cases have Asperger disorder? A research note. Journal of Child Psychology and Psychiatry, 38 (1997): 247–251.

Myles, B.; Bock, S.; Simpson, R.: Asperger Syndrome Diagnostic Scale (ASDS). Pro-Ed, Austin, TX, 2001.

National Institute of Mental Health (NIMH): 028 CGI. Clinical Global Impressions. In: Guy, W. (Ed.), ECDEU Assessment for psychopharmacology, pp. 217–222. Rev. Ed. Rockville, Maryland, 1976.

Noterdaeme, M.; Mildenberger, K.; Sitter, S.; Amorosa, H.: Parent information and direct observation in the diagnosis of pervasive and specific developmental disorders. Autism 6 (2002): 159–168.

Nagaraj, R.; Singhi, P.; Malhi, P.: Risperidone in children with autism: randomized, placebo-controlled, double-blind study. Journal of Child Neurology, 21 (2006): 450–455.

O'Brien, S. K.: The Validity and Reliability of the Wing Subgroups Questionnaire. Journal of Autism and Developmental Disorders, 26 (1996): 321–335.

Poustka, F.; Lisch, S.; Rühl, D.; Sacher, A.; Schmötzer, G.; Werner, K.: The standardized diagnosis of autism: Autism Diagnostic Interview-Revised: Inter-Rater Reliability of the German Form of the ADI-R. Psychopathology, 29 (1996): 145–153.

Poustka, F.; Bölte, S.; Feineis-Matthews, S.; Schmötzer, G.: Autistische Störungen. Leitfaden Kinder- und Jugendlichenpsychotherapie (Band 5). Hogrefe, Göttingen, 2004.

Poustka, L.: Deutsche Fassung des Adult Asperger Assessment (AAA). [autismresearchcentre.com/tests/aaa_test.asp], 2006.

Robins, D. L.; Fein, D.; Barton, M. L.; Green, J. A.: The Modified Checklist for Autism in Toddlers: an initial study investigating the early detection of autism and pervasive developmental disorders. Journal of Autism and Developmental Disorders, 31 (2001): 131–144.

Rühl, D.; Bölte, S.; Poustka, F.: Sprachentwicklung und Intelligenzniveau; Wie eigenständig ist das Asperger-Syndrom? Der Nervenarzt, 72 (2001): 535–540.

Rühl, D.; Bölte, S.; Feineis-Matthews, S.; Poustka, F.: Diagnostische Beobachtungsskala für Autistische Störungen (ADOS). Huber, Bern, 2004.

Rutter, M.; Bailey, A.; Lord, C.; Social Communication Questionnaire (SCQ). Western Psychological Services, Los Angeles, CA, 2003a.

Rutter, M.; Le Couteur, A.; Lord, C.: Autism Diagnostic Interview–Revised (ADI-R). Western Psychological Services, Los Angeles, CA, 2003b.

Sarimski, K.: Erfassung kommunikativer Fähigkeiten bei Kindern mit intellektueller Behinderung – die Children's Communication Checklist. Sprache – Stimme – Gehör, 30 (2006): 29–35.

Scambler, D.; Rogers, S. J.; Wehner, E. A.: Can the checklist for autism in toddlers differentiate young children with autism from those with developmental delays? Journal of the American Academy of Child and Adolescent Psychiatry, 40 (2001): 1457–1463.

Schopler, E.; Reichler, R. J.; De Vellis, R. F.; Daly, K.: Toward objective classification of childhood autism: Childhood Autism Rating Scale (CARS). Journal of Autism and Developmental Disorders, 10 (1980): 91–103.

Schopler, E.; Reichler, R. J.; Bashford, A.; Lansing, M.; Marcus, L.: PEP-R-Entwicklungs- und Verhaltensprofil. Verlag Modernes Lernen, Dortmund, 2000.

Scott, F. J.; Baron-Cohen, S.; Bolton, P.; Brayne, C.: The CAST (Childhood Asperger Syndrome Test): preliminary development of a UK screen for mainstream primary-school-age children. Autism, 6 (2002): 9–31.

Siegel, B.: Pervasive Developmental Disorders Screening Test-II (PDDST-II). The Psychological Corporation, London, 2004.

Skuse, D.; Warrington, R.; Bishop, D.; Chowdhury, U.; Lau, J.; Mandy, W.; Place, M.: The Developmental, Dimensional and Diagnostic Interview (3di): a novel computerized assessment for autism spectrum disorders. Journal of the American Academy of Child and Adolescent Psychiatry, 43 (2004): 548–558.

Skuse, D.; Mandy, W. P.; Scourfield, J.: Measuring autistic traits: heritability, reliability and validity of the Social and Communication Disorders Checklist. British Journal of Psychiatry, 187 (2005): 568–572.

Spreen-Rauscher, M.: «Die Children's Communication Checklist» (Bishop 1998) – ein orientierendes Verfahren zur Erfassung kommunikativer Fähigkeiten bei Kindern. Die Sprachheilarbeit, 48 (2003): 91–104.

Steinhausen, H.-C.: Psychische Störungen bei Kindern und Jugendlichen. Lehrbuch der Kinder- und Jugendpsychiatrie (4., aktualisierte Auflage). Urban und Schwarzenberg, München, 1996.

Steinhausen, H.-C.: Asperger-Syndrom Diagnostik-Interview (ASDI). Universität Zürich [www.kjpd.unizh.ch/praxmat/pdf/ASDI.pdf], 2002.

Stone, W. L.; Coonrod, E. E.; Ousley, O. Y.: Brief report: screening tool for autism in two-year-olds (STAT): development and preliminary data. Journal of Autism and Developmental Disorders, 30 (2000): 607–612.

Stone, W. L.; Coonrod, E. E.; Pozdol, S. L.; Turner, L. M.: The Parent Interview for Autism-Clinical Version (PIA-CV): a measure of behavioral change for young children with autism. Autism, 7 (2003): 9–30.

Tse, J.; Strulovitch, J.; Tagalakis, V.; Meng, L.; Fombonne, E.: Social Skills Training for Adolescents with Asperger Syndrome and High-Functioning Autism. Journal of Autism and Developmental Disorders, 37 (2007): 1960–1968.

Vorgraft, Y.; Farbstein, I.; Spiegel, R.; Apter, A.: Retrospective evaluation of an intensive method of treatment for children with pervasive developmental disorder. Autism, 11 (2007): 413–424.

Willemsen-Swinkels, S. H.; Buitelaar, J. K.; Dietz, C.; van Daalen, E.; van Engeland, H.: Screening instrument for the early detection of autism at 14 months. Presentation at the Society for Research in Child Development; April 2001, Minneapolis, MN, 2001.

Wing, L.; Gould, J.: Severe impairments of social interaction and associated abnormalities in children: Epidemiology and classification. Journal of Autism and Developmental Disorders, 9 (1979): 11–30.

Wing, L.; Leekam, S. R.; Libby, S. J.; Gould, J.; Larcombe,

M.: The Diagnostic Interview for Social and Communication Disorders: background, inter-rater-reliability and clinical use. Journal of Child Psychology and Psychiatry, 43 (2002): 307–325.

Wittchen, H.-U.: Klassifikation. In: Stieglitz, R.-D.; Baumann, U. (Hrsg.): Psychodiagnostik psychischer Störungen. Enke, Stuttgart, 1994.

Wong, V.; Hui, L. H.; Lee, W.C.; Leung, L. S.; Ho, P. K.; Lau, W. L.; Fung, C. W.; Chung, B.: A modified screening tool for autism (Checklist for Autism in Toddlers [CHAT-23]) for Chinese children. Pediatrics, 114 (2004): 166–176.

World Health Organization (WHO): The ICD-10 classification of mental and behavioural disorders. Clinical descriptions and guidelines. WHO, Geneva, 1992.

World Health Organization (WHO): ICF – Internationale Klassifikation der Funktionsfähigkeit, Behinderung und Gesundheit. DIMDI, Köln, 2006

3.2
Testpsychologie

Sven Bölte & Christiane Bormann-Kischkel

3.2.1
Bedeutung und Besonderheiten der Testdiagnostik bei Autismus

Die psychometrische Abklärung und Interpretation intellektueller und neuropsychologischer Funktionen bei Autismus-Spektrum-Störungen (ASS) stellt besondere Herausforderungen an den Untersucher. Zum einen können Menschen mit ASS kognitive Leistungen auf jedem Niveau von profunder geistiger Retardierung bis Hochbegabung aufweisen, zum anderen weist das kognitive Profil typischerweise intraindividuell erhebliche Schwankungen von Stärken und Schwächen auf. Es handelt sich um Testdiagnostik auf vielen Alters- und Entwicklungsstufen bei einer verhaltensauffälligen Klientel. Häufiger als sonst begegnen dem Untersucher oppositionelles Verhalten, begrenztes Verständnis der Aufgabenstellung, motorische Unruhe, Unaufmerksamkeit oder Testangst. Individuelle Auffälligkeiten oder Umstände müssen angemessen berücksichtigt werden, z. B. das Niveau der rezeptiven und produktiven Sprache, Probleme der Feinmotorik, Störungen des Hörens und Sehens und der Einfluss von Medikation. Ebenfalls ein Aspekt ist die adäquate Berücksichtigung des kulturellen Hintergrunds des Probanden. Dies verlangt vom Testdiagnostiker die Kenntnis eines breiten Repertoires an evaluierten Verfahren, deren problemlose und flexible Beherrschung im Rahmen der Standardisierung, ggf. Plausibilitäts- und Validitätsprüfung und eine ausgewogene, sachliche Interpretation der Ergebnisse. Letzteres setzt nicht zuletzt ausreichendes Wissen über Testtheorie und − konstruktion voraus (Lienert, 1989). Es ist die Aufgabe des Testdiagnostikers, den Stellenwert, die Möglichkeiten und Grenzen der eingesetzten Verfahren zu kennen und Resultate differenziert und klar an Kollegen und Eltern weiterzugeben, um wenig hilfreiche unrealistische Über- und Unterschätzungen der Untersuchung zu vermeiden.

Breit angelegte testpsychologische Diagnostik von Funktionen und abgewogene Auswahl von Tests ist daher aus folgenden Gründen indiziert: Die individuelle intellektuelle und neuropsychologische Struktur der Person ist wesentlich für die Wahl der Interventionsstrategie und Beschulung; Intelligenz hat sich konsistent als wichtigster Mediator für die Prognose bei ASS erwiesen (s. Kap. 1.5); Testergebnisse geben Einblick in die Diskrepanz zwischen kognitiven und adaptiven Kompetenzen; bei ggf. vorliegender komorbider Intelligenzminderung bestehen formal zusätzliche Versorgungsansprüche (s. Kap. 5.2).

Die Auffassung, Menschen mit ASS seien grundsätzlich nicht testbar, trifft nicht zu. Allerdings sind nichtsprechende, jüngere, schwer autistisch oder vom klinischen Eindruck intellektuell massiv beeinträchtigte Kinder, Jugendliche und Erwachsene in der Tat nicht auf Anhieb oder nur eingeschränkt testbar. Normierung, Standardisierung, Material und Aufgaben sind nicht an das besondere Verhalten von Menschen mit ASS angepasst, was die Durchführung und Interpretation erschweren kann. Dies trifft jedoch in gleicher Weise auch für Kinder mit anderen kinderpsychiatrischen Störungen (z. B. Teilleistungsstörungen, Sprachentwicklungsstörungen, Aufmerksamkeitsstörungen) zu und stellt kein generelles Argument gegen die Durchführung solcher Verfahren dar. Die meisten gängigen Skalen zur Erfassung kognitiver Fähigkeiten sind vor allem für den mittleren Kompetenzbereich normiert und konzipiert und differenzieren nicht gut im unteren Leistungsbereich, dem bei ASS angesichts der Komorbidität mit Intelligenzminderung (~ 55 %; Baird et al., 2006) besondere Bedeutung zukommt. Aufgrund der Vielzahl testpsychologischer Instrumente lässt sich jedoch zumeist trotzdem ein Verfahren finden, das für den spezifischen Fall angemessen ist und gültige Ergebnisse liefert (Tab. 3.2.1). Bei nicht-testbaren und offensichtlich intellektuell beeinträchtigten Kindern kann eine vorläufige grobe Einschätzung der kognitiven Fähigkeiten auf Basis des adaptiven Verhaltensniveaus erfolgen (Bölte/Poustka, 2002) (s. Kap. 3.3).

3.2.2
Die Testsituation, Testdurchführung und Testwahl

Mit einem Test wird angestrebt, eine möglichst repräsentative Verhaltensstichprobe einer Person in Bezug auf das abzuklärende Merkmal zu ziehen, um eine zuverlässige Generalisierung auf die Ausprägung der Eigenschaft insgesamt vornehmen zu können. In Abhängigkeit von Faktoren wie der Anwesenheit einer Bezugsperson, der Gestimmtheit, Müdigkeit, Vertrautheit, Strukturierung des Vorgehens und des Untersucherverhaltens können die Motivation und Performanz erheblich variieren und sich so inkonsistente Sichtweisen der Kapazität einer Person ergeben. Daher sind die über die formale Testbearbeitung hinausgehenden klinischen Beobachtungen wesentlich für die Validitätseinschätzung des Ergebnisses. Bei der Prüfung kognitiver Funktionen empfiehlt sich meist eine hoch strukturierte Situation mit deutlicher Führung durch den Testleiter und eine besonders reizarme Umgebung. Diese Maßnahmen können helfen, die Aufmerksamkeit des Probanden auf die Testbearbeitung zu lenken und zu begrenzen, bzw. das Ablenkungs- und Störungspotenzial zu minimieren. Ansonsten können Eltern und Bezugspersonen befragt werden, unter welchen Bedingungen die betreffende Person für gewöhnlich am meisten Konzentration und Kooperation für fremdbestimmte Anforderungen zeigt.

Testnormen liefern Vergleichswerte, um einschätzen zu können, welche Ausprägung eines Merkmals eine Person in Relation zu anderen Personen aufweist. Standardisiertes, d. h. festgeschriebenes und über alle Durchführungen vergleichbares Vorgehen ist daher eine notwendige Prämisse bei Tests, die unbedingt auch für die Anwendung im Bereich der ASS gilt. Abgesehen davon kann im Einzelfall eine Durchführung von Tests unter rigiden Standardisierungsbedingungen nicht möglich sein. In diesem Fall sollten klinische Anpassungen toleriert werden, um lieber mit Einschränkung und Vorbehalt zu interpretierende Befunde als gar keine Ergebnisse zu erhalten. Die notwendigen Abweichungen können darin bestehen, dass verbale Instruktionen und soziale Verstärker nicht für das Verständnis und Erreichen von Compliance ausreichen. Eventuelle müssen Pausen eingelegt werden, damit der Proband zwischendurch Stereotypien nachgehen kann, die ihrerseits zum Weitermachen motivieren. Auch Nahrungsmittel als Verstärker können hilfreich sein.

Die Testwahl ist kritisch für das Gelingen der Eindrucksbildung im Bereich von Intelligenz und Neuropsychologie. Verfahren erster Wahl sind vor allem solche, die sich im Bereich ASS klinisch bewährt haben, und zu denen am meisten empirische Evidenz für diese Klientel vorliegt. Abgesehen hiervon sind die testtheoretischen Gütekriterien leitendes Auswahlkriterium beim Einsatz von Testverfahren. Falls es die Fä-

Tabelle 3.2.1: Entwicklungs-, Intelligenz- und neuropsychologische Verfahren bei Autismus-Spektrum-Störungen

Entwicklungstests	Neuropsychologische Testbatterie
Bayley Scales of Infant Development II (Reuner et al., 2007)	Tübinger Luria-Christensen Neuropsychologische Untersuchungsreihe für Kinder (TÜKI)(Deegener et al., 1997)
Entwicklungstest 6 Monate bis 6 Jahre (ET 6-6; Petermann et al., 2006)	
Wiener Entwicklungstest (WET; Kastner-Koller/Deimann, 2002)	**Soziale Kognition/Affektverarbeitung**
	Reading Mind in the Eyes Test für Kinder/Erwachsene (Baron-Cohen et al., 1997; 2001; Bölte, 2005a,b)
Intelligenztestbatterien	Movie for the Assessment of Social Cognition (MASC; Dziobek et al., 2006)
Hannover-Wechsler-Intelligenztest für das Vorschulalter – III (HAWIVA-III; Ricken et al., 2007)	Social Attribution Task (Klin, 2000)
Hamburg-Wechsler Test für Kinder-IV (HAWIK-IV; Petermann/Petermann, 2007)	Frankfurter Test und Training des Erkennens von fazialem Affekt (FEFA; Bölte et al., 2003)
Wechsler-Intelligenztest für Erwachsene (WIE; von Aster et al., 2006)	Multifaceted Empathy Test (MET; Dziobek et al., 2007)
Kaufman-Assessment Battery for Children (K-ABC, Melchers/Preuss, 2001)	**Exekutivfunktionen/Aufmerksamkeit**
Prüfsystem für Schul- und Bildungsberatung für 4. bis 6. Klassen (PSB-R 4-6; Lukesch et al., 2002)	Wisconsin Card Sorting Test (WCST, Grant/Berg, 1993)
Prüfsystem für Schul- und Bildungsberatung für 6. bis 13. Klassen (PSB-R 6-13; Lukesch et al., 2003),	Tower of Hanoi (ToH, Simon, 1975)/ Tower of London (ToL, Krikorian et al., 1994, Tucha/Lange 2004)
	Five-Point Test (Regard et al., 1982)
Leistungsprüfsystem (LPS, Horn, 1983)	**Exekutivfunktionen/Aufmerksamkeit**
Intelligenz-Struktur-Test-2000-R (I-S-T 2000-R; Amthauer et al., 2001)	Testbatterie zur Aufmerksamkeitsprüfung (TAP, Zimmermann/Fimm, 2002)
Adaptives Intelligenz-Diagnostikum (AID-2; Kubinger/Wurst, 2002)	TAP für Kinder (KITAP, Zimmermann/Fimm, 2004)
Snijders-Oomen Non-verbaler Intelligenztest SON-R 2½ – 7 (Tellegen et al., 1998)	**Lokale Informationsverarbeitung (Schwache zentrale Kohärenz)**
Snijders-Oomen Non-verbaler Intelligenztest SON-R 5½ – 17 (Snijders et al., 1997)	Embedded Figures Test (EFT; Witkin et al., 1971)
Leiter International Performance Scale - Revised (Leiter-R; Roid/Miller, 1997)	Mosaik-Test der Wechsler Intelligenzskalen
Testbatterie für Geistig Behinderte Kinder (TBGB, Bondy et al., 1992)	**Sprache**
	Token-Test (TT, De Renzi/Vignolo, 1982)
	Heidelberger Sprachentwicklungstest (HSET, Grimm/Schöler, 1991)
Unidimensionale Intelligenztests	Sprachentwicklungstest für drei- bis fünfjährige Kinder (SETK 3 – 5; Grimm,2001)
Raven-Matrizentests: Coloured/Standard (Bullheller/Häcker, 1998, 2002)	Peabody Picture Vocabulary Test (PPVT-III; Bulheller/Häcker, 2004)
Grundintelligenztest CFT-20 (Weiß, 1999)	

higkeiten und Symptomatik des Kindes zulassen, sollte in der Regel versucht werden, die selben Tests durchzuführen, die auch bei unauffällig entwickelten Kindern oder anderen psychiatrischen Patienten angewandt werden (Bölte et al., 2000). Die Gründe hierfür sind die bessere Normierung und Standardisierung der Verfahren und somit fundiertere Aussagekraft. Im Wesentlichen handelt es sich um bewährte anschauliche Intelligenztest- und Entwicklungstestbatterien sowie Einzelverfahren. Wie schon anfänglich ausgeführt, ist es bei ASS wichtig, wenn möglich multidimensionale Verfahren (z. B. mindestens eine Intelligenztestbatterie) zu verwenden, da bei den häufigen deutlichen Profilschwankungen ansonsten die Gefahr besteht, dass von Teilleistungen auf das allgemeine Niveau geschlossen wird, was zu einem Fehler sowohl im Sinne eine Unter- wie auch Überschätzung führen kann. Sollte der Einsatz solcher Instrumente nicht erfolgen können, müssen weniger optimale Alternativen erwogen werden. Gründe für das Scheitern der Durchführung von Standardverfahren können die sprachlichen Anforderungen, die Aufgabenkomplexität, die sozialen und kommunikativen Aspekte und die erforderliche kognitive Flexibilität (z. B. Umstellungsleistungen bei multidimensionalen Tests) sein. Gegebenenfalls muss eine Hierarchie von Tests entwickelt werden, die versuchsweise eingesetzt werden. Es kann sinnvoll sein, zu einem bestimmten Zeitpunkt gescheiterte Testungen nach gewissen Entwicklungsfortschritten und Verbesserungen der Symptomatik zu wiederholen. Die Erfahrung zeigt, dass viele zunächst nicht mit psychologischen Verfahren testbare Kinder zu einem späteren Zeitpunkt für solche Messungen zugänglich sind. Wenn Sprachprobleme vorliegen, führt die Trennung der Testung von verbalen und nonverbalen Fähigkeiten zu einer differenzierteren Betrachtung der Begabungsstruktur. Ggf. führt auch der Einsatz von computerbasierter Testung zu höherer Compliance und besseren Resultaten (Ozonoff, 1995), da diese ein geringeres Maß an Kommunikation und sozialer Interaktion erfordert. Der Umgang mit Computern ist vielen Kindern, Jugendlichen und Erwachsenen mit ASS vertraut und zumeist positiv konnotiert (s. Kap. 4.16). Auch ergibt sich mittelfristig ein ökonomischer Effekt, da insbesondere Zeitressourcen des Untersuchers gespart werden können. Auf der anderen Seite darf nicht übersehen werden, dass Normen und Gütekriterien nicht einfach von der Papier und Bleistift-Version übertragen werden können. Zudem gehen klinische Informationen, die bei der Beobachtung und Interaktion mit dem Patienten gesammelt werden können, verloren, und die Klärung von Verständnisfragen sowie kurze Unterbrechungen sind meist nicht vorgesehen. Nicht zuletzt setzen Computertests oft voraus, dass der Patient überwiegend selbstständig arbeitet und wenig Aufsicht benötigt. Zu bedenken ist auch, dass die Testung in einer sozialen Situation eine ökologisch validere Situation darstellt als die singuläre Durchführung am Computer.

3.2.3
Zum Verhältnis von Entwicklungs-, Intelligenz- und neuropsychologischen Tests

Bei jungen Kindern mit ASS steht die Entwicklungsdiagnostik mit besonderem Schwerpunkt auf der Beurteilung der Sprach- und motorischen Funktionen im Vordergrund, bei älteren Kindern, Jugendlichen und Erwachsenen primär Intelligenz- und neuropsychologische Diagnostik. Die Abgrenzung von Entwicklungs-, Intelligenz- und neuropsychologischer Diagnostik ist etwas willkürlich, da in allen Fällen die Bewertung der Leistungsfähigkeit bei teils überlappenden Funktionsbereichen bewertet wird. Im frühen Kindesalter ist der Entwicklungsbegriff zu bevorzugen, da es sich tatsächlich um einen Alterbereich intensiver Entwicklung vieler Funktionen handelt, ein Bezug zum erwarteten normativen Entwicklungsniveau (Entwicklungsalter) hergestellt werden kann und die Ergebnisse von Entwicklungstests in diesem Alter für das Intelligenzniveau ab dem Schulalter prädiktiv sind. Intelligenz- und neuropsychologische Tests unterscheiden sich insbesondere dadurch, dass erstere das allgemeine (differenzialpsychologische) intellektuelle Leistungsvermögen mit klassischen Aufgaben zum Problemlösen in verschiedenen Bereichen operationalisieren, während letztere auf einzelne kognitive Funktionen abzielen, die mit bestimmten Störungen assoziiert sind und Korrelationen mit Strukturen und Funktionen des zentralen Nervensystems aufweisen. Der Einsatz von im engerem Sinne neuropsychologischen Tests ist häufig angezeigt, da einige für ASS spezifische kognitive Stärken und Schwächen mit Intelligenztests nicht genügend abgedeckt werden.

3.2.4
Entwicklungstests

Obgleich die Früherkennung der ASS im Säuglings- und Kleinkindalter noch nicht zuverlässig erfolgen kann, muss der Testdiagnostiker auch mit Instrumenten vertraut sein, die Fähigkeiten und Fertigkeiten in der frühen Kindheit erfassen. Diese Kompetenz wird zunehmend bedeutender, da sich die Früherkennung von ASS in den letzten Jahren deutlich verbessert hat und die Wahrscheinlichkeit hoch ist, dass das Durchschnittsalter der vorgestellten Probanden in Zukunft sinkt (s. Kap. 1.5 und 3.1). Bei Entwicklungstests handelt es sich um Testbatterien, die ein breites Spektrum grundlegender und nicht allein kognitiver Funktionen erfassen, z. B. Sprache, Motorik, Visuomotorik, Wahrnehmung, Sozialverhalten, Emotionsentwicklung und praktische Fertigkeiten. Das Material und die Aufgaben sind spielerisch und die Durchführung flexibel angelegt. Häufig sind die Verfahren explizit nicht nur als statusdiagnostische, sondern auch als förderdiagnostische Instrumente gedacht. Ähnlich wie bei Intelligenztest können oft Entwicklungsprofile und Entwicklungsquotienten abgeleitet werden. Ferner kann für eine gezeigte Fertigkeit meist das Entwicklungsalter beziffert werden, so dass ein Rückstand oder Vorsprung in Bezug auf den Erwartungswert z. B. in Monaten angegeben werden kann.

Am meisten Erfahrungswerte im Bereich ASS liegen zu den Bayley Scales of Infant Development II vor (z. B. Magiati/Howlin, 2001), die auch in deutscher Sprache (nur US-Amerikanische Normen) erschienen ist (Reuner et al., 2007). Sie bestehen aus einer kognitiven und einer motorischen Skala sowie einer Verhaltensskala. Der Altersbereich ist von 0;1 bis 3;6 Jahre. Die Durchführung dauert 30 bis 60 Minuten, die Auswertung 5 Minuten. Die Bayley II weisen sehr gute psychometrische Kennwerte und Sensitivität gegenüber Entwicklungsstörungen auf. Ungünstig für die ASS Diagnostik ist jedoch, dass die drei Skalen eine heterogene Anzahl an Fertigkeiten repräsentieren und u. U. Profilschwankungen bei der Summenwertbildung ausgemittelt werden. Die kognitive Skala bspw. umfasst Gedächtnis, Habituation, Problemlösen, frühe Zahlkonzepte, Kategorisieren und Klassifikation, Vokalisation, Sprachkompetenzen, sozial-kommunikative Fähigkeiten, d. h. Fertigkeiten, bei denen sowohl spezifische Stärken als auch Schwächen zu erwarten sind. Für diese einzelnen Fertigkeiten existieren keine separaten Skalenwerte.

Zwei deutschsprachige Entwicklungen jüngeren Datums sind der Entwicklungstest 6 Monate bis 6 Jahre (ET 6–6; Petermann et al., 2006) und der Wiener Entwicklungstest (WET; Kastner-Koller/Deimann, 2002). Die Normierungen sind noch ausreichend aktuell. Bei ET 6–6 und WET stehen für die einzelne Testteile separate Normen zur Verfügung. Der ET 6–6 dauert in der Durchführung zwischen 12 und 50 Minuten und in der Auswertung 5 bis 15 Minuten. Es werden Körpermotorik, Handmotorik, kognitive Entwicklung (Gedächtnis, Handlungsstrategien, Kategorisieren, Körperbewusstsein); Sprachentwicklung (rezeptiv, expressiv), Sozialentwicklung und emotionale Entwicklung erfasst. Der WET kann zwischen 3;0 und 5;11 Jahren einsetzt werden. Die Durchführungsdauer beträgt 75 bis 90 Minuten, die Auswertung bedarf 15 Minuten. Geprüft werden Motorik, Visuomotorik/visuelle Wahrnehmung, Lernen und Gedächtnis, kognitive Entwicklung und Sprache, sozial-emotionale Entwicklung.

3.2.5
Intelligenztestbatterien und Intelligenzprofile

Das Konzept der Intelligenz (lat.: intelligentia/intellegere: Einsicht, Erkenntnisvermögen, Verstehen) ist nicht eindeutig operationalisiert. Den mannigfaltigen Definitionen ist gemein, dass Problemlösungsfähigkeit, Abstraktionsvermögen, Wissensanwendung und schlussfolgerndes Denken zentral sind. Einige Ansätze betonen auch die Alltagsrelevanz solcher Fähigkeiten. Insgesamt ist Intelligenz ein Sammelbegriff für verschiedene kognitive Fähigkeiten, in welche häufig sprachliche Leistungen, Gedächtnis und Aufmerksamkeit eingehen. Dementsprechend gibt es so viele verschiedene Intelligenzen wie es Intelligenztests gibt. In der Allgemeinbevölkerung sind die Zusammenhänge zwischen den Testergebnissen meist hoch, ebenso die Korrelationen zwischen Subtests bei multidimensionalen Intelligenztestbatterien, d. h. das Intelligenzprofil ist ausgeglichen. In klinischen Stichproben kann sich dies jedoch anders darstellen (z. B. Bölte et al., 2002) und eine Profilanalyse stellt einen zusätzlichen Informationsgewinn dar. Für diagnostische Zwecke im Sinne einer psychiatrischen Diagnosenstellung sollten Intelligenzprofile dagegen nicht genutzt werden (Rispens et al., 1997). Der standardmäßige Einsatz eines bestimmten Intelligenzverfahrens bei ASS kann nicht empfohlen werden. In Abhängigkeit von den Voraussetzungen des Kindes und der zur Verfügung stehenden Zeit muss die Entscheidung individuell getroffen werden. Wenn es die zeitlichen Ressourcen zulassen oder eine erste Messung ungenügende oder widersprüchliche diagnostische Informationen ergab, kann es im Sinne einer Kreuzvalidierung durchaus ratsam sein, ein zweites Testverfahren durchzuführen, um sich ein zuverlässigeres Bild von den intellektuellen Fähigkeiten eines Patienten zu machen.

Die meisten klinischen und empirischen Erfahrungswerte zur Intelligenzdiagnostik bei ASS liegen hinsichtlich von Skalen vor, die auf dem Intelligenzkonzept von David Wechsler beruhen. Dieses betont bei klinischer Anschaulichkeit vor allem zweckvolles Handeln und vernünftiges Denken mit hohem Alltagsbezug. Mit dem Hannover-Wechsler-Intelligenztest für das Vorschulalter – III (HAWIVA-III; Ricken et al., 2007), Hamburg-Wechsler-Intelligenztest Test für Kinder-IV (HAWIK-IV; Petermann/Petermann, 2007) und dem Wechsler-Intelligenztest für Erwachsene (WIE; von Aster et al., 2006) können nach diesem Konzept und bei hoher psychometrischer Güte und Aktualität alle Altersbereiche von 2;6 bis 89 Jahre einheitlich erfasst werden. Wechsler-Tests enthalten zwischen 11 und 14 Subtests, die ein breites Spektrum an Fähigkeiten prüfen, u. a. Faktenwissen, Abstraktionsvermögen, praktische Urteilsfähigkeit, Arbeitsgedächtnis, Rechenfähigkeit, Informationsverarbeitung, Wahrnehmungsgenauigkeit, soziales Verständnis und visuell-räumliche Fähigkeiten. Die Subtests sind in nonverbale und verbale klassifiziert und separat normiert, so dass ein separater Verbal- und Handlungs- sowie ein Gesamt-IQ bestimmt werden. Eine Ausnahme stellt der HAWIK-IV dar, bei dem neben dem Gesamt-IQ vier Indizes gebildet werden: sprachliche Fähigkeit, Arbeitsgedächtnis, Verarbeitungsgeschwindigkeit und Wahrnehmungsgebundenes logisches Denken.

Ein oft replizierter aber nicht universeller Befund (Siegel et al., 1996) bei den Wechsler-Intelligenztests für Kinder und Erwachsene bei ASS sind relative oder absolute Stärken bei visuellräumlichen Subskalen, speziell dem Mosaik-Test, bei gleichzeitigen Schwächen bei Untertests mit sozialem Bezug, insbesondere dem Allgemeinen Verständnis und dem Bilder ordnen (z. B. Lockyer/Rutter, 1970; Rühl et al., 1995; Mayes/Calhoun, 2003). Dieser Befund hat auch die Entwicklung psychologischer Theorien über den Autismus maßgeblich beeinflusst (Happé, 1994) (s. a. Kap. 2.3).

Neben den Wechsler-Tests bieten sich als Intelligenztestbatterien je nach Alter und Anlass der Untersuchung auch die Kaufman-Assessment Battery for Children (K-ABC, Melchers/Preuss, 2001), das Prüfsystem für Schul- und

Bildungsberatung für 4. bis 6. Klassen (PSB-R 4–6; Lukesch et al., 2002), das Prüfsystem für Schul- und Bildungsberatung für 6. bis 13. Klassen (PSB-R 6–13; Lukesch et al., 2003), das Leistungsprüfsystem (LPS, Horn, 1983), der Intelligenz-Struktur-Test-2000-R (I-S-T 2000-R; Amthauer et al., 2001) und das am Wechsler-Intelligenzkonzept angelehnte Adaptive Intelligenz-Diagnostikum (AID-2; Kubinger/Wurst, 2002) an.

Bei Einschränkungen der rezeptiven oder expressiven Sprache bieten sich als Intelligenztestbatterien der Snijders-Oomen Non-verbaler Intelligenztest SON-R 2½–7 (Tellegen et al., 1998) bzw. SON-R 5½–17 (Snijders et al., 1997) an. Weitere sprachfreie (sprachreduzierte) Skalen sind für den unteren Leistungsbereich die Leiter International Performance Scale-Revised (Leiter-R; Roid/Miller, 1997) für den Altersbereich 2 bis 20; 11 Jahre und die Testbatterie für Geistig Behinderte Kinder (TBGB; Bondy et al., 1992) für den Altersbereich 4 bis 12 Jahre an, die eine weitere Differenzierung der Intelligenz im Bereich der geistigen Behinderung ermöglichen.

3.2.6
Unidimensionale nonverbale, kulturfreie Intelligenztests

Unidimensionale Intelligenztests gehen von der Annahme aus, dass eine umschriebene Fähigkeit (z. B. visuelles abstrakt-logisches Denken) einen hohen Zusammenhang mit der allgemeinen intellektuellen Befähigung aufweist oder ihren Kern bildet. Zudem wird bei unidimensionalen Intelligenztests meist eine möglichst sprachfreie und vom kulturellen Hintergrund und der Bildung unabhängige Durchführung angestrebt. Bei ASS werden in diesem Kontext vor allem die sog. Raven-Matrizentests (Bullheller/Häcker, 1998, 2002) verwendet. Es wurde postuliert, dass diese Tests zu einer fairen Einschätzung der Intelligenz und meist besseren Leistungen führen als die Wechsler-Skalen (Dawson et al., 2007). Dieser Befund konnte aber in einer Replikationsstudie nur teilweise bestätigt werden können (Bölte et al., 2008). Demnach besteht eine Diskrepanz zwischen den Leistungen bei den Raven-Matrizen und den Wechsler-Tests nur im Bereich der niedrigen, aber nicht der durchschnittlichen und hohen Intelligenz. Ein weiterer nonverbaler unidimensionaler Tests liegt mit den Grundintelligenztests CFT-20 (Weiß, 1998) vor.

3.2.7
Neuropsychologische Tests

Das Interesse an der kognitiven Charakterisierung bei ASS hat in der zurückliegenden Zeit stetig zugenommen. Neben allgemeinen neuropsychologischen Tests sind für den deutschen Sprachraum mittlerweile auch einige spezifisch für ASS konstruierte Instrumente verfügbar geworden. Die Schwerpunkte der diesbezüglichen Testdiagnostik liegen im Bereich der sozialen Kognition (Theory of Mind), Affektverarbeitung, Exekutivfunktionen und Detailaufmerksamkeit (schwache zentrale Kohärenz) (s. a. Kap. 2.3). Die Durchführung von neuropsychologischen Testbatterien, z. B. der Tübinger Luria-Christensen Neuropsychologische Untersuchungsreihe für Kinder (TÜKI) (Deegener et al., 1997) ist meist nicht zwingend erforderlich, wenn bereits eine Intelligenztestbatterie durchgeführt wurde, es sei denn, es werden grobe neurologische Probleme im Bereich Gesamtkörperkoordination, motorische Funktionen der Hände, orale Praxie, sprachliche Regulation motorischer Vollzüge, akustisch-motorische Koordination, höhere kinästhetische Funktionen oder Stereognosie beobachtet.

3.2.7.1
Soziale Kognition und Affektverarbeitung

Im Bereich sozialer Kognition bieten sich zur Eindrucksbildung der Reading Mind in the Eyes Test für Kinder (28 Items) oder Erwachsene (36 Items) an (Baron-Cohen et al., 1997; 2001; Bölte, 2005a,b). Diese Tests beinhalten schwarz-weiße Fotos von Augenpartien von Frauen und Männern anhand derer bei Mehrfachwahlformat die zum Bild passende Gefühls- oder Gemütslage ausgewählt werden muss. Es liegen deutsche Übersetzungen und Vergleichwerte zum Original für typische Entwicklung und ASS vor.

Der Movie for the Assessment of Social Cognition (MASC; Dziobek et al., 2006) ist ein auf Deutsch und Englisch vorliegender 15-minütiger computergestützter Film über einen «Abend zu viert». Der Film wird an 45 Stellen unterbrochen und es werden Fragen zu den laufenden komplexe soziale Interaktionen gestellt («Was denkt Person XY?», «Was empfindet Person XY?», «Warum macht Person XY das?»). Der MASC hat sich als hoch diskriminativ für Diagnosen aus dem Autismus-Spektrum erwiesen. Es liegen normative Erwartungswerte und Vergleichswerte für ASS vor.

Als ein weiteres exploratives Instrument kann der Social Attribution Task (Klin, 2000) bei ASS genutzt werden. Es handelt sich um einen kurzen Film, in welchem sich geometrische Figuren (Kreis und Dreiecke) so bewegen, dass in der Regel der Einruck einer sozialen Interaktion entsteht. Es wird untersucht, ob die Tendenz zum sozialen Erleben bei ASS eingeschränkt ist.

Zur Testung basalen Affekterkennungsleistungen wurde das computerbasierte Frankfurter Test und Training des Erkennens von fazialem Affekt (FEFA; Bölte et al., 2003) entwickelt. Anhand von schwarz-weiß Fotos von Männern und Frauen, die entwder das ganze Gesicht (50 Items) oder die Augenpartien (40 Items) abbilden, soll eine von sechs korrespondierenden Basisemotionen (Freude, Zorn, Trauer, Ekel, Überraschung, Furcht) oder neutraler Ausdruck angewählt werden. Die Tests sind hoch reliabel (interne Konsistenz: .91/.95; Retestreliabilität: .89/.92); es liegen normative und klinische Vergleichswerte und automatisierte Auswertung vor.

Der Multifaceted Empathy Test (MET; Dziobek et al., 2008) ist ein foto-basierter Test zur Erfassung kognitiver und emotionaler Empathie mit 23 Itempaaren. Die Fotos entstammen dem International Affective Picture System (Lang et al., 1998) und die Bewertung erfolgt über die visuelle Analogskala Self-Assessment Manikin (Lang et al., 1998).

3.2.7.2
Exekutivfunktionen / Aufmerksamkeit

Klassische neuropsychologische Tests sind der Wisconsin Card Sorting Test (WCST, Grant/Berg, 1993) zur Erfassung von kognitiver Flexibilität und der Tower of Hanoi (ToH, Simon, 1975) bzw. Tower of London (ToL, Krikorian et al., 1994, Tucha/Lange, 2004) für vorausschauendes Planen. Zu diesen Tests liegt auch Evidenz vor, dass bei ASS eingeschränkte Leistungen zu erwarten sind (Rumsey, 1985; Bennetto et al., 1996). Beim WCST wird die Fähigkeit untersucht, schnell und fortlaufend Regeländerungen zu erkennen und sich auf eine neue Regel einzustellen. Insgesamt werden in der Standardfassung 128 Stimuli gezeigt. Die Durchführung dauert 20 bis 30 Minuten; Altersbereich ist 6;5 bis 89 Jahre. Es werden mehrere Werte generiert, wobei derjenige der Perseverationen klinisch am bedeutsamsten ist.

Beim ToH besteht die Aufgabe darin, mehrere gelochte Schreiben (meist 4 oder mehr) von einem Stab (A) über einen zweiten Stab (B) auf einen dritten Stab (C) zu verlagern. Zu Anfang liegen alle Schreiben nach Größe geordnet (größte unten, kleinste oben) auf A. Möglichst schnell und mit wenigen Zügen muss die Aufgaben bewältigt werden, wobei immer nur eine Scheibe bewegt und nie eine große auf eine kleine Scheibe gelegt werden darf. Erfasst werden Anzahl Züge und Regelverstöße sowie benötigte Zeit. Beim ToL werden andere Start- oder Zielformationen vorgegeben.

Zur Diagnostik der verbalen und nonverbalen kognitiven Flüssigkeit können u.a. der Five-Point Test (Regard et al., 1982) eingesetzt werden. Bei letzterem sollen in drei Minuten anhand von Matrizen bestehend aus fünf Punkten soviel unterschiedliche Figuren wie möglich produziert werden. Wortflüssigkeitstests, bei denen in einer kurzen Zeit so viele Worte wie möglich mit bestimmten Anfangsbuchstaben generiert werden müssen, finden sich u.a. in einigen Intelligenztestbatterien, z.B. dem Untertest «Worteinfall» des LPS. Normen für die hier beschriebenen Verfahren sind abgesehen von den Manualen auch in speziellen Sammelwerken zu finden (z. B. Baron, 2004; Mitrushina et al., 1999).

Für eine detaillierte Beschreibung von Aufmerksamkeitsfunktionen liegt die 12 Subskalen umfassende Testbatterie zur Aufmerksamkeitsprüfung (TAP, Zimmermann/Fimm, 2002) vor. Gemäß des Mehrkomponentenmodells der Aufmerksamkeit sind u. a. Untertests zur Aktiviertheit (Reaktionszeitmessung), selektiven und geteilten Aufmerksamkeit, Daueraufmerksamkeit und Vigilanz eingeschlossen. Die TAP stellt für die meisten Aufgaben Normen für Kinder, Jugendliche und Erwachsene bereit. Bei einer Studie von Noterdaeme et al. (2001) mit der TAP zeigten Probanden mit ASS vor allem Probleme bei Tests zu exekutiven Aufmerksamkeitsfunktionen, z. B. Reaktionswechsel und Scanning. Eine TAP für Kinder (KITAP, Zimmermann/Fimm, 2004) für 6 bis 10-jährige Kinder mit spielerischer Aufgabendarbietung wurde ebenfalls entwickelt.

3.2.7.3
Lokale Informationsverarbeitung (Schwache zentrale Kohärenz)

Zwei Testverfahren haben sich in besonderer Weise als sensitiv gegenüber vermehrter Detailaufmerksamkeit bei ASS erwiesen: der Untertest Mosaiktest (MT) der Wechsler Intelligenzskalen (Caron et al., 2006) sowie der Embedded Figures Test (EFT; Witkin et al., 1971; Shah/Frith, 1983). Im Gegenteil zu den anderen neuropsychologischen Messungen, die im Wesentlichen defizitorientiert sind, können bei MT und EFT im Vergleich zu inter- oder intraindividuellen Norm erhöhte Leistungen erwartet werden. Der MT ist als visuell-räumlich-konstruktiver Test konzipiert. Die Aufgabe besteht darin Würfel mit jeweils zwei roten und zwei weißen sowie zwei Flächen, die zur Hälfte rot und weiß sind, so anzuordnen, dass die obere Fläche dem Muster von Vorlage entspricht. Beim EFT müssen einfache Figuren (z. B. ein Dreieck), die in komplexe Figuren eingebettet sind entdeckt und visuell herausgefiltert werden. Es wird zuerst die komplexe Figur und danach die eingebettete einfachere vorgelegt, aber nie beide gleichzeitig. Der EFT ist ursprünglich aus der Persönlichkeitsforschung über sog. kognitive Stile hervorgegangen, wonach bestimmte Wahrnehmungsleistungen auf bestimmte kognitive Persönlichkeitseigenschaften schließen lassen, z. B. auf analytisches versus globales Verständnis und Denken. Gemäß einer kürzlich publizierten Studie eignet sich ggf. die Kombination von EFT (erhöhte Leistungen) und Fragmentiertem Bildertest (Kessler et al., 1993) (reduzierte Leistungen) in besonderer Weise zur Beschreibung lokaler Informationsverabeitung bei ASS (Scheurich et al., •im Druck•).

3.2.7.4
Sprache

Zum groben Screening von Sprachstörungen kann bei Erwachsenen der schnelle und zuverlässige Token-Test (TT, De Renzi/Vignolo, 1982) durchgeführt werden. Für eine feinere Analyse der Sprache bei Kindern kann der Heidelberger Sprachentwicklungstest (HSET, Grimm/Schöler, 1991) zwischen dem dritten und neunten Lebensjahr und der Sprachentwicklungstest für drei- bis fünfjährige Kinder (SETK 3–5; Grimm, 2001) zum Einsatz kommen. Wenn sich andere Versuche der Einschätzung von sprachlichen Fähigkeiten als nicht möglich erweisen, kann ein Screening allgemeiner verbaler Fähigkeiten mit dem Peabody Picture Vocabulary Test (PPVT-III; Bulheller/Häcker, 2004) erfolgen. Es handelt sich um einen anschaulichen Bilderwortschatztest, bei welchem pro Item ein Begriff vorgegeben wird und ein dazu passendes Bild von vier ausgewählt werden muss. Die offizielle deutschsprachige Form kann erst ab einem Alter von 13 Jahren durchgeführt werden; das US-Original ab 2;6 Jahren. Werden bei einem Kind sprachliche Auffälligkeiten beobachtet, sollte in jedem Fall auch eine logopädische Abklärung erfolgen. Hierbei ist besonders auf die pragmatischen

Sprachfunktionen zu achten, die bei allen Kindern und Jugendlichen mit ASS eingeschränkt sind. Phonologische, semantische und syntaktische Fähigkeiten können im Kontext der allgemeinen Entwicklungsstörung ebenfalls beeinträchtigt sein und sollten dementsprechend auch diagnostiziert und behandelt werden.

3.2.8
Ausblick

Die kognitive Phänotypisierung von ASS schreitet weiter voran, ebenso die Entwicklung von geeigneten sensitiven Verfahren zur Erfassung neuropsychologischer Besonderheiten im Bereich der «Big Three»: Theory of Mind, Exekutivfunktionen, lokale Informationsverarbeitung (schwache zentrale Kohärenz). Auch im deutschen Sprachraum sind in den letzten Jahren vermehrt Tests verfügbar geworden, die einen klinisch nützlichen Einblick in diesbezügliche Schwächen und Stärken erlauben. Es handelt sich um sinnvolle Ergänzungen gängiger Intelligenz- und neuropsychologischer Tests. Wesentlich ist aber zu betonen, dass momentan noch keine ausreichend sensitive und spezifische kognitive Definition von ASS existiert, so dass es auch nicht möglich ist, auf der Basis von psychologischen Testergebnissen, die Diagnose einer ASS abzuleiten.

Zwei Aufgaben der Testdiagnostik von ASS wurde in der Vergangenheit evtl. zu wenig Aufmerksamkeit geschenkt: erstens der Entwicklung von Intelligenzskalen, die in Aufgabenbreite, Material und Durchführung den Besonderheiten und Bedürfnissen der Klientel ASS gerechter werden, so dass aus den Ergebnissen unmittelbar abgeleitet werden kann, welche Unterstützungen für welche Einschränkung notwendig ist, aber auch, wie ggf. Stärken besser für das psychosoziale Funktionsniveau genutzt werden können. Zweitens der Entwicklung von Sprachtests, die über formale Sprachkompetenzen (z. B. Syntax, Wortschatz) auch Aspekte der expressiven und rezeptiven Prosodie, Sprache im Kontext sozialer Interaktion und im psychologischen Zusammenhang (z. B. Verwendung von Sprache zur Beschreibung psychischer Vorgänge) und Metalinguistik (z. B. Verständnis von Metapher, Ironie, Sarkasmus, Sprichwörtern) operationalisieren. Auch bei formal unauffälliger Sprache finden sich Probleme in diesen Bereichen regelmäßig bei Menschen mit ASS, was für die Interventionsplanung von zentraler Bedeutung ist. Für junge Kinder liegt mit der Beobachtungsmethode nach Zollinger (2002) mittlerweile ein entsprechendes Verfahren zur Erfassung solcher sprachlicher Aspekte vor.

3.2.9
Weiterführende Literatur

Brähler, E.; Holling, H.; Leutner, D.; Petermann, F. (Hrsg.): Brickenkamp Handbuch psychologischer und pädagogischer Tests. Hogrefe, Göttingen, 2002.
Kaufmann, L.; Nuerk, H.-C.; Konrad, K.; Willmes, K. (Hrsg.): Kognitive Enwicklungsneuropsychologie. Hogrefe, Göttingen, 2007.
Lautenbacher; S.; Gauggel, S.: Neuropsychologie psychischer Störungen. Springer, Berlin, 2004.
Lezak, M. D.: Neuropsychological assessment. Oxford University Press, New York, 2004.
Lösslein, H.; Deike-Beth, C.: Hirnfunktionsstörungen bei Kindern und Jugendlichen. Deutscher Ärzte Verlag, Köln, 2000.
Spreen, O.; Strauss, E.: A compendium of neuropsychological tests. Oxford University Press, Oxford, 1998.

3.2.10
Literatur

Amthauer, R.; Brocke, B.; Liepmann, D.; Beauducel, A.: Intelligenz-Struktur-Test 2000 R (I-S-T 2000-R). Hogrefe, Göttingen, 2001.
Baird, G.; Simonoff, E.; Pickles, A.; Chandler, S.; Loucas, T.; Meldrum, D.; Charman, T.: Prevalence of disorders of the autism spectrum in a population cohort of children in South Thames: the Special Needs and Autism Project (SNAP). Lancet, 368 (2006): 210–215.
Baron, I. S.: Neuropsychological evaluation of the child. Oxford University Press, Oxford, 2004.
Baron-Cohen, S.; Jolliffe, T.; Mortimore, C.; Robertson, M.: Another advanced test of theory of mind: evidence from very high functioning adults with autism or Asperger syndrome. Journal of Child Psychology and Psychiatry, 38 (1997): 813–822.
Baron-Cohen, S.; Wheelwright, S.; Hill, J.; Raste, Y.;

Plumb, I.: The «Reading the Mind in the Eyes» Test revised version: a study with normal adults, and adults with Asperger syndrome or high-functioning autism. Journal of Child Psychology and Psychiatry, 42 (2001): 241–251.

Bennetto, L.; Pennington, B. F.; Rogers, S. J.: Intact and impaired memory functions in autism. Child Development, 67 (1996): 1816–1835.

Bölte, S.; Adam-Schwebe, S.; Englert, E.; Schmeck, K.; Poustka, F.: Zur Praxis der psychologischen Testdiagnostik in der deutschen Kinder- und Jugendpsychiatrie: Ergebnisse einer Umfrage. Zeitschrift für Kinder- und Jugendpsychiatrie und Psychotherapie, 28 (2000): 151–161.

Bölte, S.; Poustka, F.: The relation between general cognitive level and adaptive behavior domains in individuals with autism with and without co-morbid mental retardation. Child Psychiatry and Human Development, 33 (2002): 165–172.

Bölte, S.; Rudolf, L.; Poustka, F.: The cognitive structure of higher functioning autism and schizophrenia: a comparative study. Comprehensive Psychiatry, 43 (2002): 325–330.

Bölte, S.; Feineis-Matthews, S.; Poustka, F.: Frankfurter Test und Training des Erkennens fazialen Affekts (FEFA). J. W. Goethe-Universität, 2003.

Bölte, S.: Reading Mind in the Eyes Test für Kinder (dt. Fassung) von S. Baron-Cohen. [kgu.de/zpsy/kinderpsychiatrie/Downloads/Eyes_test_kinder.pdf], 2005a.

Bölte, S.: Reading Mind in the Eyes Test für Erwachsene (dt. Fassung) von S. Baron-Cohen. [kgu.de/zpsy/kinderpsychiatrie/Downloads/Eyes_test_erw.pdf], 2005b.

Bölte, S.; Dziobek, I.; Poustka, F.: Brief Report: The Level and Nature of Autistic Intelligence Revisited. Journal of Autism and Developmental Disorders, 39 (2009): 678–682.

Bondy, C.; Cohen, R.; Eggert, D.; Lüer, G.: Testbatterie für Geistig Behinderte Kinder (TBGB), 3. Auflage. Beltz, Weinheim, 1992.

Bulheller, S.; Häcker, H.: Standard Progressive Matrices Plus (SPM+) – Manual. Swets Test Services, Frankfurt/M., 1998.

Bulheller, S.; Häcker, H.: Coloured Progressive Matrices (CPM). Beltz, Göttingen, 2002.

Bulheller, S.; Häcker, H.: Peadbody Picture Vocabulary Test-III (PPVT-III). Harcourt, Frankfurt/M., 2004.

Caron, M. J.; Mottron, L.; Berthiaume, C.; Dawson, M.; Cognitive mechanisms, specificity and neural underpinnings of visuospatial peaks in autism. Brain, 129 (2006): 1789–1802.

Dawson, M.; Soulières, I.; Gernsbacher, M. A.; Mottron, L.: The level and nature of autistic intelligence. Psychological Science, 18 (2007): 657–662.

Deegener, G.; Dietel, B.; Hamster, W.; Koch, C.; Matthaei, R.; Nödl, H.; Rückert, N.; Stephani, U.; Wolf, E.: Tübinger Luria-Christensen Neuropsychologische Untersuchungsreihe für Kinder. Hogrefe, Göttingen, 1997.

De Renzi, E.; Vignolo, L. A.: Token-Test. Hogrefe, Göttingen, 1982.

Dziobek, I.; Fleck, S.; Kalbe, E.; Rogers, K.; Hassenstab, J.; Brand, M.; Kessler, J.; Woike, J.; Wolf, O. T.; Convit, A.: Introducing MASC: A Movie for the Assessment of Social Cognition. Journal of Autism and Developmental Disorders, 36 (2006): 623–636 [mpib-berlin.mpg.de/de/forschung/snwg/dziobek.html].

Dziobek, I.; Rogers, K.; Fleck, S.; Bahnemann, M.; Heekeren, H. R.; Wolf, O. T.; Convit, A.: Dissociation of cognitive and emotional empathy in adults with Asperger syndrome using the Multifaceted Empathy Test (MET). Journal of Autism and Developmental Disorders, 38 (2008): 464–473.

Grant, D. A.; Berg, E. A.: Wisconsin Card Sorting Test. Hogrefe, Göttingen, 1993.

Grimm, H.: Sprachentwicklungstest für drei- bis fünfjährige Kinder (SETK 3–5). Göttingen, Hogrefe, 2001.

Grimm, H.; Schöler, H.: Heidelberger Sprachentwicklungstest. Hogrefe, Göttingen, 1991.

Happé, F. G.: Wechsler IQ profile and theory of mind in autism: a research note. Journal of Child Psychology and Psychiatry, 35 (1994): 1461–1471.

Horn, W.: Leistungsprüfsystem. Hogrefe, Göttingen, 1983.

Kastner-Koller, U.; Deimann, P.: Wiener Entwicklungstest (WET). Hogrefe, Göttingen, 2002.

Kessler, J.; Schaaf, A.; Mielke, R.: Der Fragmentierte Bildertest (FBT). Hogrefe, Göttingen, 1993.

Klin, A.: Attributing social meaning to ambiguous visual stimuli in higher-functioning autism and Asperger syndrome: The Social Attribution Task. Journal of Child Psychology and Psychiatry, 41 (2000): 831–846.

Krikorian, R.; Bartok, J.; Gay, N.: Tower of London procedure: a standard method and developmental data. Journal of Clinical and Experimental Neuropsychology, 16 (1994): 840–850.

Kubinger, K. D.; Wurst, E.: Adaptives Intelligenzdiagnostikum, Version 2.1 (AID 2). Beltz, Göttingen, 2002.

Lang, P. J.; Bradley, M. M.; Cuthbert, B. N.: International Affective Picture System (IAPS): Technical Manual and Affective Ratings. Center for Research in Psychophysiology, Gainsville, FL, 1997.

Lang, P. J.; Öhman, A.; Vaitl, D.: The International Affective Picture System [photographic slides]. Center for Research in Psychophysiology, Gainsville, FL, 1998.

Lienert, G. A.: Testaufbau und Testanalyse. PVU, München, 1989.

Lockyer, L.; Rutter, M.: A five- to fifteen-year follow-up study of infantile psychosis. IV. Patterns of cognitive ability. British Journal of Social and Clinical Psychology, 9 (1970): 152–163.

Lukesch, H.; Korman, A.; Mayrhofer, S.: Prüfsystem für Schul- und Bildungsberatung für 4. bis 6. Klassen (PSB-R 4–6). Hogrefe, Göttingen, 2002.

Lukesch, H.; Mayrhofer, S.; Kormann, A.: Prüfsystem für Schul- und Bildungsberatung für 6. bis 13. Klassen – revidierte Fassung (PSB-R 6–13). Hogrefe, Göttingen, 2003.

Magiati, I.; Howlin, P.: Monitoring the progress of preschool children with autism enrolled in early intervention programmes: problems in cognitive assessment. Autism, 5 (2001): 399–406.

Mayes, S. D; Calhoun, S. L.; Analysis of WISC-III, Stanford-Binet:IV, and academic achievement test scores in children with autism. Journal of Autism and Developmental Disorders, 33 (2003): 329–341.

Melchers, P.; Preuss, U.: Kaufman-Assessment Battery for Children (K-ABC). Swets, Frankfurt/M., 2001.

Mitrushina, M. N.; Boone, K. B.; D'Elia, L. F.: Handbook of normative data for neuropsychological assessment. New York, Oxford University Press, 1999.

Noterdaeme, M.; Amorosa, H.; Mildenberger, K.; Sitter, S.; Minow, F.: Evaluation of attention problems in children with autism and children with a specific language disorder. European Child and Adolescent Psychiatry, 10 (2001): 58–66.

Ozonoff, S.: Reliability and validity of the Wisconsin Card Sorting Test in studies autism. Neuropsychology, 9 (1995): 491–500.

Petermann, F.; Stein, I. A.; Macha, T.: Entwicklungstest 6 Monate bis 6 Jahre Verlag: (3. Aufl.). Harcourt Test Services, Frankfurt/M., 2006.

Petermann, F.; Petermann, U.: Hamburg-Wechsler-Intelligenztest für Kinder-IV (HAWIK-IV). Huber, Bern, 2007.

Regard, M.; Strauss, E.; Knapp, P.: Children's production of verbal and nonverbal fluency tasks. Perceptual and Motor Skills, 55 (1982): 839–844.

Reuner, G.; Rosenkranz, J.; Pietz, J.; Horn, R. (Hrsg.): Bayley Scales of Infant Development II – Deutsche Version. Harcourt Test Service, Frankfurt/M., 2007.

Ricken, G.; Fritz, A.; Schuck, K.-D.; Preuß, U.: Hannover-Wechsler-Intelligenztest für das Vorschulalter – III (HAWIVA-III). Huber, Bern, 2007.

Rispens, J.; Swaab, H.; van den Oord, E. J.; Cohen-Kettenis, P.; van Engeland, H.; van Yperen, T. J.: WISC profiles in child psychiatric diagnosis: sense or nonsense? American Academy of Child and Adolescent Psychiatry, 36 (1997): 1587–1594.

Roid, G. M.; Miller, L. J.: Leiter International Performance Scale-Revised: Examiner's Manual. Stoelting, Wood Dale, IL, 1997.

Rühl, D.; Werner, K.; Poustka, F.: The intelligence structure of autistic persons. Zeitschrift für Kinder- und Jugendpsychiatrie, 23 (1995): 95–103.

Rumsey, J. M.: Conceptual problem-solving in highly verbal, non-retarded autistic men. Journal of Autism and Developmental Disorders, 15 (1985): 23–26.

Scheurich, A.; Fellgiebel, A.; Müller, M. J.; Poustka, F.; Bölte, S.: Erfasst der Fragmentierte Bilder Test lokale visuelle Informationsverarbeitung bei Autismus-Spektrum-Störungen? Zeitschrift für Kinder- und Jugendpsychiatrie, •im Druck•.

Shah, A.; Frith, U.: An islet of ability in autistic children: a research note. Journal of Child Psychology and Psychiatry, 24 (1983): 613–620.

Simon, H. A.: The functional equivalence of problem solving skills. Cognitive Psychology, 7 (1975): 268–288.

Snijders, J. Th.; Tellegen, P. J.; Laros, J. A.: Snijders-Oomen Non-verbaler Intelligenztest (SON-R 5½ – 17). Swets, Frankfurt/M., 1997.

Siegel, D. J.; Minshew, N. J.; Goldstein, G.: Wechsler IQ profiles in diagnosis of high-functioning autism. Journal of Autism and Developmental Disorders, 26 (1996): 389–406.

Tager-Flusberg, H.; Joseph, R. M.: Identifying neurocognitive phenotypes in autism. Philosophical Transactions of the Royal Society B: Biological Sciences, 358 (2003): 303–314.

Tellegen, P. J.; Winkel, M.; Laros, J. A.; Wijnberg-Williams, B. J.: Snijders-Oomen Non-verbaler Intelligenztest (SON-R 2½ – 7). Swets, Frankfurt/M., 1998.

Tucha, O.; Lange, K.: Turm von London – Deutsche Version (TL-D). Hogrefe, Göttingen, 2004.

Von Aster, M.; Neubauer, A.; Horn, R.: Wechsler-Intelligenztest für Erwachsene (WIE). Harcourt Test Services, Frankfurt/M., 2006.

Weiß, R. H.: Grundintelligenztest Skala 2 (CFT 20) mit Wortschatztest (WS) und Zahlenfolgentest (ZF) (CFT 20). Hogrefe, Göttingen, 1998.

Witkin, H. A.; Oltman, P. K.; Raskin, E.; Karp, S.: A manual for the Embedded Figures Test. Consulting Psychologists Press, Palo Alto, CA, 1971.

Zimmermann, P.; Fimm, B.: Testbatterie zur Aufmerksamkeitsprüfung (Version 1.7). Psytest, Herzogenrath, 2002.

Zimmermann, P.; Fimm, B.: Kinderversion der Testbatterie zur Aufmerksamkeitsprüfung (KITAP). Psytest, Herzogenrath, 2004.

Zollinger, B.: Wenn Kinder die Sprache nicht entdecken: Einblicke in die Praxis der Sprachtherapie. Haupt, Bern, 2002.

3.3
Persönlichkeit, allgemeine Psychopathologie, Funktionsniveau

Sven Bölte

3.3.1
Einführung

Eine Diagnose Autismus-Spektrum-Störung (ASS) zeigt an, dass formal die entsprechenden diagnostischen Kriterien nach ICD-10/DSM-IV-TR für Autismus, Asperger-Syndrom oder atypischen Autismus/nicht näher bezeichnete Entwicklungsstörung erfüllt sind (s. Kap. 1.2). Die psychiatrische Diagnose ist zentral bei der Einschätzung des Verhaltens einer Person. Zum einen ist dies durchaus sinnvoll und verständlich, weil eine klinische Diagnose eine angemessene Verdichtung eines wesentlichen Teils des Verhaltens der Person darstellt, vor allem denjenigen, welcher in erster Linie mit den Problemen der Person im Alltag zusammenhängt. Zum anderen sollte die Diagnose aber keine zu starke Dominanz bei der Betrachtung der Person erhalten, sondern auch anderen Verhaltens- und Erlebensdeterminanten genügend Aufmerksamkeit geschenkt werden. Wie alle anderen Menschen besitzen natürlich auch autistische Personen zugrunde liegende einzigartige Persönlichkeiten, die das Verhalten formen und die phänotypische Heterogenität des Autismus-Spektrums mit bedingen. Hinzu kommen ggf. in Kapitel 1.3 beschriebene koexistente psychische Störungen und somatische Erkrankungen. Diese und weitere Personen- und Umweltvariablen resultieren in einem Funktionsniveau, das in der multiaxialen Klassifikation der ICD-10 der Achse VI und im DSM-IV-TR der Achse V entspricht. Das Funktionsniveau ist letztlich ausschlaggebend dafür, ob eine Person klinisch vorstellig wird und wie man die Schwere ihrer Störung einschätzt, bzw. wie der Therapieerfolg nach Abschluss einer Intervention bewertet wird und die Prognose ausfällt. In diesem Kapitel werden Instrumente vorgestellt, die bei der Diagnostik von Persönlichkeit, Komorbidität und des Funktionsniveaus zur Anwendung kommen können (s. **Tab. 3.3.1**). Diese sind im Unterschied zu den Skalen, welche im Kapitel 3.1 vorgestellt wurden, fast ausschließlich nicht explizit für Personen mit ASS entwickelt worden. Es liegen aber empirische oder klinische Erfahrungswerte vor, so dass der Einsatz bei ASS diagnostisch meist trotzdem gewinnbringend ist.

3.3.2
Persönlichkeit

Unter der Persönlichkeit eines Menschen versteht man ein individuelles Muster von allgemeingültigen Eigenschaften («Traits»), die relativ überdauernd dessen Verhalten bestimmen. Auch Autismus selbst wurde bereits als Trait postuliert (z. B. Constantino/Todd, 2003) (s. auch Kap. 1.2). Bei Traits wird von kurz- und mittelfristiger Stabilität bei längerfristiger Plastizität ausgegangen. Nach Eysenck (1953) ist Persönlichkeit

Tabelle 3.3.1: Verfahren zur Beurteilung von Persönlichkeit, allgemeiner Psychopathologie und psychosozialem Funktionsniveau, die im Rahmen der Diagnostik von Personen mit Autismus-Spektrum-Störungen geeignet sind.

Persönlichkeitstests	Beck-Depressions-Inventar (BDI)
Temperament- und Charakter-Inventar (TCI)	Toronto-Alexithymie-Skala-26 (TAS-26)
NEO-Fünf-Faktoren-Inventar (NEO-FFI)(Big Five)	Aberrant Behavior Checklist (ABC)
Allgemeine Psychopathologie	Nisonger Beurteilungsskala für das Verhalten von behinderten Kindern vor (NCBRF)

Diagnostische Interviews
    Kiddie Schedule for Affective Disorders and Schizophrenia (K-SADS-PL)
    Diagnostisches Interview bei psychischen Störungen im Kindes- und Jugendalter (Kinder-DIPS)
    Diagnostisches Interview bei psychischen Störungen (DIPS)
    Strukturiertes Klinisches Interview für DSM-IV (SKID-I/SKID-II)
	Conners-Skalen

	Funktionsniveau
	Skala zur Globalen Erfassung des Funktionsniveaus (GAF, C-GAS, DD-C-GAS)
	Internationale Klassifikation der Funktionsfähigkeit, Behinderung und Gesundheit (ICF)
	Vineland Adaptive Behavior Scales (VABS)
AMDP-System	Heidelberger-Kompetenz-Inventar für geistig Behinderte (HZI)
Child Behavior Checklist (CBCL), Youth Self Report (YSR), Teacher Report Form (TRF)	
Strengths and Difficulties Questionnaire (SDQ)	Elternfragebogen des Wiener Entwicklungstests (WET-Elternfragebogen)

«die mehr oder weniger stabile und dauerhafte Organisation des Charakters, Temperaments, Intellekts und Körperbaus eines Menschen, die seine einzigartige Anpassung an die Umwelt bestimmt. Der Charakter eines Menschen bezeichnet das mehr oder weniger stabile und dauerhafte System seines konativen Verhaltens (des Willens); sein Temperament das mehr oder weniger stabile und dauerhafte System seines affektiven Verhaltens (der Emotion oder des Gefühls); sein Intellekt das mehr oder weniger stabile und dauerhafte System seines kognitiven Verhaltens (der Intelligenz); sein Körperbau das mehr oder weniger stabile und dauerhafte System seiner physischen Gestalt und neuroendokrinen (hormonalen) Ausstattung».

Ebenso wie für einzelne psychologische Konstrukte (z. B. Intelligenz) liegen mehrere Modellierungen für die Gesamtheit von Persönlichkeit vor, die sich wiederum in unterschiedlichen Tests niedergeschlagen haben. Solche Persönlichkeitstests erfassen in der Regel die Nicht-Leistungsaspekte von Persönlichkeit. Im Gegensatz zu Leistungstests (z. B. IQ-Tests) werden also keine kognitiven Fähigkeiten, sondern in erster Linie emotionale und motivationale Aspekte des Verhaltens, Charakter und Temperament operationalisiert. Daten von Persönlichkeitstests können über ASS-spezifische Skalen hinaus diagnostische, insbesondere differenzialdiagnostische Informationen bei klinisch fraglichen Fällen und ein breiteres, ausgewogeneres Bild des Wesens einer Person geben. Persönlichkeitstests sind in der Regel als Fragebogen konzipiert und unterliegen daher methodisch den unter in Kapitel 3.1 genannten Stärken (z. B. Objektivität) und Schwächen (Manipulierbarkeit) dieses Ansatzes. Da es sich bei Persönlichkeitstests bis auf wenige Ausnahmen um Selbstratings handelt, ist ihr Einsatzbereich vorwiegend im Bereich von High-Functioning ASS angemessen. Projektive Verfahren, Zeichentests und graphologische Schriftanalysen zur Persönlichkeitsdiagnostik haben im Rahmen einer psychometrisch basierten ASS-Diagnostik keine Bedeutung.

3.3.2.1
Persönlichkeitstests

3.3.2.1.1
Temperament- und Charakter-Inventar (TCI)

Das Temperament- und Charakter-Inventar (TCI) basiert auf dem biopsychosozialen Persönlichkeitsmodell von Cloninger und Kollegen (1993, 1994). Das TCI ist so konzipiert, das individuelle Unterschiede zwischen Menschen sowohl bei normalen als auch bei devianten Verhaltensmustern beurteilt werden können. Das Konzept unterscheidet «Temperament» und «Charakter» als zwei grundlegende Aspekte der Persönlichkeit mit insgesamt sieben Persönlichkeitsdimensionen. Demnach baut Persönlichkeit auf Temperament auf und wird durch die durch die Charakterentwicklung moduliert. Die Temperamentsdimensionen sind neurobiologisch begründet und für die Regulation unterschiedlicher fundamentaler Verhaltens- bzw. Reaktionsweisen verantwortlich. Sie werden auch als «Stil der Persönlichkeit» verstanden. Zu diesen Dimensionen zählen: Neugierverhalten/Verhaltensaktivierung (explorative Erregbarkeit, Impulsivität, Extravaganz, Regellosigkeit), Schadensvermeidung/Verhaltenshemmung (Zukunftssorgen, Angst vor Ungewissem, Schüchternheit, Ermüdbarkeit), Belohnungsabhängigkeit/Soziale Ansprechbarkeit (Empfindsamkeit, Emotionale Offenheit, Bindung, Abhängigkeit) und Beharrungsvermögen (Arbeitseifer, Ausdauer, Ehrgeiz, Perfektionismus). Charakterdimensionen reflektieren durch Umwelt und Lernprozesse entwickelte Selbstkonzepte, Ziele und Werte, die die Fähigkeit beeinflussen, mit sich selbst und seiner sozialen Umwelt zu Recht zu kommen. Sie können als «Reife der Persönlichkeit» zusammengefasst werden und umfassen: Selbstlenkungsfähigkeit (Verantwortlichkeit, Einfallsreichtum, Zielorientiertheit, Selbstakzeptanz/-kongruenz), Kooperativität (soziale Akzeptanz, Einfühlungsvermögen/Empathie, Hilfsbereitschaft, Mitleid, Gewissen) sowie Selbsttranszendenz (Fantasie, Spiritualität).

Die deutschsprachige Fassung des TCI (für Erwachsene) stammt von Richter et al. (2000) und beansprucht 30 bis 40 Minuten in der Durchführung. Für die Entwicklung des TCI wurden im Wesentlichen über 18-jährige untersucht. Das Verständnisniveau der 240 Items des TCI erlaubt aber bereits die Durchführung ab dem 15. Lebensjahr. Die Skalenreliabilität liegt zwischen $r = .54$ und $.83$ für die deutsche Stichprobe von 509 gesunden Freiwilligen. Die Test-Retest-Reliabilität liegt nach einem ½ Jahr bei $r = .71$ und $.75$ für die Dimensionen. Bezüglich der Validität liegen konkurrente und konvergente Validitätsangaben zu biologischen Parametern und anderen Fragebogenverfahren vor. Neben der unauffälligen Eichstichprobe wurden Vergleichdaten bei 136 stationären und 109 ambulanten Patienten erhoben. Zur Anwendung des TCI bei Kindern und Jugendlichen wurde das Junior TCI (JTCI) entwickelt. Die deutsche Fassung des JTCI wurde von Goth und Schmeck (2008) entwickelt. Um bei der Erfassung der Persönlichkeit per Fragebögen den jeweiligen Lebenswelten und dem Entwicklungsstand Rechnung zu tragen, wurde das Kindes- und Jugendalter in die drei Stufen: Vorschulalter (3 bis 6 Jahre), Grundschulalter (7 bis 11 Jahre.) und Adoleszenz (12 bis 18 Jahre) unterteilt und für jede Altersstufe ein eigenes Inventar entwickelt. Das JTCI 3 – 6 und 7 – 11 sind als Elternfragebogen konzipiert. Das JTCI 12 – 18 als Selbstrating. Die Versionen JTCI 3 – 6 und JTCI 7 – 11 umfassen jeweils 86 Items, das JTCI 12 – 18 umfasst 103 Items. Die Items werden auf einer fünfstufigen Likertskala beantwortet. Die Bearbeitungsdauer beträgt etwa 15 bis 20 Minuten. Die interne Konsistenz der Skalen liegt für das JTCI 3 – 6 zwischen $r = .71$ und $.86$, für das JTCI 7 – 11 zwischen $r = .72$ und $.88$ und für das JTCI 12 – 18 zwischen $.79$ und $.85$. Die Retest-Reliabilitäten rangieren zwischen $r = .65$ und $r = .87$. Untersuchungen zur Konstruktvalidität liegen in Form von Interkorrelationen mit weiteren verwandten Persönlichkeitstest und Faktoren- und Binnenstrukturanalyse der Einzelinventare vor. Die Normierung erfolgte an 323 Kindergarten-, 277 Grundschul- und 432 jugendlichen Schulkindern, zu denen für die Einzelfallinterpretation T-Werte und Prozentränge sowie Beschreibungen für verschiedene «Ausprägungstypen» angeboten werden.

Das TCI ist eine der wenigen Skalen, zu der umfangreiche empirische Erfahrungswerte im Bereich ASS vorliegen. Söderström et al. (2002) sammelten TCI-Daten bei 31 ambulanten Patienten mit Asperger-Syndrom. Letztere berichteten bedeutsam mehr Schadensvermeidung und geringere Selbstlenkungsfähigkeit und Kooperativität als eine normative Kontrollgruppe. Anckarsäter et al. (2006) fanden bei Erwachsenen mit ASS niedriges Neugierverhalten und geringe Belohnungsabhängigkeit sowie ebenfalls hohe Schadensvermeidung und geringe Selbstlenkungsfähigkeit und Kooperativität. Kunihira et al. (2006) untersuchten den Zusammenhang zwischen autistischem Verhalten gemessen anhand des Autismus-Quotienten (AQ, s. Kap. 3.1) und Persönlichkeitstest, darunter der TCI. Autistisches Verhalten korrelierte hoch mit Schadensvermeidung und leicht negativ mit Neugierverhalten und Belohnungsabhängigkeit.

3.3.2.1.2
Big Five

Die meisten der gängigen Persönlichkeitstest beruhen auf dem faktorenanalytisch abgeleiteten und robusten «Big Five»- oder Fünf-Faktoren-Modell der Persönlichkeit. Auf der Basis dieses Modells, welches auf den lexikalischen Ansatz von Allport und Odbert (1936) zurückgeht, konstruierten Costa und McCrae (1992) das NEO-Fünf-Faktoren-Inventar (NEO-FFI), welches von Borkenau und Ostendorf 1993 ins Deutsche übertragen wurde. Bei den fünf Faktoren handelt es sich um: Neurotizismus (nervös, ängstlich, traurig, unsicher), Extraversion (gesellig, aktiv, gesprächig, heiter), Offenheit für Erfahrung (wissbegierig, kreativ, phantasievoll), Verträglichkeit (altruistisch, mitfühlend, verständnisvoll) und Gewissenhaftigkeit (ordentlich, zuverlässig, pünktlich, ehrgeizig). Der NEO-FFI umfasst 60 Items (12 je Faktor) und ist in etwa 10 Minuten zu bearbeiten. Jede Frage wird mittels einer fünfstufigen Skala beantwortet. Die interne Konsistenz liegt für die Subskalen zwischen $r = .67$ bis $.85$, die Retest-Reliabilität zwischen $r = .65$ bis $.81$. Im Manual finden sich Angaben zur Konstrukt- und Kriterienvalidierung. Als Vergleichswerte liegen Mittelwerte und Standardabweichungen einer Stichprobe von 2112 Männern und Frauen im Alter von 16 bis über 46 Jahre vor. Gemäß entwicklungspsychologischer Studien ist die individuelle Ausprägung der Dimensionen im Kindes- und Jugendalter noch nicht stabil. Erst ab dem 30. Lebensjahr entsteht Kontinuität. McCrae et al. (1999) zeigten, dass Neurotizismus, Extraversion und Offenheit im Jugendalter relativ ausgeprägt sind, während Verträglichkeit und Gewissenhaftigkeit typischerweise im Alter ansteigen. Wakabayashi et al. (2006) analysierten den Zusammenhang zwischen den Big Five und dem AQ bei 320 Studenten. Die AQ-Werte korrelierten negativ mit Extraversion und Gewissenhaftigkeit und positiv mit Neurotizismus. Eine simultane Faktorenanalyse ergab, dass die AQ und Big Five Faktoren auf unabhängigen Dimensionen laden.

3.3.3
Allgemeine Psychopathologie

ASS nach ICD-10 und DSM-IV-TR sind als Syndrome konzipiert, d.h. als komplexe von Symptomen. Eine Person mit ASS kann neben den störungsspezifischen Problemen von weiteren Syndromen (s. Kap. 1.3) betroffen sein oder weitere einzelne psychopathologische Symptome (Störungszeichen) aufweisen. Solche werden mit ASS-spezifischen Skalen (s. Kap. 3.1) und Persönlichkeitstests (s. Kap. 3.3.2.1) nicht oder nicht genügend abgedeckt. Für die allgemeine Diagnostik von psychischen Störungen nach ICD-10 und DSM-IV-TR stehen diagnostische Interviews zur Verfügung bzw. standardisierte klinische Fragebogen und Beobachtungsskalen zum Zwecke des Breitbandscreening.

3.3.3.1
Diagnostische Interviews

Für Kinder- und Jugendliche liegen in deutscher Sprache das Glossar-basierte Kiddie Schedule for Affective Disorders and Schizophrenia (K-SADS-PL; Delmo et al., 2000) und das vollstandardisierte Diagnostische Interview bei psychischen Störungen im Kindes- und Jugendalter (Kinder-DIPS; Unnewehr et al., 2008) vor. Entsprechend kann im Erwachsenenalter das Diagnostische Interview bei psychischen Störungen (DIPS; Schneider/Margraf, 2006) zum Einsatz kommen. Ferner ist das Strukturierte Klinische Interview für DSM-IV (SKID-I/SKID-II; Wittchen et al., 1997) verbreitet in Anwendung. Alle diese Interviews können aufgrund ihrer Nähe zu ICD-10 oder DSM-IV-TR als kontentvalide Verfahren gelten und beanspruchen in der Durchführung je nach Fall zwischen 30 und 90 Minuten.

3.3.3.2
Das AMDP-System

Ein klassisches und differenziertes System zu Beurteilung allgemeiner Psychopathologie ist das AMDP-System (Arbeitsgemeinschaft für Methodik und Dokumentation in der Psychiatrie, 2007). Zielsetzung des Instruments ist die Vereinheitlichung von Anamnese und psychopathologischen/somatischen Merkmalen in der Diagnostik und Forschung. Es ist mittlerweile u. a. in viele psychiatrische Basisdokumentationssysteme eingegangen. Erhoben werden neben sozioökonomischen und biographischen Grunddaten, kritischen Lebensereignissen, Krankheitsanamnese und dem somatischen Befund insbesondere der psychische Befund für einen Beurteilungszeitraum von 3 bis 4 Tagen: Bewusstseinsstörungen, Orientierungsstörungen, Aufmerksamkeits- und Gedächtnisstörungen, formale Denkstörungen, Befürchtungen und Zwänge, Wahn, Sinnestäuschungen, Ich-Störungen, Störungen der Affektivität, Antriebs- und psychomotorische Störungen. Das AMDP-System eignet sich neben der Diagnostik insbesondere auch zur Ausbildung in allgemeiner Psychopathologie und als Nachschlagewerk.

Mildenberger et al. (2001) untersuchten 11 Kinder mit Autismus sowie Kinder mit umschriebenen Sprachentwicklungsstörungen und eine typisch entwickelte Kontrollgruppe anhand des AMDP-Systems. Autistischen Kinder zeigten im Vergleich zur unauffälligen Kontrollgruppe erhöhte Werte bei einer Vielzahl von psychopathologischen Symptomen im AMDP.

3.3.3.3
Achenbach-Skalen

Für die Selbst- und Fremdbeurteilung von allgemeinen Verhaltensauffälligkeiten bei Kindern, Jugendlichen und Erwachsenen haben sich die konzeptuell kompatiblen Fragebogen nach Thomas Achenbach (aseba.org) bewährt, die weltweit in mehr als 80 Sprachen vorliegen und vielerorts zur Standarddiagnostik in der Kinder- und Jugendpsychiatrie und klinischen Kinderpsychologie zählen. Die meisten der Skalen dieses Systems sind auch in die deutsche Sprache adaptiert worden (kjp-uni-koeln.de/kjfd.php). Neben entsprechenden Verfahren für Kleinkinder und Erwachsene, liegen für den Kinder- und Jugendbereich z. B. die Child Behavior Checklist (CBCL), der Youth Self Report (YSR) und die Teacher Report Form (TRF) vor, die zur gleichen Person bei inhaltsgleichen Items triadische Informationen von Eltern, Lehrern und den Kindern selbst liefern. Die CBCL ist ein Elternfragebogen für Kinder zwischen 4 und 18 Jahren und erfasst sowohl Kompetenzen als auch Probleme. Die Problemitems sind zu folgenden Störungsbereichen (Syndromskalen) zusammengefasst: sozialer Rückzug, körperliche Beschwerden, Angst/Depressivität, soziale Probleme, schizoid/zwanghaft, Aufmerksamkeitsstörung, delinquentes Verhalten und aggressives Verhalten. Aus den Syndromskalen werden Skalen zu internalisierenden und externalisierenden Störungen sowie ein Gesamtwert generiert. Die Normierung wurde anhand von 2.368 Kindern einer nicht-klinischen Stichprobe vorgenommen und T-Normen erstellt. Die Bearbeitungsdauer beträgt 15 Minuten.

Die CBCL wurde wiederholt im Bereich von ASS eingesetzt. Bölte et al. (1999) fanden in einer Stichprobe von 77 Kindern und Jugendlichen mit ASS erhöhte Werte für Aufmerksamkeitsprobleme, soziale Probleme und schizoid/zwanghaft, bei geringen Werten für körperliche Beschwerden. Noterdaeme et al. (1999) untersuchten 34 Kinder mit frühkindlichem Autismus. Etwa ⅔ dieser Kinder zeigten auf den Skalen Aufmerksamkeitsstörungen, soziale Probleme und sozialer Rückzug erhöhte Werte. 32 der 34 autistischen Kinder erreichten darüber hinaus auf der Skala schizoid/zwanghaft auffällige Werte. Letztere Skala diskriminierte gut zwischen Autismus und Kindern mit umschriebenen Sprachentwicklungsstörungen. Duarte et al. (2003) berichten von CBCL-Daten zu 36 Kindern mit ASS, 31 mit anderen psychischen Störungen sowie 34 typisch entwickelten. Auch hier zeigte die Skala schizoid/zwanghaft den höchsten Ausschlag bei den autistischen Kindern und die beste diskriminatorische Kraft zu den anderen Gruppen. Sikora et al. (2008) verglichen den Nutzen der Gilliam Autism Rating Scale (GARS) und der CBCL als Screening-Instrumente für ASS bei 141 Kindern mit und 51 Kindern ohne ASS. Die CBCL erreichte dabei eine bessere Sensitivität und Spezifität als die autismusspezifische GARS, vor allem die Skalen schizoid/zwanghaft und sozialer Rückzug trennten zwischen ASS und Nicht-ASS.

3.3.3.4
Strengths and Difficulties Questionnaire

Der Strengths and Difficulties Questionnaire (SDQ) ist ein 25 Item Selbst-, -Eltern- und Lehrerfragebogen zu Kompetenzen und Verhaltensproblemen von Kindern. Je fünf der dreifach gestuften Items sind den Skalen: emotionale Probleme, Verhaltensauffälligkeiten, Hyperaktivität, Probleme mit Gleichaltrigen und prosoziales Verhalten zugeordnet. Die deutschsprachigen Fassungen (Wörner et al., 2002) sind frei verfügbar (wwwuser.gwdg.de/~ukyk/sdqdownloads.html) und führen beim Screening allgemeiner Verhaltensprobleme zu ähnlich gültigen Ergebnissen wie die CBCL (Klasen et al., 2000). In einer Studie von Allik et al. (2006) zeigten Kinder mit ASS sowohl im Eltern- als auch im Lehrerurteil auffällige Werte bei allen Skalen im Vergleich zur Normstichprobe. Bei der Skala prosoziales Verhalten waren die Werte deutlich erniedrigt, ansonsten deutlich erhöht.

3.3.3.5
Beck-Depressions-Inventar

Depressive Verstimmungen sind bei Menschen mit ASS, vor allem im Jugend- und Erwachsenalter eine häufige Begleitproblematik (Bradley/Bolton, 2006) (s. auch Kap. 1.3). Das Beck-Depressions-Inventar (BDI) in seiner deutschen Fassung von Hautzinger et al. (1995) ist ein weit verbreitetes Selbstbeurteilungsverfahren zur Erfassung des Schweregrades einer depressiven Symptomatik. Der Einsatzbereich ist ab dem 16. Lebensjahr. Das BDI enthält 21 Items (z. B. traurige Stimmung, Pessimismus, Versagen, Unzufriedenheit, Schuldgefühle, Weinen, Reizbarkeit, sozialer Rückzug, Entschlussunfähigkeit, Schlafstörungen, Appetitverlust) und ist in wenigen Minuten zu bearbeiten. Es liegen für die deutsche Fassung zufriedenstellende bis gute Reliabilitätswerte sowie klinische Normen vor. Das BDI wurde in verschiedenen Studien zu ASS im Erwachsenenbereich eingesetzt, wobei konsistent erhöhte Depressionswerte gefunden wurden (Hill et al., 2004; Berthoz/Hill, 2005).

3.3.3.6
Toronto-Alexithymie-Skala

Unter Alexithymie wird die Unfähigkeit verstanden, über Gefühle zu sprechen, durch einen Mangel an emotionaler Bewusstheit (siehe auch Kap. 2.3). Hinweise auf Alexithymie sind Schwierigkeiten, Gefühle zu erkennen und zu benennen, zwischen Emotionen und körperlichen Empfindungen zu unterscheiden und zu verstehen, was Gefühle verursacht. Ferner sind ein stark funktional gefärbter Denkstil, ein Mangel an Freude und emotionaler Fantasie charakteristisch. Es wurde verschiedentlich darauf hingewiesen, dass ASS und Alexithymie in Beziehung stehen könnten (Fitzgerald/Bellgrove, 2006). Die deutsche Fassung der Toronto-Alexithymie-Skala-26 (TAS-26, Kupfer et al., 2001) ist ein Fragebogen zur Selbstauskunft mit 26 Items (5-stufig), welche die folgenden Bereiche abdeckt: Schwierigkeiten bei der Identifikation von Gefühlen, Schwierigkeiten bei der Beschreibung von Gefühlen und extern orientierter Denkstil. Die interne Konsistenz der einzelnen Skalen liegt zwischen r = .67 und .84, die der Gesamtskala beträgt .81. Die Faktorenstruktur der Originalfassung konnte repliziert werden (Franz et al., 2001) und weitere Hinweise auf die Konstruktvalidität liegen durch Interkorrelationen mit anderen Verfahren vor. Die TAS ist ab dem 14. Lebensjahr einsetzbar bei einer Durchführungsdauer von 10 Minuten. Es liegen Normen in Form von T und z-Werten sowie Prozenträngen vor. Berthoz und Hill (2005) sowie Hill et al. (2004) untersuchten Personen mit ASS anhand der Kurzfassung der TAS. Es zeigten sich erhöhte Alexithymie-Werte, die in erster Linie durch kognitive weniger emotionale Probleme bedingt waren. Szatmari et al. (2008) legen zudem Daten vor, die nahe legen, dass Alexithymie einen Teil des breiteren Phänotyps bei Verwandten ausmachen könnte.

3.3.3.7
Aberrant Behavior Checklist / Nisonger Beurteilungsbogen

Die Aberrant Behavior Checklist (ABC; Aman et al., 1994) ist ein Fragebogen für Eltern oder Bezugspersonen (z. B. Erzieher) von 58 Items zu herausfordernden, schwierigen Verhaltensweisen, die ursprünglich im Kontext klinischer Prüfungen von Psychopharmaka entwickelt wurde. Sie wurde in diesem Kontext häufig und fast als Standardverfahren zur Absicherung von Therapieeffekten bei ASS eingesetzt, insbesondere bei ASS in Verbindung mit Intelligenzminderung (z. B. RUPP, 2005; Miral et al., 2008). Die ABC-Items sind 4-fach gestuft und fünf Skalen zugeordnet: Irritabilität (Aufruhr, Schreien) (15), Lethargie (sozialer Rückzug) (16), Hyperaktivität (non-compliance) (16), Stereotypien (7) und unangemessene Sprache (4). Während bei ASS in der Regel die Werte auf allen Skalen erhöht sind, hat sich vor allem die Skala Irritabilität auch als sensitiv gegenüber Therapieeffekten erwiesen. Die deutsche Fassung der ABC (Checkliste für abweichendes Verhalten) befindet sich in Entwicklung (Bölte/Seiverth, in Vorbereitung).

Eine ähnliche Skala von derselben Arbeitsgruppe liegt mit der Nisonger Beurteilungsskala für das Verhalten von behinderten Kindern vor (NCBRF) (Aman et al., 1996). Die deutsche Fassung stammt von Sarimski (2004). Die NCBRF umfasst 71 null bis drei gestufte Items, die zu zwei funktionalen Skalen (ruhig/kooperativ; sozial angepasst) und sechs dysfunktionalen Skalen (oppositionell-aggressiv; sozial unsicher; hyperaktiv; zwanghaft; selbstverletzend; reizempfindlich) zusammengefasst werden. Zielgruppe sind Kinder und Jugendliche. Auskunftspersonen sind Eltern und Bezugspersonen. Die deutsche Fassung ist im KIDS 2 (Sarimski/Steinhausen, 2007) vollständig abgedruckt. Hier finden sich auch nähere Angaben zum Instrument sowie deutsche Prozentrangnormen.

3.3.3.8
Conners-Skalen

Hypermotorisches, impulsives und unaufmerksames Verhalten tritt überzufällig häufig in Verbindung mit ASS auf (z. B. Holtmann et al., 2005, 2007). Entsprechende Subskalen zu solchen Problemen finden sich z. B. in der CBCL, dem SDQ, der ABC und NCBRF. Das international bekannteste singuläre Verfahren zur Erfassung hyperkinetischer Probleme ist die Conners-Skala (Conners, 1996). Die Kurzfassung enthält 10 null bis drei gestufte Items und ist innerhalb weniger Minuten bearbeitet. Der Cut-off für klinische Relevanz liegt bei 15. Der Fragebogen wird von Eltern, Lehrern und/oder Erziehern über Kinder zwischen dem 3. und 15. Lebensjahr ausgefüllt. Inoffizielle deutsche Fassungen sind an verschiedenen Stellen im Internet verfügbar (z. B. medizinfo.de/kinder/probleme). Die Conners-Skala wurde verschiedentlich bei ASS eingesetzt, primär zu Prüfung von Therapieeffekten in Studien zu Methylphenidat und Atomoxetin sowie genetischen Studien (z. B. Di Martino et al., 2004; Ronald et al., 2008; Troost et al., 2006).

3.3.4
Funktionsniveau

Die Einschätzung des psychosozialen Funktionsniveaus ist entscheidend bei der Schweregradbestimmung, Interventionsplanung und Prognose einer Person mit psychischer Störung. In die Beurteilung des Funktionsniveaus gehen verschiedene Kriterien ein, darunter die Güte der Anpassung einer Person an die Gesellschaft und ihre soziale Integration, die persönliche Entfaltung, Selbstständigwerdung und allgemein erfolgreiche Alltagsbewältigung. Psychische Störungen sind oft mit Einschränken des Funktionsniveaus verknüpft, die auf unterschiedlichen Ebenen (Beruf, Familie, Freizeitgestaltung, Freundschaften) zu Beeinträchtigungen führen.

3.3.4.1
Skala zur Globalen Erfassung des Funktionsniveaus (GAF, C-GAS)

Das Funktionsniveau wird routinemäßig eingeschätzt, wenn die Symptomatik einer Person nach ICD-10 oder DSM-IV-TR multiaxial verschlüsselt wird. Die Achsen entsprechen der Skala zur Globalen Erfassung des Funktionsniveaus (GAF; Endicott et al., 1976). Für Kinder und Jugendliche sollte die entsprechende Modifikation für Kinder (C-GAS; Schaffer et al., 1983) verwendet werden. GAF und C-GAS bilden eine Skala von 0 bis 100, auf der das Funktionsniveau einer Person abgebildet wird. Es liegt eine Unterteilung in 10er Schritte bzw. 10 Unterkategorien vor. Diese Unterkategorien beschrieben das jeweils zum Intervall passende Funktionsniveau. Es wird die aktuelle Situation erfasst, wobei körperliche und Umweltfaktoren nicht berücksichtigt werden. Die Skala kann nach kurzem Training reliabel angewendet werden (Bates et al., 2002). Ein GAF-Wert von 50 gilt als unterer Grenzwert. Niedrigere Werte weisen unbedingt auf Unterstützung hin. Steinhausen (1987) empfiehlt für den Kinder- und Jugendbereich einen sensitiveren Cut-off von 70. Die GAF ist bei ASS im Rahmen verschiedener Studien eingesetzt worden darunter, bei longitudinalen Arbeiten und Interventionsstudien (Billstedt et al., 2005; Herbrecht et al., 2009). Wagner et al. (2007) haben eine für Entwicklungsstörungen angepasste C-GAS, die sog. DD-C-GAS, mit guten psychometrischen Kennwerten erstellt. Eine deutsche Übersetzung (Bölte, 2008) davon findet sich in Tabelle 3.3.2.

3.3.4.2
Internationale Klassifikation der Funktionsfähigkeit, Behinderung und Gesundheit (ICF)

Während die ICD eine internationale Klassifikation von Todesursachen, Krankheiten und psychischen Störungen darstellt, dient die International Classification of Functioning, Disability and Health (ICF, WHO, 2006a) der Weltgesundheitsorganisation der Beschreibung des funktionalen Gesundheitszustandes, der Behinderung, der sozialen Beeinträchtigung sowie der relevanten Umweltfaktoren von Menschen. Die Funktionsklassifikation betrifft Körperfunktionen und Körperstrukturen, Aktivitäten und (gesellschaftliche) Teilhabe sowie personenbezogene Faktoren. Die deutschsprachige Fassung wird vom Deutschen Institut für Medizinische Dokumentation und Information (dimdi.de) herausgegeben und kann dort gegen Beachtung des Copyrights heruntergeladen werden. Eine ICF für den Kinderbereich liegt bislang nur in Englisch vor (WHO, 2006b). Nach ICF ist ein Mensch funktional gesund, wenn seine körperlichen Funktionen (einschließlich des mentalen Bereichs) und Körperstrukturen denen eines gesunden Menschen entsprechen (Konzepte der Körperfunk-

Tabelle 3.3.2: DD-C-GAS

Name: _____   Datum: _____

DD-C-GAS

Anweisung Prüfen Sie das Funktionsniveau des Kindes/Jugendlichen in folgenden Bereichen: (a) Hygiene, Körperpflege, An- und Ausziehen, Schlaf, Nahrungsaufnahme, (b) Kommunikation, (c) Sozialverhalten, (d) intellektuelle Leistungen bezüglich der Umwelten: Zuhause, Schule (auch Kindertagesstätte) und Öffentlichkeit.

Gehen Sie folgendermaßen vor: suchen Sie zunächst die zum Individuum passende 10er Kategorie des Funktionsniveaus für den jeweiligen Bereich (a bis d). Diese beschreiben Leistungsfähigkeit in Relation zu typischer, unauffälliger Entwicklung. Wählen Sie dann einen Zwischenwert innerhalb der Kategorie (z. B. 88, 67, 54), um das Leistungsniveau innerhalb der Kategorie anzuzeigen. Tragen Sie die jeweilige Ziffer für das Funktionsniveau hinsichtlich der vier Bereiche dann in der Zusammenfassung ein und verdichten Sie den Wert der Einfachheit halber, indem Sie «Keine» bis «Extreme» Beeinträchtigung ankreuzen. Bewerten Sie nur das aktuelle Funktionsniveau, unabhängig von Prognose oder geplanten Therapiemaßnahmen. Der Fokus der Bewertung liegt auf der Auswirkung der Psychopathologie auf das Funktionsniveau, nicht auf der Psychopathologie selbst. Berücksichtigen Sie nicht Störungen des Funktionsniveaus durch rein körperliche Behinderungen (z. B. Störungen des Sehens/Hörens oder Lähmungen) oder Umweltfaktoren (z. B. Mangel an Möglichkeiten zur Partizipation). Die nachfolgenden Beschreibungen der 10er Kategorien sind exemplarisch und müssen für eine entsprechende Einordnung nicht zwingend erfüllt werden

FUNKTIONSNIVEAU (Zusammenfassung)	Wert	Beeinträchtigung				
		Keine	Gering	Mäßig	Stark	Extrem
(a) Hygiene, Körperpflege, An- und Ausziehen, Schlaf, Nahrungsaufnahme						
(b) Kommunikation						
(c) Sozialverhalten						
(d) Intellektuelle Leistungen						

100-91 Hervorragende Leistungsfähigkeit in allem Bereichen und allen Umwelten (Schule/Kindertagesstätte, Öffentlichkeit und Zuhause). Das Kind/der Jugendliche interagiert hochfunktional mit der Familie, seinen Gleichaltrigen, Mitschülern und Lehrern. Auch im Vergleich mit typisch entwickelten Gleichaltrigen zeigen sich herausragende Leistungen, z. B. im Sport, in einem Verein oder beim Musizieren. Die Selbstständigkeit ist altersentsprechend maximal ausgebildet.

90-81 Normale Leistungsfähigkeit in allem Bereichen und allen Umwelten (Schule/Kindertagesstätte, Öffentlichkeit und Zuhause). Das Kind/der Jugendliche interagiert funktional mit der Familie, seinen Gleichaltrigen, Mitschülern und Lehrern. Es kommen leichte oder kurze Verhaltensstörungen vor, z. B. wenn Routinen geändert werden, die aber das Funktionsniveau nicht beeinträchtigen. Die Selbstständigkeit ist altersentsprechend ausgebildet.

80-71 Leichte Beeinträchtigung der Leistungsfähigkeit. Annähernd normales Funktionsniveau in fast allen Bereichen und fast allen Umwelten (Schule/Kindertagesstätte, Öffentlichkeit und Zuhause). Das Kind/der Jugendliche interagiert meist funktional mit der Familie, seinen Gleichaltrigen, Mitschülern und Lehrern. Es bedarf aber an Strukturierung und Unterstützung, um das Niveau zu erreichen oder zu halten. Es kommen vorübergehende Verhaltensstörungen vor, z. B. wenn Routinen geändert werden, die das Funktionsniveau beeinträchtigen können. Soziale Interaktionen können einseitig anmuten und eher auf einer gemeinsamen Aktivität als auf Gemeinsamkeit beruhen. Das Individuum kann unreif, aber nicht unbedingt abweichend wirken. Die Selbstständigkeit ist im Wesentlichen altersentsprechend ausgebildet. Ebenfalls die Sprache, wobei jedoch Konversationen auf persönliche Vorlieben und Interessen beschränkt sein können.

Tabelle 3.3.2 (Fortsetzung): DD-C-GAS

70-61 Leichte Beeinträchtigung der Leistungsfähigkeit und mäßige Beeinträchtigung in mindestens einem Funktionsbereich. Beeinträchtigtes Funktionsniveau in fast allen Bereichen und fast allen Umwelten (Schule/Kindertagesstätte, Öffentlichkeit und Zuhause). Das Kind/der Jugendliche interagiert zwar noch funktional mit der Familie, seinen Gleichaltrigen, Mitschülern und Lehrern, es bedarf aber erheblicher Strukturierung und Unterstützung, um das Niveau zu erreichen oder zu halten. Es liegen durchgängig Störungen der sozialen Interaktionen vor. Das Individuum beherrscht zwar soziale Fertigkeiten, diese sind aber unflexibel und starr. Die Selbstständigkeit ist durchgehend nicht altersentsprechend. Das Verhalten wirkt in einigen Situationen deutlich abweichend (z. B. im Gruppenrahmen, in unstrukturierten Situationen), was sich negativ auf die Akzeptanz von Gleichaltrigen auswirkt und die Teilnahme an altersentsprechenden Aktivitäten verhindert.

60-51 Mäßige Beeinträchtigung der Leistungsfähigkeit in den meisten Funktionsbereichen. Merklich beeinträchtigtes Funktionsniveau in fast allen Bereichen und fast allen Umwelten (Schule/Kindertagesstätte, Öffentlichkeit und Zuhause). Es bedarf eines hohen Maßes an Strukturierung und Unterstützung, um Funktionstüchtigkeit auch für alltägliche Routinen zu gewährleisten. Das Kind/der Jugendliche kann Grundbedürfnisse kommunizieren und reagiert auf einfache Bitten und Aufforderungen (verbal oder nonverbal). Liegt Sprache vor, ist diese unflexibel oder verzögert. Es liegen durchgängig deutliche Störungen der sozialen Interaktionen vor. Die Selbstständigkeit ist durchgehend unterentwickelt. Das Verhalten wirkt in fast allen Situationen deutlich abweichend (z. B. im Gruppenrahmen, in unstrukturierten Situationen). Altersentsprechende Aktivitäten kommen selten vor.

50-41 Mäßige Beeinträchtigung der Leistungsfähigkeit in den meisten Funktionsbereichen und extreme Beeinträchtigung in einem Funktionsbereich. Merklich beeinträchtigtes Funktionsniveau in fast allen Bereichen und allen Umwelten (Schule / Kindertagesstätte, Öffentlichkeit und Zuhause). Es bedarf eines hohen Maßes an Strukturierung und Unterstützung, um Funktionstüchtigkeit auch für alltägliche Routinen zu gewährleisten. Soziale Interaktion und Kommunikation ist in hohem Maße abnorm oder kommt nicht vor. Die Selbstständigkeit ist durchgehend deutlich unterentwickelt. Stereotypes oder anderweitig ungewöhnliches Verhalten sind auffällig und tragen weiter zur Beeinträchtigung der Leistungsfähigkeit bei.

40-31 Starke Beeinträchtigung der Leistungsfähigkeit in einigen Funktionsbereichen. Stark beeinträchtigtes Funktionsniveau in fast allen Bereichen und fast allen Umwelten (Schule/Kindertagesstätte, Öffentlichkeit und Zuhause). Es kommen nur rudimentäre kommunikative Fertigkeiten (keine sozialen) vor. Stereotypes oder anderweitig ungewöhnliches Verhalten führen zu deutlicher Beeinträchtigung der Leistungsfähigkeit und fallen in der Öffentlichkeit auf. Sozialer Rückzug in den meisten Situationen. Die Selbstständigkeit ist tiefgreifend unterentwickelt.

30-21 Starke Beeinträchtigung in allem Funktionsbereichen und Umwelten. Stark beeinträchtigtes Funktionsniveau in fast allen Bereichen und fast allen Umwelten (Schule/Kindertagesstätte, Öffentlichkeit und Zuhause). Kind/Jugendlicher ist extrem isoliert und zurückgezogen. Benötigt erhebliche Supervision (z. B. 1:1 für alltägliche Verrichtungen) in einem angepassten Milieu. Praktisch in allen Bereichen des täglichen Lebens abhängig. Es kommen ggf. Störungen basaler körperlicher Regulationsprozesse vor (Nahrungsaufnahme, Schlaf).

20-11 Extreme Beeinträchtigung in mindestens einem Funktionsbereich. Stark bis extrem beeinträchtigtes Funktionsniveau in fast allen Bereichen und fast allen Umwelten (Schule/Kindertagesstätte, Öffentlichkeit und Zuhause). Benötigt hohes Maß an Supervision in einem angepassten Milieu zur Gewährleistung von Grundversorgung und Sicherheit (z. B. in einem speziellen Wohnheim). Kommuniziert keine Grundbedürfnisse und interagiert nicht. In allen Bereichen des täglichen Lebens vollständig abhängig. Es kommen deutliche Störungen basaler körperlicher Regulationsprozesse vor (Nahrungsaufnahme, Schlaf).

10-1 Extreme und tiefgreifende Funktionsbeeinträchtigung. Stellt eine Gefahr für sich und andere dar. Benötigt 24 h Supervision in einem angepassten Milieu zur Gewährleistung von Grundversorgung und Sicherheit (z. B. in einem speziellen Wohnheim). Es kommen deutliche Störungen basaler körperlicher Regulationsprozesse vor (Nahrungsaufnahme, Schlaf). Benötigt ggf. zusätzliche Spezialleistungen (medizinische oder psychologische) über die üblichen Heimleistungen hinaus.

tionen und -strukturen), er all das tut oder tun kann, was von einem Menschen ohne Gesundheitsproblem (ICD) erwartet wird (Konzept der Aktivitäten) und sein Dasein in allen Lebensbereichen, die ihm wichtig sind, in der Weise und dem Umfang entfalten kann, wie es von einem Menschen ohne gesundheitsbedingte Beeinträchtigung der Körperfunktionen oder -strukturen oder der Aktivitäten erwartet wird (Konzept der Partizipation an Lebensbereichen). Die ICF ist eine umfangreiche Klassifikation und für viele Bereich des Gesundheitswesens gedacht. Für spezifische einzelfalldiagnostische Anwendungen sind in der Regel sog. Core-Sets notwendig, d. h. deutlich auf relevante Items reduzierte Ausschnitte der ICF. Zum Zwecke der Erarbeitung von Core-Sets haben sich zahlreiche Arbeitsgruppen zusammengetan (dimdi.de/static/de/klassi/icf/icf-projekte.html), einige Kliniker und Wissenschaftler auch im Bereich ASS. Im Rahmen einer Arbeitsgruppe aus Bethel, Dresden und Frankfurt/M. wurden diverse vorläufige ASS-Core-Sets für unterschiedliche Fragestellungen und Berufsgruppen erarbeitet. **Tabelle 3.3.3** zeigt das ICF-Basis Core Set ASS (Bölte et al., 2008), in welches ausschließlich solche Items der ICF aufgenommen wurden, die unmittelbar mit den diagnostischen Kriterien für ASS nach ICD-10 in Verbindung stehen. Die Items der ICF werden nach der Itemnummer mit den Ziffern 0 bis 4 kodiert, die ein prozentuale Einschränkung der Funktion widerspiegeln, aus denen direkt Förderbedarf abgeleitet werden kann:

	Funktionseinschränkung
xxx.0 Problem nicht vorhanden (ohne, kein, unerheblich):	0 – 4 %
xxx.1 Problem leicht ausgeprägt (schwach, gering):	5 – 24 %
xxx.2 Problem mäßig ausgeprägt (mittel, ziemlich):	25 – 49 %
xxx.3 Problem erheblich ausgeprägt (hoch, äußerst):	50 – 95 %
xxx.4 Problem voll ausgeprägt (komplett, total):	96 – 100 %
xxx.8 nicht spezifiziert	
xxx.9 nicht anwendbar	

Sind Funktionen übermäßig gut ausgeprägt, kann dies durch die Vergabe von Pluszeichen (statt Punkt) ausgedrückt werden (z. B. e110+2).

3.3.4.3
Vineland Adaptive Behavior Scales

Am meisten empirische und klinische Erfahrungswerte bei der Erfassung des Funktionsniveaus bei Kindern- und Jugendlichen mit ASS liegen zu den Vineland Adaptive Behavior Scales (VABS; Sparrow et al., 1985) vor. Vor kurzen wurde eine aktualisierte Fassung (VABS-II) publiziert. Die Skala kann als Fragebogen oder Interview durchgeführt werden. Je nach Durchführungsform, Auskunftsperson (Eltern, Lehrer) und Alter des Kindes (0 bis 18;11 Jahre) werden zwischen 244 und 577 Items vorgelegt. Die Durchführung dauert zwischen 20 und 90 Minuten. Die Items sind vier Skalen zugeordnet: Motorik, alltagspraktische Fähigkeiten, Sozialisation und Kommunikation, für die differenzierte Normen erstellt wurden. Leider wurde diese Skala noch nicht offiziell für den deutschen Sprachraum adaptiert. Studien aus den USA zeigen eine hohe Eignung der VABS für klinische und wissenschaftliche Zwecke bei ASS aus (z. B. Klin et al., 2007). Carter et al. (1998) publizierten spezifische Normen für den Einsatz der VABS bei ASS. Bölte und Poustka (2002) untersuchten die Konvergenz von Intelligenz und Funktionsniveau bei ASS anhand der inoffiziellen deutschen Kurzform der VABS. Während im Bereich der Intelligenzminderung sowohl IQ und Funktionsniveau konsistent niedrig waren, zeigte sich im mittleren und vor allem oberen Intelligenzbereich eine deutliche Diskrepanz der Werte: das Funktionsniveau verblieb niedrig, trotz durchschnittlicher oder überdurchschnittlicher kognitiver Fähigkeiten.

3.3.4.4
Heidelberger-Kompetenz-Inventar

Das Heidelberger-Kompetenz-Inventar für geistig Behinderte (HZI; Holtz et al., 2005) dient zur Erfassung der Kompetenzen bei Kindern mit

Tabelle 3.3.3: ICF Autismus Basis Core Set (ICF-BCS-AUT)

Nr.	Name ICF-Item	Funktionsklassifikation (Grade der Beeinträchtigung)						
		Keine 0–4% .0	Gering 5–24% .1	Mäßig 25–49% .2	Hoch 50–95% .3	Total >95% .4	n.sp. .8	n.a. .9	positiv +

Nr.	Name ICF-Item	Keine 0–4% .0	Gering 5–24% .1	Mäßig 25–49% .2	Hoch 50–95% .3	Total >95% .4	n.sp. .8	n.a. .9	positiv +
Mentale Funktionen (Körperfunktionen Kap. 1)									
b1403	Mit anderen geteilte Aufmerksamkeit								
b1520	(Situations)Angemessenheit der Emotionen								
b1522	Spannweite von Emotionen								
b1670	Das Sprachverständnis betreffende Funktionen								
b1671	Das sprachliche Ausdrucksvermögen betreffende Funktionen								
b1672	Integrative Sprachfunktionen								
Stimm- und Sprechfunktionen (Körperfunktionen Kap. 3)									
b3300	Sprechflüssigkeit								
b3301	Sprechrhythmus								
b3302	Sprechtempo								
b3303	Melodik des Sprechens								
b3308	Funktionen des Redeflusses und des Sprechrhythmus, anders bezeichnet								
Funktionen der unwillkürlichen Bewegungen (Körperfunktionen Kap. 7)									
b7652	Tics und Manierismen								
b7653	Stereotypien und motorische Perserverationen								

Tabelle 3.3.3 (Fortsetzung): ICF Autismus Basis Core Set (ICF-BCS-AUT)

Nr.	Name ICF-Item	Funktionsklassifikation (Grade der Beeinträchtigung)							positiv
		Keine 0–4% .0	Gering 5–24% .1	Mäßig 25–49% .2	Hoch 50–95% .3	Total >95% .4	n.sp. .8	n.a. .9	+
Lernen und Wissensanwendung (Aktivitäten & Partizipation Kap. 1)									
d130	Nachmachen, Nachahmen								
Kommunikation (Aktivitäten & Partizipation Kap. 3)									
d310	Kommunizieren als Empfänger gesprochener Mitteilungen								
d3150	Kommunizieren als Empfänger von Gesten oder Gebärden								
d3350	Körpersprache einsetzen								
d3500	Eine Unterhaltung beginnen								
d3501	Eine Unterhaltung aufrecht erhalten								
d3502	Eine Unterhaltung beenden								
d3503	Sich mit einer Person unterhalten								
d3504	Eine Unterhaltung mit mehreren Personen führen								
Interpersonelle Interaktion und Beziehungen (Aktivitäten & Partizipation Kap. 7)									
d7100	Respekt und Wärme in Beziehungen								
d7101	Anerkennung in Beziehungen								
d7102	Toleranz in Beziehungen								
d7103	Kritik in Beziehungen								
d7104	Soziale Zeichen in Beziehungen								

Tabelle 3.3.3 (Fortsetzung): ICF Autismus Basis Core Set (ICF-BCS-AUT)

Nr.	Name ICF-Item	Funktionsklassifikation (Grade der Beeinträchtigung)						
		Keine 0–4% .0	Gering 5–24% .1	Mäßig 25–49% .2	Hoch 50–95% .3	Total >95% .4	n.sp. .8	n.a. .9	positiv +
Interpersonelle Interaktion und Beziehungen (Aktivitäten & Partizipation Kap. 7)									
d7105	Körperlicher Kontakt in Beziehungen								
d7200	Beziehungen eingehen								
d7201	Beziehungen beenden								
d7202	Verhalten in Beziehungen regulieren								
d7600	Eltern-Kind-Beziehungen								
d7601	Kind-Eltern-Beziehung								
d7602	Beziehungen unter Geschwistern								
d7603	Beziehungen zum erweiterten Familienkreis								
d7700	Liebesbeziehungen								
d7701	Eheliche Beziehungen								
d7702	Sexualbeziehungen								
Gemeinschafts-, soziales und staatsbürgerliches Leben (Aktivitäten & Partizipation Kap. 9)									
d9200	Spiel								
d9204	Hobbys								
d9205	Geselligkeit								
d7203	Sozialen Regeln gemäß interagieren								

Intelligenzminderung im Alter zwischen 7 und 16 Jahren. Die 152 Items sind 3-fach gestuft, werden von erwachsenen Bezugspersonen bearbeitet und 19 Unterbereichen (z. B. Hygiene, Sicherheit, Kleidung, Geld/Einkaufen, Rechnen, Lesen, Sprachverstehen, Selbstkontrolle, Kooperation) sowie drei Großbereichen (praktische Kompetenz, kognitive Kompetenz und soziale Kompetenz) zugeordnet. Die Bearbeitung dauert ca. 30 bis 45 Minuten. Es liegen Altersnormen in Form von Prozenträngen vor, die leider auf mehr als 25 Jahre alten Erhebungen beruhen. Die interne Konsistenz liegt zwischen r = .88 und .91. Die Retest-Reliabilität bei r = .84 bis .96. Die Korrelation mit IQ-Tests liegt zwischen r = .35 und .68.

3.3.4.5
Elternfragebogen des Wiener Entwicklungstests

Einige Entwicklungstests (s. auch Kapitel 3.2) bieten Fremdeinschätzungsskalen zu Selbstständigkeit und praktischen Fertigkeiten, z. B. der Wiener Entwicklungstests (WET; Kastner-Koller/Deimann, 2002). Der WET-Subtest Elternfragebogen umfasst 22 Items (z. B. «Mein Kind zieht sich ohne fremde Hilfe aus») zu alltagspraktischen Fähigkeiten, die für die Altersstufe 3 bis 6 Jahre normiert sind.

3.3.5
Ausblick

Die Diagnostik der Persönlichkeitsstruktur, allgemeinen Psychopathologie und des psychosozialen Funktionsniveaus sind wesentliche Aspekte einer ganzheitlichen individuellen Status- und Prozessdiagnostik von ASS. Die empirischen und klinischen Erfahrungen bei ASS mit Skalen zu diesem Zwecke sind zwar teils noch begrenzt, legitimieren aber deren Einsatz. Während die Anwendbarkeit von Persönlichkeitstest – auch über die hier vorgestellten hinaus – bereits zufriedenstellend ist, ebenso wie der

Einsatz diagnostischer Interviews und klinischer Ratingskalen, bedarf es noch weiterer und konkreterer Entwicklungen bei der Diagnostik von Instrumenten zur Beurteilung des psychosozialen Funktionsniveaus. Es ist zu erwarten, dass sich zu diesem Zwecke im klinischen Kontext langfristig die ICF als Komplement zur ICD-10 durchsetzen wird. Momentan ermangelt es der ICF hinsichtlich von ASS jedoch noch an Verbreitung, Praktikabilität und Spezifität.

3.3.6
Weiterführende Literatur

Brähler, E.; Schumacher, J.; Strauß, B.: Diagnostische Verfahren in der Psychotherapie. Hogrefe, Göttingen, 2002.
Collegium Internationale Psychiatriae Scalarum: Internationale Skalen für Psychiatrie. Hogrefe, Göttingen, 2005.
Mash, E. J.; Terdal, L. G.: Assessment of Childhood Disorders. Guilford Press, New York, 1997.
Strauß, B.; Schumacher, J.: Klinische Interviews und Ratingskalen. Hogrefe, Göttingen, 2005.
Westhoff, G.: Handbuch psychosozialer Messinstrumente. Hogrefe, Göttingen, 1993.

3.3.7
Literatur

Allik, H.; Larsson, J. O.; Smedje, H.: Health-related quality of life in parents of school-age children with Asperger Syndrome or High-Functioning Autism. Health and Quality of Life Outcomes, 4 (2006): 1.
Allport, G.; Odbert, H.: Trait-names: A psycho-lexical study. Psychological Monographs, 47/211 (1936): 1–171.
Aman, M. G.; Singh, N. B.: Aberrant behaviour checklist – community, supplementary manual. Slosson, East Aurora, NY, 1994.
Aman, M. G.; Tassé, M. J.; Rojahn, J.; Hammer, D.: The Nisonger CBRF: a child behavior rating form for children with developmental disabilities. Research in Developmental Disability Research, 17 (1996): 41–57.
Anckarsäter, H.; Stahlberg, O.; Larson, T.; Håkansson, C.; Jutblad, S. B.; Niklasson, L.; Nydén, A.; Wentz, E.; Westergren, S.; Cloninger, C. R.; Gillberg, C.; Råstam, M.: The impact of ADHD and autism spectrum disorders on temperament, character, and personality development. American Journal of Psychiatry, 163 (2006): 1239–1244.

Arbeitsgemeinschaft für Methodik und Dokumentation in der Psychiatrie: Das AMDP-System. Hogrefe, Göttingen, 2007.

Bates, L. W.; Lyons, J. A.; Shaw, J. B.: Effects of brief training on application of the Global Assessment of Functioning Scale. Psychological Reports, 91 (2002): 999–1006.

Bölte, S.; Dickhut, H.; Poustka, F.: Patterns of parent-reported problems indicative in autism. Psychopathology, 32 (1999): 93–97.

Bölte, S.; Poustka, F.: The relation between general cognitive level and adaptive behavior domains in individuals with autism with and without co-morbid mental retardation. Child Psychiatry and Human Development, 33 (2002): 165–172.

Bölte, S.; Symalla, R.; Albertowski, K.: ICF-Basis-Core-Set für Autismus-Spektrum-Störungen. ICF-Arbeitsgruppe Autismus – Dresden, Bethel, Frankfurt/M., 2008.

Bölte, S.: Children's Global Assessment Scale für Entwicklungsstörungen (DD-C-GAS). J. W. Goethe Universität Frankfurt/M., 2008.

Bölte, S.; Seiverth, A.: Checkliste für abweichendes Verhalten. Huber, Bern, in Vorbereitung.

Berthoz, S.; Hill, E. L.: The validity of using self-reports to assess emotion regulation abilities in adults with autism spectrum disorder. European Psychiatry, 20 (2005): 291–298.

Billstedt, E.; Gillberg, I.C.; Gillberg, C.: Autism after adolescence: population-based 13- to 22-year follow-up study of 120 individuals with autism diagnosed in childhood. Journal of Autism and Developmemtal Disorders, 35 (2005): 351–360.

Borkenau, P.; Ostendorf, F.: NEO-Fünf-Faktoren-Inventar (NEO-FFI) nach Costa und McCrae (S. 5–10, 27–28). Hogrefe, Göttingen, 1993.

Bradley, E.; Bolton, P.: Episodic psychiatric disorders in teenagers with learning disabilities with and without autism. British Journal of Psychiatry, 189 (2006): 361–366.

Carter, A. S.; Volkmar, F. R.; Sparrow, S. S.; Wang, J. J.; Lord, C.; Dawson, G.; Fombonne, E.; Loveland, K.; Mesibov, G.; Schopler, E.: The Vineland Adaptive Behaviour Scales: supplementary norms for individuals with autism. Journal of Autism and Developmental Disorders, 28 (1998): 287–302.

Conners, C. K.: Conners´ Rating Scales – Revised (CRS-R). Pearson, Eagan, MN, 1996.

Constantino, J. N.; Todd, R. D.: Autistic traits in the general population: a twin study. Archives of General Psychiatry, 60 (2003): 524–530.

Cloninger, C. R.; Svrakic, D. M.; Przybeck, T. R.: A psychobiological model of temperament and character. Archives of General Psychiatry, 50 (1993): 975–990.

Cloninger, C. R.; Przybeck, T. R.; Svrakic, D. M.; Wetzel, R. D.: The Temperament and Character Inventory (TCI): a guide to its development and use. Washington University Center for Psychobiology of Personality, St. Louis, MO, 1994.

Costa, P. T.; McCrae, R. R.: Revised NEO Personality Inventory (NEO PI-R) and NEO Five Factor Inventory. Professional Manual. Psychological Assessment Resources, Odessa, FL, 1992.

Delmo, C.; Weiffenbach, O.; Gabriel, M.; Poustka, F.: Kiddie-SADS Present and Lifetime Version (K-SADS-PL). Johann Wolfgang Goethe Universität Frankfurt: Eigendruck, [kgu.de/zpsy/kinderpsychiatrie/download/ksadspl.html], 2000.

Di Martino, A.; Melis, G.; Cianchetti, C.; Zuddas, A.: Methylphenidate for pervasive developmental disorders: safety and efficacy of acute single dose test and ongoing therapy: an open-pilot study. Journal of Child and Adolescent Psychopharmacology. 14 (2004): 207–218.

Duarte, C.S.; Bordin, I. A.; de Oliveira, A.; Bird, H.: The CBCL and the identification of children with autism and related conditions in Brazil: pilot findings. Journal of Autism and Developmental Disorders, 33 (2003): 703–707.

Endicott, J.; Spitzer, R. L.; Fleiss, J. L.: The Global Assessment Scale: A procedure for measuring overall severity of psychiatric disturbance. Archives of General Psychiatry, 33 (1976): 766–771.

Eysenck, H. J.: The structure of human personality. Methuen, London, 1953.

Fitzgerald, M.; Bellgrove, M. A.: The overlap between alexithymia and Asperger's syndrome. Journal of Autism and Developmental Disorders, 36 (2006): 573–576.

Franz, M.; Schneider, C.; Schäfer, R.; Schmitz, N.; Zweyer, K.: Faktorenstruktur und Testgütekriterien der deutschen Version der Toronto-Alexithymie-Skala (TAS-20) bei psychosomatischen Patienten. Psychotherape, Psychosomatik und medizinische Psychologie, 51 (2001): 48–55.

Goth, K.; Schmeck, K.: Das Junior Temperament und Charakter Inventar (JTCI). Göttingen, 2008.

Hautzinger, M.; Bailer, M.; Worall, H.; Keller, F.: Beck-Depressions-Inventar (BDI). Hogrefe, Göttingen, 1995.

Hill, E.; Berthoz, S.; Frith, U.: Brief report: cognitive processing of own emotions in individuals with autistic spectrum disorder and in their relatives. Journal of Autism and Developmental Disorders, 34 (2004): 229–235.

Herbrecht, E.; Poustka, F.; Duketis, E.; Schmötzer, G.; Birnkammer, S.; Schlitt, S.; Bölte, S.: Pilot evaluation of the Frankfurt Social Skills Training for children and adolescents with autism spectrum disorder (ASD). European Child and Adolescent Psychiatry, Jan 22 (2009) [Epub].

Holtmann, M.; Bölte, S.; Poustka, F.: Attention-Deficit/Hyperactivity Disorder, Asperger's syndrome and

High-Functioning Autism symptoms in children and adolescents with high-functioning pervasive developmental disorders. Journal of the American Academy of child and Adolescent Psychiatry, 44 (2005): 1101.

Holtmann, M.; Bölte, S.; Poustka, F.: Attention Deficit Hyperactivity Disorder Symptoms in Pervasive Developmental Disorders: Association with Autistic Behavior Domains and Coexisting Psychopathology. Psychopathology, 40 (2007): 172–177.

Holtz, K.-L.; Eberle, G.; Hillig, A.; Marker, K.: HKI. Heidelberger Kompetenz-Inventar für geistig Behinderte. Edition Schindele, Heidelberg, 2005.

Kastner-Koller, U.; P. Deimann, P.: Der Wiener Entwicklungstest (WET) (2., neu bearbeitete Aufl.) Hogrefe, Göttingen, 2002.

Klasen, H.; Wörner, W.; Wolke, D.; Meyer, R.; Overmeyer, S.; Kaschnitz, W.; Rothenberger, A.; Goodman, R.: Comparing the German versions of the Strengths and Difficulties Questionnaire (SDQ-Deu) and the Child Behavior Checklist. European Child and Adolescent Psychiatry, 9 (2000): 271–276.

Klin, A.; Saulnier, C. A.; Sparrow, S. S.; Cicchetti, D. V.; Volkmar, F. R.; Lord, C.: Social and communication abilities and disabilities in higher functioning individuals with autism spectrum disorders: the Vineland and the ADOS. Journal of Autism and Developmental Disorders, 37 (2007): 748–759.

Kunihira, Y.; Senju, A.; Dairoku, H.; Wakabayashi, A.; Hasegawa, T.: ‹Autistic› traits in non-autistic Japanese populations: relationships with personality traits and cognitive ability. Journal of Autism and Developmental Disorders, 36 (2006): 553–566.

Toronto-Alexithymie-Skala-26 (TAS-26). Hogrefe, Göttingen, McCrae, R. R.; Costa, P. T. Jr.; Pedroso de Lima, M.; Simões, A.; Ostendorf, F.; Angleitner, A.; Marusić, I.; Bratko, D.; Caprara, G. V.; Barbaranelli, C.; Chae, J. H.; Piedmont, R. L.: Age differences in personality across the adult life span: parallels in five cultures. Developmental Psychology, 35 (1999): 466–477.

Mildenberger, K.; Noterdaeme, M.; Sitter, S.; Amorosa, H.: Verhaltensstörungen bei Kindern mit spezifischen und tiefgreifenden Entwicklungsstörungen, erfasst mit dem psychopathologischen Befundbogen (AMDP). Praxis der Kinderpsychologie und Kinderpsychiatrie, 50 (2001): 649–663.

Miral, S.; Gencer, O.; Inal-Emiroglu, F. N.; Baykara, B.; Baykara, A.; Dirik, E.: Risperidone versus haloperidol in children and adolescents with AD: a randomized, controlled, double-blind trial. European Child and Adolescent Psychiatry, 17 (2008): 1–8.

Noterdaeme, M.; Minow, F.; Amorosa, H.: Anwendbarkeit der Child Behavior Checklist bei entwicklungsgestörten Kindern. Zeitschrift für Kinder- und Jugendpsychiatrie und Psychotherapie, 27 (1999): 183–188.

Research Units on Pediatric Psychopharmacology Autism Network (RUPP). Risperidone treatment of autistic disorder: longer-term benefits and blinded discontinuation after 6 months. American Journal of Psychiatry, 162 (2005): 1361–1369.

Richter, J.; Eisemann, M.; Richter, G.; Cloninger, C.: Temperament- und Charakterinventar (TCI). Harcourt, Frankfurt/M., 2000.

Ronald, A.; Simonoff, E.; Kuntsi, J.; Asherson, P.; Plomin, R.: Evidence for overlapping genetic influences on autistic and ADHD behaviours in a community twin sample. Journal of Child Psychology and Psychiatry, 49 (2008): 535–542.

Sarimski, K.; Steinhausen, H.-C.: Kinder-Diagnostik-System 2: Geistige Behinderung und schwere Entwicklungsstörung. Hogrefe, Göttingen, 2007.

Sarimski, K.: Beurteilung problematischer Verhaltensweisen bei Kindern mit intellektueller Behinderung mit der Nisonger Child Behavior Rating Form. Praxis der Kinderpsychologie und Kinderpsychiatrie, 53 (2004): 319–332.

Schaffer, D.; Gould, M. S.; Brasic, J.; Ambrosini, P.; Fisher, P.; Bird, H.; Aluwahlia, S.: A children's global assessment scale (CGAS). Archives of General Psychiatry, 40 (1983): 1228–1231.

Schneider, S.; Magraf, J.: DIPS – Diagnostisches Interview bei psychischen Störungen (DIPS). Springer, Berlin, 2006.

Sikora, D. M.; Hall, T. A.; Hartley, S. L.; Gerrard-Morris, A. E.; Cagle, S.: Does parent report of behavior differ across ADOS-G classifications: analysis of scores from the CBCL and GARS. Journal of Autism and Developmental Disorders, 38 (2008): 440–448.

Söderström, H.; Råstam, M; Gillberg, C.: Temperament and character in adults with Asperger syndrome. Autism, 6 (2002): 287–297.

Sparrow, S. S.; Balla, D. A.; Cichetti, D. V.: Vineland Adaptives Behavior Scales: Survey Form. Circle Pines, MN: American Guidance Service, 1985.

Steinhausen, H.C.: Global assessment of child psychopathology. Journal of the American Academy of Child and Adolescent Psychiatry, 26 (1987): 203–206.

Szatmari, P.; Georgiades, S.; Duku, E.; Zwaigenbaum, L.; Goldberg, J.; Bennett, T.: Alexithymia in Parents of Children with Autism Spectrum Disorder. Journal of Autism and Developmental Disorders, 38 (2008): 1859–1865.

Troost, P. W.; Steenhuis, M. P.; Tuynman-Qua, H. G.; Kalverdijk, L. J.; Buitelaar, J. K.; Minderaa, R. B.; Hoekstra, P. J.: Atomoxetine for attention-deficit/hyperactivity disorder symptoms in children with pervasive developmental disorders: a pilot study. Journal of Child and Adolescent Psychopharmacology, 16 (2006): 611–619.

Unnewehr, S.; Schneider, S.; Magraf, J.: Kinder-DIPS – Diagnostisches Interview bei psychischen Störungen im Kindes- und Jugendalter. Springer, Berlin, 2008.

Wagner, A.; Lecavalier, L.; Arnold, L. E.; Aman, M. G.; Scahill, L.; Stigler, K. A.; Johnson, C. R.; McDougle, C. J.; Vitiello, B.: Developmental disabilities modification of the Children's Global Assessment Scale. Biological Psychiatry, 61 (2007): 504–511.

Wakabayashi, A.; Baron-Cohen, S.; Wheelwright, S.: Are autistic traits an independent personality dimension? A study of the Autism-Spectrum Quotient (AQ) and the NEO-PI-R. Personality and Individual Differences, 41 (2006): 873–883.

Wittchen, H.-U.; Zaudig, M.; Fydrich, T.: SKID. Strukturiertes Klinisches Interview fur DSM-IV. Achse I und II. Handanweisung. Hogrefe, Göttingen, 1997.

Wörner, W.; Becker, A.; Friedrich, C.; Klasen, H.; Goodman, R.; Rothenberger, A.: Normierung und Evaluation der deutschen Elternversion des Strengths and Difficulties Questionnaire (SDQ): Ergebnisse einer repräsentativen Felderhebung. Zeitschrift für Kinder- und Jugendpsychiatrie und Psychotherapie, 30 (2002): 105–112.

World Health Organization (WHO): ICF – Internationale Klassifikation der Funktionsfähigkeit, Behinderung und Gesundheit. DIMDI, Köln, 2006a.

World Health Organization (WHO) ICF-CY – International Classification of Functioning, Disability and Health – Children and Youth Version. WHO, Geneva, 2006b.

3.4
Neurologische, genetische und körperliche Untersuchung

Eftichia Duketis & Martin Holtmann

3.4.1
Einleitung

Es ist heute unbestritten, dass neurobiologische und genetische Faktoren bei der Entstehung von Autismus-Spektrum-Störungen (ASS) eine wichtige Rolle spielen (siehe Kap. 2). Der genaue pathophysiologische Mechanismus bleibt allerdings ungeklärt. Es stehen derzeit keine objektivierbaren biologischen Marker zur Verfügung (genetische oder neurologische), welche die verhaltensbezogene operationalisierte Diagnostik nach ICD-10/DSM-IV-TR ersetzen könnten. Eine Reihe organischer Symptome und Syndrome können mit autistischen Verhaltensweisen assoziiert sein. Die Häufigkeit medizinischer Befunde variiert je nach Studie zwischen 5 bis 33 % (Filipek, 2000), bei komorbider geistiger Behinderung liegt sie bei 50 % (Scott, 1994). Abklärung ist daher integraler Bestandteil der Diagnostik bei ASS. Autismus weist u. a. ein überzufällig häufiges Auftreten mit Epilepsie auf, ohne dass ein wechselseitiger kausaler Zusammenhang aufzuzeigen wäre. Außerdem geht Autismus in 6 bis 24 % der Fälle (Gillberg/Coleman, 1996; Fombonne, 2003) mit organischen Erkrankungen spezifischer Ätiologie einher, die zu einer Hirnfunktionsstörung führen und autistische Symptome mitverursachen können (Cohen et al., 2005; Miles et al., 2005). Diese Fälle werden als syndromaler Autismus bezeichnet (s. a. Kasten 3.4.1). Tabelle 3.4.1 gibt einen groben

> **Kasten 3.4.1**
>
> **Syndromaler Autismus**
>
> Einige Grunderkrankungen, die die Hirnfunktion beeinträchtigen, können autistische Störungen mitverursachen. Sie umfassen zum einen spezifische prä- oder perinatale, umweltbedingte Störungen, die durch ein Einwirken bestimmter teratogener Substanzen in der Embryonalentwicklung bedingt sind (wie durch die Einnahme von Valproinsäure oder Thalidomid im ersten Trimenon der Schwangerschaft) oder durch prä- oder perinatale Infekte (wie Röteln und CMV) verursacht sind. Zum anderen werden darunter Störungen mit einer bekannten genetischen Ursache und spezifischen Chromosomenaberrationen zusammengefasst. Dies sind in vielen Fällen monogen verursachte Störungsbilder, d. h. Syndrome, bei denen nur ein einziges Gen verändert ist (Cohen et al., 2005). Obgleich die Art und Ausprägung der autistischen Symptomatik keine Unterscheidung zwischen syndromalen und idiopathischen Fällen von Autismus erlaubt, zeigen syndromale Fälle phänotypisch neben der für das jeweilige Syndrom typischen Symptomkonstellation insgesamt höhere Raten von geistiger Behinderung, Epilepsie und hirnmorphologischen Veränderungen.

Tabelle 3.4.1: Genetisch- und umweltbedingte Störungsbilder, die mit syndromalem Autismus einhergehen können

Störungsbild	Klinische Merkmale und Dysmorphiezeichen	Häufigkeit in autistischer Population, Literatur	Ursache
Fragiles-X-Syndrom	Jungen schwerer betroffen, Vollbild oft erst ab Pubertät, Intelligenzminderung, Sprachentwicklungsverzögerung, Hyperaktivität mit Impulsivität, Epilepsie *Dysmorphiezeichen:* längliches Gesicht mit prominenter Stirn und Kinn, breite Nasenflügel, abstehende Ohren	1,6 % (Bailey et al., 1993)	Instabile Trinukleotidsequenz in Promotor-Region des FMR1-Gens
Down-Syndrom	Intelligenzminderung, Herzfehler, Muskelhypotonie, Stenosen im Magen-Darm-Trakt *Dysmorphiezeichen:* Mikrozephalie, ansteigende Lidachse, Hautfalte am inneren Augenwinkel (Epikanthus, «Mongolenfalte»), kleine und tief angesetzte dysplastische Ohrmuscheln, Mittelgesichtshypoplasie, kleiner Augenabstand (Hypotelorismus)	0–16,7 % (Übersicht: Fombonne, 2003)	Trisomie des Chromosoms 21 (meist freie Trisomie, selten Translokation oder Mosaik)
Tuberöse Sklerose	Systemerkrankung mit tumorösen Veränderungen in vielen Organen (Haut, Gehirn, Herz), erste Hautveränderung im ersten Lebensjahr, Intelligenzminderung, Epilepsie *Dysmorphiezeichen:* neurokutane Zeichen mit weißen blattförmigen Flecken an Rücken und Beinen (mit Wood-Lampe zu sehen), Fibrome an Zahnfleisch und Haut, Adenome sebaceum in Nasolabialfalte	0,4–4 % (Gillberg et al., 1991; Smalley, 1998; Wong, 2006)	Mutation der TSC-Gene auf den Chromosomen 9 und 16
Phenylketonurie	Intelligenzminderung, Epilepsie, ataktisches Gangbild, Muskelspastik, Hyperaktivität, Autoaggression *Dysmorphiezeichen:* Mikrozephalie, helle Haut und Haare, blaue Augen aufgrund Melaninmangels, mäuseartiger Körpergeruch	2–5 % (Lowe et al., 1980; Moreno et al., 1992) In Deutschland seit 1962 Neugeborenen-Screening flächendeckend, Relevanz bei Immigranten	Mutation des PAH-Gens auf Chromosoms 12q24 (autosomal-rezessiv vererbt)
IDIC-15-Syndrom	Variabler IQ, Verzögerung der sprachlichen und motorischen Entwicklung (Laufen, Sitzen), Muskelhypotonie, Skoliose, Epilepsie *Dysmorphiezeichen:* schmales, längliches Gesicht, tiefe Nasenwurzel, kurze Oberlippenrinne (Philtrum) und hoher Gaumen, auffällige Augenlidfalte	1–4 % (Browne et al., 1997, Konstantareas/Homatidis, 1999)	Duplikation des langen Armes des Chromosoms 15q11–q13 (IDIC 15)

Genetisch bedingte Störungsbilder

3.4 Neurologische, genetische und körperliche Untersuchung

Störungsbild	Klinische Merkmale und Dysmorphiezeichen	Häufigkeit in autistischer Population, Literatur	Ursache
Genetisch bedingte Störungsbilder			
Klinefelter-Syndrom	Hypogonadismus mit Testosteronmangel, häufig unerkannt. *Dysmorphiezeichen:* Hochwuchs, lange Extremitäten, verminderte Körperbehaarung, Gynäkomastie	0,5% [Kielinen, 2004]	Aneuplodie des X-Chromosoms (47, XXY)
VCFS (velokardio-faziales Syndrom)	Diagnosestellung oft erst im Schulalter, leichte Intelligenzminderung, Sprachentwicklungsverzögerung, Herzfehler, Immundefizienz mit rezidivierenden Infekten, Hypoparathyreoidismus. *Dysmorphiezeichen:* Minderwuchs, Auffälligkeiten des Gaumens, schmale Lidspalten, prominente Nase mit breiter Nasenwurzel, großer Augenabstand (Hypertelorismus), Retrognathie	Fallberichte [Kozma, 1998; Antshel et al., 2007]	Mikrodeletion auf Chromosom 22q11
Prader-Willi-Syndrom	Lernbehinderung, Adipositas permagna bei Hyperphagie, Muskelhypotonie, Kryptochismus. *Dysmorphiezeichen:* Minderwuchs, schmale Stirn bei ausgeprägtem Vorderhaupt, mandelförmige Augen und dreiecksförmiger offener Mund, kleine Hände und Füße	Fallberichte (Übersicht: Veltman et al., 2004)	Mikrodeletion oder uniparentale Disomie auf Chromosom 15q11-13
Angelman-Syndrom	Schwere Intelligenzminderung, fehlende Sprachentwicklung, Lachparoxysmen, Muskelhypotonie, steifes und ataktisches Gangbild, Epilepsie. *Dysmorphiezeichen:* Mikrozephalie, Unterkieferüberentwicklung (Progenie), Zahnweitstand	Fallberichte (Trillingsgaard/Stergaard, 2004; Steffenburg et al., 1996)	Mikrodeletion oder uniparentale Disomie auf Chromosom 15q11-13
Umweltbedingte Störungen			
Fetales Valproat-Syndrom	Intrauterine und postnatale Wachstumsverzögerung, Intelligenzminderung, Herz- und Nierenfehlbildungen. *Dysmorphiezeichen:* Mikrozephalie, Hautfalte am inneren Augenwinkel (Epikanthus, «Mongolenfalte»), Hypertrichose der Augenbrauen, tiefsitzende Ohren, breiter, eingesunkener Nasenrücken, aufgestülpte Nase, dysraphische Störungen (Meningomyelozele, Lippen-Kiefer-Gaumen-Spalten), Hypoplasie der Endfinger und der Fingernägel	Fallberichte (Bescoby-Chambers et al., 2001, Moore et al., 2000)	Direkte teratogene Wirkung von Valproat am ehesten durch Bildung von Epoxiden, Folsäuremangel
Embryopathien bei kongenitalen Infektionen (CMV, Röteln)	CMV-Infektion: variabler Phänotyp, asymptomatisch bis letal, nur 10% direkt nach Geburt symptomatisch, Hepatosplenomegalie, Ikterus, Hörverlust, Sprachstörung, Sehminderung (Chorioretinitis), Intelligenzminderung, unspezifische neurologische Symptome, Epilepsie. *Dysmorphiezeichen:* Mikrozephalie	Fallberichte [Sweeten et al., 2004; Yamashita et al., 2003; Stubbs et al., 1984]	CMV: prä-, perinatale Infektion möglich, im ersten Trimenon besonders gefährlich
	Röteln-infektion: Intelligenzminderung, motorische Entwicklungsverzögerung, Herzfehler, Katarakt, Nierenschädigung, Innenohrschwerhörigkeit. *Dysmorphiezeichen:* Mikrozephalie, kleiner Augapfel (Mikrophthalmus), Zahnweitstand, kleine, braune Zähne (Zahnschmelzhypoplasie, -aplasie)	Fallberichte (Chess, 1971, 1977)	Röteln: Infektion der Mutter im ersten Trimenon

Überblick über einige genetisch- und umweltbedingte Störungsbilder, die mit syndromalem Autismus einhergehen können.

Eine sorgfältige körperliche Untersuchung und Anamneseerhebung zum Ausschluss möglicher komorbider, organischer Störungen ist bei ASS daher unerlässlich. Sie ist zum einen für die Beurteilung der Prognose relevant und eröffnet zum anderen medizinische Behandlungsoptionen jenseits der symptomatischen (medikamentösen oder psychotherapeutischen) Therapie von ASS. Die Anzahl der möglichen Untersuchungen auf der Suche nach organischen Ursachen von ASS nimmt stetig zu. Damit steigt allerdings auch die Gefahr einer ungezielten, teuren und invasiven Diagnostik innerhalb dieser Patientengruppe. In folgendem Kapitel sollen der Nutzen und die Anwendungsgebiete verschiedener Untersuchungen diskutiert werden, die in der Diagnostik von ASS eine Rolle spielen.

3.4.2
Anamnese und klinische Untersuchung

Die Anamnese und die klinische Untersuchung bleiben weiterhin die wichtigsten Bausteine in der medizinischen Diagnostik von ASS. Auch bei Weiterentwicklung der molekulargenetischen, labortechnischen und anderen apparativen Untersuchungsformen können diese Methoden eine gründliche Anamneseerhebung und körperliche Untersuchung nicht ersetzen. Die Diagnostik von ASS erfordert aber in jedem Fall darüber hinaus auch einen multidisziplinären Ansatz.

3.4.2.1
Anamnese

Die Anamnese beruht bei Patienten mit niedrigem Funktionsniveau bzw. bezüglich der frühkindlichen Entwicklung in erster Linie auf der Fremdanamnese über Eltern/Bezugspersonen, während Personen auf hohem Funktionsniveau teilweise auch selbst zur Vorgeschichte befragt werden können. Liegt der zu explorierende Zeitraum lange zurück, können Erinnerungshilfestellungen durch Kopplung an bestimmte Ereignisse, Orte oder Lebensabschnitte hilfreich sein (Geburtstage, Kindergartenzeit, Weihnachten). Als Ausgangspunkt der Anamnese sollten verfügbare Vorbefunde zur Person (z. B. Mutterpass, gelbes Untersuchungsheft bei Kleinkindern) gesammelt und begutachtet werden. Es ist dann sinnvoll, die Anamnese systematisch in einzelne Abschnitte zu unterteilen, weil dadurch die Vollständigkeit der Erhebung besser gewährleistet wird. Es hat sich bewährt, standardisierte Anamnesebogen zu verwenden. Im Bereich der Kinder- und Jugendpsychiatrie hat z. B. die KJP-BADO (kjp-bado.de) (Englert/Poustka, 1995) weite Verbreitung gefunden.

3.4.2.1.1
Schwangerschafts- und Geburtsanamnese

Die prä-, peri- und postnatale Vorgeschichte (s. a. **Kasten 3.4.2**) soll hier erfragt werden. Medikamenteneinnahme sowie Alkohol- und Drogenkonsum der Mutter im ersten Trimenon, Infekte oder Strahlenbelastungen während der Schwangerschaft müssen ausgeschlossen werden. Als syndromaler Autismus in Zusammenhang mit einer umweltbedingten, pränatalen Schädigung gilt z. B. das fetale Valproat-Syndrom, die Röteln- und die Cytomegalievirus-Embryopathie.

3.4.2.1.2
Familienanamnese

Ein Stammbaum über drei Generationen gehört zum Standard in der Anamneseerhebung. Das Vorkommen von ASS, geistiger Behinderung, neurologischer Erkrankungen und Fehlbildungen ist dabei besonders zu beachten. Fragen Sie auch nach möglichen Inzest-Verhältnissen, Todesfällen im jungen Erwachsenenalter, Totgeburten und spontanen Aborten.

Kasten 3.4.2

Autismus und perinatale Komplikationen

In frühen Studien zum Autismus wurde ein enger Zusammenhang zwischen perinatalen Komplikationen und der späteren Entwicklung von Autismus unterstellt. Als Risikofaktoren galten verschiedene obstetrische Störungen, die potenziell eine Hirnschädigung hervorrufen oder anzeigen könnten. Diskutiert wurden u. a. Nabelschnurkompression mit Hypoxie, Frühgeburtlichkeit, niedriges Geburtsgewicht, uterine Blutungen und Infektionen. Letztendlich bleibt der prädiktive Wert der benannten Geburtskomplikationen für die spätere Entwicklung von Autismus unklar. Verstärkt untersucht wurde zuletzt v. a. der Zusammenhang zwischen niedrigem Geburtsgewicht bei Frühgeburtlichkeit und Autismus. Dabei konnte zumindest in Screening-Untersuchungen während der ersten 2 Lebensjahre eine Häufung autistischer Verhaltensweisen bei den betroffenen Kindern beobachtet werden (Limeropoulos et al., 2008; Kuban et al., 2009). Spezifische diagnostische Verlaufsuntersuchungen stehen noch aus. Es bleibt aber insgesamt offen, ob Geburtskomplikationen tatsächlich kausalen Erklärungswert haben oder Epiphänomene einer vorgeordneten – genetisch bedingten – abnormen Entwicklung darstellen (Glasson et al., 2004).

3.4.2.1.3
Meilensteine und Verlauf der frühkindlichen Entwicklung

Meilensteine der kindlichen Entwicklung werden bei ASS häufig verzögert oder ggf. gar nicht erreicht. Kinder mit frühkindlichem Autismus zeigen Sprachentwicklungsverzögerung, Kinder mit Asperger-Syndrom hingegen nicht selten eine verzögerte motorische Entwicklung. Normative Daten bieten einen Maßstab motorischer und sprachlicher Entwicklung. Als Richtlinien gelten für eine sprachlich verzögerte Entwicklung: kein Plappern/Lautieren bis zum zwölften Lebensmonat, keine einzelnen Wörter bis zum 24. Lebensmonat, keine spontanen (nicht-echolalischen) Zwei-Wort-Sätze bis zum 33. Monat. Jeder überdauernde Verlust von zuvor erworbener Sprache gilt als pathologisch. In Bezug auf die Entwicklung motorischer Fertigkeiten wird die grob- und feinmotorische Entwicklung unterschieden. In Bezug auf die grobmotorische Entwicklung gilt als abnorm: Erwerb des freien Laufens erst nach dem 18. Lebensmonat. Feinmotorische Fertigkeiten: Erwerb des Faustgriffs nach dem 6. Lebensmonat und Pinzettengriff nach dem 12. Lebensmonat. Wichtig in der Anamnese der sprachlichen und motorischen Entwicklung ist die Frage nach einer regressiven Entwicklung im Verlauf, d. h. dem Verlust zuvor erworbener Fertigkeiten (s. a. **Kasten 3.4.3**).

Kasten 3.4.3

Autismus und Regression

Bei etwa 30 % der Kinder mit der Diagnose Autismus tritt im Alter von ca. zwei Jahren eine Regression ein, die vorwiegend als Verlust bereits erworbener Sprache auffällt. Tuchman und Rapin (1997) untersuchten die Frage, ob dieser Einbruch in der psychomentalen Entwicklung in dieser Gruppe gegebenenfalls durch eine Epilepsie ausgelöst bzw. mit dieser assoziiert sein könnte. Ein Zusammenhang zwischen klinischer Regression und epilepsietypischen EEGs konnte festgestellt werden, nicht aber mit klinisch manifester Epilepsie. Eine Unterform von Partialepilepsie, die mit einer Regression einhergeht, stellt das Landau-Kleffner-Syndrom dar. Thesen, wonach die Regression bei Autismus und das Landau-Kleffner-Syndrom verwandt seien, bzw. die Möglichkeit, dass Autismus mit Regression und epileptiformen Potentialen eine Untergruppe des

Landau-Kleffner-Syndroms darstelle (Tuchman, 1997), konnten nicht bestätigt werden. So unterscheiden sich beide Gruppen sowohl in Bezug auf das Alter bei Regression als auch hinsichtlich der Psychopathologie. Das Landau-Kleffner-Syndrom ist jedoch eine wichtige Differenzialdiagnose der autistischen Regression.

3.4.2.1.4
Vegetative Anamnese

Die vegetative Anamnese umfasst Fragen nach allgemeinen Körperfunktionen und Gewohnheiten. Manche Abweichungen vom Normalzustand sind den Betroffenen oder ihren Eltern oft nicht bewusst, insbesondere, wenn sie schon über einen längeren Zeitraum damit leben. Deshalb ist gezielte Nachfrage anhand einer systematischen Auflistung der folgenden Punkte hilfreich: Allergien, Essgewohnheiten, Appetit, Diäten, Schlaf (umgekehrter Schlaf-Wach-Rhythmus, Ein-, Durchschlafstörungen, Früherwachen, Parasomnien), Anfälle (epileptisch) (s. a. **Kasten 3.4.4**).

Kasten 3.4.4

Autismus und Schlafstörungen

Mit einer Prävalenz von 43 bis 83 % sind Schlafstörungen eine der am häufigsten beklagten Beschwerden bei Kindern mit ASS (Richdale, 1999). Bei typisch entwickelten Vorschulkindern liegt die Prävalenz bei knapp 30 % (Owens et al., 2000), mit sukzessiver Abnahme der Vorkommenshäufigkeit im Schulalter (Stein et al., 2001). Im Vergleich zu anderen Entwicklungsstörungen treten bei ASS Schlafstörungen unabhängig von geistiger Behinderung auf (Patzold et al., 1998). Bei Autismus wurden alle Formen von Schlafstörungen wie Ein- und Durchschlafstörungen und Früherwachen sowie Parasomnien beschrieben (Patzold et al., 1998; Honomichl et al., 2002). Polysomnografische Untersuchungen zeigten verkürzte REM-Phasen in der Gruppe autistischer Erwachsener (Diomedi et al., 1999) sowie eine erhöhte Anzahl von nächtlichem Erwachen und in Folge eine reduzierte Schlafeffizienz (Harvey/Kennedy, 2002). Kinder mit Schlafstörungen und ASS zeigten mehr affektive Störungen und eine größere Symptomschwere in Bezug auf die soziale Interaktion (Goodlin-Jones et al., 2008), wobei unklar bleibt, ob die Schlafproblematik die Psychopathologie verstärkt oder umgekehrt die Schwere der Psychopathologie Schlafstörungen bewirkt. Als Prädiktoren für Schlafstörungen konnten bei Autismus junges Alter, Epilepsie, eine komorbide Aufmerksamkeitsdefizit-/Hyperaktivitätsstörung, Asthma, Medikation, Schlafen im Bett der Eltern und eine familiäre Belastung für Schlafstörungen identifiziert werden (Liu et al., 2006). Obwohl insgesamt sicherlich eine Reihe kindbezogener als auch elternbezogener Faktoren mit Schlafstörungen assoziiert sind, sollte die Bedeutung der oben genannten Komorbiditäten in differenzialdiagnostischen Überlegungen von Schlafstörungen Berücksichtigung finden.

3.4.2.2
Körperliche Untersuchung

3.4.2.2.1
Körpergröße, Körpergewicht, Kopfumfang

Die Bestimmung von Körpergröße, -gewicht und Kopfumfang sollte Teil jeder Untersuchung sein, sowohl in der Erstuntersuchung als auch im Verlauf. Das Hinzuziehen von aktuellen normativen Perzentilkurven ist dabei unerlässlich. Das Vorkommen von Gewichtsabnormitäten kann Hinweis für endokrine Störungen, psychisch bedingte Essstörungen (Enthemmung oder Restriktion) oder Nebenwirkungen einer begleitenden Medikation sein. Minderwuchs, wenn nicht konstitutionell und familiär bedingt, kann Hinweis auf pränatale Störungen geben (Chromosomenanomalien, Exposition mit Noxen, Teratogenen während der Schwangerschaft), v. a. wenn er mit geistiger Behinderung einhergeht. Aber auch postnatale Faktoren wie Mangelernährung und endokrine Störungen (Wachstumshormonmangel und Hypothyreose) können Ursachen darstellen. Ein nicht untypischer Befund bei idiopathischem Autismus ist ein vergrößerter Kopfumfang, der wiederum mit einem vergrößerten Hirnvolumen korreliert. Dies hat meist keinen pathologischen Wert und ist nicht spezifisch für Autismus, allerdings bei 20 % der Betroffenen zu beobachten (Lainhart, 2003). Das Vorkommen von Mikrozephalie (dysproportional zur Körpergröße) ist nicht typisch für Autismus und könnte, wenn sie neben autistischen Symptomen gemeinsam mit anderen neurologischen und/oder dysmorphen Merkmalen auftritt, ein Hinweis für pränatale (Röteln-, CMV-Infektion) oder Chromosomenaberrationen sein.

3.4.2.2.2
Inspektion

Bei Betrachtung der Person gewinnt man Erkenntnisse über Beweglichkeit von Körper und Gliedmaßen, den Körperbau, hervorstechende anatomische Fehlbildungen und den Ernährungszustand. Es ist am einfachsten, den Patienten bei seinen spontanen Bewegungen durch den Raum zu beobachten und daraus Rückschlüsse auf die Motorik und den Allgemeinzustand zu ziehen. Meist erhält man dabei wertvolle Informationen, die in einer formalen Untersuchung nicht auffallen würden. Das Ausmaß der Entkleidung kann begrenzt werden, es sollte aber eine Inspektion des gesamten Körpers erfolgen.

Bei der Inspektion der *Haut* werden Hautfarbe, Effloreszenzen, Pigmentveränderungen, Tumore, Hämatome und Verletzungen beurteilt. Hämatome und Verletzungen im Stirnbereich, Biss- und Kratzverletzungen an Händen und Unterarmen können Hinweise auf das Ausmaß autoaggressiver Handlungen der Betroffenen geben. Manche Krankheitsbilder und Syndrome, die autistische Symptome hervorrufen, sind durch Veränderungen der Haut gekennzeichnet. Hellhäutige Betroffene sollten im Idealfall sowohl mit bloßem Auge als auch mit der sog. Wood-Lampe untersucht werden. Bei einigen Formen von syndromalen ASS sind neurokutane Zeichen von diagnostischer Relevanz (Devlin, 2003), z. B. bei der Tuberösen Sklerose (TS) und Neurofibromatose (NF). Bei TS treten depigmentierte, blattförmige Maculae und Angiofibrome meist nach dem fünften Lebensjahr auf. Bei NF treten Café-au-lait-Flecken typischerweise nach dem ersten Lebensjahr auf. Etwa bis zum dritten Lebensjahr sind häufig sommersprossenartige Sprenkelungen an Achseln und Leiste zu erkennen. Ein weiteres Merkmal der NF sind gutartige Hauttumore, sog. Neurofibrome, die am gesamten Körper auftreten können.

Dysmorphien sind körperliche Fehlbildungen, auch geringfügiger Natur, und in der körperlichen Untersuchung von autistischen Personen von Interesse, da sie auf eine Störung der embryonalen Entwicklung im ersten Trimenon hinweisen können. Bei der Beurteilung von Dysmorphien ist es wichtig, familiäre Ähnlichkeit und ethnische Variationen zu berücksichtigen. Daher sollten vor der Beurteilung unbedingt die Eltern gesehen werden. Obgleich eine genaue Erfassung der Dysmorphien den Genetikern vorbehalten ist, sollte ein Screening nach Fehlbildungen Teil jeder körperlichen Untersuchung sein, um die Indikation einer weiteren dysmorphologischen und zytogenetischen Diagnostik abschätzen zu können. Die Arbeitsgruppe um Miles (2008) entwickelte zu diesem Zweck ein Screening-Instrument für Kliniker, in der kleinere Fehlbildungen in einzelnen Körperregionen halbstrukturiert erfasst werden. Studien bei ASS zu geringfügigen körperlichen Fehlbildungen (minor physical anomalies, MPA) zeigten bei 50 % der autistischen Population MPA (Rodier et al., 1997), 20 % hatten multiple MPA (Miles/Hillman, 2000). Es konnte keine für ASS spezifische pathognomische körperliche Fehlbildung identifiziert werden. Je größer aber die Anzahl der MPAs, desto größer die Wahrscheinlichkeit für ein manifestes genetisches oder umweltbedingtes Syndrom und für hirnmorphologische, kernspintomographisch nachzuweisende Veränderungen. In Tabelle 3.4.1 wird eine Auswahl der häufigsten Ursachen für syndromalen Autismus aufgeführt, zusammen mit typischen Symptomkonstellationen und den pathognomischen dysmorphen Merkmalen.

3.4.2.2.3
Bewegungsapparat und Motorik

Die Steuerung der Motorik erfolgt über das zentrale und periphere Nervensystem und so ist die Untersuchung des Bewegungsapparates und der Motorik zentraler Bestandteil jeder neurologischen Untersuchung. Untersucht werden Ausprägung, Funktion, Kraft und Tonus der Muskulatur. Bei Autismus finden sich häufig Auffälligkeiten des Muskeltonus. Unter Muskeltonus versteht man den Spannungszustand der Muskulatur. Er kann beim passiven Bewegen eines Gelenkes beurteilt werden und entweder hyperton (gesteigert) oder hypoton (verringert) sein. Bei Kindern mit ASS findet sich gehäuft ein hypotoner Muskeltonus. Ein gesteigerter Muskeltonus in Form eines Rigors (wechselnder Dehnungswiderstand der Muskulatur) kann sich unter einer Medikation mit Neuroleptika, im Sinne extrapyramidaler Nebenwirkungen, finden.

Hyperkinesien sind übermäßige Bewegungen (Überaktivitäten) der Muskulatur. Bei ASS kommen unwillkürliche, repetitive Bewegungen häufig vor. Der Großteil stereotyper Bewegungsabläufe sind Hand- und Fingermanierismen, Jaktieren und komplexe Stereotypien des Rumpfes und gelten als diagnostische Symptome von ASS selbst. Allerdings sollten Bewegungsstereotypien nicht vorschnell dem Autismus attribuiert werden. Jede Bewegungsstörung sollte eine weitere Abklärung erfahren (durch EEG), um ein Anfallsleiden auszuschließen. Ebenso denkbar ist das Auftreten von Ticstörungen (sich wiederholende Bewegungsabläufe, z. B. Augenzwinkern, Stirnrunzeln), die gehäuft komorbid bei ASS auftreten können. Als medikamentös bedingte Hyperkinesien sind eine Neuroleptika-induzierte Dystonie und Tremor zu erwähnen. In jedem Fall sollte eine diagnostische Klärung dieses Symptoms angestrebt werden.

Eine verzögerte motorische Entwicklung ist bei ASS häufig, insbesondere beim Asperger-Syndrom fallen eine gestörte Feinmotorik und Ungeschicklichkeit auf. Bei der Prüfung der motorischen Koordination ist auf die spontane Motorik zu achten, wie Haltung und Gangbild, Ball werfen und fangen. Bei Autismus fällt oft ein ungeschickter Gang auf, häufiges Hinfallen und ein unflüssiger Bewegungsablauf. Untersuchungsmethoden sind der Seiltänzergang, Einbeinstand und Einbeinhüpfen sowie Fersen- und Fußspitzengang. Störungen der Koordination werden z. B. durch den Finger-Nase-Versuch (Treffen der Nase mit dem Zeigefinger bei geschlossenen Augen) und dem Knie-Hacke-Versuch (Herunterfahren der Ferse über die Schienbeinkante des anderen Beines). Bei der Diadochokineseprüfung sollen gleichzeitig mit der rechten und linken Hand schraubende Bewegungen ausgeführt werden.

Eine erkennbare Läsion des ZNS oder des peripheren Nervensystems, oder spezifische neurologische Befunde, die einen Hinweis auf eine Störung motorischer Systeme geben, fehlen bei ASS typischerweise. Zum Ausschluss einer neurologischen Störung ist allerdings nach Zeichen einer Kleinhirnläsion zu suchen, wie spastische oder extrapyramidale Bewegungsstörungen. Bei Fehlen klinischer Hinweise auf eine ZNS-Schädigung oder eine epileptische Funktionsstörung kann auf eine weiterführende, apparative Untersuchung verzichtet werden.

3.4.2.3
Genetische Labordiagnostik

3.4.2.3.1
Chromosomenanalyse

Chromosomenanomalien sind eine häufige Ursache des syndromalen Autismus. Angeborene Fehlbildungen, Dysmorphiezeichen oder geistige Behinderung sind für Chromosomenanomalien charakteristisch. Da allerdings nicht alle von einer Chromosomenanomalie Betroffenen Dysmorphien aufweisen, gehört die Erstellung eines Karyotyps in der Abklärung einer geistigen Behinderung zu den Standarduntersuchungen. Die Qualität der Chromosomenanalysen hat sich in den letzten Jahren stetig verbessert und es sind Methoden für hochauflösende Analysen entwickelt worden. Diese sind allerdings schwierig zu interpretieren und nicht für die Routinediagnostik zu empfehlen. Für die Routinediagnostik wird eine Auflösung von ca. 500 bis 600 Banden pro haploidem Chromosomensatz angestrebt. Chromosomenanalysen, die bereits einige Jahre zurückliegen, sollten daher wiederholt werden, falls der Verdacht auf eine Chromosomenaberration weiter besteht (Zankl/Schorderet, 1999).

3.4.2.3.2
Fluorescent in Situ Hybridization (FISH)

Beim FISH-Test werden zytogenetische und molekulargenetische Techniken kombiniert. Das Vorliegen und die genaue Lokalisation einer spezifischen DNA-Sequenz auf den Chromosomen lässt sich mit Hilfe einer Fluochrom-markierten Gensonde nachweisen. Eine Reihe von Mikrodeletionssyndromen (wie das Williams-Beuren-Syndrom oder das Angelman-Syndrom) lassen sich auf diese Weise diagnostizieren. Diese Untersuchung eignet sich allerdings nicht als Screening-Methode. Sie dient vielmehr dem Ausschluss oder der Bestätigung des klinischen Verdachts eines spezifischen Mikrodeletionssyndroms (Zankl/Schorderet, 1999). Sie sollte nur auf den formulierten Verdacht eines erfahrenen Dysmorphologen durchgeführt werden, und bestätigt selbst dann nur in 5 bis 20 % der Fälle die Diagnose (Curry et al., 1997). Der ungezielte Einsatz dieser Technik ist daher nicht sinnvoll.

3.4.2.3.3
Molekulargenetische Untersuchungen

Das Fragile X-Syndrom ist die häufigste Ursache einer ererbten geistigen Behinderung bei Jungen. Es findet sich in 2 bis 3 % aller Fälle geistiger Behinderung (Curry et al., 1996). In Bezug auf die Assoziation von Fragilem X-Syndrom und ASS fanden sich in frühen Studien enge Zusammenhänge der beiden Störungsbilder von bis zu 20 % Überlappung (Blomquist et al., 1985). Arbeiten der 90er Jahre ergaben dagegen relativ niedrige Prävalenzen für das Fragile X-Syndrom bei ASS zwischen 1,6 und 4 % (Bailey et al., 1993); eine Häufigkeit, die das Vorkommen der Mutation in einer Population von geistiger Behinderung kaum überschreitet. Ursache des Fragilen X-Syndroms ist eine Mutation des Gens FMR1 auf dem Chromosom X. Geistige Behinderung ist das konstanteste Merkmal des Fragilen X-Syndroms. Die Ausprägung aller übrigen Symptome ist sehr variabel, insbesondere bei Mädchen und Kleinkindern (Rousseau et al., 1991). Aus diesem Grund gehört ein Ausschluss des Fragilen X-Syndroms zur Standarddiagnostik bei Autismus mit geistiger Behinderung.

3.4.2.4
Apparative Untersuchungen

3.4.2.4.1
Elektroenzephalogramm

Die EEG-Untersuchung wird häufig routinemäßig durchgeführt, ist aber eher selten wirklich indiziert. Obgleich bei Personen mit ASS unspezifische Auffälligkeiten zu finden sind, haben diese meist keinen pathologischen Wert und sind von geringem Nutzen bei der Interventionsplanung. Ein Schlafentzugs-EEG sollte dann herangezogen werden, wenn es Hinweise für eine Regression zuvor erworbener Fähigkeiten gibt (sprachliche, motorische) oder Hinweise für ein Anfallsleiden. Auch bei auffälligen stereotypen Handlungsfolgen, die nicht sicher ASS zugeordnet werden können und die gar mit einer Bewusstseinsstörung einhergehen, stellen Indikationen für ein EEG dar. Zu betonen bleibt, dass ein EEG auch bei Patienten mit einer Epilepsie nicht immer Auffälligkeiten aufweisen muss. Ein einzelnes EEG zeigt bei etwa 40 bis 50 % der Patienten mit Epilepsie auch epileptiforme Aktivität. Bei wiederholten Untersuchungen und ggf. einem Schlaf-EEG steigt die Zahl auf 70 bis 80 % (Goodin/Aminoff, 1984; Kubicki et al., 1991). Umgekehrt zeigen 4 % aller EEGs falsch positive Befunde. In jedem Fall sollten bei einem auffälligen EEG-Befund weiterführende, bildgebende Untersuchungen in Betracht gezogen werden (s. a. **Kasten 3.4.5**).

> 1983), da eine Differenzierung fokaler und fokal-komplexer Anfälle von sozialer Isolation mit motorischen Stereotypien, die als mögliche Symptome von Autismus gelten, schwierig sein kann. Noch häufiger als Krampfanfälle sind bei ASS epileptiforme Potentiale im EEG zu beobachten. Eine Studie, die auch Schlaf-EEGs miteinbezog gab für ca. 30 % der untersuchten Betroffenen ohne klinische Epilepsie epilepsieförmige Anomalien im EEG an (Kawasaki et al., 1997).

3.4.2.4.2
Magnetresonanztomografie (MRT)

Die Magnetresonanztomografie ist das derzeit beste Verfahren zur Erfassung selbst kleinster hirnmorphologischer Veränderungen. Trotz der hohen Sensibilität ist der Nutzen bildgebender Verfahren in der Diagnostik von ASS begrenzt. In diagnostischen Leitlinien wird das routinemäßige Durchführen von Schädel-MRTs bei Patienten mit ASS nicht empfohlen (Filipek et al., 2000). Auch bei Vorliegen einer Makrozephalie ist dieses Verfahren nicht indiziert. Indiziert hingegen ist eine MRT-Untersuchung bei anamnestischen Hinweisen auf eine frühkindliche Hirnschädigung (perinatale Komplikationen) oder bei klinischen Hinweisen wie *Epilepsie, Regression* oder bei *neurologischen Befunden*, die auf eine zentrale Schädigung hinweisen. Bei *Mikrozephalie* und *Dysmorphien* kann ein Schädel-MRT zusätzliche Informationen liefern, die die Zuordnung zu einem spezifischen Dysmorphiesyndrom erlauben.

3.4.2.4.3
Hör- und Sehtests

Hörtest: Alle Patienten mit einer Sprachentwicklungsverzögerung, auch solche mit ASS, sollten audiologisch untersucht werden (s. a. **Kasten 3.4.6**). Dies gilt ebenso für Betroffene, die ein audiologisches Screening im Neugeborenen-Alter

---

Kasten 3.4.5

Autismus und Epilepsie

Das Vorkommen von Epilepsie und abnormer EEG-Muster waren eine der ersten Befunde, die für den neurobiologischen Ursprung von Autismus sprachen. Seither ist bekannt, dass Epilepsie und Autismus überzufällig miteinander assoziiert sind. Epilepsie wird als das Auftreten von mindestens zwei nicht-provozierten (durch Fieber oder toxisch) Krampfanfällen definiert. Die Prävalenzangaben bei Autismus schwanken zwischen 5 und 38 % (im Gegensatz zu 2 bis 3 % in der Allgemeinbevölkerung), wobei die Gruppe geistig behinderter Betroffener eine höhere Prävalenz aufzeigt. Die Häufigkeit zeigt eine bimodale Verteilung. Der erste Manifestationsgipfel liegt zwischen dem 3. und dem 5. Lebensjahr, der zweite oberhalb des 10. Lebensjahres (Canitano, 2007). Alle Epilepsieformen sind dabei denkbar, wobei fokale und komplex-fokale Anfälle leicht überrepräsentiert sind (Rossi et al., 1995). Die klinische Erstdiagnose von Epilepsie ist bei ASS oft verzögert (Gillberg/Schaumann

> **Kasten 3.4.6**
>
> **Hörminderung und Autismus**
>
> Bei vielen Kindern mit ASS suchten Eltern initial medizinische Hilfe auf, weil sie den Verdacht hatten, ihr Kind könne gehörlos sein. In den meisten Fällen zeigen die Kinder eine normale Hörfunktion. Dagegen ergaben einige Studien auch eine Häufung von Schallempfindungs- und Schallleitungs-Hörminderung bei ASS. Rosenhall (Rosenhall et al., 1999) fand bei 3,5 % der autistischen Kinder eine schwerwiegende bilaterale Hörminderung bis Taubheit, die unabhängig vom kognitiven Niveau der Probanden war. Knapp 20 % zeigten eine Schallleitungs-Hörminderung in Folge einer serösen Otitis media. Im Gegensatz dazu zeigten 18 % der gleichen Stichprobe eine Hyperakusis. Die Diagnosestellung von Hörminderung bei ASS ist im klinischen Alltag bisher eher stiefmütterlich behandelt worden. Jure et al. (1991) zeigten, dass in klinischen Stichproben mit Hörminderung die autistische Symptomatik über Jahre undiagnostiziert blieb und umgekehrt in einer Stichprobe autistischer Kinder eine bedeutsame Hörminderung gleichermaßen über Jahre nicht erkannt wurde. Offenbar bereitet die komorbide Diagnosestellung von Hörminderung und ASS in der Praxis Probleme. Die Arbeitsgruppe um Jure (1991) konnte allerdings zeigen, dass der Schweregrad der autistischen Symptomatik nicht mit dem Ausmaß der Hörminderung korreliert und schloss daraus, dass das Vorkommen einer Hörminderung die Diagnose ASS nicht ausschließt.

erhalten haben. Im Rahmen der Vorsorgeuntersuchung U 8, mit vier Jahren, ist für alle Kinder eine Hörprüfung vorgeschrieben. Die Durchführung bei Kindern mit ASS kann schwierig sein, da sie häufig zu unkooperativ für eine subjektive Audiometrie sind. Falls die Durchführung dieses Verfahrens nicht möglich ist, sind objektive Verfahren in Form akustisch evozierter Potentiale (AEP) mittels der «Brainstream Evoked Response Audiometry» das Instrument der Wahl. Sie ermöglichen eine topografische Zuordnung einer eventuellen Schwerhörigkeit. Das Verfahren ist unter Sedierung/Schlaf auch bei Kleinkindern sehr gut durchführbar.

Sehtest: Wie die Hörprüfung ist auch ein Sehtest im Rahmen der Vorsorgeuntersuchung U 8 vorgesehen und besonders bei Kindern mit einer Entwicklungsstörung wie Autismus sorgfältig durchzuführen. Im Kleinkindesalter kann man die Sehschärfe mit Sehtafeln und Sehzeichen messen (LEA-Test). Dafür muss das Kind allerdings kommunizieren können. Eine Alternative für nonverbale Kinder oder auch Säuglinge ist der Forced Choice Preferential Looking Test (FPL), bei dem mit Hilfe von Sehschärfekarten nach Teller die Sehschärfe bestimmt werden kann. Der Test setzt im Gegensatz zu den o. g. Tests keine Sprachfähigkeit voraus und ist daher zur Untersuchung von Säuglingen, aber auch von behinderten Kindern verbreitet.

Bei mangelnder Kooperativität steht auch für die Überprüfung des Sehvermögens die Möglichkeit einer elektrophysiologischen Untersuchung zur Verfügung (Messung der VEP – visuell evozierte Potentiale).

3.4.2.5
Weitere Untersuchungen

3.4.2.5.1
Screening auf Stoffwechselerkrankungen

Ein Screening nach einer Stoffwechselerkrankung wird erst bei einem spezifischen klinischen Verdacht notwendig. Eine Reihe von Symptomen können auf eine Stoffwechselerkrankung hindeuten: zyklisches Erbrechen, Somnolenz, wiederholtes Koma, Krampfanfälle, Augenfehlbildungen (Katarakt, getrübte Kornea, Anomalien der Retina), ungeklärte Taubheit. In diesen Fällen kann eine Screening-Untersuchung den

Verdacht erhärten. Erste Tests sind Screening-Untersuchungen im Urin (nach Aminosäuren, organischen Säuren und Mucopolysacchariden) und im Blut (nach Laktat, Stickstoff oder langkettigen Fettsäuren) (Schaefer/Bodensteiner, 1992). Die Diagnoserate von Stoffwechselstörungen außerhalb des Neugeborenen- und Säuglingsalters hat seit Einführung des Neugeborenenscreenings auf Phenylketonurie, Galactosämie und Hypothyreose abgenommen. Es bleibt außerdem anzumerken, dass auffällige Ergebnisse im Stoffwechsel-Screening auch bei Gesunden vorkommen. Daher sollte ein Stoffwechsel-Screening bei ASS ohne klinische Hinweise auf eine metabolische Störung nicht routinemäßig durchgeführt werden.

3.4.3
Weiterführende Literatur

Filipek, P.: Medical Aspects of Autism. In: F. R. Volkmar; R. Paul; A. Klin; D. Cohen (Eds.): Handbook of Autism and Pervasive Developmental Disorders, Vol. 1 (pp. 534–578). John Wiley & Sons, Hoboken NJ, 2005.

Johnson, C. P.; Myers, S. M.: Identification and evaluation of children with autism spectrum disorders. Pediatrics, 120 (2007): 1183–1215.

3.4.4
Literatur

Antshel, K. M.; Aneja, A.; Strunge, L.; Peebles, J.; Fremont, W. P.; Stallone, K.; Abdulsabur, N.; Higgins, A. M.; Shprintzen, R. J.; Kates, W. R.: Autistic spectrum disorders in velo-cardio facial syndrome (22q11.2 deletion). Journal of Autism and Developmental Disorders, 37 (2007): 1776–1786.

Bailey, A.; Bolton, P.; Butler, L.; Le Couteur, A., Murphy, M.; Scott, S.; Webb, T.; Rutter, M.: Prevalence of the fragile X anomaly amongst autistic twins and singletons. Journal of Child Psychology and Psychiatry, 34 (1993): 673–688.

Bescoby-Chambers, N.; Forster, P.; Bates, G.: Foetal valproate syndrome and autism: additional evidence of an association. Developmenal Medicine and Child Neurology, 43 (2001): 847.

Blomquist, H. K.; Bohman, M.; Edvinsson, S. O.; Gillberg, C.; Gustavson, K. H.; Holmgren, G.; Wahlström, J.: Frequency of the fragile X syndrome in infantile autism. A Swedish multicenter study. Clinical Genetics, 27 (1985): 113–117.

Browne, C. E.; Dennis, N. R.; Maher, E.; Long, F. L.; Nicholson, J. C.; Sillibourne, J.; Barber, J. C.: Inherited interstitial duplications of proximal 15q: genotype-phenotype correlations. American Journal of Human Genetics, 61 (1997): 1342–1352.

Canitano, R.: Epilepsy in autism spectrum disorders. European Child and Adolescent Psychiatry, 16 (2007): 61–66.

Chess, S.: Autism in children with congenital rubella: Journal of Autism and Childhood Schizophrenia, 1 (1971): 33–47.

Chess, S.: Follow-up report on autism in congenital rubella. Journal of Autism and Childhood Schizophrenia, 7 (1977): 69–81.

Cohen, D.; Pichard, N.; Tordjman, S.; Baumann, C.; Burglen, L.; Excoffier, E.; Lazar, G.; Mazet, P.; Pinquier, C.; Verloes, A., Heron, D.: Specific genetic disorders and autism: clinical contribution towards their identification. Journal of Autism and Developmental Disorders, 35 (2005): 103–116.

Curry, C. J.; Sandhu, A.; Frutos, L.; Wells, R.: Diagnostic yield of genetic evaluations in developmental delay/mental retardation. Clinical Research, 44 (1996): 130.

Curry, C. J., Stevenson, R. E.; Aughton, D.; Byrne, J.; Carey, J. C.; Cassidy, S.; Cunniff, C.; Graham, J. M. Jr.; Jones, M. C.; Kaback, M. M.; Moeschler, J.; Schaefer, G. B.; Schwartz, S.; Tarleton, J.; Opitz, J.: Evaluation of mental retardation: recommendations of a Consensus Conference: American College of Medical Genetics. American Journal of Medical Genetics, 72 (1997): 468–477.

Devlin, A.: Paediatric neurological examination. Advances in Psychiatric Treatment, 9 (2003): 125–134.

Diomedi, M.; Curatolo, P.; Scalise, A.; Placidi, F.; Caretto, F.; Gigli, G. L.: Sleep abnormalities in mentally retarded autistic subjects: Down's syndrome with mental retardation and normal subjects. Brain Development, 21 (1999): 548–553.

Englert, E.; Poustka, F.: Das Frankfurter kinder- und jugendpsychiatrische Dokumentationssystem – Entwicklung und methodische Grundlagen unter dem Aspekt der klinischen Qualitätssicherung. Praxis der Kinderpsychologie und Kinderpsychiatrie, 44 (1995): 158–167.

Filipek, P. A.; Accardo, P. J.; Ashwal, S.; Baranek, G. T.; Cook, E. H. Jr.; Dawson, G.; Gordon, B.; Gravel, J. S.; Johnson, C. P.; Kallen, R. J.; Levy, S. E.; Minshew, N. J.; Ozonoff, S.; Prizant, B. M.; Rapin, I.; Rogers, S. J.; Stone, W. L.; Teplin, S. W.; Tuchman, R. F.; Volkmar, F. R.: Practice parameter: screening and diagnosis of autism: report of the Quality Standards Subcommittee of the American Academy of Neurology and the Child Neurology Society. Neurology, 55 (2000): 468–479.

Fombonne, E.: Epidemiological surveys of autism and other pervasive developmental disorders: an update. Journal of Autism and Developmental Disorders, 33 (2003): 365–382.

Gillberg, C.; Schaumann, H.: Epilepsy presenting as infantile autism? Two case studies. Neuropediatrics, 14 (1983): 206–212.

Gillberg, C.; Steffenburg, S.; Schaumann, H.: Is autism more common now than ten years ago? British Journal of Psychiatry, 158 (1991): 403–409.

Gillberg, C.; Coleman, M.: Autism and medical disorders: a review of the literature. Developmental Medicine and Child Neurology, 38 (1996): 191–202.

Glasson, E. J.; Bower, C.; Petterson, B.; de Klerk, N.; Chaney, G.; Hallmayer, J. F.: Perinatal factors and the development of autism: a population study. Archives of General Psychiatry, 61 (2004): 618–627.

Goodin, D. S.; Aminoff, M. J.: Does the interictal EEG have a role in the diagnosis of epilepsy? Lancet, 1 (1984): 837–839.

Goodlin-Jones, B. L.; Tang, K.; Liu, J.; Anders, T. F.: Sleep patterns in preschool-age children with autism, developmental delay, and typical development. Journal of the American Academy of Child and Adolescent Psychiatry, 47 (2008): 930–938.

Harvey, M. T.; Kennedy, C. H.: Polysomnographic phenotypes in developmental disabilities. International Journal of Developmental Neuroscience, 20 (2002): 443–448.

Honomichl, R. D.; Goodlin-Jones, B. L.; Burnham, M. M.; Hansen, R. L.; Anders, T. F.: Secretin and sleep in children with autism. Child Psychiatry and Human Development, 33 (2002): 107–123.

Jure, R.; Rapin, I.; Tuchman, R. F.: Hearing-impaired autistic children. Developmental Medicine and Child Neurology, 33 (1991): 1062–1072.

Kawasaki, Y.; Yokota, K.; Shinomiya, M.; Shimizu, Y.; Niwa, S.: Brief report: electroencephalographic paroxysmal activities in the frontal area emerged in middle childhood and during adolescence in a follow-up study of autism. Journal of Autism and Developmenal Disorders, 27 (1997): 605–620.

Kielinen, M.; Rantala, H.; Timonen, E.; Linna, S. L.; Moilanen, I.: Associated medical disorders and disabilities in children with autistic disorder: a population-based study. Autism, 8 (2004): 49–60.

Konstantareas, M. M.; Homatidis, S.: Chromosomal abnormalities in a series of children with autistic disorder. Journal of Autism and Developmental Disorders, 29 (1999): 275–285.

Kozma, C.: On cognitive variability in velocardiofacial syndrome: profound mental retardation and autism. American Journal of Medical Genetics, 81 (1998): 269–270.

Kuban, K. C.; O'Shea, T. M.; Allred, E. N.; Tager-Flusberg, H.; Goldstein, D. J.; Leviton, A.: Positive screening on the Modified Checklist for Autism in Toddlers (M-CHAT) in extremely low gestational age newborns. Journal of Pediatrics, 154 (2009): 535–540.

Kubicki, S.; Scheuler, W.; Wittenbecher, H.: Short-term sleep EEG recordings after partial sleep deprivation as a routine procedure in order to uncover epileptic phenomena: an evaluation of 719 EEG recordings. Epilepsy Research Supplement, 2 (1991): 217–230.

Lainhart, J. E.: Increased rate of head growth during infancy in autism. Journal of the American Medical Association, 290 (2003): 393–394.

Limeropoulos, C.; Bassan, H.; Sullivan, N. R.; Soul, J. S.; Robertson, R. L.; Moore, M.; Ringer, S. A.; Volpe, J. J.; du Plessis, A. J.: Positive screening for autism in ex-preterm infants: prevalence and risk factors. Pediatrics, 121 (2008): 758–765.

Liu, X.; Hubbard, J. A.; Fabes, R. A.; Adam, J. B.: Sleep disturbances and correlates of children with autism spectrum disorders. Child Psychiatry and Human Development, 37 (2006): 179–191.

Lowe, T. L.; Tanaka, K.; Seashore, M. R.; Young, J. G.; Cohen, D. J.: Detection of phenylketonuria in autistic and psychotic children. Jama, 243 (1980): 126–128.

Miles, J. H.; Hillman, R. E.: Value of a clinical morphology examination in autism. American Journal of Medical Genetics, 91 (2000): 245–253.

Miles, J. H.; Takahashi, T. N.; Bagby, S.; Sahota, P. K.; Vaslow, D. F.; Wang, C. H.; Hillman, R. E., Farmer, J. E.: Essential versus complex autism: definition of fundamental prognostic subtypes. American Journal of Medical Genetics, 135 (2005): 171–180.

Miles, J. H.; Takahashi, T. N.; Hong, J.; Munden, N.; Flournoy, N.; Braddock, S. R.; Martin, R. A.; Bocian, M. E.; Spence, M. A.; Hillman, R. E., Farmer, J. E.: Development and validation of a measure of dysmorphology: useful for autism subgroup classification. American Journal of Medical Genetics, 146A (2008): 1101–1116.

Moore, S. J.; Turnpenny, P.; Quinn, A.; Glover, S.; Lloyd, D. J.; Montgomery, T.; Dean, J. C.: A clinical study of 57 children with fetal anticonvulsant syndromes. Journal of Medical Genetics, 37 (2000): 489–497.

Moreno, H.; Borjas, L.; Arrieta, A.; Saez, L.; Prassad, A.; Estevez, J.; Bonilla, E.: Clinical heterogeneity of the autistic syndrome: a study of 60 families. Investigación Clinica, 33 (1992): 13–31.

Owens, J. A.; Spirito, A.; McGuinn, M.; Nobile, C.: Sleep habits and sleep disturbance in elementary school-aged children. Journal of Developmental and Behavioral Pediatrics, 21 (2000): 27–36.

Patzold, L. M.; Richdale, A. L.; Tonge, B. J.: An investigation into sleep characteristics of children with autism and Asperger's Disorder. Journal of Paediatric Child Health, 34 (1998): 528–533.

Reiss, A. L.; Feinstein, C.; Rosenbaum, K. N.; Borengasser-Caruso, M. A.; Goldsmith, B. M.: Autism associated with Williams syndrome. Journal of Pediatrics, 106 (1985): 247–249.

Richdale, A. L.: Sleep problems in autism: prevalence, cause, and intervention. Developmental Medicine and Child Neurology, 41 (1999): 60–66.

Rodier, P. M.; Bryson, S. E., Welch, J. P.: Minor malformations and physical measurements in autism: data from Nova Scotia. Teratology, 55 (1997): 319–325.

Rosenhall, U.; Nordin, V.; Sandström, M.; Ahlsén, G.; Gillberg, C.: Autism and hearing loss. Journal of Autism and Developmental Disorders, 29 (1999): 349–357.

Rousseau, F.; Heitz, D.; Biancalana, V.; Blumenfeld, S.; Kretz, C.; Boue, J.; Tommerup, N.; Van Der Hagen, C.; DeLozier-Blanchet, C.; Croquette, M. F. et al.: Direct diagnosis by DNA analysis of the fragile X syndrome of mental retardation. The New England Journal of Medicine, 325 (1991): 1673–1681.

Schaefer, G. B.; Bodensteiner, J. B.: Evaluation of the child with idiopathic mental retardation. Pediatric Clinics of North America, 39 (1992): 929–943.

Scott, S.: Mental retardation. In: M. Rutter; E. Taylor; L. Hersov (Eds.): Child and adolescent psychiatry: Modern approaches, Vol. 3 (pp. 618–646). Blackwell Scientific Publications, Oxford, 1994.

Smalley, S. L.: Autism and tuberous sclerosis. Journal of Autism and Developmental Disorders, 28 (1998): 407–414.

Steffenburg, S.; Gillberg, C. L.; Steffenburg, U.; Kyllerman, M.: Autism in Angelman syndrome: a population-based study. Pediatric Neurology, 14 (1996): 131–136.

Stubbs, E. G.; Ash, E.; Williams, C. P.: Autism and congenital cytomegalovirus. Journal of Autism and Developmental Disorders, 14 (1984): 183–189.

Sweeten, T. L.; Posey, D. J.; McDougle, C. J.: Brief report: autistic disorder in three children with cytomegalovirus infection. Journal of Autism and Developmental Disorders, 34 (2004): 583–586.

Trillingsgaard, A.; Stergaard, O.: Autism in Angelman syndrome: an exploration of comorbidity. Autism, 8 (2004): 163–174.

Tuchman, R. F.: Acquired epileptiform aphasia. Seminars in Pediatric Neurology, 4 (1997): 93–101.

Tuchman, R. F.; Rapin, I.: Regression in pervasive developmental disorders: seizures and epileptiform electroencephalogram correlates. Pediatrics, 99 (1997): 560–566.

Veltman, M. W.; Thompson, R. J.; Roberts, S. E.; Thomas, N. S.; Whittington, J.; Bolton, P. F.: Prader-Willi syndrome – a study comparing deletion and uniparental disomy cases with reference to autism spectrum disorders. European Child & Adolescent Psychiatry, 13 (2004): 42–50.

Wong, V.: Study of the relationship between tuberous sclerosis complex and autistic disorder. Journal of Child Neurology, 21 (2006): 199–204.

Yamashita, Y.; Fujimoto, C.; Nakajima, E., Isagai, T.; Matsuishi, T.: Possible association between congenital cytomegalovirus infection and autistic disorder. Journal of Autism and Developmental Disorders, 33 (2003): 455–459.

Zankl, A.; Schorderet, D.: Evaluierung eines Kindes mit geistiger Behinderung. Paediatrica, 6 (1999). Schweizerische Gesellschaft für Pädiatrie.

4 Intervention

4.1
Evidenzbasierte Intervention

Sven Bölte

4.1.1
Evidenz

Der Terminus Evidenz (lat. evidentia = Augenscheinlichkeit) ist aus dem Englischen übernommen und steht für Beleg, Beweis oder Unterlage. Im Gegensatz zum alltagssprachlichen, philosophischen oder rhetorischen Gebrauch, der teilweise auch subjektive Evidenz einschließt, kann nach wissenschaftlicher Auffassung Evidenz nur durch objektive quantitative Methoden und Empirie erreicht werden. Unter evidenzbasierter Medizin (Psychologie, Pädagogik etc.) werden entsprechend alle Maßnahmen zusammengefasst, für welche ausreichende datengestützte Hinweise der Wirksamkeit vorliegen. Diese sind abzugrenzen von solchen Maßnahmen, die allein aufgrund anderer Entscheidungsgrundlagen zur Anwendung kommen, vor allem persönlichen Überzeugungen, Erfahrungen und Annahmen, Theorien oder Traditionen. Evidenzbasierung verlangt ferner permanente Aktualität, d. h. es sollten stets solche Methoden zum Einsatz kommen, die im Moment aufgrund klinischer Studien die beste empirische Absicherung aufweisen. Insbesondere sollen keine Maßnahmen angewandt werden, die sich als nicht effektiv erwiesen haben. Evidenzbasierung bedeutet auch den möglichen Verzicht auf Therapie, falls keine Maßnahme existiert, die sich gegenüber der Unterlassung von Behandlung als überlegen erwiesen hat. Ziele evidenzbasierter Medizin sind: die bestmögliche Behandlung von Patienten, Transparenz des therapeutischen Handelns, Schaffung geeigneter Grundlagen für die Rechfertigung von Maßnahmen der Krankheitsversorgung, Orientierung für Experten und Laien sowie rechtliche Sicherheit für alle Beteiligten. Evidenzbasierung garantiert nicht, dass immer die bestmögliche Maßnahme durchgeführt wird, sondern garantiert lediglich, dass diejenige angewandt wird, die zu einem bestimmten Zeitpunkt wissenschaftlich am besten abgesichert ist.

4.1.1.1
Evidenzgrade

Die Güte von Maßnahmen wird im Rahmen der Evidenzbasierung in der Regel danach klassifiziert, welche Art und wie viele wissenschaftlichen Studien die Wirksamkeit einer Methode belegen. Der zugeschriebene Evidenzgrad hängt vor der internen und externen Validität des Studiendesigns ab. Liegen keine Studien vor, können vorläufig auch Empfehlungen von Fachgesellschaften (kollektive Expertenmeinungen) als geringe Evidenz gelten. Den höchsten Evidenzgrad erreichen Metaanalysen oder auch systematische Reviews, welche wiederum auf randomisierten kontrollierten Studien fußen. Solche bilden in der Regel auch die Grundlage für die Leitlinien und Empfehlungen von Fachgesellschaften, z. B. der Arbeitsgemeinschaft der Wissenschaftlichen Medizinischen Fachgesellschaften e. V. (leitlinien.net). Es liegen verschiedene Systeme zur Gradierung der Evidenz vor. Die meisten sind von derjenigen der Canadian Task Force on the Periodic Health Examination (1994) abgeleitet. Demnach lassen sich grob folgende Evidenzgrade unterscheiden:

Grad Ia: Evidenz aufgrund von Metaanalysen/ systematischen Reviews von randomisierten, kontrollierten Studien,
Grad Ib: Evidenz von mindestens einer randomisierten, kontrollierten Studie,
Grad IIa: Evidenz aufgrund von mindestens einer kontrollierten Studie ohne Randomisierung,
Grad IIb: Evidenz aufgrund von mindestens einer experimentellen Studie,
Grad III: Evidenz aufgrund nicht-experimenteller, deskriptiver Studien, z. B. Vergleichsstudien, Korrelationsstudien und Fall-Kontroll-Studien,
Grad IV: Evidenz aufgrund von Expertenausschüssen Fachgesellschaften oder kollektiven Expertenmeinungen anerkannter Autoritäten.

4.1.1.2
Cochrane Collaboration

Eine internationale Organisation, die das Ziel verfolgt, Informationen über die Evidenzbasierung von gesundheitsbezogenen Maßnahmen aktuell und übersichtlich aufzubereiten und zu verbreiten ist die sog. Cochrane Collaboration (CC) (cochrane.de). Sie wurde 1993 gegründet und nach dem Briten Archibald Leman Cochrane benannt. Diese Zusammenarbeit bemüht sich insbesondere um die Erstellung und Aktualisierung von systematischen Reviews von Therapiestudien zu Behandlungsmethoden. Diese werden vierteljährlich in der Cochrane Library veröffentlicht (cochrane.org/reviews). Arbeiten der CC sind auch in gängigen Datenbanken, wie Medline (ncbi.nlm.nih.gov/pubmed), gelistet.

4.1.1.3
Research Autism

Research Autism (researchautism.net) ist eine 2003 in England begründete non-Profit Organisation, die sich ausschließlich mit der Beobachtung und Bewertung von Therapiemaßnahmen bei Autismus-Spektrum-Störungen (ASS) beschäftigt. Bekannte Wissenschaftler – vorwiegend aus England und den USA – stellen im Internet informativ und nüchtern verbreitete Therapieformen im Bereich ASS vor, untersuchen systematisch die Evidenz der Ansätze und sprechen Empfehlungen und Warnungen auf der Basis verfügbarer empirischer Daten aus. Für jede der eingeschätzten Therapien werden die Studien mit Abstract aufgelistet, welche zur Bewertung geführt haben. Zum Zeitpunkt der Abfassung dieses Buches lag nach Research Autism die meiste Evidenz für frühe, intensive Verhaltenstherapie (s. Kap. 4.3), das Picture Exchange Communication System (s. Kap. 4.14), kognitiv behaviorale Therapie, TEACCH (s. Kap. 4.5) und den Social Stories Ansatz vor. Auf Seiten von Psychopharmaka bestand – abgesehen von ebenfalls berichteten Risiken und Nebenwirkungen – die beste Evidenz für Risperidon, Antidepressiva und Melatonin (s. Kap. 4.6).

4.1.2
Psychopharmaka- und Psychotherapieforschung

Evidenzbasierung ist ein Begriff, der Maßnahmen in der gesamten Gesundheitsversorgung betrifft, diagnostische, aber primär therapeutische. Im Bereich der Psychiatrie, klinischen Psychologie, Pädagogik und anderer Disziplinen, die sich mit psychischen Störungen wie ASS beschäftigen, ist die Evaluation der Wirkung von Psychopharmaka und Psychotherapie zentral. Psychopharmaka sind Medikamente, die in der Regel auf den Neurotransmitterhaushalt von Monoaminen (Dopamin, Noradrenalin, Serotonin) einwirken. Bevor ein Medikament offiziell zur Behandlung einer Krankheit zugelassen wird, bedarf es nach Arzneimittelgesetz der Durchführung von drei Prüfungsphasen auf Wirksamkeit und Verträglichkeit:

1. Die Aufnahme des Arzneistoffs und Überprüfung der Neben(-Wirkungen) (an ~10 bis 20 gesunden Probanden,
2. erneute Prüfung von Nebenwirkung und Wirkung (quantitativ und qualitativ) und Dosisfindung (an ~100 bis 300 Patienten),
3. Placebo-kontrollierte, doppelblinde, multizentrische Prüfung der Wirksamkeit an einer größeren Patientengruppe.

Von der Entwicklung bis zur Zulassung eines Medikaments vergehen in der Regel min. 10 Jahre, wobei Kosten in dreistelligem Millionenbereich entstehen. Nach der Zulassung muss das Medikament in einer Langzeitstudie weiter geprüft werden. Nicht für bestimmte Krankheiten zugelassene Medikamente können von Ärzten im Rahmen individueller Heilversuche (Off-label Gebrauch) verordnet werden, wobei sie eigenverantwortlich handeln.

Psychotherapie ist ein weitgefasstes Konzept, das meist alle Maßnahmen beinhaltet, bei denen ein Individuum (Patient, Klient) aufgrund eines psychischen Problems durch eine andere Person (Therapeut) Beratung, Training oder Anleitung erhält, mit dem Ziel, Leid zu reduzieren, dysfunktionales Verhalten ab- und funktionales Verhalten aufzubauen (Weisz et al., 1995). Im Gegensatz zu Medikamenten bestehen für Psychotherapien keine offiziellen Zulassungsbeschränkungen oder Anforderungen an Wirksamkeitsnachweise, wenngleich z.B. mit dem Psychotherapeutengesetz in Deutschland oder vergleichbaren (aber liberaleren) Regeln in Österreich und der Schweiz angezeigt wird, welchen Psychotherapien ein bevorzugter Stellenwert eingeräumt wird. Die ersten ernsthaften Bemühungen um die Wirksamkeitsabsicherung von Psychotherapie finden sich vor etwa 50 Jahren (Levitt, 1957). Dies nicht zuletzt, weil Eysenck (1952) mit seiner These «Psychotherapie (hier Psychoanalyse) sei nicht besser als Nichtstun», provoziert hatte. Ein jüngerer Meilenstein in der deutschsprachigen Psychotherapieforschung war die Publikation einer Metaanalyse zu 897 Studien von Grawe et al. (1994). Mittlerweile hat Psychotherapieforschung einen bedeutenden Stellenwert bei der Wahl der Behandlung psychischer Störungen erreicht und die Mehrzahl zumindest universitärer psychiatrischer Versorgungseinrichtungen befasst sich mit der Evaluation durchgeführter psychotherapeutischer Maßnahmen (Teusch/Gastpar, 2000). Seit einigen Jahren werden fortlaufend aktualisierte Leitlinien für Diagnostik und Therapie der Deutschen Gesellschaft für Kinder- und Jugendpsychiatrie und Psychotherapie (dgkjp.de) sowie Deutschen Gesellschaft für Psychiatrie, Psychotherapie und Nervenheilkunde (dgppn.de) unter Angabe der Evidenzgradierung psychotherapeutischer und psychopharmakologischer Interventionen publiziert.

4.1.2.1
Effizienz und Effektivität

Zwei zentrale Konzepte der Therapieforschung werden genauso häufig genannt wie leicht verwechselt, obwohl ihre Unterscheidung bedeutsam ist, nämlich Effizienz («efficacy») und Effektivität («effectiveness»). Effizienz bezeichnet «Leistungsfähigkeit» oder den rein formalen und wissenschaftlich nüchternen technischen Nachweis, dass eine Methode unter kontrollierten Bedingungen wirksam ist. Normalerweise bedeutet dies, dass Studien mit zuverlässigen Verlaufsmessungen ergeben haben, dass eine Methode gegenüber einer anderen Behandlung oder keiner Behandlung zu einer signifikanten Verbesserung der Symptomatik oder anderer wesentlicher Umstände führt. Unter Effektivität versteht man die Qualität der langfristigen Zielerreichung, Nützlichkeit und Realisierbarkeit in der Praxis, im Unterschied zur Effizienz, die eher im «Labor» erzielt wurde. Wissenschaftlich würde man von externer Validität sprechen. Effizienzergebnisse müssen also im Feld generalisierbar sein, d. h. sich als funktionierende Routinen bei großen Teilen des Patientengutes etablieren können, um auch als effektiv gelten zu können. Dazu müssen verschiedene Parameter erfüllt werden, z. B. Akzeptanz durch Patienten, adäquates Kosten-Nutzen Verhältnis, genügende Verbreitung von Ausbildern für die Methode, keine Notwendigkeit zu hoher Vorerfahrungen von potenziellen Therapeuten, Verfügbarkeit von Supervision, flexibler (bspw. ortsungebundener) Einsatz, einfache Optionen der Qualitätskontrolle.

4.1.3
Evidenzbasierte Praxis

Was bedeutet evidenzbasiertes Handeln für den praktisch Arbeitenden? Welches Handeln genügt in klinischen Alltag der Evidenzbasierung? Erforderlich ist zum einen das prinzipielle Wissen über den Sinn und die methodischen Grundlagen evidenzbasierten Vorgehens und zum anderen eine fortlaufende Qualifizierung in diesem Bereich, d. h. die Aneignung, Interpretation und das Handeln nach wissenschaftlicher Evidenz im jeweiligen Tätigkeitsbereich. Angesichts der Masse, Geschwindigkeit und partiell auch Schnelllebigkeit wissenschaftlicher Erkenntnisse sowie der umfassenden Konsequenzen für die tägliche praktische Arbeit mit Patienten ist dies eine anspruchsvolle Aufgabe. Die Orientierung an Leitlinien von Fachgesellschaften und systematischen Übersichtsarbeiten sollte aber im Sinne der Weiterbildung als Mindestanforderung in einem umgrenzten Tätigkeitsbereich möglich sein. Darüber hinaus der Verweis von Patienten an geeignete Stellen, wenn einer bestimmten evidenzbasierten Maßnahmen selbst nicht entsprochen werden kann. Evidenzbasierte Praxis verlangt neben der Orientierung an wissenschaftlichen Ergebnissen, dass der Experte den Patienten und seine Angehörigen als mündige Gegenüber versteht und a priori über Diagnose- und Behandlungsmöglichkeiten aufklärt. Auf der anderen Seite kann der Experte erwarten, dass (auch) der Patient und seine Bezugspersonen gegenüber wissenschaftlichen Erkenntnissen offen sind. Für gewöhnlich gehen aber Patienten implizit ohnehin davon aus, dass an ihnen durchgeführte Maßnahmen wissenschaftlich fundiert sind. Insbesondere bei schwer behandelbaren Erkrankungen kann aber auch der Fall eintreten, dass der Patient oder seiner Angehörigen Maßnahmen fordern, die keinerlei Evidenzbasis aufweisen.

4.1.4
Grenzen und Kritik an evidenzbasierter Intervention

Evidenzbasiertes Vorgehen ist fehlbar. Es ist nicht die beste, sondern lediglich die bestmögliche Übereinkunft der Handhabe von diagnostischen und therapeutischen Maßnahmen. In vielen Bereichen ist die Durchführung von Studien erschwert, u. a. durch ethische Dilemmata (z. B. Kontrollgruppen wird mit Placebo potenziell wirksame Therapie vorenthalten; Studien an Kindern; Studien an Personen mit geistiger Behinderung). Die Evaluation psychotherapeutischer Maßnahmen ist methodisch komplex, da viele Therapeuten-, Patienten- und Umweltvariablen zu beachten und Placebo-Bedingungen nicht herzustellen sind. Bei einigen Disziplinen, die im Bereich der Psychotherapie tätig sind, ist die methodische Ausbildung und Orientierung eingeschränkt, so dass es diesen Berufsgruppen aufgrund mangelnder Expertise schwerer fällt, wissenschaftlichen Standards zu entsprechen. Nicht zuletzt sind seriöse Studien zeit- und kostenintensiv. Daher existiert bei weitem nicht zu allen möglicherweise wirksamen Maßnahmen Evidenz. Bedeutend ist auch, dass Evidenz meist für eine Gruppe von Personen ermittelt wird und daher keine Garantie dafür ist, dass eine Maßnahme im Einzelfall wirkt.

Eine nicht zu unterschätzende Begrenzung bei der Implementierung evidenzbasierter Maßnahmen ist eingeschränkte Bereitschaft von Funktionsträgern im Gesundheitswesen, sich in der Praxis entsprechend zu verhalten. Auch in Staaten, in denen evidenzbasiertes Vorgeben allgemeinen akzeptiert und vorgegeben ist, wird sie klinisch nicht konsistent durchgeführt. Skepsis und konservative Haltungen sind verbreitet, insbesondere in den sog. «Psycho-Fächern». Kritische Stimmen betonen, dass die individuelle Erfahrung von Experten und Kenntnis der Geschichte und Eigenheiten einzelner Patienten nicht berücksichtigt würden. In den Psycho-Fächern kommt hinzu, dass die Auffassung von vielen geteilt wird, dass sich psychologische Prozesse und Variablen auf einem impliziten Niveau bewegen und daher nicht wissenschaftlich messbar oder fassbar seien. Auch sei nie geprüft worden, ob evidenzbasiertes Vorgehen tatsächlich einer eher erfahrungsbasierten, individualisierten Vorgehensweise überlegen sei. Schließlich seien viele wissenschaftliche Ergebnisse unter nicht-klinischen Bedingungen entstanden und durch die Karrierebedürfnisse von Forschern und die marktwirtschaftlichen Interessen der Industrie verzerrt.

4.1.5
Evidenzbasierte Intervention bei Autismus-Spektrum-Störungen

Autismus ist eines derjenigen Verhaltensprobleme, für das «1001 Therapien» angeboten werden. Allgemein weist eine große Zahl potenzieller und teils sonderbar anmutender Interventionen meist darauf hin, dass es sich um eine durch die Schulmedizin bislang nicht heilbare Störung handelt. Abgesehen davon, dass bei schwächeren Ausprägungen von ASS meist keine Heilung oder Befreiung vom Autismus, sondern vielmehr Psychoedukation, Unterstützung, bessere soziale Integration und Aufklärung der Umwelt angestrebt wird, trifft der Umstand auch für ASS zu. ASS sind von Geburt an bestehende oder früh beginnende qualitativ überdauernde Zustände. Therapien, die vollständige Remission oder schnelle, massive Veränderungen versprechen, können bislang ausnahmslos als abwegig beurteilt werden. Intervention bei Autismus ist immer ein aufwändiger und langfristiger Prozess. Es können aber mit geeigneten Maßnahmen durchaus erhebliche quantitative Verbesse-rung der Lebensqualität und des psychosozialen Funktionsniveaus erzielt werden.

Die folgenden Kapitel (4.2 ff.) stellen Interventionsansätze dar, deren wissenschaftliche Evidenz erheblich variiert. Für die meisten besteht aber zumindest ein Mindestmaß an Evidenz, dass Abmilderungen der Symptomatik und verbesserte funktionale Adaptation erreicht werden können. Einige Konzepte sind gut abgesichert, z. B. Applied Behavior Analysis (s. Kap. 4.3), TEACCH (s. Kap. 4.5) und PECS (s. Kap. 4.14), die Gradierungen im Bereich von IIa erreichen. Andere sind noch nie systematisch untersucht worden, so dass praktisch keine Evidenzbasierung vorliegt, z. B. einige non-direktive Verfahren (s. Kap. 4.15), Sport und Bewegung (s. Kap. 4.18) oder spezialinteressenfokussierte Beratung (s. Kap. 4.12). Diese und andere wurden aber in diesem Werk trotzdem berücksichtigt, um die ganze Breite von angebotenen oder potenziell hilfreichen Interventionsansätzen bei ASS zu verdeutlichen. Genauere Angaben zur jeweils zugrunde liegenden bzw. gesammelten Evidenz der Techniken werden in den einzelnen Kapiteln gemacht, so dass sich der Leser ein eigenes diesbezügliches Bild machen kann. Eine Reihe von oft und vehement propagierten Methoden, für die aber überwiegend negative Evidenz besteht, wird in einem separaten Kapitel behandelt (s. Kap. 4.20).

Obgleich es sich bei ASS primär um biologisch bedingte Erscheinungsformen handelt (s. Kap. 2.1 bis 2.3) spielen Psychopharmaka und andere biologisch orientierte Maßnahmen noch eine untergeordnete Rolle zur Intervention bei der Kernsymptomatik von ASS. Bisher wurde kein Wirkstoff identifiziert, der in der Lage wäre, soziale und kommunikative Probleme bedeutsam zu verringern. Demnach existiert keine vertretbare Standardmedikation. Es besteht aber befriedigende bis gute Evidenz für Psychopharmaka bei der Einstellung von Epilepsien, schwerwiegenden Stereotypien sowie koexistenten Problemen, wie fremd- und selbstaggressivem Verhalten, Zwängen, Hyperaktivität, Zwängen und depressiven Episoden. Dagegen besteht keine Evidenz für Gaben hoher Dosierungen an Vitaminen (B-Komplex, C) oder Hormonen (s. Kap. 4.15).

Auf Seiten der verhaltensbezogenen Maßnahmen haben sich unabhängig von der spezifischen Methode einige übergeordnete Prinzipen von Intervention als effektiv zur Therapie von sozialen und kommunikativen Problemen bei ASS erwiesen (siehe z. B. McConnell, 2002):

- Therapie in unterschiedlichen Zusammenhängen bzw. an verschiedenen Orten (Zuhause, Schule, Klinik, Arbeitsplatz),
- Förderung durch unterschiedliche Personen (Therapeut, Lehrer/Erzieher, Gleichaltrige),
- Förderung im Einzel- und Gruppenkontext,
- verhaltenstherapeutische Techniken (Verstärkung, Prompting, Fading),
- extensives Üben,
- Transparenz und Vorhersagbarkeit der Maßnahmen,
- a priori Durchführung einer funktionalen Verhaltensanalyse.

Die Mehrzahl derjenigen «Therapien», die in diesem Buch aufgrund überwiegend negativer Evidenz nicht genannt oder explizit nicht empfohlen werden, sind lediglich nicht effektiv, abgesehen davon, dass sie ggf. zeit- und kostenintensiv sind. Dies allein sollte aber bereits Anlass genug sein, sie nicht anzuwenden, vor allem aufgrund der Tatsache, dass womöglich effektivere Methoden deswegen nicht zur Anwendung kommen und ferner ungegründete Hoffnungen geweckt werden. Andere Maßnahmen sind darüber hinaus jedoch durchaus nicht ungefährlich. Beispielsweise wurde vor einigen Jahren ein fünfjähriger autistischer Junge nachweislich durch Chelat-Therapie getötet (Brown et al., 2006), die normalerweise gegen Schwermetallvergiftungen eingesetzt wird. Sein Calcium-Stoffwechsel war in Folge der Medikation zum Erliegen gekommen. Auch Diäten (Nahrung frei von Gluten oder Casein) sind womöglich nicht immer völlig unbedenklich (Hediger et al., 2008).

4.1.6
Fazit und Ausblick

Evidenzbasierte Intervention ist trotz aller Unzulänglichkeiten die bestmögliche Strategie der allgemeinen Absicherung und Rechtfertigung von Maßnahmen in der Gesundheitsversorgung und sozialen Integration. Intervention wird hinterfrag- und prüfbar. Diese Einsicht setzt sich zunehmend durch und wird letztlich sowohl bessere Versorgung als auch Kostenersparnisse erbringen. Angesichts der hohen Anforderungen, die man an die Evidenzbasierung von gesundheitsbezogenen Maßnahmen stellen muss ist die empirische Absicherung von Autismustherapien insgesamt noch immer unbefriedigend. Vorschläge für methodisch hochwertiges und besser vergleichbares Vorgehen bei ASS-Interventionsstudien liegen vor (Smith et al., 2007; Reichow et al., 2008). Langfristige, randomisierte, ausreichend kontrollierte Studien fehlen noch in allen Bereichen (Howlin, 2005), auch für frühe intensive Intervention sensu Applied Behavior Analysis, für die heute zweifellos die beste Evidenz besteht. Bei ABA beschäftigt auch noch die Frage, ob die Intervention tatsächlich an die Kernsymptomatik bei schweren Formen von ASS heranreicht oder eher sich Effekte primär auf schulische und intellektuelle Kompetenzen bei leichteren Formen von ASS beziehen (Smith et al., 2000). Der manchmal in diesem Zusammenhang verwendete Begriff «normal function» nach Therapie ist unglücklich gewählt. Er indiziert keine Heilung, sondern soll anzeigen, dass es möglich ist, ein Verhaltensniveau zu erreichen, auf welchem eine Person nicht mehr die strikten Diagnosekriterien für Autismus bzw. ein als normal anzusehendes psychosoziales Funktionsniveau erreicht.

Ein erst allmählich zurückgehendes Problem ist der Mangel an Evaluationsstudien für die Intervention bei Jugendlichen und besonders Erwachsenen mit ASS. Die meisten vorhandenen Studien beziehen sich auf die dauerhafte Lösung von Unterbringung und Beschäftigung, wobei die Ergebnisse überwiegend vielversprechend sind (Van Bourgondien et al., 2003; Siaperas/ Beadle-Brown, 2006). Als noch nicht gelöste Einschränkung vieler Maßnahmen erscheinen Probleme der Generalisierung und Stabilität von Therapieeffekten. Solche Einschränkungen schmälerten in der Vergangenheit bspw. den Wirkungsgrad von sozialem Fertigkeitstraining (Rao et al., 2008), wobei womöglich zu kurze Dauer einiger Maßnahmen und Mangel an Sensitivität eingesetzter Prozessdiagnostik einen Teil der Negativergebnisse erklären werden kann (Herbrecht et al., 2009).

Ziel der Evidenzbasierung von Maßnahmen im Bereich ASS muss zunächst die Absicherung von Effizienz im Sinne einer Gradierung Ia und in der Folge Prüfung der Effektivität sein. Ferner muss es eine Aufgabe der Evidenzforschung sein, nicht nur allgemein wirksame Methoden zu identifizieren, sondern durch Mediatoranalysen auch zu eruieren, welche Therapie, welcher Person, mit welcher Wahrscheinlichkeit, unter welchen Bedingungen und in welchem Umfang helfen kann. Nicht alle effizienten Methoden sind für alle Personen mit ASS adäquat. Ein weitere zukünftige Aufgabe der Psychotherapie- und Evidenzforschungforschung wird die zunehmende Verknüpfung von Verhaltenseffekten und biologischen Korrelaten sein (Grawe, 2004; Bölte et al., 2006).

4.1.7
Weiterführende Literatur

Berner, M. M.; Rüther, A.; Stieglitz, R. D.; Berger, M.: Das Konzept der «Evidence-based. Medicine» in der Psychiatrie. Nervenarzt, 71 (2000): 173–180.

Bölte, S.; Poustka, F.: Intervention bei autistischen Störungen: Status quo, evidenzbasierte, fragliche und fragwürdige Techniken. Zeitschrift für Kinder- und Jugendpsychiatrie und Psychotherapie, 30 (2002): 271–280.

Filipek, P. A.; Steinberg-Epstein, R.; Book, T. M.: Intervention for autistic spectrum disorders. NeuroRx, 3 (2006): 207–216.

Grawe, K.; Donati, R.; Bernauer, F.: Psychotherapie im Wandel. Von der Konfession zur Profession (5. unv. Auflage). Hogrefe, Göttingen, 2001.

Kazdin, A. E.; Weisz, J. R.: Evidence-based psychotherapies for children and adolescents. Guilford Press, New York, 2003.

Rogers, S. J.; Vismara, L. A.: Evidence-based comprehensive treatments for early autism. Journal of Clinical Child and Adolescent Psychology, 37 (2008): 8–38.

4.1.8
Literatur

Bölte, S.; Hubl, D.; Feineis-Matthews, S.; Prvulovic, D.; Poustka, F.; Dierks, T.: Facial affect recognition training in autism: can we animate the fusiform gyrus? Behavioral Neuroscience, 120 (2006): 211–216.

Brown, M. J.; Willis, T.; Omalu, B.; Leiker, R.: Deaths resulting from hypocalcemia after administration of edetate disodium: 2003–2005. Pediatrics, 118 (2006): 534–536.

The Canadian Task Force on the Periodic Health Examination. The Canadian Guide to Clinical Preventive Health Care. Health Canada, Ottawa, 1994.

Eysenck, H. J.: The effects of psychotherapy: an evaluation. Journal of Consulting and Clinical Psychology, 16 (1952): 319–324.

Grawe, K.; Donati, R.; Bernauer, F.: Psychotherapie im Wandel – von der Konfession zur Profession. Verlag für Psychologie, Göttingen, 1994.

Grawe, K.: Neuropsychotherapie. Hogrefe, Göttingen, 2004.

Hediger, M. L.; England, L. J.; Molloy, C. A.; Yu, K. F.; Manning-Courtney, P.; Mills, J. L.: Reduced Bone Cortical Thickness in Boys with Autism or Autism Spectrum Disorder. Journal of Autism and Developmental Disorders, 38 (2008): 848–856.

Herbrecht, E.; Poustka, F.; Duketis, E.; Schmötzer, G.; Birnkammer, S.; Schlitt, S.; Bölte, S.: Pilot evaluation of the Frankfurt Social Skills Training for children and adolescents with autism spectrum disorder (ASD). European Child and Adolescent Psychiatry, Jan 22 (2009) [Epub].

Howlin, P.: The effectiveness of interventions for children with autism. Journal of Neural Transmission Supplement, 69 (2005): 101–119.

Levitt, E. E.: The results of psychotherapy with children: An evaluation. Journal of Consulting Psychology, 21 (1957): 189–196.

McConnell, S. R.: Interventions to facilitate social interaction for young children with autism: review of available research and recommendations for educational intervention and future research. Journal of Autism and Developmental Disorders, 32 (2002): 351–371.

Rao, P. A.; Beidel, D. C.; Murray, M. J.: Social skills interventions for children with Asperger's syndrome or high-functioning autism: a review and recommendations. Journal of Autism and Developmental Disorders, 38 (2008): 353–361.

Reichow, B.; Volkmar, F.; Cicchetti, D. V.: Development of the evaluative method for evaluating and determining evidemce-based practices in autism. Journal of Autism and Developmental Disorders, 38 (2008): 1311–1319.

Siaperas, P.; Beadle-Brown, J.: A case study of the use of a structured teaching approach in adults with autism in a residential home in Greece. Autism, 10 (2006): 330–343.

Smith, T.; Scahill, L.; Dawson, G.; Guthrie, D.; Lord, C.; Odom, S.; Rogers, S.; Wagner, A.: Designing research studies on psychosocial interventions in autism. Journal of Autism and Developmental Disorders, 37 (2007): 354–366.

Teusch, L.; Gastpar, M.: Psychotherapieforschung in der Psychiatrie – Ergebnisse der Erhebung an psychiatrischen Kliniken. Nervenarzt, 71 (2000): 213–217.

Van Bourgondien, M. E.; Reichle, N. C.; Schopler, E.: Effects of a model treatment approach on adults with autism. Journal of Autism and Developmental Disorders, 33 (2003): 131–140.

Weisz, J. R.; Weiss, B.; Han, S. S.; Granger, D. A.; Morton, T.: Effects of psychotherapy with children and adolescents revisited: a meta-analysis of treatment outcome studies. Psychological Bulletin, 117 (1995): 450–468.

4.2
Umschriebene Verhaltenstherapeutische Maßnahmen

Sabine Feineis-Matthews & Sabine Schlitt

4.2.1 Beschreibung des Verfahrens

Die Verhaltenstherapie (VT) ist eine relativ junge wissenschaftliche Ausrichtung, die in den 1950er-Jahren in England, Südafrika und den USA entwickelt wurde. In England ist insbesondere das Maudsley Hospital in London zu nennen und damit verbunden der Wissenschaftler Eysenck (1960). In Südafrika ist Wolpe (1958) durch die Behandlung von Angststörungen mit Hilfe der systematischen Desensibilisierung und des klassischen Konditionierens anzuführen. Skinner (1953) verfolgte derweil in den USA die Entwicklung der funktionalen Verhaltensanalyse und das operante Lernen. Schließlich mündete die Entwicklung der VT dann in der Gründung der American Association for Behavior Therapy (AABT). Die VT ist eine Sammlung vielfältiger Methoden, welche empirisch abgesicherte Lerntheorien zur Verfügung stellt, die auch bei der Therapie von umschriebenen Verhaltensproblemen bei Autismus-Spektrum-Störungen (ASS) zur Anwendung kommen. So kommt der VT mit ihren verschiedenen Techniken als Therapieform eine besondere Bedeutung zu (DGKJP, 2007). Sie zeichnet sich dadurch aus, dass sie direktiv und konsequenzbasiert erfolgt. Dies begünstigt den Lernzuwachs, da es Menschen mit ASS meist nicht gelingt, die komplexe Umwelt frei und intuitiv zu erfassen. Die Behandlungsansätze basieren auf den Schwerpunkten des Klassischen Konditionierens, des operanten und sozialen Lernens.

Zu Beginn der wissenschaftlichen Auseinandersetzung mit ASS wurden diese klinischen Erscheinungsformen im psychoanalytischen Kontext als eine Reaktion des Kindes auf emotional zurückgezogene Bezugspersonen (so genannte «Kühlschrankeltern») angesehen. Empirische Studien konnten jedoch zeigen, dass diese Annahme unhaltbar ist und psychoanalytische Behandlungsansätze ineffektiv zur Therapie autistischer Symptomatik sind. Als in den 60er Jahren lerntheoretische Prinzipien bedeutsamer wurden, setzte sich die Auffassung durch, dass Verhaltensauffälligkeiten vor allem durch operante Methoden behandelbar sind (Matson et al., 1996). Die Therapie von ASS stellt somit keinen kausalen Behandlungsansatz dar, sondern bezieht sich auf einzelne dysfunktionale Funktionsbereiche hinsichtlich der Kernsymptomatik (soziale Interaktion, Kommunikation/Sprache, Stereotypien) sowie begleitende Verhaltensauffälligkeiten (z. B. Aggressionsdurchbrüche, Impulsivität, Hyperaktivität).

Obwohl die Eltern-Kind Beziehung nicht die Ursache der ASS-Symptomatik ist, spielt der Einbezug von Mutter, Vater, Geschwistern und ggf. weiteren Bezugspersonen eine wichtige Rolle bei der verhaltenstherapeutischen Therapie. Zunächst steht die Aufklärung der Eltern über das Störungsbild im Vordergrund. Im Anschluss daran sollten die Eltern zu ihren Erwartungen und Therapiezielen befragt werden. Hierbei ist es wichtig, ein Verständnis zu entwickeln, was das Kind kann und wo es aufgrund der autistischen Symptomatik Schwierigkeiten hat, um Verhaltensweisen akzeptieren zu können und auch um eine angemessene Förderung im Alltag zu erreichen. Da die Eltern und Angehörige das Kind meist gut einschätzen und Verhalten beschreiben können, ist ein wechselseitiger Austausch zwischen Therapeut und Bezugspersonen als äußerst bedeutend einzustufen. Durch den Austausch ist dann eine konkrete Anleitung möglich, wie die im therapeutischen Setting eingeübten Verhaltensweisen auch auf den häuslichen Bereich zu übertragen sowie spezifische Probleme, die zu Hause auftreten, zu behandeln sind. Der Einbezug der Geschwister durch Aufklärung über ASS und Gesprächsangebote ist ebenfalls nicht zu vernachlässigen, da diese meist nicht die Verhaltensweisen ihrer erkrankten Geschwister nachvollziehen können und unter der familiären Situation leiden.

Die VT-Intervention in das häusliche Milieu («Home-Treatment»), den Kindergarten oder die Schule einzubringen, stellt eine oft genutzte Möglichkeit der Therapie dar, nicht zuletzt, um die gelernten Verhaltensweisen auf die verschiedenen Lebensumwelten des Kindes abzustimmen und die Lernfortschritte dorthin zu übertragen. Dies schließt eine interdisziplinäre Zusammenarbeit mit anderen Berufsgruppen ein: Erzieher und Lehrer des betroffenen Kindes, Kinderärzte, Kinderpsychiater und andere Fachtherapeuten (z. B. Ergotherapeuten). Aufgrund der vielfältigen und individuellen Verhaltensschwierigkeiten und Ressourcen der Kinder und Jugendlichen sollte zu Beginn eine detaillierte Verhaltensdiagnostik erfolgen. Dies kann beispielsweise durch einen Interviewleitfaden geschehen (Feineis-Matthews et al., 2007), der auf bereits erhobenen Diagnostikdaten aufbaut, z. B. solchen aus der Diagnostischen Beobachtungsskala für Autistische Störungen (ADOS) und dem Diagnostischen Interview für Autismus-Revision (ADI-R) (s. Kap. 3.1). Die wichtigsten Elemente der Verhaltensdiagnostik sind hierbei: Einschätzung der vorhandenen aktiven Sprache (auch Lautbildungen), des motorischen Aktivitätsniveaus, wirksamer positiver und negativer Verstärker, Vorlieben an Beschäftigungen. Alle diese Informationen sind äußerst wichtig, um schließlich geeignete Aktivitäten und Verstärker zu finden, um einen möglichst positiven Beginn für die Therapie zu ermöglichen.

4.2.1.1
Operante Verfahren

Operantes Lernen geht auf Thorndike (1898) zurück. Es handelt sich um einen instrumentellen Lernvorgang, bei dem der Organismus lernt, Verhalten gezielt als Instrument zur Erlangung einer angenehmen oder zur Vermeidung einer unangenehmen Konsequenz einzusetzen. Dieses zentrale Lerngesetz besagt, dass Verhalten durch seine Konsequenzen kontrolliert wird. Ein weiteres wichtiges Kennzeichen ist das schrittweise Vorgehen, um so komplexe Verhaltensmuster in überschaubare Schritte zu zerlegen sowie die Unterstützung der ausführenden Person bei der Durchführung dieser Schritte zum Zielverhalten. Operantes Lernen ist hoch bedeutend bei jedem therapeutischen Vorgehen. Aufgrund von neuropsychologischen Besonderheiten (s. Kap. 2.3) bei ASS ergeben sich Hindernisse bei Lernvorgängen, insbesondere bei komplexerem Verhalten und dem Erlernen neuer Verhaltensweisen. Operante Verfahren bieten sich insbesondere dann an, wenn Verhalten hergestellt, geformt und hinsichtlich seiner Auftretenshäufigkeit verändert werden soll. Es lassen sich dabei folgende Techniken unterscheiden: Verfahren zum Aufbau von Verhalten, Verfahren zur Stabilisierung und zur Aufrechterhaltung von Verhalten und Verfahren zum Kontingenzmanagement.

4.2.1.1.1
Methoden zum Aufbau von Verhalten

Die Darbietung einer vom Individuum als angenehm empfundenen Konsequenz führt dazu, dass das vorausgehende Verhalten in seiner Häufigkeit bzw. Intensität ansteigt (Spada et al., 1990). Wichtig sind bei dieser positiven Verstärkung folgende Aspekte: Zunächst müssen die relevanten Verstärker erkannt werden. Dabei sollten primäre Verstärker zuerst eingesetzt werden. Unter dem Begriff der primären Verstärker sind solche zusammengefasst, die fundamentale menschliche Bedürfnisse befriedigen, wie Nahrung. So genannte sekundäre Verstärker werden durch die häufige gemeinsame Darbietung mit einem primären Verstärker gelernt (z. B. Lob). Des Weiteren unterscheidet man soziale Verstärker, bspw. Zuwendung und Zuneigung von materiellen Verstärkern, z. B. Geld oder Geschenke. Zudem sind noch Aktivitätsverstärker anzuführen, welche vom Individuum bevorzugte Tätigkeiten darstellen. Verstärker wirken individuell unterschiedlich und werden durch die Reaktionen der Person, die sie erhält, definiert. Bei ASS sind übliche Verstärker nicht immer wirksam, jedoch lassen sich zu Beginn einer Therapie durch Verstärkerproben oder die Informationen der Eltern häufig Nahrungsmittel (z. B. Gummibärchen oder Brezel) ausfindig machen. Zudem erhöhen Ursache-Wirkungs-Spielzeuge die Bereitschaft mitzuarbeiten. Sie lassen sich meist nur durch Verstärkerproben erkennen und zwar durch beobachtbare Reaktionen jedes einzelnen Individuums auf verschiedene Reize. Positive Verstärker sollten zunächst zeitlich unmittelbar nach dem Auftreten des Zielverhaltens erteilt werden. Dabei sollten die Verstärker möglichst variabel eingesetzt werden. Nach zunächst kontinuierlicher Verstärkung (jedes erwünschte Verhalten wird verstärkt) sollte dann intermittierend, d. h. nicht immer, sondern nach einer Häufigkeits- oder Zeitregelung, verstärkt werden. Das Zielverhalten sollte so ausgewählt werden, dass dieses selbstverstärkend ist und eine natürliche Vernetzung mit der Umgebung stattfinden kann. So kann das Kind schrittweise dazu befähigt werden, die Verstärkung selbst durchzuführen.

Beispiel für Aufbau von Verhalten: Ein Kind erfreut sich sehr an einem Ursache-Wirkungs-Spielzeug, wie einer Aufspringfigur. Nach anfänglicher Unterstützung, wird das Kind in die Lage versetzt, das Spielzeug selbst zu bedienen: Hand des Kindes zur Kurbel führen und drehen (physischer Prompt), dabei sagen: «Drehen» (verbaler Prompt). Das Kind ist sehr erfreut über die ertönende Melodie und das Aufspringen und wird nun das Spielzeug immer wieder in Betrieb nehmen wollen (positive Verstärkung). Die Hilfen sollten dann nach und nach zurückgenommen werden (Prinzip: Fading), so dass das Kind in die Lage versetzt wird, das Spielzeug alleine zu bedienen.

Generell ist darauf zu achten, nur erwünschtes Verhalten zu verstärken und unerwünschtes zu ignorieren. Der optimale zeitliche Abstand zwischen Verhalten und seiner Konsequenz muss ermittelt werden, da z. B. eine unmittelbare Verstärkung bei jüngeren Kindern oft wirksamer ist als eine verzögerte Belohnung. Eine verzögerte Verstärkung ist jedoch bei älteren Kindern, bei komplexeren Aufgaben und in späten Stadien des Lernprozesses möglich. Verstärkerpläne, welche aus «Immerverstärkung» bestehen, bedeuten zwar ein schnelles Lernen, sind jedoch auch löschungsanfällig. Dennoch sollte bei ASS anfänglich unmittelbar und häufig verstärkt werden, nicht zuletzt, um die Aufmerksamkeit des Kindes weiter aufrecht zu erhalten.

Aufbau oder Aufrechterhalten von Verhalten erfolgt bei negativer Verstärkung durch die Entfernung eines negativen Stimulus.

Beispielsweise kann Störverhalten (z. B. Selbst- oder Fremdaggression) allein dadurch aufrechterhalten werden, dass man immer, wenn das Kind schreit, eine Übung abbricht oder eine Aufforderung zurücknimmt. Ein solcher Umgang mit exzessivem Verhalten sollte unbedingt vermieden werden, um solches nicht unabsichtlich zu chronifizieren.

4.2.1.1.2
Abbau von Verhalten

Zum Abbau von Verhalten ist Löschung ein wichtiges Lernprinzip. Das Wirkprinzip ist die Entfernung eines positiven Verstärkers. Zu Beginn des Löschens zeigt sich jedoch eine Zunahme des Verhaltens, welche zunächst überstanden werden muss.

Beispiele:
a) Ziel = Das Kind mit ASS soll nicht mehr schlagen. Alle Personen wenden die Aufmerksamkeit vom Kind ab, wenn es schlägt, indem sie nicht mit ihm sprechen (z. B. «Lass das»), sondern nichts sagen und das Kind nicht beachten.
b) Dem Kind wird das Spielzeug weggenommen, mit welchem es sich gerne beschäftigt, wenn es nicht angemessen damit spielt oder beginnt, dieses kaputt zu machen.
c) Das Geben einer Auszeit («Time-out») bei unerwünschtem Verhalten, bei dem sich das Kind beispielsweise auf einen Stuhl setzen soll, ohne dass es sich beschäftigen kann, stellt ebenfalls ein Löschungsprinzip dar.

Auch Bestrafung ist eine Möglichkeit, Verhalten abzubauen. Hierbei wird ein aversiver Reiz eingesetzt, sobald ein unerwünschtes Verhalten gezeigt wird. *Beispiele* sind die Präsentation eines unangenehmen Geruchs oder Geräuschs, wenn ein Problemverhalten auftritt. Das Prinzip der Bestrafung ist jedoch aus ethischer Sicht in der heutigen Zeit nicht angemessen und nicht vertretbar. Es sollte daher nicht in der Therapie eingesetzt werden.

4.2.1.2
Techniken der Anwendung operanter Verfahren

Shaping bedeutet die schrittweise Ausformung von Verhalten, wobei zunächst erste Ansatzpunkte des Zielverhaltens positiv verstärkt werden. *Beispiel* Sprachaufbau: Die Sprachanbahnung bei ASS kann so erfolgen, dass zunächst jegliche Lautäußerung positiv verstärkt wird, dann nur noch Silben und später dann Wörter bis hin zu Sätzen positiv verstärkt werden. Beim *Chaining (Kettenbildung)* werden getrennte, schon beherrschte Reaktionen zu komplexen Verhaltensmustern verknüpft. Chaining wird insbesondere beim Aufbau komplexer Verhaltensweisen eingesetzt, z. B. beim Lernen des Anziehens oder Schreibens. Voraussetzung für Chaining ist die Beherrschung der notwendigen Teilelemente. Beim Rückwärtsaufbau von Verhalten («Feed-back») wird mit dem letzten Glied der Kette begonnen, weil dies einen größeren Verstärker darstellt. Beim Vorwärtsaufbau («Feed-forward») wird unter der Verwendung zusätzlicher Hilfen und Prompts mit der ersten Teilkomponente begonnen.

Beispiel: Das autistische Kind soll lernen, sich selbstständig auszuziehen. Beim Rückwärtsaufbau beginnt man hier nicht mit dem Üben des Aufknöpfens der Hose, was feinmotorisch für die Kinder oft ein Hindernis darstellt, sondern die Kinder sollen zunächst lernen, die geöffnete Hose nach unten zu ziehen. Dann werden die vorgelagerten Elemente schrittweise dazugelernt, um schließlich eine komplette Verhaltenskette zu erlernen. Dies soll das Kind zu mehr Selbstständigkeit erziehen, ohne es zu überfordern. Beim Vorwärtsaufbau werden dagegen die einzelnen zu erlernenden Elemente hintereinander verstärkt, um diese dann schrittweise aneinander zu koppeln.

Unter Prompting werden verbale oder physische Hilfestellungen verstanden. Durch diese Unterstützung soll die Aufmerksamkeit des Kindes auf wichtige Aspekte des Lernvorgangs gelenkt werden. *Beispiele* für verbales Prompting sind ein vom Kind gefordertes Wort oder dessen Anfangsbuchstaben vorzusprechen («Ich» oder «I.» für «Ich will») oder ein *Beispiel* für physisches Prompting wäre die Hand des Kindes beim Malen eines Kreises durch den Co-Therapeuten führen zu lassen.

Die Technik Fading beinhaltet das schrittweise Ausblenden von Hilfestellungen oder Belohnungen. Bleibt man bei dem Beispiel des Malens, so wird die Hand des Kindes anfänglich vollständig geführt, dann immer weniger, am Ende reicht häufig nur noch ein leichtes Anstoßen oder den Stift in die Hand geben, so dass das Kind schließlich den Kreis alleine malen kann. *Stimuluskontrolle* zielt auf die Erzeugung von Bedingungen ab, unter denen das gewünschte Verhalten eher und das unerwünschte Verhalten seltener auftritt. *Beispiele* hierfür sind das Entfernen von Gegenständen, die zu Störverhalten führen, wie etwa ein Wasserhahn im Therapiezimmer bei Kindern, die ein sensorisches Interesse an der Beobachtung von Wasser haben. Im häuslichen Bereich kann damit das Abschließen des Badezimmers verbunden sein. Je nach Art des sensorischen Interesses oder stereotypen Verhaltens bedarf es äußerer Kontrolle über Gegenstände, die für eine bestimmte Zeit dem Kind als Belohnung zur Verfügung gestellt werden können, jedoch nicht frei zugänglich sein sollten. Generell ist eine reizarme Umgebung bei ASS wichtig, wenn man mit dem Kind Interventionen durchführen möchte, um die Aufmerksamkeit besser auf Relevantes zu lenken.

Als *Diskriminierung* bezeichnet man die Kanalisierung von Reaktionen auf lediglich bestimmte neue Reize. Ziel ist es, in nur geringfügig unterschiedlichen Situationen unterschiedliches Verhalten herzustellen. Dazu werden als richtig angesehene Reaktionen positiv verstärkt, während auf unpassende keine Verstärkung erfolgt.

Beispiel: Ziel = Das autistische Kind soll unterscheiden lernen, ob es das Gesagte wiederholen, oder ob es eine Antwort auf eine gestellte Frage geben soll. Durchführung = Der Satz soll gelernt werden: Das ist eine Maus. Das Kind mit ASS soll den Satz wiederholen. Später soll es dann in die Lage versetzt werden zu diskriminieren und auf die Frage: Ist das eine Maus? Nicht die Frage zu wiederholen, sondern zu sagen «Ja».

4.2.2
Durchführung

4.2.2.1
Funktionale Bedingungsanalyse

In der VT geht man davon aus, dass ein in einer Situation auftretendes Verhalten sowohl durch disponierende Faktoren der jeweiligen Person als auch durch vorausgehende Bedingungen und nachfolgende Konsequenzen beeinflusst wird. Die disponierenden Bedingungen werden auch als Organismusvariable bezeichnet und beinhalten bei ASS autismusspezifische Wahrnehmungs-, Verarbeitungs- und Verhaltensweisen sowie die individuelle Persönlichkeit des jeweiligen Kindes. Während einige Kinder mit ASS sich sehr passiv verhalten, haben andere ein eher hohes Aktivitätsniveau, beschäftigen sich jedoch z. B. vor allem mit stereotypem Herumlaufen. Ein Teil der Kinder mit ASS ist emotional sehr ausgeglichen, andere zeigen eine eher geringe Frustrationstoleranz und neigen zu ausagierenden Wutanfällen.

In der funktionalen Bedingungsanalyse wird auftretendes Verhalten als Funktion der zeitlich vorausgegangenen Bedingungen (Antezedenzen) und der nachfolgenden Bedingungen (Konsequenzen) angesehen (Kanfer et al., 1996). Die vorausgehenden und die nachfolgenden Bedingungen können sowohl äußere situative Gegebenheiten als auch innere Zustände des Kindes sein. Neben der Bedeutsamkeit der Antezedenzen und Konsequenzen für die Vorhersagbarkeit von Verhalten, stellen die beiden Bedingungen wirkungsvolle Ansatzpunkte dar, um das kindliche Verhalten zu verändern. Aus der Bedingungsanalyse lassen sich somit konkrete Ziele formulieren, die durch eine Intervention erreicht werden sollen (Kanfer et al., 1976, 1996) (s. a. Kap. 4.3 & 4.4).

Zunächst erfordert dieses Vorgehen, ein Störverhalten konkret zu erfassen, statt global zu benennen. Dann geht es darum, sowohl die diesem Verhalten vorausgehenden als auch die ihm folgenden Bedingungen zu ermitteln. Die Erfassung der erforderlichen Komponenten kann durch Elternbefragung, Verhaltensbeobachtung unter Alltagsbedingungen im realen Umfeld des Kindes oder unter kontrollierten Bedingungen erfolgen (Horner et al., 2002).

Beispiel: Konkretes Problemverhalten = Das autistische Kind schreit und weint, wenn es seine Jacke anziehen soll. Auslösende Situation = Da es kalt geworden ist, sagt die Mutter: «Zieh deine Jacke an, bevor du raus gehst!» Konsequenzen des Verhaltens = Angstreduktion durch Beibehaltung der Routine, keine Jacke zu tragen, Vermeidung einer Anforderung, evtl. Süßigkeiten als Trost gegen Weinen.

Zusätzlich zu dieser Ebene der konkreten Erfassung eines Problemverhaltens können implizite Regeln und Theorien der Eltern erhoben werden (vertikale Analyse; Bartling et al., 1992). Unter anderem können Einstellungen wie: «Das Kind hat es aufgrund des Autismus sowieso schwer, da soll es ihm sonst an nichts fehlen», dazu führen, dass an das Kind kaum Anforderungen gestellt werden und ihm viele Aufgaben abgenommen werden.

4.2.2.2
Trainingsformat

Aus den Hauptkomponenten des funktionalen Bedingungsmodells – Situation, Reaktion und Konsequenz – setzen sich in der Regel VT-Maßnahmen für ASS zusammen. Unterschiede gibt es bezüglich des Grades der Direktivität des Therapeuten sowie der Strukturiertheit und Natürlichkeit der Situation. Im «Discrete Trial Training» (DTT) nach Ivar Lovaas besteht eine Lerneinheit aus einer Instruktion, der Reaktion des Kindes und der darauf folgenden («künstlichen») Konsequenz (Schreibman, 2000).

Beispiel: Instruktion = Der Therapeut zeigt auf das Bild eines Hundes und fragt: «Was ist das?» Reaktion = Das Kind sagt: «Hund» Konsequenz = Das Kind wird geschaukelt.

Nach dem gleichen lerntheoretischen Schema wurden Interventionen in weniger strukturierten und natürlicheren Kontexten entwickelt, die als inzidentelles Lernen oder auch als Training von Schlüsselfähigkeiten («Pivotal Response Training»; Koegel et al., 2001) bekannt sind. Es werden dabei im Alltag auftretende Lernmöglichkeiten und Konsequenzen genutzt (Schreibman, 2000).

Beispiel: Situation = Das Kind setzt sich auf die Schaukel. Der Vater fragt: «Möchtest du schaukeln?» Reaktion = Das Kind nickt. Konsequenz = Der Vater lobt das Kind dafür und schaukelt es.

4.2.2.3
Funktionales Kommunikationstraining

Eine Maßnahme, die direkt auf einer Verhaltensanalyse aufbaut, ist funktionales Kommunikationstraining (Carr/Durand, 1985). Ziel ist der Abbau von Problemverhalten, wie Selbstverletzung, durch Lernen eines alternativen, kommunikativen Verhaltens, welches die gleiche Funktion erfüllt.

Beispielsweise diente dem autistischen Kind selbstverletzendes Verhalten vormals dazu, eine Aufgabe vorzeitig zu beenden. Das Kind lernte dann verbal, eine Pause einzufordern, wodurch die Häufigkeit des selbstverletzenden Verhaltens abnahm (Bird et al., 1989).

4.2.2.4
Selbstkontrollverfahren

Mit Hilfe von Selbstkontrollverfahren können Individuen lernen, ihr eigenes Verhalten zu steuern. Erster Schritt dabei ist die Selbstbeobachtung, dann folgen die Selbstbewertung sowie die Selbstverstärkung (Kanfer et al., 1996).

Ein *Beispiel* bei Personen mit ASS ist der Aufbau eines angemessenen Sozialverhaltens sowie der Abbau stereotypen Verhaltens (Kern Koegel et al., 1992; Strain et al., 1994). Dies erfordert jeweils als ersten Schritt dem autistischen Kind die Diskrimination von angemessenem und nicht erwünschtem Verhalten zu vermitteln, was mit konsequenter positiver Verstärkung erreicht wird. Im zweiten Schritt soll sich das Kind selbst verstärken, etwa mit einem Tokensystem. Während der Behandler hierbei noch Unterstützung durch Prompten geben kann, reduziert er dieses Verhalten immer weiter, bis das Kind auch die Selbstverstärkung unabhängig durchführt. Somit ist das autistische Kind schließlich in der Lage, sein Verhalten ohne die Hilfe des Therapeuten zu steuern. *Beispielsweise* übten die autistischen Kinder angemessene Antworten auf gestellte Fragen zu geben (z. B. «Was hast du heute gegessen?»). Auch die Angemessenheit sozialer Reaktionen autistischer Kinder bei Kontaktaufnahme durch andere ließ sich durch Selbstkontrolle verbessern (Kern Koegel et al., 1992).

4.2.2.5
Kognitive Ansätze

Für Menschen mit ASS und normativen intellektuellen und sprachlichen Fähigkeiten («High-Functioning ASS») wurden Interventionen entwickelt, die Elemente der kognitiven VT enthalten (Bauminger, 2007; Herbrecht et al., 2008). Meist werden die Verfahren in Gruppen mit Grundschulkindern, Jugendlichen oder Erwachsenen eingesetzt. Behandlungsziele betreffen die Verbesserung kommunikativer und sozialer Fertigkeiten (Kap. 4.11). Es wird Bezug darauf genommen, dass subjektive Wahrnehmungs-, Informationsverarbeitungs- und Bewertungsprozesse eine zentrale Rolle spielen. *Beispielsweise* beachten Personen mit einer ASS emotionale Ausdrucksvarianten ihres Interaktionspartners weniger und können Gesichtsausdrücke auch nicht immer richtig deuten, was dann zu Schwierigkeiten in der sozialen Interaktion führt (Macdonald et al., 1989; Baron-Cohen, 1995; Bölte/Poustka, 2003). Zur Verbesserung des Erkennens emotionaler Gesichtsausdrücke wurden u. a. computerbasierte Trainingsprogramme entwickelt (Kap. 4.16).

4.2.2.6
Globale Interventionsprogramme

Umfassende Ansätze, die viele der weiter oben genannten Prinzipien vereinen und den Versuch darstellen, ASS im individuellen Fall ganzheitlich zu begegnen, stehen mit Applied Behavior Analysis (ABA) (s. Kap. 4.3) sowie mit Treatment and Education of Autistic and related Communication Handicapped Children (TEACCH) (s. Kap. 4.4) zur Verfügung. Zu diesen übergreifenden Techniken liegen zunehmend mehr empirische Daten zur Effektivität vor und ferner befinden sie sich in fortlaufender Weiterentwicklung.

4.2.2.7
Generalisierung

Ein Problem bei der Behandlung autistischer Kinder stellt die geringe automatische Generalisierung eines erlernten Verhaltens auf andere ähnliche Situationen dar. Dieser Prozess, der bei gesunden Kindern ohne Training erfolgt, muss bei Personen mit ASS ausdrücklich als Behandlungsbaustein einbezogen werden. Dies beinhaltet, dass Übungen abgewandelt werden müssen, indem andere Materialien verwendet und Instruktionen variiert werden und auch, dass Interventionen in Alltagssituationen, wie etwa in der Schule, durchgeführt werden.

Beispiel: Paul kann die Farben von Legosteinen korrekt benennen. Als erster Generalisierungsschritt sollten andere dreidimensionale farbige Objekte sowie auch zweidimensionale Farbflächen zur Farbbenennung verwendet werden. Darüber hinaus sollte Paul auch im Kindergarten nach Farben gefragt werden, hierbei sollte zunächst die gleiche diskriminative Frage wie in der Therapiestunde verwendet werden («Welche Farbe ist das?»). Dann sollte die Frage/Instruktion selbst variiert werden (z. B. «Der Tisch ist …?»)

Ein Hauptkritikpunkt am oben beschriebenen DTT ist die Stimulusabhängigkeit und fehlende

Generalisierung eines erlernten Verhaltens (z. B. Schreibman, 2000). Um dies zu beheben, kann die Umwelt des Kindes so gestaltet werden, dass natürliche Lernmöglichkeiten geschaffen werden. In dem beispielsweise Spielzeuge oder Nahrungsmittel, die das Kind mag, nicht direkt für es erreichbar sind, sondern Kommunikation erforderlich ist, wodurch der Sprachaufbau trainiert wird (z. B. Schepis et al., 1982). Des Weiteren wird eher der Versuch des Kindes zu kommunizieren verstärkt als die richtige Antwort (Schreibman et al., 1991).

4.2.3 Evidenz

In der Evidenzforschung wird unter VT-Maßnahmen für autistische Kinder meist ABA verstanden. Eine der ersten bedeutsamen empirischen Evidenzen zur Wirksamkeit lerntheoretisch basierter Verfahren bei ASS wurde in den 60er Jahren von Lovaas et al. (1966) erbracht. Die Wirksamkeit der von ihm für Kinder mit ASS entwickelten ABA (angewandte Verhaltensanalyse), konnte auch in mehreren weiteren Studien belegt werden (s. Kap. 4.3). Es zeigten sich Fortschritte in den Bereichen Sprache, soziale Interaktion, Spielverhalten und schulische Fertigkeiten sowie damit einhergehend eine Reduktion des ASS-typischen Problemverhaltens.

Die VT umfasst jedoch wie oben beschriebenen eine Vielzahl einzelner Maßnahmen und stellt keine spezifische Behandlungsmethode dar. Zur Wirksamkeitsüberprüfung spezifischer VT-Maßnahmen bei der Behandlung von ASS gibt es vor allem Einzelfallstudien. Hierbei stehen unterschiedliche Problemverhaltensweisen im Fokus der Behandlung, die im Folgenden beschrieben werden. Bezogen auf die Kernsymptomatik sind dies vor allem der Sprachaufbau, da viele autistische Kinder hier Defizite aufweisen, sowie der Abbau stereotyper Verhaltensweisen, die sowohl belastend für die Umwelt sind, als auch die Kinder mit ASS selbst beim Erwerb von angemessenem Verhalten beeinträchtigen. Zum Sprachaufbau wurde vor allem positive Verstärkung eingesetzt. Zum Abbau von stereotypem Verhalten wurden Löschung und differenzielle Verstärkung verwendet. Eine besondere Art stellt dabei die sensorische Löschung dar, bei der die sensorische Stimulation als positive Konsequenz verhindert wird (Matson et al., 1996). In der Regel geht man «zweigleisig» vor, indem einerseits durch Löschung (früher auch noch Bestrafung) ein Problemverhalten abgebaut und parallel durch positive Verstärkung angemessenes Verhalten aufgebaut wird.

Die qualitative Beeinträchtigung der sozialen Interaktion, welche das Kernsymptom von ASS darstellt und auch bei Betroffenen mit hohem Funktionsniveau vorliegt, wird meist durch das Training von Teilkomponenten versucht zu verbessern, wie etwa Blickkontakt, Begrüßen, Fragen stellen und angemessene Antworten geben. Hierzu wurden auch gleichaltrige Kinder als «Trainingspartner» eingesetzt. Es zeigte sich, dass die trainierten Fertigkeiten auch gegenüber anderen Gleichaltrigen im gleichen Kontext genutzt wurden (Matson et al., 1996).

Zudem stehen bei Kindern mit ASS komorbid auftretende Schwierigkeiten im Fokus der Behandlung. Am häufigsten untersucht wurde die Wirkung von VT auf selbstverletzendes und aggressives Verhalten. Die diesbezüglichen Daten zeigen, dass operante Verfahren hier effektiv wirken (Koegel et al., 2001). Auch kann sehr selektives Essverhalten durch Exposition mit Reaktionsverhinderung erweitert werden (z. B. Paul et al., 2007). Depressionen wurden bei Jugendlichen und Erwachsenen mit Asperger-Syndrom mit kognitiver Verhaltenstherapie behandelt. Hierbei wurde mit Selbstinstruktionsverfahren und Tagesstrukturierung gearbeitet. Anders als bei der Behandlung von Personen ohne ASS ist jedoch Psychoedukation über das Asperger-Syndrom sowie der Verzicht auf metaphorische Sprache wichtig (Hare, 1997). Auch der Bereich alltagspraktischer Fertigkeiten stellt bei Kindern und Jugendlichen mit ASS einen Behandlungsschwerpunkt dar. Bei jüngeren Kindern wurden vor allem Körperhygiene (z. B.

Zähne putzen), Anziehen und selbstständigeres Essen eingeübt. Die Methoden wurden aus Programmen für geistig behinderte Kinder übernommen und schließen vor allem positive Verstärkung sowie Prompten, Chaining und Fading mit ein (Matson et al., 1996). Hierbei werden neben physischen Prompts durch einen Erwachsenen auch visuelle Prompts in Form von Bildern verwendet (siehe auch Kap. 4.5).

In vielen VT-orientierten Einzelfallstudien zeigten sich positive Effekte, dennoch sind zuverlässige Aussagen über die generelle Effektivität der jeweiligen Maßnahme dadurch, dass keine systematischen Kontrollgruppenvergleiche durchgeführt wurden, nicht möglich. Insgesamt gibt es kaum Vergleichsstudien zur Evaluation einzelner VT-Komponenten mit zufallszugewiesenen Behandlungsgruppen.

Nachdem anfangs vor allem strukturiertes DTT z. B. zum Sprachaufbau eingesetzt wurde, wurden bald das bereits oben beschriebene Problem der mangelnden Generalisierung des Verhaltens auf Alltagssituationen sowie auch die geringen spontanen kindlichen Äußerungen offensichtlich (Schreibman, 2000; Matson et al., 1996). Verfahren, die sich auf alltagsähnliche oder spezifische Alltagssituationen bezogen, wurden daraufhin verstärkt entwickelt. Zudem entstand das Konzept der Schlüsselfertigkeiten (pivotal responses), um Verhaltenscluster zu bilden und einzuüben anstatt jede einzelne Verhaltensweise separat zu behandeln (Koegel et al., 2001; Matson et al., 1996).

Bernard-Opitz et al. (2004) verglichen VT-Interventionen, die im DTT-Format stattfanden und Übungen am Tisch beinhalteten, mit spielbezogenen Maßnahmen im natürlichen Umfeld. Die letztgenannten Interventionen fanden in einem Raum mit Spielsachen statt, der Ansatz war kindzentriert und aktivitätenbezogen, es wurden ausschließlich natürliche Verstärker verwendet. Es zeigten sich durch beide Interventionen Verbesserungen in der Kommunikation, sozialen Interaktion und im Spielverhalten sowie eine Reduktion stereotyper Verhaltensweisen. Unterschiede zwischen den Verfahren zeigten sich in der Compliance von Kind und Eltern, die in der DTT-Bedingung höher war.

Schreibman et al. (1991) verglichen ein DTT-Verfahren zum Sprachaufbau mit einem kindzentrierten Schlüsselfertigkeitentraining bezogen auf den positiv ausgedrückten elterlichen Affekt in der Interaktion mit ihrem Kind. Im Training von Schlüsselfertigkeiten, das eher der natürlichen Eltern-Kind-Interaktion bei gesunden Kindern gleicht, zeigte sich mehr positiver elterlicher und kindlicher Affekt während der Übungen.

Eine Besonderheit bei ASS ist, dass Konsequenzen wie Lob oder körperliche Zuwendung nicht typischerweise einen hohen Belohnungswert haben (Horner et al., 2002). Man sollte berücksichtigen, dass autistische Kinder in der Regel nicht intrinsisch motiviert sind, soziale Interaktionen einzugehen (Koegel et al., 2001) und dieses Verhalten erst extrinsisch motiviert werden muss. Daher ist die Identifikation adäquater Verstärker zentrale Aufgabe bei der Durchführung umschriebener VT-Maßnahmen (Horner et al., 2002). Dies können neben materiellen Verstärkern (Süßigkeiten, Spielsachen) auch scheinbar paradoxe sein, wie die Ausführung stereotyper Verhaltensweisen. Auch «sensorische» Verstärker, wie Musik/Geräusche, Lichteffekte oder Vibration sind oft wirkungsvolle positive Verstärker (Matson et al., 1996). Der Einsatz individueller Verstärker und deren Variation ist nicht selten eine Prämisse, um bei autistischen Kindern Therapiebereitschaft herzustellen.

Das Gelingen einer umschriebenen Maßnahme ist stets wahrscheinlicher und transparenter, wenn eine funktionale Bedingungsanalyse vorausgegangen ist, die erkennen lässt, welche Funktionen ein Verhalten jeweils erfüllt (Horner et al., 2002).

Beispielsweise kann selbstverletzendes Verhalten verschiedene Funktionen erfüllen. Einerseits kann das Positive und Belohnende von Selbstverletzung in äußeren Bedingungen wie dem

Vermeiden einer Anforderung liegen. Dann wäre es nicht sinnvoll, diese Anforderung durch eine Time-Out Maßnahme zu beenden. Besser wäre es, Übungen so zu gestalten, dass dazwischen regulär anforderungsfreie Einheiten bestehen. Andererseits können intrinsische positive Zustände wie Stimulation, der Anlass für die Ausführung von Selbstverletzungen sein. Dann wäre eher die Verkürzung von Zeiten, in denen das Kind alleine ist und nicht durch äußere Reize aktiviert wird, sowie die Einführung sozial angemessener Maßnahmen, die die jeweilige sensorische Stimulation herbeiführen (z. B. Massage), sinnvoll (Iwata et al., 1994). Auch Stereotypien können unterschiedliche Funktionen erfüllen, z. B. Ausdruck von Überforderung oder Unterstimulation sein (Klicpera et al., 1999), was jeweils ein anderes Vorgehen erfordert. Generell gilt darüber hinaus, dass die Entstehungsbedingungen für ein Verhalten sich von den aufrechterhaltenden Bedingungen unterscheiden können, so dass auch im Verlauf eine funktionale Bedingungsanalyse ratsam ist.

Das «Commitee on Educational Interventions for Children with Autism», das im Auftrag der US-Regierung von der Akademie der Wissenschaften gegründet wurde, hat Prinzipien benannt, die jede Intervention bei ASS enthalten sollte. Demnach sollen Therapiemaßnahmen primär Verhaltensweisen betreffen, die die Teilnahme des Kindes am Leben verbessern. Die Intervention muss ferner beobachtbare Veränderungen nach spätestens einem Jahr erkennen lassen (Filipek et al., 2006). Folgende Verhaltensaspekte werden als bevorzugte Bereiche umschriebener Interventionen genannt: soziale Kognition, rezeptive und expressive Sprache sowie nonverbale Kommunikationsfertigkeiten, kognitive Fertigkeiten (z. B. Kenntnis basaler Konzepte, symbolisches Spiel und schulische Fertigkeiten), grob- und feinmotorische Fertigkeiten im Bezug auf altersangemessene Aktivitäten, Ersetzen von Störverhalten durch angemessene Verhaltensweisen, alltagspraktische und organisatorische Fertigkeiten, die in der Schule erforderlich sind.

Sehr bedeutsam bezogen auf den Nutzen einer Behandlungsmaßnahme ist ihre Akzeptanz und Durchführbarkeit. Seit den 1970er-Jahren werden die Eltern autistischer Kinder i. d. R. in die Behandlung eingebunden, beispielsweise indem ihnen in Elterntrainings VT-Prinzipien im Umgang mit ihren Kindern vermittelt werden (Matson et al., 1996). Interventionen werden eher von Eltern durchgeführt, wenn sie einfach zu erlernen und gut im Alltag anzuwenden sind sowie wenn ihre Effektivität erkennbar ist (Schreibman, 2000). Es kann angenommen werden, dass diese drei Kriterien auf VT-Maßnahmen im Allgemeinen zutreffen. Wenn ihre Anwendung in ein transparentes Erklärungsmodell eingebettet ist, wenn die Eltern durch die von ihnen gestalteten Interaktionen Fortschritte bei ihrem Kind feststellen und auch die Interaktionen mit ihrem Kind als positiver wahrnehmen, wird eine hohe Motivation zur weiteren Fortführung bestehen.

4.2.4
Fallbeispiel

Annika wurde im Alter von 4 Jahren in unserer Ambulanz vorgestellt. Mit Hilfe des diagnostischen Standards, Fragebogen zur sozialen Kommunikation (FSK), ADOS und ADI-R, wurde die Diagnose eines frühkindlichen Autismus gestellt. Eine VT-Behandlung wurde empfohlen. Zu Beginn der Therapie wurden anhand eines Leitfadens die Eltern befragt und so weitere relevante Informationen zum Kind erhoben, um Sprache bzw. Sprachverständnis, Vorlieben des Kindes, störende Verhaltensweisen etc. genauer zu ermitteln. Danach erfolgte die Einordnung des Zielverhaltens mit Hilfe eines SORK Schemas (**S** = Stimulus, **O** = Organismus, **R** = Reaktion, **K** = Konsequenz).

Für Annika wünschten sich die Eltern primär, dass Annika auf ihren Namen hört, Sprache aufbaut und es gelingt, Annika an Spielzeug heranzuführen und sie dafür zu interessieren. Das durch Annika bis dato am meisten gezeigte Verhalten bestand darin, Lichtschalter zu betätigen, an Fensterbänken hochzuklettern und Bälle in die Luft zu werfen. Annika lautierte insbesondere dann, wenn sie in Situationen gebracht wurde, in denen sie nicht ihren Stereotypien nachgehen konnte. Meist steigerte sich dann das Lautieren zu lautem Schreien und endete in ausgeprägten Wutanfällen, was die Eltern verzweifeln ließ.

In den ersten vier Wochen der Behandlung beschränkte sich diese auf die Erprobung von Verstärkern und die Eingewöhnung an den Therapieraum, da Annika sich zunächst weigerte, den Raum zu betreten und in diesem zu verbleiben. Aufgrund dessen wurden die von ihren Eltern benannten Verstärker eingesetzt (Schaukeln und Werfen von Bällen) sowie Verstärkerproben durchgeführt. Zwischen diesen Aktivitäten und Aufgaben wurde schnell gewechselt, um ihre Aufmerksamkeit aufrecht zu erhalten und sie im Raum ohne Wutanfälle zu halten. Bei der Verstärkerprobe wurden neben dem Einsatz primärer Verstärker auch Spielverstärker erprobt; z.B. reagierte Annika auf Hand- und Fingerspiele mit Gesang, auf einen Spielkreisel, auf Schaukeln und einen Ball hin- und herwerfen. Annika zeigte fast keinen Blickkontakt und wurde bei allen Aktivitäten, wenn immer sie Blickkontakt aufnahm, operant verstärkt. Nach und nach wurde der Blickkontakt immer häufiger. Allmählich äußerte sie auch den Wunsch nach einem Krabbellied, indem sie die Hände in einer bestimmten Art bewegte. Dieses Krabbellied erhielt sie dann unmittelbar. Der anfänglich schnelle Wechsel zwischen den Aktivitäten konnte nach und nach in eine angemessene Zahl von Aktivitätswechseln reduziert werden, so dass Annika lernte, sich länger mit einer Sache zu beschäftigen.

Aufgrund der sehr eingeengten Sprachfähigkeiten wurde darauf geachtet, mit Annika meist nur in einzelnen Wörtern zu sprechen, die häufig wiederholt wurden, z.B. Frage: «Annika, Brezel? Ja?» «Ja, toll!» Die verbale Verstärkung erfolgte in meist übertriebener Form, so, wie man mit sehr jungen Kindern spielt und spricht.

Nachdem Annika sich eingewöhnt hatte, erfolgte die Festlegung einer zeitlichen Abfolge der Therapiestunde mit Hilfe von Bildkarten, um ihr so eine visuelle Hilfe und Orientierung zu geben. Beispiel für die Abfolge einer Stunde: Schaukel, Kreisel, Ballspiel, Schaukel. Die Bilder wurden dem Kind gezeigt und genannt. Nach und nach wurde die Abfolge mit Aktivitäten erweitert und verändert. So gelang es, Annika ausreichend Sicherheit zu geben, um sich an die von außen gegebene Struktur zu halten und nicht immer wieder zur Tür zu gehen, um den Raum zu verlassen. Die Bildkarten der erfolgten Aktivitäten wurden dann mit dem Wort «fertig» in eine Box gelegt. Wunschäußerungen von Annika an die Umgebung mit Hilfe von Bildkarten wurden berücksichtigt und kurzfristig eingebaut. Aber auch Veränderungen wurden ihr signalisiert und es konnten im Verlauf der Therapie Aktivitäten auf die nächste Therapiestunde gelegt werden, wenn nicht alles zeitgemäß realisiert werden konnte.

Die Eltern gewannen ebenfalls Sicherheit und nahmen nicht mehr an jeder Therapiestunde teil, sondern je nach Bedürfnis und Einführung neuer Aktivitäten und Übungen. Es wurden neue Hausaufgaben besprochen und die Eltern wurden gebeten, bestimmte Elemente und Aktivitäten auch im häuslichen Rahmen durchzuführen, um so die Übungen zu generalisieren und die Übungsfrequenz zu erhöhen. Die Aktivitäten, die zunächst häufig noch im Stehen oder am Boden durchgeführt wurden, wurden nach und nach am Tisch durchgeführt. Dabei bedienten wir uns physischer und verbaler Prompts. Der Therapeut rief das Kind: «Komm» und winkte es mit einer Geste zum Tisch, während der Co-Therapeut das Kind an den Tisch schob und es hinsetzte. Aus dem anfänglichen Ballspiel wurde ebenfalls mit Hilfe physischer Prompts ein gemeinsames Spiel: Hin- und Herrollen des Balles bis hin zum Fangen und Zuwerfen.

Zum Sprachaufbau wurde neben dem häufigen Einsatz einfacher Wörter, ein Puzzle mit Tieren eingeführt, da Annika Interesse an Tieren zeigte. Schrittweise wurden die Tierlaute eingeübt, wobei mit nur einem Tier begonnen wurde

(Chaining); alle anderen Teile befanden sich zunächst weiterhin in der Puzzlebox. Es folgten dann die Tierbezeichnungen. Dabei wurden verbale und physische Prompts benutzt, die jedoch ausgeblendet wurden (Fading). Nach einer kontinuierlichen positiven Verstärkung mit Hilfe von Schaukeln wurde dies nur noch intermittierend eingesetzt. Auf aggressive Verhaltensweisen oder Schreien von Annika wurde nicht reagiert, sondern weitergearbeitet. So sollte Annika lernen, dass Aktivitäten nicht durch solche nicht erwünschten Verhaltensweisen beendet werden können (Prinzip der Löschung). Annika verstärkte zunächst ihr Schreien, hörte dann jedoch damit auf.

Auch die Eltern wurden ermuntert, im Alltag nicht auf Annikas Schreien einzugehen. Der Kindergarten wurde ebenfalls in die Therapie mit einbezogen. So wurde einmal wöchentlich eine Therapiestunde wahlweise im Kindergarten oder zu Hause durchgeführt. So sollte die Generalisierung der bisher gelernten Verhaltensweisen weiterbetrieben werden. Zudem gelang es so, einen regelmäßigen Austausch mit den Erziehern zu ermöglichen und dort auftretende Probleme oder auch positive Veränderungen gemeinsam zu besprechen und Lösungen in Form von Angeboten und Maßnahmen gemeinsam zu erörtern.

Annika spricht heute – nach 95 Therapieeinheiten über einen Zeitraum von 18 Monaten – in kleinen Sätzen. Sie puzzelt 30 Teile ohne Hilfe. Sie bittet um Hilfe, wenn sie welche benötigt. Annika setzt sich an den Tisch ohne Aufforderung und malt gerne. Auch Buchstaben und Zahlen bis 10 stellen keine Schwierigkeit für sie dar. Sie wird in einem integrativen Kindergarten betreut und wird nun später eine Schule mit Integration besuchen können. Annika versucht mittlerweile auch, mit anderen Kindern in Kontakt zu kommen, auch wenn dies noch nicht immer vollständig gelingt.

4.2.5
Weiterführende Literatur

Amelang, M.; Freund, H.: Kurs zur Verhaltensmodifikation bei mehrfach und autistisch behinderten Kindern (Materialie Nr. 43.). DGVT, Tübingen, 2000.

Leaf, R.; McEachin, J.: A work in progress (dt. Übersetzung). Pro-ABA, Hespe, 2005.

4.2.6
Literatur

Baron-Cohen, S.: Mindblindness: An Essay on Autism and Theory of Mind. MIT Press/BradfordBooks, Cambridge, MA, 1995.

Bartling, G.; Echelmeyer L.; Engberding, M.; Krause, R.: Problemanalyse im therapeutischen Prozess. Leitfaden für die Praxis (3. Aufl.). Kohlhammer, Stuttgart, 1992.

Bauminger, N.: Brief Report: Individual social-multimodal intervention for HFASD. Journal of Autism and Developmental Disorders, 37 (2007): 1593–1604.

Bernard-Opitz, V.; Ing, S.; Kong, T. Y.: Comparison of behavioural and natural play interventions for young children with autism. Autism, 8 (2004): 319–333.

Bird, F.; Dores, P. A.; Moniz, D.; Robinson, J.: Reducing severe aggressive and self-injurious behaviors with functional communication training. American Journal of Mental Retardation, 94 (1989): 37–48.

Bölte, S.; Poustka, F.: The recognition of facial affect in autistic and schizophrenic subjects and their first-degree relatives. Psychological Medicine, 33 (2003): 907–915.

Carr, E. G; Durand, V. M.: Reducing behavior problems through functional communication training. Journal of Applied Behavior Analysis, 18 (1985): 111–126.

DGKJP [Deutsche Gesellschaft für Kinder- und Jugendpsychiatrie und Psychotherapie] (Hrsg.): Leitlinien zur Diagnostik und Therapie von psychischen Störungen im Säuglings-, Kindes- und Jugendalter (3. überarb. Aufl., S. 225–237). Deutscher Ärzte Verlag, Köln, 2007.

Eysenck, H. A.: Levels of Personality, Constitutional Factors, and Social Influences: An Experimental. International Journal of Social Psychiatry. 6 (1960): 12–24.

Feineis-Matthews, S.; Schlitt, S.; Valerian, J.; Poustka, F.; Wilker, C.: Autismusfragebogen. ATZ, Klinik für Psychiatrie und Psychotherapie des Kindes- und Jugendalters, Frankfurt/M., 2007.

Filipek, P. A.; Steinberg-Epstein, R.; Book, T. M.: Intervention for Autistic Spectrum Disorders. The Journal of the American Society for Experimental Neuro-Therapeutics, 3 (2006): 207–216.

Hare, D. J.: The use of cognitive-behavioural therapy with people with Asperger syndrome. A case study. Autism, 1 (1997): 215–225.

Herbrecht, E.; Bölte, S.; Poustka, F.: KONTAKT. Frankfurter Kommunikations- und soziales Interaktions-Gruppentraining für Autismus-Spektrum-Störungen: Therapiemanual. Hogrefe, Göttingen, 2008.

Horner, R. H.; Carr, E. G.; Strain, P. S.; Todd, A. W.; Reed, H. K.: Problem behavior interventions for young children with autism: A research synthesis. Journal of Autism and Developmental Disorders, 32 (2002): 423–446.

Iwata, B. A.; Dorsey, M. F.; Slifer, K. J.; Bauman, K. E.; Richman; G. S.: Toward a functional analysis of self-injury. Journal of Applied Behavior Analysis, 27 (1994): 197–209.

Kanfer, F. H.; Saslow, G.: Verhaltenstheoretische Diagnostik. In: Schulte, D. (Hrsg.): Diagnostik in der Verhaltenstherapie (2. Auflage, S. 24–59). Urban & Schwarzenberg, München, 1976.

Kanfer, F. H.; Reinecker, H.; Schmelzer, D.: Selbstmanagement-Therapie. Ein Lehrbuch für die klinische Praxis (2. Aufl.). Springer, Berlin, 1996.

Kern Koegel, L.; Koegel, R. L., Hurley, C.; Frea, W. D.: Improving social skills and disruptive behavior in children with autism trough self-management. Journal of Applied Behavior Analysis, 25 (1992): 341–353.

Klicpera, C.; Gasteiger-Klicpera, B.; Innerhofer, P.: Frühkindlicher Autismus. In: Steinhausen, H. C., von Aster, M.: Verhaltenstherapie und Verhaltensmedizin bei Kindern und Jugendlichen (2. Aufl., S. 15–52). Beltz Psychologie Verlags Union, Weinheim, 1999.

Koegel, R. L.; Koegel, L. K.; McNerney, E. K.: Pivotal areas in intervention for autism. Journal of Clinical Child Psychology, 30 (2001): 19–32.

Lovaas, O. I.; Berberich, J. P.; Perloff, B. F.; Schaeffer, B.: Acquisition of imitative speech in schizophrenic children. Science, 151 (1966): 705–707.

Macdonald, H.; Rutter, M.; Howlin, P.; Rios, P.; LeCouteur, A.; Evered, C.; Folstein, S.: Recognition and expression of emotional cues by autistic und normal adults. Journal of Child Psychology and Psychiatry, 30 (1989): 865–878.

Matson, J. L.; Benavidez, D. A.; Compton, L. S., Paclawskyi, T.; Baglio, C.: Behavioral treatment of autistic persons: A review of research from 1980 to the present. Research in Developmental Disabilities, 17 (1996): 433–465.

Paul, C.; Williams, K. E.; Riegel, K.; Gibbons, B.: Combining repeated taste exposure and escape prevention: An intervention for the treatment of extreme food selectivity. Appetite, 49 (2007): 708–711.

Schepis, M. M.; Reid, D. H.; Fitzgerald, J. R.; Faw, G. D.; VanDenPol, R. A.; Welty, P.: A program of increasing manual signing by autistic and profoundly retarded youth within the daily environment. Journal of Applied Behavior Analysis, 15 (1982): 363–379.

Schreibman, L.; Kaneko, W.; Koegel, R. L.: Positive affect of parents of autistic children: A comparison across two teaching techniques. Behavior Therapy, 22 (1991): 479–490.

Schreibman L.: Intensive behavioral/psychoeducational treatments for autism: research needs and future directions. Journal of Autism and Developmental Disorders, 30 (2000): 373–378.

Skinner, B. F.: Science and Human Behavior. The Free Press, New York, 1953.

Spada, H. (Hrsg.): Allgemeine Psychologie. Kapitel 6: Lernen: Klassische und operante Konditionierung. Huber, Bern, 1990.

Strain, P. S.; Kohler, F. W.; Storey, K.; Danko, C. D.: Teaching preschoolers with autism to self-monitor their social interactions: An analysis of results in home and school settings. Journal of Emotional and Behavioral Disorders, 2 (1994): 78–88.

Thorndike, E. L.: Animal Intelligence. Macmillan, New York, 1898.

Wolpe, J.: Psychotherapy by reciprocal inhibition. Stanford University Press, Stanford CA, 1958.

4.3
Applied Behavior Analysis (ABA) / Autismus-spezifische Verhaltenstherapie (AVT)

Vera Bernard-Opitz

Verhaltensorientierte Therapie hat nachweislich bei jungen Kindern mit Autismus-Spektrum-Störungen (ASS) zu deutlichen Verhaltensänderungen und Lernfortschritten geführt (Matson et al., 1996; National Research Council, 2001; Horner, 2002). Signifikante Verbesserungen von Sprache, Sozialverhalten und schulischen Fähigkeiten sind beschrieben worden (Harris/Handleman, 2000). Intensive Frühförderung nach der «ABA Methode» (Applied Behavior Analysis = Angewandte Verhaltensanalyse) gilt dabei als eine der zentralen «evidenz-basierten Therapien» für Kinder mit ASS (Lovaas, 1987; Lovaas et al., 2003; McEachin et al., 1997; Schreibman, 2005).

Im Laufe der etwa vierzig-jährigen Geschichte von ABA hat sich ein breites Repertoire an verhaltenstherapeutischen Interventionen entwickelt, das über die Anfänge des traditionellen Diskreten Lernens (sogenannte DTT, «Lovaas Therapie») weit hinausgeht (Prizant/Wetherby, 1998; Koegel et al., 1996; Steege et al., 2007). Varianten wie Präzisionslernen, Verbal Behavior (Sprachliches Verhalten), Natürliches Lernen oder Pivotal Response Training (Training von Schlüsselverhalten) sind mit Erfolg eingesetzt worden (Bernard-Opitz, 2007). Auch visuelle Systeme, wie das Picture Exchange Communication System (PECS) haben sich mittlerweile in vielen Programmen für Kinder mit ASS als ‹Beste Praxis› durchgesetzt (Bondy et al., 1994). Klinische Erfahrung und Forschungsergebnisse haben allerdings gezeigt, dass keine der obigen Methoden den Anspruch haben kann, die einzig richtige für alle Kinder mit ASS zu sein (Hodgdon, 2000; Quill, 2002; Ozonoff et al., 2003; Perry/Condillac, 2003). Damit stellt sich jetzt die vorrangige Frage, ob und welche Variablen den Erfolg einer Therapie vorhersagen können. Bisher gibt es allerdings nur wenige Ansätze für eine Charakterisierung von «Respondern» und «Nicht-Respondern» für bestimmte ABA Methoden (Gabriels et al., 2001; Sherer/Schreibman, 2005).

Um diesen Erkenntnissen Rechnung zu tragen, und das Repertoire an anerkannten verhaltensorientierten Methoden zu betonen, wird der deutsche Begriff «Autismus-Spezifische Verhaltenstherapie» (AVT) dem amerikanischen Begriff «ABA» gegenübergestellt. AVT betont dabei stärker die therapeutischen – im Vergleich zu den verhaltensanalytischen – Aspekte von ABA und wird nicht – wie oft beim ABA-Programm – mit der intensiven Frühförderung des Lovaas Ansatzes assoziiert. Daneben kommt AVT dem weiten Spektrum autistischer Verhaltensprobleme entgegen, indem selbst kognitive VT für Individuen am oberen Ende des Spektrums miteinbezogen werden kann. AVT beruht auf der Annahme, dass Autismus eine komplexe Störung ist, bei der neben Verhaltensmerkmalen, die Persönlichkeit des Individuums, entwicklungspsychologische Aspekte sowie der soziale Kontext mit berücksichtigt werden müssen.

Die im Folgenden dargestellten ABA/AVT Methoden gelten als «Beste Praxis» bzw. «evidenzbasiert», da sie Forschungsevidenz mit klinischer Erfahrung und Patientenwerten integrieren (Definition nach APA, 2006).

4.3.1
Vorläufer der ABA/AVT

Die Ursprünge von VT-Methoden können über Jahrhunderte zurückverfolgt werden, wobei bereits die Anfänge dieser Methode «applied» (angewandt) waren. Anfang des 18. Jahrhunderts wurde der «wilde Junge von Aveyron» gefunden. Der 10- bis 12-jährige Victor war allein in den Wäldern aufgewachsen und zeigte autistische Verhaltensweisen. Durch Verstärkung und Bestrafung gelang es seinem Arzt, Jean Itard, in vielen kleinen Schritten alltagspraktische Fähigkeiten und basale kognitive, soziale und kommunikative Fähigkeiten aufzubauen (Itard, 1962). Mit dem alleinigen Einsatz von Verstärkung zeigte Joseph Lancaster in England Anfang des 19. Jahrhunderts, dass aufmerksames Verhalten sich bei Kindern deutlich erhöhte. Er benutzte Coupons, die für attraktive Preise eingetauscht werden konnten, und erfand damit eine Methode, die heutigen Münzverstärkungssystemen (Tokens) nicht unähnlich ist (Kazdin, 1982; Thorpe/Olson, 1990).

4.3.2
Wirkprinzipien

4.3.2.1
Lerntheoretische Grundlagen

Watson (1878–1958) legte mit seinem Buch Behaviorism einen wichtigen Grundstein für die VT (Watson, 1924/1925). Er zeigte experimentell, dass Verhalten von Tieren als auch von Kindern Lerngesetzen gehorcht und durch Umgebungsveränderung beeinflussbar ist. Damit stand er in krassem Gegensatz zu den damals üblichen mentalistischen Ansätzen psychoanalytischer und entwicklungspsychologischer Theoretiker, wie Freud und Piaget. Sowohl Watson als auch Pavlov (1849–1936) beschrieben mit den Gesetzen zum klassischen Konditionieren angeborene und erlernte Reaktionen, wie die Entwicklung von Phobien. Kurze Zeit später zeigte Skinner (1904–1990), dass nicht allein vorausgehende Umgebungsreize Verhalten bestimmen, sondern dieses auch durch nachfolgende Konsequenzen beeinflusst ist. Skinner entdeckte mit Hilfe von Tierexperimenten grundlegende Verhaltensgesetze, wie operantes Konditionieren, Verstärkung, Verstärkungspläne, Hilfestellungen (Prompts), Fading sowie Shaping. Mit diesen Prinzipien beschrieb er die Wissenschaft der VT. Die klinische Anwendung lerntheoretischer Prinzipien wird demgegenüber als ABA und AVT bezeichnet. Es wird angenommen, dass Verhalten beobachtbar und messbar ist und durch Umgebungsbedingungen nach bestimmten Prinzipien verändert werden kann (Cooper et al., 2007).

Verstärkung ist ein zentrales Element von ABA/AVT. Positive Verstärkung bedeutet, dass ein Verhalten in kurzem zeitlichem Abstand von einem Stimulus gefolgt wird, der zu einer Erhöhung der Auftretenswahrscheinlichkeit des Verhaltens führt. Wenn die Beseitigung eines Ereignisses das Verhalten verstärkt, handelt es sich um eine negative Verstärkung. Verstärkerpläne bestimmen dabei die Häufigkeit des zukünftigen Verhaltens (Pierce/Epling, 1995). Auch bei der Bestrafung unterscheidet man positive und negative Bestrafung. Wenn ein aversiver Stimulus hinzugefügt wird, spricht man von positiver Bestrafung; wenn demgegenüber ein positiver Stimulus weggenommen wird, von negativer Bestrafung. Zu letzterem gehören Time out, bei dem der Betreffende für kurze Zeit von verstärkenden Situationen ausgeschlossen wird oder Response Cost, bei der bereits verdiente konditionierte Verstärker verloren werden, wie Tokens oder Spielzeit. Hierbei folgen Verhaltenstherapeuten der Richtlinie, dass Bestrafungen nur eingesetzt werden, wenn positive Alternativen nicht ausreichen und es unwahrscheinlich ist, dass Nebenwirkungen, wie Vermeidung oder emotionale Probleme, auftreten.

4.3.3
Funktionale Verhaltensanalyse

Forschungsergebnisse haben gezeigt, dass Verhaltensprobleme eine Funktion haben und dass der Abbau der Probleme durch Verständnis der jeweiligen Funktion, einer sogenannten Funktionalen Verhaltensanalyse, erfolgen sollte (Engl. Functional Behavior Analysis/Assessment: FBA; Schopler/Mesibov, 1994; Durand, 2003). Bei der FBA werden daher Verhaltensprobleme in ihrer Abhängigkeit von Umgebungsfaktoren erfasst: Warum isst ein Kind bestimmte Nahrungsmittel Zuhause, aber nicht in der Schule? Warum hält sich ein anderes die Ohren zu, während ein drittes emotionale Ausbrüche bekommt, wenn es nur auf einen kleinen Schreibfehler hingewiesen wird? Speziell bei Kindern mit ASS steht man oft Rätseln gegenüber, bei denen detaillierte Beobachtungen sowie eine Analyse von Antezedenzen und Konsequenzen Klärung bringen (Kanfer/Saslow, 1969, Cooper et al., 2007) (s. **Kasten 4.3.1**).

Vergleichbar zum medizinischen Modell, wonach eine laufende Nase die durch einen Schnupfen bedingt ist, anders behandelt wird als dasselbe Symptom, das allergisch bedingt ist, müssen Verhaltensprobleme zunächst in ihrer Funktion verstanden werden, bevor eine Behandlung durchgeführt werden kann. Hauptfunktionen von Verhaltensproblemen sind dabei die Folgenden (Iwata et al., 1982; Durand, 2003):

- Wunsch nach Aufmerksamkeit,
- Vermeidung von Anforderungen,
- Wunsch nach sensorischer Stimulation,
- Zwänge,
- Zugang zu materieller Verstärkung.

4.3.4
ABA und traditionelle VT

Vorurteile gegenüber ABA und traditionellen VT-Ansätzen waren bis vor kurzem – besonders in Deutschland – verbreitet. Oft wurden die Lernprinzipien kritisiert, ohne die Komplexität ihrer Anwendung zu berücksichtigen. Da diese

> **Kasten 4.3.1**
>
> **Fallbeispiel**
>
> Bei einem schwer behinderten autistischen Jungen, der bei Interaktionen mit seiner Mutter und Lehrerin Selbstverletzungen zeigt (Schläge gegen den Kopf), wird bei genauer Beobachtung und Verhaltensanalyse festgestellt, dass er sich häufiger in Gegenwart seiner Mutter als im Dabeisein der Lehrerin schlägt. Zudem wird festgestellt, dass er seiner Lehrerin Wünsche über Handzeichen mitteilt. Allein dieser Befund war bereits hilfreich für die Mutter, da sie erkannte, dass das Problemverhalten des Kindes kommunikativ war und sie es möglicherweise verstärkt hatte. In einer weiteren Videositzung wurde gezeigt, dass die Häufigkeit des Schlagens deutlich zunahm, als beide Parteien schwierige Aufgaben stellten im Vergleich zu beliebten, einfachen Anforderungen. Es wurde geschlussfolgert, dass der Junge von einem Training von Handzeichen profitieren würde, so dass er auf angemessenere Weise Aufgaben ablehnen und Wünsche anmelden könnte. Für das Ablehnen wurde aus Gründen der Einfachheit die Geste für «Tschüss» gewählt; für Wunschausdruck die Geste «Mehr». Mit dieser angemessenen kommunikativen Alternative und differentieller Verstärkung von angemessenem Aufgabenverhalten bei Ignorieren des Problemverhaltens konnte innerhalb einer Woche eine entscheidende Verhaltensverbesserung bewirkt werden.

Prinzipien an Tieren entwickelt wurden, wiesen Kritiker von ABA und traditioneller VT auf Parallelen zu Tierdressuren hin. Speziell das Diskrete Lernformat (s. u.) mit massiven «Drills», materiellen Verstärkern und aversiven Konsequenzen wurde in Frage gestellt. Mittlerweile ist deutlich geworden, dass selbst Ivar Lovaas, als «Vater» von ABA bei Kindern mit ASS keine

«Lovaas Therapie» mehr macht (Prizant/Wetherby, 1998), sondern seine Methode sich auch durch seine Schüler erheblich verändert hat. Über das diskrete Lernformat hinaus steht heute ein breites Repertoire an verhaltensorientierten Methoden zur Verfügung.

4.3.5
Kriterien für ABA/VT

Bereits vor vierzig Jahren haben Baer et al. (1968) Kriterien für ABA aufgestellt, die auch heute noch gültig sind. Sie treffen ebenso für allgemeine VT-Ansätze zu (s. auch Cooper et al., 2007).

Diese sind:

- Angewandt/funktional
- Verhaltensorientiert
- Überprüfbar
- Analytisch
- Systematisch
- Technologisch
- Effektiv
- Generalisiert
- Öffentlich
- Kompetent
- Optimistisch

Bereits in den Termini ABA/VT sind einige dieser Merkmale explizit:

- Therapie sollte angewandt («applied») sein, wobei Therapeuten sich um funktionale und sozial bedeutsame Therapieziele bemühen sollten, die das Leben von Menschen unmittelbar positiv beeinflussen. Bei Individuen mit ASS kann dies u. a. die Verbesserung von verbaler oder nicht-verbaler Kommunikation, Sozialverhalten, schulische oder berufliche Fähigkeiten, Selbstversorgung oder Freizeitverhalten sein.
- Therapie sollte verhaltensorientiert sein, das heißt, sie sollte auf ein spezifiziertes Verhalten abzielen, das einer Änderung bedarf. Dieses Verhalten sollte messbar sein, um festzustellen, ob die therapeutischen Maßnahmen in einem direkten Zusammenhang mit Verhaltensänderungen stehen. Direkte, wiederholte Messungen ermöglichen es, dass Erfolge und Misserfolge rechtzeitig entdeckt werden und somit Interventionen überprüfbar werden.
- Therapie sollte analytisch sein, was beinhaltet, dass der Therapeut die erwähnte funktionale Beziehung zwischen den veränderten Bedingungen und dem Zielverhalten aufzeigen sollte.
- Eng verbunden damit ist die Forderung nach einer systematischen Beziehung der eingesetzten Methoden mit den zugrundeliegenden theoretischen Konzepten.
- Therapie sollte technologisch sein, d. h. sie sollte so detailliert beschrieben sein, dass sie von unabhängigen Forschergruppen repliziert werden kann.
- Sie sollte effektiv sein, d. h. sie sollte das Verhalten in deutlichem Maß für den Betroffenen oder seine soziale Umwelt verbessern (Baer et al., 1987). Es reicht z. B. nicht aus, dass ein Kind in der Therapie lernt, Laute zu imitieren, wenn dies nicht anschließend auch zu einer Verbesserung der Sprache im Alltag führt.
- Das beinhaltet auch, dass Verhaltensänderung generalisieren sollte, so dass der Betreffende das Zielverhalten nicht nur bei einem bestimmten Therapeuten in der Therapiesituation mit bestimmtem Material zeigt, sondern ein Transfer über Situation, Materialien und Interaktionspartner hinweg deutlich wird.
- Therapie ist öffentlich, d. h. Methoden sind transparent und nicht durch mystische Prozesse oder versteckte Prinzipien zu erklären.
- Die Methode befähigt Praktiker, wirksam Verhalten zu verändern. Therapeuten erhalten durch Verlaufsdaten stetig Rückmeldung über Verhaltensänderungen beim Patienten. Dadurch wird ihnen die Sicherheit gegeben, kompetent Interventionen anzuwenden.
- Der Therapieansatz ist ein optimistischer, da man davon ausgeht, dass durch Umgebungsveränderung immer entscheidende Verhaltensveränderungen herbeigeführt werden können. Zu dieser positiven Haltung tragen u. a. die begleitenden Verlaufsmessungen bei, bei denen selbst kleine Verbesserungen deutlich werden.

4.3.6
Durchführung von ABA/AVT bei Kindern mit Autismus

ABA und AVT haben als Hauptziele den Abbau von Verhaltensproblemen, wie Zwängen oder Selbststimulation und den Aufbau oder die Erweiterung von angemessenen Fähigkeiten, wie die kommunikativer Funktionen oder funktionalem Sozialverhalten. Im Folgenden werden diese beiden Zielrichtungen im Überblick dargestellt:

4.3.6.1
Funktionale Verhaltensanalyse

Interviews mit Eltern und Erziehern, Beobachtung und experimentelle Analysen ergeben im Allgemeinen ein klares Profil für die Gründe von Verhaltensproblemen (Iwata et al, 1982; Durand, 2001). Die folgenden Fragen sollten dabei beantwortet werden:

- Was genau ist das beobachtbare problematische Verhalten?
- Wie oft/lang tritt es auf?
- Bei wem tritt es auf/bei wem nicht?
- In welcher Situation tritt es auf/in welcher nicht?
- Was sind auslösende Ereignisse (Bijou/Baer, 1978)?
- Welche Konsequenzen folgen?

Wie bereits erwähnt, ist ein zentrales Konzept der Verhaltensanalyse, dass Verhaltensprobleme erlernt sind und Verhalten durch vorausgehende Auslöser und nachfolgende Konsequenzen bestimmt wird. Durch Änderung dieser Auslöser und Konsequenzen können Probleme verringert oder abgebaut werden. Positive Konsequenzen führen dabei zu einer Verstärkung des Verhaltens und negative zu einer Verminderung derselben. Im Folgenden fiktiven Beispiel (s. Tab. 4.3.1) soll dies verdeutlicht werden. Für ausführlichere Darstellungen funktionaler Verhaltensanalyse siehe Klicpera et al. (2001), Bernard-Opitz (2007) und Cooper et al. (2007).

4.3.6.2
Diskretes Lernformat

In den 60er Jahren wandte Ivar Lovaas an der Universität Los Angeles erstmals mit Erfolg behavioristische Prinzipien auf Kinder mit schweren autistischen Störungen an (Lovaas, 1964). Er zeigte durch kleine Therapieschritte mit wiederholten Übungen und kontingenter Verstärkung, dass nicht-verbale Kinder Sprache erlernen konnten. Da diese Kinder bis dahin ohne Entwicklungschancen in psychiatrischen Anstalten endeten, waren seine Erfolge erstaunlich. Seine Version von ABA machte die Methode in breiten Kreisen bekannt, wobei oft nicht gesehen wurde, dass die sogenannte «Lovaas Therapie» nur eine von vielen Anwendungen

Tabelle 4.3.1: Beispiel für die Entwicklung von Verhaltensproblemen (aus Bernard-Opitz, 2007)

Auslöser	Beobachtbares Verhalten	Konsequenz	Wahrscheinlicher Effekt
Essenssituation	Kind weint Wirft Teller vom Tisch	Kind wird getröstet Mutter hebt Teller auf und füttert Kind	Kind ist für Verhalten verstärkt Problemverhalten wird häufiger auftreten
Essenssituation	Kind weint Wirft Teller vom Tisch	Kind wird geschimpft Kind muss den Teller aufheben und den Boden saubermachen	Kind ist für Problemverhalten bestraft Problemverhalten wird seltener auftreten

der ABA/AVT darstellt und dass sie im Laufe der Zeit erheblich verändert wurde (Lovaas, 1987, 2003). Da Lovaas anfangs sowohl schwere wie leichte Verhaltensprobleme, wie Selbststimulationen, Zwänge, Selbstverletzung, aber auch Unaufmerksamkeit, mit aversiven Kontingenzen behandelte, bekam seine Therapierichtung allerdings nicht nur Anhänger, sondern wurde zum Teil vehement kritisiert. Mittlerweile gehören aversive Konsequenzen nicht mehr zum Repertoire der Lovaas Therapien.

Lovaas beschrieb in dem sog. «Me Curriculum» Aufgabensequenzen, die klare Schwierigkeitsstaffelungen in ein theoretisches Netzwerk einbanden (Lovaas, 1981, 2003). Durch kleine Therapieschritte, klare, wiederholte Anweisungen und unmittelbare Konsequenzen gelang es Lovaas, Grundfähigkeiten autistischer Kinder wie Imitation und Sprache aufzubauen.

Das zuerst von Lovaas beschriebene Discrete Trial Paradigm (DLF) basiert auf operantem Konditionieren. Die Lernsituation ist klar strukturiert, vom Therapeuten kontrolliert und ablenkungsfrei.

In den vergangenen Jahren sind im Rahmen des DLF zahlreiche Änderungen gemacht, die eine größere Nähe zum natürlichen Lernen geschaffen haben. So werden nach Möglichkeit natürliche Verstärker eingesetzt und in Alltags- und Spielsituationen ebenso gelehrt wie in der Tischsituation (Leaf/McEachin, 1999; Bondy et al., 2002).

Aufgabenanalysen ermöglichen, dass komplexeres Verhalten wie Zähneputzen, Schuhebinden oder eine Cola aus einem Automaten holen, durch aufeinanderfolgende Therapieschritte unterteilt wird. Diese können entweder als Vor- oder Rückwärtskette angeleitet werden (Baker/Brightman, 2004). Durch Shaping werden zunehmend bessere Annäherungen an das Zielverhalten verstärkt (s. **Kasten 4.3.2**).

4.3.7
Verbal Behavior (Verbales Verhalten)

Neben Prinzipien des operanten Konditionierens analysierte Skinner auch Funktionen von Sprache und legte dieses 1957 in seinem Werk Verbal Behavior (Verbales Verhalten) nieder (siehe Kap. 4.4). Kliniker wandten Skinner's Analysen an, indem sie ein Sprachprogramm entwickelten, das Funktionen von Sprache wie mands (Forderungen), tacts (Beschreibungen), echoics (Imitationen) und intraverbals (u. a. Assoziationen) zu Therapiezielen machten (Sundberg et al., 1979; Michael, 1984; Sundberg/Partington, 1998). Verbal Behavior integriert Methoden des diskreten Lernformats mit natürlichem Lernen, wobei das verbale Verhalten, inklusive Vokalisationen und nicht-verbalen Kommunikationen – im Mittelpunkt steht. Es wird daher nicht nur in Tischsituationen sondern auch im Alltag gelernt. Wie im DLF können sowohl massive Übungen für ein Ziel eingesetzt als auch mehrere Ziele innerhalb einer Sitzung angegangen werden. Überlappungen der Zielbereiche zu pragmatischen Ansätzen linguistisch ausgerichteter Schulen (Galagher/Prutting, 1983) und zum SCERTS Modell (Social, Communica-

---

Kasten 4.3.2

Beispiele für Diskretes Lernformat (DLF)

Beim DLF werden einfache Anweisungen, Fragen und Aufgaben gestellt, z. B. «Was ist das?», «Was tut die Mama?», «Möchtest Du das haben?», «Tu dies…» etc. Wenn das Kind innerhalb von ca. 3 Sekunden richtig antwortet, wird es gelobt und erhält einen vorher festgelegten Verstärker, wie eine kleine Süßigkeit, ein Spielzeug, eine Umarmung o. Ä. Sofern es nicht reagiert oder falsch antwortet, wird eine vorher festgelegte Hilfestellung gegeben. Hilfestellungen müssen effektiv sein, so wenig einschränkend sein wie möglich und über verschiedene Übungsdurchgänge ausgeblendet werden können.

tive, Emotional Regulation, Transactional Support; Prizant et al., 2006) sind deutlich. Hier wie dort erhält die Funktion von Sprache eine größere Rolle als Artikulation, Semantik und Syntax.

4.3.8
Präzisionslernen

Ebenfalls aus der Schule des operanten Konditionierens leitet sich Precision Teaching ab, was mit Präzisionslehren/Präzisionslernen (PL) übersetzt werden kann. Es wurde in den 1960er-Jahren von Lindsley (1990) beschrieben, der bei Skinner an der Harvard University in Boston promoviert hatte. Er wandte als Erster operante Methoden auf Patienten an, leitete das erste operante Labor und schuf bei seiner Arbeit mit schizophrenen Patienten den Begriff behavior therapy (Verhaltenstherapie). Nach seinem Wechsel an die Universität von Kansas setzte er die Methode erstmals bei Kindern mit Behinderungen ein. PL wird meistens im Rahmen von Direkter Instruktion (direct instruction; www.nifdi.org) eingesetzt. Ziel ist die Entwicklung von automatischem oder auch «fluid» (flüssig) genanntem Antwortverhalten durch Steigerung von Antwortraten. Hierbei werden Zeitspannen von 60 Sekunden oder weniger vorgegeben (Johnson/Street, 2004). Diesem Vorgehen liegen die Beobachtungen von Binder (1988) zugrunde, der beschrieb, dass mehrere kurze Sprints beim Lernen sehr viel schnellere Erfolge bringen als lange Marathon-Sitzungen. Er konnte auch nachweisen, dass Schüler, die bestimmte Antwortfrequenzen innerhalb dieser kurzen Zeiteinheiten erreichten, stabilere Erfolge zeigten als diejenigen, die das Verhalten nicht flüssig genug beherrschen. PL ist eine quantitative Methode, die die Häufigkeit der Antworten innerhalb kurzer Zeiteinheiten zum Kriterium hat. Um genaue Angaben zu machen, wie sich diese Frequenz im Laufe der Zeit verändert, wurde die halb-logarithmische Standard Celeration Chart entwickelt. Diese erlaubt die Darstellung von geringen Häufigkeiten, wie einem Verhalten in 24 Stunden ebenso wie die von hochfrequentem Verhalten, das vielfach in einer Minute auftritt (Pennypacker et al., 2003; Bernard-Opitz, 2007).

4.3.9
Natürliche Lernformate

Längsschnittuntersuchungen haben gezeigt, dass das DLF bei Kindern mit mangelnder Spontaneität und Generalisation einhergehen kann. Daher entwickelten Verhaltenstherapeuten Anfang der 80er Jahre Lernformen, bei denen die Initiative des Kindes, seine Interessen und die natürliche Umgebung im Mittelpunkt standen. Das Kind wurde vermehrt als aktiver Interaktionspartner angesehen und das zu Lernende anhand von multiplen Beispielen geübt. Ein Vergleich des diskreten und natürlichen Lernformats findet sich in **Tabelle 4.3.2**.

Methoden, die obige Vorteile mit sich brachten, aber im Verlgeich zum DTF weniger starr strukturiert waren, sind das Natürliche Lernformat (Natural Language Paradigm, Koegel et al., 1987; Laski et al., 1988, Koegel et al., 1998), inzidentelles Lernen (Incidental Teaching, McGee et al., 1985), zeitliche Verzögerung (Time Delay, Charlop et al., 1985), Unterbrechen von Handlungsketten (Interrupting Behavior Chains, Goetz/Hunt, 1985) oder Pivotal Response Training (Koegel et al., 1989; Koegel, 1999).

Ebenfalls aus der Schule des diskreten Lernens kam der Ansatz Positive Behavior Intervention, bei dem präventive Maßnahmen durch Umgebungsveränderung und integrative Bemühungen und Angebote im Vordergrund stehen (Koegel et al., 1996). So konnte Wilde zeigen, dass voll integrierte autistische Vorschulkinder während des Vorlesens im Stuhlkreis weniger Verhaltensprobleme zeigten, wenn ihre Eltern am Vortag die Geschichten bereits gelesen hatten (Wilde et al., 1992).

Die Linguistin Carol Prutting und ihre Schüler hatten einen erheblichen Einfluss auf obige Ent-

Tabelle 4.3.2: Vergleich von Diskretem und Natürlichem Sprachparadigma
(aus Bernard-Opitz, 2007)

Merkmale	Diskretes Lernformat	Natürliches Sprachparadigma
Initiative	Lehrer	Kind
Anweisung	einfach, wiederholt	flexibel
Hilfestellung	spezielle Hierarchie	flexibel
Konsequenz	künstlich & natürlich	natürlich

wicklungen sowie Therapiemöglichkeiten für Kinder mit ASS (Fay/Schuler, 1980; Wetherby/Prutting, 1984). Ihre sozial-pragmatischen Ansätze betonen kommunikative, soziale und spielerische Faktoren und kennzeichnen das Vorgehen in Facilitated Play Groups (Gestützte Spielgruppen, Schuler, 1989; Wolfberg, 2003) sowie dem SCERTS Modell. Um spontane Kommunikation zu erwecken, werden zum Beispiel Communicative Temptations (kommunikative Versuchungen) in den Alltag eingebaut (Wetherby et al., 2000). Hierbei werden z. B. attraktive Gegenstände in Sichtweite, aber außer Reichweite des Kindes gelegt, so dass das Kind darum bitten muss. Auch das Unterbrechen von Handlungsketten und erfahrungsorientiertes Lernen gehören zum inzidentellen Lernformat (Goetz et al., 1985; Hunt et al., 1986; Bernard-Opitz, 2007). Diese Ansätze haben im Rahmen von AVT ihren Platz, sind jedoch zu umfangreich, um sie an dieser Stelle ausführlicher zu beschreiben (Prizant/Wetherby, 1998; Bloom, 2000).

Einige Kinder sind in Alltagssituationen eher bereit zu lernen als in der abgeschirmten Therapiesituation. Lernen, wenn sich die Gelegenheit ergibt, sogenanntes «inzidentelles Lernen» (incidental learning), ist hierbei eine potentiell hilfreiche Methode. Hart und Risley (1974) wiesen Lehrer an, die Interessen ihrer Schüler genau zu beobachten und ihnen – wenn nötig – nach einer kurzen Zeitverzögerung (time delay) Hilfestellungen für Wunschäußerungen zu geben. Diese Methode wurde 1985 von McGee mit Erfolg bei Kindern mit ASS eingesetzt und kurze Zeit später von Charlop-Christy erweitert (2008; Charlop-Christy/Carpeter, 2000). Beim inzidentellen Lernen werden in Alltags-, Spiel- und Schulsituationen Gelegenheiten zum Lernen genutzt oder künstlich geschaffen. So wird das Grüssen immer dann geübt, wenn es sinnvoll ist, z. B. beim ersten Kontakt am Tag und nicht, wenn das Kind jemanden mehrfach hintereinander sieht. Da dieses Lernformat allerdings nicht in jedem Fall eine ausreichende Wiederholung von Übungen mit sich bringt, können «review trials» im Anschluss an den ersten inzidentellen Lerndurchgang eingebaut werden (Multiple Incidental Teaching, Charlop-Christy/Carpenter, 2000). Mit dieser Kombination aus diskretem und inzidentellem Lernen werden die Vorteile beider Methoden berücksichtigt.

Ende der 1980er-Jahre wurde auf dem diskreten wie auch dem natürlichen Lernformat aufbauend das Training von Schlüsselverhaltensweisen («Pivotal Response Training», PRT, Koegel/Koegel, 1988, Koegel, 1999) entwickelt. Schlüsselverhaltensweisen (pivotal responses) sind Verhaltensweisen, die eine weite Anzahl von anderen Verhaltensweisen positiv beeinflussen. Hierzu gehören u. a. geteilte Aufmerksamkeit (joint attention), Imitation und Antwort auf multiple Reize. Wenn ein Kind z. B. gelernt hat, der Blickrichtung seines Interaktionspartners zu folgen oder andere Kinder nachzuahmen, hat es größere Chancen, von integrativen Maßnahmen zu profitieren.

Wichtig für Verhaltensfortschritte ist, dass Kinder motiviert lernen. Es konnte gezeigt werden, dass Verstärker, die in einer direkten Relation zum Therapieziel des Kindes stehen, zu besseren Lernraten führen als solche, die nur indirekt mit dem Therapieziel in Verbindung stehen (Williams et al., 1981). Schnellere Lernraten und höhere Motivation wurden ebenfalls beobachtet, wenn Aufgaben gestellt wurden, die aus Sicht des Kindes sinnvoll (funktional) sind (Koegel et al., 1982), wenn Kinder zwischen Aufgaben wählen durften, wenn sie im Wechsel mit dem Interaktionspartner an die Reihe kamen (Koegel et al., 1987) und wenn bereits gemeisterte Therapieziele in neue Aufgaben eingebaut wurden (Dunlap, 1984). Selbst nonverbale Kinder lernten besser, wenn nicht nur ihre korrekten Antworten verstärkt wurden, sondern bereits Bemühungen und Ansätze von richtigen Antworten zu positiver Rückmeldung führten (Koegel et al., 1988). Tabelle 4.3.3 gibt eine Übersicht über motivierende Strategien.

4.3.10
Visuelle Methoden

Viele Menschen mit ASS sind visuelle Lerner, die von vorgegebenen optischen Strukturen profitieren (Grandin, 1996). Speziell das TEACCH-Programm (Treatment and Education for Autistic and related Communication Handicapped Children, Schopler/Mesibov 1994, s. Kap. 4.5) macht es Individuen mit ASD durch eindeutige Raum-, Zeit- und Aufgabenstrukturen einfacher, sich selbstständig zu orientieren, zu arbeiten und Abläufe leichter zu verstehen (Mesibov/Howley, 2003; Häussler, 2005; Bernard-Opitz/Häussler, 2009). Auch visuelle Hilfen zur Kommunikation wie PECS (Bondy/Frost, 1994), bebilderte Handlungspläne (McClannahan/Krantz, 1999; Hodgdon, 2000, 2008) oder visuelle Arbeitssysteme (Mesibov/Howley, 2003) sind mittlerweile ein zentraler Teil vieler Autismusprogramme. Darüber hinaus stehen für nichtverbale Individuen mittlerweile zahlreiche Kommunikationsgeräte zur Verfügung (Miren-

Tabelle 4.3.3: Merkmale motivierender Aufgaben

- Direkte Verstärker
- Funktionale Aufgaben
- Auswahl der Aufgabenabfolge
- Einstreuen von beherrschten Aufgaben
- Verstärken von teilweise richtigen Antworten

da/Brown, 2007; Mirenda, 2008), wobei einige speziell für Menschen mit ASS entwickelt wurden (Freeman/Drake, 1997; Hodgdon, 2002; Quill, 2002) (s. Kasten 4.4.3).

Auch wenn in den letzten Jahren Annäherungen zwischen ABA-Anhängern, Linguisten, Sprachtherapeuten und TEACCH-Vertretern beobachtet werden können, sprechen sie im Allgemeinen nicht die gleiche Sprache. Tatsächlich existieren zwischen den Methoden aber deutliche Überlappungen (Prizant/Wetherby, 1998; Ozonoff et al., 2003). Das TEACCH-Programm verwendet Komponenten, die als etablierte ABA/AVT-Methoden gelten, wie diskrete oder natürliche Lernmethoden, «Positive Behavior Support» oder Elterneinbezug (Schopler et al., 1971; Schopler/Mesibov, 1994; Schreibman, 2005). Ebenso gehen in die TEACCH-Situation Verstärker ein, wobei ein wesentlicher Anreiz das Fertigstellen von Aufgaben ist. Andererseits geht TEACCH in der Visualisierung und der Akzeptanz der Andersartigkeit von Individuen mit Autismus über traditionelle ABA-Methoden hinaus (Mesibov et al., 2004).

Kasten 4.3.3

Beispiel für Shaping

Beim Lernen von Telefonnummern werden zunächst die ersten beiden Zahlen verstärkt und der Rest vorgegeben, danach die ersten drei, die ersten vier und so weiter, bis das Kind zum Schluss seine Telefonnummer allein sagen kann.

4.3.11
Evidenz

Der Begriff «evidenz-basierte Therapie» (EBI) (s. Kap. 4.1) ist in den letzten Jahren stark diskutiert worden, da Vertreter verschiedener Schulen für sich beanspruchen, die beste wissenschaftliche Evidenz für Ihre Therapie zu haben. Hierbei stellt sich jedoch die Frage, in wie fern Messung und statistische Analysen relevante Lebensverbesserungen der betroffenen Population messen (Schuler, 2001; Lord et al., 2005). Geht man nach der Anzahl von Veröffentlichungen in peer-reviewten Zeitschriften, haben ABA Programme derzeit die beste Evidenz (Schreibman, 2005). Sie bilden daher die Grundlage für viele Maßnahmen in der Schule und Zuhause. Daneben sind PECS und TEACCH-Methoden ebenfallsweit verbreitet und gelten als genügend wissenschaftlich abgesichert. Zur Diskussion der generellen Frage nach der efficacy (definiert als Ergebnis von kontrollierter, meist akademischer Forschung) und der effectiveness (definiert als klinischer Nutzen) wird auf das entsprechende Kapitel im vorliegenden Lehrbuch sowie Übersichtsarbeiten hingewiesen (s. Kap. 4.1; Bölte/Poustka, 2002; Perry/Condillac, 2003; Bernard-Opitz, 2006).

4.3.11.1
Diskretes Lernformat

Ivar Lovaas dokumentierte Ende der 80er erstaunliche Erfolge bei Kleinkindern mit ASS, die an einem Frühförderprogramm von 40 Wochenstunden Einzeltherapie teilgenommen hatten (Lovaas, 1987). In dieser Studie hatten 9 von 19 Kindern der Experimentalgruppe nach zwei bis drei Jahren Behandlung ein «normales Funktionsniveau» erreicht und wurden in Regelschulen unterrichtet, während dies nur 2% der Kontrollgruppe erreichten. Nachfolge-Untersuchungen zeigten, dass 8 von 9 dieser Kinder auch im Alter von 12 Jahren normales Verhalten zeigten (McEachin et al., 1993). Selbst als junge Erwachsene war ihr Verhalten stabil, ohne dass weitere Intervention notwendig war (Smith et al., 1997). Diese Befunde führten einerseits zu großem Optimismus, andererseits zu erheblichen Zweifeln und Kontroversen. Mit dem Hinweis auf diese Ergebnisse fordern Elternverbände – oft unterstützt von privaten ABA-Anbietern – vergleichbare staatlich geförderte intensive Therapieprogramme für ihre Kinder. Auf der anderen Seite haben Kritiker auf methodische Mängel der Erststudien hingewiesen (Schopler et al., 1989; Matson et al., 1996; Stellungnahme zu den Kontroversen: Lovaas et al., 2003). Ferner konnten zwar Sallows und Graupner (1999) vergleichbare Erfolge bei 24 Kindern mit ASS berichten, andere unabhängige Forschergruppen eine solche Effektivität nicht bestätigen (Birnbrauer/Leach, 1993; Eikeseth et al., 2002). Insgesamt wiesen die Befunde darauf hin, dass der Erfolg intensiver Frühförderung durch ABA-Programme vom jeweiligen Kind, und anderen externen Faktoren abhängt. Unter anderem müssen neben dem Alter und Behinderungsgrad des jeweiligen Kindes die Intensität der Therapie, das methodische Vorgehen, die Kompetenz der Therapeuten und Supervisoren, die Beteiligung und das Training der Eltern sowie außertherapeutische Integrationsmaßnahmen mit berücksichtigt werden (Eldevik et al., 2006).

4.3.11.2
Verbal Behavior

Mehrere systematische Fallstudien haben die Effizienz von VB bei ASS bestätigt (Braam/Poling, 1983; Oah/Dickinson, 1989; Drash et al., 1999, s. a. Kap. 4.4). Miguel et al. (2002), zeigten bspw., dass Kinder mit ASS Laute öfter produzierten, wenn Lautäußerungen des Therapeuten vorher mit dem Erhalt von Verstärkern gepaart waren. Der Ansatz gilt als potenziell sinnvolle Ergänzung zu umfassenden Erziehungs- und Therapieprogrammen, da in der natürlichen Umgebung gelernt wird und Generalisation über Antwortverhalten, Interaktionspartner, Materialien und Situationen miteinbezogen werden

(Perry/Condillac, 2003). Leider stehen kontrollierte Studien über längere Zeiträume sowie Vergleiche mit anderen Therapieformen noch aus (Carr/Firth, 2005).

4.3.11.3
Präzisionslernen

Untersuchungen zur Evidenz von PL bei Kindern mit ASS sind noch begrenzt. Dagegen liegen Studien zur Wirksamkeit bei hyperkinetischer Störung, Legasthenie und Lernbehinderung vor (Binder/Watkins, 1990; Johnson/Laing, 1992; Johnson/Street, 2004). Auch bei unauffälligen Schüler und Studenten wurde mit «Fluency Drills» deutliche Lernerfolge erreicht (White, 1986, Binder et al., 1990; Leach et al., 2003). Einige Vertreter der Methode bieten Eltern eine Erstattung der Gebühren an, wenn das Kind nicht innerhalb von einem Jahr Verbesserungen auf standardisierten Tests zeigt (Johnson/Street, 2004). Erste Arbeiten im Bereich ASS deuten darauf hin, dass Kinder aufmerksamer werden, schneller reagieren und leichter lernen, wenn kleine Therapieschritte und kurze Zeiteinheiten angeboten werden (Fabrizio/Moors, 2003; Fabrizio/Ferris, 2003). Allerdings fehlen auch zum PL langfristige kontrollierte Studien.

4.3.11.4
Natürliche Lernformate

Mehrere Untersuchungen haben bestätigt, dass sich natürliche Lernmethoden positiv auf die Initiative von Kindern sowie auf die Generalisation und Stabilität vom Gelerntem auswirken (Charlop-Christy/LeBlanc, 2001; Ingersoll/Schreibman, 2006). In einer vergleichenden Sprachförderstudie zu diskretem Lernformat, traditionellem inzidentellen und modifiziertem inzidentellen Lernen zeigten Charlop-Christy und Carpeter (2000), dass alle drei Methoden die Spontansprache positiv beeinflussten. Diskretes Lernen führte zu schnellem imitativem und spontanem Sprechen, generalisierte aber nicht. Traditionelle inzidentelle Methoden führten zu langsamerem imitativem Spracherwerb, aber keiner Generalisation oder Spontansprache. Allein multiples inzidentelles Lernen, bei der mehrere diskrete Lerndurchgänge in Alltagssituationen durchgeführt werden, zeigte einen schnellen Erwerb von imitativer und spontaner Sprache sowie Generalisation auf Alltagssituationen (Charlop-Christy, 2008).

Sherer und Schreibman (2005) untersuchten, welche Kinder am besten auf PRT als natürliches Lernformat respondierten. Demnach profitieren vor allem Kinder von der Maßnahme, die bei der Erstaufnahme:

- Interesse an Spielzeug,
- geringen sozialen Rückzug,
- positiven Sozialkontakt,
- hohe Frequenz von Lautvokalisation und
- niedrige Frequenz von Selbststimulationen
zeigten.

Solche Studien machen deutlich, dass eine Ermittlung, welche Behandlung für welches Kind, in welcher Umgebung und für welches Therapieziel am besten geeignet ist, adäquat ist. Die Notwendigkeit, Therapiemethoden auf individuelle Kinder abzustimmen, war Anlass für das weiter unten exemplarisch dargestellte STEP-Programm.

4.3.11.5
Visuelle Methoden

Visuelle Methoden werden zunehmend als eine der potenziell sinnvollen Interventionen für Menschen mit ASS angesehen (Hodgdon, 1995; Quill, 1995: Mesibov/Howley, 2003). Eindeutige Aufgabenanordnungen, Bilder, Icons oder schriftliche Hinweise nehmen hierbei einen wichtigen Stellenwert ein. Bereits in den 1980er-Jahren zeigte Bernard-Opitz (1983), dass Kinder mit ASS im Vergleich zu Kindern mit Down-Syndrom leichter Bilder, Buchstaben und Wortkarten diskriminieren lernten als Körperimitationen und Handzeichen. Mittlerweile haben sich Kommunikationssysteme mit Bildern wie das PECS in vielen Autismuseinrichtungen durchgesetzt (Schwartz et al., 1998), obgleich ggf. einige Personen mit ASS besser mittels des Erlernens von Handzeichen kommunizieren lernen (Tincani, 2004). Zur Wirksamkeit von TEACCH wurde u. a. gezeigt, dass Kinder mit ASS und schwerer geistiger Behinderung von TEACCH-Methoden deutlich stärker profitierten als von einem regulären Integrationsprogramm (Panerai et al., 2002). Vergleichende Langzeituntersuchungen bei weiteren Untergruppen von Individuen mit ASS stehen aber auch hier noch aus (siehe auch Ozonoff/Cathcart, 1998). Allgemein bestätigt wurde demgegenüber, dass Individuen mit ASS unterschiedlichen Alters, Entwicklungsstands und Funktionsniveaus von strukturierten Lernumgebungen, alternativen Kommunikationssystemen und visuellen Darstellungen des Tagesablaufs profitieren (Krantz/McClannahan, 1998; Bryan/Gast, 2000).

4.3.12
Das STEP-Programm

Da erfahrenen Autismusspezialisten klar ist, dass eine Methode nicht für alle Individuen mit ASS sinnvoll ist, wird im Folgenden das Beispiel eines AVT-Programms gezeigt, bei dem individuelle Merkmale und Trainingsziele über die jeweils prognostisch beste Methode entscheiden.

Unabhängig vom TEACCH-Modell wurde 1988 in Singapore das STEP-Programm (Structured Teaching for Exceptional Pupils) entwickelt (Bernard-Opitz, 1993). Strukturiertes Training ist dabei ein Sammelbegriff für Therapien, die eine empirische Basis haben, eine eindeutige Struktur aufweisen, in einem direkten Zusammenhang zu den Problemen autistischer Kinder stehen und individuelles, flexibles Vorgehen auf der Basis von bestimmten Schlüsselstrategien beinhalten (Bernard-Opitz, 1989; Mesibov et al., 1994; Bernard-Opitz, 2007). Das STEP-Programm begann mit sieben autistischen Kindern; kurz darauf nahmen aber schon mehr als 100 Kinder teil. Durch Anbindung an das Autismuszentrum der Universität Singapore konnten im Rahmen von STEP angewandte Forschungsprojekte und Trainingsprogramme für Kinder, Eltern, Therapeuten, Lehrer und Studenten durchgeführt werden.

STEP war verhaltenstherapeutisch geprägt und enthielt zusätzlich visuelle, erfahrungs- und entwicklungsorientierte Komponenten. Je nach Kind, Therapieziel und Situation wurden Übungen des diskreten Lernformats oder natürlichen Lernformats durchgeführt und nach Möglichkeit natürliche Verstärker eingesetzt. Erfahrungsorientiertes und emotionales Lernen, wie der gezielte Einsatz von überraschenden Situationen, das Unterbrechen von Handlungsketten oder auch das Lernen in integrierten Spielgruppen waren Teil des Programms (Schuler, 1989, Schuler/Wolfberg, 2000; Wolfberg, 2003; Twachtmann-Cullen, 2004). Zielbereiche von STEP waren vor allem die Entwicklung von Kommunikation (Pragmatik) und Sozialverhalten. Diese wurden sowohl in Einzelsituationen als auch in Kleingruppen gezielt geübt (siehe Tab. 4.3.4).

Bei einem cross-over-Vergleich von diskreten und natürlichen Lernbedingungen konnte bei zwei Gruppen von acht jungen Kindern mit ASS gezeigt werden, dass sowohl diskrete als auch natürliche Lernsituationen bei den meisten Kindern zu Verhaltensverbesserungen und Lernfortschritten führten. Bereits nach zehnwöchigem Training mit Einbezug der Eltern konnten bei sechs der acht Kinder deutliche Fortschritte in der Aufmerksamkeit, beim Befolgen von Anweisungen sowie dem Spiel- und Kommunikationsverhalten beobachtet werden. Fünf der Kinder zeigten eine Verbesserung von 8.1 Monaten auf dem Symbolischen Spieltest (Symbolic Playtest; Lowe/Costello, 1988). Bei sieben der Kinder zeigten sich reduzierte Autismuswerte auf der Diagnostischen Beobachtungsskala für Autistische Störungen (ADOS) (DiLavore, 1995; Bernard-Opitz et al., 2004).

Mittlerweile ist nach zehnjähriger Koordination und Erfahrung mit dem STEP-Programm ein Curriculum entstanden, das in Deutsch, Englisch und Koreanisch erschienen ist (Ber-

Tabelle 4.3.4: Methoden des STEP-Programms (aus Bernard-Opitz, 2007)

Diskretes Lernen
- Kleine Übungsschritte
- Initiative des Trainers
- Unmittelbare Verstärkung
- Wiederholte «Drills»

Präzisionslernen
- Kleine Übungsschritte
- Lernen in Sekunden
- Input- und Outputkanäle
- Selbstkontrolle

Natürliches Erfahrungsorientiertes Lernen
- Inzidentelles/zufälliges Lernen
- Gelegenheit/Erfahrung schaffen
- Initiative und Spontaneität
- Unterbrechen von Handlungsketten

Visuelle Programme (Handzeichen, PECS, TEACCH, Handlungspläne)
- Visuelle Hilfen
- Deutliche Struktur
- Initiative und Spontaneität
- Selbstständigkeit

nard-Opitz, 2007). Therapieaufgaben werden dabei parallel sowohl für diskretes Lernen, Präzisionslernen, visuelles Lernen, als auch natürliches, erfahrungsorientiertes Lernen konzipiert. Eltern, Therapeuten und Lehrer lernen auf Merkmale zu achten, die für den Erfolg einer bestimmten Methode bei einem bestimmten Kind kritisch sind.

Das Beispiel (s. **Kasten 4.3.4**) verdeutlicht, dass die Indikation für eine Therapiemethode nicht allein vom Kind und dem Therapieziel abhängt, sondern auch von den Rahmenbedingungen.

4.3.13
Ausblick

Die beschriebenen AVT/ABA-Methoden umfassen Interventionen, die auf die Probleme von Individuen mit ASS ausgerichtet sind bzw. ihnen nachweislich geholfen haben. Da bisher kaum vergleichende Langzeitstudien bei dieser Population durchgeführt wurden, kann derzeit nicht eindeutig die Überlegenheit einer bestimmten Intervention angenommen werden (Dawson/Osterling, 1997; Prizant/Wetherby, 1998). Es ist

---

Kasten 4.3.4

Geldverständnis: Diskretes Lernformat, Präzisionslernen und visuelle Hilfen

Besteht das Ziel darin, dass ein Kind lernen soll, Geldmünzen zu unterscheiden, kann dies durch Diskriminationslernen nach dem diskreten Lernformat bei wiederholten Übungen mit eindeutigen Aufgabenstellungen, Hilfestellungen und effektiven Konsequenzen durchgeführt werden.

Soll das Kind dagegen lernen, Münzen schneller auszuwählen, um ungeduldig Wartende nicht zu irritieren, kann eine Automatisierung des Gelernten durch Präzisionslernen angegangen werden. Hierbei bemüht sich der Betreffende, in kleinen Zeiteinheiten bestimmte Münzbeträge so schnell wie möglich auszusuchen und diese Leistung in jedem neuen Versuchsdurchgang zu verbessern.

Soll das Kind lernen, mit Münzen einen Getränkeautomaten zu bedienen, können visuelle Methoden hilfreich sein. Hierbei können die Handlungsschritte am Getränkeautomat so dargestellt werden, dass das Kind erfolgreich ist, sei es durch Abdecken irrelevanter Stimuli, wie nicht gewünschter Getränke oder aber Hervorhebung der wichtigsten Stimuli (Bernard-Opitz, 2008).

demgegenüber wahrscheinlich, dass nicht eine einzige Therapieform allen Kindern des Autismus-Spektrums hilft. Die klinische und ätiologische Vielfalt autistischer Behinderungen macht es wahrscheinlich, dass verschiedene Interventionen für verschiedene Symptome und Untergruppen des Spektrums notwendig sind (Ozonoff et al., 2003). Daher sollte in Zukunft die Frage der Indikation für spezielle ABA/AVT Methoden stärker im Vordergrund stehen. Welche Aussicht auf Erfolg hat das diskrete Lernen bei einem jungen geistig behinderten Kind im Vergleich zu einem Kleinkind ohne intellektuelle Beeinträchtigung? Welches nicht-verbale Kind kann besser von Verbal Behavior im Vergleich zu PECS profitieren? Welcher hoch-intelligente Jugendliche braucht visuelle Hilfen wie Soziale Geschichten, Kontingenzpläne oder Video-Modellierung (s. Kap. 4.9), um sozial besser angepasst zu sein und sein Verhalten besser zu kontrollieren? Die Suche nach Prädiktoren für Behandlungserfolg erscheint sinnvoller als Kompetition von Therapievertretern um die meisten Evidenzstudien.

In jedem Fall ist eine enge Zusammenarbeit mit Vertretern verschiedener Therapierichtungen und verschiedener Disziplinen sinnvoll. Daneben sollten – nach Möglichkeit – Eltern und unmittelbare Kontaktpersonen in Therapieentscheidungen und Trainingsprogramme einbezogen werden (s. Kap. 4.8). In jedem Fall sind dogmatische Ansätze nicht hilfreich; vielmehr sollten Therapie- und Förderpläne zu dem jeweiligen Individuum mit ASS und seinem aktuellen Therapiebedarf passen.

4.3.14
Weiterführende Literatur

Cooper J.O.; Heron, T.E; Heward, W.L.: Applied Behavior Analysis. Pearson Merrill Prentice Hall Saddle River, NJ, 2007.

Dirlich-Wilhelm, H.; Schreibman, L.: Frühkindlicher Autismus. In: Lauth, G.W.; Linderkamp, F., Schneider, S.; Brack, U. (Hrsg.), Verhaltenstherapie mit Kindern und Jugendlichen. Praxishandbuch, 2. Aufl., Beltz Verlag, Weinheim, 2008.

4.3.15
Literatur

American Psychological Association (APA): Presidential Task Force on Evidence-Based Practice. Evidence-Based Practice in psychology. American Psychologist, 61 (2006): 271–285.

Baer, D.M.; Wolf, M.M.; Risley, T.R.: Some current dimensions of applied behavior analysis. Journal of Applied Behavior Analysis, 1 (1968): 91–97.

Baer, D.M.; Wolf, M.M.; Risley, T.R.: Some still-current dimensions of applied behavior analysis. Journal of Applied Behavior Analysis, 20 (1987): 313–327.

Baker, B.L.; Brightman, A.J.: Alltagsfähigkeiten: Ein Ratgeber für Eltern und Erzieher, Edition 21, 2004.

Bernard-Opitz, V.: Communicative effectiveness in non-verbal autistic and mentally retarded children. American Psychological Association, Los Angeles, 1983.

Bernard-Opitz, V.; Siow Ing Tan, Y.K.: Comparison of behavioural and natural play interventions for young children with autism. Autism, 8 (2004): 319–334.

Bernard-Opitz, V.: Kinder mit Autismus Spektrum Störungen: Ein Praxishandbuch für Therapeuten, Eltern und Lehrer, Kohlhammer, Stuttgart, 2005, 2. Aufl. 2007.

Bernard-Opitz, V.: Evidence-based research in Autism Spectrum Disorders, Nanyang Technical University, Singapore, Oct. 9th, 2006.

Bernard-Opitz, V.: Förderung lebenspraktischer Fähigkeiten, in: Arnold, K.-H., Rakhkochkine, A. (Hrsg.) Handbuch Förderung (S. 303–320). Beltz, Weinheim, 2008.

Bernard-Opitz, V.; Häußler, A.: Praktische Hilfen für Kinder mit Autismus Spektrum Störungen: Fördermaterialien für visuell Lernende. Kohlhammer, Stuttgart, 2009.

Bijou, S.W.; Baer, D.W.: Behavior Analysis of Child Development, Prentice Hall, 1978.

Binder, C.: Precision teaching: Measuring and attaining exemplary academic achievement. Youth Policy, 10 (1988): 12–15.

Binder, C.; Watkins, C.L.: Precision teaching and direct instruction: Measurably superior instructional technology in schools. Performance Improvement Quarterly, 3 (1990): 74–96.

Birnbrauer, J.S.; Leach, D.J.: The Murdoch early intervention program after 2 years. Behaviour Change, 10 (1993): 63–74.

Bloom, P.: How Children Learn the Meanings of Words. MIT Press, Cambridge MA, 2000.

Bölte, S.; Poustka, F.: Intervention bei autistischen Störungen: Status quo, evidenzbasierte, fragliche und fragwürdige Techniken. Zeitschrift für Kinder- und Jugendpsychiatrie, 30 (2002): 271–280.

Bondy, A.; Frost, L.: The Picture Exchange Communication System. Focus on Autistic Behavior, 9 (1994): 1–19.

Bondy, A.; Sulzer-Azaroff, B.: The Pyramid Approach to Education, Lesson Plans for Young Children, Pyramide Educational Products, 2002.

Braam, S. J.; Poling, A.: Development of intraverbal behavior in mentally retarded individuals through transfer of stimulus control procedures: Classification of verbal responses. Applied Research in Mental Retardation, 2 (1983): 279–302.

Carr, J. E.; Firth, A. M.: The Verbal Behavior approach to early and intensive behavioral intervention for autism: A call for additional empirical support. Journal of Early and Intensive Behavior Intervention, 2 (2005): 18–27.

Charlop, M. H.; Schreibman, L.; Thibodeau, M. G.: Increasing spontaneous verbal responding in autistic children using a time delay procedure. Journal of Applied Behavior Analysis, 18 (1985): 155–166.

Charlop-Christy, M. H.; Le, L.; Freeman, K. A.: A comparison of video modelling with in vivo modeling for teaching children with autism. Journal of Autism and Developmental Disorders, 30 (2000): 537–552.

Charlop-Christy, M. H.; Carpenter, M. H.: Modified Incidental Teaching Sessions: A procedure for parents to increase spontaneous speech in their children with autism, Journal of Positive Behavior Interventions, 2 (2000): 98–112.

Charlop-Christy, M. H.: How to do incidental teaching. Pro-ed, Austin TX, 2008.

Cooper J. O.; Heron, T. E.; Heward, W. L.: Applied Behavior Analysis, Pearson Merrill Prentice Hall, Saddle River, NJ, 2007.

Dawson, G.; Osterling, J.: Early intervention in autism. Guralnick, M. J. (eds.), The Effectiveness of Early Intervention (pp. 307–326). Paul H. Brookes, Baltimore, MD, 1997.

DiLavore, P. C.; Lord, C.; Rutter, M.: The pre-linguistic autism diagnostic observation schedule. Journal of Autism and Developmental Disorders, 25 (1995): 355–379.

Drash, P. W.; High, R. L.; Tutor, R. M.: Using mand training to establish an echoic repertoire in young children with autism. The Analysis of Verbal Behavior, 16 (1999): 29–44.

Dunlap, G.: The influence of task variation and maintenance tasks on the learning and affect of autistic children. Journal of Experimental Child Psychology, 22 (1984): 41–46.

Durand, V. M.; Merges, E.: Functional communication training: A contemporary behavior analytic intervention for problem behaviors. Focus on Autism and Other Developmental Disabilities, 16 (2001): 110–119.

Fabrizio, M. A.; Ferris, K. J.: Overview of fluency-based instruction for learners with autism. Workshop at the CALABA, San Francisco, 2003.

Fabrizio, M. A.; Moors, A. L.: Evaluating Mastery: Measuring instructional outcomes for children with autism. European Journal of Behavior Analysis, 4 (2003): 23–36.

Fay, W. H.; Schuler, A. L.: Emerging language in autistic children. University Park Press, Baltimore, 1980.

Freeman, S.; Dake, L.: Teach Me Language: A language manual for children with autism, Asperger's syndrome and related developmental disorders, SKF Books, Langley, BC, 1997.

Gallagher, T.; Prutting, C.: Pragmatic assessment and intervention issues in language. College-Hill, San Diego, 1983.

Gabriels, R. L.; Hill, D. E.; Pierce, R. A.; Rogers, S. J.; Wehner, B.: Predictors of treatment outcome in young children with autism. Autism, 5 (2001): 407–429.

Goetz, L.; Gee, K.; Sailor, W.: Using a behavior chain interruption strategy to teach communication skills to students with severe disabilities. Journal of the Association for Persons with Severe Handicaps, 10 (1985): 21–30.

Grandin, T.: Thinking in Pictures. Vintage Press Edition, 1996.

Harris, S. I.; Handleman, J.: Age and IQ at intake as predictors of placement for young children with autism: A four-to-six-year follow-up. Journal of Autism and Developmental Disorders, 30 (2000): 137–142.

Häussler, A.: Der TEACCH-Ansatz zur Förderung von Menschen mit Autismus. Verlag Modernes Lernen, Dortmund, 2005.

Hodgdon, L. A.: Visual Strategies for Improving Communication: Practical supports for school and home. Quirk Robert Publishing, Troy Michigan, MI, 2000.

Horner, R. H.; Carr, E. G.; Strain, P. S.; Todd, A. W.; Reed, H. K.: Problem behavior interventions for young children with autism: A research synthesis. Journal of Autism and Developmental Disorders, 32 (2002): 423–444.

Howlin, P.: Prognosis is autism: Do specialists treatment affect long-term outcome? European Child and Adolescent Psychiatry, 6 (1997): 55–72.

Howlin, P.; Baron-Cohen, S.; Hadwin, J.: Teaching Children with Autism to Mind-Read. Jessica Kingsley, London, 2002.

Hunt, P.; Goetz, L.; Alwell, M.; Sailor, W.: Teaching generalized communication responses through an interrupted behavior chain strategy. Journal of the Association for Persons with Severe Handicaps, 11 (1986): 196–204.

Ingersoll, B.; Schreibman, L.: Teaching reciprocal imitation skills to young children with autism using a naturalistic behavioral approach: Effects on language, pretend play, and joint attention. Journal of Autism and Developmental Disorders, 36 (2006): 487–505.

Itard, J. M. G.: The wild boy of Aveyron. (G. Humphrey;

M. Humphrey, Übersetzung New York: Appleton-Century-Crofts. (1801 and 1806), 1962.

Iwata, B.; Dorsey, M. F.; Slifer, K. J.; Baum, K. B.; Richman, G. S.: Toward a functional analysis of self-injury. Analysis and Intervention in Developmental Disabilities, 2 (1982): 3–20.

Johnson, K.; Street, E. M.: The Morningside Model of generative instruction. What it means to leave no child behind. Cambridge Center for Behavioral Studies, Concord MA, 2004.

Kanfer, F. H.; Saslow, G.: Behavioral diagnosis. In: C. M. Franks (Ed.), Behavior Therapy: Appraisal and status. McGraw-Hill, New York, 1969.

Kazdin, A. E.: The token economy: a decade later. Journal of Applied Behavior Analysis, 15 (1982): 431–445.

Klicpera, C.; Bormann-Kischkel, C.; Gasteiger-Klicpera, B.: Autismus. In: H.-C. Steinhausen (Hrsg.), Entwicklungsstörungen im Kindes- und Jugendalter (S. 197–215). Kohlhammer, Stuttgart, 2001.

Koegel, R. L.; Rincover, A.; Egel, A. C.: Educating and understanding autistic children. College Hill Press, San Diego, CA, 1982.

Koegel, R. L.; Dyer, K.; Bell, L. K.: The influence of child preferred activities on autistic children's social behavior. Journal of Applied Behavior Analysis, 20 (1987): 243–252.

Koegel, R. L.; O'Dell, M. C.; Koegel, L. K.: A natural language teaching paradigm for nonverbal autistic children. Journal of Autism and Developmental Disorders, 17 (1987): 187–200.

Koegel, R. L.; Koegel, L. K.: Generalized responsivity and pivotal behaviors. In: R. Horner; G. Dunlap; R. Koegel (Eds.) Generalization and Life-style changes in applied settings (pp. 41–66). Paul H. Brookes, Baltimore, MD, 1988a.

Koegel, R. L.; O'Dell, M.; Dunlap, G.: Producing speech use in non-verbal autistic children by reinforcing attempts. Journal of Autism and Developmental Disorders, 18 (1988): 525–538.

Koegel, L. K.; Koegel, R. L.; Dunlap, G. (Eds.): Positive behavioral support: Including people with difficult behavior in the community. Paul H. Brookes, Baltimore, MD, 1996.

Koegel, L. K.; Koegel, R. L.; Carter, C. M.: Pivotal responses and the natural language teaching paradigm. Seminars in Speech and Language, 19 (1998): 355–371; quiz 372; 424.

Koegel, R. L.: Pivotal response intervention: overview of approach. Journal of the Association for the Severely Handicapped, 24 (1999): 174–185.

Laski, K. E.; Charlop, M. H.; Schreibman, L.: Training parents to use the natural language paradigm to increase their autistic children's speech. Journal of Applied Behavior Analysis, 21 (1988): 391–400.

Leach, D.; Coyle, C. A.; Cole, P. G.: Fluency in the Classroom. In: Waugh, R. F. On the Forefront of Educational Psychology. Nova Science Publishers, Inc, New York, 2003.

Leaf, R.; McEachin, J.: A Work in Progress, Behavior management strategies and a curriculum for intensive behavioral treatment of autism, Autism Partnership, 1999.

Lindsley, O. R.: Precision Teaching: By children for teachers. Teaching Exceptional Children, 22 (1990): 10–15.

Lowe, M.; Costello, A. J.: The Symbolic Play Test Manual (2nd ed.). NFER, Winsor, Berkshire, 1988.

Lovaas, O. I.: Teaching Developmentally Disabled Children: The Me Book, Pro-Ed, Austin, TX, 1981.

Lovaas, O. I.: Behavioral treatment and normal educational and intellectual functioning in young autistic children. Journal of Consulting and Clinical Psychology, 55 (1987): 3–9.

Lovaas, O. I.: Teaching Individuals With Developmental Delays: Basic Intervention Techniques. Pro-ed, Austin, TX, 2003.

Matson, J. L.; Benavidez, D. A.; Compton, L. S.; Paclawskyj, T.; Bagil, C.: Behavioral treatment of autistic persons: A review of research from 1980 to the present. Research in Developmental Disabilities, 17 (1996): 433–465.

McClannahan, L. E.; Krantz, P. J.: Activity Schedules for Children with Autism: Teaching Independent Behavior. Woodbine House, Bethesda, MD, 1999.

McEachin, J. J.; Smith, T.; Lovaas, O. I.: Long-term outcome for children with autism who received early intensive behavioral treatment. American Journal on Mental Retardation, 97 (1993): 359–372.

McGee, G. C.; Krantz, P. J.; McClannahan, L. E. S.: The facilitative effects of incidental teaching on preposition use by autistic children. Journal of Applied Behavior Analysis, 18 (1985): 17–31.

Mesibov, G. B.; Schopler, E.; Hearsay, K.: Structured teaching in the TEACCH system. In: E. Schopler; G. B. Mesibov (Eds.): Behavioural issues in autism (pp. 195–207). Plenum, New York, 1994.

Mesibov, G.; Howley, M.: Assessing the curriculum for pupils with Autistic Spectrum Disorder: Using the TEACCH curriculum to help with inclusion. David Fulton Publishers, London, 2003.

Mesibov, G. B.; Shea, V.; Schopler, E.: The TEACCH Approach to Autism Spectrum Disorders, Springer, Chapel Hill, 2004.

Michael, J.: Verbal behavior. Journal of the Experimental Analysis of Behavior, 1 (1984): 1–4.

Miguel, C. F.; Carr, J. E.; Michael, J.: Effects of stimulus-stimulus pairing procedures on the vocal behavior of children diagnosed with autism. The analysis of Verbal Behavior, 18 (2002): 3–13.

Mirenda, P.; Brown, K.: Supporting individuals with autism and problem behavior using AAC. Perspectives on Augmentative and Alternative Communication, 16 (2007): 26–31.

Mirenda, P.: Contingency Maps: A visual support strategy for individuals with autism and problem behavior. Autism News of Orange County & the Rest of the World, 4 (2008): 17–19.

Ozonoff, S.; Cathcart, K.: Effectiveness of a home-program intervention for young children with autism. Journal of Autism and Developmental Disorders, 281 (1998): 25–31.

Ozonoff, S.; Rogers, S. J.; Hendren, R. L.: Autism Spectrum Disorders: A research review for practitioner. American Psychiatric Publishing, Washington DC, 2003.

Panarai, S.; Ferrante, L.; Zingale, M.: Benefits of the treatment and education of autistic and communicatively handicapped children (TEACCH) programme as compared with a non-specific approach, Journal of Intellectual Disability Research, 46 (2002): 318–327.

Partington, J. W.; Sundberg, M. L.: The Assessment of Basic Language and Learning Skills, Behavior Analysts, Pleasant Hill, CA, 1998.

Pennypacker, H. S.; Gutierrez, A. Jr; Lindsley, O. R.: Handbook of the standard celeration chart, Cambridge Center for Behavioral Studies, Concord, MA, 2003.

Perry, A.; Condillac, R.: Evidence-Based Practices for Children and Adolescents with Autism Spectrum Disorders: Review of the Literature and Practice Guidelines. Children's Mental Health Ontario (cmbo.org), 2003.

Pierce, W. D.; Epling, W. F.: Behavior Analysis and Learning 2nd ed. Prentice Hall, Upper Saddle River, NJ, 1995.

Prizant, B. M.; Schuler, A. L.; Wetherby, A. M.; Rydell, P.: Enhancing language and communication: Language approaches. In: D. Cohen; F. Volkmar (Eds.), Handbook of autism and pervasive developmental disorders (2nd edition). Wiley, New York, 1997.

Prizant, B. M.; Wetherby, A. M.: Understanding the continuum of discrete-trial traditional behavioral to social-pragmatic developmental approaches in communication enhancement for young children with autism/PDD. Seminars in Speech and Language, 19 (1998): 329–353.

Prizant, B. M.; Wetherby, A. M.; Rubin, E. M.; Laurent, A. C.; Rydell, P. J.: The SCERTS Model: Enhancing Communication and Socioemotional Abilities of Children with Autism Spectrum Disorder (Autism Spectrum Disorders and the SCERTS Model), 2006.

Quill, K. A.: Do, watch, listen, say. Brooks Publishing, Baltimore, MD, 2002.

Sallows, G. O.; Graupner, T. D.: Replicating Lovaas' treatment and Findings: Preliminary Results, Presentation at the PEACH conference, London, June, 1999.

Sherer, M. R.; Schreibman, L.: Individual behavioral profiles and predictors of treatment effectiveness for children with autism. Journal of Consulting and Clinical Psychology, 73 (2005): 525–538.

Schopler, E.; Reichler, R. J.: Parents as cotherapists in the treatment of psychotic children. Journal of Autism and Childhood Schizophrenia, 1 (1971): 87–102.

Schopler, E.; Short, A.; Mesibov, G.: Relation of behavioral treatment to normal functioning: comment on Lovaas. Journal of Consulting and Clinical Psychology, 57 (1989): 162–164.

Schopler, E.; Mesibov, G.: Behavioral issues in autism. Plenum Press, New York, 1994.

Schreibman, L.: The Science and fiction of autism. Harvard University Press, Cambridge, 2005.

Schuler, A. L.; Peck, C. A.; Willard, C.; Theimer, K.: Assessment of Communicative Means and Functions Through Interview: Assessing the Communicative Capabilities of Individuals with Limited Language Assessing communicative competence. Seminars in Speech and Language, 10 (1989): 51–62.

Schuler, A. L.; Wolfberg, P.: Promoting peer play and socialization: The art of scaffolding. In A. Wetherby; B.M. Prizant (eds.), Transactional Foundations of Language Intervention. Brookes, Baltimore MD, 2000.

Schuler, A. L.: Editorial for Special Issue on Early Intervention. Autism, 5 (2001): 331–340.

Schwartz, I.; Garfinkle, A.; Bauer, J.: The Picture Exchange Communication System: Communicative outcomes for young children with disabilities. Topics in Early Childhood Special Education, 18 (1998): 144–159.

Smith, T.; Eikeseth, S.; Klevstrand, M.; Lovaas, O. I.: Intensive behavioral treatment for preschoolers with severe mental retardation and pervasive developmental disorder. American Journal on Mental Retardation, 102 (1997): 238–249.

Sundberg, M. L.; Ray, D. A.; Braam, S. E.; Stafford, M. W.; Reuber, T. M.; Braam, C. A.: A manual for the use of B. F. Skinner's analysis of verbal behavior for language assessment and programming. Western Michigan University Behavioral Monograph #9, Kalamazoo, MI, 1979.

Sundberg, M. L.; Partington, J. W.: Teaching Language to Children with Autism or Other Developmental Disabilities. Behavior Analysts Inc, Danville, CA, 1998.

Thorpe, G. L.; Olson, S. L.: Behavior Therapy: Concepts, procedures and applications. Allyn & Bacon, Boston, MA, 1990.

Tincani, M.: Comparing the Picture Exchange Communicative System and sign language training for children with autism. Focus on Autism and Other Developmental Disabilities, 19 (2004): 152–163

Twachtman-Cullen, D.: Ten take home messages for successful language intervention. Autism News of Orange County & the Rest of the World, June (2004): 8–9.

Watson, J. B.: Behaviorism. Norton, New York, 1924/1925.

Wetherby, A.; Prutting, C.: Profiles of communicative and cognitive-social abilities in autistic children. Journal of Speech and Hearing Research, 27 (1984): 364–377.

Williams, J. A.; Koegel, R. L.; Egel, A. L.: Response-reinforcer relationships and improved learning in autistic Children. Journal of Applied Behavior Analysis, 14 (1981): 53–60.

Wilde, L. D.; Koegel, L. K.; Koegel, R. L.: Increasing success in school settings through priming: A training manual. UC Santa Barbara, 1992.

Wolfberg, P. J.: Peer Play and the Autism Spectrum: The art of guiding children's socialization and imagination. Autism Asperger Publishing Company, Shawnee Mission, KS, 2003.

4.4
Verbal Behavior

Robert Schramm & Regina G. Claypool-Frey

Der Verbal Behavior (VB)-Ansatz (Barbera/Rasmussen, 2007; Carbone, 2001; Carbone, 2004; Kates-McElrath/Axelrod, 2006; Schramm, 2006; Sundberg/Michael, 2001; Sundberg/Partington, 1998) bietet eine verhaltensanalytische Intervention für Kinder mit Autismus-Spektrum-Störungen (ASS) im Rahmen der Applied Behavior Analysis (ABA, s. a. Kap. 4.3). Obwohl die Anwendung von ABA nicht spezifisch für Menschen mit ASS entwickelt wurde, hat sich hier der klinische Einsatz als besonders effektiv erwiesen (Anderson et al., 1987; Lovaas, 1987; Lovaas, 1993; Maurice et al., 1996; McEachin et al., 1993). Der VB-Ansatz innerhalb der ABA (Angewandte Verhaltensanalyse) verwendet Methoden von ABA, bedient sich jedoch zusätzlich Skinners Analyse des Sprachverhaltens (Skinner, 1957) und weitere Motivationsvorgänge («Motivating Operations» (MO); Laraway et al., 2003; Michael, 1993). Das Einbeziehen dieser Methoden schafft Stimuluskontrolle über Umgebungsreize und Motivation im Sprachunterricht. Sprache wird nicht nur als rezeptiv (als Zuhörer) und expressiv (als Sprecher) begriffen, wodurch wesentliche Ausdifferenzierungen bezüglich des verbalen Verhaltens bei der Autismusintervention ermöglicht werden (Goldstein, 2002; Sundberg, 2006; Sundberg/Michael, 2001). Der VB-Ansatz innerhalb der ABA berücksichtigt Skinners Werk «Verbal Behavior» (Skinner, 1957), um motivationale Faktoren und das Unterrichten von kommunikativen und sozialen Fertigkeiten stärker zu gewichten.

4.4.1
Motivating Operations

Motivation ist eine wichtige Verhalten vorgeordnete (antezedente) Variable, die in der ABA der letzten 20 Jahre durch das Hauptaugenmerk auf Verhaltenskonsequenzen vernachlässigt wurde. Michael (1982a, 1993) erweckte das Interesse an Motivation durch seine Arbeit an Establishing Operations (EO) zu neuem Leben (McGill, 1999; Michael, 1993). Der neueste Begriff in diesem Zusammenhang ist der MO (Laraway et al., 2003; Sundberg, 2004).

MOs und steuernde Reize (SRs) sind in ihrer Wirkungsweise keineswegs identisch (Michael, 1982a; Sundberg, 2004): Ein SR ist ein Reiz, bei dessen Präsenz in der Vergangenheit Verhalten verstärkt wurde und der somit die Verfügbarkeit von Verstärkung anzeigt. Der SR hat jedoch keinen Einfluss auf den Wert der Verstärkung. MO hingegen verändern zeitweise die Wirksamkeit, bzw. den Wert eines verstärkenden Gegenstandes oder Ereignisses.

Beispiel: Sitzen stellt nicht durchweg eine verstärkende Aktivität dar, wird jedoch zu einer solchen, wenn man erschöpft ist (MO). In einer solchen Situation signalisiert ein Stuhl (SR) die Möglichkeit, sich hinzusetzen und auszuruhen. Wenn man erschöpft ist (MO) wird es wahrscheinlicher, dass man sich für das Verhalten des Sitzens entscheidet. Dieses wichtige Beispiel unterstützt die Annahme, dass Interventionisten, für jedes gezeigte Verhalten, einen SR und MO in Erwägung ziehen müssen.

MOs haben zwei Wirkweisen (Laraway et al., 2003; McGill, 1999; Michael, 1993). Erstens wertverändernde Wirkung, die den Wert eines Verstärkers zeitweise vergrößert (Establishing) oder verkleinert (Abolishing), und zweitens eine hervorrufende (Evocative) oder herabsenkende (Abative) Wirkung, die die Wahrscheinlichkeit des Auftretens eines Verhaltens vergrößert oder verkleinert.

4.4.1.1
Unkonditionierte MOs

Es gibt neun nicht erlernte beziehungsweise unkonditionierte MOs (UMOs) (Michael, 1993): Essen, Trinken, Schlafen, Bewegung, Sex, Wärme, Kälte, Luft, Schmerzlinderung. Sie haben mit grundsätzlichen Überlebensnotwendigkeiten zu tun. Unterversorgung (Deprivation) eines jeden UMO führt zu einer Unkonditionierten Establishing Operation (UEO). (Über)Sättigung (Satiation) eines UMO führt zu einer unkonditionierten Abolishing Operation (UAO) (Laraway et al., 2003).

4.4.1.2
Konditionierte MOs

Es gibt drei Arten von konditionierten (Conditioned) MO (CMO) (McGill, 1999; Michael, 1993): Ersatz-CMO (CMO-S), Reflexiver CMO (CMO-R) und Transitiver CMO (CMO-T). Bei CMO-S erhalten ehemals neutrale Ereignisse durch ihre zeitliche Wechselbeziehung mit einem UMO oder bereits bestehenden CMO ähnlich motivierende Wirkung. Der CMO-R beeinflusst seine eigene Wirkung; ein ehemals neutrales Ereignis, dessen Beendung verstärkend (oder bestrafend) dadurch wirkt, dass es einer Reihe von sich systematisch verschlechternden (oder verbessernden) Zuständen vorausgeht. Der CMO-T beeinflusst die Wirkung eines anderen Ereignisses; ein ehemals neutrales Ereignis, dessen Vorkommen die verstärkende oder bestrafende Wirkung eines anderen Ereig-

nisses verändert und Verhalten hervorruft, das dieses andere Ereignis wahrscheinlicher oder unwahrscheinlicher macht.

CMO-R und die CMO-T werden typischerweise bei VB erörtert und eingesetzt. Der CMO-R wird für den Unterricht dann wichtig, wenn Verhaltensbestrafungen und häufiger Einsatz von negativer Verstärkung in Verbindung mit dem Ausbleiben positiver Verstärkung während des Unterrichts dazu geführt haben, dass das Lernumfeld für den Schüler zu einem negativ besetzten Bereich konditioniert wurden (Carbone et al., 2007; Sundberg, 1993b). Durch den CMO-T wird das Lernumfeld so genutzt, dass vormals neutrale Gegenstände zu Verstärkern konditioniert und als solche eingesetzt werden. Beispielsweise ist ein Löffel an sich zwar nicht verstärkend; wenn aber dieser Löffel die einzige Möglichkeit darstellt, Eis zu essen, werden die MO des Eises zu MO für den Löffel, so dass der Löffel plötzlich zu einem Verstärker wird, was wiederum dazu führt, dass der Schüler eine Bitte («Mand») einsetzt, um den Löffel zu bekommen. Zusätzlich können die Eiskelle, die Eisschale und weitere Glieder in der Kette, die zum Eisgenuss führen, zu Verstärkern konditioniert und im Unterricht eingesetzt werden (Rosales/Rehfeldt, 2007; Sundberg, 1993b; Sundberg et al., 2002). Der Einsatz der CMO-T ermöglicht Unterrichtsziele, der mit dem Einsatz von UMOs allein nicht möglich wären (Michael, 1988; Sundberg, 1993b).

4.4.2
Skinners Verbal Behavior und elementare verbale Operanten

In seiner Abhandlung über VB (1957) beschreibt Skinner Sprache als verbale Operanten, die die Beziehungen zwischen antezedenter Motivation und steuernden Reizen, verbalem Verhalten und Verhaltenskonsequenzen darstellen (Verbales Verhalten meint hierbei über gesprochene Sprache hinaus auch Zeichensprache, geschriebene Sprache, Gestik und gedruckte Sprache). Ferner beschreibt Skinner ein Sprecher-Zuhörer-Verhältnis, und die Annahme, dass die individuelle Sprachentwicklung von der ‹verbalen Gemeinschaft› geformt wird. Weitere über Skinners VB finden sich bei Michael (1982b, 1984), Frost und Bondy (2006) sowie Sundberg (2007). Das verbale Verhalten eines Individuums mit Autismus kann besser erklärt werden, indem alle identifizierten funktionalen verbalen Operanten eingestuft und vermittelt werden. In Erweiterung können VB-Programme verbale Entscheidungen und das Verständnis effektiver verändern und verbessern. Dies im Gegensatz zu traditionellen ABA-Programmen, die Sprache lediglich expressiv und rezeptiv unterteilt.

4.4.2.1
Die elementaren verbalen Operanten

Mand (Bitten/Wünsche äußern) von Command (Befehl), Demand (Forderung) und Countermand (Widerruf). Die den Mand antezedent steuernde Variable ist der MO. Das Mand-Verhalten bestimmt seinen eigenen spezifischen Verstärker bzw. die direkte spezifische Verstärkung durch eine andere Person. Mands zeichnen sich vor allem dadurch aus, dass es dem Sprecher und nicht dem Zuhörer nützt.

Tact (Benennen/Bezeichnen) von Contact (Kontakt) mit der physischen Umwelt. Tacts sind antezedent gesteuert von einem non-verbalen Reiz oder Zustand in der Umwelt, wie einem Gegenstand, einer Aktion oder einem Verhältnis; von Skinner als die «Ganzheit der physischen Umwelt» bezeichnet. Die Verstärkung ist normalerweise generalisiert und wird durch eine andere Person geliefert.

Intraverbal (Unterhalten) sind antezedent durch einen verbalen Reiz gesteuert, wobei die Form des Verhaltens nicht mit diesem übereinstimmen muss. Das Verhalten kann in Form eines Zeichens, von Sprache oder Schrift erfolgen. Die Verstärkung ist generalisiert und wird durch eine andere Person geliefert.

Mimetic (Nachahmung): Dem Echoic-Verhalten ähnlich; hierbei sind Reiz und Verhalten allerdings Zeichen oder Gestikulieren.

Echoic (Sprachimitation): Sowohl Reiz als auch Verhalten sind gesprochen, also in der gleichen Verhaltensform. Die Verstärkung ist für gewöhnlich generalisiert und wird durch eine andere Person geliefert (oder aber durch Selbstverstärkung bei Kleinkindern durch angenommene Versuche der Selbstanpassung an wahrgenommene Sprachlaute).

Textual (Text): antezedent: Schrift oder ein gleichwertiger Reiz. Verhalten: Sprechen oder anderes verbales Verhalten (z. B. laut vorlesen).

Transcription (Übertragung): Das verbale Verhalten des Sprechers ist der Reiz und das Antwortverhalten ist Schreiben, Tippen oder Fingerbuchstabieren.

Wie bereits beschrieben, werden Mand, Tact, Intraverbal und Echoic von verschiedenen Antezedenten gesteuert: Der Mand wird von MO gesteuert, der Tact von einem non-verbalen Reiz, der Intraverbal wird von einem verbalen Reiz ohne zwingende Übereinstimmung mit der Form des Verhaltens gesteuert, und der Echoic wird von einem verbalen Reiz mit zwingender Übereinstimmung der Verhaltensform und des Verhaltens an sich gesteuert. Besonders das Mand-Verhalten ist abhängig von der Gegenwart von MO und der unmittelbaren Verstärkung durch den von einer anderen Person ermöglichten Zugang zu spezifischer Verstärkung, wohingegen die anderen Operanten durch die generalisierte Verstärkung durch andere Personen verstärkt werden. Dieses würde rezeptive Sprache, heutzutage geläufiger als Zuhörer-Fähigkeit, beinhalten. Die Unabhängigkeit dieser Antezedenten unterstreicht, dass das Beschränken des Training von Mands auf «Bitte» oder «Ich will» nicht die gesamten Vorteile einer Verhaltenssteuerung durch Motivation nutzt bzw. zwar die Form eines Mands unterrichtet wird, dieses Verhalten allerdings unter falscher oder mehrfacher Stimuluskontrolle steht (Michael, 1988).

Die wechselseitige Unabhängigkeit der verbalen Operanten wird von Studien belegt, in denen Methoden für einzelne operante Fähigkeiten, die Vereinfachung des Erlernens verschiedener operanten Fähigkeiten durch Übertragungsverfahren und Generalisierung von operanten Fähigkeiten untersucht wurden (Barbera/Kubina, 2005; Braam/Poling, 1983; Braam/Sundberg, 1991; Lamarre/Holland, 1985; Kelley et al., 2007; Luciano, 1986; Miguel et al., 2005; Partington/Bailey, 1993; Partington et al., 1994; Sigafoos et al., 1990; Twyman, 1995).

4.4.3
Häufig angewandte Verfahren und Abläufe in Programmen des VB-Ansatzes

4.4.3.1
Einstufungsinstrumente und Lehrplanratgebern beim Erlernen von Sprachlernzielen

Die Entwicklung von Sprachunterrichtsprogrammen für Kinder mit ASS, eingeschlossen VB-basierten, stützt sich auf den Einsatz von Diagnostika, die die Ausgangsfähigkeiten des jeweiligen Kindes erfassen, Lehrplanziele vorgeben, und schließlich das Erlernen von Fähigkeiten messen. Spradlin (1963) hat den Einsatz des VB-Modells zur Erfassung von Sprachfähigkeiten und zur Entwicklung des Sprachunterrichts für Kinder mit Entwicklungsstörungen beschrieben. Ein weiteres System für die Erfassung kindlicher Sprachentwicklung und die Planung von Sprachunterricht wurde vom Kalamazoo Valley Multihandicap Centre (KVMC) geliefert (Sundberg, 1978; Sundberg et al., 1979). Entsprechende Instrumente für die Sprachförderung bei Kindern mit Entwicklungsstörungen werden nachfolgend vorgestellt.

The «Behavioral Language Assessment» im 2. Kapitel des Buches «Teaching Language to Children with Autism or Other Developmental Disabilities» (Sundberg/Partington, 1998). Es besteht aus zwölf Abschnitten, die eine Reihe von grundlegenden sprachbezogenen Fähigkeiten darstellen, welche für sich normal entwickelnde zwei- bis dreijährige Kinder proto-typisch sind, z. B. Kooperation und Zusammenarbeit, Mands, motorische Imitation, Echoic, Zuordnen, rezeptive Fähigkeiten, Tacts, rezeptive Fähigkeiten für Merkmal, Funktion und Klasse, Intraverbals, Buchstaben und Zahlen, und soziale Interaktion. Das dritte Kapitel des Buches liefert eine ausführliche Darstellung des konkreten diagnostischen Prozesses, mit Empfehlungen für weiterführende Methoden anhand des «Assessment of Basic Learning and Language Skills» (Partington/Sundberg, 1998).

«The Assessment of Basic Language and Learning Skills (ABLLS)» ist ein Prozessdiagnostikum, bestehend aus 25 einzelnen Pfaden zur Einschätzung von verschiedenen Fähigkeiten, die sog. Basic Learner Skills Assessment darstellen. Die Pfade repräsentieren: Elementare sprachliche Operanten, rezeptive Fähigkeiten, fortgeschrittene Syntax- und Grammatikfähigkeiten, visuelle Leistung, Imitation, die Einstufung von Verstärkereffektivität und Lernbereitschaft, spontanes Lautieren, Generalisierung, Fähigkeiten in der sozialen und schulischen Umgebung, ein Einstufungsverfahren von akademischen Fähigkeiten, ein Einstufungsverfahren von Selbsthilfefähigkeiten, ein Einstufungsverfahren von motorischen Fähigkeiten. Erfasst wird das sprachliche Fähigkeitsprofil bis zum Niveau eines typisch entwickelten Vorschulkindes. Der ABLLS-R und IEP (Individualized Education Plan) (Partington, 2006) ist eine kürzlich erschienene Überarbeitung der ursprünglichen ABLLS, die zusätzlich eine Feinabstimmung der Hierarchie von Lernzielen bietet, Informationen zu in der natürlichen Umgebung gesammelten Daten enthält, und zusätzliche Schwerpunkte auf das Erlernen von flüssigem Verhalten als Bewertungskriterium bei einigen Fähigkeiten setzt. Eine internetbasierte Version der ABLLS-R, die WebABLLS, ist ebenfalls erhältlich (behavioranalysts.com).

The «Verbal Behavior Milestones Assessment and Placement Program» (VB-MAPP) basiert auf Skinners Analyse des Sprachverhaltens und setzt sich aus fünf Bestandteilen zusammen:

1) der Einstufung von sprachlichen Operanten und deren Entwicklungsstufen (Mand, Tact, Echoic, Intraverbal, Zuhören, motorische Imitation, unabhängiges Spielen, Sozialverhalten und Spielinteraktion, visuelle Wahrnehmungsfähigkeiten und Zuordnen, Sprachstruktur, Gruppen- und Unterrichtsfähigkeiten, und frühe akademische Fähigkeiten; für Altersstufen 0 bis 18, 18 bis 30, und 30 bis 48 Monate);
2) Einstufung von Sprach- und Lernhindernissen (Unterrichtskontrolle, Verhaltensprobleme, unzulängliches Mand-Verhalten, mangelhaftes Tact-Verhalten, gestörte Imitation, Probleme beim Echoic-Verhalten, Schwierigkeiten beim Zuordnen, Zuhörschwäche, gestörtes Intraverbal-Verhalten, Promptabhängigkeit, Generalisierungsprobleme, Scrolling (zielloses Ausprobieren von möglichen Verhaltensantworten), mangelndes Beobachten, Unterscheidungsschwierigkeiten, schwache Motivation, durch die Unterrichtssituation geschwächte Motivation, Selbststimulierung, Artikulationsschwierigkeiten, zwanghaftes Verhalten, Verstärkerabhängigkeit, Aufmerksamkeitsschwäche, und mangelndes Sozialverhalten);
3) die VB-MAPP Aufgabenanalyse und Einstufung der Entwicklung von allgemeinen Fähigkeiten (eine Aufschlüsselung des Unterrichts von 1000 Fähigkeiten);
4) eine Erörterung der Möglichkeiten des Übergangs in eine weniger restriktive Schulform; und
5) der VB-MAPP Einschulungsratgeber mit individuellen Lehrplanzielen, der genaue Richtungsvorgaben für jeden der 170 Meilensteine der eingestuften Fähigkeiten sowohl als auch spezifische Vorschläge für die individuellen Lehrplanziele liefert.

4.4.3.2
Stimulus-Stimulus Pairing zur Unterrichtskontrolle

Beim VB-Ansatz innerhalb der ABA ist eines der ersten Ziele das Erreichen der Lernbereitschaft und Unterrichtsteilnahme durch das Erlangen der Unterrichtskontrolle. Wenn die Unterrichtskontrolle nicht erreicht wird, reagiert der Schüler auf Instruktionen oft mit unangemessenem und verweigerndem Verhalten (Sundberg, 2001). Die Schritte zur Unterrichtskontrolle sind:

a) der Einsatz von Stimulus-Stimulus Pairing, um vormals mit Instruktionen und Aufgaben verbundenen neutralen oder negativ besetzten Reizen wie Unterrichtsmaterialien, Lehrer, Klassenzimmer etc. durch die Verbindung mit bereits bestehenden Verstärkern positiv zu konditionieren (Carbone et al., 2007) und
b) das Beibehalten eines positiven Verstärkungsplans im Gleichgewicht mit der allmählichen Einführung von Instruktionen, so dass im Erleben des Kindes der Erwerb von Verstärkern und nicht deren Entfernung im Vordergrund steht (Longano/Greer, 2006; Sundberg/Partington, 2001). Einfacher ausgedrückt, ein Therapeut muss vom Kind erst als eine mögliche Quelle von Verstärkung erkannt, und Aufgaben und Instruktionen müssen schrittweise eingebracht werden, so dass der Übergang von nicht verhaltensabhängiger (Non-Contingent) Verstärkung zur Verstärkung für die Lösung von Unterrichtsaufgaben für den Schüler kaum wahrnehmbar ist.

Versuche, ein Kind zur Teilnahme am Unterricht durch Festhalten und durch das Verhindern von Fluchtverhalten zu zwingen, basieren auf Fluchtlöschung und negativer Verstärkung: verhaltensabhängige (Contingent) Entfernung eines aversiven Reizes, das zu einer zukünftigen Zunahme des Verhaltens führt. Der Einsatz von Löschungsverfahren mag bei einigen Programmen zur Verhaltensreduzierung zulässig und angebracht sein. Der VB-Ansatz jedoch setzt sich zum Ziel, durch den Einsatz von Unterrichtsverfahren, die dem Kind Erfolgserlebnisse ermöglichen und ihn damit in häufigen Kontakt mit positiver Verstärkung bringen, den Einsatz von Löschungsverfahren zu minimieren und dadurch das Lernumfeld zu einer Quelle von positiver Verstärkung zu konditionieren.

4.4.3.3
Der schrittweise Ausbau von Task Demand

Der schrittweise Ausbau von Task Demand (Aufgabenanforderungen) im Unterricht bedeutet, dass Anforderungen langsam und systematisch erhöht werden und Aufgabenanforderungen in ausgewogenem Verhältnis zu positiver Verstärkung stehen. Über anfänglich nicht verhaltensabhängige Verstärkung und behutsame Einführung anspruchsvoller werdender Aufgaben gewöhnt sich das Kind an die steigenden Anforderungen, ohne dabei problematisches Verhalten zu zeigen (Richman et al., 2001; Weld/Evans, 1990).

4.4.3.4
Ein frühzeitig gesetzter Schwerpunkt auf dem Unterrichten von Mands

Beim VB-Ansatz wird Wert auf frühes Training von Mands gelegt (Carbone, 2001; Partington, 2006; Partington/Sundberg, 1998), um das Sprachverhalten des Kindes möglichst früh als verstärkende Aktivität zu konditionieren. Das Mand-Verhalten verschafft dem Kind Zugang zu verstärkenden Gegenständen und Aktivitäten. Ferner nutzt der Mand natürliche MO und bietet dem Kind die Möglichkeit, durch angemessenes anstatt unangemessenes Verhalten zu dem zu gelangen, was es möchte (Carr/Durand, 1985; Horner/Day, 1991). Der Mand wird daher als Schlüsselfähigkeit (Behavioral Cusp) angesehen, die über den unmittelbar erlernten Einsatz hinaus und beim Erlernen weiterer Fähigkeiten genutzt werden kann (Bosch/Fuqua, 2001).

4.4.3.5
Die Berücksichtigung von Natural Environment Teaching beim Erstellen von Unterrichtsplänen

Natural Environment Teaching (NET) ist eine Variante des Incidental Teaching Models (Modelle des beiläufigen Unterrichtens) (Warren/Kaiser, 1986). NET ähnelt besonders dem Natural Language Paradigm (NLP) (Natürliches Sprachparadigma) (Koegel et al., 1988) und bezieht sich mehr auf ein Rahmenmodell für die Sprachtherapie, als eine spezifische Therapiesituation. NET-Ziele und -Materialien haben stets einen zweckmäßigen Bezug zu einer Interaktion zwischen Therapeut und Kind, werden in alltäglichen Situationen eingesetzt und ergeben sich aus der augenblicklichen Motivation und dem Interesse des Kindes. Wegen des Einsatzes natürlicher MO bietet NET eine besonders effektive Möglichkeit des Trainings von Mands. Eine kritische Zusammenfassung von Studien, die naturalistische Sprachunterrichtsmethoden mit intensivem Discrete Trial Teaching (DTT) (Unterricht anhand einzelner Lernreihen) verglichen haben, kommt zu dem Ergebnis, dass naturalistischer Sprachunterricht effektiver als der des Intensive Trial Teaching (ITT) ist und zudem zu besseren Eltern-Kind Beziehungen führt (Delprato, 2001; Sundberg/Partington, 1999).

4.4.3.6
Einsatz von Kommunikationssystemen

Die Entwicklung von Sprache und Kommunikation korreliert mit dem Therapieerfolg (Garfin/Lord, 1986; Gillberg, 1991; McEachin et al., 1993) und das Sprachniveau im Alter von 5 Jahren ist ein stabiler Prädiktor für das Sprachniveau in der Adoleszenz (Venter et al., 1992). Demnach sollte dem Erwerb funktionaler Kommunikation Priorität beim Erlernen neuer Fähigkeiten eingeräumt werden. Für viele Kinder mit ASS und anderen Entwicklungsstörungen bildet Sprache ein Kerndefizit (APA, 2000; Siegel et al., 1988). Dabei besitzen einige kein Sprachimitationsrepertoire, das sich zur Förderung der Sprache nutzen ließe, und bei nicht wenigen bestehen auch nach intensiver Sprachtherapie noch erhebliche Defizite.

Es wurden verschiedene alternative Kommunikationshilfssysteme (Augmentative Alternative Communication (AAC)), einschließlich das Picture Exchange Communication System (Bondy/

Frost, 1994) (siehe auch Kap. 4.14) und elektronischer Sprachsysteme (Mirenda, 2002) entwickelt. Innerhalb des VB-Ansatzes wird der Einsatz von Zeichensprache der AAC-Systeme besonders betont. Zeichensprache weist den Vorteil auf, dass die vokale Sprachentwicklung nicht behindert wird. Falls Zeichensprache parallel mit gesprochener Sprache als Mand gefördert wird, kann die Entwicklung gesprochener Sprache sogar beschleunigt werden (Barrera et al., 1980; Barerra/Sulzer-Azaroff, 1983; Yoder/Layton, 1988). Zeichensprache und verbale Sprache ähneln einander darin, dass sie topographiebasierte Systeme sind. Zeichensprache bietet den Vorteil, dass sie vom Therapeuten als Prompt und vom Kind als Hilfsmittel genutzt werden kann, sich selbst einen Prompt zur gesprochenen Sprache zu geben (Sundberg, 1993).

4.4.3.7
Gebrauch fehlerfreien Lernens

Die Methode «Versuch-und-Irrtum» hat sich bei Kindern mit langsamer Lernentwicklung oder Verhaltensauffälligkeiten als weniger erfolgreich erwiesen, als eine Methode, bei der von vornherein Fehler und falsche Antworten vermieden werden (fehlerfreies Lernen) (Heflin, 2001; Heckaman et al., 1998; Schilmoeller et al., 1979; Singer/Gaines, 1975). Allgemein werden Prompts (unterstützende Reize) antezedent eingesetzt, so dass das Kind die richtige Antwort oder das erwünschte Verhalten zeigt, bevor es die Möglichkeit hat, einen Fehler zu machen oder ein unerwünschtes Verhalten zu zeigen. Prompts werden später systematisch ausgeblendet (Fading), während der Schüler weiterhin das korrekte Verhalten zeigt. Beim fehlerfreien Lernen werden u.a. körperliche Prompts, Veränderungen an Unterrichtsmaterialien, Modellprompts, Sprachprompts, konstante und progressive Zeitverzögerungen eingesetzt (Cooper et al., 2007; Wolery et al., 1988). Es ist wichtig, dass der eingesetzte Prompt zu einer richtigen Antwort oder einem erwünschten Verhalten führt, und im Verlauf des Unterrichts schnell genug ausgeblendet werden kann, um eine sich möglicherweise entwickelnde Promptabhängigkeit zu vermeiden.

4.4.3.8
Einsatz von Fehlerkorrekturverfahren

Obwohl der Einsatz von fehlerfreiem Lernen darauf abzielt, Fehler zu vermeiden, werden immer wieder Fehler beim Training auftreten. Meist werden in solchen Fällen Korrekturverfahren eingesetzt. Solche bestehen z.B. darin, das fehlerhafte Verhalten unmittelbar und ohne Feedback zu unterbrechen und die Aufgabe erneut zu stellen, um eine Verbindung des fehlerhaften Verhaltens mit der richtigen Antwort während der gleichen Versuchsreihe zu vermeiden, und gleichzeitig mit der neu gestellten Aufgabe genug Hilfestellung zu geben, um eine richtige Antwort sicherzustellen. Danach wird die Aufgabe dann ohne Hilfestellung wieder gestellt, um den möglichen Fähigkeitstransfer zu prüfen. Schließlich wird eine andere Aufgabe zur Ablenkung gestellt, bevor die ursprüngliche Aufgabe ein weiteres Mal gestellt wird, um festzustellen, ob die Fähigkeit behalten und ansatzweise erlernt wurde (Kibbe/Richards, 2003). Rodgers und Iwata (1991) stellten fest, dass Korrekturverfahren vom Kind als leicht aversiv wahrgenommen werden, wodurch falsche und unerwünschte Verhaltensweisen in der Zukunft eher vermieden werden und zudem die Verbindung zwischen Aufgabe und Antwortverhalten gestärkt wird. Smith et al. (2006) merkten zudem an, dass es hilfreich sein kann, für einzelne Kinder individuell abgestimmte Korrekturverfahren zu entwickeln.

4.4.3.9
Nutzung von Übertragungsverfahren

Der Einsatz von Übertragungsverfahren beim Training zum besseren Transfer sprachlicher Operanten von einer mit zu einer ohne Hilfestellung durchgeführten unabhängig erlernten Fähigkeit, ist ein Routineablauf in der Förderung. Übertragungsverfahren können jedoch auch eingesetzt werden, um Fähigkeiten von einem operanten Verhalten auf ein anderes operantes Verhalten zu generalisieren. Ein Übertragungsverfahren zwischen Operanten könnte z. B. beim Erlernen von Intraverbals genutzt werden, wobei der zuvor erlernte Tact als Prompt dient.

4.4.3.10
Lockeres Unterrichten zur Generalisierung

Die Generalisierung von Fähigkeiten lässt sich vor allem daran ablesen, ob ein Kind Fähigkeiten zeigt, die nicht ausschließlich während des direkten Unterrichtens erworben wurden (Stokes/Baer, 1977; White et al., 1988). Eine Methode zum verbesserten Generalisieren von Fähigkeiten ist Teaching Loosely (lockeres Unterrichten). Sinn der Methode ist, zur Lösung einer Aufgabe nicht wesentlich notwendige Aspekte von Materialen nach Vorgaben systematisch zu variieren, so dass das Verhalten des Kindes nicht von spezifischen Aufgabenbedingungen abhängig wird oder es sich beim Lösen von Aufgaben auf unwesentliche, aber der Lösung der Aufgabe dienliche, Reizmerkmale konzentriert (z. B. auf die Farbe einer Tasse, anstatt auf ihre Form). Wenn z. B. das wesentliche Merkmal einer Aufgabe «Nase» ist, würde der Therapeut dem Kind vermitteln, seine Nase auf verschiedene Anweisungen hin auszuwählen, wie «zeig mir», «berühre», oder «wo ist?» Zudem würde das Kind lernen, verschiedene Nasen auszuwählen, z. B. Nasen von anderen Menschen und Tieren, Nasen an Objekten, Nasen auf Photos, Nasen auf Bildern usw. Andere Strategien des lockeren Unterrichtens sind, in verschiedenen Umgebungen zu unterrichten, verschiedene Therapeuten einzusetzen und zu verschiedenen Tageszeiten zu unterrichten. Verglichen mit weniger variablen Vorgehen führt lockeres Unterrichten zu effizienterer und verlässlicherer Generalisierung von Fähigkeiten (Charlop-Christy/Carpenter, 2000; Stokes/Baer, 1977).

4.4.3.11
Aufgabenmischung und Reizabwechslung

Es hat sich gezeigt, dass Aufgabenmischung und Reizabwechslung (Mix and Vary) vermehrt zu angemessenem Verhalten und einer Reduzierung von Flucht- und sonstigem Problemverhalten führt (Dunlap, 1984; Dunlap/Koegel, 1980). Mischen und Abwechseln bedeutet, dass in einer Unterrichtseinheit verschiedene Fähigkeiten trainiert werden, anstatt nur eine Fähigkeit bzw. mit nur einem Reiz repetitiv zu unterrichten. Zudem werden einfache bzw. bereits erlernte Fähigkeiten neben neuen und somit schwierigeren Fähigkeiten trainiert. Ein Vorteil des Mischens und Abwechselns ist, dass das Training einer natürlichen Umgebung ähnlicher ist und sich dadurch die Aufmerksamkeit und Flexibilität des Kindes bei der Aufgabenbearbeitung schneller entwickelt.

4.4.3.12
Ratio einfacher zu schwierigen Aufgaben

Durch das Beibehalten eines hohen Anteils von einfachen und bereits erlernten Fähigkeiten während des direkten Unterrichts, werden die an das Kind gestellten Anforderungen relativ gering gehalten, und somit der Wert der Verstärkung relativ gesteigert. Studien belegen, dass das Auftreten von Problemverhalten mit hohem Aufgabenanspruch korreliert, so dass ein höherer Anteil von einfachen und bereits erlernten Aufgaben zur Reduzierung von Problemverhalten führt (Horner/Day, 1991; Weeks/Gaylord-Ross, 1981; Winterling et al., 1987).

4.4.3.13
Berücksichtigung des Unterrichtstempos

Studien haben gezeigt, dass intensive Förderung mit geringen Inter-Trial-Intervalls (Abstand zwischen der Verstärkung und der nächsten Aufgabe) zum Aufbau von funktionalem und Abbau dysfunktionalem Verhalten im Therapieprozess führt. Eine Reduzierung der Aufgabenabstände führt beim Training zudem zu mehr aufgabenbezogenem Verhalten und weniger Wartezeit (Dunlap et al., 1983; Tincani et al., 2005; Heward, 2005).

4.4.3.14
Nutzung vorläufiger periodischer Testdaten

Datenbasierung ist beim Einsatz verhaltensanalytischer Programme obligatorisch, vor allem, wenn die Effektivität der Intervention oder einer Methode darin bewertet werden (Cooper et al, 2007; Wolery et al., 1988). Bei VB-Programmen werden häufig periodische Testdaten gesammelt, die gemeinhin «first cold probe data» (erste vorläufige Versuchsdaten) genannt werden. Diese Methode ersetzt oft eine permanente Datensammlung für jede einzelne Aufgabenbearbeitung. Der Ablauf ist folgender: Zu Beginn eines Tages oder einer Unterrichtseinheit wird eine Fähigkeit ohne Hilfestellung mittels Aufgabenbearbeitung geprüft, um zu testen, ob die Fähigkeit vom Kind beherrscht wird. Liegt die Fähigkeit vor, wird dies vermerkt und eine erneute Prüfung erfolgt erst wieder am darauffolgenden Tag oder der nächsten Unterrichtseinheit. Nach einer Reihe von korrekten Aufgabenbearbeitungen bei diesen periodischen ersten Testversuchen, z. B. drei Tage in Folge, wird angenommen dass der Schüler die Fähigkeit erlernt hat, und sie gilt als gemeistert (Carbone, 2001). Gegeben den Fall, dass die Antwort beim periodischen ersten Testversuch falsch ist, wird die Antwort als inkorrekt notiert, das Fehlerkorrekturverfahren angewendet, und die Fähigkeit weiter normal trainiert. Wenn Fähigkeiten nicht zügig erlernt werden, ist unter Umständen eine permanente Datensammlung vorzuziehen, da diese eine genauere Beobachtung von Lernkurven zulässt (Carbone, 2001).

4.4.3.15
Variable Verstärkungspläne

Beim Erlernen neuer Fähigkeiten ist es wichtig, möglichst schnell Stimulus Control (Reizkontrolle) über das Verhalten zu erreichen, wobei der Einsatz eines kontinuierlichen Verstärkungsplans (CRF) angemessen ist, um das Verhältnis zwischen Zielverhalten und Verstärkung hervorzuheben. Sobald sich ein Verhalten oder eine Fähigkeit dann unter Stimuluskontrolle befindet, also erlernt ist, wird es notwendig, den Verstärkungsplan systematisch auszudünnen (Thinning). Beim Ausdünnen eines Verstärkungsplanes wird Verhalten, das in der Vergangenheit bei jedem Einsatz verstärkt wurde, erst noch ‹häufig›, dann ‹manchmal›, und dann nur noch ‹selten› verstärkt. Im Idealfall würde der endgültige Verstärkungsplan mit dem natürlich bestehenden Verstärkerplan übereinstimmen, so dass eine hohe Einsatzrate des erlernten Verhaltens durch die im natürlichen Umfeld bestehenden Verstärkungspläne gegen das Risiko der Verhaltenslöschung beibehalten würde. Studien sprechen dafür, dass Verstärkungspläne mit variablem Verstärkungsverhältnis (Variable Ratio (VR)-Verstärkungspläne) sich besser als Verstärkungspläne mit einem festgelegten Verstärkungsverhältnis (Fixed Ratio (FR)-Pläne) dazu eignen, hohe Einsatzraten angemessenen und bei systematischer Ausdünnung gegen Löschung resistenten Verhaltens zu konditionieren (Skinner/Ferster, 1957,1959). Beim Einsatz eines VR-5 Verstärkungsplans wird z. B. durchschnittlich jeder fünfte Einsatz eines erwünschten Verhaltens verstärkt (manchmal wird nach vier Einsätzen, manchmal nach acht Einsätzen, manchmal nach drei Einsätzen usw. des Verhaltens verstärkt). Dies steht im Gegensatz zur Verstärkung nach genau jedem fünften Einsatz eines Verhaltens, wie es durch einen FR-5 Verstärkungsplan festgelegt wäre. Einfach ausgedrückt ermöglicht ein VR-Verstärkungsplan es dem Kind nicht vorauszusehen, wann sein Verhalten verstärkt wird, wodurch das Verhalten weiterhin erfolgt. VR-Verstärkungspläne sind im Vergleich zu FR-Verstärkungsplänen ebenfalls weniger anfällig für verminderten Einsatz und geringerer Genauigkeit von Verhalten unmittelbar nach der Verstärkung.

4.4.3.16
Bevorzugung von akkuratem und schnellem Antwortverhalten

Forschungsergebnisse im Feld des Precision Teachings (Präzisionslernens) liefern Belege für die Annahme, dass ein Fokus auf Flüssigkeit, definiert durch schnelles und genaues Verhalten (Binder, 1996) während des direkten Unterrichtens zu einem Lernerfolg führt, der vom Kind sicherer, länger und genauer eingesetzt wird, als wenn diese Fähigkeiten langsam und genau erlernt wurden (Kubina et al., 2002; Kubina/Wolfe, 2005).

4.4.3.17
Fortgeschrittene Bereiche, komplexe Operanten und Multiple Control

Skinner (1957) hat in seinem Werk «Verbal Behavior» noch weitere Themen ausführlich behandelt. Weiterführende Erörterungen findet der interessierte Leser auch bei Sundberg, (2004c) sowie Frost und Bondy (2006): Erweiterte Mands, abergläubische Mands, magische Mands, generische Erweiterung des Tacts, metaphorische Erweiterung des Tacts, metonymische Erweiterung des Tacts, Nomination, autoklitisches Verhalten (s. a. Sundberg, 2004b), multiple control, (s. a. Frost/Bondy, 2006) und selbsteditierendes Verhalten (s. a. Sundberg, 2006).

4.4.4
Weiterführende Literatur

Autism Special Interest Group (SIG) of the Association for Behavior Analysis: Consumer guidelines for identifying, selecting, and evaluating behavior analysts working with individuals with autism spectrum disorders, 2007.

Barbera, M. L.; Rasmussen, T.: The verbal behavior approach. How to teach children with autism and related disorders. Jessica Kingsley, Philadelphia, 2007.

Carbone, V. J.: The Verbal Behavior Approach to Teaching Children with Autism [CD]. [abatoolchest.com], 2004.

Schramm, R.: Educate toward recovery. Turning the tables on autism: A teaching manual for the verbal behavior approach to ABA. Pro-ABA, Hannover, 2006.

Sundberg, M. L.; Partington, J. W.: Teaching language to children with autism or other developmental disabilities. Behavior Analysts Inc, Danville, CA, 1998.

4.4.5
Literatur

American Psychiatric Association (APA). Diagnostic and Statistical Manual of Mental Disorders, 4th edition, Text Revision (DSM-IV-TR). American Psychiatric Association, Washington, DC, 2000.

Anderson, S. R.; Avery, D. L.; DiPietro, E. K.; Edwards, G. L.: Intensive home-based early intervention with autistic children: New developments in the treatment of persons exhibiting autism and severe behavior disorders. [Special Issue]. Education & Treatment of Children, 10 (1987): 352–366.

Barbera, M. L; Rasmussen, T.: The Verbal Behavior approach. How to teach children with autism and related disorders. Jessica Kingsley, Philadelphia, 2007.

Barrera R. D.; Lobato-Barrera, D.; Sulzer-Azaroff, B.: A simultaneous treatment comparison of three expressive language training programs with a mute autistic child. Journal of Autism and Developmental Disorders, 10 (1980): 21–37.

Barrera, R. D.; Sulzer-Azaroff, B.: An alternating treatment comparison of oral and total communications training programs with echolalic autistic children. Journal of Applied Behavior Analysis, 16 (1983): 379–394.

Binder, C.: Behavioral fluency: Evolution of a new paradigm. The Behavior Analyst, 19 (1996): 163–197.

Bondy, A.; Frost, L.: The Picture Exchange Communication System. Pyramid Educational Products, Newark, DE, 1994.

Bosch, S.; Fuqua, R. W.: Behavioral cusps: A model for selecting target behaviors. Journal of Applied Behavior Analysis, 34 (2001): 123–125.

Carbone, V. J.: Teaching Verbal Behavior to children with autism and related disabilities. Unpublished workshop manual, October, 2001.

Carbone, V. J.: The Verbal Behavior Approach to Teaching Children with Autism [CD]. (abatoolchest.com), 2004.

Carbone, V. J.; Morgenstern, B.; Zecchin-Tirri, G.; Kolberg, L.: The role of the reflexive conditioned motivating operation (CMO-R) during discrete trial instruction of children with autism. Journal of Early and Intensive Behavioral Interventions, 4 (2007): 658–680.

Carr, E. G.; Durand, V. M.: Reducing behavior problems through functional communication training. Journal of Applied Behavior Analysis, 18 (1985): 111–126.

Charlop-Christy, M. H.; Carpenter, M. H.: Modified Incidental Teaching Sessions: A procedure for parents to increase spontaneous speech in their child with autism. Journal of Positive Behavior Interventions, 2 (2000): 98–112.

Cooper, J. O.; Heron, T. E.; Heward, W. L.: Applied Behavior Analysis (2nd Edition). Upper Prentice-Hall, Saddle River, NJ, 2007.

Delprato, D. J.: Comparisons of discrete-trial and normalized behavioral intervention for young children with autism. Journal of Autism and Developmental Disorders, 31 (2001): 315–325.

Dunlap, G.: The influence of task-variation and maintenance tasks on the learning and affect of autistic children. Journal of Experimental Child Psychology, 37 (1984): 41–64.

Dunlap, G.; Dyer K.; Koegel, R. L.: Autistic self-stimulation and intertrial interval duration. American Journal of Mental Deficiency, 88 (1983): 194–202.

Dunlap, G.; Koegel, R. L.: Motivating autistic children through stimulus variation. Journal of Applied Behavior Analysis, 13 (1980): 619–643.

Ferster, C. S.; Skinner, B. F.: Schedules of Reinforcement. B. F. Skinner Foundation, Acton, MA, 1997 (Original work published 1957).

Frost, L.; Bondy, A.: A common language: Using B. F. Skinner's Verbal Behavior for assessment and treatment of communication disabilities in SLP-ABA. Journal of Speech-language Pathology and Applied Behavior Analysis, 1 (2006): 103–110.

Garfin, D. G.; Lord, C.: Communication as a social problem in autism. In: Schopler, E.; Mesibov, G. B. (Eds). Social Behavior in Autism (pp. 144–151). Plenum Press, New York, 1986.

Gillberg, C.: Outcome in autism and autistic-like conditions. Journal of the American Academy of Child and Adolescent Psychiatry, 30 (1991): 375–382.

Goldstein, H.: Communication intervention for children with autism: A review of treatment efficacy. Journal of Autism and Developmental Disorders, 32 (2002): 373–396.

Green, G.: Behavior analytic instruction for learners with autism: Advances in stimulus control technology. Focus on Autism and Other Developmental Disabilities, 16 (2001): 72–85.

Heckaman, K.; Alber, S.; Hooper, S.; Heward, W.: A comparison of least to most and progressive time delay on the disruptive behavior of students with autism. Journal of Behavioral Education, 8 (1998): 171–202.

Heflin, L. J.; Alberto, P. A.: Establishing a behavioral context for learning for students with autism. Focus on Autism and Other Developmental Disabilities, 16 (2001): 93–101.

Horner, R. H.; Day, H. M.: The effects of response efficiency on functionally equivalent competing behaviors. Journal of Applied Behavior Analysis, 24 (1991): 719–732.

Kates-McElrath, K.; Axelrod, S.: Behavior intervention for autism: A distinction between two behavior analytic approaches. The Behavior Analyst Today, 7 (2006): 242–252.

Kibbe, H.; Richards, C.: Teaching verbal behavior: Hands on training for tutors and therapists. Workshop #4. Unpublished workshop manual, February, 2003.

Koegel, R. L.; O'Dell, M. C.; Koegel, L. K.: A natural language paradigm for nonverbal autistic children. Journal of Autism and Developmental Disorders, 17 (1988): 187–200.

Kubina, R. M. Jr.; Morrison, R.; Lee, D. L.: Benefits of adding precision teaching to behavioral interventions for students with autism. Behavioral Interventions, 17 (2002): 233–246.

Kubina, R. M., Jr.; Wolfe, P.: Potential applications of behavioral fluency for students with autism. Exceptionality, 13 (2005): 135–144.

Laraway, S.; Snycerski, S.; Michael, J.; Poling, A.: Motivating operations and terms to describe them: Some further refinements. Journal of Applied Behavior Analysis, 36 (2003): 407–413.

Longano, J.; Greer, R. D.: The effects of a stimulus-stimulus pairing procedure on the acquisition of conditioned reinforcement for observing and manipulating stimuli by young children with autism. Journal of Early and Intensive Behavior Interventions, 3 (2006): 135–150.

Lovaas, O. I.: Behavioral treatment and normal educational functioning in young autistic children. Journal of Consulting and Clinical Psychology, 55 (1987): 3–9.

Lovaas, O. I.: The development of a treatment-research project for developmentally disabled and autistic children. Journal of Applied Behavior Analysis, 26 (1993): 617–630.

Maurice, C.; Green, G.; Luce, S. (Eds.): Behavioral interventions for young children with autism. Pro-Ed, Austin, TX, 1996.

McEachin, J. J.; Smith, T.; Lovaas, O. I.: Long-term outcome for children with autism who received early intensive behavioral treatment. American Journal of Mental Retardation, 87 (1993): 359–372.

McGill, P.: Establishing operations: Implications for the assessment, treatment, and prevention of problem behavior. Journal of Applied Behavior Analysis, 32 (1999): 393–418.

Michael, J.: Distinguishing between discriminative and motivational functions of stimuli. Journal of the Experimental Analysis of Behavior, 37 (1982a): 149–155.

Michael, J.: Skinner's elementary verbal relations: Some

new categories. The Analysis of Verbal Behavior, 1 (1982b): 1–3.

Michael, J.: Verbal behavior. Journal of the Experimental Analysis of Behavior, 42 (1984): 363–376.

Michael, J.: Establishing operations and the mand. The Analysis of Verbal Behavior, 6 (1988): 3–9.

Michael, J.: Establishing operations. The Behavior Analyst, 16 (1993): 191–206.

Mirenda, P.: Toward functional augmentative and alternative communication for students with autism: Manual signs, graphic symbols, and voice output communication aids. Language Speech, and Hearing Services in Schools, 34 (2002): 203–216.

Partington, J. W.: The Assessment of Basic Language and Learning Skills-Revised (The ABLLS-R). Behavior Analysts Inc, Pleasant Hill, CA, 2006.

Partington, J. W.; Sundberg, M. L.: The Assessment of Basic Language and Learning Skills. Behavior Analysts Inc, Pleasant Hill, CA, 1998.

Richman, D. M.; Wacker, D. P.; Winborn, L.: Response efficiency during functional communication training: Effects of effort on response allocation. Journal of Applied Behavior Analysis, 34 (2001): 73–76.

Rodgers, T. A.; Iwata, B. A.: An analysis of error-correction procedures during discrimination training. Journal of Applied Behavior Analysis, 24 (1991): 775–781.

Rosales, R.; Rehfeldt, R. A.: Contriving Transitive Conditioned Establishing Operations to Establish Derived Manding Skills in adults with Severe Developmental Disabilities. Journal of Applied Behavior Analysis, 40 (2007): 105–121.

Schilmoeller, G. L.; Schilmoeller, K. J.; Etzel, B. C.: Conditional discrimination after errorless and trial-and-error training. Journal of the Experimental Analysis of Behavior, 31 (1979): 405–420.

Schramm, R.: Educate toward recovery. Turning the tables on autism: A teaching manual for the verbal behavior approach to ABA. Pro-ABA, Hannover, 2006 [lulu.com/knospe-aba].

Siegel, B.; Pliner, C.; Eschler, J.; Elliot, G. R.: How children with autism are diagnosed: Difficulties in identification of children with multiple developmental delays. Developmental and Behavioral Pediatrics, 9 (1988): 199–204.

Singer, R. N.; Gaines, L.: Effects of prompted and problem-solving approaches on learning and transfer of motor skills. American Educational Research Journal, 12 (1975): 395–403.

Skinner, B. F.: Verbal Behavior. Appleton, Century, Crofts, New York, 1957.

Smith T.; Mruzek D. W.; Wheat L. A.; Hughes, C.: Error correction in discrimination training for children with autism. Behavioral Interventions, 21 (2006): 245–264.

Spradlin, J. E.: The Parsons language sample. Journal of Speech and Hearing Disorders, Monograph Supplement, 10 (1963): 8–31.

Stokes, T.; Baer, D.: An implicit technology of generalization. Journal of Applied Behavior Analysis, 10 (1977): 349–367.

Sundberg, M. L.: Selecting a response form for nonverbal persons: Facilitated communication, pointing systems, or sign language? The Analysis of Verbal Behavior, 11 (1993a): 99–116.

Sundberg, M. L.: The Application of Establishing Operations. The Behavior Analyst, 16 (1993b): 211–214.

Sundberg, M. L.: A behavioral analysis of motivation and its relation to mand training. In: L. W. Williams (ed.). Developmental disabilities: Etiology, assessment, intervention, and integration (pp. 199–220). Context Press, Reno, NV, 2004.

Sundberg, M. L.: What the autoclitic is and what the autoclitic is not. Presented at ABA International Annual Conference. Boston, MA, May 2004b; Retrieved March, 1, 2008, from marksundberg.com/files/Autoclitic_ABA_2004_final.ppt

Sundberg, M. L.: Verbal Behavior Glossary, 2004c; Retrieved March 1, 2008, from marksundberg.com/files/VerbalBehaviorGlossary.pdf

Sundberg, M. L.: Skinner's Analysis of Self-Editing. B. F. Skinner Memorial Address, 18th Annual Conference of the International Society for Behaviorology, March 2006.

Sundberg, M. L.: B. F. Skinner's Analysis of Verbal Behavior. Presented as part of the course «ABA IV» taught for PENN State's BCBA program, August, 2007.

Sundberg, M. L.; Loeb, M.; Hale, L.; Eigenheer, P.: Contriving establishing operations to teach mands for information. The Analysis of Verbal Behavior, 18 (2002): 15–29.

Sundberg, M. L.; Michael, J.: The benefits of Skinner's analysis of verbal behavior for children with autism. Behavior Modification, 25 (2001): 698–724.

Sundberg, M. L.; Partington, J. W.: The need for both discrete trial and natural environment language training for children with autism. In: P. M. Ghezzi; W. L. Williams; J. E. Carr (Eds.), Autism: Behavior analytic perspectives (pp. 139–156). Context Press, Reno, NV, 1999.

Sundberg, M. L.; Partington, J. W.: Teaching Language to Children with Autism and Other Developmental Disabilities. Behavior Analysts Inc, Danville, CA, 1998.

Sundberg, M. L.; Partington, J. W.: Behavior Analysts Quick Tips. Behavior Teaching Strategies. Behavior Analysts Inc, Pleasant Hill, CA, 2001.

Tincani, M.; Ernsbarger, S. C.; Harrison, T. J.; Heward, W. L.: The effects of fast and slow-paced teaching on participation, accuracy, and off-task behavior of children in the Language for Learning program. Journal of Direct Instruction, 5 (2005): 97–109.

Venter, A.; Lord, C.; Schopler, E.: A follow-up study of

high-functioning autistic children. Journal of Child Psychology and Psychiatry, 33 (1992): 489–507.

Warren, S. F.; Kaiser, A. P.: Incidental language teaching: A critical review. Journal of Speech and Hearing Disorders, 51 (1986): 291–299.

Weeks M.; Gaylord-Ross, R.: Task difficulty and aberrant behavior in severely handicapped students. Journal of Applied Behavior Analysis, 14 (1981): 449–463.

Weld, E. M.; Evans, I. M.: Effects of part versus whole instructional strategies on skill acquisition and excess behavior. American Journal of Mental Retardation, 94 (1990): 377–386.

White, O. R.; Liberty, K. A.; Haring, N. G.; Billingsley, F. F.; Boer, M.; Burrage, A.; Connors, R.; Farman, R.; Fedorchak, G.; Leber, B. D.: Review and Analysis of Strategies for Generalization. In: Haring, N. G.; Liberty, K. A. (Eds.), Generalization for Students with Severe Handicaps (pp. 15–51). University of Washington Press, Seattle, WA, 1988.

Winterling, V.; Dunlap, G.; O'Neill, R.E.: The Influence of task variation on the aberrant behaviors of autistic students. Education and Treatment of Children, 10 (1987): 105–119.

Wolery, M.; Bailey, D. B.; Sugai, G. M.: Effective Teaching. Principles and Procedures of Applied Behavior Analysis with Exceptional Students. Bacon-Allyn, Boston, MA, 1988.

Yoder, P. J.; Layton, T. L.: Speech following sign language training in autistic children with minimal verbal language. Journal of Autism and Developmental Disorders, 18 (1988): 217–229.

4.5
Der TEACCH-Ansatz

Rositta Symalla & Thomas Feilbach

4.5.1
Beschreibung des Verfahrens

4.5.1.1
Das TEACCH-Programm – Begriffsklärung

Der Begriff TEACCH wird oft so verwendet, als sei es der Name einer bestimmten Interventionsmethode. Dies ist jedoch nicht ganz korrekt. Vielmehr ist TEACCH die Abkürzung für «**T**reatment and **E**ducation for **A**utistic and related **C**ommunication handicapped **CH**ildren» und bezeichnet ein staatliches Förderprogramm in North Carolina/USA, das 1972 ins Leben gerufen wurde und an der Division TEACCH der University of North Carolina in Chapel Hill verankert ist. Ziel dieses Programms ist es, die Selbstständigkeit und Lebensqualität von Menschen mit einer Autismus-Spektrum-Störung (ASS) zu erhöhen und unnötige Institutionalisierung zu verhindern. Dezentrale TEACCH-Zentren (z. Zt. neun) bieten Diagnostik, Einzelförderung und Beratung für Menschen mit ASS bzw. deren Familien in der jeweiligen Region North Carolinas an. Da die Förderung einen hohen Bezug zum realen Lebensumfeld der autistischen Menschen haben soll, wird zudem die Umsetzung des TEACCH-Ansatzes in Kindergärten, Schulklassen, Wohn-, Beschäftigungs- und Freizeitangeboten unterstützt. Dies geschieht überwiegend im Rahmen von Kooperationen, einige der Angebote werden jedoch auch von der Division TEACCH selbst getragen. Weitere Schwerpunkte des TEACCH-Programms liegen in Fortbildungs- und Trainingsangeboten für Fachleute sowie in Forschungsaktivitäten, die eine fundierte Weiterentwicklung und Überprüfung des Ansatzes absichern.

Während sich der Begriff «TEACCH» oder «TEACCH-Programm» also auf eine bestimmte Versorgungsstruktur in North Carolina bezieht und nicht übertragbar ist, so lassen sich die in diesem Programm verwirklichte Grundhaltung und der pädagogisch-therapeutische Ansatz («TEACCH-Ansatz») unabhängig davon in allen Teilen dieser Welt umsetzen.

4.5.1.2
Entwicklung des TEACCH-Programms

Zentrale Person in der Entwicklung des TEACCH-Ansatzes und erster Direktor des TEACCH-Programms war Eric Schopler. Er arbeitete als junger Psychologe bei Bruno Bettelheim, einem der vehementesten Vertreter eines psychodynamischen Erklärungsmodells für Autismus, der die Mütter der autistischen Kinder für persönlichkeitsgestört hielt und ihre angebliche Gefühlskälte für die autistische Störung ihrer Kinder verantwortlich machte. Schopler bekam Zweifel an dieser Theorie und führte eine Reihe von Studien durch. So zeigte er zunächst auf, dass dem Autismus nicht eine emotionale Störung, sondern eher eine Störung in der Wahrnehmungsverarbeitung zugrunde liegt (Schopler, 1965) – in den 60er Jahren des letzten Jahrhunderts eine bahnbrechende Erkenntnis.

Er belegte, dass sich die Eltern autistischer Kinder in ihren Denkmustern nicht von Eltern anderer Kinder unterschieden, sondern dass die in vorangegangenen Studien festgestellten Auffälligkeiten allein durch die Untersuchungsbedingungen erklärt werden konnten (Schopler/Loftin, 1969). Damit widerlegte er das Erklärungsmodell Bettelheims und befreite die Eltern von ungerechtfertigten Schuldzuschreibungen. Er ging noch einen Schritt weiter und zeigte, dass sich die Einschätzungen der Eltern in Bezug auf die Ausprägung der Entwicklungsbeeinträchtigungen ihrer Kinder weitgehend mit den entsprechenden Untersuchungsergebnissen von Fachleuten deckten (Schopler/Reichler, 1972). Damit war der Grundstein für eine Kooperation von Eltern und Fachleuten gelegt. Schopler und Kollegen (1971) zeigten schließlich die Überlegenheit strukturierter gegenüber unstrukturierten Spielsituationen für Maßnahmen bei ASS. Diese Ergebnisse bilden die Grundlage des methodischen Ansatzes des TEACCH-Programms, der kontinuierlich weiterentwickelt wird.

4.5.1.3
Grundsätze des TEACCH-Ansatzes – die «TEACCH-Philosophie»

Jede Interventionsmethode kann zum Wohle, aber auch zum Schaden von Klienten angewendet werden. Die ursprüngliche Intention von TEACCH kann vollkommen verfälscht werden, wenn einzelne Elemente unreflektiert herausgerissen und isoliert angewendet werden. TEACCH wird des Öfteren mit Strukturierung gleichgesetzt. Im Extremfall wird sogar der Begriff «Durchteachen» im Sinne von «Strukturieren» verwendet. Wie später noch ausführlich dargestellt wird, spielt Strukturierung tatsächlich eine wichtige Rolle bei TEACCH. Schon an dieser Stelle sei aber betont, dass der TEACCH-Ansatz zum einen aus weit mehr besteht als aus der Bereitstellung von Strukturierungshilfen, und dass zum anderen Strukturierung per se nicht hilfreich ist, sondern nur dann zu einer erhöhten Lebensqualität beiträgt, wenn sie in eine entsprechende Grundhaltung eingebettet ist und dabei bestimmte methodische Prinzipien berücksichtigt werden. Aus diesem Grund ist die Berücksichtigung der Grundsätze, die in der so genannten TEACCH-Philosophie beschrieben werden, von essentieller Bedeutung. Viele dieser Prinzipien sind in der Arbeit mit anderen Zielgruppen als ASS ebenfalls gültig, sie haben aber in der Arbeit mit autistischen Menschen eine herausragende Relevanz.

Grundlage des TEACCH-Ansatzes ist die Erkenntnis, dass es sich bei ASS um eine angeborene kognitive Störung handelt (s. Kapitel 2.3), die dazu führt, dass die betroffenen Menschen die auf sie einströmenden Reize qualitativ anders verarbeiten als Menschen ohne Autismus. Dieser besondere kognitive Stil beinhaltet, dass Menschen mit ASS anders sind in ihrem Denken, ihrer Form des Lernens, ihren Vorlieben und ihrer Wertehierarchie als typisch entwickelte. Diese Andersartigkeit ist im Sinne der «Neurodiversity» zunächst einmal wertneutral zu betrachten und zu respektieren. Damit sollen nicht die Schwierigkeiten, mit denen Menschen mit Autismus im Alltag zu kämpfen haben, und ihr Unterstützungsbedarf geleugnet werden. Aber Ausgangspunkt einer jeglichen Unterstützungsmaßnahme müssen die Berücksichtigung und Achtung ihrer speziellen Form, die Welt zu erleben und ihre Bedürfnisse sein. Ziel ist es nicht, jegliches «autistische» Verhalten zu eliminieren oder gar den Autismus zu heilen, was bisher nicht möglich ist, sondern dysfunktionale Verhaltensweisen durch funktionale zu ersetzen und das Erlernen neuer Kompetenzen zu fördern, damit ein größeres Maß an Selbstständigkeit und Lebensqualität erreicht werden kann. Da Autismus nicht ausheilt, sind die notwendigen Unterstützungsmaßnahmen ein Leben lang bereitzustellen.

Der kognitive Stil der von ASS betroffenen Personen führt oft zu großen Schwierigkeiten in einer Alltagsumwelt, die in erster Linie auf die Bedürfnisse nicht autistischer Menschen ausgerichtet ist. Eine angemessene Unterstützung von

Menschen mit ASS setzt daher voraus, dass die Umwelt so gestaltet wird, dass sie auch für autistische Menschen bedeutungsvoll, verständlich und vorhersehbar wird. So können unnötige Stressfaktoren ausgeschaltet und damit die Basis für Lernprozesse und Verhaltensänderungen geschaffen werden. Diesem Ziel wird in dem so genannten «Zwei-Wege-Ansatz» von TEACCH Rechnung getragen: in einem ersten Schritt wird das Umfeld so weit wie nötig und möglich an den speziellen Kognitionsstil und den individuellen Lernstil der jeweiligen Person angepasst und dadurch in gewissem Sinne für «Barrierefreiheit» gesorgt. Auf dieser Grundlage können in einem zweiten Schritt neue Fertigkeiten und Verhaltensweisen erfolgreich erworben werden.

Experten, die mit autistischen Menschen arbeiten, müssen in der Lage sein, sich von ihrer «nicht-autistischen» Interpretation von Verhalten zu lösen und die Welt aus dem Blickwinkel ihrer Klienten durch eine «autistische Brille» zu sehen. Nur so kann es ihnen gelingen, die Schwierigkeiten, die dem sichtbaren Problemverhalten zugrunde liegen, zu identifizieren und entsprechende individuelle, autismusspezifische Unterstützungsmöglichkeiten zu entwickeln. Gerade in Stresssituationen, wenn schnelles Handeln erforderlich ist, wird jedoch leicht zu eingeschliffenen «normalen» Interpretationen und Maßnahmen gegriffen und der Blick für die Besonderheiten bei ASS geht verloren. Es ist daher von zentraler Bedeutung, ein breites Fachwissen über ASS zu erwerben, dieses zu erweitern und systematisch auf die konkreten, beobachteten Verhaltensweisen der Klienten zu übertragen. Ohne dieses Wissen kann kein methodischer Ansatz, sei er auch noch so gut, erfolgreich und zugunsten der Klienten angewendet werden.

Im Rahmen des TEACCH-Ansatzes sollen Menschen mit ASS durch eine angemessene Förderung dazu befähigt werden, die Anforderungen ihres Alltags besser zu bewältigen und damit auch eine größere Chance zur Teilhabe am gesellschaftlichen Leben erhalten. Eine therapeutische Arbeit muss daher das individuelle natürliche Lebensumfeld mit einbeziehen. Dies ist umso wichtiger, als Menschen mit ASS Schwierigkeiten haben, Gelerntes auf neue Situationen zu übertragen. Aus diesem Grund ist vor allem in der Arbeit mit Kindern, die noch Zuhause wohnen, eine enge Kooperation mit deren Eltern unerlässlich. Die Förderung sollte unter Einbeziehung der Eltern und wenn möglich im täglichen Umfeld stattfinden.

Eltern sind zudem eine wichtige Informationsquelle im Hinblick auf das Verständnis des individuellen Fähigkeitsprofils ihrer Kinder. Auch die Therapieziele und deren Gewichtung können nur mit den Eltern gemeinsam festgelegt werden, die sowohl Schwierigkeiten und Besonderheiten ihrer autistischen Kinder, als auch die Bedürfnisse der anderen Familienmitglieder und die Erfordernisse des Lebensalltags kennen.

Der TEACCH-Ansatz versteht sich als ein integratives Rahmenkonzept, in das auch andere Ansätze einbezogen werden können. So haben Methoden wie das «Picture Exchange Communication System» (PECS) von Frost und Bondy (1994) (s. Kap. 4.14) zur Förderung der Kommunikation oder die «Social stories» von Gray (1998) zur Förderung sozialer Kompetenzen inzwischen auf breiter Ebene Eingang in die Arbeit nach dem TEACCH-Ansatz gefunden. Voraussetzung für die Integration anderer methodischer Verfahren ist, dass zum einen deren generelle Wirksamkeit nachgewiesen ist und zum anderen nachvollziehbare Gründe benannt werden können, warum die Methode für eine bestimmte Person mit ASS geeignet sein soll.

Unverzichtbar in der Arbeit nach dem TEACCH-Ansatz ist ein maßgeschneidertes, individualisiertes Vorgehen. Nur so können die angebotenen Hilfen Orientierung geben und den Aufbau neuer Kompetenzen ermöglichen, ohne dabei unnötig einzuschränken. Dieser Aspekt ist bei autistischen Menschen von besonderer Bedeutung, da aufgrund des typischen unebenen Entwicklungsprofils die Variationsbreite des individuellen Unterstützungsbedarfs wesentlich größer ist als bei anderen Zielgruppen. Die Ausprägung der autistischen Störung, die Stärken, Schwächen und Interessen der jeweiligen Person, die Erfordernisse der aktuellen Lebenssituation, all dies bildet den Ausgangspunkt für die Planung der individuellen Unterstützungsmaßnahmen.

Dabei ist die Ressourcenorientierung zentral. Die vorhandenen Stärken und Interessen werden genutzt, um Schwächen auszugleichen. Beim Aufbau neuer Kompetenzen wird an bereits ansatzweise vorhandenen, aber noch nicht vollständig ausgebildeten Fähigkeiten angesetzt, da hier die besten Chancen für eine erfolgreiche Weiterentwicklung bestehen. Auch Menschen mit ASS lernen am besten, wenn Sie an der Sache interessiert sind und Erfolge haben.

Voraussetzung für ein individualisiertes Vorgehen ist die Erhebung des jeweiligen Fähigkeits- und Interessensprofils («Assessment»). Vor allem zu Beginn einer Unterstützungsmaßnahme bietet sich ein formelles Assessment an, in dem ein breites Spektrum verschiedener grundlegender Informationen erhoben wird. In der Division TEACCH wurden verschiedene Instrumente zu diesem Zweck entwickelt: für Kinder der Psychoeducational Profile (PEP)-Revised (Schopler, 2000), bzw. die überarbeitete, aber noch nicht ins Deutsche übersetzte, Version PEP-3 (Schopler, 2005), für Jugendliche und Erwachsene der Adolescent and Adult Psychoeducational Profile (AAPEP) (Mesibov, 2000), der ebenfalls weiterentwickelt und 2007 als TEACCH Transition Assessment Profile (TTAP; Mesibov, 2007) herausgegeben wurde. Auch für den TTAP liegt bisher keine deutsche Übersetzung vor. Neben diesem formellen ist das informelle Assessment von Bedeutung. Es dient zur Beantwortung konkreter Fragen, die sich im Rahmen der Hilfeplanung ergeben, so etwa die Frage, welche Teilschritte einer bestimmten Aktivität bereits selbstständig durchgeführt werden können und an welchen Stellen Hilfe notwendig ist. Da sich Fähigkeiten und Interessen ändern können, ist es sinnvoll, die einmal erhobenen Ergebnisse von Zeit zu Zeit zu überprüfen.

Autistische Menschen haben vor allem Schwierigkeiten, die auf sie einströmenden Einzelreize zu ordnen und ihnen den Sinn zu entnehmen; dadurch bleibt für sie die Welt oft chaotisch, unverständlich und damit nicht bewältigbar. Um die Entwicklung angemessener Bewältigungsstrategien zu ermöglichen, wird daher an diesem Punkt angesetzt. Die vorhandenen Strukturen werden verdeutlicht, damit die relevanten Informationen wahrgenommen, Zusammenhänge erkannt und Ereignisse antizipiert werden können. So werden Ängste reduziert und Lernprozesse ermöglicht. Dies ist der Kern des im TEACCH Ansatz umgesetzten methodischen Vorgehens, dem Strukturierten Unterrichten («Structured Teaching»).

4.5.2
Wirkprinzipien

4.5.2.1
Lerntheorie

Der TEACCH-Ansatz hat eine lerntheoretische Grundlage und basiert auf der Tatsache, dass auch bei Menschen mit ASS das Verhalten durch vorhergehende Reize, durch nachfolgende Konsequenzen sowie durch vermittelnde Kognitionen beeinflusst wird. In der Arbeit nach dem TEACCH-Ansatz stehen jedoch nicht die klassischen Lerntheorien im Mittelpunkt, sondern vor allem sozio-kognitive Lerntheorien, d.h. der Schwerpunkt liegt in der Vermittlung von Verständnis und Vorhersehbarkeit. Prinzipien wie «shaping» (Verhaltensformung), «chaining» (Verhaltenskettung), «prompting» (Hilfestellung) und «fading» (Ausblenden der Hilfestellung) finden beim Aufbau neuer Verhaltensweisen zwar Anwendung, jedoch immer eingebunden in die als bedeutungsvoll erlebte Gesamtsituation.

Auch wenn für alle, autistische wie nicht autistische, Menschen grundsätzlich dieselben Lerngesetze gelten, so gibt es doch einige Aspekte, in denen Unterschiede festzustellen sind. So haben Menschen mit ASS oft Schwierigkeiten im Erfassen von Ursache-Wirkungs-Zusammenhängen und bringen demzufolge ihr Verhalten nicht immer mit den darauf folgenden Konsequenzen in Verbindung. Dies kann die Wirkung von Verstärkern einschränken. Zudem haben speziell soziale Verstärker wie Lob oder Zuwendung bei autistischen Menschen in der Regel eine geringere Wirksamkeit. Soll ein Verhalten verstärkt werden, so ist also zunächst einmal auf andere Belohnungen zu setzen. Im TEACCH-Ansatz spielen externe Verstärker jedoch generell eine untergeordnete Rolle. Es wird vielmehr versucht, an der intrinsischen Motivation der Klienten anzusetzen und die Handlung an sich als positiv und damit verstärkend erlebbar zu machen.

4.5.2.2
Entwicklungsorientierung

Die Auswahl der Lernziele und die Form von Unterstützungsmaßnahmen orientiert sich an den entwicklungspsychologischen Voraussetzungen der Klienten. Fähigkeiten entwickeln sich in aufeinander aufbauenden Schritten. Bevor z. B. ein Kind lernen kann, ein Gesellschaftsspiel zu spielen, bei dem die Spieler nacheinander an der Reihe sind, muss es in der Lage sein, mit anderen parallel zu spielen und dabei die Materialien mit ihnen zu teilen (teacch.com/communicationaspects.html). Daher ist ein der Förderung vorangehendes Assessment und das Prinzip der Individualisierung von großer Bedeutung.

4.5.2.3
Strukturierung

Menschen mit ASS haben Schwierigkeiten, wahrgenommene Reize zueinander in Beziehung zu setzen, um die Bedeutung der Gesamtsituation verstehen zu können. Ferner liegen Einschränkungen der Exekutivfunktionen und damit der Handlungsplanung und Kontrolle vor (s. Kap. 2.3). Dies indiziert die grundlegenden Probleme autistischer Menschen, sich selbst und ihre Umwelt zu strukturieren bzw. die bereits vorhandenen Strukturen zu erkennen und zu nutzen. Menschen mit ASS benötigen zur Strukturierung ihrer Umwelt Unterstützung von außen und so ist es nicht überraschend, dass Schopler et al. (1971) wie bereits erwähnt, feststellten, dass autistische Kinder in strukturierten Situationen mehr angemessenes Verhalten zeigen konnten als in unstrukturierten. Diese Erkenntnis war der Ausgangspunkt für die Entwicklung des strukturierten Unterrichtens. Auch Rutter und Bartak (1973) stellten in ihren Arbeiten die Überlegenheit eines strukturierten Settings im Hinblick auf Verhalten und den Lernerfolg fest. Bryan und Gast (2000) wiesen darüber hinaus die Wirksamkeit von Plänen als Unterstützung bei der Initiierung und Durchführung von Handlungen und bei der Entwicklung von Flexibilität nach. Weitere Studien unterstützen die Bedeutung von Strukturierung generell bzw. von speziellen Strukturierungselementen in der Förderung von Menschen mit ASS (s. Häußler, 2005; Mesibov, 2005, für Übersichten).

4.5.2.4
Visualisierung

Die Vermittlung neuer Kompetenzen geschieht normalerweise vor allem über Sprache, in Form von Erklärungen und Anweisungen oder durch Modelle. Diese Methoden erreichen Menschen mit ASS oft nicht. Sie haben Probleme, Sprache zu verstehen, auch wenn sie selbst gut und viel sprechen. Ebenso bestehen Schwierigkeiten mit Imitation und Lernen am Modell. Dagegen besteht eine Stärke oft in der Wahrnehmung visueller Reize (Quill, 1997; Dawson, 1996). Diese Stärke wird im TEACCH-Ansatz genutzt, indem relevante Informationen überwiegend visuell vermittelt werden. Visuell dargestellte Informationen haben den Vorteil, dass sie nicht flüchtig sind wie Sprache, sondern solange präsent bleiben können, wie nötig ist, damit sie verstanden werden. Auf diese Weise wird der verzögerten Informationsverarbeitung von Menschen mit ASS Rechnung getragen. Visualisierung führt nachweislich zu besserem Lernerfolg und zur

4. Intervention

Verminderung von Verhaltensauffälligkeiten (Mesibov et al., 2005; Dooley et al., 2001; Peterson et al., 1995).

4.5.3 Durchführung

4.5.3.1 Strukturiertes Unterrichten als Kern der Intervention

Aus der Perspektive nicht autistischer Menschen erscheint die Umwelt meist klar aufgebaut. Sie finden Strukturen in Raum und Zeit vor, an denen sie sich orientieren können, erkennen den logischen Aufbau von Handlungen. Sie wissen, wo sie sich befinden und was gerade zu tun ist, und erleben dadurch Sicherheit. Autistische Menschen dagegen haben Schwierigkeiten, die Strukturen, die ihre Umwelt für sie bereithält, zu erkennen und für sich zu nutzen und erleben oft Orientierungslosigkeit und Verunsicherung. An diesem Punkt setzt das methodische Vorgehen von Strukturierung und Visualisierung im Rahmen des TEACCH-Ansatzes an. Strukturierung und Visualisierung bieten Möglichkeiten, die Umwelt, vor allem Raum, Zeit und Aktivitäten deutlicher zu gliedern, vorhandene Strukturen hervorzuheben, Anforderungen klarer zu gestalten und Handlungsabläufe nachvollziehbarer zu machen. Die in den folgenden Abschnitten aufgeführten Beispiele sind tatsächlich als Beispiele zu verstehen, die gedacht sind, um das methodische Vorgehen der Strukturierung und Visualisierung zu verdeutlichen. Sie sind für einen Teil der Menschen mit ASS hilfreich, für manche aber nicht notwendig oder gar einschränkend, für andere wiederum nicht ausreichend. Das Prinzip der Individualisierung ist bei Maßnahmen der Strukturierung und Visualisierung demnach verpflichtend.

4.5.3.2 Visualisierung

Wie bereits erwähnt, können Menschen mit ASS am leichtesten Informationen verarbeiten, die visuell dargeboten werden. Daher werden Informationen und Strukturen auch überwiegend visuell vermittelt, und zwar in Form von:

- visueller Organisation,
- visuellen Instruktionen und
- visueller Klarheit.

4.5.3.2.1 Visuelle Organisation

Die klare visuelle Organisation von Materialien, die für eine bestimmte Aktivität benötigt werden, erleichtert es dem Betreffenden, den Überblick zu behalten und die Handlung zielgerichtet durchzuführen. Die Materialien werden z. B. in der Reihenfolge dargeboten, in der sie benötigt werden. Um zu verhindern, dass sie durcheinander geraten, können sie in einzelnen Behältnissen organisiert werden. Außerdem wird häufig ein Platz für die bereits benutzten Materialien und die erledigten Aufgaben bereitgestellt (Abb. 4.5.1).

4.5.3.2.2 Visuelle Instruktionen

Durch visuelle Instruktionen wird verdeutlicht, was genau in welcher Reihenfolge zu tun ist. Alltägliche Beispiele sind z. B. Kochrezepte oder Bauanleitungen. Je nach Abstraktionsfähigkeit können visuelle Instruktionen in Form von schriftlichen Anweisungen, Zeichnungen, Fotos

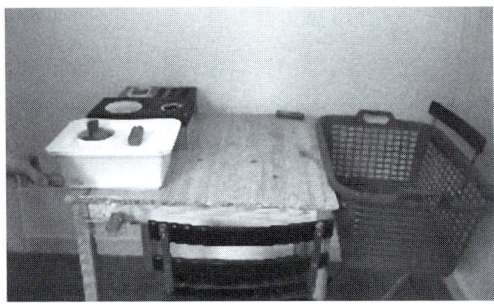

Abbildung 4.5.1: Visuelle Organisation des Arbeitsplatzes

oder Mustern gegeben werden. Sie können für jede Handlung bereitgestellt werden, für lebenspraktische Aktivitäten ebenso wie für das Erstellen industrieller Produkte oder für das Verhalten in bestimmten sozialen Situationen.

4.5.3.2.3
Visuelle Klarheit

Die visuelle Klarheit hat das Ziel, die wesentlichen Aspekte einer Situation oder Aufgabe hervorzuheben, um so Ablenkung zu verhindern und die Aufmerksamkeit auf das Wesentliche zu lenken. Beispiele für visuelle Klarheit sind etwa die Markierung bzw. farbliche Kodierung relevanter Bereiche oder Informationen.

4.5.3.2.4
Strukturierungsebenen

4.5.3.2.4.1
Strukturierung des Raumes

Jeder Raum hat eine Grundstruktur: Länge, Breite und Höhe. Darüber hinaus ist die Welt gegliedert in Kontinente, Länder, Städte, Straßen, Gebäude und Zimmer. Landkarten, Straßenschilder und Zimmernummern ermöglichen eine Orientierung auch an unbekannten Orten. In einer vertrauten Umgebung sind diese Orientierungshilfen nicht mehr bewusst, sobald dieser verlassen wird, werden jedoch Schilder und Markierungen benötigt, die Klarheit darüber geben, an welchem Ort man sich gerade befindet. Die Ausgestaltung von Räumen gibt zudem Hinweise auf deren Funktion, auf die dort stattfindenden Aktivitäten und damit auf die geltenden sozialen Regeln. Küchen, Bäder und Schlafzimmer werden problemlos anhand ihrer Ausstattung erkannt, ebenso können private Wohnzimmer von öffentlichen Cafés oder Kirchen von Turnhallen unterschieden werden. Auch bei Multifunktionsräumen ist es in der Regel möglich, an wichtigen Schlüsselelementen die aktuelle Funktion zu erkennen und die entsprechenden Verhaltensregeln ableiten.

All dies ist bei Menschen mit ASS nicht selbstverständlich gegeben. Wenn ein und derselbe Raum oder derselbe Platz unterschiedliche Funktionen haben kann, bleibt für die autistische Person oft unklar, welche Funktion er in diesem Moment hat, was als Nächstes passieren wird und was von ihr erwartet wird. Dies ist z. B. oft in der Schule der Fall. Der Tisch eines Schülers ist zum einen der Platz, an dem er alleine arbeiten soll, zwischenzeitlich erhält er hier aber auch Einzelförderung, in freien Zeiten kann er sich dort mit Freizeitmaterialien beschäftigen und in den Pausen seine Mahlzeiten einnehmen. Dies kann zur Verwirrung führen. Auch Menschen mit ASS versuchen, die Situation zu verstehen, aber es gelingt ihnen oft nicht, die relevanten Einzelinformationen herauszufiltern, die Bedeutung der Situation zu erfassen und daraus abzuleiten, welches Verhalten jetzt angemessen ist. Es ist daher oft sehr hilfreich, das Umfeld so zu gestalten, dass räumliche Doppelfunktionen vermieden werden. Die eindeutige Zuordnung von Funktionen/Aktivitäten zu bestimmten Orten erleichtert die Orientierung. In dem erwähnten Beispiel hieße dies, jeweils einen eigenen Tisch oder Platz für das selbstständige Arbeiten, die Einzelförderung, das Spielen und das Essen anzubieten. Falls dies nicht möglich ist, so kann derselbe Effekt durch verschiedenfarbige Unterlagen erreicht werden, die jeweils einer dieser Aktivitäten zugeordnet sind. Bevor die Aktivität beginnt, wird die entsprechende Unterlage aufgelegt und damit dem Schüler signalisiert, was als Nächstes passieren wird.

Eine andere Schwierigkeit für Menschen mit ASS ist das intuitive Erkennen unsichtbarer Grenzen, so z. B. des Raumes, den eine Person am Esstisch für sich beanspruchen darf oder das Wissen darüber, von welchem der vielen, gleich aussehenden Teller, die auf dem Tisch stehen, er essen darf. Das Sichtbarmachen dieser Grenzen durch deutliche Markierung des persönlichen Bereiches, durch farbige Unterlagen, Klebebänder oder wenn dies nicht deutlich genug ist, auch Holzleisten, kann der betreffenden Person helfen, sich angemessener zu verhalten.

Bei der Strukturierung des Raumes ist die Minimierung von Ablenkungen ein wichtiger Aspekt. Viele Menschen mit ASS sind durch visuelle oder auch auditive Reize in ihrer Umgebung leicht ablenkbar. Sie nehmen diese Reize intensiver wahr oder können sie nicht filtern und ausblenden. Dadurch wird ein Teil ihrer Aufmerksamkeit gebunden und es fällt ihnen schwer, sich auf die jeweilige Aktivität einzulassen und sich darauf zu konzentrieren. Daher ist es in Lern- bzw. Anforderungssituationen wichtig, diesen Aspekt zu berücksichtigen und Ablenkungen so weit wie möglich zu verringern. Optimal sind ruhige, eher reizarme Räume, die nur mit wenigen anderen Personen geteilt werden müssen. Abschirmung von ablenkenden visuellen Reizen kann aber auch durch Raumteiler, Sichtschutz oder Jalousien vor den Fenstern erreicht werden.

Eine schwierige Alltagssituation stellt für viele Menschen mit ASS die gemeinsame Mahlzeit mit vielen anderen Personen dar. Diese wird oft nicht als angenehme soziale Situation, sondern als stressauslösend erlebt. Einzeltische oder Extraräume können daher Menschen mit ASS die Möglichkeit eröffnen, ihre Mahlzeit in entspannter Atmosphäre einzunehmen. An diesem Beispiel wird deutlich, wie wichtig es ist, Alltagssituationen aus der Sicht autistischer Personen zu betrachten. Soziale Integration und Inklusion bedeuten nicht, dass alle Menschen unter gleichen Rahmenbedingungen leben müssen, sondern dass jedem die Rahmenbedingungen geboten werden, die ihm die größten Entwicklungsmöglichkeiten und die größte Chance zur Teilhabe bieten. Eine schrittweise Annäherung an «Normalbedingungen», in dem beschriebenen Beispiel etwa mit dem Ziel, irgendwann gemeinsame Mahlzeiten nicht nur ertragen, sondern möglichst auch genießen zu können, kann durchaus sinnvoll sein. Aber dies ist ein Ziel und nicht die Ausgangssituation. Teilhabe zeigt sich nicht darin, dass Menschen gegen ihren Willen zur Gemeinschaft gezwungen werden.

4.5.3.2.4.2
Strukturierung der Zeit

Auch die Zeit ist gegliedert. Es gibt den natürlichen Rhythmus der Jahreszeiten und von Tag und Nacht, außerdem künstliche, aber allgemein gültige Strukturen wie Monate, Wochen, Stunden, Minuten und Sekunden. Das Zeitgefühl wird maßgeblich bestimmt durch Aktivitäten und die Fähigkeit, diese aufeinander zu beziehen. Aber vor allem in unstrukturierten Perioden, z. B. im Urlaub, verlieren auch nicht autistische Menschen leicht die zeitliche Orientierung und sind verstärkt auf Uhren und Kalender angewiesen.

Für die emotionale Stabilität und das Gefühl von Sicherheit eines jeden ist es wichtig zu wissen, was auf ihn zukommt, in der unmittelbaren wie auch in weiterer Zukunft. Vieles kann antizipiert werden, anderes wird in Terminkalendern festgehalten. Können Zeiträume nicht genau vorhergesehen werden, z. B. beim Warten, so wird versucht, die Dauer der Situation aus dem Zusammenhang zu erschließen. Die Anzahl der Personen im Wartezimmer des Arztes oder in der Schlange an der Kasse lassen erahnen, wie lange die Wartezeit wahrscheinlich dauern wird und ermöglicht es so, sich innerlich darauf einzustellen. Steht man dagegen im Stau und kann nicht voraussehen, wo bzw. wann der Stau sich wieder auflöst, so führt dies leicht zu Ungeduld, Verunsicherung und manchmal auch zu Anspannung oder Aggressivität.

Alle, autistische und nicht autistische Menschen, benötigen also Vorhersehbarkeit. Menschen mit ASS haben aber Schwierigkeiten, sich diese selbst zu schaffen. Sie haben Schwierigkeiten mit dem Konzept von Zeit und es fällt ihnen schwer, den Überblick über verschiedene Aktivitäten eines Tages und deren innere Zusammenhänge zu behalten. Beginn und Ende von Aktivitäten, sowie der Übergang zur nächsten Situation können Probleme bereiten. Menschen mit ASS können unsicher sein, ob und wann für sie wichtige Ereignisse stattfinden werden und oft sind die Zeitangaben, die sie erhalten, für sie nicht verständlich. Ein «später» oder «nachher» kann in ihrem Verständnis gleichbedeutend sein mit einer grundsätzlichen Negierung im Sinne von «nie».

Um Vorhersehbarkeit zu erlangen, bauen autistische Menschen Routinen auf, an denen sie sich orientieren. Dadurch wird Angst und Stress reduziert, allerdings gehen damit auch Starrheit und eine Begrenzung der Erfahrungsmöglichkeiten einher. Werden Routinen unterbrochen und es kommt zu Veränderungen im vertrauten Ablauf, so reagieren Menschen mit ASS häufig mit Unsicherheit, geringer Flexibilität und Abwehr. Weitere Erschwernisse können sich aus ihrem eingeschränkten Sprachverständnis ergeben. Wird die nächste Aktivität oder eine Veränderung sprachlich angekündigt, so kann es sein, dass dies nicht verstanden wird und sie weiter im Unklaren darüber bleiben, was sie als Nächstes erwartet. Auffälliges Verhalten lässt sich vermehrt in solchen unklaren Übergangssituationen beobachten. Es ist daher notwendig, über zeitliche Strukturierung eine Form der Vorhersehbarkeit anzubieten, die trotzdem Flexibilität und Variation ermöglicht. Dies geschieht über Tages-, Wochen- und/oder Monatspläne.

Durch den Tagesplan wird sichtbar und nachvollziehbar, welche Aktivitäten im Laufe des Tages in welcher Reihenfolge stattfinden werden. Die Länge des Plans und damit die Anzahl der Aktivitäten, die ankündigt werden, richtet sich nach den Bedürfnissen und Fähigkeiten der jeweiligen Person. Er kann von einer «Erst – dann – Abfolge» bis hin zu einem Ganztagsplan variieren. Die «Leserichtung», also die Anordnung der Informationen, kann von Person zu Person variieren: entweder, orientiert an unserer gängigen Leserichtung, von links nach rechts oder aber von oben nach unten. Bei sehr umfangreichen Planen werden die Aktivitäten entsprechend in mehreren untereinanderstehenden Reihen bzw. nebeneinanderstehenden Spalten dargestellt.

Individualisiert wird auch die Art des visuellen Hinweisreizes. Für die eine Person können konkrete Objekte, z. B. ein Becher für das Frühstück, ein Waschlappen für das Duschen oder ein Blumentopf für die Gartenarbeit, die einzelnen Situationen ankündigen. Jemand anders dagegen versteht vielleicht Fotos, gemalte Bilder, Piktogramme oder auch Geschriebenes am besten. Bei der Entscheidung über den Abstraktionsgrad der Symbole (Objekt, Bild, Schrift) und der Länge des Plans sind die Bedürfnisse und Fähigkeit der betreffenden Person an ihren schlechtesten Tagen, an denen sie angespannt ist und nicht ihre maximale Leistungsfähigkeit zeigen kann, maßgeblich. Gerade an diesen Tagen ist sie besonders auf Strukturierungshilfen angewiesen.

Der Tagesplan dient als Kommunikationsmittel, und sobald die Person gelernt hat, ihn als solches zu nutzen, und sich bei der Frage, was als Nächstes kommt, an ihm zu orientieren, wird es möglich, den Tag flexibler zu gestalten, ohne dabei auf Vorhersehbarkeit und Sicherheit verzichten zu müssen. Die Tendenz zur Routine wird bei der Verwendung der Pläne also funktional genutzt: die Nutzung der Pläne zur Informationsgewinnung und die Leserichtung werden als feste Routine gelernt. Die Inhalte selbst dagegen variieren möglichst täglich.

Tagespläne haben den Vorteil, dass sie eine größere Unabhängigkeit von Betreuern ermöglichen. Werden die Situationsübergänge, die durch ein Symbol angekündigt werden, verstanden, kann sich die betreuende Person zunehmend zurücknehmen. Ein Tagesplan wird oft zunächst von Eltern oder dem pädagogischen Personal, orientiert an den Bedürfnissen des Klienten und den Notwendigkeiten des Alltags, vorgegeben. Menschen mit ASS können ihre Wünsche und Prioritäten oft nicht mitteilen und haben zudem Schwierigkeiten, Entscheidungen zu treffen. Diese Kompetenzen sind jedoch für die Selbstbestimmung wichtig und werden daher gezielt gefördert. Dies geschieht, indem nach und nach für einzelne Situationen Auswahlmöglichkeiten angeboten werden, welche z. B. im Tagesplan durch ein Fragezeichen angekündigt werden. Mit Hilfe eines Auswahlbretts kann dann aus mehreren visuell verdeutlichten Aktivitäten eine (oder mehrere) ausgesucht werden. Die Anzahl der Alternativen und die Art

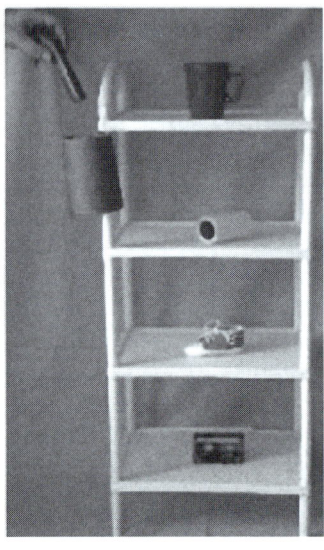

Abbildung 4.5.2: Tagesplan mit Objekten

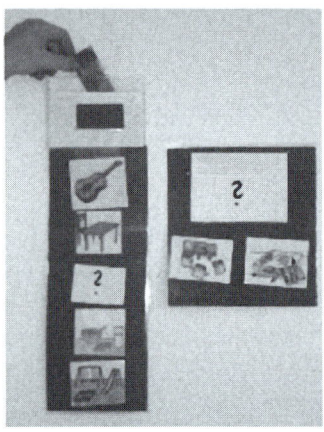

Abbildung 4.5.3: Tagesplan mit Bildern

4.5.3.2.4.3
Strukturierung von Handlungen

Menschen mit ASS haben nicht selten Schwierigkeiten, Handlungen zu planen und zielgerichtet auszuführen. Sie können zudem nur schwer bereits Gelerntes auf andere Situationen übertragen oder durch das Nachahmen dessen, was sie bei anderen beobachten, ihr Handlungsspektrum erweitern. All dies kann dazu führen, dass sie passiv bleiben und nur über ein eingeschränktes Spektrum verschiedener Aktivitäten verfügen. Dieses begrenzte Repertoire wird oft wiederholt, während bei vielen anderen Tätigkeiten Hilfe bei der Durchführung benötigt wird.

Den meisten Menschen ist oft nicht bewusst, wie komplex ihre Alltagshandlungen sind. Dies wird erst wahrgenommen, wenn neue oder komplizierte Handlungen durchgeführt werden sollen. Dann benötigen auch Personen ohne ASS Strukturierungshilfen. Soll z. B. ein neues Ge-

der Visualisierung und Gestaltung sind wiederum abhängig von den individuellen Bedürfnissen und Fähigkeiten der Klienten (**Abb. 4.5.2, 4.5.3 und 4.5.4**).

Neben den Tagesplänen können auch Wochen- oder Monatspläne sinnvoll sein. Sie machen deutlich, an welchen Tagen die betreffende Person zur Schule oder zu ihrem Arbeitsplatz muss, wann das Wochenende beginnt oder ein Feiertag ist und sie zuhause bleibt, wann bestimmte Freizeitaktivitäten stattfinden und vor allem auch, wann bestimmte ersehnte Ereignisse eintreten werden.

Tagesplan Ralf P.	WfbM

Datum: *8. August*
Mitarbeiter: *Hannes*

Aktivität	Fertig
Arbeiten	x
Pause	x
Arbeiten	
Kaffee kochen	
Frühstück	
Arbeiten	
Mittagessen	
Pause mit Musik	
Arbeiten	
AG	
Nach Hause	

Abbildung 4.5.4: Schriftlicher Tagesplan

richt ausprobiert werden, so orientiert man sich an dem entsprechenden Rezept, bei der Inbetriebnahme eines neuen Gerätes an der Gebrauchsanleitung, beim Erlernen eines neuen Tanzes an den Anweisungen und dem Modell des Tanzlehrers. Anders als Menschen mit ASS können sie jedoch auch in solchen neuen Situationen leichter ihre Erfahrungen nutzen, übertragen und kreativ reagieren oder aber ganz neue Problemlösungen generieren.

Menschen mit ASS benötigen häufig Unterstützung bei der Vorstrukturierung von Tätigkeiten, so dass sie in der Lage versetzt werden, sie dann selbstständig durchzuführen. Dazu brauchen sie Antworten auf folgende Fragen: Was ist wie zu tun? Wie viel davon? Wann ist es beendet? Erst wenn diese Grundinformationen in eindeutiger und verständlicher Form vorliegen, ist es für Menschen mit ASS möglich, sich auf die vorgegebene Tätigkeit einzulassen, das Material korrekt zu verwenden und die Aufgabe eigenständig zu bewältigen.

Ähnlich wie bei der Gestaltung der Tagespläne, ist auch bei der Strukturierung von Handlungen eine bestimmte «Leserichtung» als funktionale Routine gelernt; die benötigten Materialien werden entsprechend dieser «Leserichtung» vorbereitet und angeordnet. In der Regel stehen links die noch zu bearbeitenden Aufgaben bzw. die noch nicht benutzten Materialien; diese werden, von links nach rechts, in der Reihenfolge dargeboten, in der sie auch verwendet werden. Es wird genau soviel Material angeboten, wie in einem Durchgang bewältigt werden kann. So kann an der Menge des Unfertigen gesehen werden, wie viel noch zu tun ist bzw. wann man fertig ist. Um das Ende einer Tätigkeit offensichtlicher zu machen, kann ein Ort für «fertige» Materialien helfen, z. B. ein Korb, der auf der rechten Seite platziert ist. Alle benutzten Materialien werden in diesen Korb gelegt und wenn alle Materialien verbraucht bzw. benutzt sind und im Korb liegen, ist die Tätigkeit beendet. Es ist auch möglich, zusätzlich durch Bildabfolgen oder schriftliche Anweisungen den Ablauf der Handlung zu verdeutlichen.

Dieses Vorgehen kann auf jegliche Tätigkeit angewendet werden, auf industrielle Arbeit genauso gut wie auf das Kaffee kochen, Ankleiden oder die Freizeitgestaltung, und auch hier gilt: die konkrete Form der Strukturierungshilfen muss individuell auf die Möglichkeiten und Bedürfnisse der autistischen Person abgestimmt werden (Abb. 4.5.5).

4.5.3.2.4.4
Organisation des Arbeitsplatzes

In der Regel wird eine Tätigkeit im Tagesplan angekündigt. Wenn jedoch mehrere aufeinander folgende Aktivitäten am selben Ort durchgeführt werden sollen, ist es umständlich, nach jeder Tätigkeit wieder zurück zum Tagesplan zu gehen, um zu erfahren, was als nächstes zu tun ist. Zudem ist der Aufbau von Arbeitsverhalten ein wichtiger Bestandteil des TEACCH-Ansatzes, denn sowohl für den Arbeitsbereich als auch für die persönliche Freizeitgestaltung ist es eine notwendige Voraussetzung, dass mehrere Aktivitäten selbstständig und ohne Begleitung nacheinander durchgeführt werden können.

Um dies zu erreichen, muss vermittelt werden, welche Aufgaben zu bearbeiten sind und in welcher Reihenfolge dies zu geschehen hat. Jede Aufgabe für sich kann dann wieder in der oben beschriebenen Form vorstrukturiert und visualisiert werden.

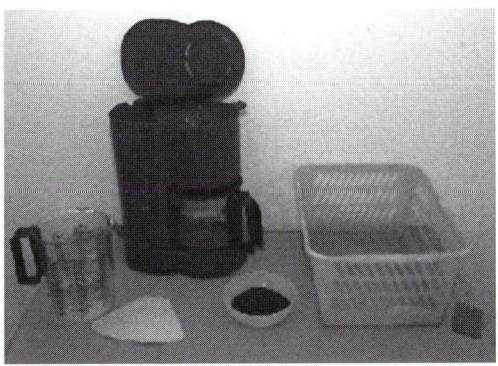

Abbildung 4.5.5: Strukturierung der Aktivität «Kaffee kochen»

Die betreffende Person erhält also Antworten auf die zentralen Fragen: was sie wie tun soll, wie viel davon, wann sie fertig ist und was nach Beendigung der jeweiligen Aufgaben geschieht. Die Form, in der die Information über Auswahl und Reihenfolge der Aufgaben gegeben wird, wird auch hier, ähnlich wie bei den Tagesplänen, individuell angepasst. Die verschiedenen Arbeitsaufträge können klar und einfach schriftlich in Form einer Liste gegeben und die erfüllten Aufgaben dann jeweils abgehakt oder durchgestrichen werden. Sie können auch auf einzelne Karten geschrieben werden, die dann in der vorgegebenen Reihenfolge abgearbeitet und weggelegt werden. Oder die verschiedenen Aufgaben sind in Behältern organisiert, die jeweils durch einen Buchstaben, eine Zahl oder ein Symbol gekennzeichnet sind. Sie stehen bereits auf oder neben dem Arbeitsplatz oder aber sie müssen selbstständig aus Schränken oder Lagerräumen geholt werden. Auf dem Arbeitsplatz liegt dann ein «Arbeitsplan», auf dem die entsprechenden Symbole in der Reihenfolge angeordnet sind, in der die Aufgaben durchgeführt werden sollen.

4.5.3.2.4.5
Funktionale Routinen

Als Routinen werden Abläufe verstanden, die sich immer wieder in der gleichen Art und Weise wiederholen. Dadurch bieten sie Orientierung und vermitteln der handelnden Person ein Gefühl von Sicherheit. Jeder Mensch hat in seinem Tagesablauf Routineabläufe, die quasi automatisch ablaufen und ihm das Handeln erleichtern. Autistische Menschen haben ein starkes Bedürfnis nach gleich bleibenden Abläufen und zeigen oft Widerstände, Verunsicherung und eine eingeschränkte Flexibilität im Hinblick auf Veränderungen. Bezogen auf den gesamten Tagesverlauf ist es daher wichtig, wie oben beschrieben, über visuelle Hilfen Vorhersehbarkeit zu schaffen, um Flexibilität zu ermöglichen und zu fördern. Dennoch kann es auch sinnvoll sein, die Vorliebe autistischer Menschen für Routinen gezielt zu nutzen und in den Tagesablauf einzubetten.

Unter funktionalen Routinen im Rahmen des Strukturierten Unterrichtens sind zum einen allgemeine Handlungsstrategien zu verstehen, die sich insbesondere auf den Umgang mit den Strukturierungshilfen beziehen. So stellen das generelle Bearbeiten einer Aufgabe von links nach rechts oder das Ablegen erledigter Aufgaben bzw. benutzter Materialien in einen klar definierten Bereich eine solche funktionale Routine dar. Auch die Nutzung des Plans als Informationsquelle und die Leserichtung von oben nach unten bzw. von links nach rechts ist als solche zu verstehen. Sinnvoll kann es zudem sein, in bestimmten Situationen feste «erst-dann» Abläufe zu etablieren, z. B. «erst essen und dann das Geschirr abräumen» oder «erst arbeiten und dann Pause machen».

Ritualisierte Abläufe können auch in Standardsituationen für Handlungen mit klarem Anfang und Ende als Orientierungshilfe etabliert werden und somit als funktionale Routinen dienen. In der Selbstfürsorge, wie Duschen, Waschen oder den WC-Gang bietet sich z. B. an, feste, ritualisierte Abläufe zu entwickeln, die es der Person erleichtern, Handlungsschritte zu verinnerlichen und dadurch den jeweils folgenden Handlungsschritt zu antizipieren. Gerade bei Menschen, die durch verschiedene Betreuungspersonen versorgt werden, kann es hilfreich sein, klare Abläufe miteinander verbindlich abzustimmen, so dass die Person mit ASS durch die vereinheitlichte Abfolge mehr Orientierung und dadurch Sicherheit erfährt.

4.5.4
Unterstützungsbereiche

Die therapeutische Unterstützung erfolgt in allen Bereichen, die für mehr Selbstständigkeit, erhöhte Teilhabechancen und damit für ein erfüllteres Leben bedeutsam sind: An erster Stelle steht die Kommunikation. Der methodische Ansatz des strukturierten Unterrichtes dient im Wesentlichen der verbesserten Vermittlung von relevanten Informationen. Wichtig ist aber natürlich auch die Förderung der expressiven Kommunikation. Dazu wurde von der Division TEACCH ein eigenes Kommunikationscurriculum entwickelt (Watson et al., 1989). Weitere wichtige Förderbereiche sind soziale Kompetenz, alltagspraktische Fertigkeiten, arbeitsbezogene Fertigkeiten und Freizeitverhalten. Die Entscheidung über die konkreten Ziele und Prioritäten der Bearbeitung orientiert sich an dem Fähigkeitsprofil der betreffenden Person, ihren Interessen und Bedürfnissen, sowie an den Wünschen der Bezugspersonen und den Erfordernissen des Lebensumfeldes.

4.5.5
Indikation

Das TEACCH-Programm wurde ursprünglich für Kinder mit Autismus und ähnlichen Störungsbildern ins Leben gerufen; mit dem Älterwerden dieser Kinder entwickelte sich aber auch der Notwendigkeit, die Bedürfnisse von Jugendlichen sowie Erwachsenen und die gesellschaftlichen Anforderungen, die an sie gestellt werden, vermehrt zu berücksichtigen. Durch das individualisierte Vorgehen und die Anpassung der Fördermaßnahmen an die Bedürfnisse der jeweiligen Person sind Ausschlusskriterien für die Anwendung dieses Ansatzes kaum denkbar. Die Frage «Wie viel TEACCH braucht jemand?» geht am Kern des Ansatzes vorbei, denn damit wird der TEACCH-Ansatz auf Strukturierung und Visualisierung reduziert. Der TEACCH-Ansatz ist aber breiter angelegt, wie zu Beginn bereits dargestellt wurde. Ebenso falsch ist die Frage «Reicht TEACCH?». Da es sich um einen integrativen Ansatz handelt, ist es möglich, andere Methoden einzubeziehen, die für die betreffende Person als hilfreich erachtet werden, ohne die Grundsätze des TEACCH-Ansatzes zu verlassen. Richtig angewendet, d.h. unter Berücksichtigung der TEACCH-Philosophie, ist der TEACCH-Ansatz daher grundsätzlich für Menschen mit einer ASS, unabhängig von der konkreten Ausprägung der Symptomatik, vom Alter, vom Grad ihrer Intelligenz und von Zusatzbehinderungen, geeignet. Die Erfahrung zeigt darüber hinaus, dass auch Menschen ohne Autismus, aber mit geistiger Behinderung oder mit Hirnschädigungen bzw. hirnorganischen Erkrankungen, von der Methode des Strukturierten Unterrichtens profitieren können.

4.5.6
Evidenz

Die Effektivität von umschriebenen Methoden wie Strukturierung oder Visualisierung in der Arbeit mit autistischen Menschen wurde, wie oben beschrieben, wiederholt bestätigt. Ein Nachweis der Effektivität des TEACCH-Ansatzes als Ganzes ist schwieriger zu erbringen, da es sich hier nicht um ein standardisiertes Verfahren im engeren Sinne handelt, sondern um ein flexibles, individualisiertes und integratives Vorgehen unter Einbeziehung des natürlichen Umfeldes und der Bezugspersonen. Durch diese Vielzahl an Variablen ist die Durchführung kontrollierter und vergleichender Effektivitätsstudien, welche den wissenschaftlichen Kriterien von interner und externer Validität genügen, erschwert. Dennoch gibt es hinreichend viele Untersuchungen, welche die Wirksamkeit des TEACCH-Ansatzes aufzeigen. Ozonoff und Cathcart (1998) stellten bei Kindern, die Zuhause nach diesem Ansatz gefördert worden waren, nach vier Monaten in allen überprüften Bereichen einen 3- bis 4-mal größeren Entwicklungsfortschritt als bei der Kontrollgruppe fest. Auch Siaperas und Beadle-Brown (2006) wiesen einen signifikanten Kompetenzzuwachs in den Bereichen «Selbstständigkeit», «soziale Fähigkeiten» und «funktionale Kommunikation» nach einem halben Jahr Förderung nach. Kontrollstudien von Tsang (2007) und Panerai et al. (2002) zeigten ebenfalls die Wirksamkeit des TEACCH-Ansatzes in der Förderung von Kindern und Jugendlichen. Leppert und Probst (2005) stellten eine Abnahme von Verhaltensauffälligkeiten bei Schülern fest, nachdem ihre Lehrer orientiert am TEACCH-Ansatz geschult worden waren und Aspekte des strukturierten Unterrichtens umgesetzt hatten. Auch die erlebte Belastung und subjektive Befindlichkeit der Lehrer verbesserten sich. Eine Vergleichsstudie von Van Bourgondien et al. (2003) zeigt ebenfalls eine deutliche Reduktion von Verhaltensauffälligkeiten bei Erwachsenen, die in einem von der Division TEACCH geleiteten Wohnsetting betreut und gefördert wurden. Erwähnenswert ist hier auch die signifikant größere Zufriedenheit der Familien bei Förderung nach dem TEACCH-Ansatz. Studien mit autistischen Kindern, die noch bei ihren Eltern lebten, berichten ebenfalls positive Effekte der Förderung nach dem TEACCH-Ansatz auf die Familiensituation (Preece et al., 2000; Bristol et al., 1993). Insgesamt kann demnach an der Effektivität des TEACCH-Ansatzes zur Intervention bei ASS wenig Zweifel bestehen. Er hat sich empirisch als erfolgreich beim Aufbau neuer Kompetenzen und beim Abbau von Verhaltensauffälligkeiten erwiesen. Er führt ferner zu verbesserten Teilhabechancen und erhöhter Lebensqualität.

4.5.7
Weiterführende Literatur

Gottesleben, E. (Hrsg): Strukturierung und Visualisierung als Unterstützung für autistische Menschen. Bethel Verlag, Bielefeld, 2004.

4.5.8
Literatur

Bristol M. M.; Gallagher, J. J.; Holt, K. D.: Maternal Depressive Symptoms in Autism: Response to Psychoeducational Intervention. Rehabilitation Psychology, 38 (1993): 3–10.

Bryan, L. C.; Gast, D. L.: Teaching on-task and on-schedule behaviours to high-functioning children with autism via picture activity schedules. Journal of Autism and Developmental Disorders, 30 (2000): 553–567.

Dawson, G.: Brief Report: Neuropsychology of Autism: A Report on the State of the Science. Journal of Autism and Developmental Disorders, 26 (1996): 179–184.

Dooley, P.; Wilszenski, F. L.; Torem, C.: Using an Activity Schedule to Smooth School Transitions. Journal of Positive Behavior Interventions, 3 (2001): 57–61.

Frost, L. A.; Bondy, A. S.: PECS: The picture exchange communication system training manual. Pyramid Educational Consultant, Cherry Hill, NJ, 1994.

Gray, C.: Social Stories and Comic Strip Conversations with Students with Asperger Syndrome and High-Functioning Autism. In: Schopler, E.; Mesibov, G. B.; Kunce, L. J.(Eds.). Asperger Syndrome or High-Functioning Autism? Plenum Press, New York, 1998.

Häußler, A:. Der TEACCH-Ansatz zur Förderung von Menschen mit Autismus. Verlag modernes lernen, Dortmund, 2005.

Leppert, T.; Probst, P.: Entwicklung und Evaluation eines psychoedukativen Gruppentrainings für Lehrer von Schülern mit einer autistischen Entwicklungsstörung und Intelligenzminderung. Zeitschrift für Kinder- und Jugendpsychiatrie und Psychotherapie, 33 (2005): 49–58.

Mesibov, G. B.; Schopler, E.; Schaffer, B.; Landrus, R.: AAPEP. Entwicklungs- und Verhaltensprofil für Jugendliche und Erwachsene. Verlag modernes lernen, Dortmund, 2000.

Mesibov, G. B.; Shea, V.; Schopler, E.: The TEACCH Approach to Autism Spectrum Disorders. Kluwer, New York, 2005.

Mesibov, G. B.; Thomas, J. B.; Chapman, S. M.; Schopler, E.: TEACCH Transition Assessment Profile (TTAP) – Second Edition. Pro-ed, Austin, TX, 2007.

Ozonoff, S.; Cathcart, K.: Effectiveness of a Home Program Intervention for Young Children with Autism. Journal of Autism and Developmental Disorders, 28 (1998): 15–32.

Panerai, S.; Ferrante, L.; Zingale, M.: Benefits of the Treatment and Education of Autistic and Communication Handicapped Children (TEACCH) programme as compared with a non-specific approach. Journal of Intellectual Disability Research, 46 (2002): 318–327.

Peterson, S. L.; Bondy, A. S.; Vincent, Y.; Finnegan, C. S.: Effects of Altering Communicative Input for Students with Autism and no Speech: Two Case Studies. Augmentative and Alternative Communication, 11 (1995): 93–100.

Preece, D.; Lovett, P.; Burke, C.: The adoption of TEACCH in Northhamptonshire, UK. International Journal of Mental Health, 29 (2000): 19–31.

Quill, K.: Instructional Considerations for Young Children with Autism:The Rationale for Visually Cued Instructions. Journal of Autism and Developmental Disorders, 21 (1997): 697–714.

Rutter, M.; Bartak, L.: Special Education Treatment of Autistic Children: A Comparative Study-II: Follow-up Findings and Implications for Services. Journal of Child Psychiatry and Psychology, 14 (1973): 241–270.

Schopler, E.; Reichler, R. J.; Bashford, A.; Lansing, M.; Marcus, L. M.: PEP-R. Entwicklungs- und Verhaltensprofil. Verlag modernes lernen, Dortmund, 2000.

Schopler E.; Reichler R. J.; Bashford, A.; Reichler, R.; Marcus, L. M.: Psychoeducational Profile (PEP-3):

TEACCH Individualized Psychoeducational Assessment. Pro-ed, Austin, TX, 2005.

Schopler, E.: Early Infantile Autism and Receptor Processes. Archives of General Psychiatry, 13 (1965): 327–335.

Schopler, E; Loftin, J.: Thought Disorders in Parents of Psychotic Children: a Function of Test Anxiety. Archives of General Psychiatry, 20 (1969): 174–181.

Schopler, E; Reichler, R. J.: How Well Do Parents Understand Their Own Psychotic Child? Journal of Autism and Childhood Schizophrenia, 2 (1972): 387–400.

Schopler, E; Brehm, S. S.; Kinsbourne, M.; Reichler, R. J.: Effects of Treatment Structure on Development in Autistic Children. Archives of General Psychiatry, 24 (1971): 415–421.

Siaperas, P.; Beadle-Brown, J.: A Case Study of the Use of a Structured Teaching Approach in Adults with Autism in a Residential Home in Greece. Autism, 10 (2006): 330–343.

Tsang, S. K.; Shek, D. T.; Lam, L. L.; Tang, F. L.; Cheung, P. M.: Brief Report: Application of the TEACCH program on Chinese Pre-School Children with Autism – Does Culture Make a Difference? Journal of Autism and Developmental Disorders, 37 (2007): 390–396.

Van Bourgondien, M. E.; Reichle, N. C.; Schopler, E.: Effects of a Model Treatment Approach on Adults with Autism. Journal of Autism and Developmental Disorders, 33 (2003): 131–140.

Watson, L. R.; Lord, C.; Schaffer, B.; Schopler, E.: Teaching Spontaneous Communication to Autistic and Developmentally Handicapped Children. Pro-Ed, Austin, TX, 1989.

4.6
Relationship Development Intervention®

Tamara González, Janine Grütter & Jane McTigue

4.6.1
Grundsätze von Relationship Development Intervention (RDI®)

Relationship Development Intervention, RDI®, ist ein Förderprogramm, welches von Steven Gutstein, einem klinischen Psychologen aus Houston, Texas, USA, für Menschen mit Autismus-Spektrums-Störungen (ASS) entwickelt worden ist. Es ist ein entwicklungs- und kognitionspsychologischer Ansatz, der auf die Rehabilitation (engl. «Remediation») der zentralen sozialen Defizite der ASS abzielt. RDI® soll den Betroffenen eine zweite Chance auf funktionale Entwicklung bieten. Während dieses Entwicklungsprozesses sollen Kompetenzen in den grundlegenden Funktionsbereichen erworben und nachgeholt werden, die benötigt werden, um in dynamischen Systemen (vgl. 4.6.2.2) sozialer Interaktionen bestehen und dabei eine möglichst hohe Lebensqualität erreichen zu können. Bezugspersonen (Eltern, Familienangehörige, Partner oder Betreuer) erlernen Techniken, mit denen sie die betroffene Person im Alltag anleiten und Situationen schaffen können, die Menschen mit ASS dazu anhalten, sich auf soziale Interaktionen mit ihrem Umfeld einzulassen. Im Vordergrund steht dabei, was während der Aktivität zwischen den Interaktionspartnern auf der sozialen und emotionalen Ebene abläuft, nicht dass die betroffene Person «funktioniert». Das Zuschneiden der Interaktionen auf die individuellen Bedürfnisse und das Entwicklungsniveau des Betroffenen spielt dabei eine zentrale Rolle. RDI® ist ein System mit über 1500 spezifischen Teilzielen, welche die gesamte kognitive, soziale und emotionale Entwicklung eines Menschen abzubilden vermögen.

4.6.2
Remediation bei RDI®

Rehabilitation oder Remediation ist das Hauptziel von RDI®. Gutstein (2007) zieht für ASS den Vergleich zu einer intensiven, lang dauernden Therapie bei einer verunfallten Person mit einem Schädel-Hirn-Trauma heran. Das traumatisierte Gehirn weist meist schwere Defizite auf, welche teilweise mit intensiver und lang andauernder Therapie behoben werden können. Gutstein gebraucht ebenfalls das neurowissenschaftliche Konzept der Plastizität des Gehirns, und geht davon aus, dass Umorganisationsprozesse bei Menschen mit ASS in jedem Alter möglich sind, welche zu einer Reduzierung von autistischen Symptomen führen. Bei der Remediation mit RDI® sind folgende Punkte bezeichnend: die spezifischen Defizite der ASS sollen angegangen werden; es geht um einen Entwicklungsprozess, wobei der Entwicklungsabschnitt, bei dem die betroffene Person stehen geblieben ist, identifiziert wird; Menschen mit ASS soll eine zweite Chance für Entwicklung gegeben werden; es ist ein gradueller, systematischer Prozess; Fertigkeiten und Kompetenzen werden schrittweise aufgebaut.

Tabelle 4.6.1: (Mit-)teilende vs. Instrumentelle Kommunikation

(Mit-)Teilen von Erfahrungen	Instrumentell
Teilen von emotionalen Reaktionen	Begehrte Objekte oder Informationen erlangen
Merkmale vergleichen/abgrenzen	Jemandem eine spezifische Antwort abverlangen
Zusammen in Erinnerung schwelgen	Aufsagen von auswendig gelernten Wörtern als Antwort auf eine assoziierte Situation
Ideen sammeln	Wissen testen
Zukünftige Erfahrungen planen	Wissen demonstrieren
Bestätigen der emotionalen Verbundenheit	
Koordination verbessern	
Missverständnisse aus dem Weg räumen	

4.6.3
Zentrale Defizite bei ASS nach RDI®

Aufgrund der Resultate der Autismusforschung (z. B. Hermelin/Frith, 1991; Hobson, 1995; Minshew et al., 2001; Mundy, 2003) kommen Gutstein et al. (2007) zum Schluss, dass Menschen mit ASS aufgrund ihrer neurologischen Auffälligkeiten eine verminderte sog. «dynamische Intelligenz» entwickeln, deren Grundlagen sich bei neurotypischer (unauffälliger) Entwicklung bis Ende des dritten Lebensjahrs ausbilden. Es sei ihnen daher nur schwer möglich, dynamisch auf die Umwelt zu reagieren, d. h. in der realen Welt, mit all ihren Herausforderungen, selbstständig und erfolgreich funktionieren zu können. Dynamische Intelligenz würde in traditionellen Intelligenztests nicht gemessen und sei unabhängig von erworbenem Wissen. Der Mangel an dynamischer Intelligenz beruhe auf verschiedenen Teildefiziten, die im Folgenden erläutert werden.

4.6.3.1
Erfahrungsteilende Kommunikation

Gutstein (2005) differenziert zwischen Kommunikation im Sinne von «(Mit-)Teilen von Erfahrungen» und «instrumenteller Kommunikation». Erfahrungsteilende oder dynamische Kommunikation zu entwickeln ist die meist dokumentierte Schwierigkeit bei ASS. Dynamische Kommunikation ermöglicht das Teilen unserer Erfahrungen und Eindrücke mit anderen und umgekehrt. Es geht um die Kompetenz und den Wunsch, vorübergehende Momente der Verbindung auf verschiedenen interpersonalen Ebenen zu kreieren. Erfahrungsteilende Kommunikation spiegelt unsere Gedanken und unsere Gefühle wieder. Die Fähigkeit, sich bewusst anderen mitzuteilen, ist eine wichtige soziale Fertigkeit. Betroffene mit ASS zeigen diese Kompetenz wenig. Tabelle 4.6.1 soll veranschaulichen, was dynamische (mit-)teilende und instrumentelle Kommunikation beinhalten.

Bei ASS ebenfalls schwer beeinträchtigt sind die nonverbale Kommunikation (Mimik und Gestik) und die Prosodie, was an dieser Stelle nicht vertieft wird, aber bei der Sprach- und Kommunikationsintervention im Rahmen von RDI® ebenfalls als Zielproblematik formuliert ist.

4.6.3.2
Co-Regulation

Dynamische Systeme verlangen, dass sich die Interaktionspartner bezüglich Verhalten und Kommunikation andauernd kritisch hinterfragen: Fragen wie «Verstehst du mich?», «Bin ich zu schnell?» oder «Sage ich Überflüssiges?» helfen den Beteiligten, fortwährend nötige Anpassungen in der Kommunikation und im Verhalten vorzunehmen, um sicher zu stellen, dass die interpersonale Interaktion optimal funktioniert und dabei Raum für Kreativität, Spontaneität, Improvisation und Innovation verbleibt. Diese Leistung, die der einzelne in einem dynamischen System vollbringt, nennt man «Co-Regulation» (Fogel, 1993). Letztere ist charakterisiert durch Unvorhersehbarkeit (weder festgelegt, noch kontrolliert) und Abhängigkeit zwischen den Interaktionspartnern (die Handlungen jeder Person sind abhängig von derjenigen der anderen und zwar andauernd).

4.6.3.3
Soziales Referenzieren

Diverse Autoren kommen in ihrer Literaturübersicht zum Schluss, dass bei Menschen mit ASS die Entwicklung des «Sozialen Referenzierens» erschwert oder gar unmöglich ist, (Osterling/Dawson, 1994; Lord, 1995; Baron-Cohen et al., 1997; Gutstein, 2001). Soziales Referenzieren bedeutet das Phänomen, dass sich Säuglinge ab etwa acht bis neun Monaten, in unsicheren Situationen (z. B. wenn die Kinder mit einem Unsicherheit erzeugenden Objekt konfrontiert werden), an den Affekten der Bezugspersonen orientieren. Bei Menschen mit ASS erfolgt keine systematische subtile soziale Orientierung, Rückversicherung und Adjustierung, so dass ein Koordinatensystem für das Verhalten in sowohl unbekannten als auch verwirrenden Situationen fehlt. Soziales Referenzieren ist demnach nicht nur für die gesamte Entwicklung des Kindes entscheidend, sondern beeinflusst zudem die Handhabung von Ungewissheit und Änderungen in unserer Umwelt. Als Referenz dient ein erfahrener, vertrauenswürdiger Erwachsener – in der Regel ein Elternteil. Dabei nimmt man deren Perspektive ein, um auf neue Situationen angemessen zu reagieren und Entscheidungen zu treffen. Fehlt die Fähigkeit des Sozialen Referenzierens, ist die Bewältigung unberechenbarer Situationen und rapider Veränderungen der Umwelt eine permanente Überforderung.

4.6.3.4
Dynamische Analysen

Bei der dynamischen Einschätzung geht es um die subjektive Bewertung und Interpretation von Situationen. Dynamisch deshalb, weil neurotypisch entwickelte Menschen dauernd Situationen einschätzen und interpretieren. Dies sind unbewusste, jedoch hochkomplexe, kognitive Prozesse, die in Hundertstelsekunden ablaufen. Vor allem Beeinträchtigungen der Entwicklung geteilter Aufmerksamkeit («joint-attention») und sozialer Kognition (Theory of Mind) wirken sich auf solche dynamische Einschätzungen aus. Mundy (2003) sieht in einem «Überwachenden Aufmerksamkeits-System», die Möglichkeit einer Integration von propriozeptiven (intern; eigenes Verhalten) und exterozeptiven (extern; Verhalten anderer Menschen) Informationen. Eine Beeinträchtigung dieser Informationsintegration führt höchstwahrscheinlich zu einer atypischen Entwicklung der Intersubjektivität, der «joint attention» und sozialer Kognitionen. Die fortlaufende dynamische Analyse erlaubt die Kontrolle und Interpretation von gleichzeitig zusammentreffenden Informationen, z. B. die Wahrnehmung der Ampel beim Fußgängerstreifen, der Bewegungen der Mitschüler auf dem Trottoir und der Fahrzeuge auf der Straße, um sicher von einer zur anderen Straßenseite zu gelangen. Eine Abweichung in der Fähigkeit der Informationsintegration kann das Funktionieren in einer komplexen Welt erschweren.

4.6.3.5
Kreatives Denken und flexible Problemlösestrategien

Craig und Baron-Cohen (1999) postulieren, dass Kreativität und Imagination bei Menschen mit ASS beeinträchtigt sind. Nach Rogoff (1991) ist das Lösen von Problemen ein dynamischer Prozess und impliziert einen aktiven Gebrauch des Denkens und nicht ein passives Besitzen von kognitiven Konzepten. Natürlicherweise explorieren Menschen von Beginn an, lösen dabei Probleme und speichern den Lösungsweg ab, anstelle von simplem Erwerb von Fertigkeiten. Der Sinn von Kognition ist nicht das Produzieren von Gedanken, sondern intelligente zwischenmenschliche und praktische Handlungen auszuführen. In unserer unvollkommenen Welt stösst man täglich auf Probleme, für welche es verschiedene Lösungen gibt. Um diese Lösungen zu finden, braucht ein Mensch unter anderem Kreativität und Flexibilität. Improvisieren ist gefragt. Eine Person mit ASS zeigt meistens ein ausgeprägtes Schwarz-Weiss-Denken und Lösungen müssen perfekt sein, sie verfügt nicht über das «Gut-Genug-Konzept», was ihr im Alltag oft zum Verhängnis werden kann (Gutstein, 2001).

4.6.3.6
Episodisches Gedächtnis

Das episodische Gedächtnis bezieht sich auf Einzelereignisse, welche mit der erlebten Emotion abgespeichert werden. Deshalb hat das episodische Gedächtnis autobiografischen Charakter und ist eine wichtige Voraussetzung für die Ausbildung von Identität und Selbstkonzept. Es handelt sich um Erinnerungen, die auf individueller Erfahrung beruhen, persönlich sind und an erlebte Ereignisse gekoppelt sind (kontextabhängig). Durch das Abspeichern dieser Erfahrungen formen sich beim Kind die Vorstellung des Selbst und eine Erwartung an zukünftige Ereignisse. Beim Abrufen der Informationen werden vermutlich nicht die Einspeicherregionen nochmals aktiviert, sondern ein Netzwerk aus Hirnregionen, das vor allem auch limbische Anteile umfasst. Je mehr Sinnesorgane beim Abspeichern involviert waren, umso intensiver kann das Erlebnis erinnert werden. Eine Störung des episodischen Gedächtnisses kann unabhängig von anderen Gedächtnissystemen vorliegen. Bei neurotypischen Kindern bildet sich das episodische Gedächtnis zwischen dem 18. und 24. Lebensmonat aus. Zahlreiche Studien zeigten, dass Menschen mit ASS Defizite des episodischen Gedächtnis aufweisen (Bowler et al., 2000; Goldstein/Minshew, 2004).

4.6.3.7
Resilienz

Unter Resilienz wird die Fähigkeit von Menschen verstanden, Krisen im Lebenszyklus, unter Rückgriff auf persönliche und sozial vermittelte Ressourcen zu meistern und als Anlass für Entwicklung zu nutzen (Rutter, 1990). Unter anderem aufgrund zuvor geschilderter Schwierigkeiten entwickeln Menschen mit ASS wenig Resilienz, was das Erleben einer unvorhersehbaren Welt weiter untermauert.

4.6.4
Wirkprinzipien

4.6.4.1
Rollenverteilung

RDI® sieht eine klare Rollenverteilung vor. In der Interaktion mit der betroffenen Person übernehmen die Bezugspersonen die Rolle des anleitenden «Lehrers» und gleichzeitig aber auch die Rolle des dem Betroffenen gleichgestellten Teilnehmers. Die Bezugspersonen machen eine Aktivität mit dem Betroffenen, setzen dabei aber klare Grenzen und übernehmen die Führung. Sie sind dafür verantwortlich, dass der betroffene Mensch weder unter- noch überfordert ist. Nur dann wird die Person mit ASS Vertrauen aufbauen und sich weiterhin mit den Bezugspersonen in diese Situationen hinein begeben. Die Rolle des Betroffenen ist ebenso klar definiert: Er ist ein aktiv lernender Teilnehmer unter der Leitung, dem Schutz und der Motivation der betreuenden Person. **Tabelle 4.6.2** zeigt ein Beispiel einer möglichen RDI®-Aktivität.

Durch Beobachtung und aktive Teilnahme lernt der betroffene Mensch mit der Zeit die Umwelt durch die Augen seines «Lehrers» zu sehen. Der

Tabelle 4.6.2: Beispiel Rollenverteilung

RDI®-Aktivität:	Bezugsperson und Betroffener tragen zusammen einen Müllbeutel zum Container.
Rollen:	Bezugsperson trägt 4/5 des Gewichts, entscheidet, wer Türe öffnet, führt Variationen ein mit Tempo und Richtung. Betroffener trägt 1/5 des Gewichts, ist verantwortlich dafür, Schritt zu halten (reguliert zu sein).

Anleitende setzt dabei klare Grenzen und der Betroffene muss seinerseits lernen, diese Grenzen zu respektieren. Wichtig ist hier zu erwähnen, dass das «Lehrling sein» nicht verwechselt werden soll mit «Gehorsam sein».

4.6.4.2
R-C-R-Zyklus

Bei RDI® wird davon ausgegangen, dass sich Menschen mit ASS v. a. in statischen Systemen wohl fühlen und mit dynamischen Situationen meist überfordert sind. Statische Systeme bedeuten Vorhersagbarkeit, Unveränderbarkeit, den gleichen Regeln folgend, und führen schließlich zu einem bekannten Resultat. Der gewöhnliche Alltag ist jedoch dynamisch und erfordert Flexibilität. Die höchste Anforderung für Personen mit ASS stellen dynamische soziale Interaktionen dar, speziell dann, wenn eine Beziehung zum Interaktionspartner aufgebaut und aufrechterhalten werden soll. Der R-C-R-Zyklus ist ein Grundprinzip von RDI®. Es geht dabei um Aufbau von Resilienz durch Einbringen von Variationen und kognitiver Herausforderung, welche vom Betroffenen fordert, dass dieser neue, organisatorische Schemata und Problem-Löse-Strategien bildet. Dies geschieht in einer sanften und sicheren Art und Weise. Hierzu gehört der Begriff der «produktiven Unsicherheit». Produktive Unsicherheit ist ein Spannungszustand, den neurotypische Kinder erfahren, wenn sie eine kognitive Herausforderung erleben, welche sie nicht überfordert. Während der ersten zwei Lebensjahre lernen die Kinder, wie sie produktive Unsicherheit beibehalten, damit sie grössere Herausforderungen erleben können, was wichtig für Lernprozesse ist. Die erwachsene Bezugsperson führt den betroffenen Menschen durch diesen Prozess, indem sie Variationen zum Bekannten hinzufügt, und nach Gutstein ein sog. gleich-aber-verschieden («same-but-different») Erlebnis herstellt. Dadurch wird der Erregungszustand des Betroffenen langsam erhöht, wodurch die Voraussetzung für produktive Unsicherheit generiert wird. Durch die langsame Erweiterung der Variationen, werden genug Kompetenz und Vertrauen beim Betroffenen aufgebaut, dass er auch grössere Abweichungen von bekannten Situationen (Herausforderungen) meistern und den Spannungszustand, der dabei entsteht, aushalten kann.

Der R-C-R-Zyklus beginnt mit dem Herbeiführen eines co-regulatorischen Zustandes (**R**), in dem die Betroffenen und die Bezugspersonen innerhalb einer dafür geeigneten Aktivität, einen simplen regulatorischen «Tanz» aufbauen. Gutstein benutzt die Metapher Tanz («dance»), weil das Zusammenspiel der Interaktionspartner in einer gelungenen (regulierten) Interaktion abbildet, was man auf einer Tanzfläche zwischen zwei Tanzpartnern beobachten kann. Wenn dieser regulatorische Zustand etabliert ist, werden die Bezugspersonen sorgfältig Variationen und Abweichungen zum Originalmuster hinzufügen. Sie stellen dabei sicher, dass die betroffene Person das Originalmuster immer noch erkennt und dass sie ein aktiver Teilnehmer ist. Als nächsten Schritt werden die Bezugspersonen eine kognitive Herausforderung (**C**) («Challenge») einführen. Damit ist eine Variation gemeint, welche sich nicht mehr in das Originalmuster einfügen lässt und eine mentale Reorganisation («Umdenken») und eine Reaktion fordert. Durch die Hilfestellung der Bezugspersonen reagiert der Betroffene auf diesen Umbruch des

Tabelle 4.6.3: R-C-R-Zyklus

RDI®-Aktivität:	Mutter und Kind spielen im Garten mit dem Ball.
Regulatorisches Muster (**R**-C-R):	Sie werfen sich den Ball abwechslungsweise zu, was das initiale Muster bildet.
Variationen:	Nach einer Weile führt die Mutter Variationen ein, welche keine große, mentale Herausforderung an das Kind stellen (z.B. den Ball ganz hoch werfen, einmal auf Boden prellen, etc.)
Kognitive Herausforderung (R-**C**-R):	Plötzlich wirft die Mutter den Ball so weit, dass er über den Gartenzaun in einen anderen Garten fliegt. Das Spiel von Mutter und Kind ist somit unterbrochen, das Kind wird inne halten, um zu verarbeiten, was gerade geschehen ist, wird evtl. zur Mutter schauen, um ihre Reaktion zu vernehmen und wird sich vielleicht Lösungsvorschläge überlegen. Das Kind befindet sich im Zustand der produktiven Unsicherheit und ist mental gefordert. Falls nötig, nimmt die Mutter das Kind bei der Hand und geht zusammen mit ihm hinüber in Nachbars Garten, um den Ball zu holen. Die Mutter hilft also dem Kind, eine Lösung zu finden («Scaffolding») und baut zusammen mit dem Kind ein neues, regulatorisches System auf.

gewohnten Musters mit produktiver Unsicherheit, stellt sich mental der Herausforderung und übernimmt Verantwortung, dass ein neues regulatorisches Muster (**R**) entsteht. Das Beispiel in der Tabelle 4.6.3 soll dies veranschaulichen.

4.6.4.3 Framing

Wenn Betreuungspersonen eine Aktivität für Betroffene planen, dann modifizieren sie die Aktivität bewusst so, dass diese optimal als Mittel zum Zweck dienen, dem Betroffenen mentale Herausforderungen zu bieten, so dass dieser sich weiterentwickeln kann und dabei nicht überfordert ist. «Framing» bedeutet, dass eine beliebige Aktivität so analysiert und angepasst wird, dass sie schliesslich einem bestimmten Menschen mit ASS dient. Bei der Planung einer Aktivität wird zunächst ein enger Variationsrahmen gesetzt und anschließend werden nach und nach Variationen und Neues beigefügt. Framing ist für den Betroffenen sinnvoll, da er eine Konstanz wahrnimmt, die ihm hilft, die kleinen Veränderungen, die laufend beigefügt werden, zu akzeptieren. Beim Framing werden Elemente der Aktivität vereinfacht oder eliminiert, welche im Moment die betroffene Person unnötigerweise stark ablenken oder überfordern und so die Aufmerksamkeit für das prioritäre, mentale Involviertsein nicht ausreichen würde.

4.6.4.4 Spotlighting

«Spotlighting» (dt. Anstrahlen) ist das Hervorheben von wichtigen Elementen beim Kommunizieren und Interagieren, um einen spezifischen Moment in einer Situation wirksam im episodischen Gedächtnis zu verankern. Spotlighting erreicht man, indem man einen Kontrast oder eine wahrnehmbare Veränderung zu dem etablierten Rhythmus herstellt. Ein wichtiger Moment in der Aktivität wird durch die Betreuungsperson von den anderen Momenten klar hervorgehoben. Der betroffene Mensch wird mit der Zeit lernen, den Spotlighting Prozess selbst zu übernehmen, indem er aktiv die Situationen analysiert, um den bedeutungsvollsten Moment zu erkennen. Es gibt viele Möglichkeiten, Momente hervorzuheben. Hauptsächlich geht es darum, dass das Tempo der Aktivität im betreffenden Moment reduziert wird. Eine Person mit ASS braucht oft mehr Zeit, ein Gefühl wahrzunehmen und zu verarbeiten oder generell eine Situation zu erfassen. Zentral beim Spotlighting ist, dass den Bezugspersonen klar ist, an welchem Therapieziel sie arbeiten, und dass sie lernen, die Reaktionen des Betroffenen genau zu beobachten, um während einer Aktivität richtige Momente hervorheben zu können. Tabelle 4.6.4 zeigt ein Beispiel auf, bei welchem das Spotlighting erläutert wird.

4.6.4.5
Scaffolding

«Scaffolding» (dt. Gerüst bauen) ist ein Begriff, der ursprünglich von dem russischen Psychologen Vygotsky (1926) gebraucht wurde, der als einer der Väter der modernen Entwicklungspsychologie gilt. Nach ihm fungieren Erwachsene für das kleine Kind als «Scaffolder». Sie ermöglichen ihm Erfolge im Kompetenzerleben, indem sie Anforderungen an das Kind stellen, die jeweils nur ganz wenig über seinen momentanen Möglichkeiten liegen. Die Bezugspersonen geben dem Kind, bzw. der betroffenen Person, also gerade so viel Unterstützung, wie es braucht, um sich in seiner Rolle als kompetent wahrnehmen zu können. Die Unterstützung wird graduell ausgeblendet, wenn das Kind zunehmend Situationen selbstständig meistern kann. Scaffolding ist nicht gleich zu setzen mit «Prompts», welche z. B. bei Applied-Behaviour-Analysis (ABA) (s. Kap. 4.3) angewendet werden. Scaffolding kann zwar einzelne Prompting-Techniken beinhalten (u. a. das Kind physisch führen), generell wird aber Scaffolding vom Kind her gesehen als weniger eingreifend und direkt erlebt. Scaffolding wird von Anfang an geplant eingesetzt und nicht erst, wenn das Kind Misserfolge zeigt. Eine Scaffolding-Methode ist z. B. Aufmerksamkeit umlenken: Das Kind in Aktivitäten verwickeln, in denen der Erwachsene die Aufmerksamkeit des

Tabelle 4.6.4: Spotlighting

RDI®-Aktivität:	Person mit ASS wäscht mit dem Vater das Auto.
Ziel:	Person mit ASS lenkt Aufmerksamkeit auf den Interaktionspartner, schaut ihn während einer gemeinsamen Aktivität zwischendurch an.
Regulatorisches Muster:	Sie halten zusammen den Schwamm («Framing»), wischen rauf und runter. Der Vater verändert das Tempo, lacht dabei, singt dazu, kommentiert die Handlung etc., und schaut dabei ständig die Person mit ASS an.
Spotlighting:	Die betroffene Person lenkt ihre Aufmerksamkeit für kurze Zeit vom Schwamm auf den Vater. Dieser erkennt den wichtigen Moment und reagiert z.B. darauf, indem er übertrieben fröhlich schaut, die Distanz verringert, kichert, hüpft, springt oder evtl. umfällt. Der Moment wird hervorgehoben und angehalten (vergleichbar mit der Pausentaste bei einem Videogerät).
Fazit:	Es geht darum, dass dieser Moment bei der Person als sozial angenehme Erinnerung abgespeichert wird.
Zu beachten:	Nie stehen die Aktivität selbst oder Objekte im Zentrum (hier Auto waschen, Schwamm etc.), sondern die Situation, dass zwei Interaktionspartner etwas zusammen erleben und somit eine Erfahrung miteinander teilen. Diese Zielsetzung sollte den Bezugspersonen bewusst sein. Es geht nicht darum, dass die betroffene Person die Aktivität korrekt ausführt oder erlernt. Die Aktivität kann für jeden Betroffenen anders aussehen (Framing).

Tabelle 4.6.5: Elaborating

Horizontal:	Vertikal:
Verschiedene Interaktionspartner	Komplexere Interaktionspartner
Verschiedene Settings	Komplexere Settings
Variationen in den Aktivitäten	Abstrakte Rollen
Verschiedene Aktivitäten	Komplexere Aufgabenstellungen
Rollentausch	Höhere Inkongruenz
Variationen in Rollen	Höhere Co-Regulation
Rollenergänzungen	Sich in Vergangenheit/Zukunft versetzen
	Referenzielle Ablenkung

Kindes auf einen gemeinsamen Referenzpunkt lenkt. Dazu hat man viele Möglichkeiten (z. B. das Objekt bewegen, das Objekt vom Tisch fallen lassen, das Objekt mit einer Wasserpistole nass spritzen, etc.).

4.6.4.6
Elaborating

«Elaborating» (dt. Ausarbeiten) meint den graduellen Prozess des Hinzufügens von mehr Komplexität zu den Aktivitäten, so dass diese schließlich die «reale Welt» abbilden. Elaborating ist ein Ausbau von Scaffolding und Framing. Man entfernt graduell das Scaffolding und erweitert und lockert das Framing. Gutstein (2001) unterscheidet zwischen horizontalem und vertikalem Elaborating (s. **Tab. 4.6.5**).

4.6.5
Durchführung

4.6.5.1
Ablauf der Intervention

Jedes RDI®-Programm wird individuell für eine bestimmte Familie konzipiert, was sich in der Zeitplanung und Art der Konsultationen abbildet. Zum Beispiel kann eine Familie, die weit entfernt von einem RDI®-Therapeuten wohnt, eine intensive Einführungsphase benötigen. Die Behandlungsschritte in **Tabelle 4.6.6** dienen als flexible Richtlinie.

Aus Sicht der RDI®-Therapeutin ist das letztendliche Ziel der Intervention, dass die Eltern die Hauptrolle bei der RDI®-Durchführung übernehmen. Um dieses Ziel zu erreichen, setzen Eltern und Therapeutin eine Bandbreite von Kommunikationsmethoden ein, welche von persönlichen Konsultationen bis zu Videofeedback reichen (s. a. 4.6.3.2).

4.6.5.2
Das Kommunikationssystem RDIos™

In einem benutzerfreundlichen Online-Programm (RDI® operating system, kurz RDIos™) sind alle Lernziele für das Kind oder die Eltern klar strukturiert und aufgeführt. Dieses datensichere System steht den Familien zur Verfügung, die mit einer RDI®-Therapeutin zusammen arbeiten. Das System ist ein nützliches Werkzeug zur Kommunikation zwischen Bezugspersonen, Therapeuten und den Entwicklern des RDI®-Programms. Das RDIos™ ist nützlich für die Zeit zwischen den persönlichen Konsultationen und insbesondere für Familien, die wenige persönliche Konsultationen haben. Eltern haben im RDIos™ Zugriff auf folgende Inhalte:

Tabelle 4.6.6: Behandlungsschritte

Erstgespräch	Informationen sammeln: Anamnese, Videoausschnitte, welche die Bezugspersonen im Alltag aufnehmen	Persönlicher Kontakt und via Telefon-/E-Mail
Weitere Abklärungen (falls nötig)	Bio-Psycho-Sozial Psychometrische Tests Autismusspezifisch	Direkt mit zuständiger Fachperson
Elterntraining	Stufen des Elterntrainings werden behandelt (siehe Liste unten)	Wenn möglich wöchentlich. Direkte Konsultationen, ergänzt mit e-learning und Internetkonsultationen durch RDIos™ (s. 4.6.3.2)
Relationship Development Assessment RDA™ (1–6) • erstmals eingeleitet, wenn Bezugspersonen Stufe 4 erreichen. • danach jedes Mal nach Abschluss einer Stufe oder einmal pro Jahr	RDA1 – 2 Stunden RDA2 – 1 Stunde RDA3 – 1 Stunde pro Bezugsperson RDA4 – 1 Stunde RDA5 – 1 Stunde pro Bezugsperson RDA6 – 1 Stunde	RDA1: Eltern und Kind werden durch Therapeuten durch eine Serie von spielerischen Aktivitäten geleitet. Dauer ca. 2 Stunden. Videodokumentation erlaubt genaue Analysen und Einschätzung der dynamischen Intelligenz Serie von Konsultationen: Zeitplanung individuell auf Familie abgestimmt. Das Assessment bildet Teil des konkreten Trainings und die Umsetzung ins Praktische mit dem Betroffenen findet schon statt
Weiteres Training und Supervision	Individuelle Themen werden behandelt	Wenn möglich einmal pro Monat persönliche Konsultation und einmal pro Monat Videokonsultation (RDIos™)

Allgemeine Inhalte:

- Beschreibung von über 1500 Eltern- und Betroffenen-Zielen,
- Aktuelle und gespeicherte «Webinare» (Lesungen und Diskussionen zur Arbeit von Gutstein über eine Auswahl von RDI®- und autismusverwandten Themen),
- Foren für Bezugspersonen und Therapeuten,
- Informationen zum RDI®-Programm und anderen autismusverwandten Themen,
- Online Buchladen,
- Videothek (Sequenzen von «RDI®-Familien», welche ihre persönlichen Videos zur Verfügung stellen möchten),

Individuelle Inhalte:

- Mitverfolgen von Kommunikation zwischen Familien und Therapeuten,
- Hochladen von Videomaterial zum Verfolgen des Programms und Feedback des Therapeuten,
- Aufträge erstellt durch den Therapeuten.

4.6.5.3
Ziele für Bezugspersonen

Bezugspersonen wird Training und Unterstützung angeboten, um die Betroffenen in der Entwicklung der Basisfertigkeiten auf eine natürliche und stressfreie Art voranzubringen. Familien lernen, RDI® als Lebensstil zu übernehmen, um die Bedingungen für die Entwicklung der Betroffenen zu optimieren. Mehr als 50 Ziele für Bezugspersonen sind in RDI® expliziert. Tabelle 4.6.7 zeigt einen Überblick über diese Ziele. Es ist zu beachten, dass RDI® ein Programm ist, das, anhand von Rückmeldungen von Therapeuten und Familien fortwährend optimiert und weiterentwickelt wird.

4.6.5.4
Ziele für Betroffene

Das Hauptziel des RDI®-Programms ist die Verbesserung der Lebensqualität von autistischen Menschen. Ihnen soll eine zweite Entwicklungschance gegeben werden, dynamische Intelligenz zu erwerben. Innerhalb des RDI®-Programmes sind über 1500 Ziele für Betroffenen expliziert. Die Person mit ASS wird schrittweise von ihren Bezugspersonen angeleitet, die wiederum von Therapeuten angewiesen werden, typische Entwicklungsstufen zu erreichen, welche dynamische Intelligenz ausbilden. Die Ziele verteilen sich über zwölf Entwicklungsstufen. Die Ziele innerhalb jeder Stufe sind in Grundlagen-, Entdeckungs-, Elaborations- und Meilensteinziele kategorisiert. Jedes dieser Ziele ist weiter definiert durch übergeordnete Bereiche (z. B. Verhalten, Kommunikationsfertigkeiten), durch untergeordnete Bereiche (z. B. Selbstkontrolle, teilen und integrieren von Erfahrungen) und durch «Werkzeuge» (z. B. Überlegungen anstellen und Selbstinstruktionen, Fakten aus dem Gedächtnis abrufen), wie die Ziele erreicht werden können.

Tabelle 4.6.7: Kurzfassung Ziele Bezugspersonen

Stufe	Lernbereich	Ziele (Bsp.)
1	Beginn: Sammeln relevanter Informationen über Betroffene und Familien, ggf. Durchführung weiterer Untersuchungen	
2	Lehrgang: Was ist Autismus, verstehen der Kernproblematik, Remediationsansatz bei RDI®	Verstehen der Kerndefizite bei ASS (12 Ziele)
3	Bereitschaft und Verpflichtung: Krise überwinden/realistische Einstellung entwickeln/nicht gedankenlos alles machen, was getan werden könnte, für gesundes Familienleben sorgen, auf sinnvolle Art Fachpersonen nutzen (Vermeidung von Abhängigkeit)	Analyse des aktuellen Umfelds des Betroffenen; Feststellung nötiger Veränderungen (8 Ziele)
4	Planen: beinhaltet das gesamte RDA®. Ziel, mit dem Betroffenen in Co-Regulation zu kommen	Stärken und Schwächen des Betroffenen analysieren (7 Ziele)
5	Rolle des Lernenden: angeleitetes Mitmachen	Umgang in der Beziehung zum Kind verändern, Sprachstil anpassen (8 Ziele)
6	Angeleitetes mitmachen: Einführung in die Ziele des Kindes	Optimale Rollenverteilung entwickeln (11 Ziele)
7	Internalisierung und Transfer	Resilienz fördern (4 Ziele)

Grundlagenziele. Diese beinhalten Fertigkeiten, die vorhanden sein müssen, um einen Meilenstein zu erreichen und die Entwicklungsstufe zu meistern. Sie müssen nicht bei allen Betroffenen beeinträchtigt sein und können daher teilweise schon zu Beginn der Intervention beobachtet werden.

Entdeckungsziele. Diese bedeuten eine erste, erfolgreiche Begegnung mit einer neuen Art des Denkens, der Wahrnehmung des Selbst, anderer Personen und der Umwelt sowie das Verständnis dafür. Entdeckung bedeutet hierbei Bewusstwerden und noch keine Kompetenz für das richtige Leben.

Elaborationsziele. Diese bedeuten eine grössere Funktionalität bereits entdeckter Fertigkeiten über bekannte Settings hinaus. Dazu werden unterschiedliche Interaktionspartner, abnehmende Unterstützung durch die Bezugspersonen, unterschiedliche Umgebungen und veränderte Dauer und Häufigkeit benötigt. Elaborationsziele setzen Nachweise von breiter Generalisierung und Integration mit bereits gelernten Konzepten voraus.

Meilensteinziele. Diese repräsentieren Fertigkeiten, die mit Beschäftigung, Freundschaft und Selbstständigkeit in Verbindung stehen. Das Meistern eines Meilensteinziels bedeutet eine erhebliche Verbesserung der Lebensqualität von Betroffenen und ihren Bezugspersonen.

4.6.6
Indikation

Das RDI®-Programm ist eine Interventionstechnik, welche die spezifischen Symptome der ASS als Behandlungsziele definiert und die Fertigkeiten im kognitiven, sozialen und emotionalen Bereich auf eine systematische Art und Weise aufbaut. Die Intervention kann bei allen Personen auf dem autistischen Spektrum angewendet werden, unabhängig von Alter, Intelligenz, Sprachfertigkeit und Geschlecht.

4.6.7
Evidenz

4.6.7.1
Evaluationsstudie von Gutstein

Um die Wirksamkeit der Intervention zu prüfen, führte Gutstein zwei Pilotstudien durch, wovon die zweite publiziert wurde (Gutstein et al., 2007). In der Studie wurde die Entwicklung von 16 Kindern mit ASS im Alter von zwei bis neun Jahren, welche 16 Monate RDI® erhielten (ca. fünf Std./Wo. und zusätzlich integriert in deren Alltag) verfolgt. Als Outcome-Kriterium wurde die Diagnostische Beobachtungsskala für Autistische Störungen (ADOS; s. Kap. 3.1) verwendet, ferner ein selbstentwickelter Fragebogen zu Flexibilität, sowie erhöhte Selbstständigkeit im schulischen Rahmen.

Nach dem Therapiezeitraum verbesserten sich 70 % der Kinder, die RDI® erhalten hatten um mindestens eine Diagnosekategorie des ADOS (s. **Abb. 4.6.1**). Vor Beginn der Intervention besuchte nur ein Kind der Interventionsgruppe eine Regelschule. Nach der Intervention konnten 13 der 16 Kinder (teilweise mit Klassenassistenz) in eine Regelklasse integriert werden. Die Befunde werden relativiert durch das Fehlen einer Kontrollgruppe sowie durch die Einschränkungen bezüglich Alters- und Intelligenzspektrum (Range IQ 70 – 118).

4.6.7.3
Unabhängige Studien und Ausblick

In den USA arbeitet die Stiftung «Foundation for Autism Research and Remediation» (FAAR), welche zum Ziel hat, Studien zu unterstützen, die die Wirksamkeit von RDI® erforschen. FAAR fördert z. B. eine laufende Studie an der «Tavistock Clinic and Institute of Child Health» in London (Peter Hobson), welche die Beziehung zwischen sozialer und kognitiver Entwicklung bei Kindern mit Autismus erforscht, die sich in Behandlung befinden. Daneben hat das «Autism

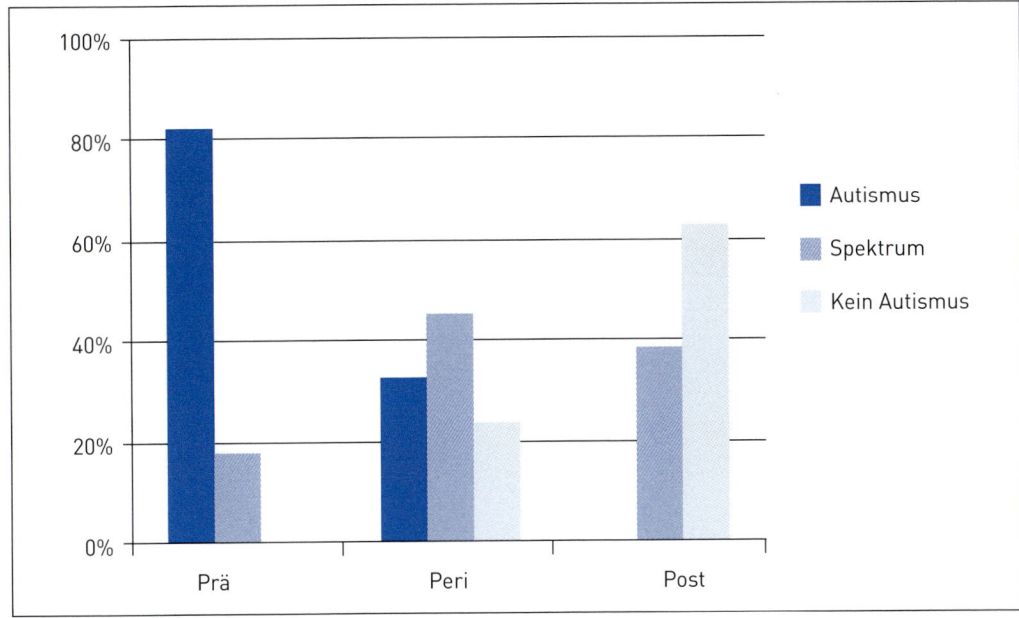

Abbildung 4.6.1: ADOS – prä/peri/post

Support Center», Auburn Hills, Michigan, USA., sowie eine Forschungsgruppe der Universität in Sydney ebenfalls eine unabhängige Studie zu RDI® begonnen.

4.6.8
Weiterführende Literatur

Gutstein, S.; Sheely, R.: Relationship Development Intervention with Children, Adolescents and Adults: Social and Emotional Development Activities for Asperger Syndrome, Autism, PDD and NLD. Jessica Kingsley, London, 2002.

Hobson, P.: The Cradle of Thought: Exploring the Origins of Thinking. Macmillan, London, 2002.

Sternberg, R. J.: Wisdom, Intelligence and Creativity Synthesized. Cambridge University Press, London, 2003.

4.6.9
Literatur

Baron-Cohen, S.; Wheelwright, S.; Jolliffe, T.: Is there a «language of the eyes»? Evidence from normal adults and adults with autism or Asperger syndrome. Visual Cognition, 4 (1997): 311–331.

Bowler, D.; Gardiner, J.; Grice, S.: Episodic memory and remembering in adults with Asperger's syndrome. Journal of Autism and Developmental Disorders, 30 (2000): 305–316.

Craig, J.; Baron-Cohen, S.: Creativity and imagination in Autism and Asperger Syndrome, Journal of Autism and Developmental Disorders, 29 (1999): 319–326.

Fogel, A.: Developing through relationships: Origins of communications, self and culture. University of Chicago Press, Chicago, 1993.

Goldstein, G.; Minshew, N.: A profile of memory function in children with autism. Paper presented at the International Meeting for Autism Research, 2004.

Gutstein, S.: Solving the Relationship Puzzle. Future Horizons, Arlington, TX, 2001.

Gutstein, S.: Developing a Treatment Program to Address the Unique Social and Emotional Deficits in Autism Spectrum Disorders. Autism Spectrum Quarterly (2005): 8–12.

Gutstein, S.; Burgess A.; Montfort, K.: Evaluation of the Relationship Development Intervention Program. Autism, 11 (2007): 397–411.

Gutstein, S.: Unveröffentlichte Präsentation, Houston, TX, 2007.

Hermelin, B.; Frith, U.: Psychological studies of childhood Autism: Can autistic children make sense of what they see and hear? Focus on Autistic Behaviour, 6 (1991): 6–13.

Hobson, R. P.: Autism and the development of mind. Lawrence Erlbaum Associates Ltd, Hillsdale, NJ, 1995.

Minshew, N.; Johnson, C.; Luna, B.: The cognitive and

neural basis of autism: A disorder of complex information processing and dysfunction of neocortical systems. In: L. Glidden (Ed), International review of research in mental retardation: Autism (vol. 23). (pp. 111–138). Academic Press, San Diego, CA, 2001.

Mundy, P.: The neural basis of social impairments in autism: the role of the dorsal medial-frontal cortex and anterior cingulated system. Journal of Child Psychology and Psychiatry, 44 (2003): 793–809.

Rogoff, B.: Social interaction as apprenticeship in thinking: Guided participation in spatial planning. In: L. Rescnick; J. Leving (Eds), Pespectives on Socially Shared Cognition. American Psychological Association, Washington, DC, 1991.

Rutter, M.: Psychosocial Resilience and Protective Mechanisms. In: J. Rolf; N. Garmezy (Ed), Risk and Protective Factors in the Development of Psychopathology. University Press, Cambridge, 1990.

Vygotsky, L. S.: Educational Psychology. St. Lucie Press, FL, 1926.

4.7
Elterntraining/Frühe Intervention

Ragna Cordes & Hermann Cordes

4.7.1
Beschreibung der Verfahren

4.7.1.1
Elterntraining

Die Interaktion mit den Eltern stellt in den ersten Lebensjahren eine fundamentale Lernsituation dar. Durch ihr «intuitiv didaktisches Elternverhalten» (Papousek, 1996) passen sich Eltern den Fähigkeiten ihres Kindes an, Umweltreize zu verarbeiten und zu kommunizieren. Die sozial-kommunikative, aber auch die kognitive Entwicklung der Kinder wird so – spielerisch und beiläufig – stimuliert. Wird diese Interaktion durch Störungen bei den Eltern (z. B. psychische Erkrankung, psychosoziale Belastungen) oder beim Kind (z. B. Verhaltens-, Entwicklungsstörungen) beeinträchtigt, wird das frühe soziale Lernen gestört. Bei aggressiven, hyperaktiven und entwicklungsverzögerten Kindern werden verhaltens- und interaktionsorientierte Elterntrainingsprogramme daher seit langem erfolgreich eingesetzt (Sarimski, 1993; Sekretich/Dumas, 1996).

4.7.1.1.1
Bedeutung von Elterntraining für Eltern autistischer Kinder

Autismus-Spektrum-Störungen (ASS) sind tiefgreifende Entwicklungsstörungen, die zu einer von Geburt an andersartigen Entwicklung des Gehirns führen (Poustka et al., 2004). Umweltreize, die in den ersten Lebensmonaten fast ausschließlich von den Eltern ausgehen, werden in anderer Weise verarbeitet, als dies bei normalen Kindern geschieht. Die neurobiologische Forschung geht davon aus, dass die neuronale Vernetzung bei autistischen Kindern anders als bei normalen Kindern erfolgt (Happé/Frith, 1996; s. a. Kapitel 2.2 & 2.3). Systematische Analysen von Videoaufnahmen autistischer Kinder im ersten Lebensjahr weisen schwere Störungen in der Eltern-Kind-Interaktion aus (Baranek, 1999; Osterling/Dawson, 1994):

- Fehlende Orientierung auf soziale Reize
- Keine Reaktion auf den eigenen Namen
- Reduzierter, nicht kommunikativ eingesetzter Blickkontakt
- Kein reaktives soziales Lächeln

Im zweiten Lebensjahr fallen das fehlende Symbolspiel und die eingeschränkte Fähigkeit der Kinder auf, die Aufmerksamkeit der Eltern auf interessante Dinge zu lenken («joint attention») sowie auf kommunikative Gesten anderer (z. B. Zeigen) zu reagieren (Dawson et al., 2004). Insbesondere die Schwierigkeiten autistischer Kinder, von Menschen ausgehende Reize, Stimmen, Gesichter zu erkennen, ihre fehlende Imitationsfähigkeit und schwache Motivation zu interagieren, führen dazu, dass sie erhebliche Schwierigkeiten haben von den Reizangeboten der primären Bezugspersonen zu profitieren. Eltern autistischer Kinder erleben sich in der Interaktion mit ihren Kindern als wenig wirksam, sind über Abwehr und Kommunikationsabbrüche durch die Kinder irritiert und erleben daher höheren Stress als Eltern gesunder, aber auch als Eltern anders behinderter Kinder (Bristol, 1984; Hastings/Johnson, 2001). Das andersartige Interaktionsverhalten ihrer Kinder erschwert es ihnen oder macht es sogar unmöglich, sich auf das Kind einzustellen und mit ihm einen entwicklungsfördernden Dialog aufzubauen (Cordes, 1995). Vielmehr sind die Eltern durch das ungewöhnliche Verhalten ihres Kindes tief verunsichert. Schuldgefühle, Ablehnung, Resignation, aber auch depressive Verstimmungen können die Folge sein.

Folgende Probleme des frühen Lernens sind bei autistischen Kindern zu beobachten:

- Defizite in der Imitationsfähigkeit: Ein für Kinder wichtiger Lernweg, das Lernen am Modell anderer (Eltern, Gleichaltriger), ist bei autistischen Kindern gestört (Dawson/Adams, 1984).
- Störungen des sozialen Lernens: Sozial-kommunikatives Verhalten der Bezugspersonen (Lob, Freude, Körperkontakt etc.) sind für autistische Kinder nicht belohnend, manchmal sogar aversiv.
- Schwierigkeiten, natürliche Kontingenzen auf ihr Verhalten zu erkennen (Koegel et al., 2006): Wenn autistische Kinder nicht erkennen, was ihre Handlungen bewirken, erleben sie ihr Handeln als «sinnlos», ziehen sich in «ihre Welt» zurück (Phänomen der «erlernten Hilflosigkeit»; Seligman, 1995).
- Defizite in der joint-attention (Dawson et al., 2004).
- Generalisierungsschwäche: Die «Stimulusoverselectivity» (Lovaas/Schreibman, 1971) führt dazu, dass autistische Kinder in Alltags- oder Lernsituationen erworbene Fähigkeiten nicht auf andere Situationen/Personen übertragen können.

4.7.1.1.2
Zentrale Inhalte von Elterntrainingsprogrammen

Autistische Kinder benötigen daher so früh wie möglich einen auf ihre eingeschränkten Reizverarbeitungsfähigkeiten abgestimmten Interaktionsstil, um Lernerfahrungen wie gesunde Kinder machen zu können. Ohne therapeutische Kenntnisse ist es aber für die Eltern schwierig, einen solchen Interaktionsstil aufzubauen. Elterntrainingsprogramme sollten daher folgende Elemente enthalten:

- Elternausbildung: Die Eltern müssen wissen, welche Ursachen die autistische Störung hat und wie autistische Kinder lernen. Sie müssen lernen, das Verhalten des Kindes zu beobachten und sollen es auf Grundlage der gestörten sozialen Reizverarbeitung verstehen.
- Verhaltenstherapeutisches Training: Eltern müssen in die Grundelemente der Lerntheorie und der autismusspezifischen Verhaltenstherapie eingeführt werden. Sie sollen lernen, adäquates Verhalten aufzubauen, Verhaltensexzesse abzubauen, Lernsituationen zu strukturieren und im «Discrete Trial Format» mit dem Kind zu arbeiten.
- Professionalisierung der Eltern: Um dem Kind die notwendige Wiederholungszahl im Alltag zu ermöglichen und die Generalisierung neuen Verhaltens auf verschiedene Settings zu unterstützen, sind Eltern als Therapeuten notwendig. Die Ausbildung und Anleitung der Eltern erhöht ihre Selbstwirksamkeit. Die Stressbelastung im Umgang mit dem Kind wird reduziert und die Beziehung zum Kind verbessert sich.
- Aufbau entwicklungsfördernder Interaktion: Die Eltern müssen lernen, die – oft andersartigen – kommunikativen Signale ihres Kindes zu verstehen und kontingent auf diese zu reagieren. Sie lernen, Kommunikationssituationen so mit dem Kind zu gestalten, dass es diese verstehen kann und als positiv erlebt. Verbale und nonverbale Reize müssen reduziert, betont, rhythmisiert und mehrfach dargeboten werden.

4.7.1.2
Frühe Intervention

4.7.1.2.1
Derzeitige Situation in Deutschland

Junge autistische Kinder werden meist in Frühförderstellen für behinderte Kinder oder in regionalen Autismustherapiezentren gefördert. Für die Förderung werden eine bis zwei Stunden, in Ausnahmen bis zu maximal vier Stunden wöchentlich von den regionalen Sozialhilfeträgern bewilligt. Die Therapeuten haben in der Regel keine spezielle Ausbildung in der frühen Förderung autistischer Kinder. Autismusspezifische Verhaltenstherapie wird selten angeboten. Supervision, Effektivitätskontrolle und Elterntraining werden meist nicht durchgeführt. Eltern autistischer Kinder in Deutschland sind daher mit ihrer Rolle im Therapieprozess auch deutlich unzufriedener als z. B. Eltern in den USA und Dänemark (Häußler, 1998). Für autistische Kinder ist diese Form unspezifischer Förderung nur wenig wirksam: Die schweren Störungen der Interaktion/Kommunikation und im Lernen können in diesem Setting nicht ausreichend behandelt, adäquate Lernprozesse nicht aufgebaut werden. Lediglich in einem wissenschaftlich begleiteten Modellversuch, dem «Bremer Projekt», wurden bisher verhaltenstherapeutische Verfahren systematisch in Unterricht/Therapie eingesetzt. Die Eltern erhielten ein spezielles Elterntraining (Cordes, 1983).

4.7.1.2.2
Entwicklung effektiver Konzepte früher Intervention in den USA

Seit den 70er-Jahren sind in den USA neue Konzepte der Frühförderung entwickelt worden, die die traditionelle Frühförderung autistischer Kinder geradezu revolutionierten. Ausgangspunkt waren einerseits die Schwierigkeiten der Eltern und schließlich auch der professionellen Therapeuten in Frühförderungseinrichtungen, Alltagssituationen so zu strukturieren, dass Lernen, insbesondere für schwerer gestörte autistische Kinder möglich wurde. Kalifornische Therapieforscher setzten in den 60er Jahren als Erste die Methoden des operanten Konditionierens in der Therapie autistischer Kinder ein. Es zeigte sich, dass auch schwerer gestörte autistische Kinder, wenn sie nach diesen Methoden therapiert wurden, unerwartete Lernerfolge erzielen konnten. Allerdings wurde auch deutlich, dass die im klinischen Setting erzielten Lernerfolge weitgehend wieder verloren gingen, wenn die Förderung beendet war und die Kinder in ihre normale Umwelt zurückkehrten (Lovaas et al., 1973). Die Lernerfolge blieben aber bestehen und konnten sogar noch ausgebaut werden, wenn die Eltern ein verhaltenstherapeutisches Elterntraining erhalten hatten und in die Programme eingearbeitet wurden. Verhaltenstherapeutische Frühförderprogramme wurden daher so strukturiert, dass auf hochstrukturierte Lernprogramme (in Einzellernsituation) Generalisierungsprogamme folgten. Die Lernerfolge im Programm mussten in das alltägliche Leben des Kindes zu Hause implementiert werden.

4.7.1.2.3
Das «Young Autism Project»

Anfang der 70er Jahre entwickelte I. O. Lovaas an der Universität Los Angeles (UCLA) zusammen mit einer Gruppe von Autismusforschern das erste frühe intensive Interventionsprojekt für autistische Kinder (bis 4 Jahre). Die Lernerfolge der Experimental- und Kontrollgruppen wurden in drei Follow-up-Studien bis ins Erwachsenenalter evaluiert (Lovaas, 1987; McEachin et al., 1993; Smith et al., 1997b). In mehreren Landern der Welt (z. B. in England, Norwegen, Israel, Australien, Spanien, in mehreren Staaten der USA) wurden «Replikationsprojekte» durchgeführt, die die Elemente der Lovaas-Originalstudie enthielten und von Lovaas und seinen Mitarbeitern kontrolliert wurden (Green, 1996) (s. Kap. 4.7.5).

Wegen der Bedeutung dieses Projekts für die Frühtherapie autistischer Kinder sollen Konzept und Ablauf des «Young Autism Project» hier genauer beschrieben werden.

Zulassungskriterien. Die Experimentalgruppe (19 Kinder), die Kontrollgruppe 1 (19 Kinder) und die Kontrollgruppe 2 (21 Kinder) wurden nach drei Kriterien gebildet:

- Unabhängige Diagnose «Autismus» (Nach DSM-III-Kriterien),
- Jünger als 40 Monate (wenn ohne Sprache),
- Jünger als 46 Monate (wenn echolalische Sprache),
- Mentales Alter mindestens 11 Monate.

Therapieintensität. Die Experimentalgruppe erhielt 40 Stunden Therapie in der Woche in 1:1-Lernsituationen. Die Kontrollgruppe 1 nur 10 Stunden/Woche, die Kontrollgruppe 2 keine Einzeltherapie. Die hochintensive Therapie der Experimentalgruppe wurde zwei Jahre lang durchgeführt. Im dritten Jahr, nachdem die Kinder eingeschult worden waren, wurde die Stundenzahl auf 10 Stunden Einzeltherapie reduziert.

Methoden. Alle Therapeuten, Ko-Therapeuten (Studenten) und die Eltern erhielten vor Beginn ein intensives Training durch Autismusexperten der Lovaas-Gruppe (Autismus-Theorie; Verhaltenstherapie; Lernforschung; Discrete Trial Format; Datenerhebung). Einzige angewandte Methode war die autismusspezifische Verhaltenstherapie (in den USA: Behavior Modification; Applied Behavior Analysis, ABA, vgl. Kapitel 4.3). Die Therapeuten arbeiteten im 1:1-Setting mit dem Kind, die Förderung fand im Haus der Eltern statt («home-based program»). Die Eltern arbeiteten als selbstverantwortliche Therapeuten im Therapie-Setting mit («parent professionals»). Regelmäßige Supervision des Programms und die Evaluation der Daten erfolgte durch Autismusexperten der Universität.

Curriculum/Lernprogramme. Die Therapeuten arbeiteten nach einem speziellen «Manual», das als Grundlage für die Entwicklung der Lernprogramme diente. Inhalte waren Imitation; Sprachverständnis; expressive Sprache; soziales Spielverhalten; Selbstständigkeit; Grammatik; Kognitive Funktionen; Emotionen; Lesen; Schreiben; Rechnen, Abbau von Verhaltensproblemen. Jedes Kind wurde nach einem individualisierten Lehrplan (IEP) therapiert.

Ergebnisse der 1. Follow-up-Studie nach 2 Jahren Intensivförderung (Alter: 6 bis 7 Jahre) (Lovaas, 1987). Neun Kinder der 19 Kinder der Experimentalgruppe (= 47%) galten nach der Definition von Lovaas als «recovered», das heißt, sie wiesen ein normales Funktionsniveau (durchschnittlicher IQ 107) auf und konnten reguläre erste Klassen erfolgreich besuchen. Nach Lehrerurteil waren sie von anderen Schülern nicht unterscheidbar. In der Kontrollgruppe 1 konnte kein Kind, in der Kontrollgruppe 2 ein Kind normal beschult werden.

Acht Kinder der Experimentalgruppe (= 40%) wurden in «Aphasic»-Klassen (Klassen für Sprachbehinderte) eingeschult (Kontrollgruppe 1: Drei Kinder; Kontrollgruppe 2: Drei Kinder).

Zwei Kinder der Experimentalgruppe (= 13%) wurden in Klassen für schwerer behinderte autistische Kinder eingeschult. Aus der Kontrollgruppe 1 waren 14 Schüler, aus der Kontrollgruppe 2 zehn Kinder in diesen Klassen.

Die Kinder der Experimental-Gruppen erzielten einen durchschnittlichen Zuwachs von 30 IQ-Punkten gegenüber der Kontrollgruppe 1. Mentales Alter und IQ der beiden Kontrollgruppen hatten sich in den zwei Jahren nicht verändert.

Ergebnisse der 2. Follow-up-Studie nach 7 Jahren (Alter: 12 bis 13 Jahre) (McEachin et al., 1993). 47% der autistischen Kinder der Experimentalgruppe besuchten weiterhin reguläre Klassen. Dagegen war nur ein Kind der Kontrollgruppe in einer regulären Klasse beschulbar. Die Experimentalgruppe wies einen durchschnittlichen IQ von 84 auf. Die Kontrollgruppe einen IQ von 55.

Ergebnisse der 3. Follow-up-Studie nach 19 Jahren (Alter: 24 Jahre) (Smith et al., 1997b). 42% der Experimentalgruppe wiesen weiter ein normales Funktionsniveau auf, galten also als sozial angepasste Erwachsene ohne klinische Auffälligkeiten. Einige hatten studiert oder studierten noch immer oder gingen einer Arbeit nach; mehr als die Hälfte lebten in festen Partnerschaften.

4.7.1.2.4
Bedeutung des Projekts

Bis zur Veröffentlichung der Lovaas-Studie 1987 bestand in der Therapieforschung Einigkeit darüber, dass derart dramatische Therapieerfolge – das Erreichen eines normalen Funktionsniveaus bei knapp der Hälfte der Kinder – nicht möglich sei. Seither wird eine heftige bis heute andauernde Debatte geführt, ob die Lovaas-Studien methodisch alle wissenschaftlichen Anforderungen an Langzeitstudien erfüllen (vgl. Gresham/MacMilian, 1997). Andererseits sind inzwischen weltweit eine Fülle von Nachfolgestudien zur intensiven Frühförderung autistischer Kinder durchgeführt worden, in denen die Lovaas-Studien in ihren wesentlichen Elementen repliziert oder einige zentrale Variablen (z. B. «home-based vs. clinic-based programs»; Zahl der Therapiestunden; früher vs. späterer Beginn) variiert und überprüft wurden (s. Kap. 4.7.5).

Die Ergebnisse dieser Studien zeigten, dass bei einem Teil der autistischen Kinder das «autistische» Verhalten nur noch schwach erkennbar war, die Art der Wahrnehmungsverarbeitung modifiziert und das Lernen, die Interaktion und Kommunikation normalisiert werden konnte, wenn die Intervention folgende Essentials aufwies:

- Hohe Intensität (fast die gesamte Wachzeit),
- Verhaltenstherapeutisches Vorgehen in der Therapie und im Alltag,
- Therapie in 1 : 1-Lernsituationen,
- Eltern-Training/Professionalisierung der Eltern,
- Strukturierung der Lebens- und Lernumwelt nach therapeutischen Prinzipien.

7.4.2
Durchführung

Der Einbezug der Familie – insbesondere der Eltern als trainierte Therapeuten – ist für die Effektivität von Frühtherapieprogrammen von entscheidender Bedeutung (Koegel et al., 2006). In nahezu allen neueren Frühförderprogrammen werden daher Eltern – wenn auch in unterschiedlichem Ausmaß – einbezogen:

1. *Elterntrainingsprogramme ohne Therapie des Kindes durch Experten:* Hierbei handelt es sich um meist niederfrequente Elterngruppen- oder Einzeltrainings, in denen die Eltern vorwiegend Basiswissen über die autistische Störung, den Umgang mit Problemverhalten und den Aufbau einer förderlichen Interaktion erwerben. Eine Einzeltherapie durch externe Therapeuten ist nicht vorgesehen (Elterntraining nach TEACCH-Ansatz, Ozonoff/Cathcart, 1998; Probst, 2003; NAS EarlyBird, Shields, 2001).
2. *Kognitiv-verhaltenstherapeutische Elterntrainingsprogramme:* Eltern werden trainiert, «Schlüsselfertigkeiten» (wie Motivation, Aufmerksamkeit, joint-attention) bei ihrem Kind zu fördern. Strategien werden in Alltagssituationen als «natürlich, inzidenzielle Lernsituationen» von den Eltern eingesetzt. Die Eltern werden durch externe Therapeuten in unterschiedlichem Ausmaß in der Therapie des Kindes unterstützt (Pivotal Response Training; Koegel/Koegel, 2006).
3. *Intensive verhaltenstherapeutische Programme:* Eltern werden trainiert, führen die Therapie, die überwiegend im diskreten Lernformat aufgebaut ist, mit ihrem Kind selbst durch, werden von Ko-Therapeuten unterstützt (Umfang: 25 bis 40 Stunden wöchentlich). In den «parent-managed»-Programmen, die vor allem für Familien angeboten werden, die nicht in der Nähe eines spezialisierten Zentrums wohnen, stellen die Eltern auch Ko-Therapeuten ein und leiten das Therapeutenteam. Supervision findet wöchentlich (von Experten geleitet), 14-tägig oder monat-

lich (parent-managed-Gruppe) statt (Lovaas, 1987; Eikeseth, 2007).

Exemplarisch sollen hier zwei Programme – ein niederschwelliges reines Elterntrainingsprogramm (1.) sowie ein Elterntrainingsprogramm mit hochintensiver Therapie (3.) – genauer vorgestellt werden. Beide Modelle sind auf jeweils unterschiedliche familiäre Settings abgestimmt und könnten daher die Versorgung autistischer Kleinkinder auch in Deutschland deutlich verbessern.

4.7.2.1
Das NAS EarlyBird-Programm

4.7.2.1.1
Grundlagen

Ein sofort nach der Frühdiagnose einzusetzendes Elterntrainingsprogramm wurde von der National Autistic Society (NAS) 1997 in Großbritannien entwickelt und wird dort überregional von den lokalen Therapieeinrichtungen angeboten (Shields, 2001). Im Gegensatz zu den bisher dargestellten Intensivprogrammen ist das Programm:

- ein niederschwelliges Angebot (keine Zugangsbeschränkungen, geringe Kosten, keine Organisationsarbeit),
- ein Kurzzeit-Programm,
- ein reines Elterntraining (ohne Therapie mit dem Kind durch Experten),
- ein Gruppentraining (sechs Familien werden in Gruppen zusammengefasst).

Ziel des Programms ist es:

- die Lücke zwischen Diagnose und Einschulung zu schließen, wenn keine anderen Frühfördermaßnahmen zur Verfügung stehen,
- Eltern zu befähigen, die soziale Kommunikation mit ihrem Kind zu verbessern,
- die Interaktion im häuslichen Alltag so zu strukturieren, dass unangemessenes «autistisches» Verhalten sich nicht entwickeln kann,
- Eltern Strategien zum Aufbau von Lernprozessen und zur Reduktion von Verhaltensstörungen zu vermitteln,
- Eltern-Stress, der durch fehlende außerfamiliäre Unterstützung und fehlende professionelle Hilfe entsteht, zu reduzieren.

4.7.2.1.2
Struktur des Programms

Während der dreimonatigen Laufzeit des Programms finden acht Workshops (à drei Stunden) statt, an denen sechs Familien mit je ein bis zwei Familienmitgliedern teilnehmen. Einmal wöchentlich findet ein dreistündiger Hausbesuch des Trainers statt, in dem das im Workshop Gelernte individualisiert wird. Die Mutter arbeitet unter Supervision mit ihrem Kind an verschiedenen Aufgaben. Außerdem sind Video-Feedbacks zur Selbstevaluation der Eltern vorgesehen.

Das EarlyBird-Programm ist ein allgemein zugängliches Angebot für Eltern autistischer Kinder in Großbritannien und wird seit 2001 auch in Neuseeland angeboten (Anderson et al., 2006). Es darf aber nur von erfahrenen Autismustherapeuten angeboten und durchgeführt werden, die ein dreitägiges Intensivtraining in diesem Programm absolviert haben.

4.7.2.1.3
Ergebnisse

Das Programm wurde in Rahmen von Pilotstudien in Großbritannien (Hardy, 1999) und in einer Studie an 47 Eltern in Neuseeland (Anderson et al., 2006) evaluiert. Die Eltern hatten mehr Wissen über die autistische Störung und lernten, angemessen mit dem Kind zu interagieren, es zum Lernen anzuregen und effektiver mit Verhaltensproblemen des Kindes umzugehen.

4.7.2.2
Das Bremer Elterntrainingsprogramm (BET)

4.7.2.2.1
Konzeption des Bremer Elterntrainingsprogramms

Das Bremer Elterntrainingsprogramm wurde 2002 konzipiert, um auch in Deutschland Eltern autistischer Kinder im Vorschulalter die Teilnahme an einem intensiven Frühförderprogramm anzubieten. Schon 1991 wurde ein Frühtherapiekonzept – allerdings ohne systematischen Einbezug der Eltern – als Modellprojekt durchgeführt (Cordes/Dzikowski, 1991). Diese Frühfördermaßnahmen werden von den zuständigen Sozialämtern überwiegend noch nicht im Rahmen der Eingliederungshilfe finanziert. Eine wohnortnahe Betreuung durch Experten ist aufgrund der wenigen in diesen Methoden ausgebildeten Autismustherapeuten zurzeit nicht möglich.

Das BET musste daher von verschiedenen Voraussetzungen ausgehen:

- Es musste finanzierbar sein. Es wurde daher ein Kurzzeit-Programm von sechs Monaten mit hoher Intensität (30 h/wöchentlich) konzipiert.
- Eltern wurden in Gruppen von drei bis vier Familien zusammengefasst, die gemeinsam in den Workshops zum Aufbau grundlegender Therapiefertigkeiten geschult wurden (Aufbau eines sozialen Netzes/Kostenersparnis).
- Die Eltern wurden in einem intensiven Elterntraining (zweimal zwei Tage) angeleitet nicht nur verhaltenstherapeutisch mit dem Kind zu arbeiten, sondern das Frühtherapieprogramm zudem selbstständig zu leiten.

4.7.2.2.2
Ziele

Die Eltern und Ko-Therapeuten sollen lernen:

- die Aufmerksamkeit des Kindes auf die zu lernenden Stimuli zu lenken,
- eine angemessene Lernsituation mit dem Kind aufzubauen,
- verhaltenstherapeutisch mit dem Kind zu arbeiten,
- in eine positive Interaktion mit ihrem Kind zu gelangen,
- die häusliche Situation so zu strukturieren, dass das Kind sich orientieren und ein Konzept des Alltagsablaufs bilden kann.

4.7.2.2.3
Wesentliche Elemente («Essentials»)

- Die Kinder sind maximal 6 Jahre alt.
- Das Training findet zu Hause, also in der natürlichen Umwelt des Kindes, statt («home-based»).
- Das Kind wird 30 Stunden wöchentlich in 1 : 1 Situation gefördert.
- Die Eltern arbeiten im Team mit drei bis vier Ko-Therapeuten zusammen.
- Die Eltern und Ko-Therapeuten werden in der Anwendung autismusspezifischer Verhaltenstherapie trainiert.
- Jedes Kind erhält auf seine individuellen Lernmöglichkeiten abgestimmte Lernprogramme (Curriculumbereiche: Lern- und Arbeitsverhalten, Imitation, Interaktion, Kommunikation/Sprache, Wahrnehmung, Motorik, Selbstständigkeit, Vorschulische Fähigkeiten, Verhaltensprobleme).
- Das Programm beginnt mit dem Aufbau von Arbeitsverhalten, Imitation, joint attention als Voraussetzungen für das Lernen.
- Es wird ein Video-Interaktionstraining zum Aufbau positiver Interaktion eingesetzt.

4.7.2.2.4
Struktur des Programms

Das BET besteht aus sieben Teilen (siehe **Tabelle 4.7.1.1**; für eine ausführliche Beschreibung des Trainingsablaufs und der einzelnen Bausteine siehe Cordes, 2005a). Im Basis- und Aufbaukurs werden jeweils drei bis vier Familien und Ko-Therapeuten gemeinsam trainiert und in die Grundlagen der verhaltenstherapeutischen Arbeit mit autistischen Kindern eingeführt. Strategien zum Aufbau von erwünschtem Verhalten und zum Abbau von Problemverhalten werden eingeübt, erste Lernprogramme im Rollenspiel eingeübt. Nach den Kursen findet ein Haustraining statt, in dem die Eltern und Ko-Therapeuten von den Trainern systematisch in die Arbeit mit dem Kind eingeführt werden. Zusätzlich wird ein Video-Interaktionstraining (Cordes, 2005b) mit den Eltern durchgeführt. Anhand einer von den Eltern erstellten Videoaufnahme einer alltäglichen Problemsituation (Essen, Duschen, Anziehen etc.) werden die Eltern im Aufbau gelungener Interaktion mit ihrem Kind trainiert.

Jeweils nach dem Basis- bzw. Aufbaukurs beginnen die Therapiephasen, in denen die Eltern und Ko-Therapeuten die entwickelten Lernprogramme mit dem Kind durchführen. Die Trainer begleiten die Eltern in dieser Phase, indem sie die wöchentlichen Datenblätter kontrollieren und regelmäßige Telefonate mit den Eltern führen sowie Therapievideos analysieren. Nach Abschluss des BET wird ein Folgeprogramm angeboten. Die Eltern können das Training aber auch weitgehend selbstständig, supervidiert durch trainierte Therapeuten regionaler Autismustherapiezentren, weiterführen. Die Koope-

Tabelle 4.7.1.1: Struktur des BET

Trainingsteil	Zeitpunkt	Umfang (Stunden)	Ziel
Diagnostik	Vor dem Training	6	Baseline/Entwicklungsüberprüfung/Anamnese
Basiskurs (alle Familien)	1. Woche	16	Vermittlung verhaltenstherapeutischer Techniken; frühkindlicher Autismus
Haustraining 1	1. Woche	6	Programmeinführung
Therapiephase 1	1.–8. Woche	30/Woche	Durchführung der Programme/Supervision durch Trainer
Aufbaukurs (alle Familien)	9. Woche	16	Reflexion/Programmerstellung/Video-Interaktionstraining
Haustraining 2	9. Woche	6	Supervision/ Neue Programme
Therapiephase 2	9.–25. Woche	30/Woche	Durchführung der Programme/Supervision durch Trainer

ration mit entsprechenden Einrichtungen vor Ort – möglichst von Beginn der Maßnahme an – wird daher angestrebt.

4.7.2.2.5
Bisherige Ergebnisse

Das Programm wurde bislang in vier Pilotstudien an elf Familien mit Kindern zwischen zwei und sechs Jahren erprobt und optimiert (für nähere Ausführungen zu den bisherigen Ergebnissen siehe: Cordes/Cordes, 2006).

Soziale Unterstützung. Das BET fördert die Copingfähigkeiten der Eltern im Umgang mit Stresssituationen. Die Unterstützung durch einen Experten kann als «formeller Support» (Koegel et al., 2002) angesehen werden. Das Zusammenfassen von Familien in Gruppen stellt zugleich eine wichtige Form informeller sozialer Unterstützung dar. Die intensive Zusammenarbeit eines Teams von Therapeuten zur Förderung des Kindes stellt ebenfalls eine soziale Unterstützung dar. In einigen Programmen wurden Verwandte oder Freunde der Familie eingesetzt, die auch über das halbe Jahr Intensivtherapie hinaus weiter für therapeutische Arbeit zur Verfügung standen.

Therapiekompetenz der Eltern und Ko-Therapeuten. Eltern und Studenten sind schon wenige Wochen nach Trainingsbeginn in der Lage, die zentralen verhaltenstherapeutischen Strategien (Auffordern, Loben, Blickkontakt herstellen, Störverhalten reduzieren) effektiv anzuwenden.

Lernerfolge des Kindes. Die Evaluation der Lernprogramme und die Auswertung der Fragebogendaten von Eltern und Ko-Therapeuten ergab, dass die Kinder deutliche Entwicklungsfortschritte in den Curriculumbereichen des BET machten. Verhaltensprobleme der Kinder konnten deutlich reduziert werden. Fünf der sechs Kinder, die vorher keine aktive Sprache hatten, begannen im Verlauf des Trainings funktional zu sprechen.

Etwa die Hälfte der bislang geförderten Kinder können den Regelschulstoff der ersten Grundschulklasse bewältigen, werden normal beschult oder in kleineren Gruppen gefördert.

Durchführbarkeit. Die Abbruch-, bzw. Weiterführungsraten nach sechs Monaten belegen, dass das Training für die Familien zwar als «anstrengend», aber durchführbar eingeschätzt wurde. Alle Eltern führten das Training nach Ablauf der sechs Monate in unterschiedlichen Settings – mit mindestens 15 h die Woche – weiter.

4.7.3
Indikation

Intensive Frühtherapieprogramme, die ein Elterntrainingsprogramm enthalten, stellen für autistische Kinder im Vorschulalter (2 bis 6 Jahre) den «Goldstandard» dar.

4.7.3.1
Prädiktoren für Therapieerfolg

Studien zu verhaltenstherapeutischen Intensivprogrammen zeigen, dass ein Teil der Kinder große Lernfortschritte macht, andere aber trotz intensiver Therapie vergleichsweise wenig von der Förderung profitieren (Birnbrauer/Leach, 1993, Howard et al., 2005). Etwa die Hälfte der 23 Kinder des Wisconsin Project (Sallows/Graupner, 2005) waren sogenannte «rapid learners», die ihren mittleren IQ von 55 (vor der Therapie) auf 104 (nach vier Jahren) verbessern konnten und in allen Entwicklungsbereichen signifikante Verbesserungen zeigten. Die anderen 12 Kinder waren «moderate learners» hatten keinen signifikanten IQ-Gewinn und zeigten keine signifikanten Verbesserungen in den anderen Entwicklungsmaßen, konnten aber ihr Entwicklungsalter halten.

Faktoren, die zu Beginn der Therapie einen geringeren Therapieerfolg erwarten lassen:

- Niedriger IQ (< 44),
- Keine Sprache (Sallows/Graupner, 2005),

- Sozialer Rückzug («social aloofness») (Beglinger/Smith, 2005).

Mit einem höheren Therapieerfolg korrelieren folgende Faktoren bei Therapiebeginn:

- IQ über 45 (Bibby et al., 2002; Eikeseth et al., 2002),
- Alter der Kinder unter 48 Monaten (Harris/Handleman, 2000),
- Imitationsfähigkeit,
- Expressive Sprache (Lord/Paul, 1997),
- Geringere Symptomschwere (Venter et al., 1992),
- Joint-attention-Fähigkeiten (Bono et al., 2004).

4.7.3.2
Niedriges Funktionsniveau als besondere Indikation

Die Mehrzahl autistischer Kinder hat vergleichsweise ungünstige Ausgangsbedingungen (niedriges Funktionsniveau). Besonders für diese ist eine verhaltenstherapeutische Intensivtherapie indiziert, da das Setting einfache Kontingenzen in hoher Frequenz anbietet und die Eltern trainiert werden (Cordes/Cordes, 2006). Die Eltern lernen, die Alltagswelt ihrer Kinder so zu strukturieren, dass Lernen möglich wird. Eine intensive verhaltenstherapeutisch aufgebaute Frühtherapie lässt bei diesen Kindern zwar keine «Normalisierung» des Verhaltens erwarten, wohl aber kann ein weiterer Abbau vermieden und können deutliche Verbesserungen der kognitiven Fähigkeiten, der Kommunikation und dem Sozialverhalten erreicht werden (Smith et al., 1997a).

4.7.4
Wirkfaktoren

4.7.4.1
Wirkfaktoren von Elterntraining

Grawe (1998) leitet verschiedene Wirkfaktoren psychotherapeutischer Verfahren aus Outcome-Studien ab. Diese Wirkfaktoren können auch die Effekte von Elterntrainingsprogrammen, die im Rahmen der Frühtherapie autistischer Kinder eingesetzt werden, erklären:

Wirkfaktor «Problemaktualisierung». Im Umgang mit dem andersartigen Verhalten autistischer Kinder hat sich ein verhaltensnahes Vorgehen in den Elterntrainingsprogrammen als besonders effektiv herausgestellt: Konkrete Alltagssituationen werden per Video aufgezeichnet und mit den Eltern analysiert (Supervision per Video) oder aber die Eltern werden in der konkreten Situation mit dem Kind direkt angeleitet (In-vivo-Supervision). Wirksame Verhaltens-/Handlungsstrategien (Selbstwirksamkeit!) können so bei den Eltern aufgebaut und praktisch eingeübt werden.

Wirkfaktor «Problembewältigung»/Wirkfaktor «Motivationale Klärung». Die Eltern lernen die Ursachen des autistischen Verhaltens und seine Folgen für die weitere Entwicklung kennen. Sie erwerben verhaltenstherapeutische Strategien, um das Kind zum Lernen zu bringen und Verhaltensprobleme zu reduzieren. Eltern (Mütter und Väter) führen in den «home-based-programs» einen erheblichen Teil der Therapie (oft mindestens zehn Stunden wöchentlich) selbst durch, machen so also fortlaufend die Erfahrung, wie sie aktiv mit dem schwierigen Verhalten ihres Kindes umgehen können.

Wirkfaktor «Ressourcenaktivierung»/Wirkfaktor «Therapeutische Beziehung». Eine erfolgreiche Aktivierung familiärer Ressourcen und eine gute Therapiebeziehung sind notwendige Voraussetzungen für ein gutes Therapieergebnis. Die Programme beziehen daher die gesamte Familie mit ein. Zum Trainer/Supervisor, der die Eltern anleitet, berät, Lernprogramme entwickelt, besteht eine fortlaufende, enge Kooperation.

4.7.4.2
Wirkfaktoren früher Interventionen

Folgende Essentials früher Intervention haben sich Studien zufolge als besonders wichtig erwiesen:

Hohe Intensität. Minimal sollen 20 bis 30 Stunden, besser 35 bis 40 Stunden in der Woche, angeboten werden (National Research Council, 2001). Nach dem Konzept der Intensiv-Programme wird ein Großteil der Wachzeit so strukturiert, dass autistische Verhaltenssequenzen in der Häufigkeit abnehmen, normale Kommunikation/Interaktions- und Lernsequenzen in Therapie- und in Alltagssituationen zunehmen. Die neuronale Entwicklung soll durch die intensive Therapie stimuliert, so weit wie möglich normalisiert werden.

Früher Beginn. Die Förderung sollte so früh wie möglich, am besten schon vor dem 48. Lebensmonat, beginnen (Harris/Handleman, 2000). Die Phase der stärksten Entwicklung neuronaler Verschaltung kann so optimal genutzt werden. Je später die Intervention erfolgt desto geringer die Lernfortschritte.

Methode der Einzellerndurchgänge («Discrete Trial Format»). Diese Methode gehört zu den wichtigsten verhaltenstherapeutischen Lernstrategien. Sie wird in den meisten Intensiv-Programmen in Einzeltherapie eingesetzt, da sie ein sehr klar strukturiertes, einfaches Lernparadigma darstellt, das auch bei Kindern mit schwerer Lernstörung erfolgreich ist.

Supervision durch Experten. In den Programmen sind regelmäßige Supervision durch die Trainer bzw. Daten-, Videokontrollen des Therapieverlaufs vorgesehen. Wöchentlich oder 14-tägig finden Team-Sitzungen statt, in denen bisherige Lernerfolge bzw. Lernplateaus diskutiert, Lernstrategien modifiziert und neue Programme eingeführt werden.

4.7.5
Evidenz

Eine wissenschaftlichen Kriterien genügende Evaluation von Frühförderprogrammen ist besonders im deutschsprachigen Raum bisher selten (Krause, 2003). In vielen Studien fehlen randomisierte Kontrollgruppen- und Längsschnittstudien sowie der Vergleich verschiedener Behandlungsansätze. Für die Behandlung autistischer Kleinkinder gibt es vor allem im anglo-amerikanischen Raum eine Vielzahl von Effektivitätsstudien, vorwiegend zu den verhaltenstherapeutischen Programmen (Dawson/Osterling, 1997).

4.7.5.1
Verhaltenstherapeutische Intensivtherapie vs. andere Frühtherapiekonzepte

Nach den Studien von Lovaas (1987, s. Kap. 4.7.1.2.3) sind viele Replikations- und Effektivitätsstudien ähnlicher Programme durchgeführt worden, die die Erfolge – wenn auch in etwas geringerem Ausmaß – bestätigen (vgl. Birnbrauer/Leach, 1993).

In einem Überblick von 12 seit 1980 veröffentlichten Therapiestudien fand Smith (1999) mittlere IQ-Gewinne von 7 bis 28 Punkten bei verhaltenstherapeutischen Programmen (neun Studien), verglichen mit 3 bis 9 Punkten IQ-Gewinn in Studien zu TEACCH (eine Studie) und dem Colorado Health Sciences (zwei Studien).

In einer Literaturübersicht zu Elterntrainings beim Autismus von 1960 bis 1999 fand Probst (2001) 30 empirische Gruppenstudien (1070 Kinder), von denen aber nur neun Studien den Vergleich mit nicht oder anders behandelten Kontrollgruppen einbezogen. Zwei dieser Studien untersuchten das klinische Eltern-Einzeltraining nach dem TEACCH-Ansatz (s. Kapitel 4.5) und kamen zu einer über die Funktionsbereiche gemittelten Effektstärke[1] im unteren

---

[1] Klassifikation der Effektstärken (Cohen's d): d<.50: unterer Bereich; d=.50–.79: mittlerer Bereich; d>.80: oberer Bereich, vgl. Bortz/Döring (1995).

Bereich (.39) (Bristol et al., 1993; Ozonoff/Cathcart, 1998). Die meisten Studien mit den größten Stichproben und auch Langzeitkatamnesen befassten sich mit dem Lovaas-Ansatz. Die mittlere Effektstärke dieser Programme lag mit .95 im oberen Bereich.

Effektivitätsstudien, die die Durchführung der Therapie nach Lovaas ohne universitäre Anbindung im Rahmen kommunaler Versorgung überprüften, konnten zeigen, dass auch dieser Therapieansatz der «konventionellen» Förderung im Vorschulbereich deutlich überlegen war (Sheinkopf/Siegel, 1998). In weiteren Studien wurde die Effektivität der Intensivtherapie nach Lovaas mit der «normalen», eklektizistischen Förderung im Vorschulalter (30 h/Woche) und mit einem Frühförderprogramm (15 h/Woche) verglichen. Nur die Intensiv-Therapie-Gruppe zeigte einen Zuwachs von 25 bis 31 IQ-Punkten. Die 15-Stunden-Wochen-Kinder wiesen signifikant geringere Zuwächse auf (um 4 bis 8 IQ-Punkte) und zeigten sogar Rückschritte in den adaptiven Fähigkeiten (Cohen et al., 2006; Howard et al., 2005). Magiati et al. (2007) konnten dagegen in ihrem Vergleich einer «community-based» Intensivtherapie («normaler» kommunaler Versorgung – also ohne universitäre Anbindung) und spezieller autismusspezifischer vorschulischer Förderung keine signifikant besseren Ergebnisse der intensiv geförderten Kinder gegenüber den anders geförderten Kindern finden.

Smith et al. (2000) verglichen in der methodisch bislang anspruchsvollsten Studie (unabhängige Diagnose, randomisierte Gruppenzuteilung etc.) die Effekte der Verhaltenstherapie nach Lovaas mit den Effekten eines reinen Elterntrainings ohne Einzeltherapie der Kinder. Die intensiv therapierten Kinder (24.5 h/Woche) erzielten im Follow-up 16 zusätzliche IQ-Punkte, 27 % von ihnen konnten in Testverfahren altersgerechte Werte erlangen und normal beschult werden. Die Kinder der Elterntrainingsgruppe (ohne Therapie des Kindes) konnten keinen IQ-Zuwachs erzielen.

4.7.5.2
Elterngeleitete vs. expertengeleitete Programme

Elterntrainingsprogramme sind in fast allen Frühtherapieprogrammen integriert, werden aber nur selten isoliert und im Kontrollgruppendesign auf ihre Wirksamkeit hin überprüft (Überblick hierzu: McConachie/Diggle, 2007). Viele Studien untersuchen aber wie effektiv der mehr oder weniger starke Einbezug der Eltern als Therapeuten/Professionelle ist. Schon sehr früh verglich die Gruppe um Koegel an der UCLA ein von klinischen Experten geleitetes Programm mit einem von Eltern geleiteten Programm (Koegel et al., 1982). Die Kinder beider Gruppen zeigten signifikante Verhaltensverbesserungen. Die Kinder der von Eltern geleiteten Gruppe konnten ihre Leistungen aber in einer Nachuntersuchung (drei Monate nach Therapieende) weiter verbessern, während das Lern- und Sozialverhalten der Kinder, die im klinischen Setting therapiert wurden, sich verschlechterte. Neben diesen Erfolgen in der Therapie konnte aber auch die Interaktion im familiären Alltag mit dem Kind verbessert und der familiäre Stress reduziert werden.

Sallows und Graupner (2005) führten eine Lovaas-Replikationsstudie in Wisconsin durch. Besonderheit war hier, dass die intensive Frühtherapie «community-based» durchgeführt wurde. Die Autoren berichteten von IQ-Gewinnen von durchschnittlich 25 Punkten. 33 % der intensiv geförderten Kinder wiesen nach einem, 48 % nach vier Jahren einen IQ im Normalbereich auf. Interessant war, dass die von Eltern geleitete Intensivtherapie-Gruppe ähnliche Lernerfolge (gemessen mit standardisierten Testverfahren) und eine vergleichbare Reduktion der Autismussymptomatik erzielten wie die von Autismusexperten geleitete Intensiv-Therapie-Gruppe. Dies ist besonders erstaunlich, weil die von Eltern geleitete Gruppe eine insgesamt geringere Stundenzahl (30 h statt 39 h wöchentlich) durchführten und weniger Supervision (6 h/Monat statt 24 bis 40 h/Monat) erhielten. Eine weitere Studie, in der «parent-managed» und expertengeleitete Programme verglichen wurden, kommt zu ähnlichen Ergebnissen (Eikeseth, 2007).

Elterliche Zufriedenheit. Mehrere Studien bestätigen, dass Eltern die aktive Mitarbeit bei der Förderung des Kindes und die Teilnahme an Elterntrainingsprogrammen positiv bewerten (McConachie/Diggle, 2007). Sie erkennen die Möglichkeiten und Schwierigkeiten ihres Kindes, wissen genauer, was sie tun können und wie sie es tun müssen, um ihr Kind zu fördern (Cordes/Cordes, 2006)

4.7.6
Ausblick

Intensive verhaltenstherapeutische Frühtherapie nach Lovaas ist eine der am besten untersuchten, «evidenzbasierten» Therapieverfahren für autistische Kinder (s. Kap. 4.1). Solche Programme sollten von Autismusexperten entwickelt und supervidiert werden, können aber auch ohne universitäre Anbindung durchgeführt werden, wenn eine regelmäßige Supervision durch Autismusexperten gewährleistet ist. Unverzichtbar ist ein Eltern- und Therapeutentraining und eine möglichst intensive Elternmitwirkung. Dennoch sind die Essentials dieser Programme in Deutschland auch Fachleuten bislang kaum bekannt, werden zum Teil kritisch gesehen oder abgelehnt. Das BET ist eines der wenigen intensiven von Eltern geleiteten Frühtherapieprogramme in Deutschland, das zur Zeit in Pilotstudien an einigen Orten erprobt wird. Notwendig wäre es daher, Autismustherapeuten in den evidenzbasierten Therapiekonzepten für die Therapie autistischer Kleinkinder zu schulen und diese Maßnahmen in die bestehenden Frühförderangebote zu integrieren. Eine Anbindung an Forschungseinrichtungen, Universitäten, die solche Projekte wissenschaftlich begleiten und evaluieren, wäre wichtig.

4.7.7
Weiterführende Literatur

Leaf, R.; McEachin, J. (Hrsg.): A Work in Progress. Behavior Management Strategies and a Curriculum for Intensive Behavioral Treatment of Autism. DRL Books, New York, 1999.

Lovaas, O. I.: Teaching Developmentally Disabled Children: The ME-book. Pro-Ed, Austin, TX, 2003.

Maurice, C. (Ed.): Behavioral intervention for young children with autism. A manual for parents and professionals. Pro-Ed, Austin, TX, 1996.

4.7.8
Literatur

Anderson, A.; Birkin, C.; Seymour, F.; Moore, D.: Early-Bird Evaluation. Final Report. Minestery of Education, New Zeeland, 2006.

Baranek, G.: Autism during infancy: A retrospective video analysis of sensory-motor and social behaviours at 9–12 months of age. Journal of Autism and Developmental Disorders, 29 (1999): 213–224.

Beglinger, L.; Smith, T.: Concurrent validity of social subtype and IQ after early intensive behavioral intervention in children with autism: A preliminary investigation. Journal of Autism and Developmental Disorders, 35 (2005): 295–303.

Bibby, P.; Eikeseth, S.; Martin, N. T.; Mudford, O. C.; Reeves, D.: Progress and outcomes for children with autism receiving parent-managed intensive interventions. Research in Developmental Disabilities, 22 (2002): 425–447.

Birnbrauer, J. S.; Leach, D. J.: The Murdoch Early Intervention Program after two years. Behaviour Change, 10 (1993): 63–74.

Bono, M. A.; Daley, T.; Sigman, M.: Relations among joint attention, amount of intervention and language gain in autism. Journal of Autism and Developmental Disorders, 34 (2004): 495–505.

Bortz, J.; Döring, N.: Forschungsmethoden und Evaluation (2. Aufl.). Springer, Berlin, 1995.

Bristol, M. M.; Gallagher, J. J.; Holt, K. D.: Maternal depressive symptoms in autism: Response to psychoeducational intervention. Rehabilitation Psychology, 28 (1993): 3–10.

Bristol, M. M.: Family resources and successful adaptation to autistic children. In: Schopler, E.; Mesibov, G. B. (Eds.): The Effects of Autism on the Family. Kluwer Academic/Plenum Publishers, New York, 1984.

Cohen, H.; Amerine-Dickens, M.; Smith, T.: Early intensive behavioral treatment: Replication of the UCLA Model in a community setting. Developmental and Behavioral Pediatrics, 27 (2006): 145–155.

Cordes, H. (Hrsg.): Curriculum des Bremer Projekts. Trainingskurs für einen Unterricht nach lerntheoretischen Prinzipien. Bremen, 1983.

Cordes, H.; Dzikowski, S.: Frühförderung autistischer Kinder. Hilfe für das autistische Kind, Bremen, 1991.

Cordes, R.: Soziale Interaktion autistischer Kleinkinder. Videogestützte Analyse der Kommunikation zwischen Mutter und Kind. Deutscher Studien Verlag, Weinheim, 1995.

Cordes, R.: Frühe Verhaltenstherapie mit autistischen Kindern. In: Schirmer, B. (Hrsg.): Psychotherapie und Autismus. dgvt-verlag, Tübingen, 2005a.

Cordes, R.: Das Video-Interaktionstraining für Eltern autistischer Kinder (AVIT). In: vds Brandenburg, Autismus und herausforderndes Verhalten. Weidler-Verlag, Berlin, 2005b.

Cordes, R.; Cordes, H.: Intensive Frühförderung autistischer Kinder im Elternhaus. Ergebnisse von zwei Pilotstudien zum Bremer Elterntrainingsprogramm (BET). Verhaltenstherapie mit Kindern und Jugendlichen. Zeitschrift für psychosoziale Praxis 1 (2006): 13–30.

Dawson, G.; Adams, A.: Imitation and social responsiveness in autistic children. Journal of Abnormal Child Psychology, 12 (1984): 209–226.

Dawson, G.; Osterling, J.: Early intervention in autism. In: Guralnick, M. (Ed.): The Effectiveness of Early Intervention. Brookes, Baltimore, 1997.

Dawson, G.; Toth, K.; Abbott, R.; Osterling, J.; Munson, J.; Estes, A.; Liaw, J.: Early social attention impairments in autism: Social orienting, joint attention and attention distress. Developmental Psychology, 40 (2004): 271–283.

Eikeseth, S.: Assessing Progress during Treatment for Young Children with Autism Receiving Intensive Behavioural Interventions. Paper presented at the Autism Congress, Bremen, 2007.

Eikeseth, S.; Smith, T.; Jahr, E.; Eldevik, S.: Intensive behavioral treatment at school for 4- to 7-year-old children with autism: A one-year comparison controlled study. Behavior Modification, 26 (2002): 49–68.

Grawe, K.: Psychologische Therapie. Hogrefe, Göttingen, 1998.

Green, G.: Evaluating claims about treatments for autism. In: Maurice, C. (Ed.): Behavioral Intervention for Young Children with Autism. A Manual for Parents and Professionals. Pro-Ed, Austin, TX, 1996.

Gresham, E. M.; MacMillan, D. L.: Autistic recovery? An analysis and critique of the empirical evidence on the Early Intervention Project. Behavioral Disorders, 22 (1997): 185–201.

Häußler, A.: Parents' attitudes and experiences regarding treatment for children with autism: A cross-national study. Unveröffentlichte Dissertation, Chapel Hill, NC, 1998.

Harris, S. L.; Handleman, J. S.: Age and IQ at intake as predictors of placement for young children with autism: A four- to six-year follow-up. Journal of Autism and Developmental Disorders, 30 (2000): 137–142.

Hastings, R. P.; Johnson, E.: Stress in UK families conducting intensive home-based behavioural intervention for their young child with autism. Journal of Autism and Developmental Disorders, 31 (2001): 327–336.

Happé, F.; Frith, U.: The neuropsychology of autism. Brain, 119 (1996): 1377–1400.

Hardy, S.: An Evaluation of The National Autistic Society's EarlyBird Programme: Early Intervention in Autism through Partnership with Parents. Unpublished Dissertation. University of Teesside, 1999.

Howard, J. S.; Sparkman, C. R.; Cohen, H. G.; Green, G.; Stanislaw, H.: A comparison of intensive behavior analytic and eclectic treatments for young children with autism. Research in Developmental Disabilities, 26 (2005): 359–383.

Koegel, R. L.; Koegel, L. K. (Eds.): Pivotal Response Treatments for Autism. Communication, Social & Academic Development. Brookes, Baltimore, 2006.

Koegel, R. L.; Openden, D.; Fredeen, R.; Koegel, L. K.: The basics of pivotal response treatment. In: Koegel, R. L.; Koegel, L. K. (Eds.): Pivotal Response Treatments for Autism. Communication, Social & Academic Development. Brookes, Baltimore, 2006.

Koegel, R. L.; Schreibman, L.; Britten, K. R.; Burke, J. C.; O'Neill, R. E.: A comparison of parent training to direct child treatment. In: Koegel, R. L.; Rincover, A.; Egel, A. L. (Eds.): Educating and Understanding Autistic Children (pp. 260–279). College-Hill Press, San Diego, 1982.

Koegel, R. L.; Symon, J. B.; Koegel, L. K.: Parent education for families of children with autism living in geographically distant areas. Journal of Positive Behavior Interventions, 4 (2002): 88–103.

Krause, M. P.: Zur Frage der Wirksamkeit von Frühförderung. Kindheit und Entwicklung, 12 (2003): 35–43.

Lord, C.; Paul, R.: Language and communication in autism. In: Cohen, D. L.; Volkmar, R. (Eds.): Handbook of Autism and Pervasive Developmental Disorders (2nd ed., pp. 195–225). Wiley, New York, 1997.

Lovaas, O. I.: Behavioral treatment and normal education and intellectual functioning in young autistic children. Journal of Consulting and Clinical Psychology, 55 (1987): 3–9.

Lovaas, O. I.; Koegel, R. L.; Simmons, J. Y.; Long, J. S.: Some generalization and follow-up measures on autistic children in behaviour therapy. Journal of Applied Behavior Analysis, 6 (1973): 131–166.

Lovaas, O. I.; Schreibman; L: Stimulus overselectivity in autism: A review of research. Psychological Bulletin, 86 (1971): 1236–1254.

Magiati, I.; Charman, T.; Howlin, P.: A two-year prospective follow-up study of community-based early intensive behavioural intervention and specialist nursery provision for children with autism spectrum disorders. Journal of Child Psychology and Psychiatry, 48 (2007): 803–812.

McConachie, H.; Diggle, T.: Parent implemented early intervention for young children with autism spectrum disorder: a systematic review. Journal of Evaluation in Clinical Practice, 13 (2007): 120–129.

McEachin, J.J.; Smith, T.; Lovaas, O.I.: Long-term-outcome for children with autism who received early intensive behavioral treatment. American Journal of Mental Retardation, 97 (1993): 359–372.

National Research Council: Educating Children with autism. In: Lord, C.; McGee, J.P. (Eds.), Committee on Educational Interventions for Children with Autism. National Academy Press, Washington DC 2001.

Osterling, J.; Dawson, G.: Early recognition of children with autism: A study of first birthday home videotapes. Journal of Autism and Developmental Disorders, 24 (1994): 247–257.

Ozonoff, S.; Catheart, K.: Effectiveness of a home program intervention for young children with autism. Journal of Autism and Developmental Disorders, 28 (1998): 25–32.

Papousek, M.: Die intuitive elterliche Kompetenz in der vorsprachlichen Kommunikation als Ansatz zur Diagnostik von präverbalen Kommunikations- und Beziehungsstörungen. Kindheit und Entwicklung, 3 (1996): 140–146.

Poustka, F.; Bölte, S. Feineis-Matthews, S.; Schmötzer, G.: Autistische Störungen. Leitfaden Kinder- und Jugendpsychotherapie. Band 5. Hogrefe, Göttingen, 2004.

Probst, P.: Elterntrainings im Rahmen der Rehabilitation autistischer Kinder: Konzepte und Ergebnisse. Zeitschrift für Klinische Psychologie, Psychiatrie und Psychotherapie, 49 (2001): 1–32.

Probst, P.: Entwicklung und Evaluation eines psychoedukativen Elterngruppen-Trainingsprogramms für Familien mit autistischen Kindern. Praxis der Kinderpsychologie und Kinderpsychiatrie, 52 (2003): 473–490.

Sallows, G.O.; Graupner; T.D.: Intensive behavioural treatment for children with autism: Four-year outcome and predictors. American Journal of Mental Retardation, 110 (2005): 417–438.

Sarimski, K.: Interaktive Frühförderung. Beltz, Weinheim, 1993.

Sekretich, W.J.; Dumas, J.E.: The effectiveness of behavioral parent training to modify antisocial behavior in children: A meta-analysis. Behavior Therapy, 27 (1996): 171–186.

Seligman, M.E.P.: Erlernte Hilflosigkeit (5. korr. Aufl.). Psychologie Verlags Union, Weinheim, 1995.

Sheinkopf, S.J.; Siegel, B.: Home-based behavioral treatment of young children with autism. Journal of Autism and Developmental Disorders, 28 (1998): 15–23.

Shields, J.: The NAS EarlyBird Programme. Partnership with parents in early intervention. Autism, 5 (2001): 29–56.

Smith, T.: Outcome of Early Intervention for Children with Autism. Clinical Psychology: Science and Practice, 6 (1999): 33–49.

Smith, T.; Eikeseth, S.; Klevstrand, M.; Lovaas, O.I.: Intensive behavioural treatment for preschoolers with severe mental retardation and pervasive developmental disorder. American Journal of Mental Retardation, 102 (1997a): 238–249.

Smith, T.; Groen, A.; Wynn, J.: Randomized trial of intensive early intervention for children with pervasive developmental disorder. American Journal of Mental Retardation, 105 (2000): 269–285.

Smith, T.; Wynn, J.; Lovaas, O.I.: Outcome in adulthood. Paper presented at the Early Intervention Conference, Los Angeles, CA, 1997b.

Venter, A.; Lord, C.; Schopler, E.: A follow-up study of high-functioning autistic children. Journal of Child Psychology and Psychiatry, 33 (1992): 489–507.

4.8
Videomodellierung

Vera Bernard-Opitz

4.8.1
Einleitung

Autismus-Spektrum-Störungen (ASS) sind Entwicklungsstörungen, bei denen Kommunikation, Sozialverhalten, Spiel und Interessen beeinträchtigt sind. Zusätzlich sind überselektive Aufmerksamkeit (Lovaas et al., 1979), eine geringe Aufmerksamkeitsspanne (Garretson et al., 1990), Mangel an gemeinsamen Blickbezug (Mundy/Kasari, 1994) und Motivationsprobleme (Dunlap/Koegel, 1980) beschrieben worden. Entwicklungs- und Lernfortschritte werden ebenfalls durch Probleme mit dem Verständnis von Sprache und differenzierten sozial-kommunikativen Fähigkeiten negativ beeinflusst. Diesem Katalog an Schwierigkeiten stehen Berichte über ausgezeichnete Aufmerksamkeit, ausdauerndes Interesse und schnelle Lernraten bei elektronischen Spielen, Computerangeboten, Fernsehen und Videofilmpräsentationen gegenüber. Hier liegen die Chancen von Videomodellierung (VM) (Chen/Bernard-Opitz, 1993; Heimann et al., 1995; More/Calvert, 2000; Bölte et al., 2002).

VM und deren Variante, Video Selbstmodellierung (VSM), sind verhaltenstherapeutische Methoden, bei denen ein gefilmtes Modell Verhaltensweisen zeigt, die das beobachtende Individuum mit dem Ziel nachahmen soll, neue Verhaltensweisen zu lernen und zu generalisieren (Nikopoulos, 2007). Das Modell kann dabei ein Gleichaltriger oder Erwachsener sein oder – wie im Fall von VSM – der jeweilige Lernende selbst.

VM und SVM haben sich bei zahlreichen Individuen mit ASS bewährt. Lernfortschritte zeigen sich in verschiedenen Bereichen, wie Kommunikation (Sherer et al., 2001), Sozialverhalten (Taylor et al., 1999), Spiel (D'Atheno et al., 2003) oder Selbstversorgung (Shipley-Benamou et al., 2002). Selbst subtile Verhaltensweisen, wie Geduld in Spielsituationen, einem Gesprächspartner Interesse signalisieren oder die Perspektive eines anderen einnehmen, sind mit Erfolg durch diese Methode angebahnt worden (Charlop-Christy, 2003). Vergleichsuntersuchungen haben wiederholt gezeigt, dass VM mit schnelleren Lernerfolgen, besserer Generalisation und stärkeren Enthusiasmuswerten einhergeht als in vivo Modellvorgaben (Bellini/Akullian, 2007; Nikopoulos, 2007).

4.8.2
Durchführung

Beim VM werden Videoaufnahmen gezeigt, die Verhaltensmodelle für ein erwünschtes Verhalten darstellen. Nachdem eine Aufgabenanalyse von einem Zielverhalten gemacht ist, werden die einzelnen Komponenten der Aufgabe für 20 bis 40 Sekunden dem Kind gezeigt. Hierbei sollte das Zielverhalten eindeutig und ablenkungsfrei präsentiert und Szenen wiederholt dargeboten werden. Zum Teil wird durch das Einspielen kurzer Cartoonsequenzen im Vorfeld sichergestellt, dass die Kinder motiviert sind (Shipley-Benamou et al., 2002). Zusätzlich erfolgt auf das demonstrierte Verhalten in vielen Fällen eine direkte externe Verstärkung, in Form von sozialer oder materieller Verstärkung. Beim VSM zeigen demgegenüber die betreffenden Kinder in kurzen Segmenten selbst beispielhaftes Verhalten. Auch hier werden angemessene Nachahmungen meist mit externer Verstärkung kombiniert.

Die folgenden Zielverhaltensweisen sind für VM und SVM beschrieben worden:

- Verhaltensprobleme (z. B. in Übergangssituationen; Schreibman et al., 2000),
- Sozial-kommunikative Fähigkeiten (z. B. Blickkontakt/geteilte Aufmerksamkeit, soziale Skripte, Konversation; Charlop/Milstein, 1989; Nikopoulos/Keenan, 2007),
- Spielverhalten (z. B. funktionales Spielen, Sequenzen von Fantasiespiel (Nikopoulos, 2007),
- Selbstständigkeit (z. B. Hände waschen, Einkaufen; Haring et al., 1995).

4.8.3
Mögliche Vorteile und Wirkprinzipien

4.8.3.1
Videotechnik immanente Faktoren

Von Untersuchungen zu computergestütztem Lernen (s. a. Kap. 4.16) ist bekannt, dass Kinder mit ASS von Lernsituationen profitieren, die folgende Charakteristika aufweisen bzw. Aspekte berücksichtigen: visuelles Lernen, ablenkungsfreies Lernen, motivierende Lernsituationen, vorhersehbare Bild- und Tonsequenzen (Transparenz & Struktur), wiederkehrende Lerndurchgänge, kleine Lernschritte, reale, natürliche Umgebungen sowie Generalisation durch Vielfalt von Stimuli und Antwortverhalten. Es stellt sich die Frage, welche dieser spezifischen Wirkmechanismen auch VM zugrunde liegen und inwiefern diese zu den Problemen, Interessen und Lernprofilen von Kindern mit ASS passen (Bernard-Opitz, 2007).

VM gehört zu denjenigen visuellen Methoden, die sich aufgrund der allgemein besseren visuellen Fähigkeiten von Individuen mit ASS gegenüber sprachlichen Methoden behauptet haben (Mesibov et al., 2004; Hodgdon, 2000; Quill, 2000; Häussler, 2005; Bernard-Opitz/Häussler, 2009). Es konnte gezeigt werden, dass visuelle Unterstützung durch Gegenstände, Bilder, Piktogramme, Wortkarten, Schrift, Computerprogramme oder auch Videos wirksam ist, um Verhaltensprobleme ab- und angemessenes Verhalten aufzubauen (Quill, 2000; Schreibman et al., 2000; Bernard-Opitz et al., 2001; Frost/Bondy, 2002). Vergleichbar zum computergestützten Lernen ist auch bei VM die Aufmerksamkeit klar fokussiert. So ist es wahrscheinlicher, dass etwaige Probleme mit Überselektivität und ablenkenden sozialen Situationen weniger interferieren. Eltern von Kindern mit ASS berichten immer wieder, wie begeistert und ausdauernd ihre Kinder von Videos und Fernsehen sind. Oft werden bestimmte Filme oder Szenen wiederholt zurückgespult und angesehen. Viele Kinder speichern dabei Abläufe und Skripte und geben sie zum Teil als echolalische Äußerungen oder spielerische «Echoplaylia» (Schuler, 2003) wieder. Lernen durch VM entspricht darüber hinaus durch die Vorhersagbarkeit von Abläufen der autistischen Bevorzugung von regelhaften und routinierten Verhaltensweisen. Besonders zu Beginn von Trainingsprogrammen oder bei Individuen mit schwerer Beeinträchtigung sind wiederholte Übungen (sog. «massed trials») meist notwendig, um effektiv zu lernen. Diese «unendliche Geduld des Mediums» ist einer der deutlichen Vorteile sowohl von Lernsoftware als auch von VM. Ein weiterer Vorteil ist, dass VM in realistischen Umgebungen stattfinden kann und sowohl die Stimulussituation als auch die vorgegebene Response variiert werden kann. Hiermit kann Generalisation gezielt in sukzessive Lerndurchgänge eingeplant werden. Im Vergleich zu «live» Modellen, ist VM jederzeit abrufbar und kann damit weniger arbeitsaufwändig und kostengünstiger sein als wiederholte Demonstration durch in vivo Modelle.

4.8.3.2
Imitation

Nachahmungsfähigkeit ist zentral für den Erwerb zahlreicher Fähigkeiten und gehört damit zu den sogenannten «Pivotal Responses» (Koegel et al., 1999; s.a. Kap. 4.3). Seit langem ist bekannt, dass menschliches Verhalten zu einem großen Anteil durch Imitation erworben wird. Hierzu ist es notwendig, dass der Lernende das Modell beobachtet, es imitiert, und das gezeigte Verhalten in natürliche Situationen überträgt.

Viele junge Kinder mit ASS brauchen ein gezieltes Training, um nachahmen zu lernen (Rogers et al., 2003). Einfache Gesten, wie zum Abschied das Winken des Gegenübers zu imitieren, mit anderen Kindern zum Sandkasten zu laufen oder in einem späteren Stadium sich an soziale Konventionen anzupassen, brauchen entweder zahlreiche Lerndurchgänge oder bleiben auf Dauer unerreichbare Fähigkeiten. In einer Untersuchung zur vokalen Imitation bei computerunterstütztem Lernen und Spiel konnten wir zeigen, dass neun von zehn nonverbale Kinder höhere vokale Imitationsraten zeigten, wenn ihre Laute zu Veränderungen auf einem Bildschirm führten, als wenn sie im Spiel durch Spielhandlungen oder Spielzeug für Lautimitationen verstärkt wurden (Bernard-Opitz et al., 1999). Zahlreiche käufliche Videos setzen an einem Erlernen der Nachahmung von einfachen Aktivitäten, wie Selbstversorgung, Spiel oder vorschulischen Fähigkeiten an, wobei einfache wiederkehrende Abläufe kennzeichnend sind (z.B. Activity Trainer, http://revver.com/video/1098221/video-modeling-software-for-children-with-autism). Daneben gibt es jedoch auch Videoprogramme mit Modellvorgaben für das Lernen von kommunikativen Skripten oder komplexem Sozialverhalten. So werden in den Video Social Stories Szenen wiederholt gezeigt, die positive Wege zeigen, um Erlaubnis zu erbitten oder mit eigenen Fehlern besser umzugehen (Video Social Stories; dttrainer.com/jos/content/view/25/83)

4.8.4
Evidenz

Bellini und Akullian haben anhand einer Metaanalyse von 23 veröffentlichten Untersuchungen zum VM oder VSM gezeigt, dass sowohl VM als auch VSM bei Kindern und Jugendlichen zu deutlichen Erfolgen in den weiter oben genannten Zielbereichen führen (Bellini/Akullian, 2007). In einer frühen Untersuchung war bereits bestätigt worden, dass Kinder bei der VM Gleichaltrige und Erwachsene nachahmen (Ihrig/Wolchik, 1988). Selbst junge Kinder und Individuen mit schwerer geistiger Behinderung machten dabei relativ gute Fortschritte.

Kinder mit ASS entwickeln selten spontanes reguläres Spiel und VM stellt auch hier eine mögliche Intervention dar. So konnte zum Beispiel in einer multiplen Baseline Untersuchung bei einem Kind mit ASS über drei Spielthemen (Teeparty, Einkaufen und Backen) gezeigt werden, dass durch VM relativ lange Spielsequenzen gelernt wurden. Es war hierbei nicht nötig, dass der Untersucher durch Korrektur oder Verstärkung eingriff (D'Atheno et al., 2003).

In einem cross-over multiplen Baseline-Design über vier Kinder zeigte sich, dass alle Kinder bei der VM im Vergleich zu anderen Bedingungen mit statischen Bildsequenzen höhere Motivationswerte zeigten. Darüber hinaus wurde offensichtlich, dass die in der VM gelernten Konversationsskripte besser generalisierten. Zwei der Kinder lernten jedoch schneller mit Bildsequenzen, während die anderen beiden schneller bei VM lernten (Lee Hern Ern, 1997). Hier wird bestätigt, dass einige Kinder mit ASS besser auf statische Vorlagen reagieren als auf dynamische, was sich bereits im Vergleich vom Erwerb von Bildeinsatz und Handzeichen gezeigt hat (Bernard-Opitz, 1983).

Um Generalisation auf nicht-gelernte Situationen zu bewirken, ist es oft nötig, mit multiplen Modellen zu arbeiten oder systematisch die Modellsettings zu verändern. So zeigten Charlop und Milstein (1989), dass Kinder Konversation generalisierten, wenn verschiedene Modelle die

Vorgaben machten. Charlop et al. (2000) wiesen nach, dass nicht nur die Lernrate durch VM erhöht wurde, sondern diese Methode auch mit stärkerer Generalisation einherging. Nikopoulos et al. (2007) bestätigten nicht nur, dass soziales Verhalten durch VM gelernt wurde und generalisierte, sondern auch, dass es nach ein bis zwei Monaten noch stabil war.

4.8.5
Ausblick

VM ist eine vielversprechende visuelle Therapiemethode, die bei ASS erfolgreich zum Aufbau neuer Verhaltensweisen und zur Reduktion von Verhaltensproblemen eingesetzt worden ist. Durch Variationen von Modellen, Stimuli und Antwortverhalten erleichtert VM die Generalisation des Gelernten. Durch «endlose Wiederholung» bietet diese Methode eine auch kosteneffektive Alternative zu in vivo Modellen. Auch wenn VM bei einem breiten Spektrum an Individuen mit ASD wirksam ist, sollten stets individuelle Voraussetzungen für eine Indikation von VM abgeklärt werden. Generell haben Kinder mit Interesse an technischen Medien eine größere Chance von VM zu profitieren als solche, die weder Fernsehen noch Computer berücksichtigen. Fähigkeitsprofile, bevorzugte Lernmodalität und Interessen des jeweiligen Individuums müssen als Prädiktoren für den Erfolg von VM mit einbezogen werden. Vor allem Vergleiche mit anderen visuellen Methoden und dem Einsatz spezieller Computerprogramme erscheinen für die Zukunft sinnvoll.

4.8.6
Weiterführende Literatur

Ayres, K. M.; Langone, J.: Intervention and instruction with video for students with autism: A review of the literature. Education and Training in Developmental Disabilities, 40 (2005): 183–196.

Corbett, B. A.; Abdullah, M.: Video modeling: Why does it work for children with autism? Journal of Early and Intensive Behavior Intervention, 2 (2005): 2–8.

Haymes, L. K.: The use of technology in the education and treatment of children with autism, Autism News of Orange County & the Rest of the World, 4 (2007): 5–9.

4.8.7
Literatur

Bellini, S.; Akullian, J.: A meta-analysis of video modeling and video self-modeling interventions for children and adolescents with autism spectrum disorders. Council for Exceptional Children, 73 (2007): 264–287.

Bernard-Opitz, V.: Communicative effectiveness in nonverbal autistic and mentally retarded children. Talk at the Annual Conference of the American Psychological Association, Los Angeles, 1983.

Bernard-Opitz, V.; Sriram, N.; Sapuan, S.: Enhancing vocal imitations in children with autism using the IBM SpeechViewer. Autism, 3 (1999): 131–147.

Bernard-Opitz, V.; Sriram, N.; Sapuan-Nakhoda, S.: Enhancing social problem solving in children with autism and normal children through computer assisted instruction. Journal of Autism and Developmental Disorders, 31 (2001): 377–384.

Bernard-Opitz, V.: Kinder mit Autismus Spektrum Störungen: Ein Praxishandbuch für Therapeuten, Eltern und Lehrer. Kohlhammer, Stuttgart, 2007.

Bernard-Opitz, V.; Häussler, A.: Praktische Hilfen für Kinder mit Autismus Spektrum Störungen: Fördermaterialien für visuell Lernende. Kohlhammer, Stuttgart, 2009.

Bölte, S.; Feineis-Matthews, S.; Leber, S.; Dierks, T.; Hubl, D.; Poustka, F.: The development and evaluation of a computer-based program to test and to teach the recognition of facial affect. International Journal of Circumpolar Health, 61 (2002): 61–68.

Charlop, M. H.; Milstein, J. P.: Teaching autistic children conversational speech using video modeling. Journal of Applied Behavior Analysis, 22 (1989): 275–285.

Charlop, M. H.; Le, L.; Freeman, K. A.: A comparison of video modeling with in vivo modeling for teaching children with autism. Journal of Autism and Developmental Disorders, 30 (2000): 537–552.

Charlop-Christy, M. H.; Daneshvar, S.: Using video modeling to teach perspective taking to children with autism. Journal of Positive Behavior Interventions, 5 (2003): 12–21.

Chen, S. H. A.; Bernard-Opitz, V.: Comparison of personal and computer-assisted instruction for children with autism. Mental Retardation, 31 (1993): 368–376.

D'Ateno, P.; Mangiapanello, K.; Taylor, B. A.: Using video modeling to teach complex play sequences to a preschooler with autism. Journal of Positive Behavior Interventions, 5 (2003): 5–11.

Dunlap, G.; Koegel, R. L.: Motivating autistic children

through stimulus variation. Journal of Applied Behavior Analysis, 13 (1980): 619–627.

Frost, L.; Bondy, A.: The picture exchange communication system. Pyramid Educational Products, Newark, 2002.

Garretson, H. G.; Fein, D.; Waterhouse, L.: Sustained attention in children with autism. Journal of Autism and Developmental Disorders, 20 (1990): 101–114.

Heimann, M.; Nelson, K.; Tjus, T.; Gilberg, C.: Increasing reading and communication skills in children with autism through an interactive multimedia computer program. Journal of Autism and Developmental Disorders, 25 (1995): 459–480.

Haring, T. G.; Breen, C. G.; Weiner, J.; Kennedy, C. H.; Bednersh, F.: Using videotapes to facilitate generalized purchasing skills. Journal of Behavioral Education, 5 (1995): 29–53.

Häussler, A.: Der TEACCH Ansatz zur Förderung von Menschen mit Autismus. Verlag Modernes Lernen, Dortmund, 2005.

Hodgdon, L. A.: Visual Strategies for Improving Communication: Practical supports for school and home, Quirk Robert Publishing, Troy, MI, 2000.

Ihrig, K.; Wolchik, S. A.: Peer versus adult models and autistic children's learning: acquisition, generalization and maintenance, Journal of Autism and Developmental Disorders, 18 (1988): 67–79.

Koegel, R. L.; Koegel, L. K.; Carter, C. M.: Pivotal teaching interactions for children with autism. School Psychology Review, 28 (1999): 576–594.

Lee Hern Ern, C.: Acquisition and generalization of conversation scripts: A comparison between video modeling and picture scripts. Honors Thesis, Dept. of Social Work & Psychology, National University of Singapore, 1997.

Lovaas, O. I.; Koegel, R. L.; Schreibman, L.: Stimulus overselectivity in autism: A review of research. Psychological Bulletin, 86 (1979): 1236–1254.

Mesibov, G. B.; Shea, V.; Schopler, E.: The TEACCH Approach to Autism Spectrum Disorders. Springer, Chapel Hill, 2004.

Mundy, P.; Sigman, M.; Kasari, C.: Joint attention, developmental level and symptom presentation in autism. Development and Psychopathology, 6 (1994): 389–401.

Moore M.; Calvert S.: Brief report: vocabulary acquisition for children with autism: teacher or computer instruction. Journal of Autism and Developmental Disorders, 30 (2000): 359–362.

Nikopoulos, C. K.: Use of video modeling to increase generalization of social play by children with autism. The Journal of Speech-Language Pathology and Applied Behavior Analysis, 2 (2007): 195–212.

Nikopoulos, C. K.; Keenan, M.: Using video modeling to teach complex social sequences to children with autism. Journal of Autism and Developmental Disorders, 37 (2007): 678–693.

Quill, K. A.: Do-Watch-Listen-Say: Social and communication intervention for children with autism. Brookes Publishing, Baltimore, 2000.

Rogers, S. J.; Hepburn, S. L.; Stackhouse, T.; Wehner, E.: Imitation performance in toddlers with autism and those with other developmental disorders. Journal of Child Psychology and Psychiatry, 44 (2003): 763–781.

Schuler, A.: Beyond echoplaylia: Promoting language in children with autism. Autism, 7 (2003): 455–469.

Schreibman, L.; Whalten, C.; Stahmer, A. C.: The use of video priming to reduce disruptive transition behavior in children with autism. Journal of Positive Behavior Interventions, 2 (2000): 3–11.

Sherer, M.; Pierce, K. L.; Paredes, S.; Kisacky, K. L.; Ingersoll, B.; Schreibman, L.: Enhancing conversational skills in children with autism via technology. Which is better «self» or «other» as model? Behavior Modification, 25 (2001): 140–158.

Shipley-Benamou, R.; Lutzker, J. R.; Taubman, M.: Teaching daily living skills to children with autism through instructional video modeling. Journal of Positive Behavior Interventions, 4 (2002): 165–175.

Taylor, B. A.; Levin, L.; Jasper, S.: Increasing play-related statements in children with autism toward their siblings: Effects of video modeling. Journal of Developmental and Physical Disabilities, 11 (1999): 253–264.

4.9
Berufliche und soziale Integration

Luitgard Stumpf

4.9.1
Paula L., David B. und Lukas M.

Bei Paula L. wurde früh die Diagnose frühkindlicher Autismus gestellt. Mittlerweile ist sie 27 Jahre alt, besitzt den Hauptschulabschluss und eine abgeschlossene Ausbildung als Fachkraft im Hotel- und Gaststättengewerbe. Zunächst arbeitete Paula L. anderthalb Jahre als Küchenhilfe und war dann sechs Monate arbeitslos gemeldet. Paula L. kam ins Integrationszentrum MAut (www.m-aut.de), um sich beruflich neu zu orientieren bzw. einen Arbeitsplatz zu finden. In MAut absolvierte sie mehrere Praktika in unterschiedlichen Bereichen, allerdings bevorzugte sie, in ihrem erlernten Beruf zu arbeiten. Paula L. war motiviert und arbeitete sorgfältig und zuverlässig. Ihre Probleme zeigten sich in einer verlangsamten Arbeitsweise, vor allem benötigte sie gezielte Unterstützung beim Erlernen neuer Arbeitsabläufe; auch zeigte sie sich beim Wechsel von Tätigkeiten stark verunsichert. Im Anschluss an ein Praktikum wurde ihr die Stelle als Kantinenhilfe in einem Münchener Krankenhaus in Teilzeit angeboten. Mittlerweile arbeitet Paula L. seit dreieinhalb Jahren an diesem Arbeitsplatz. Paula L. konnte mit ihren Fähigkeiten und Fertigkeiten, ihrer absoluten Zuverlässigkeit und ihrem lebhaften Wesen überzeugen, dass sie eine wichtige Mitarbeiterin ist. Paula L. lebt alleine mit engmaschiger familiärer Betreuung und geht geregelten Freizeitaktivitäten nach. Gerne verabredet sie sich mit anderen jungen Menschen mit Autismus.

David B. ist 23 Jahre alt und hat die Diagnose Asperger-Syndrom. Bereits vor Abschluss der Wirtschaftsrealschule stand für David B. fest, dass er gerne eine Ausbildung zum Bürokaufmann beginnen wollte. Obwohl er fachlich gute Voraussetzungen hatte, scheiterten seine Bewerbungsbemühungen auf dem ersten Arbeitsmarkt zunächst an seinem Verhalten: er war sehr ruhig und etwas wortkarg, so dass man ihm die für die Ausbildung notwendigen kommunikativen Fähigkeiten nicht zutraute. In MAut hatte er die Gelegenheit, in betreuten Praktika berufliche Erfahrungen zu sammeln und vor allem seine kommunikativen und sozialen Kompetenzen zu verbessern. In seinen Praktika überzeugte er durch seine Motivation und Zuverlässigkeit sowie sein hohes Arbeitstempo und seine schnelle Auffassungsgabe. Daher wurde David B. von seiner Praktikumsfirma in Ausbildung zum Bürokaufmann übernommen. Er wechselte dafür sogar an einen anderen Wohnort. Mittlerweile befindet sich David B. im 3. Ausbildungsjahr, kann bald seine Abschlussprüfungen ablegen und von seiner Ausbildungsfirma fest angestellt werden. Er lebt alleine und geht geregelten Freizeitaktivitäten mit seiner Familie nach.

Lukas M. ist 24 Jahre alt und besitzt den Hauptschulabschluss. Lukas M. hat die Diagnose Asperger-Syndrom, zeigt aber vergleichbar angepasstes Sozialverhalten. Er kann sich gut an verschiedene soziale Situationen und Menschen anpassen und ist extravertiert. Er geht auf andere Menschen zu und stellt viele Fragen. Manchmal ist er zu neugierig. Lukas M. arbeitet aktiv mit, zeigt aber eine verlangsamte Arbeitsweise und es fällt ihm schwer, sich bei abwechselnden Arbeitsabläufen umzustellen. In MAut konnte er im Rahmen von betreuten Praktika verschiedene Bereiche erproben; dabei zeigte sich, dass er nicht ausbildungsfähig, jedoch durchaus arbeitsfähig auf dem ersten Arbeitsmarkt ist. Durch seine hohe Motivation und sein Bemühen, alle Arbeiten perfekt zu erledigen, konnte er seine Praktikumsvorgesetzten von seiner Leistungsbereitschaft und seinen Fähigkeiten überzeugen. Im Anschluss an seine Praktika bekam er als Bürohilfe in Teilzeit eine Festanstellung in einem Münchener Krankenhaus, was für ihn bedeutete: «Jetzt gehöre ich dazu!». Mittlerweile arbeitet Lukas M. seit vier Jahren an diesem Arbeitsplatz, wohnt alleine und geht geregelten Freizeitaktivitäten nach.

4.9.2
Hintergrund

In den letzten Jahren wurden vermehrt High-Functioning Autismus-Spektrum-Störungen (HFASS; v. a. Asperger-Syndrom und High-Functioning-Autismus) bei Kindern und Jugendlichen diagnostiziert und das Behinderungsbild rückte zunehmend in den Blickpunkt des öffentlichen Interesses. Mittlerweile kann die Diagnose sehr differenziert gestellt werden und es gibt zahlreiche individuelle Fördermöglichkeiten und gruppenintegrative Maßnahmen bei Kindern im Vorschul- und Schulalter (Bölte/Poustka, 2004; Poustka et al., 2003). Häufig können die Betroffenen mit ihren intellektuellen Fähigkeiten die Schule und sogar die Hochschule abschließen (VanBergeijk et al., 2008). Schwierigkeiten ergeben sich beim Übergang von der Schule in den Beruf, da im Berufsleben neue Herausforderungen gestellt werden hinsichtlich grundlegender «Soft Skills» wie Selbstständigkeit, Zeit- und Stressmanagement, kommunikative Kompetenzen, Umgang mit Konflikten sowie angemessenes Sozialverhalten. Die jungen Menschen mit HFASS sind meist motiviert, ihren Platz in der Arbeitswelt zu finden, schaffen es jedoch nicht ohne adäquate Unterstützung. Trotz verbesserter individueller Voraussetzungen sind die betroffenen Personen ohne eine autismusspezifische Förderung nach wie vor von Arbeitslosigkeit bedroht.

Mehrere Studien zeigten bislang, dass trotz guter Schulbildung nahezu 50 % der betroffenen Personen (Dalferth, 2004) ohne Ausbildungsplatz oder Arbeitsplatz sind. Viele bleiben im Anschluss an die Schule zuhause, weil sie sich in der Arbeitswelt nicht zurechtfinden; andere können ihre Beschäftigung immer nur kurzfristig ausüben und verzeichnen einen hohen Stellenwechsel bzw. sind über längere Zeiträume arbeitslos. Bölte et al. (2005) beschreiben, dass über 40 % der normal intelligenten Personen mit Autismus eine Regelschule besuchten und nennen Beschäftigungszahlen von knapp 20 % auf dem freien Arbeitsmarkt. Howlin (2004) berichtet, dass 30 % der Personen mit HFASS beschäftigt sind, viele von ihnen aber keine Ausbildung besitzen oder schlecht bezahlte Tätigkeiten ausüben.

Gründe für die niedrige Beschäftigungsrate liegen vor allem in den kommunikativen und sozialen Defiziten, welche ausschlaggebend sind, dass die vorhandenen intellektuellen Potenziale nicht angemessen in die Berufs- und Arbeitswelt umgesetzt werden können. Häufig sind auch die Arbeitgeber ohne autismusspezifische Kenntnisse überfordert und können ihre Arbeitsanweisungen nur unzureichend vermitteln. Die Erfahrungen der letzten Jahre – aus unterschiedlichen Ländern – zeigen, dass Personen mit Autismus grundsätzlich ausbildungs- und arbeitsfähig sind. Daher ist es eine gesellschaftliche Verantwortung, diesem Personenkreis die hierzu notwendige Unterstützung zukommen zu lassen. Auch unter finanziellem Aspekt lohnt sich eine Investition, da durch die geleisteten Interventionen nicht nur längerfristig der Betreuungsbedarf der Betroffenen reduziert wird, sondern mit einer Arbeitsaufnahme und betreutem Wohnen nach individuellem Bedarf gleichzeitig eine Verbesserung ihrer Lebensqualität einhergeht (Järbrink/Knapp, 2001).

Auf der Grundlage dieser Situation wurde 1999 in München das Integrationszentrum für Menschen mit Autismus (MAut) gegründet, um Menschen mit einer Diagnose aus dem Formenkreis Autismus bei der beruflichen und sozialen Integration zu unterstützen (Berger, 2004; Stumpf, 2004). So wie bei Paula L., David B. und Lukas M., die auf den ersten Blick relativ normale Berufsbiografien aufweisen, sofern man nicht weiß, dass bei allen drei Personen eine Diagnose im Formenkreis Autismus vorliegt und ihre Startchancen ins Berufsleben durch Lehrgänge im Integrationszentrum MAut realisiert werden konnten. Das Integrationszentrum MAut ist eine Einrichtung der Gesellschaft zur Förderung beruflicher und sozialer Integration (gfi) gemeinnützige GmbH.

4.9.3
Beschreibung des Verfahrens

Im Integrationszentrum MAut wurden in den vergangenen acht Jahren Trainings-, Integrations- und Förderlehrgänge durchgeführt mit dem Ziel der beruflichen Orientierung, der beruflichen Bildung sowie der beruflichen und sozialen Integration. Auf der Grundlage eines individuellen, ressourcenorientierten Ansatzes werden junge Menschen auf das Berufsleben vorbereitet und bei der Arbeitsaufnahme unterstützt. Aktuell wird in MAut das Lehrgangspaket MAut – Start angeboten, welches aus einer Berufsvorbereitenden Bildungsmaßnahme und einer Berufspraktischen Weiterbildung besteht.

4.9.3.1
Berufsvorbereitende Bildungsmaßnahme BvB MAut

Die BvB MAut richtet sich an junge Menschen mit HFASS, die vor dem Abschluss ihrer schulischen Bildung stehen und Unterstützung benötigen, sich beruflich zu orientieren, Schlüsselqualifikationen zu erwerben und erste praktische Erfahrungen zu sammeln. Zu Beginn der Maßnahme steht die Eignungsanalyse, in der mittels Testverfahren, Einzel- und Gruppengesprächen ein differenziertes Profil der Menschen mit Autismus entwickelt wird. Im Anschluss daran stehen gruppenbildende Maßnahmen im Vordergrund. Das Herzstück dieser Maßnahmen besteht aus insgesamt vier betreuten Praktika mit einer Dauer von vier bis acht Wochen, die in Firmen und Institutionen des ersten Arbeitsmarktes absolviert werden. Die Praktika werden sehr individuell nach den Interessen und Fähigkeiten der einzelnen Teilnehmerinnen und Teilnehmer ausgewählt. Durch diese Erfahrungen und Rückmeldungen der Fachleute aus der Praxis ist es über einen Zeitraum von elf Monaten möglich, eine individuelle berufliche Perspektive zu erarbeiten. Diese kann aus der Aufnahme einer Ausbildung auf dem freien Arbeitsmarkt oder in einem Berufsbildungswerk bestehen, je nachdem wie viel Betreuungsbedarf notwendig ist. In vereinzelten Fällen wird ein höherer Schulabschluss nachgeholt oder ein Studium begonnen. Ist eine Ausbildungsfähigkeit nicht gegeben, kann eine angelernte Arbeit auf dem allgemeinen Arbeitsmarkt aufgenommen werden oder eine Integration in eine Werkstatt für behinderte Menschen (WfbM) erfolgen.

4.9.3.2
Berufspraktische Weiterbildung BPW MAut

Eine zweite berufliche Hürde haben Menschen mit HFASS zu meistern, wenn im Anschluss an eine abgeschlossene Ausbildung oder bei bestehender Arbeitslosigkeit eine neue Beschäftigung gesucht und aufgenommen werden soll. Für die Dauer von zwölf Monaten können anhand betreuter Praktika die beruflichen Fertigkeiten erweitert und direkt in eine Festanstellung münden. Hier haben die Teilnehmerinnen und Teilnehmer Gelegenheit, sich durch Praktika ihren Arbeitsplatz zu erarbeiten. Der Vorteil ist, dass sich die erwachsenen Menschen an ihrem neuen Arbeitsplatz mit gezielter fachlicher und soziaIer Unterstützung einarbeiten können. Die Arbeitsanforderungen werden transparent und die Arbeitnehmer können sehr gut hinsichtlich ihrer Fähigkeiten beurteilt werden, so dass eine Überforderung vermieden werden kann.

4.9.4
Wirkprinzipien

Durch gezieltes berufliches, kognitives und soziales Training in Kleingruppen wird die individuelle Handlungs- und Selbstkompetenz des Teilnehmers mit HFASS gestärkt. Es finden regelmäßig Einzelgespräche mit den Teilnehmerinnen und Teilnehmern, deren Eltern und den Arbeitgebern statt. Bei Bedarf werden Kriseninterventionen eingeleitet. Neben der Vermittlung von schulischem Allgemeinwissen werden methodische Elemente aus der kognitiven Verhaltenstherapie, dem TEACCH-Konzept (s. Kap. 4.5) und aus dem systemischen Coaching eingesetzt. Dabei stehen in den Lehrgängen von MAut die nachfolgenden Wirkprinzipien im Vordergrund.

4.9.4.1
Kommunikative und soziale Kompetenzen durch Sozialtraining

Menschen mit HFASS haben häufig Probleme, angemessen und effektiv zu kommunizieren. Manche sind sehr wortkarg, können keinen Blickkontakt halten und sind unfähig, reziproke Kommunikation einzugehen. Andere wiederum reden sehr viel, lassen den Gesprächspartner überhaupt nicht an der Kommunikation partizipieren; ihre eigenen Interessen, Gedanken und Meinungen stehen im Mittelpunkt des Gespräches. Die Teilnehmerinnen und Teilnehmer lernen, was angemessene Kommunikation im beruflichen und sozialen Alltag bedeutet; interpersonelle Fertigkeiten wie Teamarbeit werden eingeübt. Weitere Themen sind Kommunikation mit anderen in Abhängigkeit von ihrer Funktion im Betrieb: «Wie rede ich mit meinen Vorgesetzten und wie rede ich mit meinen Kollegen?»

Ergänzt werden diese Themen durch den Umgang mit Kritik oder das Einfordern von Unterstützung. Die Teilnehmerinnen und Teilnehmer lernen die Gedanken und Gefühle von anderen Personen erkennen und ihr Handeln verstehen zu lernen: «Warum macht er das? Was fühlt er dabei?» Weitere Probleme liegen häufig im mangelnden Wissen über soziale Regeln und deren Bedeutung im Berufsalltag. Beispiele hierfür sind das Einhalten des richtigen Abstandes zum Gesprächspartner, welche Fragen gestellt werden können und welche zu persönlich sind, wann jemand berührt werden darf oder welche Hygienemaßnahmen wichtig sind. Das Ziel des Sozialtrainings besteht darin, anhand konkreter Beispiele aus dem Alltag diese kommunikativen und sozialen Kompetenzen zu fördern. Eingesetzt werden Rollenspiele, das Erkennen und Verstehen von Mimik und Gefühlen, die Wahrnehmung und Interpretation von sozialen Situationen und welche Verhaltensweisen daraus abgeleitet werden können (Hawkins, 2004; Herbrecht et al., 2008) (s. a. Kap. 4.11).

4.9.4.2
Handlungskompetenzen durch kognitives Training

Häufig zeigen gerade die jungen Menschen mit HFASS hohe intellektuelle Fähigkeiten, breites Allgemeinwissen oder fundierte Kenntnisse bei Sonderinteressen. Beim Eintritt ins Berufsleben fällt auf, dass sie keine oder nur wenig berufspraktische Erfahrungen haben. Sie benötigen gezielte Strukturierung, um selbstständig arbeiten, handeln und kommunizieren zu können. Unterstützung wird benötigt im Zeitmanagement, in der Arbeitsorganisation und im Umgang mit Multitasking, um eine effektive Handlungsplanung erreichen zu können, die nicht automatisch erlernt wird (Dalferth, 2004). Wichtig ist, Handlungspläne in einzelnen Schritten zu besprechen und konkrete Konsequenzen abzuleiten, so dass Instruktionen besser verstanden werden können. Weitere Trainingseinheiten umfassen die Themen Konzentration am Arbeitsplatz und den Umgang mit unvorhergesehenen Veränderungen mit dem Ziel, dass die Teilnehmerinnen und Teilnehmer gezielt flexibles Handeln erlernen bzw. ihre individuellen Grenzen erkennen und beschreiben können. Dadurch kann ein selbstständiges und verantwortungsvolles Denken und Handeln erreicht werden. Auch in Kleingruppen muss das Training individuell und entwicklungsabhängig durchgeführt, eine Überstrukturierung vermieden (Remschmidt/Kamp-Becker, 2006) und der Transfer in vergleichbare Situationen erleichtert werden.

4.9.4.3
Auseinandersetzung mit dem Thema Autismus (Psychoedukation)

Einen zentralen Stellenwert nimmt das Thema Autismus ein: «Was bedeutet die Diagnose HFASS für mich und für andere Personen?» Diese Frage stellt sich vor allem bei den jungen Menschen, die erst sehr kurz ihre Diagnose erhalten haben und sich noch nicht damit auseinandersetzen konnten oder wollten. Häufig steht der Wunsch, «normal» zu sein im Vordergrund und alle auftretenden Schwierigkeiten werden verharmlost oder verleugnet. Die individuelle Auseinandersetzung mit dem Thema HFASS steht im Vordergrund: «Welche autistischen Besonderheiten führen bei mir zu welchen Problemen? Welche Gefühle werden dadurch bei mir ausgelöst und wie kann ich damit umgehen? Was sind meine Fähigkeiten und wie lässt sich meine Persönlichkeit beschreiben? Worauf sollten andere achten, damit die Kommunikation und die soziale Interaktion entsprechend der gesellschaftlichen sozialen Regeln funktionieren?» Das Ziel dieser Auseinandersetzung besteht aus einem adäquaten Umgang mit den Betroffenen und in einer Verbesserung ihrer autistischen Verhaltensweisen. Aufgrund der Behinderung Autismus besteht die Gefahr der Isolation und Vereinsamung. Von daher kann es sinnvoll sein, präventiv die Teilnahme an Freizeit-, Gesprächs- und Selbsthilfegruppen anzuregen und aktiv zu unterstützen.

4.9.4.4
Berufliche Orientierung

Die Jugendlichen mit HFASS haben trotz gutem Schulabschluss häufig naive und unrealistische Vorstellungen von der Arbeitswelt. Elias A., ein Teilnehmer mit Förderschulabschluss wollte Wissenschaftler werden und erwartete, dass wir ihm das notwendige Wissen beibringen. Oder Nils W., ein Teilnehmer der kaum kommunizierte und Drehbuchautor werden wollte. Er hatte keine Vorstellung davon, welche Bedeutung kommunikative und soziale Kompetenzen in der Medienbranche haben. Zu Beginn der beruflichen Orientierung steht die Eignungsanalyse mit der Erstellung eines Fähigkeitsprofils. Im Anschluss daran erfolgt eine mögliche Berufswegplanung unter Berücksichtigung der Anforderungsprofile einzelner Ausbildungsberufe und Arbeitsplätze. Das Erarbeiten der beruflichen Orientierung profitiert von der Kleingruppenarbeit, denn durch die unterschiedlichsten beruflichen Interessen, schulischen Voraussetzungen und autismusbedingten Einschränkungen entsteht ein Austausch, der eine Erweiterung der bisherigen Ideen erst ermöglicht. Und ein Vergleich mit anderen bewirkt, dass die Teilnehmerinnen und Teilnehmer ihre beruflichen Perspektiven realistisch einschätzen und für sich akzeptieren können.

Neben dem beruflichen Hintergrundwissen lernen die Teilnehmerinnen und Teilnehmer die Anforderungen an die Soft Skills und ihre Bedeutung für den jeweiligen Ausbildungsberuf kennen. Dies stellt die Verbindung zwischen Autismus und den individuellen Besonderheiten dar. Häufig konnten die Betroffenen die Schule durch angemessene Unterstützung erfolgreich meistern und den Hauptschulabschluss, die Mittlere Reife oder das Abitur aufgrund ihrer kognitiven Fähigkeiten erwerben. Jedoch bilden meist die Defizite in den kommunikativen und sozialen Kompetenzen die Kernsymptomatik, die im Berufsleben neben den intellektuellen Fähigkeiten in den Vordergrund treten.

Das Integrationszentrum MAut setzt hier mit seinem Angebot gezielt an, die kognitiven Ressourcen zu nutzen und kommunikative und soziale Fähigkeiten sowie berufsbezogene Kompetenzen mit dem Ziel der beruflichen Integration zu trainieren. Die berufliche Orientierung umfasst auch Möglichkeiten für angelernte Tätigkeiten auf dem ersten Arbeitsmarkt sowie Arbeitsverträge in Teilzeit.

4.9.4.5
Bewerbungstrainings

Einen wichtigen Baustein der Lehrgänge im Integrationszentrum MAut stellen die Bewerbungstrainings dar. Zu Beginn des Trainings wird eine Bewerbungsmappe mit Anschreiben, Lebenslauf und Zeugnissen zusammengestellt und Vorstellungsgespräche im Rollenspiel und bei Bedarf mit Video eingeübt. Themen sind angemessenes Verhalten in Vorstellungsgesprächen, sich präsentieren, Interesse bekunden, gezieltes Nachfragen und das Mitteilen der eigenen Behinderung aus dem Formenkreis Autismus und welche Verhaltensweisen damit einhergehen bzw. welche Unterstützung diese notwendig machen. Später kommen noch Unterrichtseinheiten dazu, z. B. wie Stellenanzeigen korrekt gelesen und die Anforderungen konkret interpretiert werden. Ergänzt wird das Bewerbungstraining durch Informationen über adäquate Formulierungen in Arbeitszeugnissen.

4.9.4.6
Betreute Praktika

Abgerundet werden die Bewerbungstrainings durch betreute Praktika auf dem ersten Arbeitsmarkt. Die Akquisition geeigneter Firmen oder Institutionen erfolgt durch die Mitarbeiterinnen im Integrationszentrum MAut. Im fortgeschrittenen Kurs werden die Teilnehmerinnen und Teilnehmer verstärkt selbst aktiv in ihren Bewerbungen um einen Ausbildungs- oder Arbeitsplatz. In diesen betreuten Praktika haben die Jugendlichen Gelegenheit, praktische Erfahrungen zu sammeln und ihre Leistungsfähigkeit zu erproben. Gleichzeitig erhalten sie einen realistischen Einblick in das jeweilige Berufsfeld und der Arbeitgeber kann sich einen Eindruck ihrer Eignung machen. Wichtig für die Integrationsarbeit ist gerade die Rückmeldung der Experten aus der beruflichen Praxis, damit die Betroffenen auf dem richtigen Weg begleitet und unterstützt werden können. Ist die fachliche Eignung (noch) nicht gegeben, kann ein gezielt abgestimmtes Arbeitstraining Abhilfe schaffen oder es findet eine berufliche Neuorientierung statt. Rückmeldungen beziehen sich häufig auf die verlangsamte Arbeitsweise, Ablenkbarkeit, Probleme in den exekutiven Funktionen (Handlungsplanung, Handlungskontrolle, Handlungsinitiative), fehlende Arbeitsorganisation und mangelnde Selbstständigkeit. In diesen betreuten Praktika können sich die Jugendlichen auch mit anderen Auszubildenden in der Firma vergleichen. Die Betroffenen erlernen, was notwendig ist, um einen Ausbildungs- oder Arbeitsplatz zu erhalten und zu behalten. Hier wird integriert, was in den vorherigen Unterrichtseinheiten erlernt und trainiert wurde. Das Praktikum wird einmal wöchentlich reflektiert, um auftretende Konflikte frühzeitig erkennen und bearbeiten zu können. Gleichzeitig werden Ziele in kleinen Schritten und in kurzen Zeitabständen vereinbart, so dass die Teilnehmerinnen und Teilnehmer regelmäßig positives Feedback erhalten und dadurch immer wieder neu motiviert werden. Praktika können in allen Bereichen absolviert werden, die zur Aufnahme eines Ausbildungs- oder Arbeitsplatzes führen. In den ersten Schnupperpraktika haben sich Bereiche wie Büro, Gärtnerei, Küche, Lager oder Metall bewährt. In Tabelle 4.9.1 sind Beispiele für Berufe aufgelistet, in denen aufgrund erfolgreich absolvierter Praktika junge Erwachsene mit HFASS in Ausbildung oder Arbeit vermittelt wurden.

Tabelle 4.9.1: Ausbildungs- und Arbeitsstellen im Anschluss an MAut

Bauzeichner	Konditorin
Beikoch/Beiköchin	Kantinenhilfe
Briefzusteller	Malerwerker
Biologielaborant/-in	Mediendesigner/-in
Bürokaufmann/-frau	Medizinische Schreibkraft
Bürokraft	Metallbauer
Cateringmitarbeiter/-in	Orthopädieschuhmacherin
Chemikant	Recyclingmitarbeiter
Fachinformatiker	Reinigungskraft
Fachlagerist	Schneiderin
Gartenfachwerker/-in	Technischer Zeichner
Hauswirtschaftstechnische Helferin	Verwaltungsfachangestellte
IT-Systemelektroniker	Zerspanungsmechaniker

4.9.4.7
Richtlinien für Arbeitgeberinnen und Arbeitgeber

Einen wichtigen Stellenwert nimmt die Information und Beratung der Arbeitgeber und Mitarbeiter in den Firmen auf dem allgemeinen Arbeitsmarkt ein. Mangelnde Information über HFASS kann dazu führen oder beitragen, dass Arbeitsanweisungen für autistische Menschen unzureichend sind, was zu Überforderung und relativ schnell zu Unzufriedenheit auf beiden Seiten führen kann. Für eine erfolgreiche Beschäftigung sind daher folgende Richtlinien für Arbeitgeber empfehlenswert (Attwood, 2007; Gerhardt, 2005; Hawkins, 2004; Howlin, 2004):

- Der Betroffene benötigt eine längere Einarbeitungszeit, kann dann jedoch sehr selbstständig und zuverlässig die Tätigkeiten ausführen.
- Die Erwartungen des Arbeitsplatzes müssen explizit formuliert werden und das Arbeitsverhalten muss besonders in der Einarbeitungszeit überwacht werden, bis die Tätigkeit selbstständig ausgeführt werden kann.
- Verbale Instruktionen und Demonstrationen reichen häufig nicht aus und sollten visuell (schriftlich) für einzelne Arbeitsschritte, konkrete Zeitfenster und durch Möglichkeiten der selbstständigen Arbeitskontrolle ergänzt werden.
- Von Vorteil ist eine klare Teamstruktur mit einem konkreten Ansprechpartner.
- Wichtig ist ein eindeutiges und direktes Feedback, in dem akzeptables und nicht-akzeptables Verhalten verdeutlicht wird.
- Für die betroffenen Personen sind konkrete Handlungsanweisungen sehr hilfreich, wie sie das erwünschte Verhalten am Ausbildungs- oder Arbeitsplatz umsetzen können.

4.9.5
Durchführung von BvB MAut und BPW MAut

Die Anmeldung zu den Lehrgängen, die jährlich im September beginnen, erfolgt durch die jeweils zuständigen Kostenträger. Nach Erstgesprächen mit den Betroffenen und ihren Eltern werden Kleingruppen von acht Personen gebildet. In den Lehrgängen wechseln sich Theorie- und Praktikumsphasen ab. Bei der Durchführung der Lehrgänge im Integrationszentrum Maut kommen die in Kapitel 4.9.4 beschriebenen Wirkprinzipien zur Anwendung. Der Unterricht wird von den Mitarbeiterinnen des Integrationszentrums MAut und von erfahrenen Referenten durchgeführt, die mit dem Behinderungsbild Autismus vertraut sind. Die Berufsvorbereitende Bildungsmaßnahme BvB MAut besteht aus der Grundstufe und der Förderstufe. In der Grundstufe, die insgesamt sechs Monate dauert, wird in den ersten drei Wochen die Eignungsanalyse durchgeführt. Nach einer längeren Vorbereitungsphase schließen sich zwei Praktika in unterschiedlichen Bereichen an, damit sich die Teilnehmerinnen und Teilnehmer beruflich orientieren können. In der Förderstufe, die einen Zeitraum von fünf Monaten umfasst, wird auf die Ergebnisse der Grundstufe aufgebaut, indem jeweils die für einen geeigneten Berufsbereich notwendigen fachlichen Fähigkeiten, Kenntnisse und sozialen Kompetenzen trainiert und vertieft werden. Festgehalten wird der Verlauf in den individuellen Förder- und Qualifizierungsplänen, die fortlaufend im Auftrag der Kostenträger geschrieben und mit ihnen besprochen werden. Es findet ein regelmäßiger Austausch mit den Teilnehmern und ihren Eltern statt, um gemeinsame Ziele festzulegen und diese mit einheitlichen Mitteln zu erreichen. Der Ablauf von BvB MAut wird in Tabelle 4.9.2 dargestellt. Die Berufspraktische

Tabelle 4.9.2: Ablauf BvB MAut

Berufsvorbereitende Bildungsmaßnahme BvB MAut	
Dauer: 11 Monate + Nachbetreuung	
Grundstufe (inkl. Eignungsanalyse)	6 Monate
3 Theoriephasen	16 Wochen
2 Praktikumsphasen	10 Wochen
Förderstufe	5 Monate
3 Theoriephasen	8 Wochen
2 Praktikumsphasen	14 Wochen
Stabilisierung (Nachbetreuung)	3 Monate

Tabelle 4.9.3: Ablauf BPW MAut

Berufspraktische Weiterbildung BPW MAut	
Dauer: 12 Monate + Nachbetreuung	
3 Theoriephasen	21 Wochen
3 Praktikumsphasen	31 Wochen
Stabilisierung (Nachbetreuung)	6 Monate

Weiterbildung verläuft im Prinzip vergleichbar, allerdings sind hier die Praktikumszeiten in den Firmen auf dem allgemeinen Arbeitsmarkt wesentlich länger. Die Arbeitszeiten in den Praktika orientieren sich an den Bedingungen der Firmen und den individuellen Möglichkeiten der Teilnehmerinnen und Teilnehmer. In Tabelle 4.9.3 wird der Ablauf von BPW MAut skizziert. Am Ende beider Lehrgänge wird die berufliche Integration am Ausbildungs- oder Arbeitsplatz eingeleitet und mit einer individuellen Nachbetreuung ergänzt, so dass der Übergang in Ausbildung und Beschäftigung ohne Komplikationen erfolgen kann.

Im Zusammenhang mit der beruflichen und sozialen Integration werden häufig die Begriffe «Case Management» und «Job Coaching» genannt. Case Management bedeutet, Hilfeleistungen personenbezogen und effektiv gestalten und steuern zu können. Dabei liegt dem Case Management der Grundsatz «Fordern und Fördern» zugrunde, d.h. von den betroffenen Personen wird zunächst Engagement und Verantwortung eingefordert, bevor eine konkrete Förderung eingeleitet wird (Butenschön, 2003; Gilson, 1998). Case Management verbindet das Unterstützungsmanagement der individuellen Belange der Person mit dem Systemmanagement der regional verfügbaren Angebote. Der Prozess des Case Management läuft schematisch in vier Schritten ab:

1. Erstkontakt mit dem Teilnehmer, seiner Familie und dem Kostenträger
2. Assessment durch Profiling der beruflichen

Anforderungen und der individuellen Fähigkeiten
3. Hilfeplanung in zeitlich begrenztem Rahmen und klarer Zielorientierung
4. Prozessbeobachtung und Prozesssteuerung durch Dokumentation, Monitoring und Evaluation.

Für unsere Lehrgänge in MAut bedeutet Case Management eine Orientierung am Klienten und dessen Ressourcen unter Berücksichtigung der Gegebenheiten auf dem allgemeinen Arbeitsmarkt. Dadurch wird die Handlungs- und die Selbstkompetenz der Teilnehmerinnen und Teilnehmer gestärkt. Professionelles Handeln wird durch die Dokumentation und die Evaluation der eingeleiteten Prozesse sowie deren Monitoring durch den Kostenträger erreicht. Mittels dieser Vernetzung von Unterstützungs- und Systemmanagement wird eine berufliche Teilhabe erreicht, die den jungen Menschen mit Autismus durch ihre individuelle Förderung und der Anpassung der Rahmenarbeitsbedingungen die Möglichkeiten eines Ausbildungs- oder Arbeitsplatzes bieten. Häufig wird auch das Wohnen thematisiert und lebenspraktische Fähigkeiten trainiert. Dieser ganzheitliche Aspekt kann durch adäquate Freizeitangebote abgerundet werden, um längerfristig Freundschaften zu fördern und präventiv Einsamkeit zu verhindern. Dies ist vor allem dann wichtig, wenn das familiäre Netzwerk nicht (mehr) vorhanden ist.

Für Arbeitgeber gibt es auch die Möglichkeit einen Job Coach in Anspruch zu nehmen. Das bedeutet, erwachsene Menschen mit HFASS werden gezielt an ihrem Arbeitsplatz unter Einbeziehung des Arbeitgebers und der betroffenen Kollegen trainiert. Im Allgemeinen kann Job Coaching durch Mitarbeiter im Betrieb oder durch Arbeitsassistenten der Integrationsfachdienste erfolgen. Über einen Zeitraum von sechs Monaten begleitet ein Trainer den neuen Mitarbeiter, übt die Aufgaben ein und arbeitet mit pädagogisch steuernden Elementen, bis die Person mit Autismus die Aufgaben selbstständig ausführen kann. Ziel ist eine möglichst optimale Integration und damit der längerfristige Erhalt des Arbeitsplatzes. Der Job Coach unterstützt die Mitarbeiterin und den Mitarbeiter sowie dessen Kolleginnen und Kollegen im Integrationsprozess. Er wird aktiv, wenn sich Arbeitsanforderungen ändern und sucht Lösungen bei Konflikten am Arbeitsplatz. Der Job Coach führt regelmäßig Gespräche mit den Arbeitnehmern, Mitarbeitern und Vorgesetzten. In den Lehrgängen von MAut wird das Modell des Job Coaching bei Bedarf in den betreuten Praktika und in der Nachbetreuung angewendet.

4.9.6
Indikation für die Teilnahme

Um an unseren Lehrgängen im Integrationszentrum MAut teilzunehmen, müssen die folgenden formalen Voraussetzungen erfüllt sein:

- eine Diagnose aus dem Formenkreis Autismus, in der Regel Asperger-Syndrom oder High-Functioning-Autismus,
- normales Intelligenzniveau (min. Hauptschulabschluss oder Förderschule mit guter Prognose),
- Anmeldung über die Agentur für Arbeit (vereinzelt auch ARGE, Deutsche Rentenversicherung oder Jugendhilfe).

Zusätzlich sind die folgenden persönlichen Voraussetzungen notwendig, damit die Anforderungen bzw. die Ziele der Lehrgänge erfüllt werden können:

- Arbeitsmotivation,
- verbale Verständigungsmöglichkeit,
- gruppenfähiges Verhalten und Impulskontrolle,
- Konfliktfähigkeit und Einhalten von Regeln,
- Anleitungsfähigkeit.

An den Lehrgängen in MAut können betroffene Personen auch aus dem gesamten Bundesgebiet oder dem benachbarten Ausland teilnehmen. Dafür steht eine Wohngruppe für Menschen mit Autismus (WoMAut) zur Verfügung, die 2001 im Heilpädagogischen Centrum Augustinum (HPCA) eingerichtet wurde.

4.9.7
Evidenz

Betrachtet man den Verbleib der Teilnehmerinnen und Teilnehmer im Anschluss an die einzelnen Maßnahmen, ergibt sich eine sehr positive Bilanz des Programms: Bis September 2007 hatten insgesamt N = 141 Teilnehmerinnen und Teilnehmer die Lehrgänge im Integrationszentrum MAut besucht. Von diesen jungen Menschen mit Autismus konnten 40 % in eine Ausbildungsstelle und 13 % in eine Arbeitsstelle vermittelt werden. Weitere 15 % besuchten den Folgekurs MAut und 5 % entschieden sich für eine berufliche oder schulische Weiterbildung. 7 % der Teilnehmerinnen und Teilnehmer konnten in eine Werkstatt für behinderte Menschen (WfbM) vermittelt werden. Das bedeutet, für 80 % der Teilnehmerinnen und Teilnehmer konnten individuelle berufliche Perspektiven erarbeitet und umgesetzt werden. Mittlerweile haben einige Jugendliche ihre berufliche Ausbildung erfolgreich abgeschlossen und einen Festanstellungsvertrag bekommen; andere konnten bis heute den Anforderungen an ihrem Arbeitsplatz erfolgreich nachkommen. Unterschiedliche Gründe führten bei 20 % der betroffenen Personen zu einem Abbruch der Maßnahme. Einige zeigten keine Behinderungseinsicht und fühlten sich somit nicht am richtigen Platz, andere wiederum waren nicht motiviert zu arbeiten bzw. noch nicht ausbildungs- oder arbeitsfähig. Auch gab es vereinzelt Probleme mit aggressivem Verhalten, ausgeprägten Zwängen und stark hyperaktivem Verhalten, die eine Teilnahme an den Lehrgängen (noch) nicht möglich machten.

Welche Maßnahmen führen zusammenfassend zu erfolgreicher beruflicher und sozialer Integration? An erster Stelle stehen die Motivation und der Wunsch der betroffenen Personen, einen Ausbildungs- oder Arbeitsplatz zu bekommen. Auch ist die Bereitschaft der jungen Erwachsenen mit HFASS bedeutsam, gemeinsam mit ihren Familien und dem Integrationszentrum MAut an ihren autistischen Auffälligkeiten und einer realistischen Berufsperspektive zu arbeiten, um das Ziel einer beruflichen und sozialen Integration zu erreichen.

Auch andere Integrationsprojekte in Deutschland, England und Dänemark berichten vergleichbare Ergebnisse zu MAut: Im Berufsbildungswerk Abensberg (www.bbw-abensberg.de) können ebenfalls Jugendliche aus dem Formenkreis Autismus seit mehreren Jahren in Berufsvorbereitenden Bildungsmaßnahmen teilnehmen und im Anschluss bei entsprechender beruflicher Eignung eine Ausbildung beginnen (Dalferth, 2004; Baumgartner/Vogel, 2004). In England konnte das Projekt «Prospects» (www.autism.org.uk/employment) durch die Entwicklung gezielter Beschäftigungskonzepte mit Beratung und individueller Förderung die finanziellen Kosten für Menschen mit Autismus reduzieren und eine Beschäftigungsrate von 70 % erreichen. Die Betroffenen sind mit ihrem Arbeitsplatz zufriedener und fühlen sich selbstbewusster, weil ihre Tätigkeiten mit ihrer Qualifikation und ihrer Schulbildung besser übereinstimmen (Howlin et al., 2005).

In Dänemark baut Thorkil Sonne, Vater eines autistischen Sohnes, seit 2004 die Beschäftigungsinitiative «Specialisterne» (www.specialisterne.dk) auf, in der Menschen mit Autismus eingestellt und in großen Firmen entsprechend ihrer speziellen Fähigkeiten und Fertigkeiten gezielt im IT-Bereich eingesetzt werden (Sonne, 2007). «Autismus als Chance begreifen», mit diesem Grundsatz soll eine Brücke zwischen der Wirtschaft und den betroffenen Personen geschaffen werden.

4.9.8
Ausblick

Die drei Berufsbiografien von Paula L., David B. und Lukas M. zu Beginn des Kapitels zeigen exemplarisch eine gelungene berufliche und soziale Integration, die aufgrund der Finanzierung der Lehrgänge im Integrationszentrum MAut durch die jeweiligen Kostenträger umgesetzt werden konnte.

Welches sind die Grenzen der beruflichen Integration? Kritik an Maßnahmen bei HFASS bezieht sich vor allem auf die Dauerhaftigkeit und Nachhaltigkeit. Es wird vermutet, dass sich nach einer gewissen Zeit eine Überforderung der Betroffenen oder auch der Arbeitgeber einstellt, so dass das Arbeitsverhältnis gekündigt wird. Eine solche Situation kann z. B. eintreten, wenn sich durch betriebliche Umstrukturierungen die Anforderungen des Arbeitsplatzes verändern. Viele junge Erwachsene mit HFASS können sich gerade durch eine Beschäftigung auf dem allgemeinen Arbeitsmarkt über einen längeren Zeitraum persönlich weiterentwickeln und ihre vorhandenen Potenziale entfalten. Auch eine Ausbildung auf dem ersten Arbeitsmarkt stellt sicherlich durch die Kombination von praktischer Ausbildung und Besuch der Berufsschule eine komplexe Herausforderung für die jungen Menschen mit Autismus dar, die manchmal zu einer Überforderung führen kann, obwohl die fachlichen, intellektuellen und sozialen Voraussetzungen vorliegen. Kann diese Hürde jedoch erfolgreich gemeistert werden, ist eine überdauernde berufliche und soziale Integration realistisch.

Welche weitere Verbesserung integrativer Maßnahmen ist anzustreben? Es hat sich gezeigt, dass Jugendliche mit HFASS auf dem ersten Arbeitsmarkt ausbildungsfähig sind. Dennoch benötigen sie kontinuierliche, individuelle und autismusspezifische Unterstützung in unterschiedlichem Umfang.

Eine generalisierte Einschätzung über die Eignung oder Nicht-Eignung von jungen Erwachsenen mit HFASS für bestimmte Berufe kann nicht mit Sicherheit gegeben werden. Wesentlich sind die Vereinbarung von individuellen Schwächen und Kompetenzen. In diesem Sinne haben sich berufliche Praktika als hilfreich erwiesen, um konkretes Handlungswissen zu erproben und zu erlernen. Es kann geprüft werden, inwiefern fachliche, intellektuelle und soziale Kompetenzen divergieren bzw. gemeinsam funktionieren. Es ist im Gegensatz zur allgemeinen Auffassung zunächst stets davon auszugehen, dass Personen mit der Diagnose HFASS auf der Basis ihrer eigenen Ressourcen und mit einer individuell angemessenen Unterstützung eine berufliche und soziale Integration sowie eine optimale persönliche Entwicklung erreichen können.

4.9.9 Weiterführende Literatur

Attwood, T.: The Complete Guide to Asperger's Syndrome. Jessica Kingsley Publishers, London, Philadelphia, 2007.

Gerhardt, P. F.; Holmes, D. L.: Employment: options and issues for adolescents and adults with autism spectrum disorders. In: Volkmar, F. R.; Rhea, P.; Klin, A.; Cohen, D. (Eds.): Handbook of Autism and Pervasive Developmental Disorders (pp. 1087–1101). John Wiley & Sons, NY, 2005.

Howlin, P.: Autism and Asperger Syndrome. Routledge Taylor & Francis Group, London, New York, 2004.

Hawkins, G.: How to Find Work That Works for People with Asperger Syndrome. Jessica Kingsley Publishers, London, Philadelphia, 2004.

4.9.10 Literatur

Baumgartner, F.; Vogel, H.: Berufliche Rehabilitation von Menschen mit autistischen Syndromen. Autismus, 57 (2004): 12–15.

Berger, I.: Integrationszentrum für Menschen mit Autismus – MAut – München. Autismus, 57 (2004): 16–19.

Bölte, S.; Wörner, S.; Poustka, F.: Kindergarten, Schule, Beruf: die Situation in einer Stichprobe von Menschen mit autistischen Störungen. Heilpädagogik online, 01 (2005): 70–83.

Bölte, S.; Poustka, F.: Tiefgreifende Entwicklungsstörungen. In: Petermann, F.; Niebank, K.; Scheithauer, H.: Entwicklungswissenschaft. Springer, Berlin, 2004.

Butenschön, R.: Was ist Case Management? Präsentation auf der Fachtagung «Case Management», Offenbach, 2003.

Dalferth, M.: Berufliche Förderung, erfolgreiche Beschäftigung und soziale Integration junger Menschen aus dem autistischen Spektrum. Autismus, 57 (2004): 4–11.

Gilson, S. F.: Case Management and supported employment: a good fit. Journal of Case Management, 7 (1998): 10–17.

Herbrecht, E.; Bölte, S.; Poustka, F.: Kontakt. Frankfurter Kommunikations- und soziales Interaktions-Gruppentraining bei Autismus-Spektrum-Störungen. Hogrefe, Göttingen, 2008.

4.10.1.2
Training sozialer Fertigkeiten: Ziele

Aus den oben beschriebenen Beeinträchtigungen und ihren möglichen Auswirkungen auf wesentliche Lebensbereiche ergibt sich die Zielsetzung therapeutischer Ansätze, die unter dem Begriff «Training sozialer Fertigkeiten» (Engl.: «social skills training») zusammengefasst werden. Diese Trainingsansätze haben zum Ziel, soziale Interaktions- und Kommunikationsfähigkeit aufzubauen sowie Selbstständigkeit im alltäglichen Leben zu verbessern, um damit langfristig die soziale Integration und Lebensqualität von autistischen Menschen zu unterstützen. Dies bedeutet konkret, dass einzelne soziale Fertigkeiten einsichtsvoll vermittelt, strukturiert erlernt und eingeübt werden, um sie dann im Alltag anzuwenden.

4.10.1.3
Training sozialer Fertigkeiten: Übersicht über verschiedene Verfahren

Der Begriff Training sozialer Fertigkeiten umfasst im weiteren Sinne alle Trainingsansätze, die den Aufbau und die Verbesserung sozialer Fertigkeiten bei ASS zum Ziel haben. Nachdem der Fokus bei der Entwicklung solcher Trainingsansätze in früheren Jahren zunächst auf therapeutengeleiteten Interventionen lag, wurde in den letzten Jahren das alltägliche soziale Lebensumfeld zunehmend in die Einübung sozialer Fertigkeiten einbezogen, um die Interventionen möglichst nah an den natürlichen Lebensumständen zu orientieren und eine Generalisierung der erlernten Fertigkeiten auf den Lebensalltag zu erleichtern. Dies indiziert die Zunahme an Interventionen im häuslichen und schulischen Rahmen, aber auch den Einschluss von Gleichaltrigen ohne ASS in die Trainingsansätze (Rogers, 2000). Die Vielzahl unterschiedlicher Ansätze, die hierzu entwickelt wurde, lässt sich grundsätzlich anhand mehrerer Kriterien unterscheiden:

- Zielgruppe (Vorschul-/Schulkinder, Jugendliche oder Erwachsene mit ASS),
- Zielverhaltensweisen der Intervention,
- Trainer (Therapeuten, Lehrer, Gleichaltrige ohne ASS),
- Soziale Interaktionspartner (Gleichaltrige, Erwachsene),
- Eingesetzte therapeutische Techniken,
- Setting (klinischer, häuslicher oder schulischer Rahmen; Einzelsetting, Gruppensetting),
- Frequenz und Dauer der einzelnen Trainingseinheiten und Gesamtdauer der Intervention.

Eine vertiefende Übersicht zu den verschiedenen Ansätzen wurde von Rogers (2000) publiziert. Der überwiegende Teil von Trainingsansätzen sozialer Fertigkeiten wurde für Schulkinder und Jugendliche konzipiert und ist als Gruppentherapie angelegt. Der gruppentherapeutische Ansatz erscheint insbesondere vor dem Hintergrund sinnvoll, dass dem Mangel sozialer Fertigkeiten bei Menschen mit ASS häufig kein mangelndes Interesse an Sozialkontakten zugrunde liegt, sondern vielmehr ein Mangel an Gelegenheiten zu sozialen Interaktionen und damit verbunden ein Mangel an Lern- und Übungsmöglichkeiten dieser Fertigkeiten (Williams White et al., 2006). Natürlich ist auch eine Vermittlung solcher Fertigkeiten im einzeltherapeutischen Setting möglich. Der einzeltherapeutische Ansatz dient jedoch mehr der Verbesserung einzelner und umschriebener Problemverhaltensweisen. Eine wesentliche Stärke gruppentherapeutischer Ansätze liegt in der Möglichkeit, Fertigkeiten unmittelbar in einer strukturierten und überschaubaren sozialen Gruppe zu erlernen und einzuüben (Barry et al., 2003). Dabei dienen nicht nur die Therapeuten, sondern auch die Teilnehmer selbst untereinander als Verhaltensmodelle, können sich gegenseitig Feedback geben und beispielsweise Problemlösefertigkeiten der anderen direkt beobachten und dann selbst einsetzen. Darüber hinaus können soziale Kontakte angebahnt, und im Rahmen der Bildung einer Gruppenidentität komplexere soziale Fertigkeiten wie Rücksichtnahme, Kooperation und gegenseitige Verantwortung vermittelt werden. Auch beim gruppentherapeutischen Ansatz kann nach Frequenz und Dauer der Intervention, Gruppenzusammensetzung, sozialen Interaktionspartnern, Setting und therapeutischen Techniken unterschieden werden. Die wesentlichen Vorgehensweisen sind:

- Interventionen im schulischen Rahmen,
- Interventionen mit Gleichaltrigen, die als Vermittler fungieren,
- Gruppentrainingsansätze sozialer Fertigkeiten im ambulanten klinischen Rahmen (Barry et al., 2003).

Trainingsansätze im schulischen Rahmen weisen in der Regel eine hohe Trainingsfrequenz an mehreren Tagen pro Woche mit recht kurzer Gesamtdauer der Intervention auf. Zielverhaltensweisen sind Kontaktaufnahme, Begrüßung, Verabschiedung, Konversation, angemessenes Reagieren, Komplimente machen und entgegennehmen. Ein anderer wirksamer Ansatz zur Verbesserung sozialer Fertigkeiten besteht darin, Gleichaltrige darin zu schulen, Kinder und Jugendliche mit ASS zu sozialem Austausch zu ermutigen. Meist werden die Gleichaltrigen zuvor von Erwachsenen im Rollenspiel in Bezug auf bestimmte Fertigkeiten wie Kommentieren, Aufbau und Aufrechterhalten gegenseitiger Aufmerksamkeit oder Themenwechsel instruiert, die sie anschließend im Kontakt mit den Gleichaltrigen mit ASS anwenden (Barry et al., 2003).

Die ersten Beschreibungen spezifischer gruppentherapeutischer Ansätze für Menschen mit ASS im klinischen Rahmen stammen von Mesibov (1984) und Williams (1989) aus dem angloamerikanischen Raum. Es handelt sich um Gruppentrainingsprogramme für sprechende Jugendliche und Erwachsene mit dem Ziel der Verbesserung von Kommunikations- und sozialen Interaktionsfertigkeiten und der Vermittlung positiver sozialer Erfahrungen mit Gleichaltrigen. In den letzten Jahren wurden zunehmend mehr spezifisch ASS adressierende Gruppentrainingsprogramme entwickelt, manualisiert und ihre Wirksamkeit evaluiert. In Deutschland wurden dagegen bisher nur wenige spezifisch für Kinder und Jugendliche mit ASS entwickelte Gruppentrainingsprogramme veröffentlicht. Zu nennen ist in diesem Zusammenhang das methodisch am TEACCH – Ansatz (s. Kap. 4.5) orientierte gruppenpädagogische Programm zur Förderung sozialer Kompetenzen bei Menschen mit Autismus (SOKO Autismus; Häußler et al., 2003). Hierbei handelt es sich um ein kognitiv- verhaltenstherapeutisch orientiertes Programm, das u. a. den Erwerb sozialer Erfahrungen und Kompetenzen sowie die Verbesserung der Kommunikationsmöglichkeiten zum Ziel hat. Es formuliert als grundsätzliche Herangehensweise die Schaffung eines strukturierten sozialen Gefüges, in dem Beziehungen und soziale Erfahrungen ermöglicht werden sollen.

Das in Deutschland bisher einzige manualisierte und evaluierte Trainingsprogramm «KONTAKT» (Herbrecht et al., 2008) für Kinder und Jugendliche mit ASS ist ein gruppentherapeutisches Training zur Verbesserung sozialer Interaktions- und Kommunikationsfertigkeiten, der sozialen Wahrnehmung und Integration im Alltag. Dieses Trainingsprogramm wird beispielhaft in Kapitel 4.10.6. beschrieben.

4.10.2
Wirkprinzipien

Die grundsätzliche Ausrichtung der Trainingsansätze sozialer Fertigkeiten ist verhaltenstherapeutisch (lerntheoretisch), d. h. setzt an der Beeinflussung beobachtbarer Verhaltensweisen an (s. a. Kap. 4.2 u. 4.3). Hierzu gehört die Erfassung und Analyse des aktuellen Verhaltens, die genaue Definition der Zielverhaltensweisen, Festlegung von positiven und negativen Verhaltenskonsequenzen, die Erfassung von Lerneffekten und die Beibehaltung des erlernten Verhaltens unter natürlichen Verstärkungsbedingungen sowie die Generalisierung auf andere Situationen, Verhaltensweisen und Interaktionspartner (Rogers, 2000).

In Abhängigkeit des spezifischen Trainingsansatzes und der Trainer, die die sozialen Fertigkeiten vermitteln (Gleichaltrige oder Erwachsene), unterscheiden sich naturgemäß auch die angewandten therapeutischen Techniken. Insbesondere operante verhaltenstherapeutische Methoden mit sequenziellem Aufbau und Verstärkung der zu erlernenden Fertigkeiten und anschließendem «Ausschleichen» der Verstärkungsbedingungen, kognitiv-verhaltenstherapeutische Techniken der Einsichtsvermittlung sowie Imitationslernen und Lernen am Modell sind bei der Vermittlung sozialer Fertigkeiten von Bedeutung (Ozonoff/Miller, 1995; Rogers, 2000; Williams White et al., 2006). Dabei können, je nach Setting, sowohl Trainer als auch Teilnehmer gegenseitig als Modelle für soziale Fertigkeiten dienen. Weiterhin können im Bereich der Defizite sozialer Fertigkeiten bei ASS verschiedene Aspekte adressiert werden: Erwerb, Anwendung und Routine (Tse et al., 2007; Gresham et al., 2001). Interventionen zur Verbesserung der Defizite im Bereich Erwerb sozialer Fertigkeiten beinhalten beispielsweise die Methode der «Social Stories» von Gray (2000). Diese vermittelt die impliziten Regeln und Bedeutungen sozialer Situationen und Verhaltensweisen mit Hilfe von Bildergeschichten, die für eine spezifische soziale Situation gemeinsam mit dem Kind/Jugendlichen erarbeitet werden. Zur Verbesserung unangemessener sozialer Verhaltensweisen gehört u. a. der Ansatz der «social autopsies» (Bieber, 1994), der positive Verstärkung und Problemlösetechniken zur Verbesserung sozialer Fertigkeiten nutzt. Schließlich werden «Social Scripts» (Barnhill, 2002) verwendet, um Routine in der Anwendung angemessenen sozialen Verhaltens zu entwickeln. Dieser Ansatz arbeitet mit Karten, die mögliche Antworten für verschiedene soziale Interaktionssituationen enthalten und in der entsprechenden Situation dann zu Hilfe genommen werden können. Weiterhin wurden Ansätze zur spezifischen Verbesserung der «Theory of Mind» (s. Kap. 2.3) entwickelt, die mit Hilfe von Rollenspielen, Bildkarten und Spielen die Fähigkeit des Perspektivwechsels adressieren (Howlin et al., 1998; Ozonoff/Miller, 1995).

Unabhängig von konzeptuellen Unterschieden verschiedener Gruppentrainingsansätze gelten einige Prinzipien als wesentlich bei der Entwicklung von Gruppentrainingsprogrammen für Kinder und Jugendliche mit ASS (Krasny et al., 2003):

- Darstellung abstrakter Konstrukte in möglichst konkreter Form,
- Strukturierung und Vorhersagbarkeit der Abläufe,
- Veranschaulichung von Trainingsinhalten durch nicht-sprachliche Elemente,
- Vermittlung komplexer Fertigkeiten in einzelnen Schritten,
- Angebot verschiedenartiger Lern- und Übungsmöglichkeiten,
- Förderung des Selbstwertgefühls, Schaffung einer unterstützenden Gruppenatmosphäre,
- Vermittlung einer positiven Konnotation sozialer Interaktion,
- Auswahl und Fokussierung auf relevante Ziele,
- Schrittweise Steigerung der Anforderungen,
- Fokussierung auf Interaktion mit anderen Gruppenmitgliedern.

Dabei liegt ein besonderer Schwerpunkt auf dem hohen Grad an Strukturierung und der Regelmäßigkeit der Abläufe, die für die Konzipierung von Interventionen für ASS als unabdingbar angesehen werden.

4.10.3
Durchführung

Die Durchführung gruppentherapeutischer Interventionen variiert je nach Ansatz. In der Regel unterscheiden sich schulische von ambulanten gruppentherapeutischen Interventionen durch die höhere Frequenz schulischer Interventionen (mehrmals pro Woche versus einmal wöchentlich). Die Gesamtdauer der gruppentherapeutischen Interventionen schwankt zwischen mehreren Wochen bis hin zu einigen Jahren, je nachdem, ob es eine festgelegte Anzahl von Trainingseinheiten gibt oder das Programm offen ist, d. h. ohne vorher festgelegte Dauer.

Tabelle 4.10.1: Häufig verwendete Bausteine gruppentherapeutischer Trainingsprogramme zur Vermittlung sozialer Fertigkeiten

BAUSTEIN	Beispiele
Eingangsformat	
Jüngere Kinder	Spiel, Lied, Gesang
Ältere Kinder/Jugendliche	Erlebnisberichte der letzten Woche, aktuelles Befinden
Erlernen neuer Fertigkeiten	
Theoretische Elemente	Gruppenregeln, soziale Konventionen
Praktische Elemente	Rollenspiele, themenzentrierte Diskussionen, Emotionserkennung, Exkursionen, Projekte
Gruppenspiele/Imbiss	
Abschlussformat	Feedback, Hausaufgaben, Ausblick

Meist umfassen die Gruppen vier bis sieben Teilnehmer und zwei Gruppenleiter. Entsprechend den unter 4.10.2 beschriebenen gängigen konzeptuellen Wirkprinzipien werden, unabhängig vom jeweiligen gruppentherapeutischen Ansatz, einige therapeutische Bausteine in vielen Gruppentrainingsprogrammen verwendet und gelten als vielversprechend zur Vermittlung sozialer Fertigkeiten (Barry et al., 2003; Krasny et al., 2003; Ozonoff/Miller, 1995). Diese sind exemplarisch in Tabelle 4.10.1 zusammengefasst.

4.10.4
Indikation

Die Verbesserung sozialer Fertigkeiten ist bei ASS immer indiziert, da qualitative Beeinträchtigungen der sozialen Interaktion und Kommunikation Kernprobleme aller ASS sind. Die Indikation zu einer therapeutischen Intervention und deren Schwerpunkt sollte jedoch in Abhängigkeit der vorherrschenden klinischen Symptomatik sowie kognitiven und verbalen Fähigkeiten erfolgen. Dies bedeutet, dass für einen Betroffenen mit frühkindlichem Autismus und gleichzeitiger Intelligenzminderung das Erlernen basaler alltagspraktischer Fertigkeiten das vorherrschende Ziel therapeutischer Bemühungen darstellen kann, während für einen Betroffenen mit Asperger-Syndrom die Bewältigung seiner Schwierigkeiten in sozialen Beziehungen das wesentliche Ziel sein kann. Die Intervention sollte entsprechend diesen Grundvoraussetzungen ausgewählt werden. Training sozialer Fertigkeiten kann auf sehr unterschiedlichem Niveau erfolgen, von einzeltherapeutischer Anwendung mit nicht-sprachlichen Elementen bis hin zu komplexen Gruppentrainingsprogrammen für Asperger-Syndrom und High-Functioning-Autismus. Die Anwendung solcher gruppentherapeutischer Ansätze setzt ausreichende kognitive Fähigkeiten sowie funktionale Sprache voraus, da die Therapieinhalte zum großen Teil über Sprache und kognitive Prozesse vermittelt werden.

4.10.5
Evidenz

Für ein weites Altersspektrum vom Vorschul- bis hin zum Jugendlichenalter haben sich allgemein verschiedene verhaltenstherapeutisch orientierte Ansätze als wirkungsvoll zur Verbesserung sozialer Fertigkeiten erwiesen (Rogers, 2000). Neben Belegen für eine Wirksamkeit hinsichtlich der jeweiligen Zielverhaltensweisen der

Intervention zeigte sich meist ein positiver Einfluss auch auf andere Verhaltensaspekte, die nicht direkt adressiert wurden, z. B. Reduktion exzessiven Verhaltens (Stereotypien). Dies wird dahingehend interpretiert, dass das Engagement in soziale Kontakte weitere positive Verhaltenseffekte bahnen kann. Als wesentlich für eine solche Bahnung und den Transfer von Gelerntem in den Alltag erscheint dabei der Einschluss unauffälliger Gleichaltriger als soziale Interaktionspartner sowie der Einbezug des alltäglichen Lebensumfeldes (Rogers, 2000).

Trotz der verbreiteten klinischen Anwendung und positiver klinischer Erfahrungen mit gruppentherapeutischen Trainingsansätzen sozialer Fertigkeiten bei Kindern und Jugendlichen mit ASS fehlten lange Zeit empirische Belege für ihre Wirksamkeit. In den letzten Jahren wurden aber zunehmend mehr Gruppentrainingsprogramme entsprechend evaluiert, wobei übereinstimmend Belege für ihre Wirksamkeit in Bezug auf die Verbesserung sozialer Fertigkeiten gefunden wurden. Dennoch lässt sich feststellen, dass die Studien in hohem Maße hinsichtlich Studienpopulation, Standardisierung von Setting und Trainingsinhalten sowie Evaluationsinstrumenten zur Messung von Trainingseffekten divergieren (Williams White et al., 2006). So liegen beispielsweise gerade in älteren Studien häufig keine ausreichenden Angaben zur autismusspezifischen und Intelligenzdiagnostik der Probanden sowie Ein – und Ausschlusskriterien vor. Diese Unterschiede erschweren die Vergleichbarkeit von Studienergebnissen und damit auch einen Konsensus bezüglich der möglichst wirksamen Gestaltung der Intervention. In einigen Arbeiten wurden lediglich qualitative Daten erhoben, andere erfassten quantitative Daten mit Hilfe standardisierter Instrumente. Übereinstimmend kommen diese zu dem Ergebnis, dass Verbesserungen von Kommunikations- und sozialen Interaktionsfertigkeiten erreicht werden können, aber gleichzeitig die Generalisierung der im Training erlernten Fertigkeiten auf Situationen außerhalb des Gruppenkontextes begrenzt ist. Lediglich eine neuere Studie (Tse et al., 2007) fand eine Generalisierung der erworbenen Fertigkeiten auf häusliche Situationen. Die Übertragung der erlernten Fertigkeiten und ihre Anwendung im Alltag ist jedoch das wesentliche Langzeitziel der therapeutischen Interventionen und bleibt einer der herausfordernden Aspekte bei der Entwicklung von Trainingsansätzen sozialer Fertigkeiten.

Aufgrund der methodischen Unterschiede zwischen den bisherigen Studien bleibt die Frage, ob der Mangel an erfasster Generalisierung von Fertigkeiten einem tatsächlichen Mangel an vorhandener Generalisierung entspricht, oder teils auch auf einen Mangel an sensitiven Messinstrumenten zur Erfassung von Trainingseffekten zurückzuführen ist. Die Auswahl von sensitiven Evaluationsinstrumenten ist wesentlich für die Evaluation therapeutischer Interventionen. Es werden hier weniger rein kategoriale als vielmehr sensitive prozessdiagnostische klinische Skalen benötigt, und solche, die Trainingseffekte im alltäglichen Lebensumfeld und durch mehrere verschiedene Personen und unabhängige Beurteiler erheben. Außerdem erscheinen Faktoren wie die Manualisierung von Trainingsprogrammen, randomisierte Kontrollgruppen/-bedingungen – Designs und genaue Beschreibung der Studienpopulation als wesentlich für zukünftige Evaluationsstudien, um ihre Vergleichbarkeit und Validität zu gewährleisten. Eine Übersicht über verschiedene Evaluationsstudien im Hinblick auf Studiendesign und Ergebnisse findet sich in **Tabelle 4.10.2**.

4.10.6
KONTAKT – Frankfurter Kommunikations- und soziales Interaktions-Gruppentraining bei Autismus-Spektrum-Störungen

Das Frankfurter Gruppentraining KONTAKT (Herbrecht/Poustka, 2007; Herbrecht et al., 2008) ist aktuell das einzige deutschsprachige manualisierte und evaluierte Trainingsprogramm spezifisch für Kinder und Jugendliche mit ASS. Es verfolgt als wesentliche Ziele das

Tabelle 4.10.2: Auswahl von Studien zur Wirksamkeit von Social Skills Programmen

Studie	Design				Alter (Jahre)	Evaluationsinstrumente					Effekte	G
	P	K	M	C		Std.	Elt.	Sel.	Ver.	Leh.		
MESIBOV, 1984	+	–	–	–	14–35	–	+	+	+	–	Positive soziale Erfahrungen	–
WILLIAMS, 1989	+	+	–	–	9–15	+	–	–	–	+	Verbesserte Beziehung zu Gleichaltrigen	–
MARRIAGE et al., 1995	+	–	–	–	8–12	–	+	–	–	–	Keine eindeutigen Effekte	–
OZONOFF/MILLER, 1995	+	+	–	+	7–13	+	+	–	+	+	Verbesserte Theory of Mind – Fähigkeiten	–
BARRY et al., 2003	+	–	–	+	6–9	+	+	+	+	–	Verbesserung einzelner Fertigkeiten (Grüßen, Spielen)	–
TSE et al., 2007	+	–	–	–	13–18	+	+	+	–	–	Verbesserte soziale Fertigkeiten, Reduktion von Problemverhaltensweisen	+

Abkürzungen: **P** – Prä-post; **K** – Kontrollgruppe; **M** – Manualisiertes Training; **C** – Charakterisierung der Studienpopulation (Ein-/Ausschlusskriterien, autismusspezifische und Intelligenzdiagnostik); **Std.** – Standardisiert; **Elt.** – Eltern; **Sel.** – Selbst; **Ver.** – Verhaltensbeobachtung; **Leh.** – Lehrer; **G** – Generalisierung

Erlernen sozialer Fertigkeiten zur Kontaktaufnahme und wechselseitigen Kommunikation, das Verständnis sozialer Regeln, Konventionen und sozialer Beziehungen, Erkennen und Interpretieren verbaler und non-verbaler sozialer Signale, den Erwerb von Problemlösefertigkeiten, Bewältigungsstrategien sowie die Verbesserung des Selbstwertgefühls. Zielgruppe sind Kinder und Jugendliche mit funktionaler Sprache und IQ > 70, die, je nach Alter, einer Kindergruppe (8 bis 13 Jahre) oder einer Jugendlichengruppe (13 bis 19 Jahre) zugeteilt werden. Die Gruppengröße liegt bei vier bis sieben Teilnehmern pro Gruppe. Die Kindergruppe findet wöchentlich für eine Stunde, die Jugendlichengruppe 14-tägig für 1½ Stunden außerhalb der Schulferien statt. Jeweils zwei Gruppenleiter (Kinder- und Jugendpsychiater oder klinische Psychologen) führen die Trainingsstunden durch und wechseln sich im Verlauf des Trainings ab.

In regelmäßigen Abständen (normalerweise jeweils vor den Schulferien) finden Gruppengespräche mit den Eltern zum gegenseitigen Erfahrungsaustausch statt. Diese geben sowohl den Gruppenleitern Gelegenheit zu Feedback über die Entwicklung und Fortschritte der Teilnehmer sowie Inhalte der Trainingsstunden, als auch den Eltern, über Probleme, Fortschritte oder Besonderheiten im häuslichen und schulischen Umfeld zu berichten.

Wesentliche Interventionsprinzipien sind Struktur und Vorhersagbarkeit der Abläufe und sozialen Regeln in der Gruppe, die Kombination theoretischer und praktischer Trainingselemente, Berücksichtigung von und Eingehen auf individuelle Schwierigkeiten, schrittweise Steigerung der Anforderungen und Wiederholung bereits erlernter Fertigkeiten. Die Trainingsstunden folgen einer gleich bleibenden Struktur, in der verhaltenstherapeutisch orientierte Therapiebausteine miteinander kombiniert werden. Dabei werden konstante, intermittierende und flexible Therapiebausteine unterschieden (Tab. 4.10.3). Die konstanten Bausteine (Eingangs- und Feedbackrunde) werden in jeder Stunde in der gleichen Weise verwendet.

Während der Eingangsrunde berichten die Teilnehmer und Gruppenleiter der Reihe nach über Erlebnisse und Besonderheiten der vergangenen Woche sowie über ihr aktuelles Befinden. Jeder Teilnehmer gibt im Anschluss das Wort an seinen Sitznachbarn mit namentlichem Ansprechen und Blickkontakt weiter. Im Rahmen der Abschlussrunde am Ende jeder Trainingsstunde geben die Teilnehmer und Gruppenleiter Feedback über die aktuelle Stunde und formulieren Wünsche und Anliegen für die kommenden Stunden. Intermittierende Elemente wie Gruppenregeln und Hausaufgaben werden in regelmäßigen Abständen und passend zum Inhalt der Stunde verwendet. Gruppenregeln, meist basale Kommunikations- und Interaktionskonventionen wie Blickkontakt, Zuhören und direktes Ansprechen, werden zu Beginn einer neuen Gruppe gemeinsam erarbeitet und bei Bedarf wiederholt. Hausaufgaben umfassen praktische Übungen zur Kontaktaufnahme (z. B. einen Klassenkameraden anrufen) oder ergänzende Aufgaben zur Emotionserkennung (z. B. ein emotionales Erlebnis der letzten Woche beschreiben).

Flexible Elemente sind Interaktionsspiele, Gruppenaktivitäten, Rollenspiele zu alltäglichen sozialen Situationen, Gruppengespräche und Emotionserkennung. Meist werden zwei dieser Elemente pro Trainingsstunde kombiniert, häufig ein theoretisches und ein praktisches Element. Wesentliche Themen der Gruppengespräche umfassen soziale Wahrnehmung, soziale Beziehungen und individuelle Problembereiche der Teilnehmer sowie Selbst- und Fremdwahrnehmung. Emotionserkennung als ein wichtiger therapeutischer Baustein wird über theoretische Erarbeitung verschiedener emotionaler Zustände und deren praktisches Erkennen anhand von Pantomime und des standardisierten PC-gestützten Trainingsprogrammes FEFA (Frankfurter Test und Training des Erkennens fazialen Affekts; Bölte et al., 2003, 2006) vermittelt.

Eine Pilotevaluation von KONTAKT wurde über eine Dauer von 11 Monaten durchgeführt (Herbrecht et al., 2009). Evaluiert wurden zwei Jugendlichengruppen und eine Kindergruppe. Eine der

Tabelle 4.10.3: KONTAKT-Therapiebausteine: Übersicht und praktische Beispiele

	Wirkprinzipien	Beispiele
KONSTANTE BAUSTEINE		
Eingangsrunde	Strukturierte Aktivität zum «Aufwärmen», Kontaktherstellung, Förderung der Interaktion zwischen den Gruppenteilnehmern	<ul><li>Sich begrüßen</li><li>Über Erlebnisse der vergangenen Woche berichten und seine aktuelle Stimmung benennen</li><li>«Ich gebe das Wort weiter an» (Name, Blickkontakt)</li></ul>
Feedback	Verbalisieren persönlicher Meinungen und Emotionen, angemessene Kritikübung	<ul><li>Feedback geben (positiv und negativ) über die aktuelle Stunde</li><li>Wünsche und Anliegen für die nächste Stunde formulieren</li></ul>
INTERMITTIERENDE BAUSTEINE		
Gruppenregeln	Gemeinsame verbindliche Festlegung grundlegender Kommunikations- und Interaktionsregeln, Verständnis sozialer Regeln und Vereinbarungen	<ul><li>Sich anschauen</li><li>Zuhören</li><li>Andere ausreden lassen</li><li>Diskretion</li><li>Andere mit Namen ansprechen</li><li>Gut mitmachen</li><li>Niemanden auslachen</li><li>Niemanden beleidigen</li><li>In einem freundlichen Ton sprechen</li></ul>
Hausaufgaben	Generalisierung des Gelernten, praktische Übung in alltäglichen Situationen	<ul><li>Kontaktübung: einen Gruppenteilnehmer/Klassenkameraden anrufen</li><li>Sich verabreden</li><li>Über ein emotionales Erlebnis berichten: «Wann habe ich mich traurig gefühlt und warum?»</li></ul>
FLEXIBLE BAUSTEINE		
Interaktionsspiele	Interaktions- und Kommunikationsspiele mit Schwerpunkt auf Kooperation, verbale und nonverbale Kommunikation, Blickkontakt, gegenseitiges genaues Beobachten	<ul><li>«Was hat sich verändert?»: Teilnehmer sitzen im Stuhlkreis, einer betrachtet die anderen genau, verlässt dann den Raum; ein Detail (z. B. zwei Teilnehmer tauschen ihre Brillen) wird verändert, der Teilnehmer kommt zurück und muss benennen, was sich verändert hat</li></ul>

Tabelle 4.10.3 (Fortsetzung): KONTAKT-Therapiebausteine: Übersicht und praktische Beispiele

	Wirkprinzipien	Beispiele
FLEXIBLE BAUSTEINE		
Gruppenaktivitäten	Förderung des Gefühls von Gruppenzugehörigkeit, Kooperation und Verantwortlichkeit, praktische Anwendung erlernter Fertigkeiten	• Spazieren gehen • Einkaufen • Gemeinsam kochen/backen • Museumsbesuch
Rollenspiele	Praktische Problemlösungsstrategien für schwierige, alltägliche soziale Situationen: strukturierter Ablauf mit Definition der Ausgangssituation, Rollenverteilung, Durchführung, Feedback, Wiederholung	• Sich angemessen vorstellen • Kontakt aufnehmen • Sich verabreden • Small-talk • Mit Frustration umgehen • Sich angemessen entschuldigen • Sich angemessen gegenüber anderen durchsetzen • Problemlösefertigkeiten
Gruppengespräche	Austausch persönlicher Erfahrungen, Verständnis sozialer Konstrukte und Beziehungen	• Konversations- und Interaktionsfertigkeiten, soziale Beziehungen wie Freundschaft, Diskussion persönlicher Anliegen und Erfahrungen, Selbst- und Fremdwahrnehmung • Praktische Anleitung: «Wie oft hintereinander darf ich einen Klassenkameraden anrufen?»
Emotionserkennung	Erkennen und Interpretieren von Mimik	• Pantomime • Standardisiertes PC-gestütztes Training (FEFA): Erkennen des emotionalen Ausdrucksgehaltes menschlicher Gesichter und Augenpaare mit Feedback und Erläuterung der jeweiligen Emotion und Beispielsituation

beiden Jugendlichengruppen hatte bereits vor Beginn der Evaluation KONTAKT-Training über einen längeren Zeitraum erhalten, die andern beiden Gruppen hatten keine Vorerfahrung mit dem Training. Es wurden sowohl Eltern- als auch Lehrer-, Trainer- und unabhängige Expertenratings zur Beurteilung von Trainingseffekten verwendet. Entsprechend der Zielsetzung von KONTAKT wurden die Aspekte soziale Interaktion mit Gleichaltrigen, autistische Kernsymptomatik, adaptives Funktionsniveau und familiäre Belastung erfasst. Im prä-, post-Vergleich zeigten sich positive Effekte des Trainings sowohl auf die Verbesserung sozialer Fertigkeiten als auch auf die Reduktion der mit Autismus assoziierten Psychopathologie in unterschiedlichen Lebensbereichen und mit einer gewissen Zeitstabilität. Abgesehen von den gemessenen Effekten im Rahmen der Pilotevaluation war ein wesentliches Ergebnis, dass das Training von den Teilnehmern gut angenommen wurde und, sie über positive soziale Erfahrungen in der Gruppe berichteten. Der Austausch mit den Gleichaltrigen wurde zu einem wichtigen Bestandteil ihres sozialen Gefüges, wodurch sie größere soziale Unterstützung wahrnehmen. Weiterhin zeigte sich das Training im ambulanten Rahmen gut praktikabel. Da diese Ergebnisse jedoch im Rahmen einer Pilotevaluation als vorläufig zu verstehen sind, ist eine weiterführende Evaluation von KONTAKT in kontrollierten Studien angezeigt.

4.10.7
Weiterführende Literatur

Aarons, M., Gittens, T.: Autism: A Social Skills Approach for Children and Adolescents. Speechmark Publisher, Winslow, 1998.

Coucouvanis, J.: Super Skills: A Social Skills Group Program for Children with Asperger Syndrome, High-Functioning Autism and Related Challenges. Autism Asperger Publishing Company, Shawnee Mission, KS, 2005.

Matson, J. L.; Matson, M. L.; Rivet, T. T.: Social-skills treatments for children with autism spectrum disorders: an overview. Behavior Modification, 31 (2007): 682–707.

Weiss, M. J.; Harris, S. L.: Reaching Out, Joining In: Teaching Social Skills to Young Children With Autism. Woodbine House, Bethesda, MD, 2001.

4.10.8
Literatur

Barnhill, G.: Right Address... Wrong Planet: Children with Asperger Syndrome Becoming Adults. Autism Asperger Publishing Company, Shawnee Mission, KS, 2002.

Barry, T. B.; Klinger, L.; Lee, J. M.; Palardy, N.; Gilmore, T.; Bodin, S. D.: Examining the Effectiveness of an Outpatient Clinic-Based Social Skills Group for High-Functioning Children with Autism. Journal of Autism and Developmental Disorders, 33 (2003): 685–701.

Bieber, J.: Learning disabilities and social skills with Richard Lavoie: Last one picked, first once picked on. Public Broadcasting Service, Washington DC, 1994.

Bölte, S.; Feineis-Matthews, S.; Poustka, F.: Frankfurter Test und Training des Erkennens fazialen Affekts (FEFA). Frankfurt/M.: J. W. Goethe-Universität, Frankfurt/M., 2003. [kgu.de/zpsy/kinderpsychiatrie/FEFA_home.htm]

Bölte, S.; Hubl, D.; Feineis-Matthews, S.; Prvulovic, D.; Poustka, F.; Dierks, T.: Facial affect recognition training in autism: can we animate the fusiform gyrus? Behavioral Neuroscience, 120 (2006): 211–216.

Gray, C.: The new social story book. Future Horizon, Arlington, TX, 2000.

Gresham, F. M.; Sugai, G.; Horner R. H.: Interpreting outcomes of social skills training for students with high-incidence disabilities. Exceptional Children, 67 (2001): 331–344.

Häußler, A.; Happel, C.; Tuckermann, A.; Altgassen, M.; Adl-Amini, K.: SOKO Autismus. Gruppenangebote zur Förderung sozialer Kompetenzen bei Menschen mit Autismus – Erfahrungsbericht und Praxishilfen. Verlag modernes Lernen, Dortmund, 2003.

Herbrecht, E.; Bölte, S.; Poustka, F.: KONTAKT – Frankfurter Kommunikations- und soziales Interaktions-Gruppentraining bei Autismus-Spektrum-Störungen: Therapiemanual. Hogrefe, Göttingen, 2008.

Herbrecht, E.; Poustka, F.: Frankfurter Gruppentraining sozialer Fertigkeiten für Kinder und Jugendliche mit autistischen Störungen. Zeitschrift für Kinder- und Jugendpsychiatrie und Psychotherapie, 35 (2007): 33–40.

Herbrecht, E.; Poustka, F.; Duketis, E.; Schmötzer, G.; Birnkammer, S.; Schlitt, S.; Bölte, S. Pilot evaluation of the Frankfurt Social Skills Training for children and adolescents with autism spectrum disorder (ASD). European Child and Adolescent Psychiatry, Jan 22 (2009) [Epub].

Howlin, P.; Baron-Cohen, S.; Hadwin, J.: Teaching children with autism to mind-read: A practical guide for teachers and parents. Wiley, New York, 1998.

Howlin, P.; Goode S.: Outcome in adult life for people with autism and Asperger syndrome. In: Volkmar, F. R. (Ed.), Autism and pervasive developmental disorders. Cambridge University Press, New York, 1998.

Krasny, L.; Williams, B.; Provencal, S.; Ozonoff, S.: Social skills interventions for the autism spectrum: essential ingredients and a model curriculum. Child and Adolescent Psychiatric Clinics of North America, 12 (2003): 107–122.

Marriage, K. J.; Gordon, V.; Brand, L.: A social skills group for boys with Asperger's syndrome. Australian and New Zealand Journal of Psychiatry, 29 (1995): 58–62.

Mesibov, G. B.: Social skills training with verbal autistic adolescents and adults: a program model. Journal of

Autism and Developmental Disorders, 14 (1984): 395–404.

Ozonoff, S.; Miller, J. N.: Teaching theory of mind: A new approach to social skills training for individuals with autism. Journal of Autism and Developmental Disorders, 25 (1995): 415–433.

Tantam, D.: The challenge of adolescents and adults with Asperger syndrome. Child and Adolescent Psychiatric Clinics of North America, 12 (2003): 143–163.

Rogers, S.J.: Interventions That Facilitate Socialization in Children with Autism. Journal of Autism and Developmental Disorders, 30 (2000): 399–409.

Tsatsanis, K.D.: Outcome research in Asperger syndrome and autism. Child and Adolescent Psychiatric Clinics of North America, 12 (2003): 47–63.

Tse, J.; Strulovitch, J.; Tagalakis, V.; Meng, L.; Fombonne, E.: Social Skills Training for Adolescents with Asperger Syndrome and High-Functioning Autism. Journal of Autism and Developmental Disorders, 37 (2007): 1960–1968.

Williams, T.I.: A social skills group for autistic children. Journal of Autism and Developmental Disorders, 19 (1989): 143–155.

Williams White, S.; Keonig, K.; Scahill, L.: Social Skills Development in Children with Autism Spectrum Disorders: A Review of the Intervention Research. Journal of Autism and Developmental Disorders, 37 (2006): 1858–1868.

4.11
Interaktions- und Spezialinteressen – fokussierte Beratung

Matthias Huber

4.11.1
Hintergrund

In diesem Kapitel soll besprochen werden, unter welchen Bedingungen Interaktion zwischen Menschen mit und ohne autistischer Wahrnehmung erschwert ist und mit welchen Mitteln sie erleichtert werden kann. Es werden keine wissenschaftlichen Ergebnisse diskutiert (s. dazu andere Beiträge im Kap. 4.). Stattdessen soll anhand der Beschreibung von Alltagserlebnissen eine Sensibilisierung auf die sprachlichen Einschränkungen und Erklärungsmuster aller Menschenwesen stattfinden. Der Beitrag entstand infolge meiner Arbeit als Psychologe an der Kinder- und Jugendpsychiatrischen Poliklinik KJPP, UPD Bern, Schweiz mit Kindern und Jugendlichen, welche mit einer autistischen Wahrnehmung leben und im effektiven Austausch mit Fachleuten, welche nicht-autistisch wahrnehmen, aufgrund von Dialogen mit Persönlichkeiten, die mir privat viel bedeuten und aus der Tatsache heraus, dass ich selbst mit dem Asperger-Syndrom lebe.

4.11.2
Vom Reden und Antworten

Eine erste Frage lautet: *Wann reden wir?*
Wir reden, wenn wir wissen, dass wir verstanden werden. Wenn wir vermuten, dass wir verstanden werden. Wenn wir überzufällig die Erfahrung machten, verstanden worden zu sein.

Eine zweite Frage lautet: *Wann antworten wir?* Wir antworten auf eine Frage nicht nur, weil wir sie verstanden haben und antworten können, sondern auch, wenn wir möchten, dass der Gesprächspartner weiß, dass wir verstanden haben.

Eine dritte Frage lautet: *Warum antworten wir?* Antworten geben wir nicht nur, weil sie vom Fragenden erwünscht sind, sondern vermutlich auch, weil wir hoffen, dass das Gegenüber uns zutraut, eine adäquate Antwort geben zu können. Weiter, weil wir die Erfahrung machten, *dass wir in der Lage sind,* zu bemerken, wann ein Gesprächspartner unsere Antworten verstehen kann und wann nicht. Und: Weil wir glauben wollen, dass die Antwort interaktionsfördernd ist oder weil wir die Erfahrung machten, dass sie es ist.

Man könnte vermuten, dass diese rezidivierenden, sozialen Erfahrungen innerhalb von Interaktion dazu führen, dass wir reden, um jenes mitzuteilen, von dem wir glauben, dass es auch auf der anderen Seite, beim Gesprächspartner, ankommt, wie wir es uns wünschen. Und, dass, wenn dies nicht geschieht, die Ursachen im Dialog gemeinsam ermittelt werden können. Wir reden vor allem, weil wir uns dabei verstanden fühlen und als handlungswirksam erfahren. Die Fähigkeit, uns als wissende und dialogisch handelnde Menschen zu erleben, tut uns gut, sichert unseren eigenen und den gemeinsamen, sozialen Beziehungssinn. Fordert uns geradezu auf, uns immer wieder von Neuem sprachlich zu veräußerlichen. Unser Wunsch, einen Dialog führen zu wollen, ist demnach abhängig *von* den eigenen Erfahrungen innerhalb *bisher erlebter Dialoge*.

4.11.3
Dialogische Erlebnisse autistischer Menschen

Es stellt sich die Frage, welche Erfahrungen Menschen mit Autismusspektrumswahrnehmung (ASW) mach(t)en? Deren dialogische Erlebnisse zeigen, dass das Reden oft nicht klärt, sondern zusätzlich verwirrt; dass selbst, wenn auf Fragen Antworten gegeben werden, diese vom nicht-autistischen Gegenüber nicht klar eingeordnet und selten adäquat erwidert werden können. Ursachen für diese Schwierigkeiten sind nicht einseitig störungsspezifisch, sondern «generell wahrnehmungsspezifisch». Da auch Menschen ohne ASW über eine Wahrnehmung verfügen, sollten in der Diskussion beide Seiten analysiert werden.

Um sich dialogisch betätigen zu können, müssen eine Vielzahl von Kriterien erfüllt sein. Menschen, die nicht autistisch wahrnehmen, sind sich dessen kaum bewusst, weil sie diese Kriterien seit ihrer Kindheit intuitiv erfüllen und die durch Nachahmung erlebten, interaktiv positiv gefärbten Erfahrungen im sozialen Alltag wirksam einsetzen können. Zumindest unter «ihresgleichen». Sie sprechen nicht nur die «richtigen Worte» aus, sondern beherrschen auch den Einsatz nonverbaler Signale. «Blickkontakt herstellen» ist nur dann adäquat erfüllt, wenn er im richtigen Moment erfolgt und wieder abbricht. Das zeitliche Moment entscheidet also, was als qualitativ angemessen gilt und was nicht. Stehen Menschen jemandem mit ASW gegenüber, erfahren sie unter Umständen, dass die bisherigen Gesprächsregeln, zeitlichen Abstimmungen der reziproken, nonverbalen Signale und Dialogeffizienzen plötzlich nicht mehr wirksam sind.

Gesprächsangebote werden nicht alltagstypisch erwidert, Dialoge «versanden», Fragen werden nicht oder eher kurz und knapp beantwortet und lange Schweigesekunden des Gegenübers ohne Referenzblick verwirren den sozial-typisch («typisch» im Sinne von nicht-autistisch wahrnehmend) agierenden Menschen. Ein Dialog gehorcht einem unsichtbaren Rhythmus, dem Hin-und-her-Bewegen, dem Austausch von mannigfaltigen Informationen. Diese sind aber von einem sozialen Regelwerk abhängig und gelingen nur dann mit Leichtigkeit, wenn den Beteiligten diese Regeln bekannt und vertraut sind.

Da typische Menschen, wie alle sozialen Lebewesen, auf angenehme Dialogerlebnisse angewiesen sind, werden sie diese Irritationen im Gesprächsfluss verunsichern. Womöglich werden sie das Verhalten ihres Gegenübers einschätzen, wie sie es üblicherweise zu tun pflegen: als hätte ihr Dialogpartner z. B. «kein Interesse» sich mitzuteilen oder «schlechte Laune». Sie werden demnach nicht weniger einspurig und eingeengt in ihren Erklärungsvarianten sein, als jemand mit ASW. Dies sei nicht wertend gemeint, sollte vielmehr zeigen, woran gearbeitet werden muss: Nicht nur am Menschen mit Autismus, sondern am Dialogverhalten aller Beteiligten. Anhand von Beispielen aus der Praxis soll gezeigt werden, welche unterschiedlichen Bedeutungsvarianten innerhalb von Interaktion manchmal der Fall sind.

Beispiel Mittagstisch: *A. sitzt mit der Familie am Mittagstisch und steht nach dem Essen wortlos auf, um in ihr Zimmer zu gehen. Ihre Mutter ruft sie zurück: «Warum stehst du schon auf?» A. antwortet: «Weil ich mit dem Essen fertig bin.» Vater daraufhin: «Aber wir anderen sind noch nicht fertig». A. reagiert verdutzt: «Das sehe ich! Drum bleibt ihr ja auch noch sitzen…» und entfernt sich. Vielleicht wird sie vom Vater erbost am Arm gepackt und zum Tisch zurückgebracht. Vielleicht wird A. lauter schreien, als andere Kinder, denen gleiches widerfährt, weil sie nicht weiß, warum sie sich wieder hinsetzen soll.*

Die Antwort von A. auf die Frage, warum sie schon aufsteht, könnte man logische Auskunft auf eine Frage nach Fakten nennen. Aus autismusspezifischer Sicht beantwortete A. die Frage «warum stehst du schon auf?» korrekt. Für ihre Eltern hingegen war die Frage keine, sondern eher ein indirekter Appell, welche die versteckte Mitteilung enthielt, sie solle noch sitzen bleiben, weil es sich nicht gehört, einfach aufzustehen, wenn andere noch am Tisch sitzen. Ihre Eltern wollten eine sozial angemessene Reaktion, keine Antwort auf Faktenwissen. Vermutlich werden sie ihr einmal in aller Ruhe erklären, dass es unhöflich ist, sich nach dem Essen vom Tisch zu entfernen, während andere, mit denen man zusammensitzt, noch am Essen sind. Vielleicht wird sie auch diesen Hinweis als Faktum abspeichern und nicht als kontextabhängigen Hinweis und sich das nächste Mal wundern, ärgern oder ängstigen, wenn Vater im Restaurant nachdem er gegessen hat, aufsteht, um auf die Toilette zu gehen, währenddem Mutter und sie noch am Kauen sind, denn sie wird nicht damit gerechnet haben, dass die gelernte «Aufstehregel beim Essen» nicht allgemeingültig ist.

Dass wir alle geboren wurden, ist eine Tatsache. Dass 1 + 1 = 2 ist, auch. Axiome sind Tatsachen. Meinungen sind keine Tatsachen. Dass man eine Meinung haben kann, wiederum schon. Es gibt Sätze, welche Aussagen über Tatsachen machen. Es gibt Sätze, deren Aussagen Meinungen oder indirekte Appelle sind, obwohl es aus den einzelnen Worten heraus niemals logisch erschließbar wäre.

Mit diesem Beispiel soll auf die Komplexität des Einsatzes, der Nutzung und der individuellen Beurteilung von Sprache aufmerksam gemacht werden. Im Grunde können Sie nie absolut sicher sein, eine Verhaltensweise oder Aussage eines Menschen richtig eingeordnet zu haben, doch tun Sie, als seien Sie es. Warum? Weil die Erfahrung Ihnen zeigte, dass Sie meist richtig lagen. Oder, weil Sie durch Nachahmung und soziales Beobachten intuitiv lernten, dass man so interpretieren darf. Oder, weil Sie aufgrund ihrer Sozialisation gar nicht anders können, als die eine oder andere Verhaltensweise so aufzufassen. Ihre eigene «Normalität» zeigt sich ähnlich wie bei Menschen mit Autismus, nämlich innerhalb ihres persönlichen, sozial konstruierten Systems. Sind Sie «adäquat» in die Gesellschaft integriert, werden Sie kaum auf die Idee kommen, dass alles ganz anders sein könnte, als so, wie Ihre sozialisierte Wahrnehmung es darstellt.

Wer, wie viele Menschen mit ASW, über eine nicht typisch ausgebildete Sozialwahrnehmung verfügt, wird überzufällig versuchen, *korrekte* (und nicht subjektiv gefärbte Antworten) zu geben und fast ausschließlich die Logik nutzen, um die sprachliche Umwelt zu deuten oder zu verstehen. Und unweigerlich und sehr früh zum Schluss kommen, dass Menschen häufiger Meinungen anstatt Tatsachen einfordern, obwohl sie Fragen stellen und Aussagen tätigen, als ginge es um Tatsachen.

> **Beispiel Wandtafel:** *Der Lehrer erzählt in einem Eltern-Beratungsgespräch, dass B. in der Schule ordentlich sei, die Wandtafel immer putze. B. schüttelt wortlos den Kopf, seufzt und murmelt leise «stimmt gar nicht…», denn er weiß, dass er die Tafel nicht immer putzt, weil es einen SchülerInnen-Putzplan gibt. Jeder Schüler seiner Klasse putzt irgendwann.*

Die anwesende Therapeutin glaubt sich aufgrund B.'s verbaler und nonverbaler Signale sicher, dass er, entgegen der Aussage des Lehrers, die Wandtafel nicht gerne putzt. Vielleicht wird sie sich diesen «Tatbestand» merken und B. in der nächsten Stunde wohlwollend mitteilen, dass sie sich vom letzten Mal her erinnere, dass er die Wandtafel nicht gerne putze und dass das in Ordnung sei, weil man nicht immer alles, was man tun müsse, auch gerne tue. B. wird keine Antwort geben, sich stattdessen innerlich fragen, wie die Therapeutin auf diese Idee gekommen sein könnte, weil er nie gesagt hatte, dass er die Wandtafel nicht gerne putze. Zu Hause würde er auf eine solche über ihn verbreitete «Lüge» verbal-aggressiv reagieren und laut schreien, dass er das nie behauptet hätte. Hier wird er im weiteren Gesprächsverlauf vermutlich verunsichert verstummen oder sich wundern. Neben den Verschiedenheiten im Analysieren und Verstehen von gesprochener Sprache gibt es spezifische Themen, z. B. das «Reagieren auf Lob», welches häufig zu Missverständnissen auf beiden Seiten führen kann.

> **Beispiel Lob:** *Auf Lob reagiert C. nicht, sagt höchstens »das ist Ansichtssache«, denn Loben ist etwas Subjektives und der Lobende kennt ihn kaum, kann demnach auch nicht objektiv einschätzen, ob er wirklich gut ist im Rechnen oder nur durchschnittlich. Der lobende Mitschüler findet ihn überheblich.*

Menschen sind im Allgemeinen auf Lob angewiesen, weil sie sich dadurch beachtet und wertgeschätzt erfahren. Wer auf Lob reagiert, weiß, dass das Lob nicht nur ein positives Feedback des Gegenübers auf eine Eigenschaft oder eine Tätigkeit ist, die der Gelobte beherrscht (oder um ihm mitzuteilen, dass er in Ordnung ist), sondern dass jener der gelobt wird, dieses Lob automatisch nutzen kann, um sein Selbstwertgefühl zu stärken. Wer autistisch wahrnimmt, weiß unter Umständen, dass es sich beim Loben um etwas Positives handelt, doch wird es nicht konsequenterweise einen positiven Effekt auf das eigene Selbstwertgefühl haben. Vielmehr kann geschehen, dass das Lob lediglich zur Kenntnis genommen wird, sich der Betroffene danach jedoch weder gut noch besser fühlt als sonst. Vielleicht wird es ihn zum Nachdenken anregen, ob das Lob begründet ist oder nicht, was in der Folge dazu führen wird, dass der Wahrnehmungsfokus nicht mehr auf den äußeren Dialog, sondern nach innen gerichtet ist. Wer auf Autismus-verständlichere Weise loben möchte, sollte das Lob an eine Begründung knüpfen, wie «Du bist meines Erachtens ein außerordentlich guter Beobachter. Ich habe das bemerkt, als du heute Morgen fragtest, warum das Buch nicht mehr in der obersten Reihe des Büchergestells liegt, sondern in der zweitobersten. Den meisten Menschen würde das nicht auffallen».

4.11.4
Spezialinteressen und Detailwahrnehmung bei Autismus

Sprachverständnis, Kommunikation und Interaktion sind nicht alleine von der Semantik-Pragmatik abhängig, sondern auch von den visuellen, akustischen, olfaktorischen, taktilen Eigenschaften und insbesondere von den Spezialinteressen. Als Kind entwickelte ich ein ausgeprägtes Interesse an Körpergrößen von Menschen, welches bis ins Erwachsenenalter andauerte. Ich fragte viele Menschen, die mir begegneten nach ihrer Körperhöhe, verfasste Listen, las Biographien von Berühmtheiten, führte am TV-Bildschirm Messungen durch (sobald zwei Personen sich auf derselben, horizontalen Unterlage gegenüberstanden), nur um Aussagen zu ihrer Körpergröße zu bekommen. Im Erwachsenenalter diagnostizierten Fachleute mir eine partielle Prosopagnosie und mir wurde rückwirkend bewusst, dass ich die abgespeicherten Körpergrößen bis heute nutze, um die Menschen voneinander unterscheiden und wiedererkennen zu können. Wusste ich nicht, ob ich jemanden kennen müsste oder nicht, fand ich es teilweise anhand seiner Körpergröße heraus. Mein Spezialinteresse entstand offensichtlich aus einer wahrnehmungsspezifischen Zuordnungsschwierigkeit heraus. Es kann vermutet werden, dass Spezialinteressen auch aus wahrnehmungspsychologischer Sicht von Bedeutung sind. Ein Gedankenexperiment soll aufzeigen, welchen wahrnehmungspsychologischen Sinn Spezialinteressen haben könnten.

Beispiel Verbundene Augen: Stellen Sie sich vor, Sie wären mit verbundenen Augen an einen unbekannten Ort. Als Sie sich gegen dieses Prozedere wehren, teilt man Ihnen mit, das würde man mit allen so machen, alle anderen würden mitmachen und gewillt sein, Neues zu erfahren, sich dann auch immer freuen. Wo denn das Problem liege? Ein paar Millisekunden später befinden Sie sich an diesem Ort, die Augenbinde fällt zu Boden und Sie stehen mitten in einem unbekannten System, wissen weder wo sie sind, noch ob es Ähnlichkeiten hat, mit dem, was Sie jemals erlebten. Allmählich merken Sie: Es ist laut, grell, blitzt visuell ungeordnet von überall her. Objekte, die Sie nicht benennen können, schnellen an ihnen vorbei, einmal auf Sie zu, dann wieder weg, manchmal lautlos, manchmal voller Lärm, dann wieder langsam, dann wieder so, dass Sie nicht einschätzen können, wie; dann krachen die Objekte mitten in Sie hinein, um wieder schnaubend zu verschwinden, nach irgendwohin. Sie erkennen, dass es Ihnen nicht gelingen wird, durch Beobachtung der lärmenden Objekte deren Verhalten vorherzusagen oder Ihre Orientierung im Raum zu erlangen. Um nicht in Panik zu verfallen, schauen Sie auf den Boden, krallen sich mit den Augen an einen unbeweglichen Punkt, um die innere Ruhe zu erlangen. Sie konzentrieren sich als nächstes auf die Bodenbeschaffenheit. Plötzlich erkennen Sie im wirren Muster des Bodens zwei fußbreite Pfeile. Sie erkennen plötzlich, dass die lauten, schnellen Objekte überall sind, aber nie dort, wo die Pfeile sich befinden, nie davon berührt werden und entschließen sich, den Pfeilen zu folgen. Sie atmen auf, weil Sie endlich wissen, was Sie tun können: Sie gehen auf den Pfeilen entlang und befinden sich mit der Zeit an einem Ort, wo keine schwirrenden Objekte mehr bedrohlich wirken. Sie befinden sich außerhalb dieses chaotischen Treibens, erkennen nun deutlich, dass der ganze Raum am Boden voller kleiner Pfeile, in verschiedenen Reihen angeordnet ist. Des Weiteren fällt Ihnen auf, dass diese verwirrenden Objekte sich manchmal auch an diesen Pfeilen orientieren und dass einige Objekte, die sich eher langsam bewegen, ebenso wie Sie selbst vorhin, den Pfeilen folgen, um den andern Objekten aus dem Weg zu gehen.

Was mit diesem Beispiel verdeutlicht werden soll, könnte man «dem Chaos entgegenwirken» nennen. Sie haben nach Gesetzmäßigkeiten gesucht, die als Klärung dienen könnten. Nach Anhaltspunkten, die es Ihnen ermöglichten, dem Chaos nicht ganz zu verfallen, sogar einen Weg hinaus zu finden. Sie haben sich aufgrund der Pfeile Ankerpunkte gelegt, erkannten plötzlich Handlungsmöglichkeiten, die weit mehr waren als nur im Chaos zu verzweifeln oder darin unterzugehen. Indem Sie sich an den Pfeilen entlang bewegten, konnten Sie eine neue Position einnehmen. Von dort aus ist es Ihnen gelungen, ein System im Chaos zu erkennen. Ein Teil der zuvor furchteinflößenden, laut durcheinander schwirrenden Objekte, bekamen für Sie bis zu einem gewissen Grad eine Vorhersehbarkeit. Dies wiederum ermöglichte es Ihnen, aufzuatmen und sich auf weitere Gesetzmäßigkeiten zu konzentrieren. Was Sie nutzten, waren Ihre Sinnesorgane und die Fähigkeit, relevante Muster zuerkennen.

Spezialinteressen sind wie diese ordnenden Pfeile. Sie werden trotz chaotisch anmutender Umwelt bemerkt; werden gefunden, weil sie dem Chaos widersprechen, stattdessen einer Logik gehorchen, die man als Autismus-Betroffener in der Lage ist zu erkennen; sodass das Chaos in Teilbereichen plötzlich eingeordnet, eingeschätzt, ja teilweise vorhergesagt werden kann.

Die autistische Wahrnehmung könnte man, im Gegensatz zur typischen Überblickswahrnehmung Detailwahrnehmung nennen. Diese zeichnet sich durch die Fähigkeit aus, in einem einzelnen Gegenstand oder System mehr Teile oder Teilbereiche (Details) erkennen zu können, als den Gegenstand selbst als Ganzes zu erfassen. Schauen sich ein Überblicksmensch und ein detailfokussierter Mensch gemeinsam denselben Gegenstand an, werden dem Detailmenschen möglicherweise die Farbunterschiede je nach Lichtverhältnis auffallen, die Oberflächenbeschaffenheit, die nicht überall gleich stark ausgeprägt ist und mit der Benutzungsart des Gegenstandes im 3-dimensionalen Raum zu tun hat (ungleichmäßige, mechanische Abnutzungserscheinungen), die Ecken und Kanten im Vergleich zu den Ecken und Kanten des Tisches, auf dem der Gegenstand liegt, den Schattenwurf und das Glitzern, je nachdem, wie die eigene Augen ihn auf welche Weise betrachten. Eine Person mit detailfokussiertem Wahrnehmungsstil wird den Gegenstand vielleicht «beobachten» (als handle es sich nicht um einen solchen, sondern um einen Menschen), sich mit ihm beschäftigen und sich fragen, wie er «sich verhält», wenn er an genau diesem neuen Ort liegt, anstatt wie bisher. Wer als Überblicksmensch wahrnimmt, wird den Gegenstand erkennen wollen, um ihn zu benennen und dann als relevant oder irrelevant abzutun; um ihn nach der Einordnung zu ignorieren, sofern er nicht relevant ist für das soziale Geschehen. Der Detailfokussierte braucht das Detail, um präzis definierte Fixationspunkte im Unvorhersehbaren platzieren zu können. Er wird einiges über die vielen verschiedenartigen Summenteilchen wissen, die den Gegenstand ausmachen, weil dessen physikalischen und visuellen Eigenschaften erkennbaren Gesetzmäßigkeiten gehorchen und dadurch von Wichtigkeit sind. Wer auf diese Weise visuell verarbeitet, wird auch kleinste Veränderungen und Besonderheiten bemerken, nach dessen Sinn suchen müssen.

Fazit: Wenn zwei das Gleiche anschauen, wird nicht zwingend das Gleiche gesehen.

Um in einem Dialog bestehen zu können, braucht es mehr als zwei Menschen, die Sätze und Blicke austauschen. Damit vom «gleichen Gegenstand» gesprochen werden kann, müssen nicht nur die Begriffe, sondern auch deren Bedeutung gleich sein. Die Wahrscheinlichkeit für gegenseitiges Verstehen ist erhöht, wenn der gemeinsame Gesprächsgegenstand klar definiert ist. Ob ein Dialog als erfolgreich eingeordnet werden kann, hängt demnach nicht nur von den Sozialkompetenzen der Gesprächspartner ab, sondern auch von der semantisch-pragmatischen Ähnlichkeit ihrer dialogischen Sprache, von der Benutzung gleicher Terminologie.

> **Beispiel Bauteilchen oder Lärm?:** *D. arbeitet seit zwei Wochen am neuen Arbeitsplatz und ist noch unsicher und ungeschickt im Einpacken von Bauteilchen, was ihn ängstigt und unter Stress setzt. Ein hoher Lärmpegel im Grossraum lässt ihn immer wieder die Ohren zuhalten. Sein Chef, der neben ihm steht, bemerkt es und meint daraufhin: «Das ist immer so, daran müssen Sie sich gewöhnen.» D.'s Augen sind jedoch in diesem Augenblick auf die Bauteilchen gerichtet und seine Gedanken auf seine motorische Ungeschicklichkeit. Vielleicht wird D. unvermittelt kurz und laut aufschreien, die Teilchen mit einer Hand vom Tisch fegen, aufstehen und weglaufen, weil er davon ausgeht, dass sich die Bemerkung des Chefs auf seine Ungeschicklichkeit im Umgang mit den Bauteilchen bezieht. Womöglich wird er extrem verzweifelt sein, weil er denkt, er werde für immer ungeschickt bleiben in dieser Tätigkeit, dass es ihm nie gelingen werde, die Teilchen schneller einzupacken ... denn sein Chef hatte es ja gesagt und der kennt sich aus, ist ein Vollprofi!*

D.'s Chef wird dessen Verhalten vielleicht als impulsiv, aufbrausend und wie aus dem Nichts heraus entstehend erleben und vermuten, dass dieser sich über die Aussage aufregte, dass es in diesem Raum immer laut sein werde. Womöglich werden ihn sein Chef und Mitarbeiter für wenig anpassungsfähig und aggressiv halten. Oder sie werden ihn nie mehr während dem Arbeiten ansprechen, weil sie glauben, dass es seinen Arbeitsfluss stört. Beide, weder D. noch sein Chef werden unter diesen Umständen in der Lage sein, zu erkennen, dass sie sich gedanklich, bzw. inhaltlich nicht mit dem gleichen «Gesprächsgegenstand» befassen.

Wenn Fachpersonen, Eltern, Verwandte und Freunde sich in einem Dialog mit einem autistisch wahrnehmenden Menschen befinden, gehen sie oft unbewusst davon aus, dass, wenn beide das gleiche Wort oder denselben Begriff benutzen, auch über das Gleiche gesprochen wird. Begriffe an sich sind jedoch selten eindeutig, stattdessen mehrdeutig. Vom Kontext abhängig, in welchem sie eingesetzt werden, vom Zeitpunkt, in welchem sie genannt werden, von der Art, wie sie aneinandergereiht werden und von der Sprachmelodie, mit welcher sie ausgesprochen werden.

Menschen, die nicht autistisch wahrnehmen, aber ähnlich sozialisiert wurden, benutzen Begriffe vermutlich so, wie es ihnen die soziale Wahrscheinlichkeit voraussagt. Aufgrund ähnlicher Definitionen ergibt sich eine gemeinsame Sprache. Ihre soziale Eingebundenheit und «soziale Gleichschaltung» reduziert sprachliche Missverständnisse bis zu einem gewissen Grade und verhilft dazu, in kurzer Zeit relevante von irrelevanter Information unterscheiden zu können. Deren Definitionen von «Begriffen», «Worten» und «Sätzen» sind sich aufgrund ihrer stark ähnlichen Wahrnehmungsverarbeitung (visuell, akustisch, etc.) identischer. Sie müssen demnach nicht ständig überprüfen oder ausdiskutieren, ob der andere dasselbe unter diesem oder jenem Begriff versteht.

Wer nicht nur den Menschen mit ASW analysieren und verstehen möchte, sondern auch sich selbst, wird erkennen, dass sprachlich-inhaltliche Missverständnisse nicht einseitige, autismusgebundene Phänomene sind, sondern allgemein menschliche. Jeder kann davon betroffen sein, egal, ob als Adressat oder als Adressant. Wenn anstelle von Antworten keine oder Schweigeminuten entgegengehalten werden, wenn erst nach überdurchschnittlich langer Antwortlatenz gesprochen wird, gehen typische Menschen davon aus, dass die Frage nicht verstanden wurde oder kein oder wenig Interesse am Austausch besteht. Kann dadurch kein adäquater Dialog zustande kommen, führt dies meist zu sozialer Verzweiflung auf beiden Seiten. Ein Dialog kann aber auch dann erfolgreich sein, wenn der autistisch wahrnehmende Mensch nicht antwortet, kein Feedback gibt während des Gesprächs. Wenn er ernst vor sich hin schaut, das Gesicht des Gegenübers meidet. Wenn ein Mensch mit ASW vor sich hinschaut, währenddem Sie mit ihm sprechen, könnte es Ausdruck extremen Interesses an Ihnen als Dialogpartner und an Ihren Aussagen sein; am Wunsch liegen, hochkonzentriert mitzudenken und alles abzuspeichern, was gesagt wird. Was beim Einen eine Frechheit ist, kann beim Andern ein Zollen von größtem Respekt bedeuten.

Missverständnisse gehören, wie auch das Verstehen, ganz allgemein zum Interagieren. Wer jedoch autistisch wahrnimmt, davon kann ausgegangen werden, lebt um ein vielfaches häufiger mit ungeklärten Missverständnissen und kann dies deutlich seltener verständlich ausdrücken, da statistisch weniger Möglichkeiten bestehen, auf einen Gleichwahrnehmenden zu treffen. Ebenso machen viele Betroffene die Erfahrung, dass Missverstehen zum Alltag gehört und Klärungen selten stattfinden, sodass sie ohne aufzubegehren, still damit leben lernen.

4.11.5
Dialogische Empfehlungen bei Autismus

Wenn Sie sich als üblicher Mensch mit einer ASW-Person unterhalten wollen, nutzen Sie nicht ausschließlich ihr eigenes Satzverständnis und ihre eigenen Themen, sondern jene, die inhaltlich eindeutig mit denen des Gegenübers übereinstimmen und mit der direkten Wahrnehmungs- und Erfahrungswelt des autistisch wahrnehmenden Menschen zusammenhängen. Wollen Sie Missverständnisse reduzieren, sprechen Sie über die Spezialinteressen. Auf diese Weise können Sie etwas über die ihr oder ihm wichtigen Begriffe, Worte, Satzanordnungen und Bedeutungen erfahren und über ihr oder seine Art des Denkens.

Hund: Wer ein typisches Kleinkind im Arm hält, wird intuitiv eine Art Perspektivenübernahme vornehmen, indem er dem Kind erklärt, was es zufällig (oder beabsichtigt) anschaut. Sieht es bspw. einen Hund, wird der Erwachsene sagen: «Oh, das ist ein Hund! Was für ein großer Hund! Sein Fell ist braun. Schau', er wedelt mit dem Schwanz». Er wird auch dann Erklärungen abgeben über das, was im Nahraum des Kindes geschieht, wenn dieses den Hund noch nicht gesehen hat, weil er weiß, dass es den Hund dann anschauen wird, da es mittels dieser Unterstützung lernt, die Umwelt in ihrem Facettenreichtum wahrzunehmen und zu explorieren. Er wird ihm den Hund zeigen, weil sich Kinder überzufällig häufig für das Verhalten von Hunden interessieren. Eltern werden ihrem Kleinkind kaum Börsenkurse vorlesen, weil ihnen bewusst ist, dass diese für ein Kleinkind nicht interessant sind, nichts mit seiner unmittelbaren Welt zu tun haben.

Gegenstände: Am Anfang eines Gespräches können Gegenstände in unmittelbarer Nähe einen Dialog unterstützen. Wenn ein Kind mit ASW unruhig im Zimmer umher geht, möglicherweise um sich zu beruhigen oder weil es nicht weiß, was es Adäquates tun könnte, sollten Sie versuchen, herauszufinden, was die Augen des Kindes fixieren, wohin sie gleiten. Benennen Sie die Gegenstände, die das Kind anschaut. Seien Sie eine Art «sprechendes Auge», indem Sie z. B. sagen: «Das ist ein Papierkorb. Er ist leer; das ist eine Münze, sie glitzert; das ist eine Büroklammer, sie liegt unter dem Tisch auf dem Teppich». Dokumentieren Sie das Sehen des Kindes, «versprachlichen» Sie seine Augenbewegungen. Dokumentieren Sie auch sich selbst, in kurzen Worten und Sätzen: «Jetzt schaue ich aus dem Fenster, weil ich auf dem Dach zwei Männer stehen sehe». «Ich drücke den Ball, dann wird er kleiner, ich ziehe am Ball, dann wird er größer.» «Jetzt stehe ich auf und hole das Buch über Dinosaurier, das ich dir zeigen will. Ich lege es hierhin, damit du es gut sehen kannst.»

Wenn typische Menschen durch soziale Beobachtung erkennen können, warum ein Gesprächspartner ohne Vorwarnung aufsteht, sind autistisch wahrnehmende Menschen vielleicht erschrocken über das für sie abrupt wirkende, neu auftretende Verhalten. Sitzen Sie einer Person gegenüber, die ein leeres Blatt vor sich liegen hat und dann plötzlich wortlos aufsteht, werden Sie ohne angestrengt überlegen zu müssen, davon ausgehen, dass die Person einen Stift holen wird. Ein autistisch wahrnehmender Mensch wird vielleicht erschrecken, unsicher werden, weil ihm nicht klar ist, warum das Gegenüber plötzlich seinen Platz verlässt.

Beispiel Ansprechen: *E. erschrickt jedes Mal, wenn ihn die Lehrerin im Unterricht anspricht. E.'s Lehrerin wundert sich jedes Mal, dass er erschrickt. Er hat sie doch längst kommen sehen, warum dann dieses Zusammenzucken?*

Für ihn wird nicht unmittelbar klar sein, dass es unter gewissen Bedingungen eine Art soziale Wahrscheinlichkeit des Verhaltens von Menschen gibt. Für ihn könnte, wenn das Gegenüber aufsteht, alles Mögliche passieren. Es kann davon ausgegangen werden, dass das Erkennen sozialer Vorhersehbarkeit verantwortlich ist dafür, dass wir uns innerhalb einer Interaktionen wohl fühlen. Hätten wir keine Ahnung, was als Nächstes passieren wird, würden wir in Panikgefühlen und endlosen Überlegungen stecken bleiben und wären in unseren Handlungsmöglichkeiten deutlich eingeengt.

Beispiel Schöne Ferien: *F. wird gefragt, ob er schöne Ferien hatte. Da er nach vier Sekunden noch immer keine Antwort gegeben hat und sich leicht auf die Seite dreht, weg von der Fragenden, wird der nächste Jugendliche nach seinen Ferienerlebnissen gefragt. Dieser antwortet blitzschnell «Ja, klar. War schön, erholsam, aber zu kurz». F. ist eine Minute später noch immer am Überlegen, ob er schöne Ferien gehabt hat und verpasst die Pausenklingel: «Was versteht die Lehrerin unter ‹schön›? Würde man das, was ich erlebte, als ‹schön› bezeichnen?»*

Möglicherweise wird F. durch angestrengtes Überlegen herausfinden, was mit dem Begriff «schön» gemeint sein könnte, aber nicht, ob er schöne Ferien gehabt hat, denn um dies beantworten zu können, müsste er zuerst alle Erlebnisse wieder erinnern, dann einschätzen, welche schön oder nicht schön waren, diese separat aufsummieren und einander gegenüberstellen. Auch dieses Beispiel zeigt das Vorherrschen für Logik und eine detailverhaftete Verarbeitung von Informationen. Hätte man ihm eine Frage nach Fakten gestellt, hätte er umgehend antworten können, denn er erinnert sich genau, ob er ein Eis gegessen hat oder nicht, ob er im Meer geschwommen ist oder nur die Beine gebadet hat, oder ob er weder das eine noch das andere tat. Fragen nach dem «Was?» («Was war der Fall, was nicht?») sind einfach, Fragen nach dem «Wie?» («Wie war es?») ungenau. Das «Was?» ist die Frage nach Tatsachen, das «Wie?» die Frage nach unterschiedlichen Meinungen und Inhalten.

Wenn der Betroffene beim Zuhören oder Sprechen das Gegenüber nicht direkt oder kaum anschaut, ist es nicht, weil er nicht beeindruckt ist von dessen Gesicht und emotionalem Ausdrucksvermögen, sondern, unter Umständen, weil er die Erfahrung machte, selten in nützlicher Frist die nonverbalen Informationen entdecken zu können, die ihm dazu verhelfen, herauszufinden, wie das Gespräch sich im Verlauf entwickeln könnte. Nutzen Sie eine autismusspezifisch – relevante Terminologie oder stellen Sie dem autistischen Dialogpartner am Anfang eines Gespräches eine Terminologie zur Verfügung, die er zu nutzen in der Lage ist. Sie können sie auch während des Dialoges langsam einführen. Dazu müssen Sie allerdings laut denken, definieren, warum Sie den einen oder andern Begriff verwenden und was Sie unter diesem verstehen. Selbst wenn der Betroffene die Definition des Begriffes «schön» verstanden hat, kann es vorkommen, dass er erst nach längerem Nachdenken eine Antwort geben kann. Fragen Sie, «hast du schöne Ferien gehabt?», ist es wertvoll, wenn Sie die verwendeten Begriffe in dieser Frage klar definieren: «Mit Ferien meine ich die Frühlingsferien, die seit vorgestern vorbei sind. Mit schön meine ich, ob dir etwas, was du tatest oder was du beobachtetest, gefallen hat. Gefallen im Sinne von Spaß gemacht, sodass du lachen musstest, innerlich oder äußerlich». Nehmen Sie sich für diese Spezifizierungen Zeit, alles in einen Satz einzupacken, wird für das Gegenüber unverständlich. Eine positive Wirkung haben präzise, klar umschriebene und eineindeutig beantwortbare Fragen, auf die ein autistisch wahrnehmender Mensch in sozial adäquater Frist reagieren kann, z. B.: «Bist du heute mit dem Bus gefahren? Welche Bus-Nummer hatte der Bus?» Wer antworten kann, erfährt sich als selbstwirksam; was für typische Menschen alltäglich ist, aber für Menschen mit Autismus traurige Seltenheit sein dürfte. Zu beachten: Es kommt in diesen Gesprächsaufbauphasen nicht so sehr darauf an, was das Kind antwortet, sondern, dass es die Erfahrung macht, antworten zu können!

Spezialinteressen, für die Fachwelt ein klinisch relevantes Symptom und für die soziale Welt häufig als Belastung beschrieben, sind für Menschen mit ASW eine Art Gesundheitsgröße. Spezialinteressen sind kein Ersatz für etwas, sondern dienen dem autistisch wahrnehmenden Menschen dazu, die Umgebung einzuordnen und in Teilen sinnvoll erkennen und erfassen zu können. Anhand der speziellen Interessen gelingt es Betroffenen, auf die Handlungsebene zu gelangen, Selbstwirksamkeit zu erfahren und Gefühle sichtbar auszudrücken. Spezialinteressen sind eine äußerst starke, vorwärts treibende Kraft, bieten Gesetzmäßigkeit, Struktur, Klarheit und vor allem Orientierung. Im eigentlichen Sinne genau jene Einordnungshilfen, die den traditionellen Menschen dazu befähigen, sich in der Welt adäquat zu verhalten und zu bewegen. Innerhalb der Spezialinteressen gelingt es Betroffenen Aufgaben erfolgreich anzupacken, welche typische Menschen in den meisten Alltagsbereichen intuitiv im Alltag zu leisten vermögen. Der Mensch hat vermutlich seit seiner Zeugung den Wunsch, die Welt, in der er sich befindet, als sinnvoll einzuordnen. Was als sinnvoll definiert wird, ist eine persönliche Entscheidung, sofern sie nicht als traditionelles Muss gilt und nicht als entwicklungspsychologische Tatsache erwartet wird.

Die Ausübung der Spezialinteressen wirkt sich beruhigend aus, weil die Wissenselemente der sich darin befindenden Gegenstände eine Vorhersehbarkeit induzieren, die entlastend wirkt. Spezialinteressen sind wie «24 h Nachtisch im Kopf», ohne dass einem davon schlecht wird, ohne dass man je davon genug zu bekommen scheint, weil sich die Energie wie bei einem Perpetuum Mobile nie verbraucht.

4.11.6
Unterschiede zwischen Hobby und Spezialinteresse

Welche Unterschiede bestehen zwischen einem Hobby und einem autistischen Spezialinteresse? **Tabelle 4.11.1** stellt die Charakteristika von Hobby und Spezialinteresse stichpunktartig gegenüber.

4.11.7
Soziale Umwelt versus Spezialinteresse: Unterschiedliche «Biotope»

Die soziale Umwelt wirkt oft wie im Zeitraffer. Gesetzmäßigkeiten, die zu adäquatem Handeln befähigen, sind selten erkennbar. Die Voraussehbarkeit ist eingeschränkt, Veränderungen im Sozialverhalten der Menschen wirken abrupt, sind teilweise erst rückblickend nachvollziehbar. Nonverbale Signale erscheinen zu dezent oder zu wenig eindeutig, um wahrgenommen und verarbeitet werden zu können. Es kann keine wiederkehrende Logik in Dauer und Inhalt von Gesprächsabläufen heraus partialisiert werden. Es gibt zu viele Variablen, die mit einberechnet werden müssen. Daraus folgt ein hohes Maß an Unkenntnis, welches für die erfolgreiche Einschätzung einer sozialen Situation genutzt werden müsste. Der soziale Austausch führt zu einem extrem hohen Stresspotenzial (Überforderung in geselliger Umgebung)!

Tabelle 4.11.1: Hobby versus Spezialinteresse

Hobby	Spezialinteresse
Wahl des Hobbys: sozial beeinflusst (Gleichaltrige, Familienmitglieder, Freunde)	keine Wahl, ein Muss! sozial meist unabhängig
extrinsisch und intrinsisch motiviert	intrinsisch motiviert!
Gemeinsames Erleben, Austauschmöglichkeiten	Erleben im Alleingang überwiegt
Feedback anderer für Entscheidung wichtig! → starker sozialer Einfluss	Feedback anderer für Entscheidung unerheblich → wenig sozialer Einfluss
Stark negatives Feedback wichtiger Personen: Wechsel des Hobbys	Stark negatives Feedback wichtiger Personen: Kein Wechsel des Spezialinteresses
Überwiegend positive emotionale Reaktionen der sozialen Umwelt	gesamte Palette emotionaler Reaktionen, eigener und anderer
Sozial-induzierte Konsequenz: Wer mit einem Hobby lebt, lebt meist friedlich…	Sozial-induzierte Konsequenz: Wer mit einem Spezialinteresse lebt, erlebt alle Höhen und Tiefen des Lebens…

Der typische Mensch in der sozialen Umwelt ist hingegen meist in der Lage vorauszusehen, was im Dialog als Nächstes passieren wird. Er erkennt intuitiv, wann Wegschauen oder Hinschauen angebracht ist, wann Mitseufzen oder Mitlächeln, wann Weiterreden, wann es zu unterlassen. Er kann in nützlicher Frist angemessen reagieren, die «sozialen Schwingungen» erfassen und selber welche aussenden, die in ähnlicher Sozialfrequenz diejenigen der andern erwidern. Eine Art soziales Synchronisieren findet statt. Stimmungen werden erfasst und gleichzeitig dazu kann gehandelt werden. Der soziale Austausch dürfte den meisten nicht-autistisch wahrnehmenden Menschen Erholungspotenzial bieten, das sie nutzen können, um sich in geselliger Umgebung zu entspannen.

Für einen Menschen mit ASW können Spezialinteressen derart spannend sein, dass er sich, sobald er davon berichtet, fühlt, als würde er sich gedanklich mitten im Inhalt und seinen deutlich verstehbaren Verknüpfungen befinden und extrem flink agieren können, sodass die chaotisch anmutende Außenwelt verschwimmt, sich ins Land des Irrelevanten begibt. Einen Dialog mit jemandem aufrecht zu erhalten, der nicht auch mitten im Thema des Spezialinteresses steckt, ist deshalb enorm schwierig. Spezialinteressen sind so beschaffen, dass sie eine Terminologie bieten, die es dem Betroffenen ermöglicht zu sprechen. Unterbindet man das Spezialinteresse gedankenlos, ist es, als würde man ihm die Fähigkeit zur Kommunikation entziehen.

4.11.8
Nutzen von Spezialinteressen zur Kommunikation

Für Eltern und Lehrpersonen kann es schwierig sein, den Jugendlichen mit Asperger-Syndrom für ein Thema zu motivieren, welches nicht direkt mit seinem Spezialinteresse zu tun hat. Nun ist es aber so, dass rein theoretisch jedes Spezialinteressegebiet überall, in jedem andern Thema zu finden ist. Rein theoretisch könnte man anhand eines Spezialinteresses die ganze Welt erklären. Die wirkliche Herausforderung für die Umgebung ist herauszufinden, wie. Wird nämlich das Spezialinteresse als Hilfsmittel genutzt, um die Umgebung zu erklären, wirkt dies oft schneller als mit traditionellen, gut gemeinten Erklärungen, warum dies oder jenes unterlassen werden sollte. Konkreter ausgedrückt: Über das Hilfsmittel Spezialinteresse wird der autistisch Wahrnehmende in der Lage sein, Gesetzmäßigkeiten und Sinnhaftigkeit im Alltag zu erkennen. Die Art, wie er die Spezialinteressen ausübt, kann er auch in anderen Themenbereichen nutzen.

Beispiel Deckenbeleuchtung: *Ein Jugendlicher, der in die Oberstufe wechseln muss und große Angst vor dieser Veränderung hat, auch, weil er jede Lektion in einem anderen Zimmer verbringen muss, und dessen Spezialinteressen beispielsweise Deckenbeleuchtungen in Räumen sind, könnte diesbezüglich begleitet werden, indem man ihm den Auftrag gibt, in jedem dieser für ihn Angst machenden, neuen Schulzimmer, die Deckenbeleuchtungen zu untersuchen. Gerade weil er sich mit diesen auskennt, wird er seinen Fokus infolge seines Spezialinteresses auf die Schulzimmer richten können. Erkennen können, in welchem Zimmer er gerade sitzt und in welches er demnächst wechseln muss, wird er anhand der Zuordnung der spezifischen Deckenbeleuchtungen. Etwas Vertrautes (= Spezialinteresse) wird in neuer Umgebung (= Schulzimmer) eingesetzt (= «Transfer»).*

Beispiel Hundehütte: *Eine Jugendliche mit ASW interessiert sich für Hundehütten aller Art: Wie groß sie sind, wie sie aussehen, aus welchem Material sie hergestellt wurden. Nehmen wir an, im Unterricht will die Lehrperson das Thema «Säugetiere» einführen. Die Jugendliche mit ASW sträubt sich, erkennt keinen Zusammenhang zu ihrer eigenen Erlebniswelt, will weder etwas darüber lesen, noch*

Arbeitsblätter dazu lösen. Wichtig erscheint, hier zu verdeutlichen, dass ihr Sträuben nicht Ausdruck von Unhöflichkeit oder Unerzogenheit ist. Sie sträubt sich, weil ihr das Thema nichts Sinnvolles sagt, sie keinen direkten Zusammenhang zu ihrer momentanen und bisherigen Erfahrungswelt erkennt.

Wenn also das Lernziel wäre, Säugetiere von anderen Tieren unterscheiden zu können, verknüpfen Sie dieses mit dem Spezialinteresse des Mädchens. Konkret: Stellen Sie die Frage «welche Säugetiere passen in eine Hundehütte von dieser Größe hier hinein, welche nicht?» Wird die Jugendliche noch nicht in jedem Fall entscheiden können, welches Tier ein Säugetier ist, wird sie sich dafür interessieren müssen, es eventuell sogar herauszufinden wollen, weil sie weiß, dass sie zum Schluss die in Frage kommenden Tiere gedanklich in die Hundehütte stecken darf. Dies kann sie allerdings nur, wenn sie weiß, was ein Säugetier ist. Die Aufgabe wird für sie klarer, deutlicher, hat plötzliche etwas mit ihrer bisherigen Erlebniswelt, in der sie sich als sehr selbstwirksam erfährt, zu tun. Ziel ist es also, dem Betroffenen klar zu machen, dass er sein Wissen, dass er aus seinem Spezialinteresse, aus seiner Fixierung heraus über die Zeit gewonnen hat, in anderen Bereichen erfolgreich einsetzen kann. Es ist möglich, denn kein Spezialinteresse ist nutzlos!

Sie selbst können lernen zu erkennen, dass dem Betroffenen bereits Werkzeuge zur Verfügung stehen, um Strukturen erkennen zu können und um handlungsfähiger zu werden. Auch wenn die Werkzeuge nicht mit den Ihrigen übereinstimmen, sind sie wertvoll. Helfen Sie, seine persönlichen Werkzeuge aktiv in der Welt einzusetzen und zwar in ähnlicher Weise, wie er oder sie es erfolgreich im Bereich der Spezialinteressen tut. Die Erfahrung von Selbstwirksamkeit ist überlebenswichtig! Und zwar für alle Menschen!

4.11.9
Hinweise für Fachleute

Wenn Fachleute Menschen mit ASW beobachten, Hypothesen generieren und Theorien aufstellen, tun sie es mit ihrem eigenen, nicht-autistischen Informationsverarbeitungssystem. Das «Theory of Mind»-Problem ist ggf. kein nur dem Autismus anhaftendes Problem, sondern ein interaktionsspezifisches, systemisches. Auch typische Menschen leben innerhalb ihrer eigenen, egozentrischen Alltagswelt und werden ohne fremde, autistische Innensicht, Schwierigkeiten haben zu erkennen, welche Interaktionsaspekte neu definiert werden sollten, damit Dialoge entstehen und aufrechterhalten werden können. Da die (Be-) Nutzung von Sprache nicht nur von Spracherwerb und Sozialisation, sondern auch von der Informationsverarbeitung und dem Handeln des Individuums innerhalb seines sozialen Kontextes abhängig ist, sollten unter dem Aspekt der autistischen Wahrnehmungsinformationsverarbeitung auch sprachanalytische Verfahren diskutiert werden.

Die Unfähigkeit ist nicht der Autismus, sondern die Vorstellung darüber. Alles, aber auch alles könnte ganz anders sein.

4.12
Therapie bei syndromalem Autismus

Klaus Sarimski

4.12.1
Konzept des Verhaltensphänotyps genetischer Syndrome

In neueren Übersichtsarbeiten zu den Ursachen von Autismus-Spektrum-Störungen (ASS) wird mit einer zytogenetischen Veränderung bei bis zu 20 % der Kinder gerechnet; eine monogene Erkrankung kommt in ca. 2 bis 5 % aller Fälle, andere nicht-genetische, biologische Risikofaktoren in ca. 3 bis 5 % aller Fälle vor (Freitag, 2008). Die Häufigkeitsangaben hierzu variieren allerdings in Abhängigkeit der jeweiligen Diagnosekriterien und Untersuchungsstichproben. Fombonne (2003) berichtete in einer Übersicht über populationsbasierte epidemiologische Studien, dass die Rate der Überlappung mit genetischen Störungen zwischen 0 und 17 % schwankt. Barton und Volkmar (1998) fanden in einer Inanspruchnahme-Population von 221 Kindern und Erwachsenen mit einer autistischen Störung bei strikten klinischen Diagnosekriterien nach DSM-IV/ICD-10 zwölf Prozent mit einer eindeutigen medizinischen Ursache, jedoch nur in zwei Fällen ein genetisches Syndrom. In einer anderen populationsbasierten Studie in Finnland ermittelten Kielinen et al. (2004) dagegen unter 187 Kindern mit einer ASS (nach DSM-IV) eine wesentlich höhere Rate von 12.3 %, bei denen sich eine genetische Störung identifizieren ließ.

Verschiedene Literaturübersichten haben in den letzten Jahren die Forschungsergebnisse zu der Frage zusammengetragen, bei welchen Chromosomenstörungen eine Assoziation mit einer ASS beobachtet wurde (Gillberg, 1998; Konstantareas/Homatidis, 1999; Lauritsen et al., 1999). Vielfach handelt es sich dabei um Einzelfallstudien zu sehr seltenen Chromosomenveränderungen, die hier nicht im Einzelnen aufgeführt werden sollen. Eine aktuelle Übersicht über autistische Störungsbilder bei zahlreichen genetischen Syndromen geben Freitag (2008) sowie Cohen et al. (2005), die in diesem Zusammenhang von einem «syndromalen Autismus» sprechen, in Abgrenzung vom «klassischen» Bild des sogenannten «idiopathischen Autismus».

Im Folgenden werden einige (relativ) häufige genetische Störungen vorgestellt (Tab. 4.12.1), bei denen autistische Symptome zum Verhaltensphänotyp gehören, und Schlussfolgerungen für das praktische Vorgehen bei Diagnostik und Therapie formuliert. Mit dem Begriff «Verhaltensphänotyp» ist eine Kombination von Entwicklungsmerkmalen und Symptomen gemeint, die bei Kindern und Erwachsenen mit einem bestimmten genetischen oder neurologischen Syndrom häufiger zu beobachten ist als bei Kindern und Erwachsenen mit einer geistigen Behinderung anderer Ursache (Dykens, 1995; Sarimski, 2003a). Kinder und Erwachsene mit einem bestimmten Syndrom weisen gemeinsame Verhaltensmerkmale auf, die auf eine genetische Disposition hindeuten. Damit ist allerdings nicht impliziert, dass sie bei allen Kindern oder Erwachsenen mit dem jeweiligen Syndrom in gleichem Maße und in jeder Entwicklungsstufe zu

Tabelle 4.12.1: Syndrome mit Symptomen aus dem Autismus-Spektrum

Syndrom	Verhaltensmerkmale	Vergleichende Studien
Fragiles-X-Syndrom	Impulsivität,	Turk/Graham, 1997
	Reizüberempfindlichkeit,	Rogers et al., 2001
	sozialer Rückzug,	Sudhalter et al., 2001
	Vermeidung von Blickkontakt	Budimirovic et al., 2006
	Stereotypien und leichte Selbstverletzungen	Cornish et al., 2005
Smith-Magenis-Syndrom	Fremd- und selbstverletzendes Verhalten	Shelley/Robertson, 2005
	Reduzierte Schmerzwahrnehmung	
	Schlafstörung	
Cornelia-de-Lange-Syndrom	Sozialer Rückzug	Sarimski, 2002
	Selbstverletzendes Verhalten	Basile et al., 2007
Rett-Syndrom	Sprachverlust	Mount et al., 2003
	Stereoypien	
Tuberöse Hirnsklerose	Soziale Kontakt- und Kommunikationsstörung	Smalley, 1998
		Wiznitzer, 2004
		DeVries et al., 2007
Angelman-Syndrom	Fehlende Sprache	Trillingsgaard/Ostergaard, 2004
	Repetitives Verhalten	
	Eingeschränkte Interessen	
Microdeletion 22q11	Soziale Kontakt- und Sprachstörung	Fine et al., 2005

beobachten sind, vielmehr können sie durchaus individuell variieren.

Eine solche genetische Disposition lässt sich als neurobiologisch bedingte Veränderung der Toleranz für bestimmte Umweltanforderungen (Reizeindrücke, soziale Erwartungen) und der Fähigkeit zur Selbstregulation verstehen. Sie führt dazu, dass die betroffenen Kinder von bestimmten Alltagsaufgaben leichter überfordert werden und mit Verhaltensweisen reagieren, wie sie auch bei Kindern mit klassischem autistischem Störungsbild zu beobachten sind.

4.12.2
Fragiles-X-Syndrom

Das Fragile-X-Syndrom ist die häufigste ererbte Ursache der geistigen Behinderung mit einer geschätzten Prävalenz von 1:2000 bis 1:4000 bei Jungen und mindestens 1:8000 bei Mädchen. Es liegt eine genetische Veränderung (Zunahme von CGG-Trinucleotid-Repeat-Segmenten) vor, die die Produktion des FMR-1-Proteins verhindert. Jungen mit Fragilem-X-Syndrom weisen fast immer eine leichte oder mäßige geistige Behinderung auf. Bei Mädchen ist die Ausprägung aufgrund der normalen Aktivierung des FMR-1-Gens auf dem zweiten ererbten X-Chromosom geringer. Das Fragile-X-Syndrom findet sich bei 1 bis 3 % aller Personen mit ASS (Freitag, 2008).

Jungen mit Fragilem-X-Syndrom haben spezifische Probleme der Aufmerksamkeitskontrolle, Selbstregulation bei drohender Reizüberforderung sowie Hemmung von impulsiven Reaktionen (u. a. Hatton et al., 2002; Sarimski, 2003a). Im Alltag verhalten sie sich oft überaktiv und impulsiv, reagieren auf taktile Reize sehr empfindlich, sind in fremder Umgebung scheu und ängstlich, vermeiden Blickkontakt und neigen zu stereotypen Bewegungsmustern (Wedeln mit den Armen) und leichten Selbstverletzungen (Handbeißen). Viele haben Mühe, das Thema eines Gesprächs aufzugreifen und beizubehalten; ihre Äußerungen haben oft nur einen geringen Bezug zu dem, was der Gesprächspartner gesagt hat, manche Kinder neigen zu ritualisierten Phrasen oder Perseverationen.

Soziale Scheu, Vermeidung von Blickkontakt, stereotype und selbstverletzende Verhaltensformen stellen Symptome dar, die auch zum Spektrum der diagnostischen Kriterien einer ASS gehören. 15 bis 25 % der Jungen mit Fragilem-X-Syndrom erfüllen in der Tat die Diagnosekriterien nach ICD-10 für ASS. Die Wahrscheinlichkeit, dass diese Merkmale vorliegen, ist umso größer, je schwerer die intellektuelle Behinderung der Kinder ist und je geringer ihr Sprachverständnis (Bailey et al., 2000; Philofsky et al., 2004).

Vergleicht man die Verhaltensmerkmale von Jungen mit Fragilem-X-Syndrom und klassischem, bzw. idiopathischem Autismus im Einzelnen, so zeigen sich jedoch Unterschiede in der Qualität der sozialen Beziehungen (Turk/Graham, 1997; Rogers et al., 2001). Im frühen Kindesalter werden sie von ihren Eltern als wesentlich (über-) aktiver geschildert als Kinder mit klassischem Autismus. Ihre soziale Beziehungsstörung ist dagegen weniger schwer als bei jenen und nimmt im Laufe des Kindesalters ab. Außerdem variieren soziale Unsicherheit, kommunikative Auffälligkeiten und repetitive Verhaltensweisen – anders als bei Kindern mit klassischer autistischer Störung – in Abhängigkeit von der jeweiligen Situation. Autistisch wirkende Verhaltensweisen treten vor allem in Interaktionen mit Personen auf, die ihnen wenig vertraut, oder in Situationen, in denen sie mit neuen Anforderungen konfrontiert sind. Sie sind als Ausdruck von Problemen der affektiven Selbstregulation zu verstehen (Budimirovic et al., 2006).

Besonders deutlich ist das an den Bedingungen für das Auftreten von Auffälligkeiten im Sprachgebrauch zu erkennen. Repetitive Äußerungen treten wesentlich häufiger auf, wenn die Kinder sich auf für sie neue Gesprächsthemen einstellen sollen (Belser/Sudhalter, 2001). Sie sind bei allen Jungen mit Fragilem-X-Syndrom zu beobachten und nicht auf die Teilgruppe beschränkt, bei denen weitere ASS-Merkmale vorliegen (Levy et al., 2006; Roberts et al., 2007). Auch für die selbstverletzenden Verhaltensweisen lässt sich ein solcher situationsspezifischer Zusammenhang nachweisen (Symons et al., 2003).

Eine Befragung von Eltern und Lehrern von 43 Kindern mit Fragilem-X-Syndrom bestätigte die Vermutung, dass aktives Vermeiden von Anforderungen, spezifische Phobien und zwanghaft wirkende Verhaltensweisen regelmäßig dann zu beobachten sind, wenn die Kinder Ängste vor alltäglichen Herausforderungen erleben (Sullivan et al., 2007). In Situationen, mit denen sie sich vertraut fühlen, gelingt ihnen die soziale Anpassung dagegen wesentlich besser. Sie zeigen dann im Vergleich zu autistischen Kindern ein ausgeprägtes Interesse am sozialen Kontakt und auch keine sozial-kognitiven Defizite, wie sie in Untersuchungen zum Erkennen von Emotionen oder in Theory-of-Mind-Aufgaben bei autistischen Kindern zu beobachten sind (Kau et al., 2004; Cornish et al., 2004).

Diese Unterschiede im Erscheinungsbild der Symptomatik haben Konsequenzen für die Diagnostik und Therapieplanung. Sich bei Jungen mit Fragilem-X-Syndrom auf eine kategoriale psychiatrische Klassifikation und standardisierte Verfahren zur Autismusdiagnostik zu beschränken, birgt das Risiko, die Interventionsplanung vorschnell an den Maßnahmen zu orientieren, die sich bei Kindern mit klassischem Autismus bewährt haben, ohne die situativen Auftretensbedingungen zu analysieren. So sind z. B. Trainingsaufgaben zur Förderung von Blickkontakt und gemeinsamem Blickbezug in diskreten Lernformaten, wie sie z. B. Bernard-Opitz (2005) empfiehlt, bei Jungen mit Fragilem-X-Syndrom in der Regel nicht indiziert. Sie verfügen durchaus über diese kommunikative Kompetenz, können sie aber in fremden Situationen aufgrund ihrer affektiven Selbstregulationsprobleme nicht abrufen. Auch an Übungen zur Förderung von Imitation, Symbolverständnis im Spiel oder dem Erkennen von Emotionen und unterschiedlicher Perspektiven besteht – anders als bei autistischen Kindern – kein spezifischer Bedarf.

Vielmehr kommt der Beobachtung von situativen Zusammenhängen und Auslösern der Symptomatik im Rahmen einer funktionalen Verhaltensanalyse eine besondere Bedeutung zu. Die Datenerhebung muss im natürlichen Lebensumfeld der Kinder, d. h. zu Hause, im Kindergarten oder in der Schule erfolgen, um die sozialen Kontexte und wiederkehrenden Alltagssituationen zu identifizieren, in denen problematische Verhaltensweisen auftreten. Eine sorgfältige Erstellung von Verhaltensprotokollen nach dem A-B-C-Schema (Protokollierung von auslösenden Bedingungen, Form des kritischen Verhaltens und nachfolgenden Konsequenzen) kann Aufschluss darüber geben, welche diese «kritischen» Situationsvariablen sind. Nach dem Konzept der «positiven Verhaltensunterstützung» (Sarimski/Steinhausen, 2008) gilt es dann, systematisch Selbstregulation und alternative Kompetenzen zu fördern, damit die Kinder lernen, die belastende Situation erfolgreich zu bewältigen. Dabei können Visualisierungen zum Verständnis von Anforderungen, die Vorbereitung von Rückzugsmöglichkeiten in Momenten der Übererregung oder ergotherapeutische Techniken zur Verbesserung der Tiefensensibilität zur Beruhigung nützlich sein.

4.12.3
Smith-Magenis-Syndrom

Auch bei Kindern mit Smith-Magenis-Syndrom (SMS) trägt das Wissen um syndromspezifische neurobiologische Dispositionen zum Verständnis autistisch anmutender Verhaltensweisen und zur Entwicklung spezifischer Therapiepläne bei. Es handelt sich um Kinder, Jugendliche und Erwachsene mit einer genetischen Veränderung am kurzen Arm des Chromosoms 17 (17p11.2). Zu den Merkmalen des körperlichen Phänotyps gehören ein flaches Mittelgesicht, Brachycephalie, eine breite Nasenwurzel, breit angelegtes Gesicht mit einigen dysmorphologischen Kennzeichen, die allerdings erst im Jugend- und Erwachsenenalter ausgeprägter werden. Die meisten Kinder sind mittelgradig intellektuell behindert.

Der Verhaltensphänotyp des SMS ist durch Impulsivität und Hyperaktivität, aggressive Wutausbrüche und selbstverletzende Verhaltensweisen gekennzeichnet. Fremd- und Selbstaggression sind dabei ausgeprägter als bei anderen Kindern mit geistiger Behinderung und für Eltern und Betreuer besonders belastend (Dykens/Smith, 1998; Sarimski, 2004). Die selbstverletzenden und stereotypen Verhaltensweisen nehmen dabei sehr ungewöhnliche Formen an, z. B. die Neigung, sich Finger- oder Fußnägel auszureißen oder sich exzessiv Gegenstände in Körperöffnungen zu stecken, exzessiv an den eigenen Händen oder Gegenständen zu lutschen oder mit den Fingern vor den Augen zu wedeln, bzw. sich mit den Oberarmen den eigenen Oberkörper zusammenzupressen. Hinzu kommen Schlafstörungen, die nicht selten dazu führen, dass die Kinder nach 4 bis 5 Stunden in der Nacht aufwachen und dann zu zerstörerischem Verhalten neigen (Smith et al., 1998). Die Ausprägung der Schlafprobleme korreliert mit dem Grad aggressiver und hyperaktiver Verhaltensprobleme tagsüber (Dykens/Smith, 1998).

Auch bei diesem Syndrom spielen neurobiologische Störungen eine Rolle bei der Ausbildung der genannten auffälligen Verhaltensauffälligkeiten (Shelley/Robertson, 2005). So ist die Schmerz- und Temperaturempfindlichkeit bei Kindern mit SMS reduziert (periphere Neuropathie), was die ungewöhnliche Form der Selbstverletzungen verständlich macht, und ihre Melatonin-Ausschüttung dysreguliert, was die Störung des Schlafzyklus erklärt (Potocki et al., 2000). Es ist daher nicht überraschend, dass herkömmliche verhaltensmodifizierende Ansätze durch Verstärkung erwünschten und Bestrafung unerwünschten Verhaltens bei Kindern mit SMS kaum Erfolg haben, solange die zugrunde liegenden neurobiologischen Bedingungen nicht in die Therapieplanung einbezogen werden.

4.12.4
Cornelia-de-Lange-Syndrom

Beim Cornelia-de-Lange-Syndrom (CdLS) handelt es sich um eine Symptomkonstellation mit charakteristischen Gesichtszügen, Microcephalie, Minderwuchs, teilweise Gliedmaßenfehlbildungen und überwiegend schwerer geistiger Behinderung. Bei einem Teil der Kinder lässt sich mittlerweile eine spezifische genetische Veränderung molekulargenetisch nachweisen (NIPBL-Genmutation auf dem Chromosom 5, 5p13.1). Zum Verhaltensphänotyp gehören – zumindest bei den Kindern und Erwachsenen mit schwerer geistiger Behinderung – ein hyperaktives Verhalten, geringes Interesse an kommunikativem Austausch, fehlende Sprache, ausgeprägtes soziales Rückzugsverhalten sowie selbstverletzendes Verhalten (Sarimski, 2002; Basile et al., 2007). Auch bei Kindern mit CdLS wird deshalb klinisch nicht selten eine ASS diagnostiziert (Berney et al., 1999).

Eine genauere Analyse der selbstverletzenden Verhaltensweisen (Beißen, Kratzen, Schlagen auf verschiedene Körperteile, Haarereißen) lässt die Symptomatik sehr zwanghaft erscheinen. Die Kinder suchen von sich aus – ähnlich wie Kinder mit Lesch-Nyhan-Syndrom – den Schutz vor diesen Impulsen und tolerieren Einschränkungen ihrer körperlichen Bewegungsfreiheit

deshalb durchaus gut (Hyman et al., 2002). Dies spricht ebenfalls für eine anlagebedingte, neurobiologische Disposition zur Entwicklung selbstverletzender Verhaltensweisen, über deren genaue Art jedoch bisher keine gesicherten Kenntnisse vorliegen. Auch bei Kindern mit CdLS sollte die Intervention somit nicht einseitig auf verhaltensfördernde bzw. – reduzierende Konsequenzen ausgerichtet, sondern neurobiologische Bedingungen in eine kombinierte Pharmako- und Verhaltenstherapie einbezogen werden.

4.12.5
Rett-Syndrom

Beim Rett-Syndrom handelt es sich um eine Differenzialdiagnose zum klassischen autistischen Störungsbild, welches im Klassifikationssystem der ICD-10 ebenfalls den tiefgreifenden Entwicklungsstörungen zugeordnet ist, aber eine Gruppe beschreibt, bei denen eher neurologische Störungen im Vordergrund stehen. Der Verhaltensphänotyp ist gekennzeichnet durch einen Verlust zielgerichteter Handbewegungen und sprachlicher Kommunikationsmöglichkeiten, sozialen Rückzug, Stimmungsschwanken und Störungen der Atemregulation sowie exzessive Stereotypien mit charakteristischen Handbewegungen (Waschbewegungen, Klatschen mit den Händen, zum-Mund-Führen) nach zunächst weitgehend unauffälligem Entwicklungsverlauf in den ersten ein bis zwei Lebensjahren (Mount et al., 2003). Das Rett-Syndrom tritt fast ausnahmslos bei Mädchen auf und ist heute in den meisten Fällen als Mutation am MECP2-Gen eindeutig zu erkennen; die Prävalenz liegt bei 1 : 10 000.

Die geschilderte Merkmalskombination weist – auch hinsichtlich des Verlaufs – Ähnlichkeit zum Bild einer ASS auf. Anders als bei autistischen Kindern erleben die Eltern und Betreuer von Mädchen mit Rett-Syndrom diese Kinder jedoch als ausgesprochen interessiert am sozialen Kontakt. Sie suchen auf vielfältige Weise, die Aufmerksamkeit des Erwachsenen zu erlangen oder Wünsche und Bedürfnisse auszudrücken. So berichteten Eltern in einer Elternbefragung z. B., dass mindestens ein Drittel der Mädchen sich gezielt dem Erwachsenen nähert, wenn es Kontakt möchte, die Arme ausstreckt, ihn anlächelt oder auf einen Gegenstand oder ein Bild schaut, um deutlich zu machen, dass es etwas möchte, oder lautiert, um die Aufmerksamkeit zu lenken (Sarimski, 2003b). Diese kommunikativen Initiativen unterscheiden sie ebenso wie die Art ihrer repetitiven Handbewegungen und Atemdysfunktionen von autistischen Kindern (Mount et al., 2003).

Autismus-spezifische Therapieansätze werden den Bedürfnissen von Mädchen mit Rett-Syndrom daher nicht gerecht. Statt systematisch sozialen Kontakt, Imitation oder Spielverhalten zu fördern, gilt es bei Mädchen mit Rett-Syndrom, das vorhandene Interesse an der Kommunikation mit dem Erwachsenen aufzugreifen und systematisch alternative Mittel zur Verständigung einzuüben (Unterstützte Kommunikation, nicht zu verwechseln mit Gestützter Kommunikation, FC). Mechanische Restriktionen sind – anders als bei autistischen Kindern mit Stereotypien – sinnvoll, um die zwanghaften Handstereotypien zu unterbrechen, die die Ausführung adaptiver Tätigkeiten (z. B. beim Essen) blockieren.

4.12.6
Tuberöse Hirnsklerose

Bei der Tuberösen Hirnsklerose (TS) handelt es sich um eine autosomal dominante neurokutane Erkrankung, verursacht durch Veränderungen am Chromosom 16p13 oder 9q34. Die Schätzungen zur Häufigkeit schwanken sehr zwischen 1 : 8000 und 1 : 30 000. Der Phänotyp ist sehr variabel. Neben Herz-, Nieren- und Hautveränderungen sowie einer Neigung zu epileptischen Anfällen treten bei einer Teilgruppe schwere intellektuelle Beeinträchtigungen auf sowie autistische Verhaltensmerkmale in Verbindung mit schweren Aufmerksamkeitsstörungen und zerstörerischen Verhaltensweisen. Der relative Anteil dieser Kinder an der Gesamtgruppe der Kinder mit TS wird mit 25 bis 50 % angegeben (Wiznitzer, 2004; DeVries et al., 2007). Bei den meisten dieser Kinder besteht auch ein schwer behandelbares Anfallsleiden. Im Gegensatz zu Kindern mit klassischem Autismus zeigen Kinder mit TS und autistischen Verhaltensmerkmalen zwar eine schwere Störung der sozialen Kontakt- und Kommunikationsfähigkeit, aber nur selten ritualisierte Verhaltensweisen und Stereotypien (Smalley, 1998).

4.12.7
Angelman-Syndrom

Das Angelman-Syndrom (ANG) ist auf eine Störung in der Transkription des maternalen UBE3A-Gens zurückzuführen, das in der Region 15q11 – 13 lokalisiert ist; es kann dabei eine Deletion oder eine uniparentale Disomie vorliegen. Die geistige Behinderung ist in der Regel schwer. Die Grundstimmung der Kinder ist meist freundlich, die sozialen Beziehungen in- und außerhalb der Familie werden jedoch durch impulsives und hyperaktives Verhalten sowie schwere Schlafstörungen belastet. Die meisten Kinder mit ANG entwickeln keine aktive Sprache, verfügen aber über ein beträchtliches Sprachverständnis.

Schwere geistige Behinderung, fehlende Sprache, repetitive Bewegungen (Handwedeln, zum-Mund-Führen von Objekten) und eingeschränkte Interessen (Faszination von Wasser) sowie eine geringe Toleranz für Veränderungen legen im klinischen Alltag auch beim ANG den Verdacht einer ASS nahe. Trillingsgaard und Ostergaard (2004) bestätigten diese Diagnose bei 13 von 16 Kindern mit AS, die sie mit der Diagnostischen Beobachtungsskala für Autistische Störungen (ADOS) untersuchten. Eine nähere Inspektion der Verhaltensmerkmale zeigte jedoch bedeutsame Unterschiede in der sozialen Beziehungsfähigkeit im Vergleich zu Kindern mit klassischem Autismus. Kinder mit ANG reagieren z. B. auf soziales Lächeln und ihren

Namen, haben Freude am gemeinsamen Spiel, zeigen mehr mimische Reaktionen und weniger Stereotypien als Kinder mit ASS; viele Kinder gebrauchen von sich aus Gesten und einfache Handzeichen zur Verständigung (Walz, 2007). Die kategoriale Diagnose – erstellt mittels autismus-spezifischer Instrumente – wird somit durch das klinische Urteil nicht bestätigt. Es empfiehlt sich daher auch bei Kindern mit ANG, die Therapieplanung an der individuellen Symptomatik zu orientieren und nicht an autismus-spezifischen Vorgehensweisen zu orientieren.

4.12.8
Deletion 22q11

Kinder mit einer Microdeletion 22q11.2 (auch DiGeorge-, Shprintzen- oder Velocardiofaziales Syndrom) weisen ebenfalls einen Verhaltensphänotyp auf, der Ähnlichkeiten mit ASS hat. Es handelt sich um eine relativ häufige Störung (1 : 4000). Neben körperlichen Entwicklungsproblemen (Herzfehler, Immundefizit, Spaltbildungen) gehören Lernbeeinträchtigungen, eine (oft schwere) Sprachentwicklungsstörung, Aufmerksamkeitsstörungen sowie soziale Scheu und Rückzugsverhalten zum charakteristischen Bild.

Untersuchungen mit autismus-spezifischen Fragebögen oder Interviews führen bei einer Teilgruppe (ca. 20 %) zur Diagnose einer ASS (Fine et al., 2005). Auch hier gilt jedoch, dass das klinische Erscheinungsbild von Kindern mit Deletionssyndrom 22q11 nicht die charakteristischen Merkmale einer schweren sozialen Beziehungs- und Kommunikationsstörung aufweist. Die Interventionsplanung sollte sich daher auch hier eher an den Einzelsymptomen statt an der kategorialen Diagnose orientieren und sich auf den systematischen Aufbau sozialer Kompetenzen zur Reduzierung sozialer Ängstlichkeit konzentrieren.

4.12.9
Autismus-Spektrum-Störungen bei anderen Störungsbildern

Beim *Smith-Lemli-Opitz-Syndrom* (SLOS) handelt es sich um ein Fehlbildungssyndrom mit biochemisch nachweisbarer Ursache (Defekt des Cholesterol-Stoffwechsels). Kinder mit diesem Syndrom haben u. a. ein charakteristisches Gesicht, eine Wachstumsstörung, Microcephalie, Syndaktilie der Zehen und sind in fast allen Fällen in der intellektuellen Entwicklung schwer behindert. Der Verhaltensphänotyp wird als sozial zugewandt beschrieben mit gutem Sprachverstehen, aber eng begrenzten sprachlichen Ausdrucksfähigkeiten und ausgeprägter Hyperaktivität (Tierney et al., 2000). Viele Eltern beschreiben sie als überempfindlich für taktile, optische und akustische Reize, berichten repetitive Verhaltensrituale und klagen über lang anhaltende Schreiphasen und ein extrem geringes Schlafbedürfnis im frühen Kindesalter; bei 35 bis 54 % tritt selbstverletzendes Verhalten (Beißen und Kopfschlagen) auf (Ryan et al., 1998). Tierney et al. (2001) dokumentierten die Verhaltensmerkmale von 56 Patienten unterschiedlichen Alters, u. a. mit autismus-spezifischen Verfahren (Diagnostisches Interview für Autismus, ADI-R). Bei 53 % waren die Kriterien einer ASS erfüllt. Sikora et al. (2006) fanden bei 71 bis 86 % der von ihnen untersuchten 14 Kindern mit SLOS die Diagnose einer ASS erfüllt.

Bei der *Deletion 22q13.3* liegt eine Veränderung am langen Arm des Chromosoms 22 vor, die assoziiert ist mit einer schweren Behinderung der intellektuellen Entwicklung, meist fehlender expressiver Sprache, generalisierter Hypotonie und erhöhter Schmerztoleranz (Phelan et al., 2001). Es wurden vier Fälle berichtet, bei denen die Kriterien einer ASS erfüllt waren (Prasad et al., 2000).

Beim *Cohen-Syndrom* handelt es sich um eine seltene autosomal-rezessive Störung. Bei einem Teil der Patienten hat sich eine Veränderung am Chromosom 8q22 nachweisen lassen. Das Syndrom ist u. a. mit ophthalmologischen Problemen, Microcephalie, einem charakteristischen Gesicht und Übergewicht assoziiert. Die Variabilität der kognitiven Entwicklung und Verhaltensauffälligkeiten ist groß, bei nicht wenigen Kindern und Jugendlichen werden stereotype Verhaltensweisen und ungewöhnliche Manierismen beobachtet. Howlin et al. (2005) untersuchten 45 Kinder und Erwachsene mit autismus-spezifischen Instrumenten (ADI-R, ADOS). 22 von ihnen erfüllten in beiden Verfahren die Kriterien einer ASS, weitere zwölf Patienten zeigten Auffälligkeiten aus dem autistischen Spektrum.

Auch bei der häufigsten genetischen Ursache einer geistigen Behinderung, dem *Down-Syndrom* (Trisomie 21), können Entwicklungs- und Verhaltensmerkmale auftreten, die die Diagnose einer ASS nahelegen (Cohen et al., 2005). Carter et al. (2007) beschrieben 64 Kinder mit einer solchen kombinierten Diagnose und verglichen sie mit Kindern mit Down-Syndrom, die einzelne stereotype Verhaltensweisen, destruktive oder aggressive Verhaltensweisen oder keine spezifischen Verhaltensauffälligkeiten aufwiesen. Die Kinder, bei denen neben dem Down-Syndrom eine ASS zu diagnostizieren war, zeigten signifikant mehr bizarre stereotype Verhaltensmuster, Ängste und soziales Rückzugsverhalten. Bei Kindern mit Down-Syndrom, die die Kriterien einer ASS erfüllen, liegt – auch im Spektrum der Entwicklungsverläufe bei Kindern mit dem gleichen Syndrom – eine sehr ausgeprägte Intelligenzminderung vor. Sie unterscheiden sich in ihrem sozial-kommunikativen Verhalten grundlegend von der überwiegenden Mehrheit der Kinder mit dem gleichen Störungsbild, so dass auch hier von einer komorbiden idiopathischen autistischen Störung ausgegangen werden muss. Wie häufig dieses kombinierte Störungsbild ist, lässt sich gegenwärtig nicht sagen.

In jüngster Zeit wurde auch beim *Prader-Willi-Syndrom* (PWS) der Frage nachgegangen, ob es Zusammenhänge zum autistischen Störungsbild gibt. Bei diesem Syndrom handelt es sich um eine Veränderung am Chromosom 15, die mit einer Störung von Wachstumsprozessen und der Regulation des Sättigungsgefühls im Hypothalamus einhergeht. Untersuchungen zur Motivation und Persönlichkeit beim PWS haben gezeigt, dass sich diese Kinder nicht nur durch einen zwanghaften Drang nach Essen von anderen Kindern, Jugendlichen und Erwachsenen unterscheiden, sondern auch ein ausgeprägtes Bedürfnis nach Ordnung haben, bei Veränderungen oder Frustrationen leicht in Erregung geraten und zu zwanghaftem Verhalten (Horten von Gegenständen, zwanghaftes Festhalten an vertrauten Abläufen und sprachlichen Perseverationen) sowie zu bestimmten selbstverletzenden Verhaltensweisen («skin picking»; Dykens/Rosner, 1999) neigen. Die zwanghaften Verhaltensweisen erinnern an repetitive Verhaltensweisen, wie sie bei einer ASS vorliegen. Ein direkter Vergleich zeigt allerdings, dass sich ihre Form bei PWS und Autismus unterscheidet. Eltern von Kindern mit PWS berichten weitaus häufiger eine Neigung, Gegenstände zu sammeln und zu horten, Eltern von autistischen Kindern geben häufiger an, dass ihre Kinder dazu neigen, Gegenstände in bestimmte Anordnungen zu bringen, auf kleine Veränderungen in der häuslichen Umgebung irritiert reagieren und ein sehr selektives Essverhalten zeigen (Greaves et al., 2006). Ob sich dennoch eine Subgruppe innerhalb des PWS abgrenzen lässt, bei der von einer komorbiden ASS gesprochen werden kann – wie von Descheemaeker et al. (2006) vorschlagen – müssen weitere Untersuchungen zeigen. Veltman et al. (2004) sowie Milner et al. (2005) weisen darauf hin, dass autistische Symptome häufiger bei solchen Kindern mit PWS zu beobachten sind, bei denen eine uniparentale Disomie als genetische Ursache nachgewiesen werden kann, als bei den Kindern, bei denen eine Deletion am Chromosom 15q11–13 vorliegt.

Abschließend sei noch darauf hingewiesen, dass bei Kindern mit schweren *Hör- und/oder Sehbehinderungen* ebenfalls autistiforme Symptome zu beobachten sein können, z. B. abnormer emotionaler Ausdruck, Schwierigkeiten des Erfassens von Emotionen, fehlendes Symbolspiel, Neigung zu Echolalien und Pronomenverwechslungen, erhöhte Häufigkeit von Stereotypien (z. B. Augenbohren) und Manierismen. Wie bei syndromalem Autismus ist in diesen – nicht syndrombedingten – Fällen die Symptomatik jedoch eher als eine Folgeerscheinung der Grundstörung anzusehen (Brown et al., 1997). Blindheit und Gehörlosigkeit führen jedoch nicht zu den gleichen sozialen Beziehungsproblemen wie bei autistischen Kindern; die meisten Kinder sind zwar in ihren sozialen Erfahrungen und einzelnen sozialen Fähigkeiten beeinträchtigt (z. B. Perspektivenübernahme und Echolalie vs. pragmatischer Sprachgebrauch), finden aber andere kompensatorische Wege der sozialen Abstimmung, so dass die Beziehungsprobleme dieser Personen nicht mit denen bei ASS zu verwechseln sind. Gehörlose Kinder zeigen auch Symbolspiel, das bei autistischen Kindern kaum zu sehen ist, und zeigen selten abnorme affektive Reaktionen (Hobson et al., 1999). Die hohe Prävalenz des Augenbohrens bei blinden Kindern ist durch die visuellen Eindrücke zu erklären, die eine mechanische Reizung der Augäpfel erzeugen kann, sofern der Nervus Opticus nicht unterbrochen ist.

Die duale Diagnose einer schweren Seh- und Hörbehinderung liegt bei Kindern mit *Charge-Syndrom* vor. Diese Störung ist durch die körperlichen Merkmale eines Koloboms, Herzfehlers, Choanalatresie, Wachstumsstörung und Ohrfehlbildungen charakterisiert. Viele Kinder mit Charge-Syndrom zeigen in Folge ihrer überwiegend auf die taktile Erfassung eingeschränkten Umweltwahrnehmung ausgeprägte Ängste und zwanghafte Verhaltensweisen. Auch bei ihnen sind häufig die Kriterien einer ASS erfüllt (Johansson et al., 2006).

4.12.10
Schlussfolgerungen für die Diagnostik und Interventionsplanung

Aus der Beobachtung autistisch anmutender Verhaltensweisen bei Kindern mit zahlreichen genetisch bedingten Entwicklungsstörungen lassen sich zwei Schlussfolgerungen für die Diagnostik ziehen (Abb. 4.12.1):

1. Wenn klinisch die psychopathologischen Merkmale einer ASS vorliegen, sollte die Möglichkeit einer zusätzlichen humangenetischen Untersuchung erwogen werden, um evtl. ein genetisches Syndrom zu identifizieren. Das Wissen um ein solches Syndrom kann – sofern charakteristische Merkmale des Verhaltensphänotyps bekannt sind – eine Orientierungshilfe für das weitere diagnostische Vorgehen, die Therapieplanung und die Elternberatung sein.
2. Die psychologische Untersuchung von Kindern mit einem genetischen Syndrom sollte auch autismus-spezifische Instrumente einbeziehen, um die Möglichkeit der Zusatzdiagnose einer ASS zu klären.

Der Verhaltensphänotyp vieler Syndrome unterscheidet sich – wie geschildert – vom klassischen Bild einer ASS dadurch, dass bestimmte Kernmerkmale (z. B. Defizite in der Gestaltung von wechselseitigen sozialen Interaktionen, Defizite im Gebrauch von Gesten zur Verständigung, Defizite im Symbolgebrauch oder eine Neigung zu repetitiven und restriktiven Verhaltensmustern) nicht zutreffen und andere Verhaltensmerkmale (z. B. Auffälligkeiten sprachlicher Dialoge oder soziale Anpassung an fremde Situationen) als Folge neurobiologischer Dispositionen interpretiert werden können. In diesen Fällen wird von syndromalem Autismus gesprochen, was als qualitativ eigenständige Störung verstanden werden sollte. Dies hat bedeutsame Implikationen für die klinische Arbeit; traditionelle Behandlungsansätze für ASS erscheinen nur teilweise auf diese Patientengruppe übertragbar (Cohen et al., 2005).

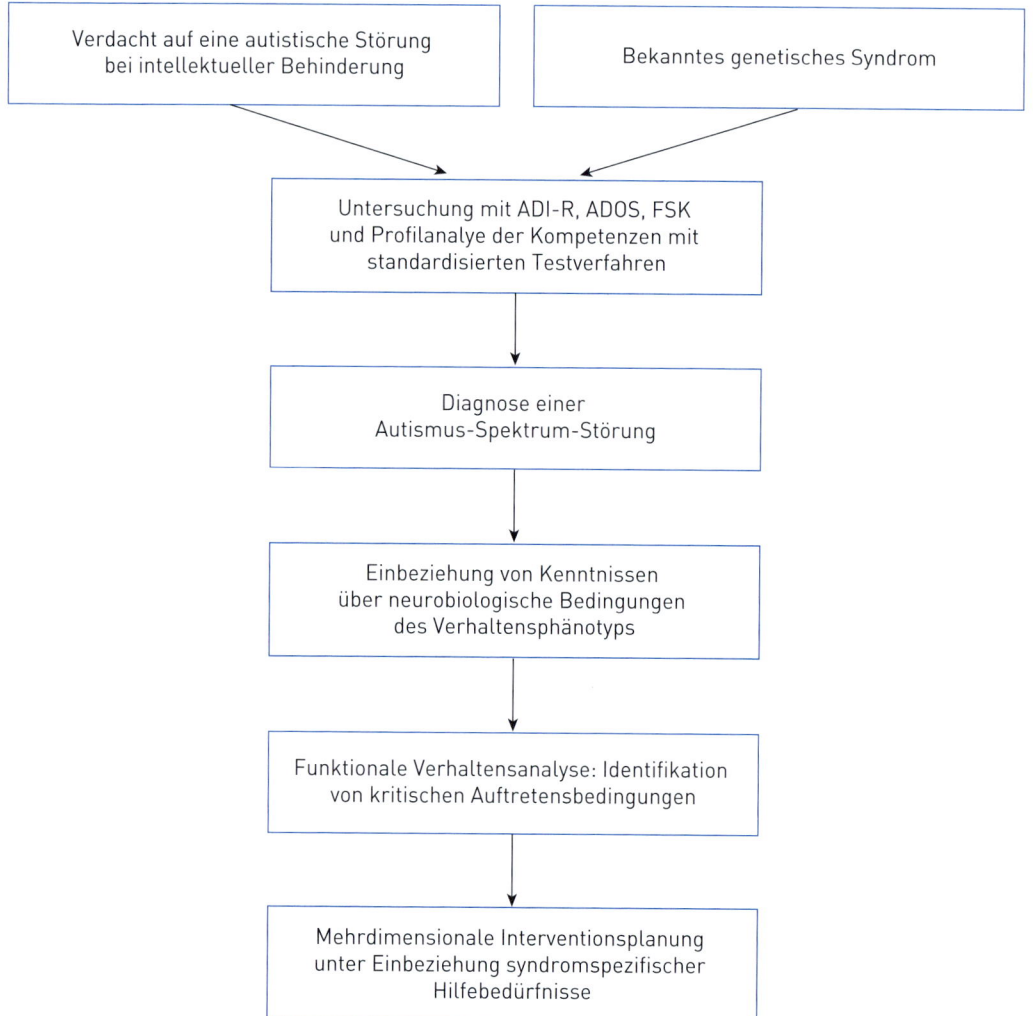

Abbildung 4.12.1: Einbeziehung syndromspezifischer Besonderheiten in Diagnostik und Interventionsplanung bei Kindern mit autistischen Verhaltensmerkmalen.

Andererseits kann nicht übersehen werden, dass beträchtliche Teilgruppen der Kinder und Jugendlichen mit den genannten Syndromen die Kriterien einer komorbiden ASS erfüllen («full-blown autism») und autismus-spezifischer Hilfen bedürfen. Welche neurobiologischen Veränderungen dazu führen, dass dies bei einem Teil der Kinder mit einem bestimmten genetischen Syndrom zutrifft, bei anderen Kindern mit gleicher Grundstörung aber nicht, ist derzeit noch ungeklärt (z. B. Kates et al., 2007).

Die Therapieplanung sollte sich primär nicht an der kategorialen Diagnose orientieren, sondern an der individuellen Symptomatik und den Auftretensbedingungen von problematischen Verhaltensweisen, die sich mit einer funktionalen Verhaltensanalyse ermitteln lassen. Im Sinne des Konzepts der «positiven Verhaltensunterstützung» (Sarimski/Steinhausen, 2008) gilt es, kritische Anforderungen zu identifizieren und mit den Personen systematisch alternative Kompetenzen zur Bewältigung dieser Situationen aufzubauen. Neurobiologische Veränderungen, die die Toleranz für bestimmte Umweltanforderungen und Fähigkeiten zur Selbstregulation, Schmerzwahrnehmung, Schlaf-Wachregulation oder die Kontrolle über zwanghafte Impulse beeinträchtigen können, müssen in die Therapieplanung einbezogen werden. Unter den verschiedenen Behandlungsansätzen (vgl. Kap. 4.1 bis 4.21) kommt dabei denjenigen Verfahren besondere Bedeutung zu, die die Modifikation von auslösenden Bedingungen für problematische Verhaltensweisen sowie den Aufbau von kommunikativen und selbstregulativen Bewältigungskompetenzen für kritische Situationen zum Inhalt haben. Dazu gehören biologische, psychopharmakotherapeutische Verfahren sowie das TEACCH-Konzept, PECS und Verfahren zum Training sozialer Fertigkeiten.

4.12.11
Weiterführende Literatur

Gillberg, C.; Coleman, M.: The biology of the autistic syndromes: Mac Keith Press, London, 2000.
Howlin, P.; Udwin, O. (Eds.): Outcome in neurodevelopmental and genetic disorders. University Press, Cambridge, 2002.
Sarimski, K.: Entwicklungspsychologie genetischer Syndrome. Hogrefe, Göttingen, 2003.

4.12.12
Literatur

Bailey, D.; Hatton, D.; Mesibov, G.; Ament, N.; Skinner, M.: Early development, temperament, and functional impairment in autism and fragile X syndrome. Journal of Autism and Developmental Disorders, 30 (2000): 557–567.
Barton, M.; Volkmar, F.: How commonly are known medical conditions associated with autism? Journal of Autism and Developmental Disorders, 28 (1998): 273–278.
Basile, E.; Villa, L.; Selicorni, A.; Molteni, M.: The behavioural phenotype of Cornelia de Lange syndrome: a study of 56 individuals. Journal of Intellectual Disability Research, 51 (2007): 671–681.
Belser, R.; Sudhalter, V.: Conversational characteristics of children with fragile X syndrome: repetitive speech. American Journal on Mental Retardation, 106 (2001): 28–38.
Bernard-Opitz, V.: Kinder mit Autismus-Spektrum-Störungen (ASS). Kohlhammer, Stuttgart, 2005.
Berney, T.; Ireland, M.; Burn, J.: Behavioural phenotype of Cornelia de Lange syndrome. Archive of Diseases in Childhood, 81 (1999): 333–336.
Brown, R.; Hobson, P.; Lee, A.; Stevenson, J.: Are there »autistic-like« features in congenitally blind children? Journal of Child Psychology and Psychiatry, 38 (1997): 693–703.
Budimirovic, D.; Bukelis, I.; Cox, C.; Gray, R.; Tierney, E.; Kaufmann, W.: Autism spectrum disorder in Fragile X syndrome: differential contribution of adaptive socialization and social withdrawal. American Journal of Medical Genetics, 140 (2006): 1814–1826.
Carter, J.; Capone, G.; Gray, R.; Cox, C.; Kaufmann, W.: Autistic-spectrum disorders in Down syndrome: further delineation and distinction from other behavioral abnormalities. American Journal of Medical Genetics, 144 (2007): 87–94.
Cohen, D.; Pichard, N.; Tordjman, S.; Baumann, C.: Specific genetic disorders and autism: Clinical contribution towards their identification. Journal of Autism and Developmental Disorders, 35 (2005): 103–116.
Cornish, K., Sudhalter, V., Turk, J.: Attention and language in Fragile X. Mental Retardation and Developmental Disorders Research Reviews, 10 (2004): 11–16.
Descheemaeker, M.; Govers, V.; Vermeulen, P.; Fryns, J.: Pervasive developmental disorders in Prader-Willi syndrome: the Leuven experience in 59 subjects and controls. American Journal of Medical Genetics, 140 (2006): 1136–1142.
deVries, P.; Hunt, A.; Bolton, P.: The psychopathologies of children and adolescents with tuberous sclerosis complex (TSC): a postal survey of UK families. European Journal of Child and Adolescent Psychiatry, 16 (2007): 16–24.
Dykens, E.: Measuring behavioral phenotypes: Provocations from the «New Genetics». American Journal on Mental Retardation, 99 (1995): 522–532.
Dykens, E.; Smith, A.: Distinctiveness and correlates of maladaptive behaviour in children and adolescents with Smith-Magenis syndrome. Journal of Intellectual Disability Research, 42 (1998): 481–489.
Fine, S.; Weissman, A.; Gerdes, M.; Pinto-Martin, J.; Emanuel, B.: Autism spectrum disorders and symptoms in children with molecularly confirmed 22q11.2 deletion syndrome. Journal of Autism and Developmental Disorders, 35 (2005): 461–470.
Fombonne, E.: Epidemiological surveys of autism and other pervasive developmental disorders: an update. Journal of Autism and Developmental Disorders, 33 (2003): 365–382.
Freitag, C.: Genetik autistischer Störungen. Zeitschrift für Kinder- und Jugendpsychiatrie und Psychotherapie, 36 (2008): 7–15.

Gillberg, C.: Chromosomal disorders and autism. Journal of Autism and Developmental Disorders, 28 (1998): 415–425.

Greaves, N.; Prince, E.; Evans, D.; Charman, T.: Repetitive and ritualistic behaviour in children with Prader-Willi-sydrome and children with autism. Journal of Intellectual Disability Research, 50 (2006): 92–100.

Johansson, M.; Råstam, M.; Billstedt, E.; Danielsson, S.; Strömland, K.; Miller, M.; Gillberg, C.: Autism spectrum disorders and underlying brain pathology in Charge association. Developmental Medicine & Child Neurology, 48 (2006): 40–50.

Hatton, D.; Hooper, S.; Bailey, D.; Skinner, M.; Sullivan, K.; Wheeler, A.: Problem behaviour in boys with Fragile X syndrome. American Journal of Medical Genetics, 108 (2002): 105–116.

Hobson, P.; Lee, A.; Brown, R.: Autism and congenital blindness. Journal of Autism and Developmental Disorders, 29 (1999): 45–56.

Howlin, P.; Karpf, J., Turk J.: Behavioural characteristics and autistic features in individuals with Cohen Syndrome. European Child and Adolescent Psychiatry, 14 (2005): 57–64.

Hyman, P.; Oliver, C.; Hall, S.: Self-injurious behaviour, self-restraint, and compulsive behaviours in Cornelia de Lange syndrome. American Journal on Mental Retardation, 107 (2002): 146–154.

Kates, W.; Antshel, K.; Fremont, W.; Shprintzen, R.; Strunge, L.; Burnette, C.; Higgins, A.: Comparing phenotypes in patients with idiopathic autism to patients with Velocardiofacial Syndrome (22q11DS) with and without autism. American Journal of Medical Genetics, 143 (2007): 2642–2650.

Kau, A.; Tierney, E.; Bukelis, I.; Stump, M.; Kates, W.; Trescher, W.; Kaufmann, W.: Social behavior profile in young males with fragile X syndrome: characteristics & specificity. American Journal of Medical Genetics, 126 (2004): 9–17.

Kielinen, M.; Rantala, H.; Timonen, E.; Lina, S.-L.; Moilanen, I.: Associated medical disorders and disabilities in children with autistic disorder. Autism, 8 (2004): 49–60.

Konstantareas, M.; Homatidis, S.: Chromosomal abnormalities in a series of children with autistic disorder. Journal of Autism and Developmental Disorders, 29 (1999): 275–285.

Lauritsen, M.; Mors, O.; Mortensen, P.; Ewald, H.: Infantile autism and associated autosomal chromosome abnormalities: A register-based study and a literature survey. Journal of Child Psychology and Psychiatry, 40 (1999): 335–345.

Levy, Y.; Gottesman, R.; Borochowitz, Z.; Frydman, M.; Sagi, M.: Language in boys with fragile X syndrome. Journal of Child Language, 33 (2006): 125–144.

Milner, K.; Craig, E.; Thompson, R.; Veltman, M.; Thomas, S.; Roberts, S.; Bellamy, M.; Curran, S.; Sporikou, C.; Bolton, P.: Prader-Willi syndrome: intellectual abilities and behavioural features by genetic subtype. Journal of Child Psychology and Psychiatry, 46 (2005): 1089–1096.

Mount, R.; Hastings, R.; Reilly, S.; Cass, H.; Charman, T.: Towards a behavioural phenotype for Rett syndrome. American Journal on Mental Retardation, 108 (2003): 1–12.

Phelan, M.; Rogers, R.; Saul, R.; Stapleton, G.: 22q13 deletion syndrome. American Journal of Medical Genetics, 101 (2001): 91–99.

Philofsky, A.; Hepburn, S.; Hayes, A.; Hagerman, R.; Rogers, S.: Linguistic and cognitive functioning and autism symptoms in young children with Fragile X syndrome. American Journal on Mental Retardation, 109 (2004): 208–218.

Potocki, L.; Glaze, D.; Tan, D.: Circadian abnormalities of melatonin in Smith-Magenis syndrome. Journal of Medical Genetics, 37 (2000): 428–433.

Prasad, C.; Prasad, A.; Chodirker, B.; Lee, C.: Genetic evaluation of pervasive developmental disorders: the terminal 22q13 deletion syndrome may represent a recognizable phenoype. Clinical Genetics, 57 (2000): 103–109.

Roberts, J.; Hennon, E.; Price, J.; Dear, J.; Anderson, K.; Vandergrift, N.: Expressive language during conversational speech in boys with fragile X syndrome. American Journal on Mental Retardation, 112 (2007): 1–17.

Rogers, S.; Wehner, E.; Hagerman, R.: The behavioral phenotype in Fragile X: Symptoms of autism in very young children with Fragile X syndrome, idiopathic autism, and other developmental Disabilities. Developmental and Behavioral Pediatrics, 22 (2001): 409–417.

Ryan, A.; Bartlett, K.; Clayton, P.; Eaton, S.; Mills, L.; Donnai, D.; Winter, R.; Burn, J.: Smith-Lemli-Opitz syndrome: a variable clinical and biochemical phenotype. Journal of Medical Genetics, 35 (1998): 558–565.

Sarimski, K.: Analysis of intentional communication in severely handicapped children with Cornelia-de-Lange syndrome. Journal of Communication Disorders, 35 (2002): 483–500.

Sarimski, K.: Entwicklungspsychologie genetischer Syndrome (3. überarb. und erweit. Aufl.). Hogrefe, Göttingen, 2003a.

Sarimski, K.: Rett-Syndrom: Individuelle Variabilität in Entwicklungs- und Verhaltensmerkmalen und psychosoziale Belastung. Zeitschrift für Kinder- und Jugendpsychiatrie und Psychotherapie, 31 (2003b): 123–132.

Sarimski, K.: Communicative competence and behavioural phenotype in children with Smith-Magenis syndrome. Genetic Counseling, 15 (2004): 347–355.

Sarimski, K.; Steinhausen, H.-C.: Psychische Störungen

bei geistiger Behinderung. Leitfaden der Kinder- und Jugendpsychotherapie. Hogrefe, Göttingen, 2008.

Shelley, B.; Robertson, M.: The neuropsychiatry and multisystem features of the Smith-Magenis syndrome: a review. Journal of Neuropsychiatry & Clinical Neuroscience, 17 (2005): 91–97.

Sikora, D.; Pettit-Kekel, K.; Penfield, J.; Mekens, L.; Steiner, R.: The near universal presence of autism spectrum disorders in children with Smith-Lemli-Opitz syndrome. American Journal of Medical Genetics, 140 (2006): 1511–1518.

Smalley, S.: Autism and tuberous sclerosis. Journal of Autism and Developmental Disorders, 28 (1998): 407–414.

Smith, A.; Dykens, E.; Greenberg, F.: Sleep disturbance in Smith-Magenis syndrome (del17p11.2). American Journal of Medical Genetics, 81 (1998): 186–191.

Sullivan, K.; Hooper, S.; Hatton, D.: Behavioural equivalents of anxiety in children with fragile X syndrome: parent and teacher report. Journal of Intellectual Disability Research, 51 (2007): 54–65.

Symons, F.; Clark, R.; Hatton, D.; Skinner, M.; Bailey, D.: Self-injurious behaviour in young boys with fragile X syndrome. American Journal of Medical Genetics, 118 (2003): 115–121.

Tierney, E.; Nwokoro, N.; Kelley, R.: Behavioral phenotype of RSH/Smith-Lemli-Opitz syndrome. Mental Retardation and Developmental Disabilities Research Reviews, 6 (2000): 131–134.

Tierney, E.; Nwokoro, N.; Porter, F.; Freund, L.; Ghuman, J.; Kelley, R.: Behavior phenotype in the RSH/Smith-Lemli-Opitz syndrome. American Journal of Medical Genetics, 98 (2001): 191–200.

Trillingsgaard, A.; Ostergaard, J.: Autism in Angelman syndrome. Autism, 8 (2004): 163–174.

Turk, J.; Graham, P.: Fragile X syndrome, autism and autistic features. Autism, 1 (1997): 175–197.

Veltman, M.; Thompson, R.; Roberts, S.; Thomas, S.; Whittington, J.; Bolton, P.: Prader-Willi syndrome. A study comparing deletion and uniparental disomy cases with reference to autism spectrum disorders. European Child and Adolescent Psychiatry, 13 (2004): 42–50.

Walz, N.: Parent report of stereotyped behaviors, social interaction, and developmental disturbances in individuals with Angelman syndrome. Journal of Autism and Developmental Disorders, 37 (2007): 940–947.

Wiznitzer, M.: Autism and tuberous sclerosis. Journal of Child Neurology, 19 (2004): 675–679.

4.13
Non-direktive Verfahren

Ronnie Gundelfinger

In den letzten Jahren standen verhaltenstherapeutische Verfahren bei der Behandlung von Autismus-Spektrum-Störungen (ASS) im Zentrum des Interesses von Fachpersonen und Öffentlichkeit. Zu diesen Verfahren wurden auch am häufigsten empirische Untersuchungen durchgeführt und publiziert. Es gab aber ebenfalls zunehmend Kritik an der starken Ausrichtung auf kognitivem Leistungszuwachs bei diesen Programmen. Ein Blick auf andere Verfahren, die eher spieltherapeutische Konzepte umsetzen, lohnt sich deshalb. Neben den hier besprochenen Ansätzen Mifne, DIR (auch Floor-Time genannt) und Son-Rise (auch Option-Methode genannt) ist Relationship Development Intervention (RDI; s. Kap. 4.6) in dieser Hinsicht von Bedeutung.

4.13.1
Mifne

4.13.1.1
Beschreibung des Verfahrens

Das Mifne-Zentrum wurde 1987 von Hanna Alonim gegründet. «Mifne» ist Hebräisch und bedeutet Wendepunkt. Nach langjähriger Arbeit mit Kindern unterschiedlicher Entwicklungsprobleme hat sie ein Modell entwickelt, dass sich v. a. auf folgende Konzepte abstützt:

- Die Bedeutung der Bindung als Voraussetzung für die normale Entwicklung, insbesondere im Sinne der Arbeiten von John Bowlby (1969).
- Die Sicht der Familie als organische Einheit und die damit verbundenen therapeutischen Ideen z. B. von Salvador Minuchin (1978).

Um zur Behandlung aufgenommen zu werden, müssen drei Bedingungen erfüllt sein:

- Das Kind zeigt eine ASS.
- Es ist jünger als fünf Jahre.
- Die ganze Kernfamilie ist bereit, zur Behandlung ins Zentrum zu kommen und ist motiviert, therapeutische Verantwortung zu übernehmen.

Die Behandlung umfasst drei Phasen:

- Intensive Therapie für die ganze Kernfamilie im Therapiezentrum.
- Follow-up-Behandlung des Kindes in der Familie.
- Integration des Kindes in einen Regel-Kindergarten.

4.13.1.2
Wirkprinzipien

Reciprocal Play Therapy (RPT). Diese Technik wurde durch Mifne selbst entwickelt. Das Ziel der RPT ist, eine Beziehung zum Kind aufzubauen, indem es die soziale Interaktion als eine Quelle von Vergnügen erlebt. Das Kind soll die bedingungslose Akzeptanz durch die Therapeutinnen spüren, was die Entstehung von Vertrauen ermöglicht und das Kind stimuliert, mit anderen zu interagieren. Die RPT findet in drei Stufen statt:

- *Tempted Play:* Die Therapeutin «verführt» das Kind mit Hilfe seiner Lieblingsobjekte. Kontakt entsteht, indem das Kind z. B. nach diesen greift oder die Therapeutin ansieht.
- *Sensory Play:* Berührungen, Umarmungen, Massagen oder «getragen werden» sollen dem Kind angenehme Körpersensationen vermitteln.
- *Cognitive Play:* Hier sollen grundlegende Spielkompetenzen aufgebaut werden.

Spielzimmer. Der Raum soll dem Kind die Sicherheit vermitteln, die es erlaubt, Beziehungen aufzubauen und zu lernen. Der Raum enthält nur ein Minimum an Stimuli und die vorhandenen Objekte beziehen sich auf Spiel oder Alltagsaktivitäten. Spielsachen sind entweder auf einem hohen Regal oder in einem Schrank, um das Kind nicht abzulenken. So muss es auch Kontakt aufnehmen, um ein gewünschtes Spielzeug zu bekommen.

Familientherapie. Wenn eine Familie mit der besonderen Situation eines autistischen Kindes konfrontiert ist, greift sie zuerst auf Methoden zurück, die Teil der «Familienideologie» sind. Diese umfasst Erwartungen, Grundhaltungen, kulturelle Werte, Familientraditionen, Rollen u. Ä. Wenn sich die vertrauten Vorgehensweisen für den Umgang mit dem autistischen Kind als ineffektiv erweisen, beginnen die Familienmitglieder individuell nach anderen Möglichkeiten zu suchen. Dies führt häufig zu einer Distanzierung zwischen den Eltern. Die systemische Familientherapie dient dazu, den Eltern zuerst diese Prozesse bewusst zu machen und ihre Haltung gegenüber dem betroffenen Kind und den anderen Familienmitgliedern besser zu verstehen. So kann ein unterstützendes Familien-Milieu entstehen, das den Eltern ermöglicht, auf eine wirkungsvolle Art ihr autistisches Kind zu unterstützen.

Geschwisterarbeit. Die starke Ausrichtung der Eltern auf das autistische Kind kann für Geschwister zu einem schweren Konflikt führen. Von ihnen wird erwartet, dass sie sich quasi von selbst positiv entwickeln, die Eltern nicht belasten und vielleicht sogar das behinderte Kind mit betreuen. Kinder können sehr unterschiedlich auf diese Situation reagieren. Deshalb werden auch die Geschwister in Mifne intensiv betreut. Die gewählten Aktivitäten richten sich nach dem Alter der Kinder. Großer Wert wird auf die kreativen Ausdrucksmöglichkeiten der Kinder gelegt. Im Mifne Zentrum finden in den Ferien auch Gruppenaktivitäten für Geschwister von autistischen Kindern statt.

4.13.1.3 Durchführung

Die Behandlung beginnt mit einer intensiven dreiwöchigen Phase (zwei Wochen bei Babies) im Mifne Zentrum in Rosh Pinna im Norden Israels. Die Familie lebt während dieser Zeit im Zentrum und ist von den meisten Alltags- sprich Haushaltpflichten entlastet. Die Behandlung findet zweigleisig statt:

1. Intensive Einzeltherapie mit dem Kind an 7 Tagen in der Woche, mindestens 8 Stunden/Tag vorwiegend im Spielzimmer. Die Therapeutinnen wechseln alle 90 Minuten. In der ersten Phase wird das Spontanverhalten des Kindes genau beobachtet und analysiert. Das Kind hat absolute Kontrolle über die Geschehnisse im Raum. Es wird ihm nichts abverlangt, sondern die Therapeutinnen gehen auf alle Handlungen und Äußerungen des Kindes ein und versuchen, durch eine entsprechende Antwort eine Interaktion auszulösen. Die übrigen Teammitglieder und häufig auch die Eltern haben die Möglichkeit, die Geschehnisse im Zimmer durch eine Einwegscheibe zu beobachten. Dabei erkennen die Eltern häufig Verhaltensweisen ihres Kindes, die sie vorher nie bewusst wahrgenommen haben.

Nach dieser ersten Phase ist ein Vertrauensverhältnis zwischen Therapeuten und Kind entstanden. Jetzt können diese aktiver Spiel- und Kontaktangebote an das Kind richten und ihm dadurch ermöglichen, sein Verhaltensrepertoire auszubauen. Dabei spielen die frühen Interaktionsformen der Babyzeit eine wichtige Rolle, also Blickkontakt, jede Form von Körperkontakt und ganz allgemein sensorische Stimulation auf allen Kanälen. Nach jeder Therapieeinheit wird mittels einer Bewertungsskala das Verhalten des Kindes auf mehreren Ebenen bewertet, z. B. Blickkontakt oder vokale Äußerungen. Außerdem wird die gesamte Arbeit im Raum auf Video aufgezeichnet.

2. Die parallel dazu stattfindende Arbeit mit der Familie verfolgt zwei Ziele: Die Eltern sollen mit der Methode vertraut werden. Daneben sollen sie sich als besondere Familie mit besonderen Bedürfnissen kennen und verstehen lernen. So fällt es ihnen leichter, mit ihrem Kind neue Kommunikationsformen zu entwickeln. Für diese Arbeit kommen unterschiedliche Methoden zum Einsatz: Einzel- und Paargespräche, Familiensitzungen, Beobachtungen des Kindes durch den Spiegel und zunehmend eigene Sitzungen der Eltern mit dem Kind im Raum und anschliessendes Feedback. Sehr wichtig ist auch die Arbeit mit den Geschwistern, die in einer Familie mit einem autistischen Kind eine besondere Rolle haben und oft mit Schwierigkeiten kämpfen müssen.

Viele Kinder mit ASS haben Ernährungsprobleme. Deshalb gehört eine Ernährungsberaterin zum Team. Das Kind nimmt auch Mahlzeiten im Raum ein. So ist es möglich, dass festgefahrene Essrituale, v.a. die Fixierung auf einige wenige und oft nicht sehr gesunde Lebensmittel überwunden werden können.

Während der dreiwöchigen Intensivphase lernen die Familienmitglieder Neues über sich, über ihre Einstellungen gegenüber den anderen Familienmitgliedern und insbesondere gegenüber dem betroffenen Kind. Sie lernen, ein stützendes und ermutigendes Umfeld für das Kind zu errichten und die Therapie zu Hause, mit Hilfe eines supervidierenden Team-Mitgliedes fortzusetzen. Auch hier verbringt das Kind täglich mehrere Stunden in einem in der elterlichen Wohnung installierten Therapieraum, wo die Eltern oder von ihnen instruierte Helfer mit dem Kind arbeiten. Monatlich werden Videoaufnahmen der Therapie durch die Supervisorin im Zentrum beurteilt und die Therapie der Entwicklung des Kindes angepasst. Intensität und Dauer dieses «Home-Treatments» richten sich nach den Fortschritten des Kindes, insbesondere nach seinen Möglichkeiten, mit anderen Kindern sinnvoll zu interagieren. Erste Kontakte mit einem «Peer» (Gleichaltrigen) können zuerst im geschützten Rahmen des Raumes stattfinden. Wenn dies gelingt, sollte als nächster Schritt die Integration in einen Kindergarten folgen, um dem Kind viele Kontaktmöglichkeiten mit typisch entwickelten Kindern anzubieten.

4.13.1.4
Indikation

Die langjährige Erfahrung in Mifne hat gezeigt, dass v.a. junge Kinder mit ASS auf diesen Behandlungsansatz ansprechen. Auf Grund der Entwicklung der letzten Jahre werden einerseits Babies mit der Diagnose eines «Prä-Autismus» zur Therapie aufgenommen, andererseits Kinder im Alter bis 5 Jahren mit der Diagnose einer ASS.

4.13.1.5
Evidenz

Die Auswertung der bisherigen Mifne-Fälle zeigt, dass 73 % der behandelten Kinder einen Regelkindergarten oder eine Regelschule besuchen (Alonim, 2004). Obwohl eine derartige Erfolgsbewertung auch von anderen therapeutischen Schulen, z. B. Applied Behavior Analysis (s. Kap. 4.3), vorgenommen wird, sagt sie natürlich nicht nur über die Entwicklung der behandelten Kinder etwas aus, sondern auch über die Bereitschaft eines Schulsystems, besondere Kinder aufzunehmen. Im Jahr 2001 hat ein Team der Universität Tel-Aviv eine retrospektive Evaluation behandelter Kinder durchgeführt. Vorher bestand keinerlei Zusammenarbeit zwischen Mifne und dieser Universität, die im Gegenteil, ähnlich wie die anderen etablierten Einrichtungen in Israel, Mifne gegenüber sehr kritisch eingestellt war. Grundlage der Untersuchung sind Videoaufnahmen von 23 zufällig ausgewählten Kindern, die zwischen 1997 und 1999 behandelt worden waren. Dabei wurden Aufnahmen vor, während und 6 Monate nach der Therapie blind ausgewertet. Als Beurteilungsskalen kamen die Childhood Autism Rating Scale (CARS) und die Social Behavior Rating Scale (SBRS) zum Einsatz. Die meisten Einzelwerte zeigten eine deutliche Verbesserung und die Gesamtscores beider Skalen waren auch 6 Monate nach Ende der Intensivphase signifikant besser als vor der Behandlung (Vorgraft, 2007). Natürlich kann eine retrospektive Studie viele Fragen nicht wirklich beantworten. Deshalb ist derzeit eine prospektive Evaluation durch die Universität Tel-Aviv unter Verwendung standardisierter diagnostischer Verfahren angelaufen.

4.13.2
DIR (Floor-Time)

Mit dem Buch «Mein Kind lernt anders» (2001) entwickelte der amerikanische Kinderpsychiater Stanley Greenspan, ein international anerkannter, psychoanalytisch orientierter Spezialist für die frühe kindliche Entwicklung, mit der Psychologin Serena Wieder ein Förderkonzept, mit dem Eltern auf spielerische Art ihre Kinder mit unterschiedlichen Entwicklungsproblemen, darunter auch autistische Störungen, gezielt fördern können. Sie beschreiben sechs aufeinanderfolgende Entwicklungsstufen mit zunehmend komplexer Interaktion und Kommunikation. Durch intensive spielerische Interaktion mehrmals am Tag (spielen auf dem Fußboden = Floor Time), die dem Entwicklungsstand des Kindes angepasst werden, sind große Fortschritte möglich. In einem weiteren Buch «Engaging autism» (2003) bauten Greenspan und Wieder das Floor-Time-Modell zu DIR weiter aus. DIR heißt «Developmental, Individual Difference und Relationship-based». «Developmental» bezieht sich auf die schon erwähnten sechs Entwicklungsstufen, «Individual Difference» auf die bei jedem Kind einzigartige Ausstattung bezüglich der sensorischen Wahrnehmung der Welt und «Relationship-based» auf den in Floor-Time entwickelten Ansatz einer spielerischen Förderung der Kommunikation und Interaktion auf der Basis einer engen Beziehung. Zur Förderung von Kindern mit ASS schlagen die Autoren ein sehr intensives Vorgehen mit täglich acht bis zehn Sitzungen à 20 bis 30 Minuten vor, wozu neben den Eltern auch andere Personen beigezogen werden (floortime.org). Greenspan und Wieder haben die Wirksamkeit ihrer Methode an 200 behandelten Kindern untersucht (Greenspan/Wieder, 1997). Der DIR-Ansatz findet in den USA vermehrt Unterstützung, und es gibt verschiedene Schulen für Kinder mit ASS, die nach dieser Methode arbeiten.

4.13.3
Son-Rise (Option-Methode)

Ausgangspunkt dieser Methode ist die erfolgreiche Behandlung ihres Sohnes Raun durch seine Eltern Barry und Suzi Kaufmann, beschrieben in «Son-Rise» 1976 und «Son-Rise: the miracle continues» (dt: Ein neuer Tag, 1993). Die Kaufmanns gehören zu den Pionieren einer intensiven Frühförderung von Kindern mit ASS. Andere Therapeuten, z. B. Hanna Alonim haben Elemente der Option-Methode weiter entwickelt. In diesem Programm schaffen die Eltern durch ein reizarmes Spielzimmer ein dem Kind mit Autismus angepasstes Umfeld. Sie passen ihre Kommunikation und Interaktion dem Kind an und erweitern so seine spielerischen Möglichkeiten. Eltern und andere instruierte Personen verbringen mehrere Stunden am Tag in einer 1:1-Situation mit dem Kind in diesem Raum.

Wichtige Behandlungsaspekte beinhalten das «joining» der repetitiven und ritualisierten Verhaltensweisen des Kindes durch die Eltern, den Einsatz der speziellen Interessen des Kindes, um seine Motivation zu erhöhen und die Verwendung von interaktivem Spiel, um die Kommunikation und Sozialisierung des Kindes zu fördern. Die Kaufmanns haben 1983 das «Autism Treatment Center of America» gegründet und vertreiben das «Son-Rise Program». Als besonders aktiver Vertreter ist der «geheilte» Sohn Raun an vielen Veranstaltungen anwesend (autismtreatmentcenter.org).

Bislang liegt keine systematische Evidenzstudie zu Son-Rise vor. Eine Arbeit hat sich mit den Auswirkungen des Programms auf die Familien befasst (Williams/Wishart, 2003). In einer weiteren Arbeit wurden die Prämissen für systematischere Evaluationen der Technik analysiert (Williams, 2006). In ihrer großen Übersichtsarbeit zu therapeutischen Ansätzen äußert sich Howlin (1997) zurückhaltend bis kritisch zu diesem Ansatz.

4.13.4
Ausblick

In den letzten zehn Jahren hat sich Mifne intensiv mit der Frage befasst, wie Kinder mit einer möglichen ASS schon im ersten Lebensjahr erfasst und behandelt werden können. Hanna Alonim hat dazu ein Screening-Instrument entwickelt, die «Early Signs of Pre-Autism Scale for Infants» (ESPASI; Alonim 2007). In der Skala werden acht Punkte erfasst: Exzessive Aktivität, exzessive Passivität, Verweigerung oder Widerstand beim Stillen und Füttern, fehlende Reaktion auf die Stimme oder die Gegenwart der Eltern, Aversion, von den Eltern (oder anderen Bezugspersonen) berührt zu werden, fehlender Blickkontakt, verzögerte motorische Entwicklung, beschleunigtes Kopfwachstum im 1. Lebensjahr. Die Behandlung bei Säuglingen läuft grundsätzlich nach denselben Prinzipien ab wie bei älteren Kindern. Bei der Einzeltherapie stehen die direkten Interaktionen des ersten Lebensjahres, also Berührung, Stimme und Blickkontakt im Vordergrund. Aktuell bestehen Pläne, in der Region Basel ein auf der Mifne-Methode basierendes Therapie-Zentrum zu grün-

den. Die gegenüber traditioneller Applied Behavior Analysis (s. Kap. 4.3) geäußerte Kritik einer zu stark auf kognitive Faktoren ausgerichteten Förderung hat Methoden wie DIR Aufschwung verliehen. DIR, wie RDI (man beachte die Ähnlichkeit der Abkürzung), werden durch die Eltern umgesetzt, sodass auf den aufwändigen Einsatz von Therapeuten-Teams verzichtet werden kann. Das immer noch stark auf der Familie Kaufmann abgestützte Son-Rise-Programm hat zwar in einzelnen Ländern Anhänger gefunden, konnte sich aber bisher im deutschsprachigen Raum nicht durchsetzen.

4.13.5
Literatur

Alonim, H.: Infants at Risk – Early Signs of Autism – Diagnosis and Treatment. In: Aquarone Early Signs of Autism in Infants. Karnac Books, London, 2007.

Alonim, H.: The Mifne Method – Israel. Early Intervention in the Treatment of Autism/PDD: A Therapeutic Program for the Nuclear Family and Their Child. Journal of Child and Adolescent Mental Health, 16 (2004): 39–43.

Bowlby, J.: Attachment and Loss. Vol. 1. Basic Books, New York, 1969.

Greenspan, S.I.; Wieder, S.: Patters and outcomes in infants and children with disorders of relating and communication. Journal of Developmental and Learning Disorders, 1 (1997): 87–141.

Greenspan, S.I.; Wieder, S.: Mein Kind lernt anders. Walter Verlag, Düsseldorf-Zürich, 2001.

Greenspan, S.I.; Wieder, S.: Engaging Autism. Perseus Books, Jackson, TN, 2003.

Howlin, P.: Practitioner review: Psychological and Educational Treatments for Autism. Journal of Child Psychology and Psychiatry, 39 (1997): 307–322.

Minuchin, S.: Families and Family Therapy. Harvard University Press, Cambridge, 1978.

Vorgraft, Y.; Farbstein, I.; Spiegel, R.; Apter, A.: Retrospective Evaluation of an Intensive Method of Treatment for Children with Pervasive Developmental Disorder. Autism, 11 (2007): 413–424.

Williams, K.R.: The Son-Rise Program intervention for autism: prerequisites for evaluation. Autism, 10 (2006): 86–102.

Williams, K.R.; Wishart, J.G.: The Son-Rise Program intervention for autism: an investigation into family experiences. Journal of Intellectual Disability Research, 47 (2003): 291–299.

4.14
Das Picture Exchange Communication System (PECS)

Claus Lechmann, Iris Diepers-Pérez, Heike Grass & Frederik Pfeiffer

4.14.1
Einführung und Beschreibung

Im Zentrum von Autismus-Spektrum-Störungen (ASS) stehen Interaktions- und Kommunikationsprobleme. Ein großer Teil der Kinder mit frühkindlichem Autismus lernt nie zu sprechen. Die Angaben dazu schwanken zwischen 1/3 und 2/3 dieser Kinder (Magiati/Howlin, 2003). Die meisten Eltern äußern dementsprechend, dass sie sich nichts sehnlicher wünschen, als dass ihr Kind anfange zu sprechen. ASS äußern sich nicht ausschließlich in der Sprache, sondern Kommunikation insgesamt. Da autistische Menschen häufig fehlende Sprache nicht über andere Wege (z. B. Gestik und Mimik) ausreichend kompensieren, können sie oft einfachste Wünsche nicht ausdrücken. Viele Verhaltensprobleme, wie selbstverletzendes oder aggressives Verhalten (sich selbst schlagen, schreien, beißen etc.) sind nicht selten ein verzweifelter Ausdruck davon, nicht verstanden zu werden. Dementsprechend hat die Anbahnung von Kommunikationswegen einen zentralen Stellenwert bei jeder Förderung von Menschen mit ASS mit Sprachstörungen. Prognostisch wird der Entwicklung einer funktionalen Sprache für das Anpassungsniveau im weiteren Leben ein hoher Stellenwert zugeschrieben (s. Kap. 1.5). Autistischen Kindern fehlt das intuitive Verständnis für Kommunikation; Sprache macht für sie keinen Sinn, wird nicht genügend imitiert und beachtet.

Klassisches Sprachtraining ist darauf angewiesen, dass die Kinder Laute bzw. Wörter nachsprechen und ihre Aufmerksamkeit richten können. Deshalb müssen hier zunächst einmal diese Fähigkeiten angebahnt werden. Aber auch wenn diese wichtigen Schritte geschafft sind, bleibt ein Nachteil der Methode: Autistische Kinder lernen zwar zu reagieren, aber haben weiterhin oft Schwierigkeiten, spontan mit der erlernten Sprache zu kommunizieren und in Kontakt zu treten. Beim Erlernen einer Gebärden- oder Zeichensprache ergeben sich ähnliche Probleme. Um eine Gebärde zu erlernen, muss das Kind die Aufmerksamkeit auf sein Gegenüber lenken und dann imitieren. Dabei kommt das Problem hinzu, dass autistische Kinder aufgrund ihrer neuropsychologischen Probleme (s. Kap. 2.3) meist Schwierigkeiten haben, ihren Körper, d. h. insbesondere die Hände und Arme entsprechend differenziert und geplant einzusetzen.

Die Kommunikation über Bildkarten, wie sie z. B. im TEACCH-Ansatz (s. Kap. 4.5) erfolgreich eingesetzt wird, hat dagegen viele Vorteile. Es wird nicht vorausgesetzt, dass das Kind imitiert. Darüber hinaus haben Bilder und Symbole allgemein den Vorteil, dass sie nicht so flüchtig sind wie Wörter oder Gesten, sondern dass sie über einen längeren Zeitraum im Blickfeld des Kindes bleiben können. Ein Nachteil der bisherigen Bild-Karten-Systeme ist aber, dass das Kind nicht lernt, von sich aus zu kommunizieren, sondern darauf angewiesen ist, dass andere anhand der Bildkarten «fragen», was es möchte. Das Kind lernt dadurch kaum, spontan seine eigenen Wünsche zu kommunizieren.

Lori Frost und Andrew Bondy (Bondy/Frost, 1998; Frost/Bondy, 1994, 2002) haben nach einer Methode gesucht, die die Nachteile dieser bisherigen Ansätze zur Kommunikationsförderung bei ASS überwindet. Insbesondere wollten sie eine Methode entwickeln, die ohne intensives Vortraining auskommt und die direkt bei den Bedürfnissen der Kinder ansetzt. Ihr so enstandenes Picture Exchange Communication System (PECS) beruht auf der Grundidee, dass das Kind einem «kommunikativen Partner» eine Karte gibt, auf der das gewünschte Objekt oder die gewünschte Aktivität in Form eines Fotos oder Symbols abgebildet ist. Der Kommunikationspartner hält das Bild an seinen Mund, spricht für das Kind (z. B. «Keks» oder «Ich möchte Keks» oder «Ich möchte schaukeln») und erfüllt sofort diesen Wunsch des Kindes. Dabei kann er das Kind ermutigen, einzelne Wörter (z. B. «Keks») oder den ganzen Satz nachzusprechen. Es wird aber nicht verlangt, dass das Kind nachspricht, sondern das Kind hat sich mit dem Geben der Karte ausreichend deutlich ausgedrückt.

PECS trennt demnach zwei für autistische Kinder problematische Aspekte der Kommunikation, nämlich die Annäherung an einen kommunikativen Partner und die verbale Äußerung. Das Richten auf einen Kommunikationspartner geschieht durch das Geben des Bildes. Die Sprache folgt eventuell später, sie wird nicht vom Erwachsenen «eingefordert», sondern ist ein natürlicher Teil des Kommunikationsprozesses.

4.14.2
Wirkprinzipien

PECS basiert in erster Linie auf verhaltenstherapeutischen Methoden (s. Kap. 4.2 bis 4.4). Welche Wirkprinzipien bei PECS am effektivsten sind, kann aufgrund der bisherigen Studien zur Methode noch nicht gesagt werden. Uns scheinen nach klinischer Erfahrung folgende Aspekte zentral:

- PECS setzt direkt bei der Motivation des Kindes an. Das Kind bekommt für jeden kommunikativen Teilschritt direkt seinen Wunsch erfüllt. Sozial funktionales Verhalten (z. B. sich zuwenden) wird also direkt belohnt.
- Die Motivation wird aufrechterhalten. Die Verstärker, die im Voraus durch sorgfältige Angebote ermittelt werden, erhält das Kind vom Kommunikationspartner, der sie portioniert und variabel anbietet, um viele Gelegenheiten zum Üben zu erreichen.
- Kommunikation wird in einfache Handlungsschritte unterteilt. Die Lernanforderungen an das Kind sind damit so gewählt, dass es anfänglich die Aufmerksamkeit nur für Sekunden halten muss, um den letzten Teilschritt des Übergebens der Bildkarte auszuführen. Die mögliche Frustration wird auch dadurch gering gehalten, dass das Kind, nachdem es die erste Initiative gezeigt hat, bei jedem Schritt durch einen Prompter (Helfer) unterstützt wird.
- PECS fördert die Aufmerksamkeit. Dabei lernt das Kind nicht nur selbst aufmerksamer aus mehreren Bildkarten auszuwählen (Abb. 4.14.1), sondern es lernt die Aufmerksamkeit mit einem anderen Menschen zu teilen («joint attention»).

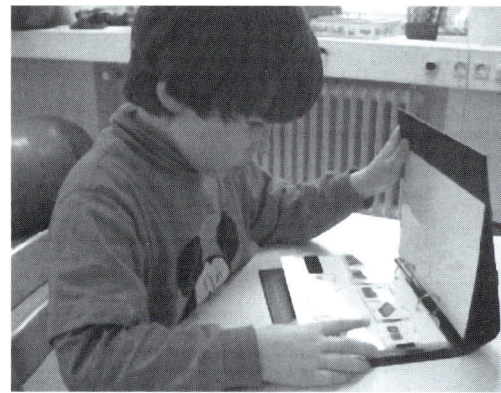

Abbildung 4.14.1: Carl-Ole wählt aus seinem Bildrepertoire aus

4.14.3 Durchführung von PECS

Kommunikation ist für nicht-autistische Menschen selbstverständlich und ihnen ist die Komplexität kommunikativer Situationen meist nicht bewusst. In der ungestörten kindlichen Entwicklung wird Kommunikation intuitiv und ganzheitlich erworben. Für autistische Kinder gliedert PECS «Kommunikation in überschaubare Schritte» hilft mit Bildkarten die fehlenden sprachlichen Möglichkeiten zu kompensieren und steigert in aufeinander aufbauenden Phasen die Komplexität der kommunikativen Fertigkeiten. Da autistische Kinder kaum Antrieb zeigen, sich kommunikativ mitzuteilen, ist es entscheidend, ob es gelingt, eine entsprechende Motivation aufzubauen. Deshalb setzt PECS direkt an den Bedürfnissen und den Wünschen des Kindes an. Bevor mit Bildkarten gearbeitet werden kann, müssen bei einer Verstärkerdiagnostik die Vorlieben des Kindes ermittelt werden. Dies geschieht zum einen in einer strukturierten Situation. Dabei werden dem Kind am Tisch verschiedene Dinge (Spielzeuge, Lebensmittel etc.) angeboten. Zum anderen kann im natürlichen Rahmen genau beobachtet werden, was es am liebsten mag, recht gerne mag, aber auch was es gar nicht mag. So kann eine Liste der präferierten und weniger präferierten Gegenstände erstellt werden. Für spätere Phasen ist es auch notwendig zu wissen, was das Kind nicht interessiert. Weitere Informationen über die Vorlieben des Kindes können durch Befragung der Eltern oder der Bezugspersonen im Kindergarten oder der Schule gesammelt werden. Die Verstärkerdiagnostik soll nicht nur vor, sondern fortlaufend während der gesamten Lern-Phasen von PECS durchgeführt werden. Zum einen ist eine erfolgreiche Anbahnung von PECS nur möglich, wenn das Kind verschiedene konkrete Wünsche hat. Daher muss – um die Spontaneität des Kindes fördern zu können – ein Wunsch- bzw. Kartenrepertoire angelegt werden. Um dies zu erreichen, sollten dem Kind immer wieder neue Spielzeuge, Aktivitäten etc. angeboten werden, um zu schauen, für was sich das Kind interessiert. Zum anderen können sich die Bedürfnisse und Wünsche des Kindes während einer PECS-Lernsequenz häufiger ändern.

4.14.3.1 PECS Phase I – Der physische Austausch

In der ersten Phase soll das Kind lernen, einen Wunsch auszudrücken, indem es eine Bildkarte übergibt. Dies wird in einer hoch strukturierten Situation geübt, bei der neben dem Kind und einem Kommunikationspartner auch noch ein Prompter beteiligt ist. Der Kommunikationspartner und das Kind sitzen sich an einem Tisch gegenüber. Der Prompter sitzt oder steht hinter dem Kind. Ein bevorzugter Gegenstand liegt zwischen Kind und Kommunikationspartner. Direkt vor dem Kind, also besser erreichbar als der Gegenstand, liegt eine Bildkarte, auf der der Verstärker abgebildet ist.

Geleiteter Austausch. Wenn das Kind nun nach dem Verstärker (z. B. Brezel) greift, leitet der Prompter die Bewegung um, so dass beide gemeinsam das Bild aufheben und es in Richtung der geöffneten Hand des Kommunikationspartners führen. Sobald das Bild die Hand des Kommunikationspartners berührt, benennt dieser den Verstärker, gibt z. B. die Brezel dem Kind und lobt das Kind. Gleichzeitig leitet der Prompter das Kind an, das Bild loszulassen. Nach unserer Erfahrung ist es hilfreich, wenn der Kommunikationspartner bei der Benennung die Karte und den Verstärker auf Mundhöhe nebeneinander hält. Das hilft vielen Kindern, ihre Aufmerksamkeit auf den Mund (und damit das Wort), den Gegenstand und das Bild zu lenken und verbessert nebenbei so auch das Blickverhalten. Auch das nachfolgende Lob sollte nicht vergessen werden, um langfristig durch die Paarung von materiellem Verstärker und Lob (als potenzieller sozialer Verstärker) dem Kind «schmackhaft» zu machen, allein wegen der sozialen Komponente mit anderen Menschen in Kontakt zu treten.

Zurücknehmen der physischen Hilfe. Nun wird allmählich mehr vom Kind erwartet. Die Übergaben werden solange geübt, bis das Kind das Bild selbstständig übergibt. Im Folgenden sollte der Prompter seine Unterstützung immer weiter verringern.

Zurücknehmen der gestischen Hilfe «offene Hand». Bisher hat der Kommunikationspartner dem Kind noch eine Hilfestellung gegeben, indem er die offene Hand dem Kind entgegenstreckt. Der Kommunikationspartner öffnet nun aber erst die Hand, wenn das Kind ihm das Bild reicht. Dann übergibt er den Verstärker direkt.

4.14.3.2
PECS Phase II – Erhöhung der Spontaneität

Ein Ringbuch wird eingeführt, in dem später die Bildkarten auf verschiedenen Einlageblättern angeordnet werden. Das Ziel, aus einer Vielzahl von Bildern selbstständig auszuwählen, wird wiederum in kleine Teilschritte zerlegt. Im ersten Teilschritt wird eine Bildkarte mit Klettband auf das Buch geheftet. Das Kind soll nun lernen, zu seinem Buch zu gehen, die Bildkarte vom Buch abzunehmen, zu einem Erwachsenen zu gehen und die Karte zu übergeben (**Abb. 4.14.2a** und **4.14.2b**). Um dies zu erreichen, wird zunächst die Distanz zwischen dem Kind und dem Kommunikationspartner erhöht. Im Folgenden wird auch die Distanz zwischen dem Kind und dem Buch erhöht.

Wie in Phase I wird mit vielen verschiedenen Bildern gearbeitet, wobei dem Kind weiterhin nur eine Bildkarte, nun auf dem Buch heftend, angeboten wird. Zu diesem Zeitpunkt wird von dem Kind noch nicht erwartet, Bilder unterscheiden zu können. Die Erhöhung der Spontaneität bleibt während der gesamten Anbahnung ein übergeordnetes Ziel. Es ist wichtig den spontanen Austausch immer wieder zu provozieren und mit dem Kind einzuüben.

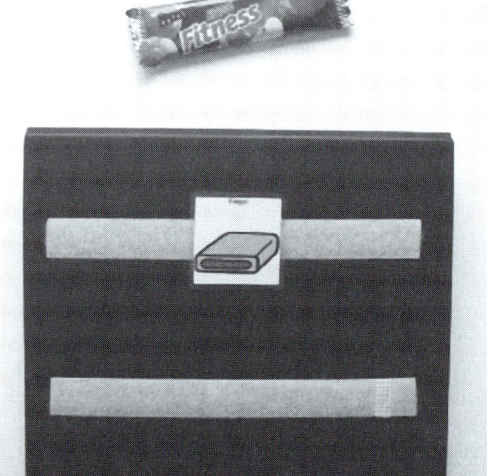

Abbildung 4.14.2a: PECS Phase II

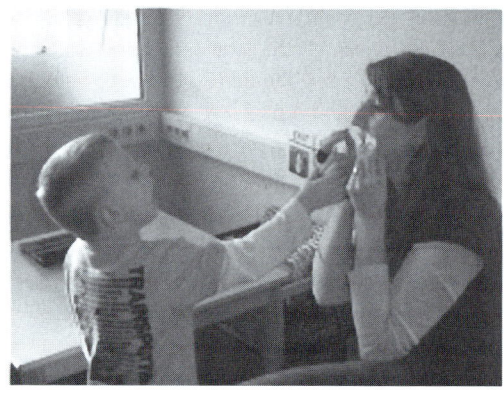

Abbildung 4.14.2b: Linus nimmt das Bild vom Buch und geht zur Therapeutin

4.14.3.3
PECS Phase III – Diskrimination (Unterscheidung zwischen Bildern)

Neben der Diskrimination ist eine weitere Neuerung in dieser Phase, dass kein Prompter mehr eingesetzt wird. Die Hilfestellung wird dem Kind jetzt nur noch durch den Kommunikationspartner gegeben.

Diskrimination zwischen einem präferierten und einem nicht präferierten Gegenstand. Um die Unterscheidung von Bildern zu üben bzw. herauszufinden, inwieweit das Kind schon unterscheiden kann, ist es jetzt wichtig auch Gegenstände zu kennen, die das Kind nicht interessieren. Auf dem Buch heften nun ein Bild mit einem Lieblingsgegenstand (z. B. Kreisel) und ein Bild von einem nicht präferierten Gegenstand (z. B. Klotz). Wenn das Kind nun das richtige Bild übergibt, sagt der Kommunikationspartner «Kreisel» und das Kind erhält den Verstärker und wird gelobt (Abb. 4.14.3a und 4.14.3b).

Wenn das Kind die Bildkarte von dem nicht gewünschten Gegenstand (z. B. Klotz) gibt, benennt der Kommunikationspartner den Gegenstand (Klotz) und gibt ihm den Kind. Die meisten Kinder signalisieren nun eindeutig, dass sie diesen Gegenstand nicht möchten und der Kommunikationspartner führt folgende vierschrittige *Fehlerkorrektur (Zeigen – Helfen – Ablenken – Wiederholen)* durch:

Zeigen: Der Kommunikationspartner zeigt auf das richtige Bild und sagt: «Du möchtest Kreisel».

Helfen: Der Kommunikationspartner hilft dem Kind, das richtige Bild zu übergeben, hält dann Bild und Kreisel nebeneinander hoch und sagt «Kreisel». Das Bild wird wieder auf das Buch geheftet, ohne dass das Kind den Verstärker erhält.

Ablenken: Der Kommunikationspartner lenkt das Kind kurz von dem Buch ab (nicht länger als drei Sekunden), indem er z. B. die Aufmerksamkeit des Kindes auf etwas anderes richtet und das Buch umdreht.

Wiederholen: Das Kind erhält nun wieder die Gelegenheit, selbstständig das richtige Bild zu übergeben.

Die Phase der Diskrimination kann für manche Kinder eine große Herausforderung bedeuten, da neben der Leistung, sich jemand anderem zu-

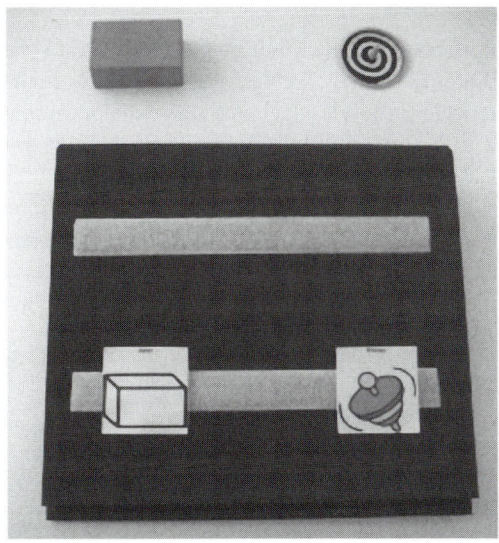

Abbildung 4.14.3a: PECS Phase III – Unterscheidung vom präferierten und nicht präferierten Angebot

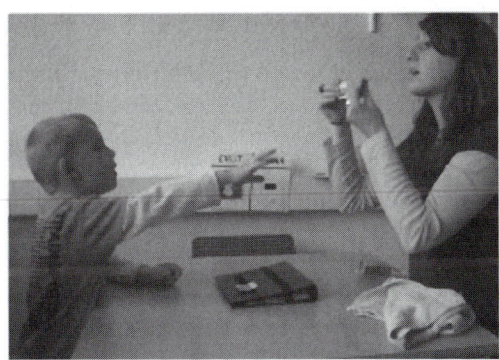

Abbildung 4.14.3b: Linus lernt zwischen zwei Bildkarten zu unterscheiden

zuwenden und in Kontakt zu treten, nun auch die Abstraktionsleistung, Bilder unterscheiden zu können, hinzukommt.

Diskrimination zwischen zwei bevorzugten Bildern und Diskrimination zwischen mehr als zwei Bildern. Als nächster Schritt werden dem Kind nun zwei und später mehrere präferierte Bilder angeboten, aus denen es auswählen kann. Dabei muss immer wieder überprüft werden, ob das Kind seinen Wunsch auch mit der entsprechenden Karte einfordert.

«Correspondence Check». Wenn das Kind ein Bild gegeben hat, werden ihm beide bzw. mehrere Gegenstände angeboten und der Kommunikationspartner sagt: «Nimm es dir!». Nimmt das Kind sich den Gegenstand, den es mit dem Bild eingefordert hat, weist das auf seine Diskriminationsfähigkeit hin. Sollte es nach einem anderen Gegenstand greifen, so verhindert dies der Kommunikationspartner und führt die oben beschriebene Fehlerkorrektur durch.

Einführung der roten Seite. Neben weißen Seiten im Buch, auf denen die Bildkarten heften, wird hinten im Buch eine «rote Seite» eingeführt. Auf dieser «roten Seite» werden diejenigen Karten geheftet, die Dinge darstellen, die gegenwärtig nicht zur Verfügung stehen oder Wünsche betreffen, die von dem Kind schon mehrmals eingefordert wurden und nun begrenzt werden sollen.

Weitere Strategien und Orientierungen für die dritte Phase. Manche Kinder haben Schwierigkeiten zu diskriminieren. Für diese Kinder kann es hilfreich sein, die Bildkarten zu vergrößern oder das Abstraktionsniveau zu verändern. Es wird z. B. ausprobiert, ob das Kind Piktogramme oder Fotos einfacher unterscheiden kann. Einige Kinder benötigen dreidimensionale Objekte (z. B. Miniatur einer Tasse).

4.14.3.4
PECS Phase IV – Satzstruktur

Bisher hat das Kind gelernt, seine Wünsche und Bedürfnisse durch das Übergeben einer Karte zu äußern. Nun soll es lernen, seine Wünsche in einem einfachen Satz zu formulieren, z. B. den Satz «Ich möchte Seifenblasen» mit zwei Bildkarten zusammenzusetzen.

«Ich möchte» – Bild heftet auf dem Satzstreifen. Nun wird eine Karte eingeführt, die für «Ich möchte» steht und links auf einen Klettstreifen geklebt, der wiederum oben auf dem Buch hef-

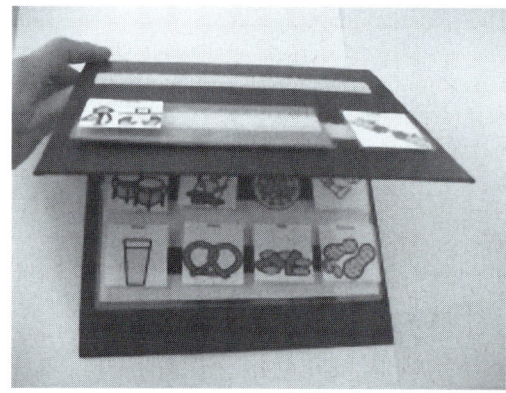

Abbildung 4.14.4a: PECS Phase IV

tet. Dem Kind wir nun beigebracht, das Bild von dem gewünschten Gegenstand rechts neben das «Ich möchte» Bild zu heften und dann den ganzen Satzstreifen zu übergeben (Abb. 4.14.4a). Wenn der Kommunikationspartner den Satzstreifen erhält, zeigt er entweder selbst auf die Bilder und liest den Satz vor oder das Kind wird darin unterstützt, auf die Bilder zu zeigen, während der Kommunikationspartner die Worte sagt. Auch an dieser Stelle sollte darauf geachtet werden, die physische Hilfe nach und nach zurückzunehmen. Des Weiteren ist es sinnvoll beim Sprechen zwischen «Ich möchte» und dem Gegenstand eine kurze Pause zu machen und in der Folge das Wort nach «Ich möchte» nur anzudeuten, um das Kind herauszufordern, das Wort selbst zu sprechen.

Komplexere Satzstrukturen. In der Folge wird das Kind darin unterstützt, Adjektive (z. B. Farben, Größen, Mengen, Formen, Positionen etc.) einzusetzen (Abb. 4.14.4b), um seine Wünsche präziser ausdrücken zu können (z. B. «Ich möchte – roten – Ball», «Ich möchte – großes – Auto»). Mit dem Satzstreifen hat das Kind die Möglichkeit, einzelne Wünsche zu kombinieren. So kann es mit drei Karten auf dem Satzstreifen bspw. «Ich möchte Papier und Schere» kommunizieren. Sollte das Kind versuchen, zu viele Karten auf einmal auf den Satzstreifen zu heften, so sollte man «Nein» sagen und nur ein bis zwei Wünsche auf einmal entgegennehmen.

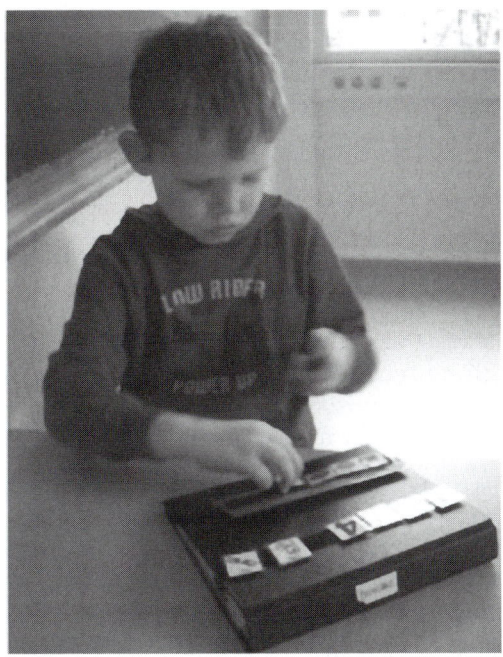

Abbildung 4.14.4b: Benedikt benutzt den Satzstreifen

4.14.3.5
PECS Phase V – Antworten auf «Was möchtest du?»

In dieser Phase von PECS geht es nun nicht mehr nur darum, dass das Kind sein Bedürfnis aus einem eigenen Impuls heraus einfordert, sondern das Kind soll lernen, auf eine Frage zu antworten. Der Kommunikationspartner präsentiert z. B. verschiedene Spielzeuge auf einem Tisch, verbunden mit der Frage: «Was möchtest Du»? Das Kind soll sich nun durch das Übergeben des Satzstreifens für eines der Spielzeuge entscheiden. Man kann auch verschiedene Handlungsverstärker anbieten, wie Schaukel oder Trampolin, und das Kind fragen, was es möchte. Wichtig ist es, dem Kind weiterhin Gelegenheit zu spontanen Forderungen zu geben. Es sei an dieser Stelle noch einmal darauf hingewiesen, dass vor der fünften Phase auf keinen Fall gefragt werden soll, was das Kind möchte, sonst besteht die Gefahr, dass das Kind nicht lernt, spontan zu kommunizieren.

4.14.3.6
PECS Phase VI – Kommentieren («Ich sehe», «Ich habe», «Ich höre» etc.)

In der sechsten Phase soll das Kind weitere kommunikative Funktionen erlernen. Erstmals geht es nicht darum, dass das Kind Bedürfnisse und Wünsche äußert, sondern dass es dazu angeregt wird, verschiedene Dinge, Personen, Ereignisse oder Aktivitäten zu kommentieren. Nun ist es nicht mehr so wichtig, die vom Kind hoch präferierten Gegenstände anzubieten, sondern allgemein Dinge aus der persönlichen Umgebung des Kindes, z. B. Objekte von Zuhause, Familienfotos, Bilderbücher etc. Das Kind soll angeregt werden, spontan zu kommentieren, was es sieht.

Dem Kind wird ein Objekt präsentiert, verbunden mit der Frage: «Was siehst Du?» Nun stehen dem Kind auf seinem Buch neben der «Ich möchte»-Karte auch eine «Ich sehe»-Karte zur Verfügung. Auf die Frage «Was siehst Du?» wird das Kind darin unterstützt, die richtigen Karten auf den Satzstreifen zu heften und diesen zu übergeben. An dieser Stelle erhält das Kind keine materiellen Verstärker (Objekte), sondern wird «nur» sozial bekräftigt (z. B. durch Lob). In der Folge sollte man zwischen den Fragen «Was möchtest Du?» und «Was siehst du?» wechseln und anschließend auch weitere Angebote machen, wie «Was hast Du da?», «Was hörst Du?», etc.

4.14.4
Indikation

PECS wurde für autistische Kinder entwickelt, die sich nicht sprachlich mitteilen können. Mit den Bildkarten erhalten sie eine Möglichkeit, auch ohne Sprache ihre Wünsche mitzuteilen. Außerdem kann PECS der Sprachanbahnung dienen. Ferner eignet sich PECS für autistische Menschen, die einzelne Wörter oder auch kurze Sätze sagen können, diese aber nicht oder nur selten spontan äußern. PECS kann bei solchen Kindern eingesetzt werden, um zu lernen, Kommunikation spontan einzusetzen. Andere Kinder mit ASS setzen Wörter zwar spontan ein, aber nicht im sozialen Kontext; sie sprechen z. B. ihre Wünsche in einen leeren Raum. Hier kann PECS genutzt werden, um die Hinwendung zum Kommunikationspartner anzubahnen. Ebenso kann PECS bei autistischen Menschen eingesetzt werden, die nur über Einwortsätze verfügen. Diese Gruppe profitiert besonders von den Satzstreifen und lernt, Wörter zu verbinden und einfache Satzstrukturen einzuüben. Auch bei autistischen Menschen mit einer zusätzlichen Sinnesbehinderung findet PECS Anwendung. Es liegen Erfahrungen bei Gehörlosigkeit (Malandraki/Okalidou, 2007) und bei Blindheit vor. Bei letzterer werden die Bildkarten durch taktile Symbole ersetzt (Lund/Troha, 2008). PECS wird nicht exklusiv bei Autismus verwendet, sondern weiteren Störungen, die mit Kommunikationsproblemen einhergehen, z. B. bei Down-Syndrom, Cri-du-Chat, Angelman-Syndrom sowie Menschen mit Sprachentwicklungsstörungen.

Nach Bondy und Frost wurde PECS bei Menschen praktisch jeden Alters angewandt (zwischen 14 Monaten und 85 Jahren). Es kann aber davon ausgegangen werden, dass ältere Patienten größere Mühe haben, PECS zu erlernen. Neben dem Lebensalter stellt sich die Frage, welche Entwicklungsvoraussetzungen eine Person haben muss, um mit PECS zu beginnen? Die praktische Erfahrung lehrt, dass das Kind einige Vorlieben erkennen lassen sollte und motorisch in der Lage sein muss, Bildkarten loszulassen. Ansonsten gibt es nach unserer Einschätzung keine Bedingungen, die erfüllt sein müssen, um Kommunikation mit Bildkarten zu beginnen. Auf jeden Fall muss das Kind zu Beginn des Trainings weder Bilder unterscheiden können noch imitieren können.

4.14.5
Evidenz

4.14.5.1
Praktische Erfahrungen im ATZ Köln

Von 2000 bis 2007 wurde bei 59 Kindern, Jugendlichen und Erwachsenen PECS im ATZ Köln angebahnt. Das Alter variierte zwischen 3 und 22 Jahren. Die stärkste Gruppe lag bei den vierjährigen mit 12 Kindern. Die Altersstufen zwischen 10 und 22 Jahren waren seltener vertreten. Von den 59 Personen besaßen 52 vor Beginn des Trainings keine funktionale Sprache, d. h. lediglich sieben sprachen zielgerichtet ein oder mehrere Worte. Bei allen 59 Personen lag eine Diagnose ASS vor; eines der Kinder war zudem gehörlos. 46 Personen haben mittlerweile das Training beendet; 13 sind noch in der Anbahnungsphase. Von den 46 Personen kamen sieben nicht über die Phase I hinaus, sechs Personen nicht über Phase II. 18 Personen meisterten die Phase III. 12 Kinder schafften Phase IV. Ein Kind erreichte die Phase V und zwei Kinder die Phase VI. Als «Erfolgskriterium» kann das Meistern der dritten Phase angesehen werden. Eine Person kann dann unabhängig kommunizieren und ist in der Lage, ohne Hilfe des Prompters mehrere Bildkarten zielgerichtet dem Kommunikationspartner zu übergeben. Da die Phasen III bis VI insgesamt von 33 Kindern erreicht wurden, ergibt sich eine «Erfolgsquote» von 71 %, wobei zu berücksichtigen ist, dass sieben Kinder schon vor dem Einsatz von PECS zumindest einzelne Wörter sprachen. Von den Kindern, die vor dem Training kein einziges Wort sprachen, konnten am Ende ein Drittel unabhängig von den Bildkarten Wörter sprechen.

Im Folgenden sollen die häufigsten Probleme beschrieben werden, die bei der Anwendung von PECS entstanden. Bei 20 Kindern war mangelndes Interesse ein Hindernis für das Erlernen der Methode. Es konnten nur wenige Bildkarten eingesetzt werden und auch für diese wenigen zeigten die Kinder nur geringe Motivation, die kommunikativen Hürden zu überwinden. Bei 25 Personen zeigte sich übermäßige Ablenkbarkeit und 15 Personen konnten die Bilder nicht unterscheiden. Probleme in der Handlungsplanung waren bei 19 Personen zu beobachten, während 7 Kinder motorische Unsicherheiten zeigten. Sie konnten z. B. die Bildkarten nicht richtig greifen, das Abnehmen der Bildkarten von dem PECS-Buch gelang nicht, oder sie ließen die Karten nicht los. Weitere Probleme waren aggressives Verhalten, stereotypes Übergeben der Bildkarten und eine gering ausgeprägte Spontanität.

Bei Übernahme von PECS in das elterliche Umfeld stellten sich folgende Herausforderungen: Manche Eltern scheuten sich, die Bildkarten auch Zuhause einzusetzen. Als Erklärung gaben sie an, ihr Kind auch bisher verstanden zu haben, ohne dass Bildkarten eingesetzt wurden. Ein Teil der Eltern sagte uns, dass sie Angst vor einem Verlust des bisher Gekonnten hätten. Eine Mutter empfand die Kommunikation mit Bildkarten als «unnatürlich»; die Karten ständen zwischen ihr und ihrem Kind. Auch die elterliche Belastung schränkte die Übernahme von PECS ein. Acht Eltern sahen sich auf Grund der hohen Belastung nicht in der Lage, die Kommunikationsmethode konsequent zu Hause umzusetzen. Eine Mutter erlebte die Einführung von PECS folgendermaßen: Zu Beginn des Transfers der Bildkarten in das häusliche Umfeld habe der Sohn die Karten direkt und sehr häufig genutzt. Anfangs habe sie sich darüber sehr gefreut und sei seinen Wünschen sofort nachgekommen. Nach der ersten Euphorie über diese Möglichkeit, ihren Sohn nun endlich verstehen zu können, sei sie aber sehr erschöpft gewesen. Die Einführung der roten Seite in dem PECS-Buch (s. Phase 3) war für sie dann sehr hilfreich.

Früher haben wir versucht, PECS frühzeitig in die jeweiligen Kindergärten und Schulen zu übertragen. Meist war die Bereitschaft zur Mitarbeit hoch, aber wir machten oft die Erfahrung, dass die Umsetzung aus Zeit- und Personalmangel schwierig war. In den ersten beiden PECS-Phasen sind zwei «Trainer» notwendig. Dies kann im institutionellen Kontext nicht immer gewährleistet werden. Außerdem wurden die Übungssequenzen häufig aus Zeitmangel zu selten durchgeführt. Unter diesen Bedingungen entsteht der Eindruck, dass PECS nicht «klappt». Diese Tatsache veranlasste uns dazu, oftmals erst nach Phase III die Übertragung von PECS anzuregen. Im Kindergarten ließen sich oft leichter als in Schulen Situationen finden, in denen PECS eingeführt werden konnte. Im schulischen Alltag scheint es an Situationen zu mangeln, in den die Schüler ihre Wünsche äußern können. In einigen Institutionen stellte sich die Frage, mit welchen schon vorher eingesetzten Methoden PECS zu kombinieren ist und mit welchen nicht. Wenn mit den Kindern bereits nach dem TEACCH-Ansatz gearbeitet wurde, bemerkten wir manchmal eine Vermischung beider Verfahren. Die Kinder durften dann z. B. «TEACCH-Karten» von der Ablaufleiste nehmen oder die LehrerInnen nahmen «PECS-Karten» um Abläufe zu verdeutlichen. Werden beide Ansätze parallel angewandt, scheint uns am klarsten, wenn die PECS-Karten die expressive Sprache des Kindes darstellen und ausschließlich von den Kindern benutzt werden. Während die TEACCH-Karten vornehmlich dem Sprachverständnis dienen, als Hilfe zum Verstehen und Handeln und nur von den betreuenden Personen eingesetzt werden. In einigen Institutionen wurden elektronische Kommunikationshilfen (z. B. Alpha-Talker) benutzt. Für autistische Kinder ohne geteilte Aufmerksamkeit scheinen uns diese Hilfen als erste Kommunikationsmethode wenig hilfreich. Sie spielen meist mehr damit, als dass sie lernen würden, damit zu kommunizieren. Nach einem erfolgreichen PECS-Training können diverse Talker dann aber eine sehr sinnvolle Erweiterung bzw. Fortführung der kommunikativen Entwicklung darstellen. Wurde gestützte Kommunikation (FC) angewandt (s. Kapitel 4.20), gab es kaum Chancen PECS zu etablieren, da die Vorstellungen über die Möglichkeiten des Kindes zu unterschiedlich waren.

4.14.5.2
Empirische Studien

Es können drei verschiedene Untersuchungsdesigns voneinander abgegrenzt werden. Anfangs gab es sehr ermutigende deskriptive bzw. retrospektive Studien, gefolgt von diversen Einzelfallstudien, in denen u. a. PECS mit anderen Interventionen verglichen wurde. In den letzten beiden Jahren sind zwei randomisierte Kontrollgruppenuntersuchungen veröffentlicht worden.

Die erste empirische Untersuchung (Frost/Bondy, 1994) über die Wirkung von PECS fiel ermutigend aus. Von den 66 Kindern, die mindestens ein Jahr lang PECS anwendeten, wurde berichtet, dass 44 unabhängig sprechen lernten; weitere 14 konnten danach unterstützt von den Bildkarten einzelne Wörter sprechen. Schwartz et al. (1998) begleiteten eine heterogene Gruppe von 18 Kindergartenkindern über ein Jahr mit PECS-Training. Alle hatten während des Trainings gelernt, einzelne Wörter zu sagen. Auch Webb (2000) berichtete in einer retrospektiven Studie von sechs Kindern mit (autistischen) Entwicklungsstörungen, dass alle Kinder nach 6 Monaten gelernt hatten, viele Bildkarten zu benutzen (mindestens 112) und sich der Durchschnitt der gesprochenen Worte von 10 auf 68 Wörtern gesteigert hatte.

Es folgten verschiedene kontrollierte Einzelfallstudien, die ebenso ermutigend waren. Charlop-Christy et al. (2002) untersuchte drei Kinder, die alle erfolgreich lernten, PECS einzusetzen. Außerdem verbesserten sich Verbalsprache sowie Kontaktverhalten und die Verhaltensprobleme reduzierten sich. Auch bei Kravits et al. (2002) wird von einem positiven Verlauf in Bezug auf Vokalisierungen und Sozialisation bei einem 6-jährigen Mädchen berichtet.

Ganz und Simpson (2004) untersuchten, wie schnell die PECS-Phasen gemeistert werden können. Alle drei untersuchten Kinder im Alter zwischen 3 und 7 Jahren erlernten PECS bis zur Phase IV innerhalb von durchschnittlich 23 Sitzungen und konnten dann Drei- bis Vierwortsätze sprechen. Die Sprachentwicklung kam nicht vor der Phase III bzw. Phase IV in Gang.

Die Autoren spekulieren, dass gerade das verzögerte verbale Modellieren anregend auf die Sprachentwicklung sein könnte.

Den bisher vorgestellten Studien fehlte der Vergleich zu einer Kontrollgruppe. Dies liefert die Untersuchung von Carr und Felce (2007a, 2007b). Sie verglichen eine Gruppe von 24 autistischen Kindern im Alter von 3 bis 7 Jahren, die 15 Stunden PECS-Training über 5 Wochen erhielten, mit einer Kontrollgruppe. Trotz dieser sehr kurzen Interventionsphase zeigten sich signifikante Verbesserungen in der Interventionsgruppe, bezogen auf die Initiierung von Kommunikation und Interaktion im Vergleich zur Kontrollgruppe. 5 Kinder zeigten sogar Ansätze zur Sprachentwicklung, während in der Kontrollgruppe nur ein Kind Ansätze zeigte und bei 4 Kindern sogar ein Rückgang zu verzeichnen war (Carr/Felce, 2007b). Dieses Resultat lässt auch ein Vorurteil gegenüber Methoden der unterstützten Kommunikation (nicht mit «Gestützter Kommunikation» zu verwechseln) als unbegründet erscheinen. Oft werden Bedenken geäußert, der Einsatz von Bild-Karten könnte dazu führen, dass das Kind keine Verbalsprache entwickelt, da es ja jetzt eine Alternative zur Verfügung habe und die Mühen, Wörter zu lernen und auszusprechen, vermeiden könne. Zumindest bei der PECS-Methode sind diese Bedenken offenbar unbegründet. Ganz im Gegenteil, die Entwicklung der Verbalsprache wird angeregt.

Andere Studien verglichen PECS mit weiteren Formen der Kommunikationsförderung. Bei einer Einzelfalluntersuchung, die FC (Gestützte Kommunikation) mit PECS verglich, wurde PECS vom Kind bevorzugt genutzt. Außerdem zeigten sich die bekannten Validierungsprobleme bei der Anwendung der gestützten Kommunikation (Simon et al., 1996).

Wird der Einsatz von Gebärden mit PECS verglichen, scheint sich ein Vorteil für PECS herauszukristallisieren. In einer Einzelfallstudie erwies sich PECS in allen Bereichen als überlegen (Adkins/Axelrod, 2002). Die Untersuchung von Tincani (2004) an zwei Kindern erbrachte ein Ergebnis, das ein Hinweis für eine individuelle Indikation bietet. Der Junge, der vor dem Training schon Imitationsfähigkeiten zeigte, nutzte Gebärden häufiger als Bildkarten, um Wünsche auszudrücken. Für das Mädchen, das nicht imitieren konnte, war PECS dagegen hilfreicher. Gebärden schienen einen Vorteil bezüglich der Produktion von Lautierungen zu haben; wurde PECS jedoch modifiziert, d. h. wurden schon vor der Phase IV die Wünsche durch den Kommunikationspartner verzögert verbalisiert, zeigten sich auch hier Effekte.

Aussagekräftiger als Einzelfall- und Gruppenuntersuchungen ohne Kontrollgruppen sind Gruppenvergleiche mit Zufallszuweisung. Mittlerweile liegen zwei Untersuchungen mit einem solchem Design vor. Yoder und Stone (2006a, 2006b) teilten 36 Vorschulkinder mit einer ASS in zwei Gruppen, die jeweils über sechs Monate dreimal pro Woche ein 20-minütiges Training erhielten. Der einen Gruppe wurde PECS beigebracht, die andere Gruppe wurde dagegen mit einer Methode gefördert, die von einem der Autoren entwickelt wurde und die insbesondere eine gezielte Interaktionsförderung beinhaltet (Responsive Education and Prelinguistic Milieu Teaching – RPMT). RPMT zeigte eine gewisse Überlegenheit in Bezug auf allgemeine Kommunikationsmaße («turn taking» und unabhängige geteilte Aufmerksamkeit) zumindest bei den Kindern, die bereits über etwas geteilte Aufmerksamkeit bei Beginn des Trainings verfügten. Bezogen auf die sprachlichen Äußerungen zeigten beide Verfahren hohe Effektstärken, aber hier erwies sich PECS als erfolgreicher. Die bisher aufwändigste Untersuchung stammt von Howlin et al. (2007). Sie wählten ein randomisiertes Kontrollgruppendesign. 18 Grundschulklassen mit insgesamt 84 autistischen Schülern (Durchschnittsalter: 6.8 Jahre) wurden per Zufallsauswahl drei Bedingungen zugeteilt: sofortige Intervention, verzögerte Intervention und keine Intervention. In den Interventionsbedingungen erhielten die Lehrer und teilweise auch die Eltern eine Unterweisung in PECS in Form eines zweitägigen Workshops und einmal im Monat eine halbtätige Supervision. Die Interventionsphase dauerte insgesamt 7 Monate. Die Kinder lernten PECS im Klassenrahmen zu benutzen. Auch die allgemeine Initiierung von Kommunikation erhöhte sich, aber im Gegensatz zu früheren Studien gab es keine Evidenz dafür, dass die 7-monatige Nutzung von PECS zu mehr Sprache führt. Insgesamt bestärkt diese methodisch saubere Untersuchung den Wert von PECS für nicht verbal kommunizierende autistische Kinder, aber der hier nachgewiesene Effekt ist moderater als bei den früheren Untersuchungen. Nach unserer Einschätzung haben die früheren Studien, die besonders an Einzelfällen durchgeführt wurden, die Wirkung von PECS überschätzt. Die Studie von Howlin et al. (2007) scheint aber auf der anderen Seite die Möglichkeiten von PECS zu unterschätzen, da die Studie zum einen mit älteren Kindern durchgeführt wurde, deren Veränderungspotenzial als begrenzter einzuschätzen ist, als das jüngerer. Zum anderen erscheint uns der Zeitraum von 7 Monaten auch zu kurz, zumal unsere eigenen Daten schließen lassen, dass bei vielen Kindern PECS erst nach längerer Zeit zu deutlichen Effekten (wie Sprachentwicklung) führt.

4.14.6
Ausblick

PECS hat sich als Methode zur Kommunikationsförderung bei nicht verbal kommunizierenden Menschen mit ASS bewährt. Bei Kindern, die weder imitieren noch eine geteilte Aufmerksamkeit besitzen, erscheint PECS als Methode erster Wahl. Nicht zuletzt, weil es aufgrund des logischen Aufbaus, der manualisierten Form, mit der integrierten Überprüfung der anvisierten Lernfortschritte, ein Exempel dafür ist, wie im pädagogisch-therapeutischen Kontext evidenz-basierte Methoden zum Einsatz kommen können. Zukünftige Studien sollten klären, welche Strategien Verbalsprache am effektivsten zu fördern vermögen, wie lange und intensiv PECS eingesetzt werden sollte und welche Kombination mit anderen Förderelementen in einem Gesamtförderplan sinnvoll ist.

4.14.7
Weiterführende Literatur

Bondy, A.; Frost, L.: The Picture Exchange Communication System. Behavior Modification, 25 (2001): 725–744.

Frost, L. A.; Bondy, A. S.: A Picture's Worth: PECS and Other Visual Communication Strategies in Autism. Woodbine House, Bethesda, 2002.

Luiselli, J. K.; Russo, D. C.; Christian, W. P.; Wilcyznski, S. M.: Effective Practices for Children with Autism: Educational and Behavior Support Interventions that Work. Oxford University Press, Oxford, 2008.

4.14.8
Literatur

Adkins, T.; Axelrod, S.: Topography-Versus Selection-Based Responding: Comparison of Mand Acquisitions in each Modality. The Behavioral Analyst Today, 2 (2002): 259–266.

Bondy, A. S.; Frost, L. A.: The Picture Exchange Communication System. Seminars in Speech and Language, 19 (1998): 373–389.

Carr, D.; Felce, J.: The Effects of PECS Teaching to Phase III on the Communicative Interactions between Children with Autism and their Teachers. Journal of Autism and Developmental Disorders, 37 (2007a): 724–737.

Carr, D.; Felce, J.: Brief Report: Increase in Production of Spoken Words in Some Children with Autism after PECS Teaching to Phase III. Journal of Autism and Developmental Disorders, 37 (2007b): 780–787.

Charlop-Christy, M. H.; Carpenter, M.; Le, L.; LeBlanc, L. A.; Kellet, K.: Using the Picture Exchange Communication System (PECS) with Children With Autism: Assessment of PECS Acquisition, Speech, Social-Communicative Behavior and Problem Behavior. Journal of Applied Behavior Analysis, 35 (2002): 213–231.

Frost, L. A.; Bondy, A. S.: The Picture Exchange Communication System Training Manual._Pyramid Educational Consultants, Cherry Hill, 1994.

Frost, L.; Bondy, A.: The Picture Exchange Communication System Training Manual. Pyramid Educational Consultants, Newark, 2002.

Ganz, J. B.; Simpson, R. L.: Effects on Communicative Requesting and Speech Development of the Picture Exchange Communication System in Children with Characteristics of Autism. Journal of Autism and Developmental Disorders, 34 (2004): 395–409.

Howlin, P.; Gordon, K. R.; Pasco, G.; Angie, W.; Charman, T.: The Effectiveness of Picture Exchange Communication System (PECS) Training for Teachers of Children with Autism: a Pragmatic, Group Randomised Controlled Trial. Journal of Child Psychology and Psychiatry, 48 (2007): 473–481.

Kravits, T. R.; Kamps, D. M.; Kemmerer, K.; Potucek, J.: Brief Report: Increasing Communication Skills for an Elementary-Aged Student with Autism Using the Picture Exchange Communication System. Journal of Autism and Developmental Disorders, 32 (2002): 225–230.

Lund, S. K.; Troha, J. M.: Teaching Young People who are Blind and have Autism to Make Requests Using a Variation on the Picture Exchange Communication System with Tactile Symbols: A Preliminary Investigation. Journal of Autism and Developmental Disorders, 38 (2008): 719–730.

Magiati, I.; Howlin, P.: A Pilot Evaluation Study of the Picture Exchange Communication System (PECS) for Children with Autistic Spectrum Disorders. Autism, 7 (2003): 297–320.

Malandraki, G. A.; Okalidou, A.: The Application of PECS in a Deaf Child with Autism: A Case Study. Focus on Autism and Other Developmental Disabilities, 22 (2007): 23–32.

Schwartz, I. S.; Garfinkle, A. N.; Bauer, J.: Communicative outcomes for young children with disabilities. Topics in Early Childhood Special Education, 18 (1998): 144–159.

Simon, E. W.; Whitehair, P. M.; Toll, D. M.: A Case Study: Follow-up Assessment of Facilitated Communication. Journal of Autism and Developmental Disorders, 26 (1996): 9–18.

Tincani, M.: Comparing the Picture Exchange Communication System and Sign Language Training for Children with Autism. Focus on Autism and Other Developmental Disabilities, 19 (2004): 152–163.

Webb, T.: Can Children with Autism and Severe Learning Difficulties be Taught to Communicate Spontaneously and Effectively Using the Picture Exchange Communication System? Good Autism Practice, 1 (2000): 29–42.

Yoder, P.; Stone, W. L.: A Randomized Comparison of the Effect of Two Prelinguistic Communication Interventions on the Acquisition of Spoken Communication in Preschoolers with ASD. Journal of Speech, Language, and Hearing Research, 49 (2006a): 698–711.

Yoder, P.; Stone, W. L.: Randomized Comparison of Two Communication Interventions for Preschoolers With Autism Spectrum Disorders. Journal of Consulting and Clinical Psychology, 74 (2006b): 426–435.

4.15
Psychopharmakologie

Luise Poustka & Fritz Poustka

4.15.1
Einleitung

Bisher ist in Deutschland kein Medikament offiziell zur Behandlung von Autismus-Spektrum-Störungen (ASS) im Kindes- und Jugendalter zugelassen; die Verschreibung erfolgt, mit Ausnahme der Psychostimulanzien ab dem 6. Lebensjahr, ausschließlich im Rahmen eines individuellen Heilversuchs. Die gegenwärtige Verschreibungspraxis zeigt auch noch eine große Zurückhaltung gegenüber medikamentöser Behandlung autistischer Patienten in Deutschland. Während eine Umfrage in den USA unter 1.538 Familien der Autism Society of North Carolina ergab, dass 53.1 % der Patienten mit ASS Antiepileptika, andere psychotrope Substanzen (Antidepressiva bei 21.7 %, Antipsychotika bei 16.8 % und Stimulanzien bei 13.9 %) oder Vitaminzusätze einnahmen, davon einige in Mehrfachkombination (Langworthy-Lam et al., 2002), wurden in einer Untersuchung aus Deutschland bei einer Gruppe von 450 Personen mit ASS nur 15 % psychopharmakologisch behandelt, davon 11 % mit Antipsychotika, 3.5 % mit Psychostimulanzien und 1 % mit Antidepressiva oder Benzodiazepinen (Bundschuh et al., 2007). In der amerikanischen Stichprobe war der Einsatz psychoaktiver Substanzen mit höherem Alter des Patienten, höherem Schweregrad der autistischen Symptomatik, Intelligenzminderung und beengten Wohnverhältnissen assoziiert. Darüber hinaus zeigen Untersuchungen in den USA bezüglich der Entscheidungsfindung für geeignete Therapieformen (Green et al., 2006) oft eine eher ungerichtete Vorgehensweise nach dem Motto «viel hilft viel» mit einer Überfrachtung an Diätbeimischungen, Vitamingaben, Medikamenten, Sprachheiltherapien u.s.w., die weniger aus Kenntnis evidenzbasierter Interventionen abgeleitet zu sein scheinen, als vielmehr die Verzweiflung vieler Eltern und Therapeuten bezüglich des häufig unbeeinflussbar wirkenden Krankheitsbildes widerspiegeln.

Umso wichtiger ist es, junge Patienten, ihre Eltern und andere Bezugspersonen bei der Diskussion über verschiedene Therapieoptionen über realistische Möglichkeiten und Grenzen einer Pharmakotherapie zu informieren. Erwartete Vorteile sollten gegenüber potenziellen Nebenwirkungen gut abgewogen werden; eine sorgfältige Aufklärung auch hinsichtlich landläufig praktizierter Kombinationen mehrerer Stoffgruppen miteinander kann bereits im Vorfeld hilfreich sein. Wichtig ist zu definieren, was oder wogegen therapiert werden soll. Die Kernproblematik von ASS ist – mit wenigen Ausnahmen (s. u.) – pharmakologisch nicht ausreichend einzustellen. Dies sollte den Familien auch klar vermittelt werden, um realistische Ziele setzen zu können. Andere assoziierte Auffälligkeiten und Begleitstörungen sind jedoch durch eine wohlüberlegte, aber nicht zögerliche medikamentöse Unterstützung in vielen Fällen erfolgreich beeinflussbar und können sekundär therapeutische Bemühungen um Verbesserungen im Interaktions- und Kommunikationsverhalten unterstützen. Häufig ist den Betroffenen und ihren Angehörigen die Abgrenzung von autistischer Problematik und begleitenden Störungen, die gut auf pharmakologische Intervention und Verhaltenstherapie ansprechen, nicht klar. Neben der Kernsymptomatik von ASS können begleitend auch eine Vielzahl anderer Verhaltensstörungen auftreten (s. Kap. 1.3). Da die Diagnostik solcher sprachlich und kognitiv beeinträchtigter Kinder erschwert sein kann, bleiben diese Begleitstörungen nicht selten unerkannt oder werden unterschätzt. Leyfer et al. (2006) fanden bei ⅔ der untersuchten Kinder und Jugendlichen mit ASS mindestens eine, im Mittel sogar zwei bis drei weitere psychiatrische Diagnosen, darunter besonders häufig spezifische Phobien (44.3%), Zwangsstörungen (37.2%) und Aufmerksamkeitsdefizit-Hyperaktivitätsstörung (ADHS; 30.6%). Ähnliches berichten auch Simonoff et al. (2008), betonen aber, dass bei Vorliegen von ADHS gleichzeitig meist auch alle anderen komorbiden Störungen stärker ausgeprägt sind. Hyperkinetische Auffälligkeiten finden sich noch häufiger, wenn man auch subklinische Ausprägungen mit einbezieht und sind darüber hinaus genetisch mit dem Autismus assoziiert (Holtmann et al., 2007). Auch oppositionelle und affektive Störungen treten offensichtlich, entgegen früherer Annahmen, gehäuft zusammen mit ASS auf (Leyfer et al., 2006). Andere assoziierte Probleme betreffen Tics und Stereotypien, Ängste, Schlafstörungen sowie auto- und fremdaggressives Verhalten. Die Prävalenz für Selbstverletzungen steigt dabei im Jugendalter ab dem 14. Lebensjahr an (Klauck, 2006; Poustka et al., 2007). Von den Eltern autistischer Kinder werden vor allem externalisierende Verhaltensweisen, wie schwere Wutausbrüche, sowie selbst- und fremdaggressives Verhalten als besonders belastend angegeben (Arnold et al., 2003). Begleitende Störungen können die kognitive und schulische Entwicklung als auch die Kommunikationsfähigkeiten und die soziale Integration autistischer Kinder zusätzlich beeinträchtigen; pädagogische und therapeutische Maßnahmen können empfindlich behindert werden. Es empfiehlt sich ein gestuftes Vorgehen: (1) das Zielsymptom wird eindeutig benannt, (2) Möglichkeiten der Intervention werden mit der Familie diskutiert, (3) eine Medikation wird ins Auge gefasst, wenn:

a) die Zielsymptomatik durch andere therapeutische Interventionen nicht ausreichend beeinflussbar ist,
b) das Funktionsniveau des Patienten empfindlich eingeschränkt ist,
c) andere nötige Behandlungen ohne medikamentöse Intervention gar nicht erst greifen können,
d) die Zielsymptomatik ein durchgehendes und schwerwiegendes Problem darstellt und nicht nur eine punktuelle, milde Auffälligkeit, da sonst der Erfolg eines Medikaments vor allem von den Eltern nicht beurteilt werden kann.

Die Einstellung auf ein Medikament sollte bei autistischen Kindern und Jugendlichen generell vorsichtiger und langsamer erfolgen als bei Erwachsenen, da es aufgrund neurologischer Auffälligkeiten häufiger zu Nebenwirkungen kommt, bevor die erwünschte Wirkung eintritt, was zu verfrühtem Absetzen des Medikaments führen kann. Im Folgenden werden einzelne Stoffgruppen in ihrem Einsatz bei ASS diskutiert, auch alternative Strategien und innovative biologische Therapieverfahren werden dargestellt (s. auch Tab. 4.15.1).

4.15.2
Atypische Neropletika

Der Anwendungsschwerpunkt von Neuroleptika bei ASS liegt auf externalen Verhaltensauffälligkeiten, wie erhöhter Reizbarkeit («Irritability»), Aggressivität und erhöhter Impulsivität, jedoch auch auf ausgeprägten Stereotypien, hoher Rigidität und selbstverletzenden Verhaltensweisen. Während in der Vergangenheit in erster Linie Haloperidol, Pimozid und auch Sulpirid eingesetzt wurden, hat sich der Schwerpunkt heute zunehmend auf atypische Neuroleptika verlagert. Die Vorteile der Atypika liegen dabei wahrscheinlich in der Affinität zu serotonergen Rezeptoren; extrapyramidale Nebenwirkungen

Tabelle 4.15.1: Stoffgruppen: Dosierung und Wirkung bei Autismus-Spektrum-Störungen (modifiziert nach Poustka/Poustka, 2007)

Stoffgruppe	Empfohlene Dosierung	Einsatzbereich	Nebenwirkungen
Atypische Neuroleptika			
Risperidon	0.25–0.5/–2 mg/Tag	Motorische Unruhe, Fremdaggression, Autoagression, Wutanfälle, rigides, repetitives Verhalten	Müdigkeit, Gewichtszunahme, sexuelle Dysfunktionen, Prolaktinerhöhung, EPS, Senkung der Krampfschwelle
Olanzapin	2.5 mg/Tag		
Quetiapin	25 mg/Tag		
Aripiprazol	2.5–10 mg/Tag		
Stimulanzien, SNRI			
Metylphenidat	0.3–1 mg/kg KG	Aufmerksamkeitsstörungen, Impulsivität, Irritabilität, motorische Unruhe	Appetitminderung, Bauchschmerzen, Zunahme von Tics, Schlafstörungen, Hypertonie, Tachykardie, Dysphorie
Atomoxetin	0.5–1.2 mg/kg KG		
Antidepressiva			
SSRI	20–60 mg/Tag	Zwangsstörungen, Angst, Depressivität, Aggressionen	Aktivationssteigerung, Irritabilität, Appetitlosigkeit, Übelkeit, Durchfall, Tremor, Schlafstörungen
Fluoxetin	50–200 mg/Tag		
Fluvoxamine	20–60 mg/Tag		
Citalopram	2.5–20 mg /Tag		
Escitalopram	10–40 mg/Tag		
Paroxetin	50–200 mg/Tag		
Sertralin	25–50 mg 2 x/Tag 50–200 mg/Tag		
Imipramin		Schlafstörungen, Einnässen	Unruhe, Agitiertheit, Hypotonie, Schwindel, Störung der Erregungsleitung, anticholinerge Nebenwirkungen
Clomipramin		Aggressionen, repetitives Verhalten	Senkung der Krampfschwelle, Unruhe, Agitiertheit, anticholinerge Nebenwirkungen, Hypotonie
Andere			
Melatonin	0.5–5 mg	Schlafstörungen	Tagesmüdigkeit, Magenbeschwerden, Beeinflussung der Geschlechtsfunktionen

Tabelle 4.15.1 (Fortsetzung): Stoffgruppen: Dosierung und Wirkung bei Autismus-Spektrum-Störungen (modifiziert nach Poustka/Poustka, 2007)

Stoffgruppe	Empfohlene Dosierung	Einsatzbereich	Nebenwirkungen
Nitrazepam	1 ml = 20 Tropfen = 5 mg Tablette; 1 Tropfen pro Lebensmonat	Schlafstörungen	Toleranzentwicklung und Abhängigkeit (bei längere Anwendung)
Atosil	1 ml = 20 Tropfen = 20 mg Tablette; 10–20 Tropfen	Schlafstörungen	Orthostatische Kreislaufprobleme, vegetative Nebenwirkungen, EPS (selten)
Diphenhydramin	1 mg/kg KG; 5 ml Sediat® = 25 mg	Schlafstörungen	Anticholinerge Nebenwirkungen, gastrointestinale Beschwerden, Photosensibilität

Beachte: EPS = extrapyramidale Störungen; SNRI = Selektiver Noradrenalin-Wiederaufnahmehemmer; SSRI = Selektiver Serotonin-Wiederaufnahmehemmer, KG = Körpergewicht.

(NW) treten deutlich seltener auf als bei Typika. Risperidon nimmt hier insofern eine Sonderrolle ein, als dass seine Wirksamkeit gegen Aggressionen, erhöhte Ängstlichkeit, Reizbarkeit, Erregungszustände, Depression und repetitive Verhaltensweisen in bisher mindestens 13 gut abgesicherten Studien untersucht wurde (McDougle et al., 1998; Mukaddes et al., 2004; McCracken et al., 2005; für aktuelle Übersichten s. Barnard et al., 2002; Findling, 2005; King/Bostic, 2006).

Eingehend untersucht wurde Risperidon in den Studien der Research Units on Pediatric Psychopharmacology (RUPP), sowohl im Hinblick auf die Wirksamkeit bei Begleitsymptomen als auch in Bezug auf die Kernsymptomatik von ASS an sich. Erste ermutigende Erfahrungen mit Risperidon zeigten sich bereits bei Verhaltensstörungen von Kindern mit intellektuellen Entwicklungsverzögerungen. Die RUPP-Studien konnten sowohl gute Wirksamkeit von Risperidon bei Begleitsymptomen wie erhöhter Irritabilität belegen (McCracken et al., 2002) als auch auf Zielsymptome, die von den Eltern als besonders belastend beschrieben wurden. Dazu zählen vor allem Wutanfälle, Aggressionen, motorische Unruhe und selbstverletzendes Verhalten (Arnold et al., 2003). Die höchsten Effektstärken wurden dabei für Selbstverletzungen und Wutanfälle beschrieben. Kein befriedigender Effekt ergab sich dagegen hinsichtlich von Kernsymptomen der ASS (McDougle et al., 2005), wenn man von milden Verbesserungen repetitiver Verhaltensweisen absieht. Die Verordnung im frühen Kindesalter gilt auch beim Autismus als sicher (Luby et al., 2006).

Andere Atypika sind im Gegensatz zu Risperidon deutlich weniger gut untersucht. Zu Clozapin existieren bislang eher anekdotische Fallbeschreibungen (Zuddas et al., 1996; Gobbi et al., 2001; Chen et al., 2001), auch zu Quetiapin und Ziprasidon liegen bisher keine kontrollierten Studien vor. Olanzapin zeigte sich effektiv bezüglich der Verbesserung des globalen Funktionsniveaus in einer kleinen kontrollierten Studie (Hollander et al., 2006). Für neue atypische Neuroleptika wie Palimperidon liegen derzeit noch keine Ergebnisse vor, wenige, und nur unkontrollierte, existieren zu Aripiprazol (Stigler et al., 2004; Valicenti-McDermott/Demb, 2006), wobei Findling und Mitarbeiter (2008) bei Kindern mit ADHS ein gutes Ansprechen auf Aripiprazol fanden, die Nebenwirkungen betrafen dabei am häufigsten Müdigkeit und Erbrechen.

Nebenwirkungen der atypischen Neuroleptika betreffen im Allgemeinen vor allem initiale Müdigkeit und Gewichtszunahme, sexuelle Dysfunktionen und Erhöhung des Prolaktinspiegels, sowie extrapyramidale Symptome (EPS), seltener kardiale Nebenwirkungen. Der Prolaktinspiegel steigt bei Risperidongabe in den ersten vier Wochen an, bleibt aber in der Regel unter der Schwelle klinisch bedeutsamer Veränderungen, um danach wieder abzufallen. Bei Jungen bleibt er jedoch gewöhnlich höher als der Ausgangswert (Turgay, 2002). Gewichtszunahme ist bei Olanzapin und Risperidon am deutlichsten. Prädiktiv für eine Zunahme unter Risperidon ist dabei weder Dosis, Alter noch Geschlecht des Kindes, sondern nur die Zunahme innerhalb des ersten Behandlungsmonats (Martin et al., 2004). Quetiapin, gefolgt von Ziprasidon und Aripiprazol zeigen in dieser Hinsicht ein günstigeres Profil (McCracken, 2005). Die Gewichtszunahme stellt bei Kindern und Jugendlichen durch die Gefahr der Ausbildung eines metabolischen Syndroms mit Adipositas, diabetogener Stoffwechsellage und Blutdruckerhöhung ein ernstes Problem dar. Neben Dosisreduktion oder Umstellung auf ein anderes Neuroleptikum sollten frühzeitig Ernährungsumstellungen und verstärkte Motivation zu sportlichen Aktivitäten in therapeutische Bemühungen miteinbezogen werden. Inzwischen belegen einige dieser Interventionen bei Erwachsenen mit psychotischen Erkrankungen gute Erfolge (Alvarez-Jimenez et al., 2006). Eine möglichst früh einsetzende gezielte Beratung der Eltern autistischer Kinder hinsichtlich ballaststoffreicher, fettarmer Ernährung sollte daher als wirksame Maßnahme zur Eindämmung exzessiver Gewichtszunahme möglich sein. Als Kontrollparameter sollten daher Body-Mass-Index, Taillenumfang, Blutdruck, Triglyceride und Blutzuckerwerte regelmäßig überprüft werden (McCracken, 2005). In der Zusammenschau bilden atypische Antipsychotika zunehmend die erste Wahl der pharmakologischen Behandlung vor allem externalisierender Auffälligkeiten bei ASS. Zu den derzeit durchgeführten kontrollierten Studien zu Aripiprazol und Olanzapin sind auf mögliche Nebenwirkungen abzielende Langzeitstudien erforderlich. Insgesamt scheinen bei ASS eher hoch- als niederpotente neuroleptische Substanzen wirksam zu sein.

4.15.3
Stimulanzien und andere Stoffgruppen zur Therapie von Hyperaktivität bei ASS

4.15.3.1
Methylphenidat

Hyperkinetische Symptome gehören zu den häufigsten komorbiden Auffälligkeiten bei ASS. Bei Anwendung von Stimulanzien galt hier lange die Schwierigkeit, dass sie Stereotypien und Tics verstärken beziehungsweise sogar induzieren können. Darüber hinaus wurde der Beginn von Zwangsymptomen mit Stimulanziengabe assoziiert. Es werden jedoch auch bedeutsame Verbesserungen von Hyperkinetik, Stereotypien und Zwängen durch Medikation mit Stimulanzien berichtet. Sie haben daher, allen voran Methylphenidat (MPH), mittlerweile ihren festen Platz in der psychopharmakologischen Behandlung hyperkinetischer Symptome bei ASS. Als Regel gilt, dass die Medikation bei dieser Patientengruppe bei einer geringeren Startdosis noch langsamer aufdosiert und insbesondere zu Beginn der Einstellung sorgsam hinsichtlich unerwünschter Nebenwirkungen überwacht werden sollte. Mehrere kontrollierte Untersuchungen belegen eine moderate bis gute Wirksamkeit auf Unaufmerksamkeit, Hypermotorik und Impulsivität bei Kindern mit ASS, sowie auf begleitend auftretendes oppositionelles und aggressives Verhalten mit Wutausbrüchen (Santosh et al., 2006; Di Martino et al., 2004, Handen et al., 2000). Die Ansprechrate autistischer Kinder mit hyperkinetischen Symptomen auf Stimulanzien scheint jedoch gegenüber Kindern mit ADHS ohne Autismus geringer zu sein. Es kommt ferner bedeutend häufiger zu Nebenwirkungen, Diese betreffen vor allem Appetitstörungen, erhöhte Irritabilität, Zunahme von Stereotypien oder Tics, sozialen Rückzug und Dysphorie, vor allem im mittleren Dosisbereich. RUPP (2005) und Santosh et al. (2006) berichteten dagegen von einem geringeren Auftreten unerwünschter Nebenwirkungen bei autistischen Kindern mit ADHS gegenüber «reinen» ADHS-Kindern. Zum Einsatz kommen sowohl kurz- wie auch langwirksame Methylphenidatpräparate. Kasari et al. (2008) beschrieben nach einer Zweitanalyse der RUPP-Ergebnisse Effekte von Methylphenidat auch auf das Sozialverhalten bei ASS. Positive Effekte waren bei den untersuchten 5- bis 13-jährigen Kindern insbesondere auf die gemeinsame geteilte Aufmerksamkeit (joint attention) und die Selbstregulierung zu erkennen.

Bei allen Untersuchungen zur medikamentösen Wirksamkeitsprüfung besteht das Problem, dass sie entgegen der klinischen Praxis keine Kombinationstherapien evaluieren. Im klinischen Routinevorgehen werden häufig beim Auftreten von Unruhe oder unzureichender Eindämmung der Impulsivität unter Stimulanzien niedrig dosierte atypische Neuroleptika hinzugefügt. Gerade diese Studien (z. B. als kontrollierte «add-on» Verfahrensweisen) fehlen aber auch bei der RUPP-Arbeitsgruppe, die die Wirksamkeit jeweils nur eines Medikamentes (MPH oder Risperidon) untersucht haben.

4.15.3.2
Amphetamine

Amphetamine bzw. Dextroamphetamine, teils mit Levoamphetaminen, werden häufig als Alternative zu MPH gegeben, wenn diese nicht den erwünschten Effekt zeigen (Barkley et al., 1990). Stereotypien und Irritabilität können sich darunter verstärken. Für autistische Kinder gibt es derzeit keine Untersuchung, die die Wirksamkeit von Amphetaminen belegt.

4.15.3.3
Noradrenerege Wiederaufnahmehemmer

Das dem Reboxetin nahestehende Atomoxetin hat sich in den letzten Jahren als Alternative zu Psychostimulanzien etabliert. Arnold et al. (2006) konnten bei einer kleinen Gruppe von autistischen Kindern mit komorbider ADHS gute Effekte nachweisen. Als unerwünschte Wirkungen traten Veränderungen der Herzrate auf; im Elektrokardiogramm waren keine Veränderungen feststellbar. Ähnliche Ergebnisse berichten auch Posey et al. (2006) und Troost et al. (2006). Erstere beschrieben hohe Effektgrößen von 1.0 bis 1.9 für Verbesserungen der ADHS-Symptome. Bei der «Abberant Behavior Checklist» (ABC) zeigten sich Verbesserungen bei den Skalen Irritabilität, sozialer Rückzug, Stereotypien und repetitive Sprache im Umfang von Effektgrößen zwischen 0.5 bis 1.1.

4.15.3.4
Alpha$_2$-Agonisten

Alpha$_2$-Agonisten wurden bisher für die Behandlung hyperkinetischer Auffälligkeiten bei ASS nicht ausreichend untersucht. In kleinen kontrollierten Stichproben wurde bisher für Clonidin eine Wirksamkeit gegen Hyperaktivität und Unruhe nachgewiesen (Fankhauser et al., 1992; Jaselskis et al., 1992). Nebenwirkungen betrafen vor allem Blutdrucksenkung und Sedierung. Guanfacin wurde in einer retrospektiven Studie an 80 autistischen Patienten zwischen 3 und 18 Jahren für 23.8 % als wirksam gegen Hyperaktivität, Unaufmerksamkeit, Schlafstörungen und Tics beschrieben (Posey et al., 2004a). Mental retardierte Patienten respondierten dabei schlechter als Patienten mit durchschnittlichem Intelligenzniveau. Bei Scahill et al. (2006) besserte sich das hyperkinetische Verhalten deutlich: im Urteil der Eltern im Umfang einer Effektgröße von 1.4, im Urteil der Lehrer von 0.83. Als Nebenwirkungen wurden vermehrt Schlafstörungen und Irritabilität berichtet.

4.15.4
Antidepressiva

Zielsymptome von Antidepressiva sind vorwiegend internalisierende Symptome wie Depressionen, Angst- und Zwangstörungen, aber auch Aggressionen, Stereotypien, repetitive Verhaltensweisen oder Einnässen.

4.15.4.1
Selektive Serotonin-Wiederaufnahme-Hemmer (SSRI)

Die Bedeutung von Serotonin ist seit langem ein Thema der Forschung bei ASS, zum einen wegen der Assoziation des Neurotransmitters mit Aggressionen, Angst, affektiven Symptomen, Impulsivität, Schlaf- und Essverhalten, zum andern wegen seiner zentralen Rolle bei der Gehirnentwicklung im Bezug auf Zellteilung- und Differenzierung sowie Synaptogenese. Nicht wenige Menschen mit ASS entwickeln im Jugendlichen- und Erwachsenenalter behandlungsbedürftige depressive Störungen, etwa wenn sie beginnen, ein Empfinden für ihre Andersartigkeit zu entwickeln und ihre soziale Isolation als sehr bedrückend erleben. SSRI werden bei Behandlung von ASS deutlich häufiger eingesetzt als andere Antidepressiva. Dies liegt sicherlich überwiegend am günstigeren Nebenwirkungsprofil von SSRI, z.B. gegenüber trizyklischen Antidepressiva. SSRIs finden aber auch gezielt Anwendung bei Angst- und Zwangssymptomen, repetitiven und stereotypen Verhaltensweisen sowie Selbstverletzungen. Die biologische Grundlage der Wirksamkeit von serotonergen Substanzen beim ASS stellt wahrscheinlich der erhöhte Blutspiegel von Serotonin bei bis zu einem Drittel der Betroffenen dar. Darüber hinaus wurden eine familiäre Häufung solcher Blutspiegelerhöhungen und eine Assoziation von Polymorphismen des Serotonin-Transportergens mit ASS gefunden. Letzteres wird allerdings in neueren Publikationen angezweifelt (Poustka, 2007).

Derzeit existieren drei kontrollierte und zehn offene Studien zur Behandlung von ASS mit SSRI. Die meisten davon zeigen eine Verbesserung des globalen Funktionsniveaus sowie von ängstlichen, aggressiven und depressiven Symptomen – vor allem der Affektlabilität – sowie von repetitivem Verhalten. Besonders Fluoxetin (Hollander et al., 2005) ist durch zwei kontrollierte Studien gut untersucht. Positive Effekte zeigten sich auch für Sertralin (Hellings et al., 1996; McDougle et al., 1998), Citalopram (Namerow et al., 2003, Mukaddes et al., 2003) und Escitalopram (Owley et al., 2005). Auch für Fluvoxamin zeigte eine kontrollierte Untersuchung eine gute Wirksamkeit bei aggressivem und repetitivem Verhalten bei Erwachsenen mit ASS (McDougle et al., 1996). In offenen Studien konnte jedoch keine befriedigende Wirksamkeit bei Kindern mit ASS belegt werden. Moore et al. (2004) fanden in einer Metaanalyse keine überzeugenden Hinweise für die Überlegenheit eines bestimmten SSRI bei ASS gegenüber anderen. McCracken (2005) weist aber auf die Unterschiede hinsichtlich der Verträglichkeit hin: nebenwirkungsärmer sind Setralin und Escitalopram. Wewetzer et al. (2003) betonten in diesem Zusammenhang die deutlichen Unterschiede der SSRI hinsichtlich Proteinbindung, Halbwertszeiten, Aktivität der Metaboliten und vor allem der Affinität zu bestimmten Cytochrom P450- Familien. Fluoxetin und Paroxetin inhibieren besonders CYP2D6, was zur Erhöhung der Serumspiegel von z.B. Risperidon führen kann. Sertralin inhibiert ausschließlich das CYP3A4-Enzym und zeigt somit die geringsten Interaktionen mit anderen Medikamenten. Auch die Linearität, also der Zusammenhang zwischen Dosis und Auftreten von Nebenwirkungen, ist hinsichtlich der einzelnen Präparate unterschiedlich. Von höchster Linearität bis niedrigster in dieser Reihenfolge: Paroxetin, Fluoxetin, Citalopram, Escitalopram, Sertralin, Fluvoxamin. Hinsichtlich der Häufigkeit von Kombinationstherapien bei ASS sollten diese Interaktionsmöglichkeiten besondere Beachtung finden. In der Mehrzahl der Untersuchungen wurde als Nebenwirkung in erster Linie eine gesteigerte Unruhe gefunden, die in manchen Fällen zum Absetzen der Medikation führte. SSRI sollten daher im Kindes- und Jugendalter vorsichtig aufdosiert und die Wirkungsweise sorgfältig überwacht werden. In einigen der Untersuchungen wird nahegelegt, dass SSRI eine direkte Wirkung auf die sozio-kommunikative Kernsymptomatik von ASS haben könnte. Es wurden jedoch Veränderungen sozialer Interaktion und Kommunikation meist nicht explizit untersucht; es ist daher anzunehmen, dass eine verbesserte Verhaltenskontrolle indirekt vermehrt zu prosozialem Verhalten und besserer Kommunikation führt. Wenige Untersuchungen existieren derzeit zu Antidepressiva anderer Stoffklassen wie Venlafaxin, Mirtazepin oder Trazodon.

4.15.4.2
Stimmungsstabilisatoren

In der klinischen Praxis werden Stimmungsstabilisatoren relativ häufig zur Behandlung von Stimmungsumschwüngen, Reizbarkeit und Aggressionen eingesetzt, meist in Kombination mit atypischen Neuroleptika wie Risperidon. Vor allem für Divalproat konnte ein positiver Effekt auf Aggressionen, Impulsivität und affektive Instabilität bei ASS gezeigt werden (Hollander et al., 2006). Einige wenige Untersuchungen etwa mit Lamotrigin (Belsito et al., 2001) fanden keine Wirksamkeit. Lithium ist nur in einzelnen Fallberichten untersucht worden (Martinez et al., 1985).

4.15.5
Zur Behandlung anderer häufig assoziierter Auffälligkeiten

Gegen vor allem beim Asperger-Syndrom häufig vorkommende Schlafstörungen steht im Kindesalter Nitrazepam (Mogadan-Tropfen) zur Verfügung. Bei Schlafproblemen wie Pavor nocturnus oder Schlafwandeln kann auch Atosil, Imipramin oder Diphenhydramin gegeben werden. Mehr oder weniger anekdotische Berichte existieren über den erfolgreichen Einsatz von Melatonin bei Schlafstörungen. Die Ergebnisse hierzu sind zum gegenwärtigen Zeitpunkt noch nicht klar bewertbar.

Bei Ausscheidungsstörungen, z. B. Einnässen, stehen im Wesentlichen drei Medikamente zur Verfügung: Das trizyklische Antidepressivum Imipramin (Tofranil), Desmopressin, eine synthetische Form des antidiuretischen Hormons (als Spray nicht mehr erhältlich wegen der Gefahr einer Hyponatriämie) oder Oxybutynin. Bei allen Medikamenten kommt es nach Absetzen häufig zu Rückfällen. Apparative verhaltenstherapeutische Methoden wie Klingelhosen und Klingelmatratzen sind hier im Langzeitverlauf der Pharmakologie überlegen, in manchen Fällen kann jedoch auch eine Kombination beider Maßnahmen sinnvoll und notwendig sein. Spezifische Untersuchungen bei ASS, die über Erfahrungsberichte hinausgehen, fehlen aber.

Bezüglich der ebenfalls häufig mit ASS vergesellschafteten fein- und grobmotorischen Störungen steht derzeit keine wirksame Medikation zur Verfügung.

4.15.6
Neuere neurochemische Behandlungsansätze

Eine Reihe neurochemischer Prozesse werden bei der zugrundeliegenden Pathophysiologie der ASS diskutiert. Dazu gehört z. B. eine Störung des Glutamat- bzw GABA- Stoffwechsels. Amantadin und Memantin, als nichtkompetitive Antagonisten des NMDA- Rezeptors, befinden sich derzeit in der Erprobung. Erste Untersuchungen bezüglich Memantin, das bisher in der Demenzbehandlung eingesetzt wird, berichten von positiven Effekten auf Aufmerksamkeit und Rückzugverhalten (Erickson et al., 2007) sowie Gedächtnisfunktionen (Owley et al., 2006). D-Cycloserin ein partieller NMDA- Agonist mit unterschiedlicher Affinität zu NMDA- Rezeptorsubtypen, bisher traditionellerweise zur Behandlung der Tuberkulose im Gebrauch, wurde auch zur Behandlung von Negativsymptomen bei Schizophrenien erprobt und soll eine positive Wirkung auf einige Aspekte sozialer Beeinträchtigungen bei ASS haben (Posey et al., 2004b). Andere Versuche betreffen Omega-3 Fettsäuren (geringer Effekt auf Hyperaktivität in einer Placebo-kontrollierten Studie (Amminger et al., 2007) oder die beiden Neuropeptide Oxytocin und Vasopressin. Beide Peptide werden im Hypothalamus synthetisiert, durch die Hypophyse sezerniert und spielen u. a. eine zentrale Rolle beim menschlichen Bindungsverhalten und dem sozialen Gedächtnis. Vor allem Oxytocin wird im Zusammenhang mit sozialen Ängsten, sozialer Kognition und der Kernsymptomatik von ASS verstärkt untersucht (für aktuelle Übersichten s. Bartz/Hollander, 2008; Meyer-Lindenberg, 2008). Die Hypothese einer Dysregulation des Opoidsystems im Zusammenhang mit häufig beobachteter erhöhter Schmerzschwelle bei ASS, motorischer Hyperaktivität und verringertem sozialen Interesse führte zu Versuchen mit dem Opoidantagonisten Naltrexon, die überwiegend negative Ergebnisse zeigten (Willemsen-Swinkels et al., 1996). Im Zusammenhang mit diesen neurochemischen Ansätzen wird derzeit verstärkt die Möglichkeit frühzeitiger pharmakologischer Interventionen in sensiblen Phasen erhöhter Plastizität des Gehirns diskutiert, die darauf abzielen, zentrale Entwicklungsprozesse mit Schlüsselfunktionen für die Gehirnentwicklung junger Kinder mit ASS zu modifizieren. Als Modell dafür dient die Behandlung mit SSRI aufgrund der beim ASS beschriebenen reduzierten Serotoninsynthese während der Synaptogenese (Bethea/Silkich, 2007).

4.15.7
Ineffektive und vorwiegend negativ evaluierte Therapien

Das Peptidhormon Sekretin, das die Gastrinsekretion hemmt und zur Erhöhung von Natriumhydrogencarbonat im Gastrointestinaltrakt führt, hat sich nach einigen spektakulären Medienberichten in bisher 17 Studien als relativ wirkungslos herausgestellt (Owley et al., 2001; Sturmey, 2005). Auch Diäten und Vitamingaben, wie etwa B6 (Rimland et al., 1978) bzw. die Gabe von Vitaminen im Kombination mit Folsäure und Schilddrüsenhormonen (Harrell, 1981) oder Salyzilate (Feingold et al., 1975) blieben ohne gesicherten Erfolg (s. Ellis et al., 1999, für eine Übersicht). Manche Diätvorschriften – wie etwa die nach Feingold oder auch die Beimischungen nach Rimland – waren zeitweise sehr populär, ohne je gesicherte Erfolge aufweisen zu können (Ellis et al., 1999). Ebenso ist der Erfolg von gluten- und caseinfreien Diäten bisher fraglich. Die Theorie dahinter bezieht sich auf die Bildung von körpereigenen Opiaten aus unzureichend abgebautem Casein und Gluten, die im zentralen Nervensystem zur autistischen Symptomatik beitragen sollen.

4.15.8
Ausblick

Als Kritik an bisher vorliegenden Studien zur Pharmakotherapie bei ASS muss angeführt werden, dass Medikamente, wie schon oben erwähnt, bisher nur als Monotherapie getestet werden, während in der klinischen Praxis häufig Kombinationsbehandlungen gewählt werden, um gewünschte Wirkungen zu erzielen. Auch der Effekt einer multimodalen Behandlung aus pharmakologischer und psychologisch-psychoedukativer Intervention gegenüber Monotherapie wurde bisher kaum untersucht. Darüber hinaus scheint es wichtig, bei der Evaluation der Wirksamkeit pharmakologischer Maßnahmen mögliche Verhaltensänderungen in Abhängigkeit des situativen Umfeldes und Interaktionspartners (z. B. Lehrer in der Schule, Erzieher bei Hausaufgaben) zu betrachten.

Kinder mit ASS bilden eine symptomatisch, sprachlich und kognitiv heterogene Gruppe. Einige Studien belegen unterschiedliches Ansprechen auf Psychopharmaka bei Vorliegen komorbider mentaler Retardierung, sodass es bei zukünftigen pharmakologischen Studien sinnvoll erscheint, nicht nur die Art des Störungsbildes, sondern auch unterschiedliche kognitive Subgruppen gesondert zu bewerten. Darüber hinaus sollten sich hinsichtlich einiger Psychopharmaka Unterschiede in der Wirkung bei Kindern und Jugendlichen gegenüber Erwachsenen darstellen lassen, z. B. könnten entwicklungsbedingte Veränderungen in der serotonergen Neurotransmission die Wirksamkeit und Verträglichkeit von Medikamenten beeinflussen. Eine Reihe bedeutender klinischer Medikamentenprüfungen bei ASS wurden bisher primär an Erwachsenen, kaum an Kindern durchgeführt.

Zusammenfassend gilt, dass die pharmakologische Behandlung von begleitenden Auffälligkeiten bei ASS als ergänzende Maßnahme sinnvoll und unterstützend sein und das Ansprechen auf pädagogische Förderung und psychotherapeutische Maßnahmen verbessern kann. Besonders Auto- und Fremdaggressionen, Stereotypien und Hyperaktivität lassen sich gut behandeln und machen die Betroffenen oft dadurch erst verhaltenstherapeutischen Möglichkeiten gegenüber zugänglich. Die unmittelbaren Effekte von Psychopharmaka auf die sozio-kommunikative Kernsymptomatik von ASS muss man derzeit als noch ungenügend bewerten. Stereotype und repetitive Verhaltensweisen lassen sich dagegen häufig durch SSRI und atypische Neuropleptika beeinflussen. Verhaltensmodifikation durch Training sprachlicher, sozialer und emotionaler Fertigkeiten gilt aber weiterhin als der erfolgversprechendere therapeutische Ansatz zur Intervention bei ASS.

4.15.9
Weiterführende Literatur

McDougle, C. J.; Stigler, K. A.; Erickson, C. A.; Posey, D. J.: Atypical antipsychotics in children and adolescents with autistic and other pervasive developmental disorders. Journal of Clinical Psychiatry, 69 Suppl 4 (2008): 15 – 20.

Millward, C.; Ferriter, M.; Calver, S.; Connell-Jones, G.: Gluten- and casein-free diets for autistic spectrum disorder. Cochrane Database of Systematic Reviews, 18 (2004): CD003498.

Nissen, G; Fritze, J.; Trott, G.-E.: Psychopharmaka im Kindes- und Jugendalter (2. Aufl.). Urban & Fischer, München, 2004.

Nye, C.; Brice, A.: Combined vitamin B6-magnesium treatment in autism spectrum disorder. Cochrane Database of Systematic Reviews, 19 (2005): CD003497.

Oswald, D. P.; Sonenklar, N. A.: Medication use among children with autism spectrum disorders. Journal of Child and Adolescent Psychopharmacology, 17 (2007): 348 – 355.

Parikh, M. S.; Kolevzon, A.; Hollander, E.: Psychopharmacology of aggression in children and adolescents with autism: a critical review of efficacy and tolerability. Journal of Child and Adolescent Psychopharmacology, 18 (2008): 157 – 178.

Soorya, L.; Kiarashi, J.; Hollander, E.: Psychopharmacologic interventions for repetitive behaviors in autism spectrum disorders. Child and Adolescent Psychiatric Clinics of North America, 17 (2008): 753 – 771.

Stigler, K. A.; McDougle, C. J.: Pharmacotherapy of irritability in pervasive developmental disorders. Child and Adolescent Psychiatric Clinics of North America, 17 (2008): 739 – 752.

Veenstra-VanderWeele, J; Anderson, G. M.; Cook, E. H. Jr.: Pharmacogenetics and the serotonin system: initial studies and future directions. European Journal of Pharmacology, 27 (2000): 2 – 3, 165 – 181.

4.15.10
Literatur

Alvarez-Jimenez, M.; Gonzalez-Blanch, C.; Vazquez-Barquero, J. L.; Perez-Iglesias, R.; Martinez-Garcia, O.; Perez-Pardal, T.; Ramirez-Bonilla, M. L.; Crespo-Facorro, B.: Attenuation of antipsychotic-induced weight gain with early behavioral intervention in drug-naive first-episode psychosis patients: A randomized controlled trial. Journal of Clinical Psychiatry, 67 (2006): 1253 – 1260.

Amminger, G. P.; Berger, G. E.; Schäfer, M. R.; Klier, C.; Friedrich, M. H.; Feucht, M.: Omega-3 fatty acids supplementation in children with autism: a double-blind randomized, placebo-controlled pilot study. Biological Psychiatry, 61 (2007): 551 – 553.

Arnold, L. E.; Vitiello, B.; McDougle, C.; Scahill, L.; Shah, B.; Gonzalez, N. M.; Chuang, S.; Davies, M.; Hollway, J.; Aman, M. G.; Cronin, P.; Koenig, K.; Kohn, A. E.; McMahon, D. J.; Tierney, E.: Parent-defined target symptoms respond to risperidone in RUPP autism study: customer approach to clinical trials. Journal of the American Academy of Child and Adolescent Psychiatry, 42 (2003): 1443 – 1450.

Arnold, L. E.; Aman, M. G.; Cook, A. M.; Witwer, A. N.; Hall, K. L.; Thompson, S.; Ramadan, Y.: Atomoxetine for hyperactivity in autism spectrum disorders: placebo-controlled crossover pilot trial. Journal of the

American Academy of Child and Adolescent Psychiatry, 45 (2006): 1196–1205.

Barkley, R. A.; McMurray, M. B.; Edelbrock, C. S.; Robbins, K.: Side effects of methylphenidate in children with attention deficit hyperactivity disorder: a systematic placebo-controlled evaluation. Pediatrics, 86 (1990): 184–192.

Barnard, L.; Young, A. H.; Pearson, J.; Geddes, J.; O'Brien, G.: A systematic review of the use of atypical antipsychotics in autism. Psychopharmacology, 16 (2002): 93–101.

Bartz, J. A.; Hollander, E.: Oxytocin and experimental therapeutics in autism spectrum disorders. Progress in Brain Research, 170 (2008): 451–462.

Belsito, K. M.; Law, P. A.; Kirk, K. S.; Landa, R. J.; Zimmerman, A. W.: Lamotrigine therapy for autistic disorder: a randomized, double-blind, placebo-controlled trial. Journal of Autism and Developmental Disorders, 31 (2001): 175–181.

Bethea, T. C.; Silkich L.: Early pharmacological treatment of autism: a rationale for developmental treatment. Biological Psychology, 61 (2007): 521–537.

Bundschuh, M.; Herbrecht, E.; Holtmann, M.; Bölte, S.; Poustka, F.: Frequenz, Typ und korrelate psychopharmakologischer Intervention bei Autismus-Spektrum-Störungen. 1. Wissenschaftliche Tagung Autismus-Spektrum-Störungen (WTASS). Abstractband, 2007.

Chen, N. C.; Bedair, H. S.; McKay, B.; Bowers, M. B., Jr.; Mazure, C.: Clozapine in the treatment of aggression in an adolescent with autistic disorder. Journal of Clinical Psychiatry, 62 (2001): 479–480.

Di Martino, A.; Melis, G.; Cianchetti, C.; Zuddas, A.: Methylphenidate for pervasive developmental disorders: safety and efficacy of acute single dose test and ongoing therapy: an open-pilot study. Journal of Child and Adolescent Psychopharmacology, 14 (2004): 207–218.

Ellis, C. R.; Singh, N. N.; Ruane, A. L.: Nutritional, dietary, and hormonal treatments for individuals with mental retardation and developmental disabilities. Mental Retardation and Developmental Disabilities Research Reviews, 5 (1999): 335–341.

Erickson, C. A.; Posey, D. J.; Stigler, K. A.; Mullett, J.; Katschke, A. R.; McDougle, C. J.: A retrospective study of memantine in children and adolescents with pervasive developmental disorders. Psychopharmacology, 191 (2007): 141–147.

Fankhauser, M. P.; Karumanchi, V. C.; German, M. L.; Yates, A.; Karumanchi, S. D.: A double-blind, placebo-controlled study of the efficacy of transdermal clonidine in autism. Journal of Clinical Psychiatry, 53 (1992): 77–82.

Feingold, B. F.: Hyperkinesis and learning disabilities linked to artificial food flavors and colors. American Journal of Nursery, 75 (1975): 797–803.

Findling, R. L.: Pharmacologic treatment of behavioral symptoms in autism and pervasive developmental disorders. Journal of Clinical Psychiatry, 66, Suppl 10 (2005): 26–31.

Findling, R. L.; Short, E. J.; Leskovec, T.; Townsend, L. D.; Demeter, C. A.; McNamara, N. K.; Stansbrey, R. J.: Aripiprazole in children with attention-deficit/hyperactivity disorder. Journal of Child and Adolescent Psychopharmacology, 18 (2008): 347–354.

Gobbi, G.; Pulvirenti, L.: Long-term treatment with clozapine in an adult with autistic disorder accompanied by aggressive behaviour. Journal of Psychiatry & Neuroscience, 26 (2001): 340–341.

Green, V. A.; Pituch, K. A.; Itchon, J.; Choi, A.; O'Reilly, M.; Sigafoos, J.: Internet survey of treatments used by parents of children with autism. Research in Developmental Disabilities, 27 (2006): 70–84.

Handen, B. L.; Johnson, C. R.; Lubetsky, M.: Efficacy of methylphenidate among children with autism and symptoms of attention-deficit hyperactivity disorder. Journal of Autism and Developmental Disorders, 30 (2000): 245–255.

Harrell, R. F.; Capp, R. H.; Davis, D. R.; Peerless, J.; Ravitz, L. R.: Can nutritional supplements help mentally retarded children? An exploratory study. Proceedings of the National Academy of Sciences USA, 78 (1981): 574–578.

Hellings, J. A.; Kelley, L. A.; Gabrielli, W. F.; Kilgore, E.; Shah, P.: Sertraline response in adults with mental retardation and autistic disorder. Journal of Clinical Psychiatry, 57 (1996): 333–336.

Hollander, E.; Phillips, A.; Chaplin, W.; Zagursky, K.; Novotny, S.; Wasserman, S.; Iyengar, R.: A placebo controlled crossover trial of liquid fluoxetine on repetitive behaviors in childhood and adolescent autism. Neuropsychopharmacology, 30 (2005): 582–589.

Hollander, E.; Wasserman, S.; Swanson, E. N.; Chaplin, W.; Schapiro, M. L.; Zagursky, K.; Novotny, S.: A double-blind placebo-controlled pilot study of olanzapine in childhood/adolescent pervasive developmental disorder. Journal of Child and Adolescent Psychopharmacology, 16 (2006): 541–548.

Hollander, E.; Soorya, L.; Wasserman, S.; Esposito, K.; Chaplin, W.; Anagnostou, E.: Divalproex sodium vs. placebo in the treatment of repetitive behaviours in autism spectrum disorder. International Journal of Neuropsychopharmacology, 9 (2006): 209–213.

Holtmann, M.; Bölte, S.; Poustka, F.: Attention deficit hyperactivity disorder symptoms in pervasive developmental disorders: association with autistic behavior domains and coexisting psychopathology. Psychopathology, 40 (2007): 172–177.

Jaselskis, C. A.; Cook, E. H. Jr.; Fletcher, K. E.; Leventhal, B. L.: Clonidine treatment of hyperactive and impulsive children with autistic disorder. Journal of Clinical Psychopharmacology, 12 (1992): 322–327.

Kasari, C. L.; McCracken, J. T.; Lee, L. S.; Aman, M. G.;

McDougle, C. J.; Scahill, L.; Tierney, E.; Eugene Arnold, L.; Vitiello, B.; Ritz, L.; Witwer, A.; Kustan, E.; Ghuman, J.; Posey, D. J.: Positive Effects of Methylphenidate on Social Communication and Self-Regulation in Children with Pervasive Developmental Disorders and Hyperactivity. Journal of Autism and Developmental Disorders, Aug 28 (2008) [Epub].

Langworthy-Lam, K. S.; Aman, M. G.; Van Bourgondien, M. E.: Prevalence and patterns of use of psychoactive medicines in individuals with autism in the Autism Society of North Carolina. Journal of Child and Adolescent Psychopharmacology, 12 (2002): 311–321.

King, B. H.; Bostic, J. Q.: An update on pharmacologic treatments for autism spectrum disorders. Child and Adolescent Psychiatric Clinics of North America, 15 (2006): 161–175.

Klauck, S. M.: Genetics of autism spectrum disorder. European Journal of Human Genetics, 14 (2006): 714–720.

Leyfer, O. T.; Folstein, S. E.; Bacalman, S.; Davis, N. O.; Dinh, E.; Morgan, J.; Tager-Flusberg, H.; Lainhart, J. E.: Comorbid psychiatric disorders in children with autism: interview development and rates of disorders. Journal of Autism and Developmental Disorders, 36 (2006): 849–861.

Luby, J.; Mrakotsky, C.; Stalets, M. M.; Belden, A.; Heffelfinger, A.; Williams, M.; Spitznagel, E.: Risperidone in Preschool Children with Autistic Spectrum Disorders: An Investigation of Safety and Efficacy. Journal of Child and Adolescent Psychopharmacology, 16 (2006): 575–587.

Martin, A.; Scahill, L.; Anderson, G. M.; Aman, M.; Arnold, L. E.; McCracken, J.; McDougle, C. J.; Tierney, E.; Chuang, S.; Vitiello, B.: Weight and leptin changes among risperidone-treated youths with autism: 6-month prospective data. American Journal of Psychiatry, 161 (2004): 1125–1127.

Martinez, M.; Detzner, M.; Poustka, F.: Kombinierte Autismusbehandlung – ein Fallbericht. Zeitschrift für Kinder- und Jugendpsychiatrie, 13 (1985): 253–267.

McCracken, J. T.; McGough, J.; Shah, B.; Cronin, P.; Hong, D.; Aman, M. G.; Arnold, L. E.; Lindsay, R.; Nash, P.; Hollway, J.; McDougle, C. J.; Posey, D.; Swiezy, N.; Kohn, A.; Scahill, L.; Martin, A.; Koenig, K.; Volkmar, F.; Carroll, D.; Lancor, A.; Tierney, E.; Ghuman, J.; Gonzalez, N. M.; Grados, M.; Vitiello, B.; Ritz, L.; Davies, M.; Robinson, J.; McMahon, D.; Research Units on Pediatric Psychopharmacology Autism Network: Risperidone in children with autism and serious behavioral problems. New England Journal of Medicine, 347 (2002): 314–321.

McCracken, J. T.: Safety issues with drug therapies for autism spectrum disorders. Journal of Clinical Psychiatry, 66 Suppl. 10 (2005): 32–37.

McDougle, C. J.; Naylor, S. T.; Cohen, D. J.; Volkmar, F. R.; Heninger, G. R.; Price, L. H.: A double-blind, placebo-controlled study of fluvoxamine in adults with autistic disorder. Archives of General Psychiatry, 53 (1996): 1001–1008.

McDougle, C. J.; Holmes, J. P.; Carlson, D. C.; Pelton, G. H.; Cohen, D. J.; Price, L. H.: A double-blind, placebo-controlled study of risperidone in adults with autistic disorder and other pervasive developmental disorders. Archives of General Psychiatry, 55 (1998): 633–641.

McDougle, C. J.; Brodkin, E. S.; Naylor, S. T.; Carlson, D. C.; Cohen, D. J.; Price, L. H.: Sertraline in adults with pervasive developmental disorders: a prospective open-label investigation. Journal of Clinical Psychopharmacology, 18 (1998): 62–66.

McDougle, C. J.; Scahill, L.; Aman, M. G.; McCracken, J. T.; Tierney, E.; Davies, M.; Arnold, L. E.; Posey, D. J.; Martin, A.; Ghuman, J. K.; Shah, B.; Chuang, S. Z.; Swiezy, N. B.; Gonzalez, N. M.; Hollway, J.; Koenig, K.; McGough, J. J.; Ritz, L.; Vitiello, B.: Risperidone for the core symptom domains of autism: results from the study by the autism network of the research units on pediatric psychopharmacology. American Journal of Psychiatry, 162 (2005): 1142–1148.

Meyer-Lindenberg, A.: Impact of prosocial neuropeptides on human brain function. Progress in Brain Research, 170 (2008): 463–470.

Moore, M. L.; Eichner, S. F.; Jones, J. R.: Treating functional impairment of autism with selective serotonin-reuptake inhibitors. Annals of Pharmacotherapy, 38 (2004): 1515–1519.

Mukaddes, N. M.; Abali, O.; Kaynak, N.: Citalopram treatment of children and adolescents with obsessive-compulsive disorder: a preliminary report. Psychiatry and Clinical Neuroscience, 57 (2003): 405–408.

Mukaddes, N. M.; Abali, O.; Gurkan, K.: Short-term efficacy and safety of risperidone in young children with autistic disorder (AD). World Journal of Biological Psychiatry, 5 (2004): 211–214.

Namerow, L. B.; Thomas, P.; Bostic, J. Q.; Prince, J.; Monuteaux, M. C.: Use of citalopram in pervasive developmental disorders. Journal of Developmental and Behavioral Pediatrics, 24 (2003): 104–108.

Owley, T.; McMahon, W.; Cook, E. H.; Laulhere, T.; South, M.; Mays, L. Z.; Shernoff, E. S.; Lainhart, J.; Modahl, C. B.; Corsello, C.; Ozonoff, S.; Risi, S.; Lord, C.; Leventhal, B. L.; Filipek, P. A.: Multisite, double-blind, placebo-controlled trial of porcine secretin in autism. Journal of the American Academy of Child and Adolescent Psychiatry, 40 (2001): 1293–1299.

Owley, T.; Walton, L.; Salt, J.; Guter, S. J. Jr.; Winnega, M.; Leventhal, B. L.; Cook, E. H. Jr.: An open-label trial of escitalopram in pervasive developmental disorders. Journal of the American Academy of Child and Adolescent Psychiatry, 44 (2005): 343–348.

Owley, T.; Salt, J.; Guter, S.; Grieve, A.; Walton, L.; Ayuyao, N.; Leventhal, B. L.; Cook, E. H. Jr.: A prospective, open-label trial of memantine in the treatment of cognitive, behavioral, and memory dysfunction in pervasive developmental disorders. Journal of Child and Adolescent Psychopharmacology, 16 (2006): 517–524.

Posey, D. J.; Guenin, K. D.; Kohn, A. E.; Swiezy, N. B.; McDougle, C. J.: A naturalistic open-label study of mirtazapine in autistic and other pervasive developmental disorders. Journal of Child and Adolescent Psychopharmacology, 11 (2001): 267–277.

Posey, D. J.; Puntney, J. I.; Sasher, T. M.; Kem, D. L.; McDougle, C. J.: Guanfacine treatment of hyperactivity and inattention in pervasive developmental disorders: a retrospective analysis of 80 cases. Journal of Child and Adolescent Psychopharmacology, 14 (2004a): 233–241.

Posey, D. J.; Kem, D. L.; Swiezy, N. B.; Sweeten, T. L.; Wiegand, R. E.; McDougle, C. J.: A pilot study of D-cycloserine in subjects with autistic disorder. American Journal of Psychiatry, 161 (2004b): 2115–2117.

Posey, D. J.; Wiegand, R. E.; Wilkerson, J.; Maynard, M.; Stigler, K. A.; McDougle, C. J.: Open-label atomoxetine for attention-deficit/hyperactivity disorder symptoms associated with high-Functioning pervasive developmental disorders. Journal of Child and Adolescent Psychopharmacology, 16 (2006): 599–610.

Poustka, F.: Neurobiology of autism. In: F. Volkmar (Ed.), Autism and Pervasive Developmental Disorders (2nd Edition) (pp. 179–220), Cambridge University Press, Cambridge, 2007.

Poustka, F.; Holtmann, M.; Bölte, S.: Self-injurious behaviour in autism spectrum disorders: prevalence and risk-factors. International Meeting for Autism Research (IMFAR). Abstracts of the IMFAR, Seattle, 2007.

Poustka, L.; Poustka, F.: Psychopharmakologie autistischer Störungen. Zeitschrift für Kinder- und Jugendpsychiatrie und Psychotherapie, 35 (2007): 87–94.

Rimland, B.; Callaway, E.; Dreyfus, P.: The effect of high doses of vitamin B6 on autistic children: a double-blind crossover study. American Journal of Psychiatry, 135 (1978): 472–475.

RUPP Autism Network: Randomized, controlled, crossover trial of methylphenidate in pervasive developmental disorders with hyperactivity. Archives of General Psychiatry, 62 (2005): 1266–1274.

Santosh, P. J.; Baird, G.; Pityaratstian, N.; Tavare, E.; Gringras, P.: Impact of comorbid autism spectrum disorders on stimulant response in children with attention deficit hyperactivity disorder: a retrospective and prospective effectiveness study. Child Care and Health Development, 32 (2006): 575–583.

Scahill, L.; Aman, M. G.; McDougle, C. J.; McCracken, J. T.; Tierney, E.; Dziura, J.; Arnold, L. E.; Posey, D.; Young, C.; Shah, B.; Ghuman, J.; Ritz, L.; Vitiello, B.: A prospective open trial of guanfacine in children with pervasive developmental disorders. Journal of Child and Adolescent Psychopharmacology, 16 (2006): 589–598.

Simonoff, E.; Pickles, A.; Charman, T.; Chandler, S.; Loucas, T.; Baird, G.: Psychiatric disorders in children with autism spectrum disorders: prevalence, comorbidity, and associated factors in a population-derived sample. Journal of the American Academy of Child and Adolescent Psychiatry, 47 (2008): 921–929.

Stigler, K. A.; Posey, D. J.; McDougle, C. J.: Aripiprazole for maladaptive behavior in pervasive developmental disorders. Journal of Child and Adolescent Psychopharmacology, 14 (2004): 455–463.

Sturmey, P.: Secretin is an ineffective treatment for pervasive developmental disabilities: a review of 15 double-blind randomized controlled trials. Research in Developmental Disabilities, 26 (2005): 87–97.

Troost, P. W.; Steenhuis, M. P.; Tuynman-Qua, H. G.; Kalverdijk, L. J.; Buitelaar, J. K.; Minderaa, R. B.; Hoekstra, P. J.: Atomoxetine for attention-deficit/hyperactivity disorder symptoms in children with pervasive developmental disorders: a pilot study. Journal of Child and Adolescent Psychopharmacology, 16 (2006): 611–619.

Turgay, A.; Binder, C.; Snyder, R.; Fisman, S.: Long-term safety and efficacy of risperidone for the treatment of disruptive behavior disorders in children with subaverage IQs. Pediatrics, 110 (2002): e34.

Valicenti-McDermott, M. R.; Demb, H.: Clinical effects and adverse reactions of off-label use of aripiprazole in children and adolescents with developmental disabilities. Journal of Child and Adolescent Psychopharmacology, 16 (2006): 549–560.

Wewetzer, Ch.; Mehler-Wex, C.; Warnke, A.: Pharmakotherapie von Zwangsstörungen im Kindes- und Jugendalter. Zeitschrift für Kinder- und Jugendpsychiatrie und Psychotherapie, 31 (2003): 223–230.

Willemsen-Swinkels, S. H.; Buitelaar, J. K.; van Engeland, H.: The effects of chronic naltrexone treatment in young autistic children: a double-blind placebo-controlled crossover study. Biological Psychiatry, 39 (1996): 1023–1031.

Zuddas, A.; Ledda, M. G.; Fratta, A.; Muglia, P.; Cianchetti, C.: Clinical effects of clozapine on autistic disorder. American Journal of Psychiatry, 153 (1996): 738.

4.16
Computer- und Informationstechnik

Sven Bölte

4.16.1
Informationstechnik, Computer und Autismus

Informationstechnik beschäftigt sich mit der Verbindung von Elektrotechnik und Informatik, häufig als IT abgekürzt. Ein wesentlicher Teilbereich der IT widmet sich dem Aufbau und der Organisation von Computern und Robotern. Computer (lat. computare: zusammenrechnen) sind Maschinen, die Daten nach Rechenvorschriften verarbeiten. Es handelt sich um logisch arbeitende Apparaturen mit vielfältigen Möglichkeiten, darunter Internet, E-mail, Spiele, Text- und Bildbearbeitung, Statistik, Navigation etc. und viele weitere unentbehrliche Anwendungen in der Industrie und Wissenschaft. 80 % aller deutschen Haushalte verfügten im Jahr 2007 über einen Computer, dabei 75 % mit Internetzugang. Für Österreich und die Schweiz liegen die Zahlen in einem ähnlichen Bereich. Es ist nicht genau zu beziffern, aber anzunehmen, dass autistische Menschen an der Entwicklung von Computertechnologie bedeutend mitgewirkt haben und es noch tun. Unter anderem wurde in der Vergangenheit wiederholt über eine angebliche regionale Häufung des Asperger-Syndroms in Silicon Valley diskutiert.

Im Gebrauch haben Computer potenzielle Vorteile bei Autismus-Spektrum-Störungen (ASS) gegenüber anderen Lern- und Interaktionsumwelten: sie sind für die meisten autistischen Personen motivierend und ein bevorzugtes Medium des Lernens und Kommunizierens, bieten die Möglichkeit, Informationen und Daten in einer bestimmten Art und Weise (Menge, Geschwindigkeit, Aussehen) darzubieten, das Komplexitätsniveau kann flexibel an die kognitiven Bedürfnisse des Anwenders angepasst werden, sie sind frei von sozialen Signalen, Anforderungen und Zwängen, sie sind fair (Gleichbehandlung aller User), sie generieren konsistente und vorgehersagbare Reaktionen, sind kontrollier- und steuerbar, fehlertolerant, erlauben die Simulation realer Situationen in Form virtueller Realität und zeigen in der Interaktion keine Ermüdungserscheinungen. Diese Eigenschaften stehen im Einklang mit der von Menschen mit ASS bevorzugten Umwelt: regelhaft, ritualisiert, formal, verlässlich, rationaler Informationsaustausch (keine Ironie, kein Sarkasmus, keine Zweideutigkeiten), klare Unterscheidungen und ruhiges, meist selbst bestimmbares Tempo. Computeranwendungen und ähnliche Technologie bieten daher passende Voraussetzungen und anregende Umgebungen zur Förderung von kommunikativen, sozialen, spielerischen und imaginativen Fertigkeiten bei ASS in einem «geschützten Raum».

Ebenso wie bei anderen Populationen, sind Zweifel und Bedenken bezüglich des vermehrten Einsatzes von Computern geäußert worden. Es wird darauf hingewiesen, dass Computer an sich keine wirklich sozialen Wesen sein können (Ekdahl, 2001). Gefahren werden insbesondere darin gesehen, dass Computer die soziale Isolation und Obsessionen verstärken könnten. Auch wurde darauf hingewiesen, Computer würden letztlich nicht als Ergänzung, sondern vielmehr als Ersatz für reale Begegnungen mit Menschen verwendet. Solche Hinweise sind legitim und notwendig, jedoch haben bislang sämtliche durchgeführten empirischen Arbeiten keine Evidenz für solche negativen Bewertungen und Begleitumstände des Computereinsatzes bei ASS finden können. Im Gegenteil zeigen Studien einhellig, dass beim Einsatz von Computern bei ASS ein höheres Motivations- und Aufmerksamkeitsniveau erreicht wird, mehr soziale Interaktionen zustande kommen, Instruktionen und Anweisungen leichter verstanden und bessere Lernresultate erzielt werden (Panyan, 1984; Bernard-Opitz et al., 1990, 2001; Chen/Bernard-Opitz, 1993; Moore/Calvert, 2000; Williams et al., 2002). Abgesehen davon, ist es möglich, dass einige Personen mit ASS besondere Unterstützung am Rechner benötigen, um alle Vorteile computerbasierter Anwendungen nutzen zu können (Jordan/Powell, 1990a,b; Romanczyk et al., 1992) und Anwendungen ggf. einer besonderen Abstimmung auf exekutive Besonderheiten bei ASS bedürfen (Grynszpan et al., 2007). Die Gebiete, in denen Computer und andere Technologien zur Verbesserung sozio-kommunikativer, adaptiver Fähigkeiten und der Lebensqualität von Menschen mit ASS zum Einsatz kommen können sind zahlreich. Im Folgenden werden aktuelle und zukünftig richtungsweisende Anwendungen vorgestellt: Internet, virtuelle Realität, computerbasiertes kognitives Training, Computer und Spielen, sozial intelligente Roboter sowie biometrische Geräte.

4.16.2
Internet

Das Internet oder World Wide Web (WWW) hat vor allem im letzten Jahrzehnt den Alltag vieler Menschen wesentlich und zunehmend verändert. Für Menschen mit High-Functioning-ASS hat das Internet eine bedeutsame Verbesserung der Lebenssituation gebracht. Auch Menschen mit intellektuellen Einschränkungen können lernen, von Internetressourcen zu lernen (Jerome et al., 2007). Viele autistische Menschen und Autismusexperten bezeichnen das Internet als Revolution oder Segen und betonen insbesondere die Möglichkeiten für Kommunikation und sozialen Austausch als gleichberechtigte Sender und Empfänger. Das Internet kann für kognitive, soziale und lautsprachliche Schwierigkeiten von Menschen mit ASS bei kommunikativen Prozessen kompensieren, so dass z. B. der schriftliche Austausch mit autistischen Menschen eine oftmals erstaunlich höhere Qualität annimmt als der direkte Kontakt. Entsteht die Notwendigkeit nach mehr sozialer Interaktion können Videokonferenzen hergestellt werden. Der Austausch von Menschen mit ASS und anderen sowie Experten wird erleichtert und angeregt. Das Internet ist das erste echte Medium für autistische Menschen, sich in der Öffentlichkeit Gehör zu verschaffen und als Korrektiv für die eigenen Interessen aktiv zu werden (Brownlow/O'Dell, 2006). Es ist dem WWW zu verdanken, dass erstmals ein starkes Gefühl der Gruppenzugehörigkeit und gegenseitiger Unterstützung unter Menschen mit ASS entstanden ist.

Das Internet kommt dem Bedürfnis von Menschen mit ASS nach Daten- und Fakteninformationen entgegen und bietet reichhaltige Optionen der Unterhaltung. Es ermöglicht in vielen Teilen die Organisation des Alltags von Zuhause (z. B. Geldangelegenheiten, Einkäufe, Behördenkontakte). Es ist durch dieses Medium deutlich leichter geworden, eine Arbeit von Zuhause auszuüben, so dass das Internet für Menschen mit ASS eine erhebliche praktische Erleichterung und Unabhängigkeit mit sich gebracht hat. Zunehmend können Teile von Beratung und Therapie über das Internet abgewickelt werden, wobei ein größerer Kreis von Personen schneller erreicht werden kann. Zukunftsmodelle postulieren sogar computerbasiertes, lebensbegleitendes Mentoring bei ASS (Ijichi/Ijichi, 2007). Nicht nur für autistische Menschen selbst, sondern auch deren Angehörige, hat das Internet eine immense Bedeutung bei der Beschaffung und

Verbreitung von Informationen und der gegenseitigen Vernetzung und Unterstützung (Sarkadi/Bremberg, 2005). Ferner kann mittels des Internet eine effektivere Organisation des Familienalltags erreicht werden.

Abgesehen von den vielen Vorteilen des Internets sollten seine Nachteile nicht vergessen werden. Die ganze Menschheit und viele einzelne Individuen sind zunehmend von einem funktionierenden WWW und ständigem Zugang dazu praktisch und ggf. emotional abhängig. Mit dem Gebrauch ist ferner ein Verlust als Privatsphäre verbunden. Es werden vielfältige persönliche Daten kumuliert in einem theoretisch für jedermann zugänglichem Raum, abgesehen davon, dass versucht wird, bestimmte Bereiche durch Kenn- und Passwörter zu schützen. Internet bedeutet auch Internetkriminalität (z. B. Gefahren beim Internet-Banking, sexueller Missbrauch etc.) und die Verbreitung von verbotenen, unerwünschten oder altersbegrenzten Inhalten (z. B. Extremismus, Gewalt, Pornographie, Glücksspiel). Für die Auseinandersetzung mit ASS kommt hinzu, dass auch viele Informationen im Internet kursieren, die schnelllebig oder nicht wissenschaftlich fundiert sind. Nicht wenig als objektiv dargestellte Information ist private Meinung oder ideologisch geprägt, wodurch die Gefahr besteht, dass gefestigtes oder seriöses Wissen durch unsichere Information verdrängt wird.

4.16.3
Virtuelle Realität

Unter virtueller Realität (VR) versteht man die Darstellung der realen Welt und ihrer Eigenschaften in Echtzeit durch Computeranimation. VR, manchmal auch als «Cyberspace» bezeichnet, ist in einigen Lebensbereichen bereits Standard, z. B. bei der Pilotenausbildung im Flugsimulator oder Architektursimulationen. In der Medizin und Psychologie wird VR z. B. vermehrt zum Coping von Schmerzen oder der Behandlung von Phobien und posttraumatischen Belastungsstörungen eingesetzt (Wismeijer/Vingerhoets, 2005; Gregg/Tarrier, 2007). Auch bei ASS ist das Potential VR zur Intervention wiederholt gewürdigt worden (Max/Burke, 1997; Parsons/Mitchell, 2002). Demnach kann VR als geeignete Plattform gelten, in welcher Menschen mit ASS in Form eines «Avatars» (künstliche Person oder ein grafischer Stellvertreter einer echten Person in der VR) soziale Kommunikation und Problemsituationen autonom und authentisch in einer der Realität angenäherten Welt üben, durchspielen und bewältigen können. Es wird postuliert, dass dadurch die Wahrscheinlichkeit zum Erlernen und Generalisieren der entsprechenden Fertigkeit in der echten Welt maximiert wird (Strickland, 1997).

Die Voraussetzungen zur Anwendung VR bei ASS scheinen gut. Strickland et al. (1996) konnten in Fallstudien zeigen, dass Helme und Ausrüstung zur Herstellung eines abgeschlossenen virtuellen 3-D Raumes von Kindern mit Autismus gut toleriert werden und die Aufmerksamkeit auf die VR gelenkt wird. Mineo et al. (2008) fanden zudem, dass von unterschiedlichen Multimediaanwendungen, solche mit sichtbarer Eigenbeteiligung in einer VR von Personen mit ASS bevorzugt wurden. Auch Parsons et al. (2004, 2005) stellten fest, dass sich Menschen mit ASS in VR prinzipiell relativ ähnlich wie Kontrollgruppen verhalten und VR als Kopie der Realität akzeptieren, aber auch in der VR deutlich mehr soziale Konventionen verletzen als typisch entwickelte Personen. Letzteres betraf insbesondere Konventionen, die auf Störungen der Sprache und Exekutivfunktionen zurückzuführen sind.

Empirische Arbeiten zum Effekt von sozialem Training in VR sind noch spärlich. Parsons et al. (2005) fanden beim regelmäßigen Besuch eines virtuellen Cafés mit Verhaltensfeedback durch sechs Jugendliche mit ASS, dass sich das Wissen und die praktische Beachtung von sozialen Konventionen (z. B. angemessene Fragen und Antworten, Sitzplatzwahl) bedeutsam verbesserten. Herrera et al. (2008) fanden bei zwei Personen mit ASS bedeutsame Verbesserungen fantasievollen Spiels durch den Einsatz von VR.

4.16.3.1
Second Life

Second Life (SL) ist eine Online VR, in der Avatare interagieren, spielen und Handel betreiben. Es ist eine Mischung aus Paralleluniversum und Spiel mit realem Einschlag. Es existieren Wohngegenden, Shopping-Center, Stadien, Kirchen u. v. m. und man kann sich mit Autos, dem Zug, dem Flugzeug oder anderweitig fortbewegen. Eine Besonderheit in SL sind Stadtmodelle. Hier sind bestimmte Städte originalgetreu als VR angelegt. In Deutschland existieren Berlin, Frankfurt/M. und München als Stadtmodelle in SL. 2008 waren in SL ca. 11 Millionen Nutzer aus etwa 100 Ländern registriert. Die Übergänge zur realen Welt sind fließend, da z. B. reales Geld in Form einer Mikrowährung verdient und später in reales Geld umgetauscht werden kann. Ebenso ist der Übergang zur Fantasie fließend: Avatare können ihr Aussehen und ihre Persönlichkeit beliebig verändern, fliegen, sich teleportieren, den wilden Westen besuchen, Fabelwesen treffen und sich allerlei Dinge selbst erschaffen, die sie gerne noch in dieser Welt hätten. Inzwischen wurde auch eine Insel exklusiv für Menschen mit ASS in SL mit Namen «Brigadoon» gegründet (http://braintalk.blogs.com/brigadoon). Interessant an SL für den Bereich ASS sind selbstverständlich die sozialen und kommunikativen Elemente. Es ist möglich, unzählige Avatare realer Menschen aus aller Welt zu treffen, mit ihnen in vielfältigen Umgebungen umzugehen (z. B. Schule, Arbeitsplatz, Urlaub), Projekte und Unternehmungen durchzuführen (z. B. Firma gründen, Haus bauen) und soziale Bande zu knüpfen (z. B. standesamtliche Heirat). Auch beliebige alltagspraktische Angelegenheiten (z. B. Einkauf, Behördengang) können beliebig getätigt werden. Neben diesen Eigenschaften von SL, erscheint ebenfalls das Potenzial für sozialpsychologische Studien bei ASS und in anderen Bereichen durch die Ansammlung großer, differenzierter und anonymer Verhaltensdaten enorm (Miller, 2007).

4.16.4
Computerbasiertes kognitives Training

Dieses Unterkapitel beschäftigt sich mit computergestützten Programmen, die explizit dazu konstruiert wurden, bei ASS umschriebene kognitive Funktionen zu fördern, die angesichts der Kernsymptomatik, koexistenter Probleme oder neuropsychologischer Schwierigkeiten gehäuft dysfunktional sind. Solche Programme beziehen sich auf schulische Fertigkeiten, wie Lesen und Schreiben, Sprache (Wortschatz), adaptive Fertigkeiten, aber vor allem auf soziale Kognition, Affekt- und Gesichtsverarbeitung. Anzumerken ist a priori, dass leider die wenigsten dieser Programme für den deutschen Sprachraum adaptiert wurden, bzw. zu einigen in Deutschland populären Programmen und Geräten (z. B. LingWare, Communica für Sprache und Kommunikation) keine Erfahrungswerte bei ASS vorliegen. Einige hilfreiche Programme liegen in englischer Sprache auch zur Ausbildung von Bezugspersonen autistischer Menschen vor, darunter AutismPro (autismpro.com). Letzteres wurde zwar nicht systematisch evaluiert, wird aber durch einen Expertenbeirat supervidiert.

4.16.4.1
Lesen, Schreiben und Sprache

Im Bereich des Lesetrainings liegen u. a. drei skandinavische Studien (Heimann et al., 1995; Tjus et al., 1998, 2001) zu den Programmen «Alpha» und «Delta Messages» vor. Bei Kindern mit Autismus zeigten sich nach 15 bis 20 Sitzungen à 30 Minuten bedeutsame Verbesserungen der Buchstabierfähigkeiten, phonologischen Bewusstheit und Anzahl verbaler Äußerungen. Williams et al. (2002) verglichen die Effekte von Lesetraining mittels Buch und Computer bei autistischen Kindern. Nach 10-wöchigem Training hatten vier der Kinder der Computerbedingung begonnen, einfache Lesekompetenzen zu erwerben. Die Kinder verbrachten mehr Zeit mit den

Aufgaben, wenn am Rechner gearbeitet wurde. Interessanterweise zeigten die Kinder am Computer auch mehr nonverbale Kommunikation (z. B. Zeigen mit Zeigefinger) als die Kinder, die mit Büchern lernten. Auch die Frequenz von Stereotypien verringerte sich. Bosseler und Massaro (2003) beobachteten bei sechs Kindern mit Autismus beim Sprachprogramm «Baldi» mit animiertem Tutor verbessertes Vokabular, grammatikalische Kompetenzen und Generalisierung dieser Leistungen ins Feld. Hetzroni und Tannous (2004) verwendeten das Programm «I Can Word It Too» bei Kindern mit ASS zur Förderung der verbalen Kommunikation im Zusammenhang mit adaptiven Verhaltensweisen. Nach dem Training zeigten die trainierten Kinder weniger Sprachstereotypien, Echolalie und unangemessene Äußerungen.

4.16.4.2
Adaptive Fertigkeiten

In einer explorativen Einzelfallstudie prüften Probst und Hillig (2004) den Nutzen eines computergestützten Trainings von Einkaufsfertigkeiten mit dem Programm «Kaufwas» von Rautenberg (1997), das im Internet kostenlos erhältlich ist. (schule.de/bics/son/machmit/sw/kaufwas/bs.htm). Das Programm gliedert sich in vier Funktionsbereiche: Einkaufen (Produkte), Portemonnaie (zur Verfügung stehender Betrag), Kasse (Zahlvorgang) und Artikel-Datei (Warenkorb). In der Kasuistik wurde ein 15-jähriger Junge mit Autismus in 11 Sitzungen zwischen 12 und 45 Minuten trainiert. Die Ergebnisse zeigen, dass die Fertigkeit des Einkaufens durch die Computerintervention deutlich verbessert und gestärkt werden konnte und auch auf reale Einkaufssituationen transferiert wurde.

4.16.4.3
Soziale Kognition, Affekt- und Gesichtsverarbeitung

Swettenham (1996) untersuchte den Nutzen von computerbasiertem Training beim Verständnis interindividuellen Perspektivenwechsels. Nach der Trainingsmaßnahme waren alle autistischen Kinder in der Lage, die klassische Sally-Anne-Aufgabe zu lösen. Allerdings lernten die autistischen Kinder im Unterschied zu Kontrollkindern nicht, ihr Wissen auf andere Aufgaben zu generalisieren. Eine Studie von Bernard-Opitz et al. (2001) verwendete computeranimierte Szenen beim Erlernen sozialen Problemlösens. Die trainierten autistischen Kindern zeigten zunehmend mehr und zutreffende Lösungsstrategien für die mittels Computer dargebotenen Aufgaben zur sozialen Kognition. Zu vergleichbaren Ergebnissen gelangten auch Sansosti und Powell-Smith (2006), die sog. Social Stories per Computer präsentierten. Die Prüfung der Effizienz des sog. «Emotion-Trainers» war Inhalt einer Arbeit von Silver und Oakes (2001). Anliegen des Programms ist die Förderung des Erkennens und Prädizierens von emotionalen Zuständen. 22 Personen mit ASS (11 mit, 11 ohne Training) partizipierten an der Untersuchung. Nach 10 Sitzungen zu 30 Minuten zeigten sich bei der trainierten Gruppe deutliche Verbesserungen bezüglich des Erkennens und Vorhersagens grundlegender affektiver Zustände. Das bisher aufwändigste und flexibelste Programm zum Training des Erkennens emotionaler und anderer psychischer Entitäten stammt von Baron-Cohen et al. (2002) und trägt den Namen «Mind Reading». Es enthält Material (Audio- und Videoclips) zu 412 Emotionen, die durchs sechs Schauspieler dargestellt werden. Golan and Baron-Cohen (2006) evaluierten die Wirksamkeit des Pogramms. 19 Experimental- und 22 Kontrollpersonen mit ASS sowie 24 unauffällige Kontrollpersonen wurden in die Studie eingeschlossen. Nach einer Trainingsperiode von zehn bis 15 Wochen zeigten sich erhebliche Steigerungen der Fertigkeiten zur Affektidentifikation, bei jedoch eingeschränkter Generalisierung. Faija et al. (2008) gingen der Frage nach, ob durch ein computergestütztes Programm die Expertise Gesichter zu erkennen bei jungen Erwachsenen mit ASS verbessert werden kann. Nach dem Training wurde die konfigurale visuelle Sensitivität bei Experimental- und Kontrollgruppe verglichen. Die Trainierten zeigten eine Erhöhung der diesbezüglichen Fertigkeiten bei unveränderten holistischen Prozessen.

4.16.4.3.1
FEFA

Das FEFA, «Frankfurter Test und Training des Erkennens von fazialem Affekt» (Bölte et al., 2003) (kgu.de/zpsy/kinderpsychiatrie/Downloads/index.html), ist das bislang einzige in deutscher Sprache erhältliche computerunterstützte Trainingsinstrument für ASS im Bereich soziale Kognition/Affekterkennung. Das Trainingsmodul des Verfahrens umfasst ca. 500 Fotos von Gesichtern und 500 von Augenpartien (Abb. 4.16.1). Es dient der Förderung des Erkennens basaler emotionaler Zustände Gefühle anhand dieses Materials, welches nach dem Konzept der 6 (+1) Grundemotionen nach Paul Ekman und Mitarbeitern (1972) klassifiziert ist: Freude, Trauer, Zorn, Ekel, Überraschung, Furcht (+ neutral). Die Aufgabe beim FEFA besteht darin, die Gesichter oder Augenpaare dahin einzuschätzen, welche Grundemotion vorliegt. Wird die Grundemotion – im Sinne einer nach der Normierung erwarteten Antwort – erkannt, erhält der Proband durch das Programm dafür eine sowohl visuelle («Smilie») als auch akustische (angenehme Melodie) Verstärkung. Wird eine nicht-erwartete Antwort gegeben, erscheint auf dem Bildschirm ein «Feedback»-Link. Wird der Feedbackknopf angeklickt, bleibt das Foto auf der rechten Bildschirmseite erhalten, während auf der linken Seite ein erklärender Text eingeblendet wird, der beschreibt, welche Emotion die meisten Menschen mit dem gezeigten Foto assoziieren und in welchen Situationen Menschen eine solche Emotion ggf. erleben. Ferner besteht von diesem Programmpunkt aus die Möglichkeit, die nicht erkannte Emotion anhand eines Comics erneut zu prüfen. Nach der Bearbeitung des Comics gelangt man automatisch zurück zur der nächsten Aufgabe. Bölte und Kollegen (2002, 2006) untersuchten die Wirksamkeit des FEFA auf Verhaltensebene sowie damit korrelierte neurobiologische Prozesse bei zehn Personen mit High-Functioning ASS. Nach der Trainingsphase von fünf Wochen mit zehn Einheiten zu einer Stunde zeigten trainierte Personen Verbesserungen der Affektidentifikation beim FEFA-Test im Umfang von ein bis zwei Streuungen (normatives Niveau), allerdings bei unklarer klinischer Relevanz. Auf neurofunktionaler Ebene waren die Verhaltenseffekte mit Aktivationsveränderungen im Lobus Parietalis Superior und Gyrus Occipitalis Media assoziiert.

4.16.5
Computer und Spielen

Spiel ist bei Kindern der zentrale Motor der kognitiven und motorischen Entwicklung. Das Spielverhalten ist bei ASS und anderen Entwicklungsstörungen häufig beeinträchtigt, wenig imaginativ und vermehrt stereotyp. Spielerische

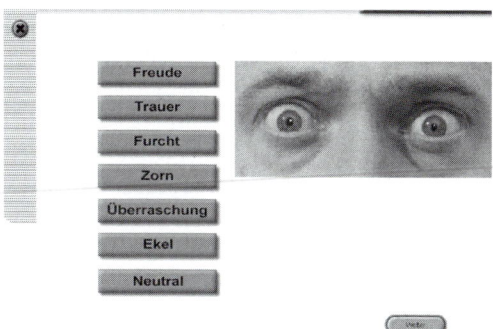
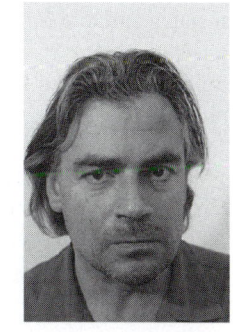

Abbildung 4.16.1: Arbeitsoberflächen des FEFA

Computeranwendungen sind zahlreich und werden in einigen Ländern systematisch bei der Förderung von Kindern eingesetzt (Brodin/Jonson, 2000). Nicht wenige solche Programme werden auch für Kinder mit ASS angeboten (autismcoach.com), wurden aber für diesen Bereich praktisch nie auf Nützlichkeit geprüft. Neben den zuvor beschriebenen ausdrücklichen Computertrainigsprogrammen, die vor allem für ältere und gut begabte Kinder, Jugendliche und Erwachsene mit ASS indiziert sind, liegen weitere eher spielerisch und explorativ angelegte Anwendungen vor. Eines der wenigen seriösen Programme dieser Art ist Teachtown (web.teachtown.com). Es ist für Kinder mit einem Entwicklungsalter zwischen zwei und sieben Jahren angelegt und kann sowohl von Eltern als auch Erziehern gemeinsam mit den Kindern angewendet werden. Es folgt lerntheoretischen Prinzipien und zielt auf die Förderung basaler zentraler sprachlicher und kognitiver Funktionsbereiche ab. Zu Zwecken der Generalisierung werden kompatible Aktivitäten für den Alltag eingebunden. Abgesehen davon, dass Teachtown von einem Expertenbeirat angeleitet wird, liegt zum Programm eine Serie kleinerer empirischer Arbeiten von Whalen et al. (2006) vor, die dafür sprechen, dass der Ansatz zu vermehrter sozialer Kommunikation und Verringerung exzessiven Verhaltens führt.

Reactive Colours (reactivecolours.org) ist ein internetbasiertes Projekt, das Menschen mit ASS dazu ermutigen soll, Computer zu nutzen. Es wurde durch die Cardiff School of Art and Design und die Mitteln der NESTA Stiftung in England gefördert. Ziel ist es, dass Menschen mit ASS gemeinsam, spielerisch, ungezwungen und mit Spaß an der Sache Lernmethoden und die eigene Kreativität entwickeln. Als Motivationshilfe sollen vor allem die sensorischen Sonderinteressen bei ASS genutzt werden. Ein erstes durch das Projekt entstandenes Produkt ist «ReacTickles» (reactickles.co.uk) (Keay-Bright, 2007).

4.16.6
Sozial intelligente Roboter

Roboter sind Maschinen (stationär oder mobil), die gemäß einer Programmierung bestimmte Aufgaben erledigen können. Ein Typ von Robotern sind humanoide Roboter, die in ihrer Gestaltung dem Aussehen und Verhalten von Menschen nachempfunden werden. Sind humanoide Roboter Menschen äußerlich täuschend ähnlich, spricht man auch von Androiden. Ein Bereich, der bei der Konstruktion humanoider Roboter im Vordergrund steht, ist der Versuch der Simulation komplexen menschlichen Verhaltens und Erlebens, die sog. künstliche Intelligenz (KI). In einigen Bereichen hat die KI-Forschung Erstaunliches hervorgebracht, z. B. beim Schachspielen. Andere scheinbar einfache Aufgaben sind technisch schwer zu lösen, z. B. das Erkennen, behutsame Anfassen und Aufschlagen von Eiern. Besondere Probleme bereitet Robotern der Umgang mit unvorhergesehenen Ereignissen, also kognitiver Flexibilität. Der komplexeste und gleichzeitig menschlichste Bereich der KI ist soziale Intelligenz (Dautenhahn, 2007). Der Einsatz sozial intelligenter Roboter bei ASS wird seit jüngster Zeit auch bei ASS erprobt. Kaspar ist z. B. ein humanoider Roboter in Kindergestalt (Abb. 4.16.2), der von der Universität Hertfordshire (kaspar.feis.herts.ac.uk) entwickelt wurde. Er hat Freiheitsgrade im Kopf-, Nacken-, Augen-, Augenlid-, Mund-, Arm- und Handbereich, wodurch eine erhebliche Variation an Mimik und Gestik möglich wird. Kaspar soll zur sozialen Interaktion anregen, z. B. zu Imitation, interpersoneller Wechselseitigkeit, Spiel und sozialer Aufmerksamkeit (Pioggia et al., 2005; Billard et al., 2007).

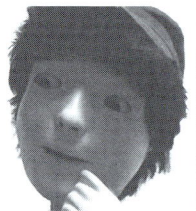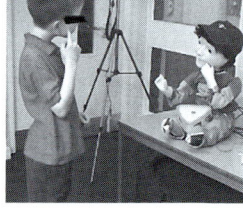

Abbildung 4.16.2: Der humanoide Roboter Kaspar

4.16.7 Biometrische Geräte

Soziale Kommunikation wird von Menschen mit ASS oft als komplex und stressreich erlebt. Es fällt Ihnen u. a. schwer, soziale Signale zu erkennen und zu deuten. Auch ihren Gegenübern fällt es oft nicht leicht, die Emotionen und das Verhalten von Menschen mit ASS richtig zu deuten. So kann es zu Missverständnissen und falschen Verhaltensdeutungen kommen, die eine funktionale Interaktion weiter erschweren oder unmöglich machen. Zum Beispiel kann es sein, dass eine Person mit ASS nicht den mimischen Ausdruck von Ärger oder Langeweile beim Interaktionspartner erkennt oder letzterer nicht erkennt, dass eine Person mit ASS in Panik ist, weil es nicht über die übliche Körpersprache oder Lautsprache kommuniziert wird. Um gegenseitigen Kommunikationsstörungen zu begegnen, werden tragbare biometrische Geräte entwickelt, die Menschen mit ASS helfen, andere zu verstehen und anderen helfen, Menschen mit ASS zu verstehen (el Kaliouby et al., 2006). Solche Geräte sollten robust, unauffällig, zuverlässig und tragbar sein, um in allen relevanten Situationen zur Verfügung stehen zu können. Bislang stehen sie noch nicht marktfähig zur Verfügung. Eine Gruppe von Forschern, die an biometrischen Apparaturen für ASS arbeitet, ist die Affective Computing Group am Massachusetts Institute of Technology (MIT) Media Laboratory. In Entwicklung befinden sich z. B. tragbare Geräte zur Erkennung und Quantifizierung sozio-emotionalen Ausdrucks eines Gegenübers (Teeters et al., 2008), die einer Person mit ASS eindeutige und zeitnahe Informationen zum Zustand des Interaktionspartners mitteilen können. Darüber hinaus sind Geräte zur Messung diverser autonomer Parameter (Puls, Blutdruck, Hautleitwiderstand) in der Erprobung (Picard et al., 2008), die Personen mit ASS sowohl zur eigenen physiologischen Affektregulation (Biofeedback) als auch anderen bei der Einschätzung des inneren Zustands einer Person mit ASS (Ausmaß an Erregung) helfen können.

4.16.8 Ausblick

Dieses Kapitel vermochte evtl. zu illustrieren, welche aktuellen und zukünftigen Möglichkeiten für die Intervention bei ASS durch Computer und andere Technologien bestehen. Dabei berücksichtigt dieser Beitrag nicht computergestützte diagnostische Prozeduren (z .B. Golan et al., 2007, 2008), videogestützte Intervention (z. B. Thiemann/Goldstein, 2001) (s. a. Kap. 4.9) oder die Modellierung neuronaler Netze bei ASS (Vladusich, 2008). Einerseits sollten die Erwartungen an den Nutzen von Zukunftstechnologien für die Intervention und die Lebensgestaltung bei Menschen mit ASS nicht zu hoch angesetzt werden, andererseits haben sich durch bereits vorhandene Techniken, z. B. das Internet, vor allem in den Augen von autistischen Menschen selbst bereits derart positive Effekte ergeben, dass man diesbezüglich durchaus optimistisch sein darf. Nicht zuletzt, da einige weiter oben beschriebene Entwicklungen, z. B. bei der VR oder Robotik vor nicht allzu langer Zeit noch undenkbar erschienen.

4.16.9 Weiterführende Literatur

Adler, O.; Gassner, O.: Second Life – Das Buch zum zweiten Leben. O'Reilly, Köln, 2007.

Auf dem Hövel, J.: Abenteuer Künstliche Intelligenz: Auf der Suche nach dem Geist in der Maschine. Discorsi, Hamburg, 2002.

Bölte S.: Computer-based intervention in autism spectrum disorders. In: Ryaskin, O. T. (ed.), Focus on autism research (pp. 247–260). Nova Biomedical Books, New York, 2004.

Nehaniv, C. L.; Dauthenhahn, K.: Artificial Life Fundamentals: The Simulation and Synthesis of Living Systems. Springer, Berlin, 2008.

Schelske, A.: Soziologie vernetzter Medien, Grundlagen computervermittelter Vergesellschaftung. Oldenbourg Verlag, München, 2006.

4.16.10
Literatur

Baron-Cohen, S.; Hill, J.; Weelwright, S.: Mind Reading: the interactive guide to emotions. Jessica Kingsley Publishers, London, 2002.

Bernard-Opitz, V.; Ross, K.; Tuttas, M. L.: Computer assisted instruction for autistic children. Annals of the Academy of Medicine, 19 (1990): 611–616.

Bernard-Opitz, V.; Sriram, N.; Nakhoda-Sapuan, S.: Enhancing social problem solving in children with autism and normal children through computer-assisted instruction. Journal of Autism and Developmental Disorders, 31 (2001): 377–384.

Billard, A.; Robins, B.; Nadel, J.; Dautenhahn, K.: Building Robota, a mini-humanoid robot for the rehabilitation of children with autism. The RESNA Assistive Technology Journal, 19 (2007): 37–49.

Bölte, S.; Feineis-Matthews, S.; Leber, S.; Dierks, T.; Hubl, D.; Poustka, F.: The development and evaluation of a computer-based program to test and to teach the recognition of facial affect. International Journal of Circumpolar Health, 61 (2002): Suppl. 2, 61–68.

Bölte, S.; Feineis-Matthews, S.; Poustka, F.: Frankfurter Test und Training des Erkennens fazialen Affekts (FEFA). Frankfurt/M.: J. W. Goethe-Universität. [kgu.de/zpsy/kinderpsychiatrie/FEFA_home.htm], 2003.

Bölte, S.; Hubl, D.; Feineis-Matthews, S.; Prvulovic, D.; Poustka, F.; Dierks, T.: Facial affect recognition training in autism: can we animate the fusiform gyrus? Behavioral Neuroscience, 120 (2006): 211–216.

Bosseler, A.; Massaro, D. W.: Development and evaluation of a computer-animated tutor for vocabulary and language learning in children with autism. Journal of Autism and Developmental Disorders, 33 (2003): 653–672.

Brodin, J; Jonson, U.: Computer play centres for children with disabilities. International Journal of Rehabilitation Research, 23 (2000): 125–128.

Brownlow, C.; O'Dell, L.: Constructing an autistic identity: AS voices online. Mental Retardation, 44 (2006): 315–321.

Chen, S. H.; Bernard-Opitz, V.: Comparison of personal and computer-assisted instruction for children with autism. Mental Retardation, 31 (1993): 368–376.

Dautenhahn, K.: Socially intelligent robots: dimensions of human-robot interaction. Philosophical Transactions of the Royal Society of London Series B Biological Sciences, 362 (2007): 679–704.

Ekdahl, B.: Can computers be social. The 5th Conference on Computing Anticipatory Systems. Liège, Belgium, August 13–18, 2001.

Ekman, P.; Friesen W.; Ellsworth, P.: Emotion in the human face. Pergamon, New York, 1972.

Faja, S.; Aylward, E.; Bernier, R.; Dawson, G.: Becoming a face expert: a computerized face-training program for high-functioning individuals with autism spectrum disorders. Developmental Neuropsychology, 33 (2008): 1–24.

Golan, O.; Baron-Cohen, S.: Systemizing empathy: teaching adults with Asperger syndrome or high-functioning autism to recognize complex emotions using interactive multimedia. Development and Psychopathology, 18 (2006): 591–617.

Golan, O.; Baron-Cohen, S.; Hill, J. J.; Golan, Y.: The «reading the mind in films» task: complex emotion recognition in adults with and without autism spectrum conditions. Social Neuroscience, 1 (2006): 111–123.

Golan, O.; Baron-Cohen, S.; Hill, J. J.; Rutherford, M. D.: The ‹Reading the Mind in the Voice› test-revised: a study of complex emotion recognition in adults with and without autism spectrum conditions. Journal of Autism and Developmental Disorders, 37 (2007): 1096–1106.

Golan, O.; Baron-Cohen, S.; Golan, Y.: The ‹Reading the Mind in Films› Task [Child Version]: Complex Emotion and Mental State Recognition in Children with and without Autism Spectrum Conditions. Journal of Autism and Developmental Disorders, 38 (2008): 1534–1541.

Gregg, L.; Tarrier, N.: Virtual reality in mental health: a review of the literature. Social Psychiatry and Psychiatric Epidemiology, 42 (2007): 343–354.

Grynszpan, O.; Martin, J. C.; Nadel, J.: Exploring the influence of task assignment and output modalities on computerized training for autism. Interaction Studies, 8 (2007): 241–266.

Heimann, M.; Nelson, K. E.; Tjus, T.; Gillberg, C.: Increasing Reading and Communication Skills in Children with Autism Through an interactive multimedia computer program. Journal of Autism and Developmental Disorders, 25 (1995): 459–480.

Herrera, G.; Alcantud, F.; Jordan, R.; Blanquer, A.; Labajo, G.; De Pablo, C.: Development of symbolic play through the use of virtual reality tools in children with autistic spectrum disorders: two case studies. Autism, 12 (2008): 143–157.

Hetzroni, O. E.; Tannous, J.: Effects of a computer-based intervention program on the communicative functions of children with autism. Journal of Autism and Developmental Disorders, 34 (2004): 95–113.

Ijichi, S.; Ijichi N.: Computerized lifelong mentoring support using robot for autistic individuals. Medical Hypotheses, 68 (2007): 493–498.

Jerome, J.; Frantino, E. P.; Sturmey, P.: The effects of errorless learning and backward chaining on the acquisition of Internet skills in adults with developmental disabilities. Journal of Applied Behavior Analysis, 40 (2007): 185–189.

Jordan, R.; Powell, S.: Teaching autistic children to think more effectively. Communication, 24 (1990a): 20–23.

Jordan, R.; Powell, S.: Improving thinking in autistic children using computer presented activities, Communication, 24 (1990b): 23 – 25.

el Kaliouby, R.; Picard, R.; Baron-Cohen, S.: Affective Computing and Autism. Annals of the New York Academy of Sciences, 1093 (2006): 228 – 248.

Keay-Bright, W.: Can computers create relaxation? Designing ReacTickles© software with children on the autistic spectrum. CoDesign, 3 (2007): 97 – 110.

Max, M. L.; Burke, J. C.: Virtual reality for autism communication and education, with lessons for medical training simulators. Studies on Health Technology and Informatics, 39 (1997): 46 – 53.

Miller, G.: Living in societies. The promise of parallel universes. Science, 317 (2007): 1341 – 1343.

Mineo, B. A.; Ziegler, W.; Gill, S.; Salkin, D.: Engagement with Electronic Screen Media Among Students with Autism Spectrum Disorders. Journal of Autism and Developmental Disorders, Jul 15 (2008) [Epub].

Mitchell, P.; Parsons, S.; Leonard, A.: Using virtual environments for teaching social understanding to 6 adolescents with autistic spectrum disorders. Journal of Autism and Developmental Disorders, 37 (2007): 589 – 600.

Moore, M.; Calvert, S.: Brief report: vocabulary acquisition for children with autism: teacher or computer instruction. Journal of Autism and Developmental Disorders, 30 (2000): 359 – 362.

Panyan, M. V.: Computer Technology for Autistic Students. Journal of Autism and Developmental Disorders, 14 (1984): 375 – 382.

Parsons, S.; Mitchell, P.: The potential of virtual reality in social skills training for people with autism spectrum disorders. Journal of Intellectual Disability Research, 46 (2002): 430 – 443.

Parsons, S.; Mitchell, P.; Leonard, A.: The use and understanding of virtual environments by adolescents with autistic spectrum disorders. Journal of Autism and Developmental Disorders, 34 (2004): 449 – 466.

Parsons, S.; Mitchell, P.; Leonard, A.: Do adolescents with autistic spectrum disorders adhere to social conventions in virtual environments? Autism, 9 (2005): 95 – 117.

Picard, R. W.; Goodwin, M.; Fletcher, R.; Eydgahi, H.; Williams, C.; Marecki, A.; Lee, C.; H. J.; Morris, R.; Kim, K.; Mota, S.; El Kaliouby, R.: Development of a new toolkit enabling wearable wireless autonomic nervous system communication for persons on the autism spectrum. Poster presented at the 7th International Meeting for Autism Research (IMFAR), London, 2008.

Pioggia, G.; Igliozzi, R.; Ferro, M.; Ahluwalia, A.; Muratori, F.; De Rossi, D.: An android for enhancing social skills and emotion recognition in people with autism. 1: IEEE Transactions on Neural Systems and Rehabilitation Engineering, 13 (2005): 507 – 515.

Probst, P.; Hillig, S.: Computergestütztes Training von Einkaufsfertigkeiten bei einem Jugendlichen mit frühkindlichem Autismus. Kindheit und Entwicklung, 13 (2004): 122 – 128.

Romanczyk, R. G.; Ekdahl, M.; Lockshin, S. B.: Perspectives on research in autism: current trends and future directions. In: D.E. Berkell (ed.), Autism: identification, education and treatment (pp.21 – 51). Erlbaum, Hillsdale NJ, 1992.

Sansosti, F. J.; Powell-Smith, K. A.: Using Social Stories to Improve the Social Behavior of Children With Asperger Syndrome. Journal of Positive Behavior Interventions, 8 (2006): 43 – 57.

Sarkadi, A.; Bremberg, S.: Socially unbiased parenting support on the Internet: a cross-sectional study of users of a large Swedish parenting website. Child Care and Health Development, 31 (2005): 43 – 52.

Silver, M.; Oakes, P.: Evaluation of a new computer intervention to teach people with autism or Asperger syndrome to recognize and predict emotions in others. Autism, 5 (2001): 299 – 316.

Strickland, D.: Virtual reality for the treatment of autism. Studies in Health Technology and Informatics, 44 (1997): 81 – 86.

Strickland, D.; Marcus, L. M.; Mesibov, G. B.; Hogan, K.: Brief report: two case studies using virtual reality as a learning tool for autistic children. Journal of Autism and Developmental Disorders, 26 (1996): 651 – 659.

Swettenham, J.: Can children with autism be taught to understand false belief using computers? Journal of Child Psychology and Psychiatry, 37 (1996): 157 – 165.

Teeters, A.; El Kaliouby, R.; Goodwin, M.; Shandell, M.; Picard, R. W.: Novel wearable apparatus for quantifying and reliably measuring social-emotional, expression recognition in natural face-to-face interaction. Poster presented at the 7th International Meeting for Autism Research (IMFAR), London, 2008.

Thiemann, K. S.; Goldstein, H.: Social stories, written text cues, and video feedback: effects on social communication of children with autism. Journal of Applied Behavior Analysis, 34 (2001): 425 – 446.

Tjus, T.; Heimann, M.; Nelson, K. E.: Gains in literacy through The use of a specially developed multimedia computer strategy. Autism, 2 (1998): 139 – 156.

Tjus, T.; Heimann, M.; Nelson, K. E.: Interaction patterns between children and their teachers when using a specific multimedia and communication strategy: observations from children with autism and mixed intellectual disabilities. Autism, 5 (2001): 175 – 187.

Vladusich, T.: Towards a computational neuroscience of autism-psychosis spectrum disorders. Behavioural Brain Sciences, 31 (2008): 282 – 283.

Whalen, C.; Liden, L.; Ingersoll, B.; Dallaire, E.; Liden, S.: Positive Behavioral Changes Associated with the Use of Computer-Assisted Instruction for Young Children. Journal of Speech and Language Pathology and Applied Behavior Analysis, 1 (2006): 11–26.

Williams, C.; Wright, B.; Callaghan, G.; Coughlan, B.: Do children with autism learn to read more readily by computer assisted instruction or traditional book methods? A pilot study. Autism, 6 (2002): 71–91.

Wismeijer, A. A.; Vingerhoets, A. J.: The use of virtual reality and audiovisual eyeglass systems as adjunct analgesic techniques: a review of the literature. Annuals of Behavioral Medicine, 30 (2005): 268–278.

4.17
Neurofeedback

Martin Holtmann

4.17.1
Beschreibung des Verfahrens

Der Einsatz «alternativer» Therapien bei Autismus-Spektrum-Störungen (ASS) hat eine lange Tradition. Die wissenschaftliche Evidenz für diese Interventionen ist dabei häufig fraglich; für einzelne Ansätze ist mittlerweile die Nichtwirksamkeit belegt (s. Kap. 4.20). Mit dem Neurofeedback (NF; auch Elektroenzephalographie/EEG-Biofeedback) ist seit einiger Zeit ein Verfahren in den Blickpunkt geraten, das lange als «esoterisch» abgetan wurde. NF ist ein verhaltenstherapeutisch fundiertes Verfahren, das über die gelernte Modifikation von EEG-Parametern eine Verbesserung psychopathologischer Symptome und neuropsychologischer Dysfunktionen anstrebt. Insbesondere bei der Behandlung der Aufmerksamkeitsdefizit-Hyperaktivitätsstörung (ADHS) hat sich die Evidenzbasis in den vergangenen Jahren deutlich verbessert, so dass hier die Wirksamkeit als belegt angesehen werden kann (Holtmann/Stadler, 2006). Für ASS ist die Datenbasis noch deutlich schmaler. Einige Überlegungen und erste Studien lassen aber das NF auch hier als einen sinnvollen Baustein in der Therapie mancher Patienten erscheinen, der weitere Forschung rechtfertigt. Beim NF kann der Patient schrittweise lernen, seine Hirnaktivität, die der Aufmerksamkeit und Steuerung sonst nicht zugänglich ist, wahrzunehmen und auf sie Einfluss zu nehmen. Damit steht NF im größeren Kontext verhaltensmodifizierender Therapien. Das Erlernen des NFs beruht auf dem verhaltenstherapeutischen Prinzip des operanten Konditionierens: Die Produktion von «erwünschter» EEG-Aktivität bei gleichzeitiger Unterdrückung «unerwünschter» Aktivität wird durch die Darbietung angenehmer, leicht wahrnehmbarer und verständlicher Rückmeldesignale verstärkt.

Während sich die Evidenz für die Effektivität von NF, etwa bei Kindern mit ADHS, mehrt, ist der eigentliche Wirkmechanismus dieser Behandlung noch nicht verstanden: Wie können durch das Training zunächst vorübergehende und dann über die Übungsphase hinaus anhaltende Veränderungen von EEG-Parametern und klinischer Symptomatik erreicht werden? Verschiedene Autoren interpretieren die Effekte des NFs als Ausdruck sogenannter kortikaler Plastizität und ziehen Mechanismen wie eine anhaltende Steigerung der synaptischen Übertragungseffizienz als Erklärungen für die Wirksamkeit von NF heran (für eine Übersicht vgl. Holtmann/Stadler, 2006). Allerdings handelt es sich um hypothetische Modellvorstellungen, deren Bestätigung aussteht.

4.17.2
Wirkprinzipien und Indikation

Die Rationale für den Einsatz von NF ist das Wissen um neurophysiologische Veränderungen bei ASS. Das vorliegende Kapitel stellt die Befunde neurophysiologischer Untersuchungen bei ASS nicht umfassend dar. Es beschränkt sich vielmehr auf eine Beschreibung jener Auffälligkeiten, die als Zielverhalten schrittweiser Modifizierung durch NF interessant und sinnvoll erscheinen.

4.17.2.1
Neurophysiologische Veränderungen bei Autismus-Spektrum-Störungen

Spontan-EEG und Spektralparameter. Veränderungen des Spontan-EEG-Profils bei Kindern mit ASS sind mittlerweile wiederholt belegt. Wichtig sind Befunde quantitativer Elektroenzephalographie (QEEG). Mit Hilfe der QEEG wird ein bestimmter EEG-Abschnitt computergestützt in seine Frequenzkomponenten zerlegt (sog. Spektralanalyse; vgl. Zschocke, 1995). Analysiert werden üblicherweise die Frequenzbänder Delta (0.1 bis 4 Hz), Theta (4–8 Hz), Alpha (8–12 Hz) und Beta (12–30 Hz), und neuerdings auch Gamma (über 35 Hz). Vereinfacht dargestellt entspricht den Frequenzen ein Verhaltenskontinuum von Tiefschlaf (Delta) und Schläfrigkeit (Theta) über den entspannten Wachzustand (Alpha) und wache Aufmerksamkeit (Beta) bis hin zu sehr rascher Aktivität (Gamma), die vermutlich Ausdruck der funktionellen Koppelung neuronaler Verbände ist (Singer et al., 1997). Bei Kindern mit ASS fanden Coben et al. (2008) einen erhöhten Anteil von relativem Theta, insbesondere über hinteren Hirnregionen, und eine Reduktion im Beta-Band. Vergleichbare Veränderungen berichteten Murias et al. (2007) von Erwachsenen mit ASS. Inwieweit diese Befunde für ASS spezifisch sind und sich an größeren Stichproben replizieren lassen, ist noch ebenso offen, wie ihr Zusammenhang mit der autistischen Symptomatik.

Intra- und interhemisphärische Koordination. Einzelne EEG-Befunde sprechen dafür, dass bei ASS die intra- und interhemisphärische Kommunikation und Koordination gestört sind, wenngleich die Befundlage heterogen und nicht frei von Widersprüchen ist. Als Maß für die Kommunikation zwischen verschiedenen Kortex-Arealen hat sich unter anderem die sog. EEG-Kohärenz etabliert; sie beschreibt die funktionelle Koppelung von Hirnarealen (Sterman, 1996). Insgesamt gibt es nur wenige Untersuchungen zu Kohärenz bei ASS. In der bisher größten publizierten Untersuchung an 20 Kindern mit ASS und 20 nach Alter, Geschlecht und IQ gematchten Kontrollen fanden Coben et al. (2008), dass ASS einhergehen mit erniedrigter inter- und intrahemisphärischer Kohärenz, die als Zeichen gestörter kortiko-kortikaler Koordination gedeutet wird.

Bei Erwachsenen mit ASS beobachteten Murias et al. (2007) lokal umschriebene Hyperkonnektivität (insbesondere links fronto-temporal) bei reduzierter Kohärenz zwischen frontalen und weiter entfernten Regionen. Dies könnte in Zusammenhang stehen mit der bei ASS vorherrschenden lokalen statt global-holistischen Informationsverarbeitung (Belmonte et al., 2004; Bölte et al., 2008). Diese Ergebnisse lassen sich zudem vereinbaren mit Evidenz aus weiteren EEG-, MRI- und fMRI-Studien, die Abweichungen neuronaler Konnektivität als wichtiges anatomisches Korrelat autistischer Symptomatik betrachten. Gestörte Konnektivität bei ASS ist als Ansatzpunkt für NF deswegen interessant, da sie u. a. assoziiert zu sein scheint mit Defiziten kognitiver Funktionen (Barnea-Goraly et al., 2004), exekutiver Dysfunktion (Belmonte et al., 2004) und Störungen der Affektverarbeitung (Koshino et al., 2008).

Fehlende My-Suppression: EEG-Korrelat dysfunktionaler Spiegelneurone? Auf der Suche nach Hirnvorgängen, die bei ASS gestört sind, hat u. a. die Spiegelneuron-Hypothese großes Interesse gefunden (vgl. Kap. 2.3, in diesem Band). Spiegelneurone spielen möglicherweise eine Rolle bei «emotionaler Ansteckung», d. h. sie befähigen Individuen, die Intentionen anderer herauszufinden, indem sie deren Handlungen und Emotionen mental simulieren (Ramachandran/ Oberman, 2007). Mit der postulierten Dysfunktion des Spiegelneuron-Netzwerkes könnte ein Erklärungsansatz für die auffälligsten Defizite von Menschen mit ASS gefunden sein: fehlende soziale Kompetenz, fehlende Empathie, aber auch schlechtes Imitieren. Beim Menschen lässt sich (anders als bei Affen, an denen die ursprünglichen Experimente durchgeführt wurden) die Aktivität von Spiegelneuronen nur indirekt untersuchen, da keine Elektroden unmittelbar im Gehirn platziert werden können. Einen solchen indirekten, nicht-invasiven Zugang zur Funktion der Spiegelneurone stellt vermutlich der sog. My-Rhythmus im EEG dar (sprich mü, nach dem griechischen Buchstaben «μ»). Dieser Rhythmus über der motorischen Zentralregion wird jedes Mal unterdrückt (My-Suppression), wenn das Individuum eine willkürliche Bewegung ausführt, z.B. die Hand schließt. Während bei Gesunden eine Hemmung des My-Rhythmus auch bei der Beobachtung von fremden Handbewegungen erfolgt, ist bei Menschen mit ASS diese My-Suppression abgeschwächt, wenn andere Personen bei Bewegungen beobachtet werden. Diese fehlende bzw. abgeschwächte My-Suppression bei ASS wird von einigen Forschern als neurophysiologisches Korrelat der Dysfunktion des Spiegelneuron-Systems interpretiert (Oberman et al., 2005). Interessanterweise ist der Ausprägungsgrad der My-Suppression deutlich korreliert mit der Fähigkeit zur Imitation von Bewegungen und Mimik (Bernier et al., 2007) und mit dem Grad von Vertrautheit mit der beobachteten Person (Oberman et al., 2008). Dieser mögliche Zusammenhang zwischen ASS, Spiegelneuronen und dem My-Rhythmus stellt eine neue denkbare Rationale für das NF dar. Falls die Funktion der Spiegelneuronen nicht vollständig verloren ist, könnte mittels NF die Unterdrückung von My-Wellen trainiert werden, mit dem Ziel, die Spiegelneurone zu reaktivieren und so z.B. das Imitationsvermögen zu verbessern.

4.17.2.2
Komorbidität von Autismus und ADHS

Neben der Kernsymptomatik von ASS können komorbide Symptome einer ADHS eine Indikation für NF sein. Studien legen nahe, dass bei mindestens 40 bis 50 % der Patienten mit ASS zusätzlich eine ADHS vorliegt, obwohl autistische Störungen in den beiden aktuellen Klassifikationssystemen psychischer Störungen (ICD-10 und DSM-IV-TR) als Ausschlußkriterium für die Diagnose eines ADHS bzw. Hyperkinetischen Syndroms gelten. Komorbide hyperkinetische Symptome beeinflussen das klinische Bild von Störungen des autistischen Spektrums stark und ihre Therapie ist daher indiziert (Holtmann et al., 2007a) (s.a. Kap. 1.2). Die klassifikatorische Unmöglichkeit, ASS und ADHS miteinander zu diagnostizieren, hat bis vor einigen Jahren zu einer weitgehenden Vernachlässigung der Erforschung dieser Komorbidität geführt. Dies gilt auch für neurophysiologische Untersuchungen, so dass bisher unklar ist, ob und wie sich autistische Patienten mit und ohne komorbides ADHS in ihren EEG-Profilen voneinander unterscheiden. Als Anhalt und theoretische Grundlage müssen daher vorläufig Befunde aus EEG-Studien bei ADHS dienen (Übersicht in Holtmann/Stadler, 2006).

Die Mehrzahl der Studien zu EEG-Auffälligkeiten bei aufmerksamkeitsgestörten Kindern berichtet, dass ADHS-Patienten im Vergleich zu gesunden Kindern vermehrt langsame Hirnaktivität aufweisen (vgl. die Übersicht bei Barry et al., 2003). Als nützliches Maß gilt das Verhältnis von langsamer zu schneller Aktivität (Theta/Beta-Ratio), das Kinder mit und ohne ADHS voneinander unterscheidet (Monastra et al., 2001). Ein Übermaß frontaler Theta-Aktivität ist der häufigste Befund im Spektrum der EEG-Auffälligkeiten bei ADHS (Chabot/Serfontein, 1996; El-Sayed et al., 2002). Viele Befunde legen nahe, dass eine Dysfunktion des Frontallappens im Sinne einer atypischen Aktivierung ein neurophysiologisches Korrelat von ADHS darstellt (z.B. Pliszka et al., 2000). Innerhalb des Spektrums von QEEG-Befunden haben mehrere Arbeitsgruppen verschiedene neurophysiologische Subtypen von ADHS aufgedeckt, die im Einzelnen durch 1.) hirnelektrische Reifungsverzögerung, 2.) kortikales Hypoarousal und 3.) kortikales Hyperarousal charakterisiert seien (vgl. Barry et al., 2003). Inwieweit sich auch autistische Kinder mit komorbider ADHS diesen Subtypen zuordnen lassen oder ob sie ein abweichendes neurophysiologisches Profil aufweisen, ist noch nicht untersucht.

Langsame kortikale Potenziale. Langsame kortikale Potenziale («slow cortical potentials», SCP) zählen zu den späten ereigniskorrelierten Potenzialen (ab 300 ms nach Stimulus) und spiegeln kognitive Verarbeitungs- und Aktivierungsprozesse wider. Es handelt sich um elektrisch negative oder positive Gleichspannungsverschiebungen des EEGs, die eher träge reagieren und sich über mehrere Sekunden auf- und abbauen (Elbert/Rockstroh, 1987; Birbaumer et al., 1990). Nach Elbert und Rockstroh (1987) stellen die SCP ein neurophysiologisches Korrelat der Aufmerksamkeitsregulation dar; oberflächenpositive SCPs zeigen eine Reduzierung und Hemmung kortikaler Aktivierung (etwa beim Übergang vom Wach- in den Schlafzustand) an, während oberflächennegative Hirnpotenziale auf eine erhöhte Erregbarkeit neuronaler Netzwerke und Mobilisierung zusätzlicher Energiereserven hindeuten. Bisherige Studien zu langsamen Potenzialen bei ADHS haben sich u. a. mit der Contingent Negative Variation (CNV; sog. «Erwartungswelle») befasst. Kinder mit ADHS zeigen im Vergleich zu Kontrollkindern eine «positivere» CNV über frontalen Regionen, was die Hypothese einer reduzierten präfrontalen Aktivierbarkeit stützt (Hennighausen et al., 2000).

4.17.3
Durchführung

Technisch wird NF mittels einer Rückmeldeeinheit realisiert, die EEG-Signale computergestützt so aufbereitet, dass sie dem Patienten unmittelbar kindgerecht rückgemeldet werden. Vor dem Patienten befindet sich der Bildschirm, auf dem die jeweilige Aufgaben erscheinen, während simultan das EEG abgeleitet und über den Bildschirm rückgemeldet wird. Vor Trainingsbeginn kann das aktuelle EEG-Profil des Patienten erfasst werden, um individuelle Schwellenwerte für die Verstärkung festzulegen. Diese werden im Trainingsverlauf permanent angepasst. Die Veränderung des EEGs während des Trainings ist aber nur der erste Schritt: Angestrebt wird die Generalisierung der erzielten Änderungen auf den Alltag der Patienten. Dazu können einige Übungsdurchgänge ohne Rückmeldung durchgeführt werden (Transfer); darüber hinaus wird die Anwendung der Fähigkeit zur Selbstregulation im Alltag, etwa in der Schule, trainiert und verankert. Alle drei Schritte (Selbstregulation mit Feedback, Transfer und Erfahrung der Selbstwirksamkeit im Alltag) sollten in einem Therapieplan enthalten sein.

Trainingsprotokolle für NF bei ASS lassen sich etwas vereinfacht in zwei Vorgehensweisen einteilen: die erste Strategie hat eine verstärkte My-Suppression zum Ziel, die andere strebt eine Veränderung im EEG-Frequenzmuster (mit zum Teil stark am QEEG des einzelnen Patienten orientierten Parametern) an. Bisherige Trainingsprotokolle bei ADHS beinhalteten zum einen das Theta/Beta-Training, bei dem über die Regulation der Aktivität in den Frequenzbändern Theta (Verringerung) und Beta (Steigerung) das Gehirn aktiviert und damit Defizite in der Aufmerksamkeit reduziert werden soll. Zum anderen wird beim sog. SCP-Training eine Veränderung langsamer kortikaler Potenziale angestrebt, die ein neurophysiologisches Korrelat der Aufmerksamkeitsregulation darstellen. Berichte über schwerwiegende oder anhaltende unerwünschte Wirkungen von NF sind bisher nicht bekannt. Selten werden Kopfschmerzen und Müdigkeit beklagt, die offenbar durch die Trainingssituation mit anhaltender Konzentration und damit verbundener muskulärer Anspannung bedingt sind.

4.17.4
Evidenz

4.17.4.1
Effekte von Neurofeedback auf autistische Symptome

Bis in die jüngste Vergangenheit waren die Studien zur Wirksamkeit von NF bei ASS durch zahlreiche methodische Mängel gekennzeichnet: so waren die diagnostischen Kriterien uneinheitlich, die Stichproben klein, es gab keine oder unzureichende Kontrollgruppen und uneinheitliche oder nicht validierte Veränderungsmaße. Von Beginn an wurde zudem nicht klar zwischen Veränderungen der autistischen Kernsymptomatik und begleitenden psychopathologischen Auffälligkeiten, insbesondere komorbider ADHS, unterschieden. In einer ersten Fallbeschreibung zu NF bei einem Mädchen mit High-Functioning-Autismus berichteten Cowan und Markham (1994) positive Effekte eines am QEEG des Mädchens orientierten Frequenztrainings (Suppression von Theta und Alpha, Verstärkung von Beta) auf Aufmerksamkeitsfunktionen (gemessen mit einer neuropsychologischen Testbatterie) und auf «autistisches Verhalten» (im Eltern- und Lehrerurteil). Auch Studien anderer Arbeitsgruppen beschränkten sich zunächst auf Einzelfälle (Sichel et al., 1995) oder Kleingruppen (Scolnick, 2005; Thompson/Thompson, 1995); hier wurden sowohl Verbesserungen im sozialen Kontakt als auch weniger Aufmerksamkeitsprobleme beschrieben. Indes lassen diese Arbeiten aufgrund ihrer methodischen Schwächen keine seriösen Schlussfolgerungen zu. Mittlerweile liegen drei kontrollierte Studien vor, deren methodisches Niveau allerdings unterschiedlich ist.

Obwohl die Untersuchung von Jarusiewicz (2002) die erste Studie mit einem Kontrollgruppendesign für NF bei ASD ist, weist sie gravierende methodische Schwächen auf. Die Studie soll trotz ihrer Mängel kurz vorgestellt werden: zum einen, da ihre Resultate in zahlreichen populärwissenschaftlichen Veröffentlichungen und Internetforen als Beleg für die Wirksamkeit von NF bei ASS angeführt werden; zum anderen, um exemplarisch methodische Probleme von NF-Studien zu verdeutlichen. In der Studie kamen vier verschiedene NF-Protokolle zur Anwendung, die jeweils am QEEG und an der klinischen Symptomatik der Patienten orientiert waren (sog. «assessment-guided» oder adaptives NF). Die Rationale für die individuelle Zuweisung zu einem Trainingsprotokoll ist nicht evidenzbasiert, kaum nachvollziehbar oder replizierbar, entspricht aber dem Vorgehen in zahlreichen (US-amerikanischen) NF-Behandlungszentren. Die Autorin berichtet zwar die Diagnosen der 40 Teilnehmer, die verwandten diagnostischen Instrumente sind aber nicht benannt. Das Vorgehen bei der Aufteilung der Teilnehmer ist unklar, so dass nicht nachvollzogen werden kann, ob die Patienten randomisiert der NF-Bedingung und der Warte-Kontrollgruppe zugeordnet wurden. Die geplanten 20 Sitzungen wurden nur von 12 der 20 Teilnehmer in der Feedback-Gruppe komplett absolviert. Bei der Berechnung der Effekte werden nur diese 12 Patienten und die Kontrollprobanden berücksichtigt; die letzten verfügbaren Daten der Abbrecher wurden nicht in die Auswertung einbezogen, etwa i. S. einer «Last-Observation-Carried-Forward» (LOCF). Als einziges Veränderungsmaß fungiert das Elternurteil mittels der Autism Treatment Evaluation Checklist (ATEC, Rimland/Edelson, 2000). Für dieses Instrument liegen keine publizierten Studien zur Reliabilität und Validität vor, ihre Sensitivität für Veränderungen ist eher gering. Aus diesen Gründen hat die Skala auch keine weite Verbreitung gefunden. Erwartungen der Eltern an die Effektivität der Therapie wurden nicht erfasst, so dass der Einfluss von «consumer satisfaction» auf die Ergebnisse nicht ausgeschlossen werden kann. Die genannten Mängel mindern stark die Aussagekraft der beobachteten Reduktion des ATEC-Gesamtscores um 26 % (im Vergleich zu einer Minderung von 3 % in der Kontrollgruppe). Effektstärken werden von der Autorin nicht berichtet; die klinische Relevanz der Veränderungen ist kaum beurteilbar.

Die Studie von Coben und Padolsky (2007)

sieht sich in der Tradition der Arbeit von Jarusiewicz und teilt mit ihr trotz des sorgfältigeren Design zahlreiche methodische Mängel. Auch hier erfolgte ein «adaptives» NF mit dem Ziel einer Reduktion von lokaler Hyperkonnektivität, orientiert an individuellen QEEG-Parametern. Die Veränderungsmaße wurden ergänzt um neuropsychologische Verfahren zum Erfassen von Aufmerksamkeit und Impulsivität, sowie um eine (methodisch fragwürdige) Infrarot-Messung. Die Autoren berichten eine Reduktion des ATEC-Gesamtwertes um 40 % und eine verminderte Hyperkonnektivität bei 76 % der NF-Teilnehmer.

Als am überzeugendsten können derzeit die Bemühungen der Arbeitsgruppe um Jaime Pineda gelten. Ihre bisherigen zwei NF-Studien, die in einer gemeinsamen Publikation dargestellt werden (Pineda et al., 2008), zielen darauf ab, über eine verbesserte Suppression des My-Rhythmus (als postuliertes Korrelat dysfunktionaler Spiegelneurone) Veränderungen autistischer Symptome zu bewirken, insbesondere der Imitationsfähigkeit. In einer ersten kleinen, kontrollierten Pilotstudie konnte nach 15 Stunden NF (mit dem Ziel, Aktivität im Bereich von 8–13 Hz über der rechten Zentralregion zu verstärken) eine «Reaktivierung» der zuvor abgeschwächten My-Suppression belegt werden, d. h. dass nun auch bei der Beobachtung der Bewegung fremder Personen eine Abnahme des My-Rhythmus messbar war. Allerdings konnte dieser Effekt und die daran gekoppelte bessere Imitationsfähigkeit auch in der Kontrollbedingung nachgewiesen werden. In einer zweiten, methodisch sorgfältigen Studie an einer Stichprobe von 19 Probanden mit High-Hunctioning-Autismus in einem randomisierten, doppelblinden Design konnten die Effekte auf die Imitationsfähigkeit nicht repliziert werden, trotz verbesserter My-Suppression allein in der Experimentalgruppe. Es fanden sich positive Effekte auf autistische Symptome, allerdings nur erfasst im Elternurteil mittels ATEC. Beide Studien von Pineda belegen aber Effekte des NFs auf ADHS-Symptome, gemessen mit einer neuropsychologischen Testbatterie (TOVA).

4.17.4.2
Effekte von Neurofeedback auf ADHS-Symptome

Die sorgfältige Lektüre der bisher publizierten Studien zu NF bei ASS legt nahe, dass es sich bei den berichteten Effekte vielfach eher um eine Besserung komorbider ADHS-Symptome handelt, als um eine Änderung der autistischen Kernsymptomatik. In keiner Publikation wurde aber eine komorbide ADHS bei der diagnostischen Einordnung der jeweiligen Stichproben erfasst. Möglicherweise liegt die eigentliche Stärke des NFs bei ASS aber im Bereich dieser Komorbidität. In Ermangelung von Studien, die gezielt die ADHS-Thematik bei Probanden mit ASS untersuchen, soll kurz auf die Effekte von NF bei Patienten mit ADHS (ohne komorbide ASS) eingegangen werden; die Studienlage ist hier wesentlich breiter und methodisch der NF-Forschung bei ASS um sicherlich 10 Jahre voraus. Bei aller Vorsicht kann festgehalten werden, dass sich die Datenlage zur Wirksamkeit von NF bei ADHS in den vergangenen Jahren deutlich verbessert hat (Holtmann/Stadler, 2006). Die durch das Feedback erreichten kurzfristigen Verbesserungen entsprachen in mehreren kontrollierten Studien denen einer Stimulanzien-Behandlung, sowohl hinsichtlich der Kern-Symptomatik als auch auf neuropsychologischer Ebene. Im Hinblick auf die entscheidende Frage, ob durch NF Effekte erzielt werden können, die über diejenigen einer medikamentösen Stimulanzientherapie hinausgehen oder ihnen zumindest gleichwertig sind, ist eine Studie von Monastra und Mitarbeitern aus dem Jahr 2002 am überzeugendsten. Diese Studie konnte – bei gleicher Wirksamkeit auf die Kernsymptomatik – erstmals Effekte von NF bei ADHS belegen, die über diejenigen von Methylphenidat hinausgingen. Die Vorzüge des Feedbacks lagen in der Normalisierung von EEG-Parametern und in der Wirksamkeit auf der Verhaltensebene über die Trainingsphase hinaus, während die Methylphenidat-Effekte nur vorübergehend und nach dem Absetzen nicht mehr nachweisbar waren.

Erste eigene Erfahrungen aus zwei Pilotstudien (Holtmann et al., 2007b; Holtmann et al., 2008) konnten die Überlegenheit von NF über ein computergestütztes Aufmerksamkeitstraining und über ein Konzentrationstraining in Kleingruppen belegen. Neuropsychologische Untersuchungen und die Einschätzungen von Eltern und Lehrern deuten darauf hin, dass insbesondere die Impulsivität der ADHS-Kinder nach dem NF im Vergleich zu den Kontrollbedingungen signifikant verbessert war. Untersuchungen von Strehl et al. (2006) belegen, dass sowohl das sog. Frequenz-Feedback (mit dem Ziel der Verminderung langsamer Theta-Aktivität und der Verstärkung schneller Beta-Aktivität) als auch das Feedback langsamer kortikaler Potentiale (SCP-Feedback) positive Effekte auf ADHS-Symptome haben, die noch 6 Monate nach Trainingsende anhielten. Mittels funktioneller Kernspintomographie lässt sich die Wirkung des NFs auf die Hirnfunktion sichtbar machen: Während Hirnregionen, die für die Verhaltenshemmung zuständig sind (z. B. anteriores Cingulum), bei Kindern mit ADHS in der Regel unteraktiviert sind, zeigte sich nach dem NF-Training eine Normalisierung dieser Schlüsselregionen für Impulskontrolle (Lévesque et al., 2006).

Basierend auf dem heutigen Wissensstand kann davon ausgegangen werden, dass NF künftig ein weiterer Baustein in der Behandlung von Kindern mit ADHS-Symptomen im Rahmen eines multimodalen Behandlungskonzeptes werden wird. Inwieweit dies auch für autistische Kinder mit komorbider ADHS gelten kann, bleibt abzuwarten. Die verfügbaren Daten sind allerdings ermutigend.

4.17.5
Ausblick

Künftigen Studien zu NF bei ASS bleibt eine Vielzahl an Fragen und Herausforderungen. Bisherige Arbeiten ließen oft eine evidenzbasierte elektrophysiologische Rationale der gewählten Feedback-Protokolle vermissen. Die untersuchten Stichproben waren meist unzureichend diagnostisch charakterisiert. Eine standardisierte Diagnostik mittels diagnostischen Verfahren erster Wahl (ADI-R/ADOS, s. Kap. 3.1) wie in der Arbeit von Pineda et al. (2008) sollte selbstverständlich sein. Bisher ist unklar, inwieweit die berichteten Effekte auf autistische Symptome einer genaueren Überprüfung standhalten. Notwendig sind daher Studien mit validierten Veränderungsmaßen, die Eltern-, Lehrer- und Expertenurteile berücksichtigen. Die Komorbidität von ASS und ADHS bedarf einer stärkeren Beachtung. Die künftige Forschung kann hier von den verfügbaren sorgfältigen Studien im Bereich der ADHS profitieren, um dort bereits etablierte Behandlungsprotokolle und Studiendesigns auch bei autistischen Probanden mit zusätzlichen ADHS-Symptomen zu erproben. Es fehlen angemessene Nachuntersuchungen von NF bei ASS, um die spezifische Langzeitwirkung des Feedbacks und die Notwendigkeit von Auffrischungssitzungen beurteilen zu können. Erst dann scheint auch eine Beurteilung der ökonomischen Aspekte des EEG-Feedbacks sinnvoll, das in der Trainingsphase mit einem hohem Betreuungsaufwand verbunden ist. Ausgehend von der derzeitigen Studienlage ist noch nicht abschließend geklärt, ob die berichteten kognitiven und Verhaltensänderungen bei ASS und die Modifikation neurophysiologischer Parameter spezifisch auf dem NF an sich beruhen oder auf Faktoren zurückzuführen sind, die eher mit unspezifischen Begleitumständen dieses Verfahrens zusammenhängen. Denkbar ist etwa ein positiver Effekt des Trainingskontextes: Die längerfristige regelmäßige Teilnahme an einer strukturierten Lernsituation und die Kontakte zu einem motivierten und motivierenden Therapeuten («individual tutoring») entfalten möglicherweise eine vom eigentlichen NF unabhängige Placebo-Wirkung. Ähnliches gilt für den operant-verhaltenstherapeutischen Aspekt des Trainings und die damit verbundenen Erfolgserlebnisse für die Patienten sowie für die Erwartungshaltung der Patienten und ihrer Eltern. Notwendig scheint daher der Vergleich des NFs mit wirksamen Therapien, die einen ähnlichen zeitlichen Umfang haben und das gleiche Maß an Zuwendung beinhalten.

4.14.6
Weiterführende Literatur

Heinrich, H.; Gevensleben, H.; Strehl, U.: Annotation: neurofeedback – train your brain to train behaviour. Journal of Child Psychology and Psychiatry, 48 (2007): 3–16.

Holtmann, M.; Stadler, C.; Leins, U.; Strehl, U.; Birbaumer, N.; Poustka, F.: Neurofeedback in der Behandlung der Aufmerksamkeitsdefizit-Hyperaktivitätsstörung (ADHS) bei Kindern und Jugendlichen. Zeitschrift für Kinder- und Jugendpsychiatrie, 32 (2004): 187–200.

Rief, W.; Birbaumer, N. (Hrsg): Biofeedback. Grundlagen, Indikationen, Kommunikation, praktisches Vorgehen in der Therapie (2. Aufl.). Schattauer, Stuttgart, New York, 2006.

4.14.7
Literatur

Barnea-Goraly, N.; Kwon, H.; Menon, V.; Eliez, S.; Lotspeich, L.; Reiss, A.L.: White matter structure in autism: preliminary evidence from diffusion tensor imaging. Biological Psychiatry, 55 (2004): 323–326.

Barry, R.J.; Clarke, A.R.; Johnstone, S.J.: A review of electrophysiology in attention-deficit/hyperactivity disorder: I. Qualitative and quantitative electroencephalography. Clinical Neurophysiology, 114 (2003): 171–183.

Belmonte, M.K.; Allen, G.; Beckel-Mitchener, A.; Boulanger, L.M.; Carper, R.A.; Webb, S.J.: Autism and abnormal development of brain connectivity. Journal of Neuroscience, 24 (2004): 9228–9231.

Bernier, R.; Dawson, G.; Webb, S.; Murias, M.: EEG mu rhythm and imitation impairments in individuals with autism spectrum disorder. Brain and Cognition, 64 (2007): 228–237.

Birbaumer, N.; Elbert, T.; Canavan, A.G.; Rockstroh, B.: Slow potentials of the cerebral cortex and behavior. Physiological Reviews, 70 (1990): 1–41.

Bölte, S.; Hubl, D.; Dierks, T.; Holtmann, M.; Poustka, F.: An fMRI-Study of Locally Oriented Perception in Autism: Altered Early Visual Processing of the Block Design Test. Journal of Neural Transmission, 115 (2008): 545–552.

Chabot, R.J.; Serfontein, G.: Quantitative electroencephalographic profiles of children with attention deficit disorder. Biological Psychiatry, 40 (1996): 951–963.

Coben, R.; Clarke, A.R.; Hudspeth, W.; Barry, R.J.: EEG power and coherence in autistic spectrum disorder. Clinical Neurophysiology, 119 (2008): 1002–1009.

Coben, R.; Padolsky, I.: Assessment-Guided Neurofeedback for Autistic Spectrum Disorder. Journal of Neurotherapy, 11 (2007): 5–23.

Cowan, J.; Markham, L.: EEG Biofeedback for the attention problems of autism: A case study. Presented at the Annual Meeting of the Association for Applied Psychophysiology and Biofeedback, 1994.

Elbert, T.; Rockstroh, B.: Threshold regulation – a key to the understanding of the combined dynamics of EEG and event related potentials. Journal of Psychophysiology, 4 (1987): 317–333.

El-Sayed, E.; Larsson, J.; Persson, H.E.; Rydelius, P.A.: Altered cortical activity in children with attention-deficit/hyperactivity disorder during attentional load task. Journal of the American Academy of Child and Adolescent Psychiatry, 41 (2002): 811–819.

Hennighausen, K.; Schulte-Körne, G.; Warnke, A.; Remschmidt, H.: Contingent Negative Variation (CNV) bei Kindern mit hyperkinetischer Störung – eine experimentelle Untersuchung mittels des Continuous Performance Test (CPT). Zeitschrift für Kinder- und Jugendpsychiatrie und Psychotherapie, 28 (2000): 239–246.

Holtmann, M.; Bölte, S.; Poustka, F.: ADHD Symptoms in PDD: Association with Autistic Behaviour Domains and Coexisting Psychopathology. Psychopathology, 40 (2007a): 172–127.

Holtmann, M.; Grasmann, D.; Schäfer, B.; Stadler, C.; Poustka, F.: Does Neurofeedback specifically improve impulsivity in ADHD? – Evidence from two prospective randomized studies. 2nd meeting of the Society for Applied Neuroscience. May 7–11, 2008. Seville. Revista Espanola de Neuropsicologia, 11 (2008): 44 (abstract).

Holtmann, M.; Stadler, C.: Electroencephalographic-biofeedback for the treatment of attention-deficit/hyperactivity disorder in childhood and adolescence. Expert Review of Neurotherapeutics, 6 (2006): 533–540.

Holtmann, M.; Stadler, S.; Zepf, F.; Hager, V.; Panzner, N.; Poustka, F.: Specific effects of neurofeedback on impulsivity in ADHD: evidence from a prospective randomized pilot study. Poster. 1st international Congress on ADHD. Würzburg. Journal of Neural Transmission, 114 (2007b): LIX (abstract).

Jarusiewicz, B.: Efficacy of neurofeedback for children in the Autistic Spectrum: A Pilot Study. Journal of Neurotherapy, 6 (2002): 39–49.

Koshino, H.; Kana, R.K.; Keller, T.A.; Cherkassky, V.L.; Minshew, N.J.; Just, M.A.: fMRI investigation of working memory for faces in autism: visual coding and underconnectivity with frontal areas. Cerebral Cortex, 18 (2008): 289–300.

Lévesque, J.; Beauregard, M.; Mensour, B.: Effect of neurofeedback training on the neural substrates of selective attention in children with attention-deficit/hyperactivity disorder: a functional magnetic resonance imaging study. Neuroscience Letters, 394 (2006): 216–221.

Monastra, V. J.; Lubar, J. F.; Linden, M.: The development of a quantitative electroencephalographic scanning process for attention deficit-hyperactivity disorder: reliability and validity studies. Neuropsychology, 15 (2001): 136–144.

Monastra, V. J.; Monastra, D. M.; George, S.: The effects of stimulant therapy, EEG biofeedback, and parenting style on the primary symptoms of attention-deficit/hyperactivity disorder. Applied Psychophysiology and Biofeedback, 27 (2002): 231–249.

Murias, M.; Webb, S. J.; Greenson, J.; Dawson, G.: Resting state cortical connectivity reflected in EEG coherence in individuals with autism. Biological Psychiatry, 62 (2007): 270–273.

Oberman, L. M.; Ramachandran, V. S.; Pineda, J. A.: Modulation of mu suppression in children with autism spectrum disorders in response to familiar or unfamiliar stimuli: the mirror neuron hypothesis. Neuropsychologia, 46 (2008): 1558–1565.

Oberman, L. M.; Hubbard, E. M.; McCleery, J. P.; Altschuler, E. L.; Ramachandran, V. S.; Pineda, J. A.: EEG evidence for mirror neuron dysfunction in autism spectrum disorders. Brain Research: Cognitive Brain Research, 24 (2005): 190–198.

Pineda, J. A.; Brang, D.; Hecht, E.; Edwards, L.; Carey, S.; Bacon, M.; Futagaki, C.; Suk, S.; Tom, J.; Birnbaum, C.; Rork, A.: Positive behavioral and electrophysiological changes following neurofeedback training in children with autism. Research in Autism Spectrum Disorders, 2 (2008): 557–581.

Pliszka, S. R.; Liotti, M.; Woldorff, M. G.: Inhibitory control in children with attention-deficit/hyperactivity disorder: event-related potentials identify the processing component and timing of an impaired right-frontal response-inhibition mechanism. Biological Psychiatry, 48 (2000): 238–246.

Ramachandran, V. S.; Oberman, L. M.: Der blinde Spiegel Autismus. Spektrum der Wissenschaft, April (2007): 43–49.

Rimland, B.; Edelson, S. M.: Autism treatment evaluation checklist (ATEC), 2000. [autism.com/ari/atec/index.htm]

Scolnick, B.: Effects of electroencephalogram biofeedback with Asperger's syndrome. International Journal of Rehabilitation Research, 28 (2005): 159–163.

Sichel, A. G.: Positive outcome with neurofeedback treatment in a case of mild autism. Journal of Neurotherapy, 1 (1995): 60–64.

Singer, W.; Engel, A. K.; Kreiter, A.; Munk, M. H. J.; Neuenschwander, S.; Roelfsema, P. R.: Neuronal assemblies: necessity, signature and detectability. Trends in Cognitive Sciences, 1 (1997): 252–261.

Sterman, M. B.: Physiological origins and functional correlates of EEG rhythmic activities: implications for self-regulation. Biofeedback and Self Regulation, 21 (1996): 3–33.

Strehl, U.; Leins, U.; Goth, G.; Klinger, C.; Hinterberger, T.; Birbaumer, N.: Self-regulation of slow cortical potentials: a new treatment for children with attention-deficit/hyperactivity disorder. Pediatrics, 118 (2006): 1530–1540.

Thompson, L.; Thompson, M.: Exceptional Results with ‹Exceptional Children›. Presentation at the Annual Conference of the Society for the Study of Neuronal Regulation, 1995.

Zschocke, S.: Klinische Elektroenzephalopgraphie. Springer, Berlin, Heidelberg, New York, 1995.

4.18
Bewegung, Spiel und Sport

Bernd Banik

4.18.1
Einleitung

Bieten Bewegung, Spiel und Sport auch für Menschen mit Autismus-Spektrum-Störungen (ASS) ein sinnvolles Handlungsfeld? Passen die Aufgabenstellungen und die damit verbundenen Sinn-, Wert- und Normorientierungen von Bewegung, Spiel und Sport zu ihrem Denken, Fühlen, Wollen und Handeln? Auf den ersten Blick erschließt sich der Nutzen von Sport für Menschen mit ASS nicht, denn sportliches Bewegen fordert Handlungen, die:

- zielgerichtet und zunächst zu lernen und zu üben sind,
- oft nur mit Training zu erbringen sind,
- häufig nur mit erheblichen Anstrengungen (physisch und psychisch) möglich sind,
- situationsangemessene Entscheidungen und damit passende Situationseinschätzungen voraussetzen,
- mit passendem Timing zu initiieren, aufrechtzuerhalten und zu beenden sind,
- mit den Handlungen anderer abzustimmen sind,
- Teamfähigkeit fordern,
- Regelkenntnis und Regelbeachtung voraussetzen.

Bei autistischen Menschen fehlen scheinbar einige dieser wesentlichen Voraussetzungen. Erfahrungen und Ergebnisse aus dem Netzwerk NETSITUA und anderen Modellinitiativen zeigen dagegen, wie Bewegung, Spiel und Sport sinnvoll in die Lebenswelten von Menschen mit ASS eingebracht werden können (s. 4.18.2).

4.18.2
Sport als Therapie

Wie alle anderen Therapieansätze für Menschen mit ASS führt auch die Sporttherapie nicht zu einer Heilung. Hinzu kommt, dass sporttherapeutische Intervention nicht bei allen autistischen Menschen durchführbar ist, z. B. nicht bei solchen Betroffenen mit einer sehr ausgeprägten autistischen Symptomatik und starken Tendenzen zur Autoaggression. Beides zusammen – fehlende Heilungsaussicht und ein eingeschränkter Adressatenkreis – sollte jedoch nicht die Bemühungen verringern, die Förderpotenziale von Bewegung, Spiel und Sport für autistische Menschen weiter zu erschließen und zu nutzen. Die Anregung dazu ist Hauptanliegen dieses Beitrags.

4.18.2.1
Der gesetzliche Auftrag

Eine wichtige Grundlage für das Angebot von Sport – auch für autistische Menschen – hat der Gesetzgeber formuliert. Nach dem neuen Sozialgesetzbuch IX (Rehabilitation und Teilhabe) von 2001 und seinen Ausführungsbestimmungen von 2003 gehören der Rehabilitationssport und das Funktionstraining zu den *Ergänzenden*

Leistungen der Rehabilitation (SGB IX § 44 Abs.1 Nr. 3 u. 4). Nach § 2 der Rahmenvereinbarung über den Rehabilitationssport und das Funktionstraining vom 1. Oktober 2003 wirkt Rehabilitationssport «mit den Mitteln des Sports und sportlich ausgerichteter Spiele ganzheitlich auf die behinderten und von Behinderung bedrohten Menschen, die über die notwendige Mobilität sowie physische und psychische Belastbarkeit für Übungen in der Gruppe verfügen, ein ... Ziel ist, ihre Ausdauer und Kraft zu stärken, Koordination und Flexibilität zu verbessern, das Selbstbewusstsein insbesondere auch von behinderten oder von Behinderung bedrohten Frauen und Mädchen zu stärken und Hilfe zur Selbsthilfe zu bieten ...» (Schüle/Huber, 2004, 24 f.).

4.18.2.2
Zur Terminologie

Der Einsatz von Bewegung, Spiel und Sport im Rahmen von Maßnahmen zur Prävention und Rehabilitation für unterschiedliche Adressatengruppen ist in den vergangenen Jahren durch quantitative und qualitative Steigerungen gekennzeichnet. Das Spektrum der Adressatengruppen für Bewegungs-, Spiel- und Sportangebote erweiterte sich deutlich. Die Sporttherapie als Verbindung von Sportwissenschaft, Medizin und Rehabilitationswissenschaften entwickelte sich zu einem wichtigen Baustein der medizinischen Prävention und Rehabilitation.

«*Sporttherapie* ist eine bewegungstherapeutische Maßnahme, die mit geeigneten Mitteln des Sports gestörte körperliche, psychische und soziale Funktionen kompensiert, regeneriert, Sekundärschäden vorbeugt und gesundheitlich orientiertes Verhalten fördert. Sie beruht auf biologischen Gesetzmäßigkeiten, bezieht besonders Elemente pädagogischer, psychologischer und soziotherapeutischer Verfahren ein und versucht, eine überdauernde Gesundheitskompetenz zu erzielen» (Schüle/Deimel, 1990, zitiert nach Schüle/Huber, 2004, S. 23). Nach Schüle und Huber (2004) ist Sporttherapie eine Variante der Bewegungstherapie: «*Bewegungstherapie* ist ärztlich indizierte und verordnete Bewegung, die vom Fachtherapeuten geplant und dosiert, gemeinsam mit dem Arzt kontrolliert und mit dem Patienten alleine oder in der Gruppe durchgeführt wird». Diese Definitionen von Sport- und Bewegungstherapie stimmen überein mit der Terminologie des DVGS (Deutscher Verband für Gesundheitssport und Sporttherapie; dvgs.de).

4.18.2.3
Formen/Verfahren

Schüle und Huber (2004) unterscheiden zwischen allgemeiner und spezieller Sporttherapie: «Die Sporttherapie unterliegt je nach Indikation und Einsatzfeld einem *speziellen* (engeren) oder *allgemeinen* (weiteren) Therapiebegriff. Die speziellen Maßnahmen beziehen sich auf die spezifischen Defizite *(impairments)* und Aktivitätsstörungen *(activities)* der Einzelperson (etwa nach einem Bandscheibenprolaps). Der allgemeinen Sporttherapie liegen eher psychosoziale Aspekte zugrunde. Sie orientiert sich weit mehr am *Handicap* und der *Partizipation*, d. h. an der noch vorhandenen Desintegration. Insofern kommen hier Elemente aus der Soziomotorik im Sinne der Verbesserung der *Lebensqualität* und des *Wohlbefindens* zum Einsatz. Dieser Schritt stellt schwerpunktmäßig einen Beitrag zur sozialen Integration und ggf. zur beruflichen Wiedereingliederung dar» (S. 25). Die Einzelfallstudien im Rahmen der weiter unten dargestellten Angebote des Netzwerkes NETSITUA lassen sich als spezielle, die anderen Angebote (Familiensport und MAut) im Sinne dieser Klassifikation eher als allgemeine Sporttherapie ansehen (s. 4.18.3).

4.18.2.4
Wirkprinzipien

Sporttherapie ist ein mehrdimensionales Vorgehen (siehe **Abb. 4.18.1**): «welches sowohl funktionelle als auch psychosoziale und pädagogische

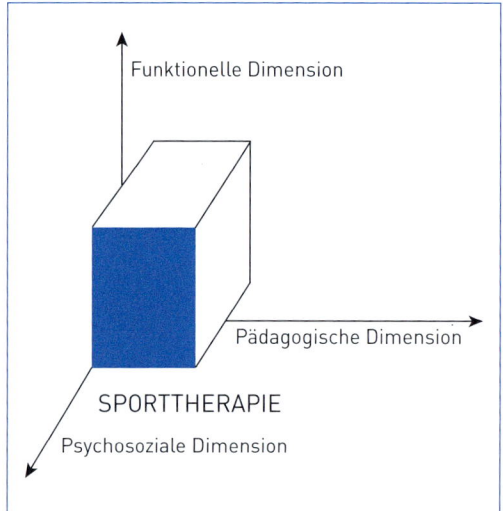

Abbildung 4.18.1: Mehrdimensionalität der Sporttherapie (nach Huber/Schüle, 2004, S.3)

Ziele verwirklicht. Die Mehrdimensionalität bezieht sich auf die Vorgehens- und Wirkungsweise; das Zusammenspiel der 3 Dimensionen (…) ermöglicht therapeutische Wirksamkeit (…)» (Schüle/Huber, 2004, S. 3).

Die Mehrdimensionalität impliziert auch eine Abkehr von dem in der Vergangenheit dominierenden Trainingsparadigma, bei dem allein körperlicher Aktivität (die idealtypischerweise im Sport realisiert wurde) gesundheitliche Wirkung im Sinne einer Therapie zugeschrieben wurde. Sporttherapie hat jedoch nicht nur trainingsbezogene Wirkungen, sondern erweist sich gerade angesichts des Panoramawandels der chronischen Erkrankungen als hervorragender Lernort, der geeignet ist, einen gesundheitsorientierten Lebensstil zu vermitteln. Daraus ergibt sich auch, dass eine ausschließlich trainingswissenschaftlich-sportmedizinische Begründung diesem Verständnis von Sporttherapie nicht angemessen wäre.

4.18.2.5
Diagnostik

Sporttherapeutische Maßnahmen stellen komplexe Beanspruchungen für den Menschen dar. Daher ist a priori in jedem Fall eine funktions- und fähigkeitsorientierte Diagnostik angezeigt. Sie soll klären, ob gravierende gesundheitliche Gründe vorliegen, die gegen eine Teilnahme an einem sporttherapeutischen Angebot sprechen. Nähere Ausführungen dazu liefert Wydra (2004). Das von ihm empfohlene sequenzielle Diagnoseschema nach Bös et al. (1992) wird in **Abbildung 4.18.2** dargestellt.

Neben einer Diagnostik zur körperlichen Belastbarkeit im Hinblick auf die motorischen Hauptbeanspruchungsformen – Ausdauer, Kraft, Beweglichkeit, Schnelligkeit und Koordination – ist für die Planung, Durchführung und Auswertung eines sporttherapeutischen Angebots das körper- und bewegungsbezogene Erleben und Verhalten der Adressaten von Bedeutung. Einen Überblick zur Diagnose und der Erhebung von Veränderungen des psychischen und psychosozialen Verhaltens bietet Hölter (2004). Hier werden vor allem erprobte und bewährte Verfahren der Beobachtung und Befragung eingesetzt.

4.18.2.6
Besonderheiten im Bereich der Motorik bei autistischen Menschen

Bei Menschen mit Störungen aus dem autistischen Spektrum liegen häufig und nicht selten überdauernde motorische Entwicklungsstörungen vor. Diese beziehen sich sowohl auf grob- als auch auf feinmotorische und integrative Funktionen: Greifen, Krabbeln, Sitzen, Laufen, Mangel an Körperbeherrschung, ganzheitlicher Bewegungsablauf, Kontrolle des Krafteinsatzes und geringer Muskeltonus, Visuomotorik, Auffälligkeiten des Ganges, Schwerfälligkeit und Ungeschicklichkeit, Initiierung und Aufrechterhaltung von Bewegungen (z. B. DeMyer et al., 1972; Minshew et al., 1997). Es ist davon auszugehen,

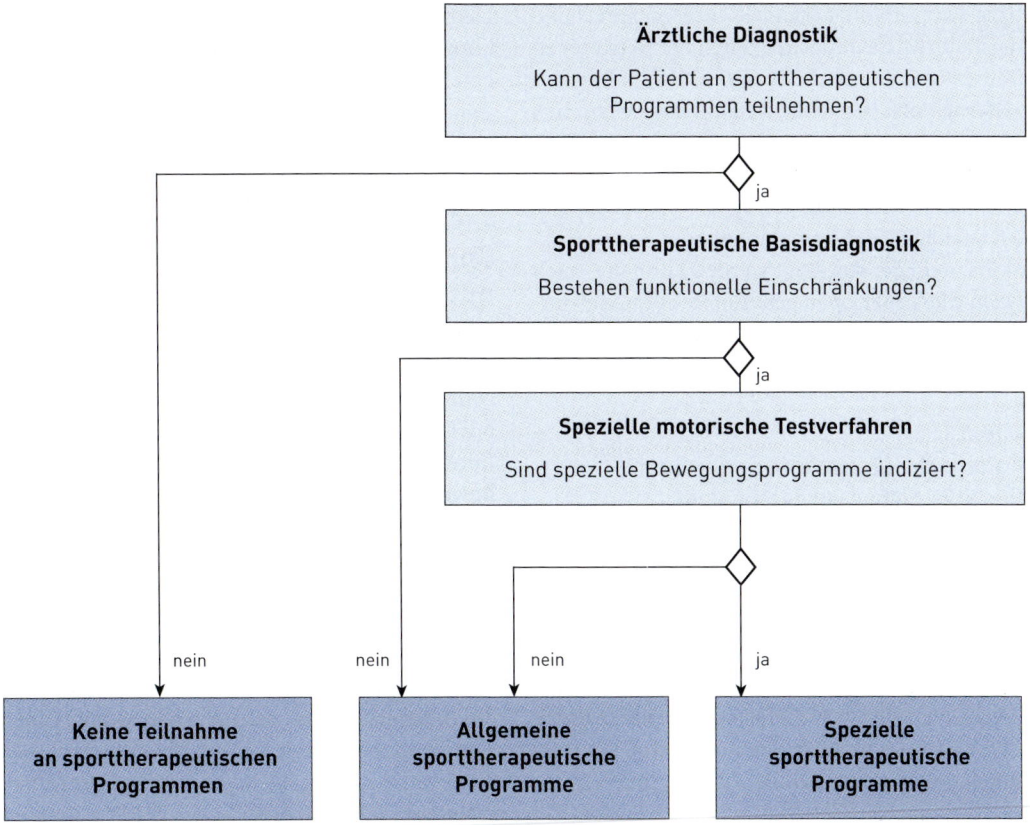

Abbildung 4.18.2: Diagnoseschema

dass durch motorische Defizite auch eine günstigere Entwicklung in anderen Bereichen (perzeptiv, kognitiv-sprachlich, emotional-sozial) behindert wird. Ein bedeutsames Ziel der Sporttherapie mit autistischen Menschen ist die Verringerung bzw. Beseitigung der genannten motorischen Auffälligkeiten.

4.18.2.7
Indikation und Leitfragestellung

Sporttherapeutische Interventionen können prinzipiell bei allen Menschen mit ASS vorgenommen werden, ausgenommen:

- Personen mit ausgeprägter autistischer Symptomatik sowie komorbider Auto- oder Fremdaggression,
- Personen, die aufgrund ihres gesundheitlichen Status nicht Belastungen, wie sie im Rahmen von sporttherapeutischen Maßnahmen auftreten, ausgesetzt werden dürfen (s. 4.18.2.5).

Am Beginn des Anliegens, die Förderpotenziale von Bewegung, Spiel und Sport für Menschen mit ASS zu erschließen, steht als Leitfragestellung: «Welche wie betriebene Bewegungs-, Spiel-Sportaktivität bietet wem (welchem autistischen Menschen mit welchen Merkmalen) bei welcher (didaktisch-methodischen) Vorgehensweise (warum) welche Förder-/Entwicklungsperspektiven?»

Mit dieser Fragestellung wird der Tatbestand berücksichtigt, dass «es sich beim Autismus um ein sehr heterogenes Störungsbild mit vielfältiger Komorbidität handelt und entsprechend die Bedürfnisse und Fähigkeiten der Betroffenen immens variieren» (Bölte et al., 2005, S. 70). Der Heterogenität im Adressatenkreis «Menschen mit Autismus» kann durch die vielfältigen Möglichkeiten heutiger Bewegungs-, Spiel und Sportaktivitäten Rechnung getragen werden. Es gibt ein reichhaltiges Angebot lohnender Bewegungsaktivitäten, die bewältigt werden können – auch wenn die weiter oben genannten Voraussetzungen für sportliches Handeln nicht umfassend erfüllt werden.

4.18.2.8
Autistische Menschen: in der Sporttherapie bisher vernachlässigt

Menschen mit ASS bleiben in den einschlägigen Publikationen im deutschen Sprachraum zur Sport- bzw. Bewegungstherapie, zum Präventions- bzw. Rehabilitationssport, zum Sport mit Sondergruppen und auch in der Literatur zur Psychomotorik bzw. Motopädagogik nahezu unerwähnt. Dementsprechend fehlen Daten zur Wirksamkeit sporttherapeutischer Interventionen für diesen Adressatenkreis.

Auch im Indikationskatalog zur Sporttherapie von Schüle und Huber (2004) werden Menschen mit ASS nicht genannt. Dem Katalog liegt die Internationale Klassifikation der Funktionsfähigkeit, Behinderung und Gesundheit (ICF) zugrunde. Berücksichtigt haben die Autoren dabei jene Krankheits- und Behinderungsarten, «bei denen empirische Belege für die Wirksamkeit sporttherapeutischer Interventionen vorliegen und deren Anwendung in der Prävention, als Heilmittel und in der Rehabilitation verbreitet ist» (S. 297).

Die Ergebnisse der Fallstudien aus dem Projekt NETSITUA (s. 4.18.3) und die nicht geringe Zahl von potenziellen Adressaten für sporttherapeutische Angebote lassen es als geboten erscheinen, Bewegung, Spiel und Sport vermehrt für Menschen mit ASS bereitzustellen und zu dokumentieren, welche Förderpotenziale damit verbunden sind. «Legt man die Schätzungen internationaler Studien zugrunde, können in Deutschland bis zu 160 000 Menschen an frühkindlichem Autismus und weitere 320 000 an einer anderen autistischen Störung erkrankt sein» (Bölte et al., 2004, S. 79). Dabei handelt es sich um eine eher konservative Schätzung.

4.18.3
Sporttherapie für Menschen mit Autismus: Das Münchner Modell NETSITUA

2002 wurde in München mit dem Aufbau von NETSITUA begonnen: einem NETzwerk zur Entwicklung, Erprobung und Evaluation von Bewegungs-, Spiel- und Sport SITUAtionen bei Autismus. **Abbildung 4.18.3** stellt im Überblick die Teilkomponenten des Netzwerkes dar.

Wesentliche Funktionen von NETSITUA sind die Entwicklung eines Bewegung, Spiel und Sport integrierenden Lebensstils, die Förderung des Austausches und der Beratung wichtiger Bezugspersonen (Eltern, Lehrer, Therapeuten) und die Ausbildung von Bewegungspädagogen (-therapeuten).

4.18.3.1
Angebotsentwicklung

Für die Bearbeitung der Leitfragestellung und der damit notwendig verbundenen ersten Erkundung der Möglichkeiten des Angebots von Bewegung, Spiel und Sport für Menschen mit ASS sind Fallstudien eine geeignete explorative empirische Strategie (vgl. Brügelmann, 1982). Dies unter anderem, weil:

- die Fallstudie die Einzigartigkeit und Individualität eines autistischen Menschen herausstellen und die Komplexität des autistischen Syndroms aufzeigen kann,
- die Erkenntnisse über die individuelle Symptomatik und die therapeutische Vorgehensweise in Form einer Fallstudie schnell, anschaulich, verständlich und zielgenau an Interessenten weitergeleitet werden können,

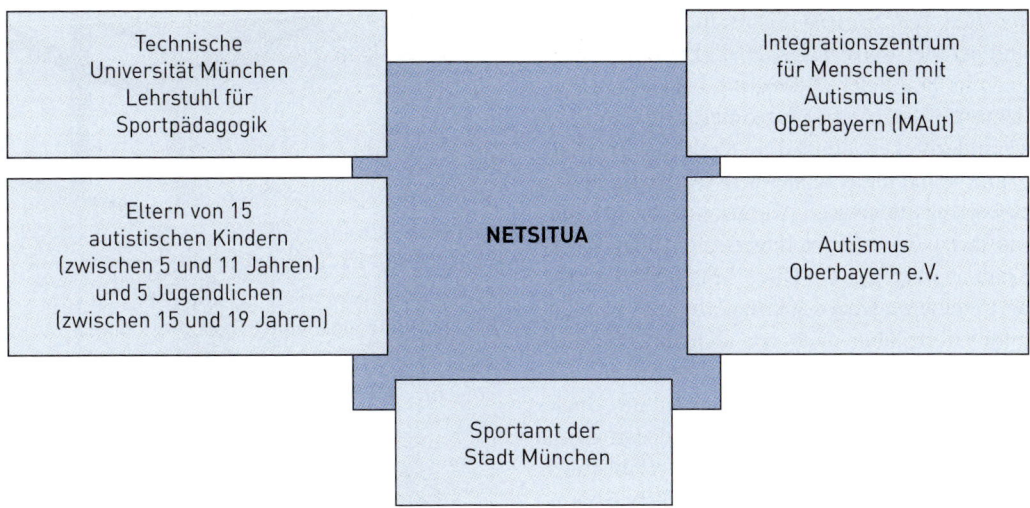

Abbildung 4.18.3: Das Münchner Netzwerk NETSITUA

- Fallstudien den Informationsbedürfnissen von Eltern, Betreuern und Therapeuten entsprechen und Handlungsorientierungen für die therapeutische Praxis bieten können,
- durch das Sammeln und Vergleichen von Fallstudien die Möglichkeit eröffnet wird, für einen konkreten Betroffenen einen mehr oder weniger analogen Fall zu finden.

Für die Planung, Durchführung und Auswertung eines Sportangebotes für autistische Menschen ist die *Einbeziehung der Eltern* von großer Bedeutung. Sie sind eine wertvolle Informationsquelle im Hinblick auf Vorlieben, Interessen, Fähigkeiten, Einschränkungen und Besonderheiten der Kinder und Jugendlichen und können bei der Auswahl und Begründung der Ziele Unterstützung bieten. Ihre Erfolgszuversicht hinsichtlich des Erreichens der Zielsetzungen und ihr Vertrauen in die Person und Arbeit des Sporttherapeuten sind eine wichtige Voraussetzung für ein gutes Gelingen der Maßnahmen. Darüber hinaus ist es hilfreich, die anderen professionellen Bezugspersonen (Mediziner, Therapeuten, Lehrer, Betreuer) zu kontaktieren, um in Abstimmung mit ihnen auf der Grundlage ihres Wissens über den «Fall» das Angebot planen, durchführen und auswerten zu können. Bei der Evaluation des Angebots sind wiederum vor allem die Eltern und – sofern möglich – auch die autistischen Menschen selber zu befragen.

Es sind zwei Adressatengruppen für Angebote von NETSITUA zu unterscheiden: Teilnehmer am MAut-Projekt und Samstagssportler.

4.18.3.2
Samstagsfamiliensport

Teilnehmer sind 15 Kinder, Jugendliche und junge Erwachsene zwischen 5 und 22 Jahren (♂: n = 13 ; ♀: n = 2) mit den Diagnosen frühkindlicher Autismus (n = 10) bzw. Asperger-Syndrom (n = 5). Sie sind dem Alter entsprechend auf 3 Gruppen verteilt. Ihr Sportangebot findet alle 14 Tage samstags statt und dauert mindestens 1 Stunde. Die Sportmöglichkeiten können und sollen von den Familienmitgliedern mit genutzt werden. Diese Gelegenheit wird von Eltern und Geschwistern gerne wahrgenommen.

Es stehen drei Turnhallen mit zum Teil fest installierten Turngeräten, eine Halle mit Fitnessgeräten sowie Außenanlagen zur Verfügung. Die Bewegungsräume und das Inventar sollen unter Anregung, Anleitung und Betreuung durch (auch angehende) Sportpädagogen/-therapeuten von den Teilnehmern eigenständig ausgewählt und genutzt werden. Dabei sind einzelne Stationen im Sinne der «Bewegungsbaustelle» (Miedzinski/Fischer, 2006) konzipiert und damit auf Veränderbarkeit durch ihre Benutzer angelegt. Damit können die Teilnehmer selbsttätig in den Bewegungssituationen Variationen herbei führen, die zu den eigenen Interessen, Anliegen und Kompetenzen passen. Diese Möglichkeit zu Experimentieren wird vor allem von den Familiemitgliedern, aber auch von den jungen autistischen Menschen gern angenommen. Die Bewegungsangebote decken ein breites Spektrum an Bewegungstätigkeiten und den damit verbundenen Körper- und Selbsterfahrungen ab. Freude sowie Könnens- und Selbstwirksamkeitserfahrungen werden durch verschiedene Angebote ermöglicht, z. B. Schaukeln, Schwingen, Schweben, Drehen, Springen, Rollen, Gleiten, Rutschen, Fahren, Balancieren, Klettern, Werfen, Fangen. Die größte Nachfrage besteht bei den Teilnehmern mit und ohne autistischen Verhaltensweisen für das Springen auf dem großen Trampolin (Stäbler, 2006) und das Schweben bzw. Schwingen in der Bungee-Schaukel (s. **Abb. 4.18.4**)

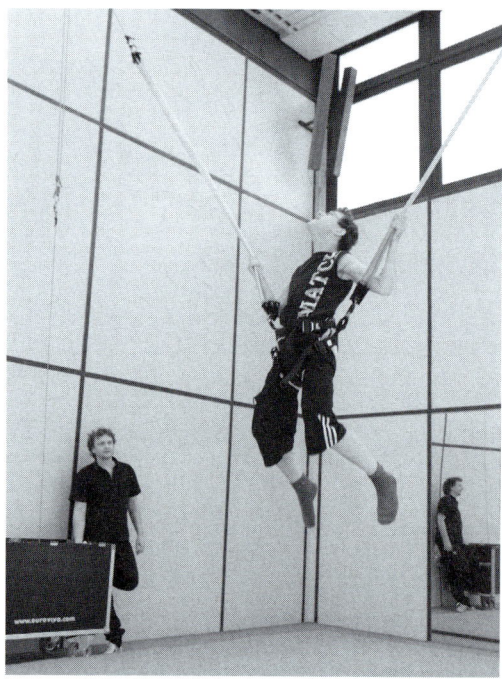

Abbildung 4.18.4: Bungee-Schaukel

Für sechs Teilnehmer aus dem Kreis der Samstagsportgruppen wurde im Rahmen von Fallstudien das Sportangebot vorübergehend erweitert: sie hatten im 1 : 1 Betreuungsverhältnis über ein halbes Jahr 2 bis 3 mal pro Woche eine mindestens einstündige Sporteinheit. Dabei wurden Sportaktivitäten unter Berücksichtigung der Elternwünsche vermehrt und intensiver ausgeübt, z. B. Schwimmen, Klettern, Radfahren, Eislaufen, Reiten. Nicht überraschend ist: vor allem durch das 1 : 1 Betreuungsverhältnis und die regelmäßige und intensive Ausübung der Sportaktivitäten kam es zu erfolgreichem Fertigkeitserwerb und einer Verbesserung in der Ausübung der erlernten Fertigkeiten. Dies mit sichtlicher Freude an der jeweils praktizierten Sportaktivität.

4.18.3.3
MAut

Teilnehmer sind junge Erwachsene (Alter: 20 bis 25 Jahre, Diagnose: Asperger-Syndrom oder High-Functioning-Autismus), die am MAut-Modellprojekt (m-aut.de) zur beruflichen und sozialen Integration teilnehmen (s. Kap. 4.9). Bei Gruppengrößen zwischen 5 bis 10 Personen findet einmal pro Woche ein einstündiges Sportangebot statt; im Durchschnitt nimmt jeder Kursteilnehmer an 8 Sporteinheiten teil. Die Sportstätten sind Sporthalle, Sportplatz oder (eher selten) Schwimmhalle. Die Bewegungsräume und das Inventar des Familiensportangebots (s. 4.18.3.2) stehen auch für die MAut-Sportgruppen zur Verfügung. Im Sinne der MAut-Zielsetzung der beruflichen und sozialen Integration geht es in den Sportstunden für die Teilnehmer darum, ihre sportlichen Kompetenzen zu fordern und zu fördern, um ihre Teilhabe an der Bewegungs-, Spiel- und Sportkultur – auch außerhalb des MAut-Sports – zu stärken. Darüber hinaus sollen durch die Auseinandersetzung mit den Handlungssituationen in der Sportstunde die Kommunikations- und Interaktionskompetenzen der Teilnehmer verbessert werden – dies in Erwartung eines positiven Transfers auf ihr Handeln im Beruf. Berichte der MAut-Mitarbeiter über positive Veränderungen im sozialen und kommunikativen Verhalten der Teilnehmer unterstützen die Richtigkeit der Annahme eines günstigen Einflusses des Handelns in Situationen des Sports auf das Sozialverhalten der Teilnehmer. Transferstudien konnten dazu bisher aufgrund der organisatorischen Rahmenbedingungen nicht durchführt werden.

Um die Kommunikations- und Interaktionskompetenzen zu fordern und zu fördern, werden Bewegungssituationen arrangiert, in denen Prozesse des Aushandelns und der Abstimmung in der eigenen Gruppe und zu anderen Gruppen für das Gelingen der sportlichen Handlung unverzichtbar sind. Wichtig ist, die Interessantheit und Bewältigbarkeit der Aufgabe für (möglichst) alle Teilnehmer zu gewährleisten. Dabei hat sich insbesondere ein problemorientiertes Vorgehen bewährt: Die Teilnehmer setzen sich (in ihrer Gruppe) mit einem Bewegungsproblem auseinander, entwerfen und erproben Lösungen und verteilen dabei Aufgaben gemäß der jeweiligen Stärken der Gruppenmitglieder. Die Aufgabe des Sportbetreuers ist dabei die Begleitung und Moderierung des Problemlöseprozesses und die Gewährleistung der Sicherheit (körperliche Unversehrtheit) der Teilnehmer. Beispiele für dieses Vorgehen mit Gruppenaufgaben sind:

- Wettbewerb im Rutschen mit/auf Weichbodenmatten,
- «Golf» ähnliche Spiele auf dem Rasenplatz,
- Geschicklichkeits-Wettbewerbe auf dem Fitnessparcours im Freien,
- Bewältigen eines Hindernisparcours – aufgebaut als Gerätelandschaft in der Halle,
- Finden und Erhalten der Balance auf der Drehwippe während die Gruppenmitglieder nacheinander einen Platz auf der Drehwippe einnehmen.

Wichtig für ein freudvolles und engagiertes Sporttreiben sind das Ermitteln (im Gespräch) und die Berücksichtigung der Sportinteressen der Teilnehmer. Für die Umsetzung dieser Adressatenorientierung sind wiederum Prozesse des Aushandelns und der Abstimmung unverzichtbar. Nach der 4. Sporteinheit sagte eine Teilnehmerin fordernd (sie hatte sich anfangs als «unsportlich» bezeichnet): «Ich möchte jetzt gerne auch mal Sport in der Öffentlichkeit ausüben, nicht immer nur im Verborgenen des Sportgeländes der Universität».

4.18.3.4
Leitaspekte zum didaktisch-methodischen Handeln

Das didaktisch-methodische Handeln orientiert sich an folgenden Gesichtspunkten:

- Freiwilligkeit,
- dem Bedürfnis des Menschen mit Autismus nach festen Strukturen, Verlässlichkeit und Kontinuität gerecht werden,
- Anknüpfen an seinen Vorlieben, Eigenarten, festen Gewohnheiten,
- sich nicht von dem täuschen lassen, was nach außen erscheint,
- Sprechen mit dem/n Teilnehmer/n,
- Impulsgebung/Bewegungsführung,
- Beteiligung von vertrauten Bezugspersonen,
- situative Arrangements als Angebote, die als überschaubar und invariant wahrgenommen werden können und zum Handeln auffordern, zu den Kompetenzen der Teilnehmer passen, Selbsttätigkeit und Selbststeuerung ermöglichen, Handlungsspielräume eröffnen, die von den Teilnehmern verändert werden können, vom Betreuer leicht verändert werden können, aber auch: Unausweichlichkeit schaffen, körperliche Unversehrtheit bei Misserfolgen sicherstellen,
- Bereitstellen von Rückzugsräumen/-möglichkeiten für die Teilnehmer,

- Entspannungsmöglichkeiten (z. B. Massage) bereitstellen (Escalona et al., 2001),
- Angebot von Modellen, die (Bewegungs-)Handlungen vormachen,
- Beteiligung von Kindern (Menschen) ohne Behinderung,
- Entwicklung von Ritualen,
- Aufbau einer Beziehung zum Teilnehmer, die vom Vertrauen des Teilnehmers in den Therapeuten getragen wird, den Teilnehmer erfahren lässt, in seinem So-Sein akzeptiert zu werden, auf Regeln basiert, deren Einhaltung überwacht und eingefordert wird,
- nicht mit großen Wundern rechnen, sondern die Erfolge der kleinen Fortschritte registrieren und schätzen,
- «Kontaktverweigerung» mit freundlicher Unbeirrbarkeit begegnen,
- bei nicht angenommenen Aufgaben: zunächst Geduld zeigen, dann ggf. Änderung der Aufgabe.

4.18.3.5
Ergebnisse von NETSITUA

4.18.3.5.1
Bisher durchgeführte Sportarten/-aktivitäten

Badminton spielen, Balancieren über natürliche Hindernisse im Freien, Balancieren über Turngeräte in der Halle, Ball über die Schnur «spielen», Bergwandern, Einrad fahren, Fitnessgeräte: Ellipsentrainer, Fahrradergometer, Ruderergometer, Stepper, Fitnessparcours im Freien, Fußball «spielen»/kicken, Inline skaten, Klettern an der Sprossenwand/Kletterwand, Laufen in Variation von Tempo und Distanz (allein/in der Gruppe), Rad/Rollbrett/Roller/Rollschuh fahren, Rotieren auf der Drehscheibe/Drehwippe, Rutschen auf Teppichfliesen, Schaukeln auf der Trapezstange, Schaukeln und Schwingen an Gummiseilen, Schlauchreifen rutschen/fahren, Schlitten fahren, Schlittschuh laufen, Schneeschuh gehen/wandern, Schwimmen im Meer/Pool, «Seifenkiste» fahren, Ski fahren alpin/nordisch, Tauchen (ohne Atemgerät) Trampolin springen, Wasserspringen, Werfen (zielgenau, weit/hoch) mit diversen Wurfgeräten sind Sportarten/-aktivitäten, die im Rahmen der Angebote von NETSITUA bisher ausgeübt wurden (selbstverständlich nicht von allen, sondern von denjenigen, die daran Interesse gefunden haben).

Wie eingangs erwähnt ist der Adressatenkreis «Menschen mit Autismus» durch eine ausgeprägte Heterogenität gekennzeichnet, dem durch das vielfältige und vielschichtige Spektrum heutiger Bewegungs-, Spiel- und Sportaktivitäten Rechnung getragen werden kann. Ein völliges Missverständnis wäre es, die Reihung als Empfehlung von Sportarten/-aktivitäten für alle Menschen mit Störungen aus dem autistischen Spektrum zu verstehen.

4.18.3.5.2
Vorläufiges Fazit

Die Potenziale von Bewegungs-, Spiel- und Sportangeboten zur Verbesserung der lebensweltlichen Situation von autistischen Menschen werden im Rahmen der Modellinitiative NETSITUA belegt: Sie können zu Elementen des Lebensstils von jungen autistischen Menschen werden, sie an der Bewegungskultur teilnehmen lassen, Lebensfreude durch Freude an Bewegung ermöglichen und zur sozialen und beruflichen Integration beitragen. Die Kinder/Jugendlichen entwickeln eine Wertschätzung für und darüber eine Bindung an die Bewegungs-, Spiel- und Sportangebote. Sie erweitern und verbessern ihr Fertigkeitsrepertoire und werden körperlich selbstsicherer. Sie sammeln Könnens- und damit Selbstwirksamkeitserfahrungen. Dies stärkt ihre Identität in den Komponenten Selbstkonzept, Selbstwertgefühl und Kontrollüberzeugung (Hausser, 1983). Die Eltern der Kinder/Jugendlichen stellen eine Beruhigung (Rückgang des Aktivierungsniveaus) nach den Sporteinheiten fest. Die Häufigkeit der stereotypen Verhaltensweisen geht bei der Mehrzahl der Kinder/Jugendlichen während und unmittelbar im Anschluss an die Bewegungseinheit zurück. Um ein

Gesamtbild über Verlauf und Ergebnisse der Einzelfallstudien zu bekommen, ist die Lektüre der Berichte und Kenntnis der Dokumentationen zu den Fällen in Form von Filmen und Fotos unverzichtbar.

Im Rahmen dieses Beitrags soll die Einschätzung der Eltern eines 13-Jährigen wiedergegeben werden (Gesprächszusammenfassung), der folgendermaßen diagnostiziert worden war:

- Asperger-Syndrom [F84.5] (festgestellt im Alter von 6 Jahren),
- multiple Teilleistungsstörung,
- leichte spastische Diparese [G80.1] (Bewegungsstörung der unteren Extremitäten (festgestellt im Alter von 4 Jahren),
- Strabismus (Schielen).

Den Angaben der Eltern zu Folge ist Sport für A. jetzt positiver besetzt als früher. Er ist sich bewusst, dass er «Sport» treibt – so wie andere Sportler auch (Fußballer etc.). Der allgemeine körperliche Zustand von A., seine Ausdauerfähigkeit sowie seine motorische Geschicklichkeit im Alltagsleben haben sich verbessert. Er tritt (wieder) besser auf, vor allem mit der rechten Ferse auf den Boden. Er traut sich wesentlich mehr zu und schafft es, runde und flüssige Tretbewegungen auf dem Heimtrainerrad zu machen. Beim Gehen sind keine oder kaum noch Stereotypien mit den Händen zu erkennen. Nach den Sportstunden wirkt A. zufrieden und ruhiger. Auch berichten seine Eltern, er sei selbstbewusster als früher und seine Körperwahrnehmung stark verbessert. Er geht nun beispielsweise selber unter die Dusche, cremt sich ein, kämmt und gelt sich sein Haar und benutzt ein Deodorant. Im kognitiven Bereich hat A. einen großen Erfolg erzielen können: er akzeptiert mittlerweile sein Autist-Sein. Nach Meinung der Eltern hat die Sporttherapie in hohem Maße zu dieser Entwicklung beigetragen. Die Sporttherapie sei eindeutig gut für A. Sein Bewegungsdrang werde kanalisiert; das Rumtoben im Bett brauche er nun nicht mehr als Sportersatz. Die aufgebaute Beziehung zwischen A. und dem Autor im Laufe der Intervention bewerteten die Eltern als... «bedingungsloses Vertrauen». Deshalb hat A. auch alles mitgemacht, was für ihn nicht selbstverständlich ist (Lutzenberger, 2007).

4.18.4
Weiterführende Literatur

O'Connor, J.; French, R.; Henderson, H.: Use of Physical Activity to Improve Behavior of Children with Autism-Two for One Benefits. Palaestra 16 (2000): 22–26. [Internet palaestra.com/autism.html].

Schüle, K.: Effektivität und Effizienz in der Rehabilitation. Zum Stellenwert von Bewegungstherapie und Sport. Richarz, St. Augustin, 1987.

4.18.5
Literatur

Bölte, S.; Wörner, S.; Poustka, F.: Kindergarten, Schule, Beruf: Die Situation in einer Stichprobe von Menschen mit autistischen Störungen. Heilpädagogik online, 1 (2005): 68–81.

Bös, K.; Wydra, G.; Karisch, G.: Gesundheitsförderung durch Bewegung, Spiel und Sport. Perimed, Erlangen, 1992.

Brügelmann, H.: Fallstudien in der Pädagogik. Zeitschrift für Pädagogik, 28 (1982): 609–623.

Bundesarbeitsgemeinschaft für Rehabilitation [BAR] (Hrsg.): Rahmenvereinbarung über den Rehabilitationssport und das Funktionstraining vom 1. Oktober 2003. BAR, Frankfurt, 2003.

DeMyer, M. K.; Barton, S.; Norton, J. A.: A comparison of adaptive, verbal, and motor profiles of psychotic and non-psychotic subnormal children. Journal of Autism and Childhood Schizophrenia, 2 (1972): 359–377.

Escalona, A.; Field, T.; Singer-Strunk, R.; Cullen, C.; Hartshorn, K.: Brief report: Improvements in the behavior of children with autism following massage therapy. Journal of Autism and Developmental Disorders, 31 (2001): 513–516.

Hausser, K.: Identitätsentwicklung. UTB, München, 1983.

Hölter, G.: Diagnostik des körper- und bewegungsbezogenen Erlebens und Verhaltens. In: Schüle, K.; Huber, G. (Hrsg.): Grundlagen der Sporttherapie. Urban & Fischer, München, 2004.

Huber, G.; Pfeifer, K.: Zur Evidenzbasierung der Sporttherapie. In: Schüle, K.; Huber, G. (Hrsg.): Grundlagen der Sporttherapie. Urban & Fischer, München, 2004.

Lutzenberger, F.: Möglichkeiten und Grenzen einer Sporttherapie zur Förderung eines autistischen Jungen – eine Fallstudie. Zulassungsarbeit, TU München, 2007.

Miedzinski, K.; Fischer, K.: Die neue Bewegungsbaustelle. Lernen mit Kopf, Herz, Hand und Fuß. Borgmann Media, Dortmund, 2006.

Minshew, N. J.; Goldstein, G; Siegel, D. J.: Neuropsychologic functioning in autism: profile of a complex information processing disorder. Journal of the International Neuropsychological Society, 3 (1997): 303 – 316.

Schüle, K.; Deimel, H.: Gesundheitssport und Sporttherapie – eine begriffliche Klärung. Gesundheitssport und Sporttherapie, 1 (1990): 3.

Schüle, K.; Huber, G. (Hrsg.): Grundlagen der Sporttherapie. Urban & Fischer, München, 2004.

Stäbler, M.: Bewegung, Spaß und Spiel auf dem Trampolin. Hofmann, Schorndorf 2006.

Wydra, G.: Problemorientierte Diagnosestrategie für die Sporttherapie. In: Schüte, K.; Huber, G. (Hrsg.): Grundlagen der Sporttherapie. Urban & Fischer, München, 2004.

4.19
Behandlung fremd- und selbstaggressiver Verhaltensweisen

Johannes Heinrich[*]

4.19.1
Einleitung

Intervention bei fremd- und selbstaggressivem Verhalten von Menschen mit Autismus-Spektrum-Störungen (ASS) verstehen wir als geplantes Vorgehen,

- das im Vorfeld die Entstehung von Krisen erkennen und ändern will (Ursachenforschung und Prävention),
- das in Spannungsabläufe eingreift und Erregung abbaut (Spannungsanalyse und Deeskalation),
- das aufrechterhaltende oder verstärkende Effekte ändert (Effektanalyse und Sanktion),
- das zu aggressivem Verhalten alternative Handlungsmöglichkeiten aufbaut und
- das Schutz und Sicherheit herstellt sowie die notwendigen institutionellen Bedingungen dafür schafft.

Die Intervention dient der Gesundung des sozialen Beziehungsgefüges des Betroffenen, hier vor allem der Stärkung der Handlungsfähigkeit und Sicherheit von Bezugspersonen. Aufgrund der emotionalen und sozialen Abhängigkeit des Menschen mit ASS von seinen Bezugspersonen ist dies von zentralem Stellenwert für sein Wohlbefinden.

4.19.2
Definition und standardisierte Erfassung

Aggressives Verhalten stellt einen wesentlichen Problembereich bei der Integration autistischer Menschen dar. Aggression ist keine Eigenschaft, kein Gefühl oder (Trieb)zustand. Aggression – im engeren Sinne – ist ein beobachtbares Verhalten, das absichtlich zu einer Schädigung führt. Die schädigende Absicht kann vielen provozierenden, schädigenden oder selbst verletzenden Verhaltensweisen von Menschen mit ASS meist nicht unterstellt werden. «Aggression» – im erweiterten Sinne – umfasst im Folgenden auch diese problematischen, «unabsichtlichen» Verhaltensweisen. Ausgangslage einer effektiven Behandlungsplanung sollte eine genaue Dokumentation des problematischen Verhaltens sein. Dieses schließt ein:

Fremdaggression

- andere Menschen ins Gesicht schlagen, beißen, kratzen, an den Haaren ziehen, oder in körperliche Kämpfe verwickeln, ihre Kleidung, Schmuck oder Brillen zerstören,
- im Wohnbereich, in der Schulklasse schreien; Tische, Stühle oder Schränke (um-) werfen,

---

[*] Der Autor dankt Markus van der Vorst für die Unterstützung bei der Manuskripterstellung.

- Türen eintreten, Fenster oder Spiegel einschlagen, Vorhänge, Bilder, Dekorationen, Tapeten herunterreißen, Arbeitsmaterialien, Essen und Geschirr werfen,

Selbstverletzungen

- sich selbst die Haut oder Wunden aufkratzen; Haare büschelweise ausreißen,
- sich mit der Hand oder mit Gegenständen heftig ins Gesicht schlagen, den Kopf heftig gegen Kanten, Ecken oder auf den Boden schlagen, sich in die Hand beißen.

Diagnostische Instrumente zur Erfassung und Einordnung problematischen, speziell aggressiven Verhaltens bei Kindern und Jugendlichen mit Entwicklungsstörungen stellen Sarimski und Steinhausen (2007) vor. Ein Verfahren zur Eingangs- und Verlaufsdiagnostik spezifischer Problemverhaltensweisen und zur Evaluation von Interventionsmaßnahmen ist das Inventar für Verhaltensprobleme (IVP) (Rojahn et al., 2001). Damit lassen sich sowohl Häufigkeit als auch Schweregrad selbstverletzenden und stereotypen sowie aggressiv-destruktiven Verhaltens von Kindern und Jugendlichen mit geistiger Behinderung und Entwicklungsstörungen differenziert erfassen. Das IVP ist in Fragebogenform von Eltern oder Betreuern bearbeitbar, kann aber auch als Interviewleitfaden – z. B. bei Team-, Elterngesprächen – angewendet werden (Sarimski/Steinhausen, 2007, 119–125).

Mit dem Nisonger Beurteilungsbogen (Aman, 1996) wird nicht ausschließlich Problem- und Symptomverhalten, sondern auch prosoziales Verhalten erfasst. Positives Sozialverhalten wird auf den beiden Subskalen «ruhig/kooperatives Verhalten» und «sozial angepasstes Verhalten» abgebildet. Problemverhaltensweisen – u. a. auch «oppositionell-aggressives Verhalten» und «selbstverletzendes Verhalten» werden auf acht Subskalen abgebildet. Auch die Nisonger-Skala kann als Fragebogen von Eltern und Bezugspersonen ausgefüllt werden oder als Interviewleitfaden zur Erfassung des Problemverhaltens genutzt werden (Sarimski/Steinhausen, 2007, 112–117).

Darüber hinaus können standardisierte Schadensmeldungen, ausführliche Aktennotizen, schematische Informationssammlungen (Schultheiß, 2007, 202–214), Eintragungen in ein «Berichtsheft» oder in Listen, aber auch Fotos und Videos zu Dokumentationszwecken hilfreich sein.

4.19.3
Schadensbilanz und Konsequenzen

Wie schwer wiegen Aggressionen? Welche negativen Auswirkungen erlebt das soziale Umfeld und die Institution? Welche Schädigung erlebt der «Aggressor» selbst?

Als «Aggressor» wird hier eine Person mit ASS bezeichnet, die manchmal fremd- oder selbstschädigendes oder provozierendes Verhalten zeigt, meist aber nicht.

4.19.3.1
Schadensbilanz

Häufigste Schäden selbstverletzenden Verhaltens beim Aggressor sind Hautwunden, Blutergüsse, Prellungen, Knochenbrüche (u. a. Schädelbasisbrüche durch Kopfschlagen) oder dauerhafte Schmerzen und Entzündungen, manchmal mit dauerhaften körperlichen Beeinträchtigungen oder zusätzlichen Behinderungen (Verlust des Sehens und Hörens). Vor allem nach «eruptiven» Aggressionen können starke Selbstzweifel, Verunsicherung und Angst erlebt werden. Der Aggressor erhält zudem einen negativen Sonderstatus und verliert wohlwollende Fürsorge, Achtung und Wertschätzung. Selbstständigkeit und Freiheit können durch sichernde Maßnahmen eingeschränkt werden. Die pädagogische Förderung ist oft beeinträchtigt, da z. B. keine adäquaten Grenzen mehr gesetzt werden. Das Betreuungspersonal kann übersensibel reagieren. Der Aggressor wird negativer Mittelpunkt des Systems und sein Risiko, offene oder verdeckte (Gegen-)Gewalt oder Provokationen zu erleben, ist hoch.

Das soziale Umfeld, das System in dem der Aggressor wohnt, lernt und arbeitet, wird durch sein aggressives Verhalten erheblich belastet. Es entsteht Unruhe und Spannung. Mitbewohner oder Mitschüler reagieren mit Angst, Rückzug oder ebenfalls mit aggressivem Verhalten. Mitgliedern des Systems werden Schmerzen oder Verletzungen zugefügt, ihr Eigentum zerstört; gewohnte Strukturen oder angenehme Aktivitäten werden unterbrochen. Das Betreuungspersonal hat durch die Übergriffe des Aggressors weniger Zeit für andere und wird als gereizt erlebt. Das allgemeine Gefühl von Vertrauen und Sicherheit wird gestört durch die Erfahrung, nicht immer geschützt zu sein. Das soziale Umfeld kann eine deutliche Verschlechterung der Lebens-, Wohn-, Unterrichts- oder Arbeitsqualität erleben und ist – ohne Perspektive einer Besserung – dem Verhalten des Aggressors ausgeliefert.

Auch betreuende Bezugspersonen können durch das Verhalten des Aggressors Verunsicherung, Angst, Hilflosigkeit, körperliche und psychische Traumata, Zweifel an eigener Kompetenz, Überforderung, Anspannungen oder Gefühle von Wut und Ärger erleben, die die akute Situation überdauern und mit in die Freizeit und Familie getragen werden (Heinrich, 1998). Die Gefahr der Anwendung direkter oder indirekter Gewalt steigt. «Strafen» sowie eine Bedarfsmedikation oder freiheitsentziehende Maßnahmen können unangemessen zum Einsatz kommen. Darüber hinaus können subtile Formen von Gewalt und die abwertende Ausübung von Macht oder Zynismus als Ausdruck von Überlastung angenommen werden. Auch psychosomatische Beschwerden sind häufig. Die Zusammenarbeit von Helfern und Angehörigen kann in Mitleidenschaft gezogen werden: aus geplantem Agieren wird spontanes Reagieren, Kommunikationsprobleme können gegenseitige Unterstützung verringern; jeder im System versucht, als Einzelkämpfer, so gut er kann, in Eigenregie die wiederkehrenden Stress-Situation zu bewältigen.

Aggressives Verhalten kann auch die ganze Institution belasten, z. B. die Beziehung zwischen Vorgesetzten und Untergebenen (Zunahme von Spannungen z. B. durch gegenseitige Erwartungen, Schuldzuschreibungen, Misstrauen, fehlende Zusammenarbeit oder Bagatellisieren der Problematik) (s. Fallbeispiel 4.19.1).

Fallbeispiel 4.19.1

Frau M. betreut eine Wohngruppe mit 8 Kindern. Neben zwei weiteren «Problemfällen» wohnt dort Franz, ein autistischer Junge, der mehrmals im Monat heftige Selbstverletzungen, Sach- und Fremdaggressionen zeigt. In der Vergangenheit hat er mehrere Scheiben zertrümmert, sich selbst blutig gebissen, Frau M. zweimal geschlagen und an den Haaren auf den Boden gezogen. Zu Dienstbeginn denkt sie: «Der Zivildienstleistende hat sich gestern für längere Zeit krank gemeldet, hoffentlich schaffe ich das heute allein.» – «Niemand hat mir gesagt, was ich tun soll und darf, wenn mich Franz wieder angreift.» – «Als ich beim letzten Vorfall weinend den Chef angerufen habe, hat der mir gesagt, dass Franz das nicht so meint und ich das nicht so persönlich nehmen soll.» – «Wenn ich in der Teamsitzung darüber sprechen möchte, sagt mir mein Kollege, dass der Junge bei ihm kusche und er solche Verhaltensweisen bei Franz gar nicht kenne.» – «Nachdem ich einmal meine Beherrschung verloren und Franz angebrüllt hatte, haben seine Eltern sich beim Geschäftsführer beschwert: ich als ausgebildete Erzieherin hätte nicht die richtige professionelle Einstellung für die Arbeit mit behinderten Menschen».

Mit diesen Gedanken wird Frau M. im Dienst wahrscheinlich keine Ruhe, Sicherheit und Souveränität ausstrahlen können. Dabei ist entscheidend, dass Belastungen mit dem Aggressor direkt nicht in Verbindung stehen. Es sind vielmehr die Rahmenbedingungen, unter denen sie leidet und die ihr pädagogisches Handeln beeinträchtigen. Diese Konstellation wird uns in den folgenden Kapiteln immer wieder begegnen.

4.19.3.2
Konsequenzen

Welche Konsequenzen lassen sich aus einer Schadensbilanz ableiten? Es bedarf einer systemischen Sichtweise. Der Aggressor darf nicht schuldig gesprochen werden. Ihm ist es meist nicht möglich, sich anders zu verhalten. Vielmehr muss sich das ganze System dem Problem stellen, in dem die Schädigungen durch Fremdaggressionen und Selbstverletzungen auftreten. Dem Problem muss mehr Aufmerksamkeit geschenkt und das Bewusstsein für Änderungsbedarf gestärkt werden, damit Verständnis und Unterstützung im System wachsen können. Das Problem «Aggression» muss entpersonalisiert werden, d. h. es darf nicht einer einzelnen Betreuungsperson zugeschrieben werden (vgl. Fallbeispiel 1). Es muss versachlicht werden und als Arbeitsauftrag der gesamten Einrichtung gelten. Dieser Arbeitsauftrag sollte in einen konkreten pädagogisch-therapeutischen Behandlungsplan münden.

4.19.4
Der pädagogisch – therapeutische Behandlungsplan

Zu Beginn der Erarbeitung eines Behandlungsplans steht die Erstellung eines individuellen Erklärungsmodells für aggressives Verhalten. Dazu werden Ursachenforschung, Spannungs- und Effektanalyse durchgeführt. Daraus werden Prävention (Ursachenänderung), Deeskalation und Sanktion bzw. Aufbau alternativen Verhaltens als Interventionen abgeleitet. Im Folgenden werden diese prozessdiagnostischen Methoden zur Begegnung aggressiven, schädigenden und selbstverletzenden Verhaltens vorgestellt.

4.19.4.1
Ursachenforschung und Prävention

4.19.4.1.1
Ursachenforschung

Die Auftrittswahrscheinlichkeit provozierender, schädigender, aggressiver und selbstverletzender Verhaltensweisen erscheint mit dem Schweregrad der Ausprägung autistischer Symptome deutlich zu wachsen, vor allem wenn durch eine geistige Behinderung oder zusätzliche Sinneseinschränkungen die Fähigkeiten, sich in die «Normalität» der sozialen Umgebung zu integrieren, erheblich verringert sind; oder wenn es der (sozialen) Umwelt nicht gelingt, sich auf den Menschen mit ASS angemessen einzustellen. Die Diagnose «ASS» allein enthält aber nicht genügend Erklärungswert für die Entstehung aggressiven Verhaltens.

Individuelle und situative Faktoren bedürfen einer genauen Beobachtung. Aggressivem Verhalten vorgeordnet sind oft ausgeprägte emotionale Zustände, wie Frustration, Ärger oder Angst. Allgemeine Auslöser aggressiven Verhaltens autistischer Menschen können Umstände sein, die auch nicht behinderte Mitmenschen zu aggressivem Verhalten veranlassen.

Auf der anderen Seite können für Menschen mit ASS spezifische Auslöser auftreten, die sich aus der Qualität und Intensität ihres «Anders – Seins» ableiten lassen, wobei hier sehr individuelle Auslöser auffallen, die nur ein einzelnes Individuum betreffen können. Sarimski (2005) bezieht sich zwar auf Menschen mit geistiger Behinderung, seine Aussagen lassen sich aber auch auf viele Menschen mit ASS beziehen: Geistig behinderte (und autistische) Menschen sind oft schon seit Geburt erheblich eingeschränkt, sich und die dingliche und soziale Umwelt angemessen sinnlich zu erfahren, zu begreifen und zu erlernen. Sie erleben – verglichen mit ihrer Altersgruppe – mehr Einschränkungen, Fremdbestimmung, Angstzustände und zwangsläufig mehr Ohnmachtserfahrungen. Darüber hinaus verfügen sie nur über ein eingeschränktes Handlungsrepertoire, vor allem zur Krisenbewältigung.

Die Fülle der Ursachen von Krisen, Spannungen, von fremd- und selbstverletzenden Verhaltensweisen erfordert für jeden Einzelfall eine umfassende Diagnostik, die über die Individualität des Aggressors hinaus auch seine Entwicklung innerhalb seines Systems berücksichtigt. Von Person zu Person, von Situation zu Situation fließen meist unterschiedliche verursachende oder auslösende Bedingungen zusammen. Tabellen 4.19.1, 4.19.2 und 4.19.3 beinhalten einen Katalog auslösender Faktoren im sozialen Umfeld und solche, die im engeren Sinne mit autistischen Verhalten und der Fähigkeit zur Selbstregulation in Verbindung stehen. Dieser Katalog soll eine differenzierte Ursachenforschung anregen.

Für die meisten ursächlichen oder auslösenden Faktoren und daraus resultierenden Aggressionen gilt, dass offensichtlich die Bedingungen und Reaktion des Systems Familie, Wohnheim, Schule oder Werkstatt problematisch sind. Reagieren Bezugsperson unsicher, nervös, unklar oder hektisch und strahlt das System nicht Souveränität, Sicherheit und Ruhe aus, überfordert dies die ohnehin instabile Emotionalität des Menschen mit ASS. Diese Verunsicherung ist dann als Motiv intensiver weiterer Provokationen zu werten, die erst dann beendet werden, wenn zu Sicherheit und Halt im System zurück gefunden wurde. Signale von Unsicherheit, Nervosität oder Hektik wirken schnell und intensiv auf das Gegenüber, nicht nur bei Menschen mit ASS, jedoch hier in extremer Form. Offensichtlich befinden sich Menschen mit ASS (unabhängig von ihren intellektuellen Fähigkeiten) in großer emotionaler Abhängigkeit von ihrem sozialen Umfeld, vor allem von ihrem Betreuungspersonal, und verlangen entsprechend nach sicherndem Halt durch «Außensteuerung» (s. Fallbeispiel 4.19.2): Struktur, erklärende Gespräche bis hin zu «wohlwollenden Sicherheitsmaßnahmen».

Tabelle 4.19.1: Ursachen für Aggressionen im sozialen Umfeld

- Überforderung des Systems oder des Personals, die sich auf den Umgang mit dem behinderten Menschen auswirkt (z. B. Zielkonflikte in der Werkstatt: Arbeitsproduktivität und Leistung gegen individuelle Unterstützung und Betreuung),
- Anforderungen oder Verbote im alltäglichen Umgang,
- Wechsel der Bezugssysteme (nach Schulende, Feierabend, Wochenenden oder Ferien),
- Uneindeutige Kommunikation (unterschiedliche Botschaften),
- Spezifische (Hintergrund-) Geräusche, Lärm,
- Fehlende Strukturen und Hektik in alltäglichen Abläufen oder sozialen Ereignissen (Gedränge beim Werkstatttor, beim Betreten des Schulgebäudes, im Umkleide- oder Toilettenraum oder auf dem Pausenhof),
- Räumliche Enge (zu kleine Klassen- oder Werkstatträume),
- Fehlende Rückzugsmöglichkeiten oder -zeiten,

- Zu viel Nähe und Kontakt,
- Reizarmut (z. B. fehlende Arbeit in der Werkstatt),
- Reizüberflutung, die auf erhöhte akustische, optische Reizempfindlichkeit trifft,
- Inkonsequentes, rigides oder unterschiedliches Betreuerverhalten,
- Aggressionen oder Provokationen anderer Mitbewohner,
- Zeitdruck (in der Wohngruppe kurz vor Beginn der Schule, Zuhause bevor morgens der Werkstattbus kommt), Verspätungen, nicht eingehaltene Absprachen oder Versprechungen,
- Reglements, die die Individualität nicht berücksichtigen (z. B. eine hyperaktive Person muss in der engen Schulklasse oder in der Arbeitsgruppe der Werkstatt lange Zeiten still sitzen),
- Veränderungen der gewohnten Abläufe oder des gewohnten Systems (Personalfluktuation in der Wohngruppe oder Todesfall eines Angehörigen).

Tabelle 4.19.2: Ursachen für Aggressionen, die mit autismusspezifischem Verhalten und Erleben zusammenhängen

Organische und psychische Bedingungen

- Körperliche oder psychische Anspannung (freudige Erregung im Vorfeld von Festen und Feiern),
- Zu wenig Schlaf; körperliche oder psychische (psychiatrische) Erkrankungen, die u. a. zu erhöhter Anspannung und Reizbarkeit führen (z. B. im Umfeld epileptischer Anfälle),
- Unwohlsein; Schmerzen; psychische Verletzungen durch traumatische Erfahrungen,
- Phasenweise auftretende Veränderungen der Befindlichkeiten,
- Hormonelle Veränderungen (z. B. durch neu auftretende körperliche Veränderungen in der Pubertät),
- Zwänge, Stereotypien und rigides Beharren auf bestimmten Ritualen oder deren Verhinderung,
- Hohes Bedürfnis nach Stimulation, das durch selbst verletzendes Verhalten schon in früher Kindheit jederzeit selbst befriedigt werden konnte.

Kognitive und intellektuelle Bedingungen

- Eingeschränkte Möglichkeiten, Zusammenhänge zu erkennen und komplexe Situationen oder schnelle Abläufe zu ordnen,
- Einschränkungen der aktiven und passiven Kommunikation (z. B. wenn sich der verunsicherte Betreuer unklar ausdrückt oder gleichzeitig in Mimik, Gestik und Sprache unterschiedliche Botschaften sendet),
- Fehlinterpretationen und Missverständnis sozialer Signale,
- Eingeschränkte Krisenbewältigungsmöglichkeiten,
- Deeskalationsversuche vom Umfeld nicht erkannt oder falsch interpretiert (z. B. Rückzug wegen Lärm wird als Arbeitsverweigerung gedeutet),
- Mangelnde Flexibilität bei Veränderung (z. B. Vertretung im Gruppendienst, Raumwechsel, Materialwechsel oder ein Spaziergang geht in eine andere Richtung, das Essen wird in einer anderen Reihenfolge als gewohnt serviert).

Tabelle 4.19.3: Ursachen für Aggressionen, die mit mangelnder Selbststeuerung und emotionaler Stabilität zusammenhängen

- Veränderungen der «Machtbalance» zwischen Kind und Eltern (z. B. älter werdende Eltern können das Bedürfnis nach Sicherheit und Halt nicht mehr befriedigen, wenn bei zugenommener Körperkraft des autistischen Jugendlichen seine Überprüfungsversuche in körperlichen Auseinandersetzungen enden),
- Ein zu großes Reizangebot (z. B. bei der Ankündigung und Vorbereitung eines Festes) oder zu große Entscheidungsfreiheiten (keine eindeutigen Regeln),
- Unsicheres und inkonsistentes Verhalten von Bezugspersonen, das den autistischen Menschen verunsichert und zu «Sicherheit ausloten – Grenzen überprüfen» führt und vom Personal als Provokation erlebt wird.

Fallbeispiel 4.19.2

Seit der heute 11-jährige Elias laufen konnte, zeigte er schädigendes, aggressives und selbst verletzendes Verhalten: Er kratzte und trat andere Kinder, warf alles Erreichbare von Tisch und Regalen, riss Bilder von den Wänden und schlug seinen Kopf an Kanten und Heizungskörper, bzw. seine Fäuste so heftig auf die Augen und Wangenknochen, dass es zu großen Hämatomen kam. Sein Bedürfnis nach Fixierung bringt Elias verbal deutlich zum Ausdruck: «Arme festmachen – Beine auch». Das Schulpersonal akzeptierte diesen Fixierungswunsch als notwendigen Selbstschutz und kam ihm nach; Elias musste die Fixierung nicht erst durch aggressives Verhalten einfordern! Diese Maßnahme wurde selbstverständlich richterlich genehmigt und von den Eltern befürwortet.

Es sind vor allem soziale Situationen wie der Morgenkreis, das gemeinsame Frühstück oder unüberschaubare Situationen, in denen Elias fixiert in seinem Stuhl sitzen möchte. Dann kann er entspannt und aufmerksam der Morgenkreisgeschichte zuhören. «Sicherer so» sagt er dann. Beim Frühstück gelingt es mittlerweile, die Fixierungen zu lösen, wenn er seine Hände zunächst unter sein Lieblingsdeckchen legen kann. Er lässt sich dann gut ablenken, in dem er der vertrauten Bezugsperson aufmerksam zuhört, die ihm die Teile seines Frühstücks ausführlich beschreibt. Über dieses «Plaudern» (wie Elias diese Unterhaltung nennt) schafft er es schließlich, seine Hände unter dem Deckchen hervor zu nehmen und allein zu essen.

In der täglichen Unterrichtsarbeit wird deutlich, wie schwer es Elias fällt, seine eigenen Handlungen zu steuern: Kommt ein Schüler in seine unmittelbare Nähe, greift er blitzschnell – wie unter einem Zwang – nach dessen Haaren und reißt so heftig daran, dass er schließlich ein Büschel Haare in den Händen hält. Manchmal spricht er von sich aus diesen Vorfall an: «Frau Faust (die Lehrerin) nicht richtig aufgepasst».

Elias benötigt Hilfe und möchte, dass vertraute Personen sein Verhalten rechtzeitig erkennen und verhindern. Oft sagt er: «Elias packen, wenn treten». Dieses körperliche «Packen» (Umfassen) lenkt seine Wahrnehmung und Aufmerksamkeit in kritischen Situationen von seinem Gegenüber ab auf seinen eigenen Körper und auf den Halt, den die vertraute Person ihm gibt. In den meisten kritischen Situationen gelingt es so, aggressives Verhalten im Vorfeld zu stoppen. Mit diesen Hilfen wohlwollender Außensteuerung (zeitlich begrenztes Fixieren am Stuhl und körperliches Festhalten), die kontinuierlich verringert werden, kann Elias immer besser unüberschaubare Situationen ohne Aggressionen aushalten. Seine kommunikativen Fähigkeiten ermöglichen ihm zunehmend, seine Wünsche und Bedürfnisse sprachlich zu äußern (Faust/Rasch, 2007).

4.19.4.1.2
Prävention

Eine im Einzelfall differenzierte Ursachenforschung, die die Komplexität des sozialen Systems einbezieht, liefert nicht nur eine Fülle konkreter Ursachen, sondern oft auch nahe liegende Möglichkeiten einer Änderung. Prävention kann beim Aggressor und bei seinem Lebensumfeld ansetzen und eine Vielzahl von medizinischen, heilpädagogischen, ergotherapeutischen, sportlichen und verhaltenstherapeutischen Maßnahmen beinhalten, von denen einige hier kurz vorgestellt werden. Unterschiedliche organisatorische Krisenkonzeptionskonzepte stellen Wüllenweber und Theunissen (2004) vor.

Klientenzentriert. Sicherheit und Schutz ist ein fundmentaler Bestandteil menschlichen Lebens. Durch die Schaffung einer emotionalen (d.h. selbst gefühlten) und objektiven Sicherheit für den Menschen mit ASS können Überforderungen der emotionalen Stabilität und Steuerungsfähigkeit verhindert werden. Bei anhaltenden oder wiederkehrenden aggressiven oder selbst verletzenden Verhaltensweisen, begleitet von hoher Unruhe und Anspannung, ist – im Rahmen vernetzter Hilfe – ein Facharzt für Kinder- und Jugendpsychiatrie oder Psychiatrie und Neurologie zu konsultieren, der medikamentöse Hilfe anbieten kann (s. Kap. 4.15).

Im Rahmen pädagogischer und psychologischer Intervention kann jedes Förderprogramm zur Verbesserung der Kommunikation, des Sozialverhaltens, der kognitiven Fähigkeiten als präventive Maßnahme gelten. Über spezielle Kommunikationstrainings hinaus, sollten Menschen mit ASS soziale Verhaltensweisen und Regeln verstehbar gemacht werden. Dabei ist die individuelle Tagesform zu berücksichtigen. Sprache sollte reduziert und im jeweiligen eindeutigen Situationszusammenhang eingesetzt werden. Bezugspersonen sollten klar und verständlich sprechen, möglicherweise durch Nachfragen das Verstandene überprüfen. Ironie ist zu vermeiden. Dagegen muss Gesagtes zuverlässig eingehalten werden. Statt sprachlicher Kommunikation kann im Einzelfall der Einsatz von Symbolen oder Bildern sinnvoll sein.

Eine bedeutende Rolle kommt der Strukturierung zu, d. h. der zeitlichen, dinglichen und sozialen Ordnung. Diesbezügliche Abläufe sind so zu organisieren, dass sie für den behinderten Menschen überschaubar und einschätzbar werden. Vorhersehbarkeit ist zu schaffen, Veränderungen müssen schrittweise eingeführt und vorbereitet, sinnvolle Routinen aufgebaut werden, Interesse an Neuem muss erweitert und Hilfsmittel zur Verfügung gestellt werden (s. Kap. 4.5).

Im Rahmen individueller Integration in Schule und Werkstatt sollten Förderziele und -methoden überprüft und die Anforderungen dem Individuum nach dessen Grenzen, Fähigkeiten und Bedürfnissen angepasst werden. Überforderung durch zu viele soziale Reize kann vorgebeugt werden, in dem zu große «Zwangsgemeinschaften» in Werkstattgruppen oder Schulklassen, durch Zwischenwände, Sichtblenden und individuell ausgestattete Arbeits- oder Sitzplätze aufgeteilt und kleinere Gruppen gebildet oder zeitlich befristete und in eine Tagesstruktur eingebaute Rückzugszeiten angeboten werden. Darüber hinaus lassen sich Ablenkungen und störende Geräusche durch abgeschirmte Einzelarbeitsplätze und Kopfhörer mit beruhigender Musik, die unangenehme Geräusche übertönt, entfernen oder vermindern. Unstrukturierte Situationen, Langeweile oder Leerlaufzeiten können durch «Placebo»- arbeiten (Beschäftigungen ohne produktiven Nutzen) sinnvoll gefüllt werden usw.

Bezugspersonenzentriert. Wie können Bezugspersonen Sicherheit und Souveränität erreichen und Ruhe ausstrahlen? Dieses Ziel setzt sich aus einer Fülle von Komponenten zusammen: Umfassende Informationen, Zusammenarbeit der Systeme, entsprechende Fort- und Weiterbildungsmaßnahmen, Fall- und Teamsupervisionen. Alle diese Maßnahmen können das Betreuungspersonal in die Lage versetzen, das Verhalten des Menschen mit ASS zu verstehen, Ursachen von Problemverhalten zu erkennen und vorbeugend zu handeln. Betreuungspersonen sollten sich ferner vor dem Aggressor durch technische und organisatorische Maßnahmen geschützt wissen und zur Not angemessene körperliche Techniken menschenwürdig einsetzen können. Sie sollten sich ihrer Grenzen bewusst sein und spüren, wann sie erreicht sind und was dann – gut vorbereitet – zu geschehen hat. Darüber hinaus sollten Betreuer als verständnisvolle Begleiter erscheinen. Vor allem in Krisenzeiten sollten sie auch als positive «Autoritäten» in annehmender und helfender Beziehung zum Aggressor eindeutig die Regie übernehmen und den nötigen emotionalen und gegebenenfalls auch körperlichen Halt geben, die Situation lenken und leiten, um nach Beendigung der Krise zum gewohnten Alltag zurückkehren zu können.

Betreuungspersonen benötigen neben einem pädagogischen Plan oft auch institutionelle Unterstützung: Verständnis, Leitung und manchmal auch Kontrolle durch ihre Vorgesetzten. Sie brauchen ein tragendes Team mit ausreichender Besetzung gerade in Krisenzeiten, sowie Zeit für Reflexion und Planung. Sie müssen sich darauf verlassen können, dass sich jeder Kollege an eindeutige Behandlungspläne hält. Betreuungspersonen benötigen sowohl rechtliche, versicherungstechnische und institutionelle Absicherungen sowie Fürsorge und Hilfe nach traumatischen Erfahrungen.

4.19.4.2
Spannungsanalyse und Deeskalation

4.19.4.2.1
Spannungsanalyse

Bei impulsivem oder stetig steigendem Erregungsaufbau verliert das Individuum seine Selbstkontrolle: «eruptive» Verhaltensweisen sind die Folge. Das können ungesteuerte und heftige Fremd- und Sachbeschädigungen oder intensive Selbstverletzungen sein. Die im Abschnitt zuvor beschriebenen Ursachen und Auslöser allein können nicht die Dynamik dieser Entwicklung erklären. Dieser Spannungsaufbau, der sich innerhalb des sozialen Systems durch mehrere Personen hoch schaukeln kann, entwickelt eine eigene Dynamik.

Innerhalb dieser konkreten Krisensituation kann kaum präventive Arbeit geleistet werden. Hier muss die problematische Entwicklung schnellstmöglich gestoppt, beruhigt oder umgelenkt werden (s. Fallbeispiel 4.19.3)

Fallbeispiel 4.19.3
Sarah, ein 12-jähriges autistisches Mädchen, wird um 6.30 Uhr geweckt. Sie ist noch sehr müde, dreht sich noch einmal herum und möchte weiter schlafen. Frau M. kommt zum zweiten Mal herein und spricht sie ärgerlich an, sie müsse sich beeilen. Sie bleibt im Zimmer, bis Sarah aufgestanden ist und etwas angespannt zur Toilette geht. Sarah sitzt auf der Toilette, verrichtet ihr Geschäft und bleibt weiterhin still sitzen. Frau M. ruft sie und mahnt zur Eile. Sarah spielt mit dem Toilettenpapier. Frau M. kommt, holt sie mit energischer Stimme von der Toilette und begleitet sie zum Waschen. Sarah wird immer angespannter und beschimpft Frau M. Die Betreuerin redet ruhig auf Sarah ein und hilft ihr beim Ausziehen des Schlafanzugs, was deutlich entspannend wirkt. Sarah folgt nun den Anweisungen und wäscht sich. Als ihr aber Frau M. hastig die Zahnpasta auf die Zahnbürste gibt und sie nervös zum Zähneputzen auffordert, schlägt ihr Sarah die Zahnbürste aus der Hand und schreit aufgeregt. Frau M. verlässt zunehmend gereizt den Raum, schimpft und droht Sarah mit dem Entzug des Frühstücks. Sarah spielt mit dem Wasser, nach einigen Minuten putzt sie sich die Zähne und geht Hände klatschend in ihr Zimmer. Sie summt deutlich entspannter. Frau M. kommt hastig ins Zimmer und drängt sie, sich anzuziehen – der Bus käme gleich – und kleidet sie energisch an. Sarah weint und schlägt hoch erregt gegen die Wand. Schnell rennt sie über den langen Flur zum Frühstückstisch, setzt sich und beginnt ihr Brot zu essen. Werner, ein Mitbewohner, schimpft über ihr Zuspätkommen und will ihr die Kaffeekanne abnehmen. Andere Mitbewohner werden laut, nerös und unruhig. Sarah protestiert und hält die Kanne fest. Ihr Kopf ist rot und ihre Stimme schrill. Sie rennt in ihr Zimmer, wirft die Tür schreiend hinter sich zu und schlägt ihre Fäuste an den Kopf. Aufgeregt und unter Zeitdruck betritt Frau M. ihr Zimmer und fährt sie barsch an. Sarah schreit lauter. Als Frau M. auf sie zugeht und sie an der Schulter fasst, explodiert ihre Anspannung: Sie schlägt Frau M. ins Gesicht, tritt gegen die Tür, rennt schreiend und sich schlagend in den Toilettenraum. Nach einigen Minuten hat sie sich beruhigt und weint. Frau M. ist erbost und drängt Sarah, nun endlich zur Schule zu gehen, sie würde dort Bescheid geben und sie bekäme keinen Nachtisch, – zur Strafe.

Fallbeispiel 4.19.3 verdeutlicht spannungserhöhende und spannungsmindernde Faktoren in Eskalationssituationen. Das autistische Mädchen verfügt im Verlauf der Situation immer weniger über die Möglichkeit, ihre Erregung zu kontrollieren. Ihre Versuche, der angespannten Situation zu entkommen, werden von der Betreuerin missverstanden und verhindert. Diese wähnt sich in einem Machtkampf und kann wegen vermeintlichem Autoritätsverlust nicht nachgeben. Beide und auch andere Bewohner unterliegen einer Verselbständigung ihrer Erregung, ein Teufelskreis gegenseitiger Spannung entsteht, aus dem alle nur schwer herausfinden können. Die «Explosion» aggressiven Verhaltens erscheint vorprogrammiert, vor allem bei der Person, die sich am wenigsten selbst steuern (zurücknehmen, bremsen) kann, beim autistischen Mädchen. So erscheinen Spannungsverläufe mit Kontrollverlust weniger als ein «pädagogisches» sondern eher als ein «physiologisches» Problem.

Eine Spannungsanalyse, z. B. in einer grafischen Spannungskurve aufgezeichnet (Heinrich, 2001) lässt erkennen, ob der Aggressor um etwas kämpft und dazu all seine Kraft einsetzt (funktionale Aggression) oder ob er unter steigender Anspannung zunehmend seine Steuerung verliert und schließlich gar nicht mehr weiß, um was es geht. Letzteres ist der Fall, wenn der «Aggressor» nach der Situation neben einer deutlichen Entspannung Unbehagen, Scham oder Schuld zeigt und den Schaden wieder gutmachen will. Er konnte nicht anders. Er benötigt – um dieser Entwicklung nicht ausgeliefert zu sein – in diesen Situationen Hilfe durch wohlwollende Außensteuerung. Er benötigt deeskalierende Maßnahmen, die ihm angemessen sind.

4.19.4.2.2
Deeskalation

In einer Krise kann Rückzug ins eigene Zimmer, nach draußen, auf die Toilette, unter den Tisch oder in ein Kartonhäuschen zugelassen werden. Anforderungen können kurz unterbrochen werden. In einem Gespräch mit der Bezugsperson kann die problematische Situation oder die kritische Entwicklung reflektiert, eingeordnet und damit besser verstanden werden. Beruhigende Sprache und Körperkontakt können dabei hilfreich sein. Man kann den «Aggressor» eine Zeit lang zu «Placebo»-aktivitäten animieren, Kompromisse und Entspannungsmöglichkeiten anbieten, ihn für geleistete Arbeit loben oder einfach etwas Positives benennen (z. B. auf das Spielzeug hinweisen, das er in der Hand hält). Vermehrte Präsenz des Personals oder verstärkte Aufsicht kann Sicherheit vermitteln. Deeskalierend wirken kann auch, den Bewegungsdrang zuzulassen, etwas zum Zerstören anzubieten oder anstrengende Arbeiten verrichten zu lassen. Manchmal kann man auch mit paradoxen Reaktionen überraschen.

Deeskalationsmaßnahmen können auch wohlwollende Sicherheitsmaßnahmen beinhalten, z. B. körperliches Festhalten während oder besser kurz vor einer heftigen (selbst gefährdenden) Spannungsentladung. Sobald die Anspannung abgeflacht ist, sollte die schützende Maßnahme beendet und durch einen positiven beruhigenden und verständnisvollen Kontakt abgeschlossen werden – damit der Alltag normal weitergehen kann.

4.19.4.3
Effektanalyse, Sanktionen und Aufbau alternativen Verhaltens

4.19.4.3.1
Effektanalyse

Die Effektanalyse geht folgenden Fragen nach: Was erlebt der Aggressor aus seiner Sicht während und direkt nach seinem problematischen Verhalten und wie bewertet er diese Effekte? Effekte können sein:

- Vermeiden einer Anforderung oder Beendigung einer unangenehmen Situation,
- das Erreichen eines Zieles und sofortige Kommunikation,
- die sofortige Zuwendung und Aufmerksamkeit der Bezugsperson,
- das Erleben von Macht (machen können) durch die Ohnmacht des Personals,
- die Erpressbarkeit des gesamten Systems oder der Familie,
- die Beseitigung unangenehmer Gegenstände oder Personen,
- das Erzwingen von Körperkontakt oder das Beenden einer Kommunikation,
- Freude an «Action» (wenn eine Glasscheibe zerspringt),
- Sicherheit durch bekannte Abläufe,
- Selbststimulation,
- positiv oder negativ bewertete Sanktionen.

Effekte erhalten ihre subjektive Bedeutung durch die individuelle Bewertung: Sind die Effekte für mich positiv oder negativ? Meist sind Effekte gemischt; überwiegen die positiven Effekte, hat sich dieses Verhalten gelohnt und es wird wiederholt. Schon in ganz früher Kindheit werden Fehlverhaltensweisen durch Verstärkung gelernt: «Wenn ich mir ins Gesicht schlage, kommt meine Mutter sofort und kümmert sich. Wenn ich etwas Unangenehmes tun soll, z. B. aufräumen, schreie ich ganz laut und lange. Ich werde dann in mein Zimmer geschickt, kann mich hinlegen und meine Mutter räumt auf.» Viele schädigende, selbst verletzende und aggressive Verhaltensweisen autistischer Menschen können eine Funktion haben, sie können eingesetzt werden, um etwas Positives zu erreichen. Diesbezüglich ist von enormer Bedeutung darauf hinzuweisen, dass deeskalierende Maßnahmen, welche wir im Abschnitt zuvor kennengelernt haben, ihren Sinn bei Spannungsanstieg und zunehmender Steuerungsunfähigkeit im Vorfeld «eruptiver Aggressionen» haben. Werden solche Maßnahmen dagegen bei Drohungen oder «funktionalen» Fehlverhaltensweisen eingesetzt, können sie das Gegenteil bewirken, in dem sie geradezu aggressives und selbstverletzendes Verhalten belohnen, anstatt es zu vermindern.

Verfestigung und Steigerung von schädigenden, selbst verletzenden und aggressiven Verhaltensweisen können gelernt werden, z. B. wenn ein unsicherer Betreuer zuerst versucht, bei einer pädagogischen Maßnahme zu bleiben, nach einer gewissen Zeit der Auseinandersetzung oder nach Zunahme des Fehlverhaltens dann aber doch nachgibt (um des lieben Friedens willen oder weil die Kraft nachlässt). Dieser Lernprozess der intermittierenden Verstärkung, scheint ein häufiges Lernmuster aggressiver Verhaltensweisen nicht nur autistischer Menschen zu sein.

4.19.4.3.2
Sanktionen

Was kann man tun, damit sich Aggressionen nicht mehr lohnen? Mit welchen pädagogischen Sanktionen können die als positiv erlebten Effekte eliminiert oder durch Sanktionen überlagert werden? Auch hier ein Katalog beispielhafter Maßnahmen, die nach konkreter Effektanalyse und – nur im individuellen Einzelfall – effektiv eingesetzt werden können:

- Nichtbeachtung oder paradoxe Intervention («zerreiß das T-Shirt noch kleiner»),
- Schaden wieder gutmachen oder Ersatz leisten,
- nicht der Täter wird beachtet, sondern die Opfer werden belohnt,
- die durch den Einsatz von Aggression entstandene angenehme Situation wird sofort beendet,
- Schaden nachvollziehen lassen,
- etwas Gutes für das Opfer tun,
- unterbrochene Arbeit/Aktivitäten müssen nachgeholt werden.

Selbstverständlich kann die Anwendung dieser sanktionierenden Maßnahmen erst Ergebnis einer umfassenden Ursachenforschung, Spannungs- und Effektanalyse sein. Eine negative Konsequenz muss dem Verhalten und dem Individuum angemessen und für den «Aggressor» nachvollziehbar sein. Am besten mit ihm gemeinsam besprochen und «vertraglich» festgelegt. Keinesfalls sollten diese Methoden außerhalb eines Behandlungsplanes erfolgen.

4.19.4.3.3
Alternative Handlungsmöglichkeiten

Über welche positiven Fähigkeiten und Eigenschaften verfügt der Aggressor? Wie kann man seine Handlungskompetenz aus- bzw. aufbauen? Durch Belohnung kann spezifisches oder unspezifisches Verhalten aufgebaut werden, z. B. Lob für die Erledigung von speziellen Aufgaben, für die das Individuum Verantwortung übertragen bekam. Darüber hinaus kann jedes Verhalten, das nicht schädigend ist, als Handlungsalternative zu Aggression belohnt werden (Mühl, 2001). Jede Fördermaßnahme (das Training von Gebärden, die Nutzung von Zeichen, Bildern und Symbolen zur Kommunikation), jede Freizeitaktivität (Bewegungsangebote oder spielerische Angebote, z. B. Bälle gezielt in einen Eimer werfen, statt Gegenstände durch den Raum), jeder angemessene Kontakt kann als Aufbau nicht aggressiver Handlungskompetenz verstanden und gezielt belohnt werden. Oft genügt ein kleines Lob, manchmal Körperkontakt, Bewegungsangebote oder die Aufmerksamkeit des Betreuungspersonals für die Hervorhebung positiven Verhaltens. Auch reizvolle Spielangebote oder interessantes Spielzeug, Massagen, eine Entspannung im Wasser- oder Bällchenbad, kürzere Arbeitseinheiten, Rückzugsmöglichkeiten und bestimmte Nahrungsmittel können verstärkend eingesetzt werden.

Hervor zu heben sind Belohnungssysteme oder Verstärkerpläne. Belohnung sind hier Symbole, die z. B. als rote Punkte, «Smilies», oder Sternchen im Zimmer sichtbar angebracht oder in einem Heft gesammelt und für bestimmte Tätigkeiten oder für bestimmte Zeiteinheiten ohne Aggression, sofort vergeben werden. Beim Erreichen einer vorher bestimmten Anzahl erfolgt eine größere Belohnung (z. B. Eisessen, Tagesausflug, CD).

4.19.5
Sicherheitsmaßnahmen

Organisatorische und technische Sicherheitsvorkehrungen können Schädigungen verhindern und damit zu einer Entspannung des Systems beitragen. Darüber hinaus sind sie oft Basis für ein pädagogisches Behandlungskonzept oder können letzteres begleiten, z. B. Notfall- oder Sicherheitspläne, Alarmsysteme, bruchsicheres Glas, Kopfhelme, reißfeste Kleidung, festgeschraubtes Mobiliar und Plastikgeschirr (Heinrich, 2005, 181–207).

Eine «wohlwollende Sicherheitsmaßnahme» ist stets eine befristete Anwendung von physischem Zwang gegenüber einem zu betreuenden Menschen, um massive Sach-, Fremd- und Selbstgefährdung zu beenden oder zu verhindern. *Technische* Sicherheitsmaßnahmen bestehen u. a. aus freiheitseinschränkenden oder fixierenden Maßnahmen, wie variable oder fixe Armschienen, Fixierungen, z. B. mit flexiblem Bauchgurt an Bett oder Stuhl. Diese Vorkehrungen dürfen keinen Schmerz und keine Angst verursachen. *Körperliche* Schutz- und Sicherheitsmaßnahmen gehen über die reine Notwehr hinaus und können zur Befreiung, zur Beförderung oder zum sichernden Halten eingesetzt werden. Einzelheiten zu körperlichen Schutz- und Sicherheitstechniken findet der interessierter Leser bei Heinrich (2005, 147–180). Das Ziel wohlwollender Sicherheitsmaßnahmen ist die Herstellung von objektiver und subjektiver Sicherheit. *Objektive Sicherheit* heißt, dass Personen, Gegenstände, der Aggressor selbst aber auch soziale Beziehungen geschützt sind und sich Personen ohne Angst oder Bedrohung bewegen können. Unter *subjektiver Sicherheit* verstehen wir hier einen Zustand, in dem sich der autistische Mensch, der schädigendes, selbst verletzendes und aggressives Verhalten zeigt, selbst sicher fühlen kann. Subjektive und objektive Sicherheit können sich ergänzen, können sich aber auch im Einzelfall gegenseitig ausschließen, z. B. wenn ein autistischer Junge nur dadurch eine Gefühl von Entspannung und Sicherheit erleben kann, in dem er sich selbst – gesundheitsgefährdend – einschnürt oder festbindet.

Wohlwollende Sicherheitsmaßnahmen müssen auf den jeweiligen Einzelfall abgestimmt und im Detail dokumentiert werden. Sie müssen juristisch abgeklärt und vom rechtlichen Betreuer erlaubt werden. Sie müssen im Rahmen eines pädagogisch-therapeutischen Behandlungsplanes festgelegt und innerhalb der Einrichtung kontrolliert und getragen sein. Sie sind das letzte Mittel der Wahl und sofort zu beenden, wenn der Grund ihrer Anwendung entfällt.

4.19.6
Weiterführende Literatur

Heinrich, J. (Hrsg.) Akute Krise Aggression – Aspekte sicheren Handelns bei Menschen mit geistiger Behinderung. Lebenshilfe-Verlag, Marburg, 2005.

Hettinger, J.: Selbstverletzendes Verhalten, Stereotypien und Kommunikation. Schindele, Heidelberg, 1996.

Rohmann, U.; Elbing, U.: Selbstverletzendes Verhalten, Verlag modernes lernen, Dortmund, 1998.

Schirmer, B.: Aggressionen: Thesen über die Entstehung und Konsequenzen für den Unterricht. In: Kummer-Wyss, A.; Walther-Müller, P. (Hrsg.), Integration: Anspruch und Wirklichkeit (S. 223–240). Edition SZH, Luzern, 2004.

4.19.7
Literatur

Aman, M. G.; Tassé, M. J.; Rojahn, J.; Hammer, D.: The Nisonger CBRF: A child behavior rating form for children with developmental disabilities. Research in Developmental Disabilities, 17 (1996): 41–57.

Faust, G.; Rasch, G.; Rasch, A.: Anwendung sichernder, bzw. freiheitsentziehender Maßnahmen in der pädagogischen Praxis. Vortrag: Tagung des Landesjugendamtes in Köln 23.10. «Gewaltfreie Erziehung?», 2007.

Heinrich, J.: Krisenintervention bei Fremd – und Sachaggressionen. In: Wüllenweber, E.; Theunissen, G. (Hrsg.), Handbuch Krisenintervention. Kohlhammer, Stuttgart, 2001.

Heinrich, J.: Aggression und Stress. Deutscher Studien Verlag, Weinheim, 1998.

Mühl, H.: Zum pädagogischen Umgang mit selbstverletzendem Verhalten bei Menschen mit geistiger Behinderung. In: Wüllenweber, E.; Theunissen, G. (Hrsg.), Handbuch Krisenintervention (S. 163–189). Kohlhammer, Stuttgart, 2001.

Rohjahn, J.; Matson, J. L.; Lott, D.; Esbensen, A. J.; Smalls, Y.: Behavior problems inventory: An instrument fort he assessment of self injury, stereotyped behavior, and aggression/destruction in individuals with developmental disabilities. Journal of Autism and Developmental Disorders, 31 (2001): 577–588.

Sarimski, K.: Zum Beratungsauftrag der Sozialpädagogischen Zentren. Fallbeispiele, Chancen und Grenzen der Beratung für Schüler mit geistiger Behinderung und herausforderndem Verhalten. Geistige Behinderung, (4/2005): 286–308.

Sarimski, K.; Steinhausen, H.-C.: KIDS – Kinder-Diagnostik-System Band 2, Geistige Behinderung und schwere Entwicklungsstörung. Hogrefe, Göttingen, 2007.

Schultheiss, J.: Aggressives und herausforderndes Verhalten bei Menschen mit Intelligenzminderung. In Geistige Behinderung, (3/2007): 202–214.

Wüllenweber, E.; Theunissen, G. (Hrsg): Handbuch Krisenintervention Band 2. Kohlhammer Stuttgart, 2004.

4.20
Umstrittene und alternative Therapien

Susanne Nußbeck

Ein autistisches Kind zu haben, ist eine dauerhafte Herausforderung für die Eltern. Weder kann die Ursache genau bestimmt werden, noch gibt es bisher Aussicht auf Heilung. Autistische Symptome sind vielfältig, und Verläufe schwer vorherzusagen. Mit therapeutischen Interventionen können zwar Verhaltensverbesserungen erreicht werden, sie beanspruchen aber meist viel Zeit, Energie und eine strenge Konsequenz auch von Eltern. Gleichzeitig stoßen Eltern in der Öffentlichkeit immer wieder auf Unverständnis und Schuldzuweisungen, wenn das so «normal» aussehende Kind aus unerklärlichem Anlass einen Wutanfall bekommt oder bizarres Verhalten zeigt. Von der Darstellung «besonderer Autisten» in den Medien geht eine gewisse Faszination aus. Es wundert daher nicht, dass Eltern von autistischen Kindern und auch manche Pädagogen und Therapeuten empfänglich sind für die Vielzahl von Methoden, die angeboten werden und mit einfachen – aber nicht unbedingt billigen – Mitteln schnelle Heilung oder Besserung versprechen (Herbert et al., 2002). Metz et al. (2005) fanden bei einer Internetrecherche über «Google» unter den Stichworten «autism» und «treatment» 65 als effektiv bei Autismus bezeichnete Interventionen, darunter Telepathie, Injektionen von Stammzellen des Schafes oder den Gebrauch von Fischöl. Bei einer Befragung von Hanson et al. (2007) gaben 74 % der Eltern autistischer Kinder an, schon einmal alternative Therapien angewendet zu haben, bei den Eltern von schwerer behinderten waren es ca. 90 %.

4.20.1
Kennzeichen umstrittener Methoden

Die Übergänge von etablierten, nachgewiesenen Verfahren zu alternativen, umstrittenen, zweifelhaften oder gar schädlichen Interventionen sind fließend und manche umstrittene Methode entfaltet eine Wirkung – wenn auch nicht immer die intendierte. Es lassen sich einige Merkmale aufzeigen, die, vor allem wenn mehrere davon zutreffen, dafür sprechen, dass eine Methode eher in den Bereich der «Pseudowissenschaft» fällt, als dass sie auf wissenschaftlichen Erkenntnissen basiert (Finn et al., 2005; Herbert, 2003; Jacobson et al., 2005; Lilienfeld et al., 2003). Umstrittene Methoden folgen meist einfachen Erklärungsmustern, die für unterschiedliche Störungen gleichermaßen gelten. So werden bei der Festhaltetherapie Autismus, Aufmerksamkeitsstörungen und jede andere Problematik, als Ausdruck einer beeinträchtigten Mutter-Kind-Beziehung interpretiert, die durch das Festhalten «geheilt» wird. Beim «Irlen-Syndrom» wird eine visuelle Wahrnehmungsstörung angenommen, die u. a. zu Autismus oder Lese-Rechtschreibschwächen führen soll, und mit speziellen, als Brillen getragenen Filtern behoben werden könnten. Mit einer vergleichbaren Argumentation wird eine gestörte auditive Wahrnehmungsverarbeitung für viele Verhaltensstörungen verantwortlich gemacht, die durch die Auditory Integration Therapy nach Bérard oder eine ähnliche Maßnahme nach Tomatis behandelt werden soll. Auch die Delphintherapie hat weite Verbreitung bei Behinderungen und Verhaltensstörungen erreicht. Ein wesentliches Kennzeichen umstrittener Methoden ist also, dass sie ungeachtet der Heterogenität hinsichtlich Kausalität, Nosologie und Pathologie für alle betroffenen Personen in gleicher Weise angeboten werden (Haas, 1998). Umstrittene Methoden verbreiten sich nach ersten Erfolgsberichten meist schnell und weltweit, bleiben eine Weile beliebt und verschwinden dann genauso schnell wieder (Jacobson et al., 2005).

Therapeutische Konzepte oder Interventionen müssen Vorhersagen zulassen. Es muss angegeben werden können, bei welchen Personen unter welchen Bedingungen eine Intervention im Hinblick auf welche Ziele effektiv ist (Herbert, 2003). Dann kann überprüft werden, ob die Wirkungen, die dem Konzept zugeschrieben werden, tatsächlich eintreten und auf die Intervention zurückgeführt werden können. Bei den umstrittenen, pseudowissenschaftlichen Methoden wird das Vorgehen jedoch oft ungenau beschrieben, Ziele werden global benannt oder der Erfolg der Methode ist an eine Person oder eine Institution gebunden. Ihre Überprüfung wird mit Hinweis auf die Einzigartigkeit der Personen, die anekdotischen Erfolgsberichte glücklicher Eltern oder darauf, dass die Personen ihre Fähigkeiten nicht zeigen können, wenn sie von anderen infrage gestellt werden, meist abgelehnt. Wenn allerdings umstrittene Methoden überprüft werden, wird in der Regel ausschließlich nach Bestätigungen des Konzeptes und nicht nach Widersprüchen gesucht. Bestätigungen der Aussagen, besonders wenn sie aus unabhängigen Replikationen stammen, werden als Hinweis auf die Wirksamkeit des Konzeptes gewertet, allerdings negative Ergebnisse oft ignoriert, heruntergespielt oder mit Ad-hoc-Hypothesen wegdiskutiert. Es ist ein Kennzeichen wissenschaftlicher Theorien, dass langfristig versucht wird, Fehlannahmen aufgrund empirischer Daten zu eliminieren, um ein bestehendes Konzept revidieren und weiterentwickeln zu können. Bei pseudowissenschaftlichen Konzepten bleibt es meist bei ursprünglichen einfachen Erklärungsmustern (Lilienfeld et al., 2003).

Umstrittene Methoden werden in anekdotischen Berichten häufig als «das Wunder» nach erfolglosen Therapien dargestellt: Annabel Stehli: «Sounds of a miracle: A child's triumph over autism», Barry Neil Kaufman: «A miracle to believe in». Bei den vielen «Erfolgsstorys», die im Internet und anderen Massenmedien verbreitet werden, sind die Rahmenbedingungen der beschriebenen Fälle meist nicht überprüfbar. Das für nachgewiesen wirksame Interventionen erforderliche Evidenzniveau (randomisierte Kontrollgruppendesigns) wird nicht erreicht, meist auch gar nicht angestrebt; peer-reviewed Veröffentlichungen werden oft vermieden.

Nicht jede Intervention, die sich als wirksam erwiesen hat, ist aus Theorien abgeleitet. Oft wird erst im Nachhinein nach einer theoretischen Erklärung für die empirisch gefundene Effektivität gesucht und manchmal müssen auch bestehende Theorien revidiert werden. Das ist ein Grundprinzip wissenschaftlichen Arbeitens. Typisch für pseudowissenschaftliche Konzepte ist jedoch, dass aus wissenschaftlichen Erkenntnissen und alltagspsychologischen Ansichten eklektizistisch herausgegriffene Einzelergebnisse zu spekulativen Theoriegebäuden zusammengestellt werden, die für den Laien und auch für manche Fachleute plausibel und überzeugend wirken (Haas, 1998), so dass sie den Anschein einer wissenschaftlichen Fundierung bekommen. Die Offenheit der Wissenschaft für neue, aufregende und revolutionäre Ideen kann dazu führen, dass pseudowissenschaftliche Behauptungen auf fruchtbaren Boden fallen (Finn et al., 2005). Wirklich neue Modelle, die bisherige Erkenntnisse zu einer Störung in Frage stellen, sind rar und auch dann sind sie meist nicht völlig losgelöst von vorhandenen Denkmustern. Wenn neue Konzepte im absoluten Widerspruch zu bisherigen Erkenntnissen stehen, liegt der Verdacht nahe, dass sie einer wissenschaftlichen Überprüfung nicht standhalten.

Anhand dieser Merkmale lässt sich recht gut bewerten, ob eine Methode mehr der wissenschaftlichen oder mehr der pseudowissenschaftlichen Seite zuzurechnen ist. Im Folgenden werden einige, teilweise weit verbreitete, aber umstrittene Interventionen unter diesen Aspekten vorgestellt.

4.20.2
Gestützte Kommunikation (FC)

Kaum eine Methode übt eine solche Faszination aus wie die Gestützte Kommunikation (engl. Facilitated Communication, FC). Menschen, die sich zuvor kaum äußern konnten, offenbaren plötzlich über FC dem Anschein nach differenzierte, verdeckte geistige Tätigkeiten, die man ihnen bisher nicht zugetraut hatte und für die es im beobachtbaren Verhalten keine Anhaltspunkte gibt. Diese Fähigkeiten lassen sich mit den bisherigen Erkenntnissen zum Autismus nicht vereinbaren (Nußbeck, 2000), so dass Vertreter der Methode sogar fordern, Autismus neu zu definieren (Biklen, 1993; Eichel, 1996). FC geht zurück auf die australische Pädagogin Rosemary Crossley (1997), die sie Ende der 1970er Jahre entwickelte. In Deutschland bekannt wurde sie durch Annemarie Sellin und ihren Sohn Birger, der zwei viel beachtete Bücher via FC schrieb (Sellin, 1993, 1995). Heute ist die Methode in Deutschland in Schulen und Wohneinrichtungen weit verbreitet. Sie wird von Elternverbänden und der deutschen Sektion der International Society for Augmentative and Alternative Communication (ISAAC; isaac-online.de), einer Gesellschaft für ergänzende und alternative Kommunikation, unterstützt. Weitere FC-Schreiber haben Bücher veröffentlicht, es wird immer wieder in den Medien spektakulär darüber berichtet und Ausbildungslehrgänge haben sich etabliert.

Bei FC bedient eine nicht sprechende, als schwer kommunikationsgestört bezeichnete Person (Bundschuh/Basler-Eggen, 2000), der FC-Nutzer, eine Kommunikationshilfe (Computer, Buchstabentafeln o. Ä.). Dabei wird sie von einer anderen Person, dem Stützer, an der Hand, dem Handgelenk oder einem anderen Körperteil gestützt, manchmal nach einiger Zeit auch nur noch berührt. Damit gibt der Stützer dem Nutzer Widerstand, stabilisiert seine Bewegung und ermöglicht so die Ansteuerung eines Buchstaben oder anderen Symbols. Der Stützer achtet auf die Impulse des Nutzers, ohne die Bewegung selbst zu beeinflussen oder gar den Nutzer zu führen. Neben dieser physischen ist die emotionale Unterstützung wichtig, die sowohl in der Berührung als auch in der festen Überzeugung von den Fähigkeiten der gestützten Person liegt. Auch wenn FC auf unterschiedlichem Niveau – von der Unterstützung einer Handlung bis hin zur Produktion elaborierter Texte – möglich ist, sind die interessantesten Fälle die, bei denen es zu einem «Dialog gleichberechtigter Partner» (Bundschuh/Basler-Eggen, 2000, S. 225) über schriftsprachliche Äußerungen kommt, wie in der Untersuchung von Bundschuh und Basler-Eggen (2000) bei 86 % der FC-Nutzer der Fall.

FC ist nicht zu verwechseln mit Unterstützter Kommunikation (UK), was aufgrund der im Deutschen ähnlichen Bezeichnung häufig geschieht. Bei UK handelt es sich um eine Vielzahl mehr oder weniger gut evaluierter Methoden der Kommunikationsförderung für Menschen mit schweren sprachlichen Beeinträchtigungen, die den Fähigkeiten der Nutzer entsprechend angepasst und selbstständig angewendet werden. Die dabei erzielten Erfolge liegen im nach Beobachtungen und Einschätzungen der Person zu erwartenden Rahmen. Bei FC hingegen offenbaren die FC-Nutzer mit den gestützten Mitteilungen kognitive Fähigkeiten und Sprach-, Lese- oder Schreibkompetenzen, für die es sonst keine Anhaltspunkte gibt, so dass eine außerordentlich große Diskrepanz zwischen dem Erscheinungsbild, den ohne FC zu beobachtenden Fähigkeiten, der Einstufung als «geistig behindert» sowie der Beschulung einerseits und der über FC offenbarten Literalität, der Introspektion und des allgemeinen Weltwissens bei den FC-Nutzern andererseits besteht (Nußbeck, 2000, 2004). Erklärungen, wie dieses Wissen angeeignet wurde, stammen meist aus den gestützten Äußerungen selbst und stehen im Widerspruch zu den bisherigen psychologischen

Erkenntnissen zum Erwerb des allgemeinen Weltwissens und von Kulturtechniken (Nußbeck, 2000). Überzeugende Erklärungen, die diese Widersprüche auflösen können, gibt es nicht.

Eine wissenschaftlich fundierte Erklärung der Funktionszusammenhänge bei FC fehlt bislang ebenfalls (Bundschuh/Basler-Eggen, 2000; Nußbeck, 2000). Eine Annahme ist, dass FC-Nutzer «eingeschränkte motorische Fertigkeiten, die den Gebrauch von Handschrift oder Gebärdensprache über das absolut Einfachste hinaus ausschließen und eine unabhängige Benutzung von Kommunikationshilfen verhindern», haben (Crossley, 1997, S. 41). Diese nicht näher bestimmte «motorische Störung», manchmal auch «globale Dyspraxie» (Biklen, 1990) genannt, wird einerseits dafür verantwortlich gemacht, dass vorhandene Fähigkeiten nicht gezeigt werden können, und andererseits dafür, dass die Stütze wirkt.

Auf Kritik der Skeptiker reagierend werden neue Erklärungen und Veränderungen der Vorgehensweisen angeboten. Wurden bei Bekanntwerden der Methode noch keine besonderen Kenntnisse der Stützer vorausgesetzt (Biklen, 1990; 1993), wird inzwischen Wert auf eine strukturierte Ausbildung der Stützer gelegt (fc-netz.de). Nachdem kritisiert wurde, dass die FC-Nutzer oft nicht auf die Tastatur schauen, wurde dies auf die Fähigkeit autistischer Menschen, besonders gut peripher wahrnehmen zu können, zurückgeführt und in den Lehrgängen auf das Blickverhalten geachtet. Allerdings haben weder die Schulung der Stützer noch das Schauen auf die Tastatur Einfluss auf die Qualität der Produktionen der FC-Nutzer.

FC wird zwar häufig mit Autismus in Zusammenhang gebracht und Erklärungsversuche über die Wirkweise beziehen sich praktisch ausschließlich auf dieses Störungsbild, allerdings wird FC auch anderen Menschen angeboten, die zur täglichen Kommunikation nicht ausreichend sprechen und auch keine anderen Kommunikationsmittel selbstständig nutzen können. Dies betrifft überwiegend als «geistig behindert» diagnostizierte Personen (Bundschuh/Basler-Eggen, 2000, S. 30). Unter den Annahmen der FC gelten sie im Allgemeinen nicht als kognitiv beeinträchtigt. Literalität muss nicht nachgewiesen sein (Shevin/Chadwick, 2000) und hinsichtlich des Alters gibt es keine Begrenzungen. Schon Dreijährige werden gestützt und konnten sich per FC schriftsprachlich äußern (Biklen, 1993). Auch von gehörlosen, blinden und taubblinden erfolgreichen FC-Nutzern wird berichtet (Biklen, 1990; Bligh/Kupperman, 1993; Szempruch/Jacobson, 1993), so dass die Frage nach der Authentizität der Mitteilungen schnell zentral wurde.

Kaum eine Methode im Kontext von Autismus und anderen Behinderungen ist bisher so häufig und mit so eindeutigen Ergebnissen untersucht worden wie FC. Dennoch werden diese Studien von den Vertretern der FC praktisch nicht zur Kenntnis genommen. Weltweit wurden seit 1992 fast 70 Studien zu FC publiziert. In 41 davon wurden insgesamt 358 Nutzer, die sich unter FC schriftsprachlich ausdrücken, altersentsprechende Aufgaben lösen und länger als ein halbes Jahr FC nutzen, mit ihren gewohnten Stützern untersucht. Untersuchungsfragen waren die Authentizität der Schreiber, häufig als «Validierung» der Methode bezeichnet, und/oder die Effektivität, also ob unter FC besser kommuniziert werden kann als mit anderen Mitteln. Wenn der FC-Nutzer der Urheber des Geschriebenen ist, darf seine Reaktion nicht vom Kenntnisstand des Stützers abhängig sein. Er sollte also auch eine richtige Antwort geben können, wenn der Stützer die erfragte Information nicht kennt (blinde Situation). Dies kann durch Sichtblenden, Vertäuben des Stützers durch Kopfhörer oder Fragen nach Aktivitäten, an denen der Stützer nicht teilgenommen hat (Message passing), gewährleistet werden. Die «blinde Situation» ist die einzige Bedingung, die mit absoluter Sicherheit erfüllt sein muss, alle anderen Rahmenbedingungen können variieren und «weich» gestaltet sein. Unter diesem Aspekt konnten von den überprüften 358 Personen 290 (81 %) keine einzige Information richtig wiedergeben. 68 untersuchte Personen (19 %) konnten mindestens eine korrekte Antwort geben. Bei 14 davon (Beck/ Pirvano, 1996; Hildebrand-Nilshon/Ciuni, 1998; Simon et al., 1994; Vázquez, 1994) unterschied sich die (kontrollierte) Leistung unter FC nicht von den sonstigen, in der Untersuchung mitgeteilten Fähigkeiten der Person. Auf die 54 verbleibenden Personen mit mindestens einer korrekten Reaktion aus neun Studien beziehen sich die Vertreter der FC, wenn sie die Methode als validiert betrachten (Bundschuh/ Basler-Eggen, 2000; Eichel, 1996). In sechs dieser Studien (49 Personen) wurde jedoch nicht das Übertragen von dem Stützer unbekannten Nachrichten, sondern die verzögerte Wiedergabe von visuell dargebotenen Wörtern (Cardinal et al., 1996), die Leistung in einem Wortschatztest (Calculator/Hatch, 1995; Calculator/Singer, 1995), das Üben der Versuchsanordnung (Marcus/Shevin, 1997) und von Computerspielen (Olney, 1997) oder das Lösen von Vierfachwahlaufgaben (Bundschuh/Basler-Eggen, 2000) überprüft. Zwei weitere Studien hatten Mängel in der Abschirmung der Stützer von den Informationen, indem eine informierte Person anwesend war und Hilfen geben durfte (Sheehan/ Matuozzi, 1996) bzw. der Stützer die richtige Antwort anhand der bekannten Vorlieben des Gestützten und des Geruchs bei der Frage nach dem gerade Gegessenen raten konnte (Simon et al., 1994).

Insgesamt verbleibt genau eine Person, «Kenny» bei Weiss et al. (1996), die dem Stützer unbekannte Informationen in zwei von drei Überprüfungssituationen umfangreich und relativ differenziert wiedergeben konnte. Dieses Ergebnis wurde jedoch, trotz der Ankündigung der Autoren, nicht repliziert. Unklar blieb, wo die Stützerin sich bei der Vermittlung der Geschichten, zu denen Kenny in der Testsituation Fragen gestellt wurden, aufgehalten hatte. In der zweiten Überprüfungssituation, in der Kenny keine aufgabenbezogenen Antworten geben konnte, wurde sie vom Zweitautoren beaufsichtigt, in der dritten von einem Reporter, der über FC berichten wollte und Autor der Geschichte war, um die es ging. Bei Überprüfung der Untersuchungsanordnungen stellt sich also heraus, dass die als positiv bewerteten Ergebnisse unter methodisch mangelhaften Bedingungen zustande gekommen sind (Jacobson et al., 2005; Kavale/Mostert, 2004; Mostert, 2001; Nußbeck, 2004). Hingegen ist in zahlreichen Studien eine Beeinflussung der FC-Nutzer durch die Stützer nachgewiesen worden (Burgess et al., 1998; Kerrin et al., 1998; Wheeler et al., 1993). Die mögliche Beeinflussung der Nutzer durch die Stützer wird auch von den Vertretern der FC nicht bestritten. Sie wird jedoch als «ganz normale» Beeinflussung in jedem Kommunikationsprozess angesehen und in den Lehrgängen wird viel Wert auf Kontrolle des Stützereinflusses gelegt.

Erklärtes Ziel der FC ist das Erreichen der Unabhängigkeit der FC-Nutzer von den Stützern. Es gibt allerdings bisher keinen eindeutig dokumentierten Fall eines unabhängigen FC-Nutzers. Weltweit wird von etwas mehr als 20 Personen behauptet, dass sie auch in Abwesenheit eines Stützers schreiben können, angesichts der Vielzahl der FC-Nutzer und der langen Jahre des Gebrauchs eine geringe Zahl (Jacobson et al., 2005). Allerdings kann auf diese Personen die Hypothese der motorischen oder apraktischen Störung nicht (mehr) zutreffen. FC kann in den Fällen als eine Art Prompting (ein Anstoß) angesehen werden, das selbstständige Schreiben zu entwickeln. Eine ähnliche Funktion hat FC bei Nutzern, bei denen die Methode zur Steuerung und Stabilisierung von Handlungen eingesetzt wird. In diesen Fällen zeigen sich meist keine unerwarteten, kognitiven Fähigkeiten, und sie sind daher nicht so spektakulär. Handführung und Prompting existierte bereits vor FC als bewährte Methode, Handlungen zu initiieren.

Es muss geschlussfolgert werden, dass FC unter kontrollierten Bedingungen keinen Bestand hat. Dennoch bleibt die Methode weit verbreitet. Im Zusammenhang mit FC wird das ethische Problem besonders deutlich, falsche Hoffnungen bei den Eltern zu wecken, eine falsche Persönlichkeit zu konstruieren und die Betroffenen falsch zu platzieren, so dass ihnen angemessene Förderung vorenthalten bleibt (Finn et al., 2005;

Metz et al., 2005; Nußbeck, 2000). Vor allem in den USA hat es von Anfang an viele Fälle gegeben, in denen Väter oder Brüder über FC des sexuellen Missbrauchs an den behinderten Menschen beschuldigt wurden (Gorman, 1999; Margolin, 1994). Damit ist viel Leid über manche Familien hereingebrochen und die Problematik der Verletzung von Selbstbestimmung und Selbstausdruck wird sehr deutlich, so dass die Methode nicht als unschädlich angesehen werden kann.

4.20.3
Delphintherapie

Eine ähnliche Faszination wie FC übt die Delphintherapie (DT; Dolphin Assisted Therapy oder Dolphin Human Therapy) auf Eltern aus. Hier wird zwar auch von «Wundern» berichtet, indem die Therapie häufig «aufgegebenen Fällen» (Kohn, 2004, S. 23) angeboten wird, die dann extreme Fortschritte machen, aber eine den Annahmen der FC vergleichbare Diskrepanz zwischen dem Verhalten vor und nach der Intervention ist nicht zu beobachten. Die Ziele der DT sind unspezifisch und schwer zu operationalisieren. Meist steht die «Verbesserung des Allgemeinbefindens in Bezug auf den kognitiven und/oder emotionalen Bereich» (Kohn, 2004, S. 43) im Vordergrund. Bei den frühen Anwendungen von Smith (1987) wurde hauptsächlich Kindern mit Autismus die DT als eine Art Spieltherapie angeboten. In der von Nathanson (1989, 1998, 2007) entwickelten Form müssen die Kinder Aufgaben erfüllen und dürfen zur Belohnung mit dem Delphin schwimmen. Insofern folgt sie lerntheoretischen Prinzipien. In anderen Formen der DT wird der Delphin nicht als Verstärker eingesetzt, sondern entfaltet seine Wirkung allein durch seine Anwesenheit und die Interaktion zwischen Delphin und Kind (Breitenbach et al., 2006; Kohn, 2004; Romanczyk et al., 2003). Delphine sollen motivierend wirken. Es wird ihnen eine besondere Nähe zu Kindern zugeschrieben, so dass sie die Bedürfnisse auch verhaltensauffälliger Kinder besser verstehen als andere Tiere, positiv auf sie reagieren und verstehen, deren Stress zu reduzieren (Romanczyk et al., 2003). Eine Therapie dauert ein bis zwei Wochen und kostet je nach Zentrum und eingeschlossenen Leistungen derzeit zwischen 400 und 6000 €, pro Sitzung zwischen 100 und 646 € (Breitenbach et al., 2006), wobei meist noch Flug- und Unterbringungskosten für die Familien hinzukommen. Häufig werden sie durch Spenden (dolphin-aid.de) unterstützt, zu denen mit Berichten in den populären Medien über wundersame Heilungen aufgerufen wird («Peters letzte Chance»). Weltweit gibt es inzwischen über zehn Zentren, die teilweise mit unterschiedlichen Prinzipien arbeiten, in denen diese Therapie angeboten wird.

Auch für die DT gibt es keine Ausschlusskriterien. Neben Kindern mit Autismus können auch Kinder mit Angelman-Syndrom, Hirntumor, Cerebralparese, Dyspraxie, Rett-Syndrom, verschiedenen Chromosomenanomalien oder Wachkoma teilnehmen (Nathanson et al., 1997). Für die Wirkweise gibt es nur Vermutungen. Einerseits wird eine Nähe zu «Peak experiences» angenommen, also starke, positive, emotionale Reaktionen auf ein spezielles Ereignis, durch das eine besondere Verbundenheit mit dem Delphin entstehen soll (Romanczyk et al., 2003). Andererseits wird vermutet, dass das Echolot des Delphins den zellulären Metabolismus so sehr verändert, dass dadurch die beobachtbaren Phänomene zu erklären seien. Keinerlei empirische Belege für diese Behauptungen liegen vor (Breitenbach et al., 2006; Romanczyk et al., 2003). Nathanson (2007) sieht den Hauptgrund für die Lernprobleme von Menschen mit Behinderung in einer Einschränkung der Aufmerksamkeitsleistungen. Durch die motivierende Kraft der Delphine soll die Aufmerksamkeitsspanne gesteigert werden, so dass Lernen stattfinden kann, wobei den drei Medien: Wasser, Delphin und neue Umgebung ebenfalls therapeutische Wirkungen zugeschrieben werden.

Zur Effektivität der DT liegen mehrere Studien von Nathanson (1989, 1998, 2007; Nathanson et al., 1997; Nathanson/de Faria, 1993) selbst vor, in denen ausnahmslos Kontrollgruppen fehlten sowie unspezifische Effekte und spontane Weiterentwicklungen der Kinder nicht berücksichtigt wurden. Insgesamt weisen alle bisherigen Studien erhebliche methodische Mängel auf (Breitenbach et al., 2006; 2004; Marino/Lilienfeld, 2007). In zwei Studien (Nathanson, 1989; Nathanson/de Faria, 1993) wurde bei sechs bzw. acht Kindern mit unterschiedlichen Behinderungen die Überlegenheit der Delphine als Verstärker gegenüber Spielzeug, Süßigkeiten oder Lob überprüft. Es werden keine Effektstärken bzw. PNDs (Prozentsatz nicht überlappender Daten bei kontrollierten Einzelfallstudien) mitgeteilt, so dass die Interpretation der Ergebnisse durch die Autoren zweifelhaft bleibt. Nathanson et al. (1997) verglichen eine sechsmonatige, konventionelle Krankengymnastik bzw. Sprachtherapie mit einer zweiwöchigen Delphintherapie bei 47 Kindern mit unterschiedlichen Behinderungen. Die Delphintherapie wurde im Vergleich zu den traditionellen Therapien als besonders effektiv angesehen und ein günstiges Kosten-Nutzen-Verhältnis betont.

In der Studie von Nathanson (1998) werden 71 Elternpaare aus acht Ländern zu drei Zeitpunkten, einer davon ein Jahr nach Therapieende, zu den Fortschritten ihrer Kinder befragt. Die dort von 50 % der Befragten festgestellten Verbesserungen, die nach einem Jahr sogar noch gesteigert waren, wurden ausschließlich in Elternratings erhoben. Eltern, die an einer kostspieligen und aufwändigen Intervention teilnehmen, sind für verzerrte Wahrnehmungen im Sinne der «demand characterstic», der kognitiven Dissonanzreduktion oder schlicht eines Versuchspersonenbias jedoch besonders anfällig. Kohn (2004) legt eine ähnlich angelegte Befragung von Eltern und Fremdbeurteilern (Lehrer, Therapeuten) mit 162 Kindern ohne Kontrollgruppe vor, die in Israel und in Florida an einer Delphintherapie teilgenommen haben. Sie stellt in allen erhobenen Bereichen, nämlich Kognition, Sprache, Emotion, Verhaltensauffälligkeit, Motorik, sowohl bei der Eltern- als auch bei der Fremdbeurteilung sechs Wochen nach der Therapie sowie bei der Follow-up Untersuchung nach einem Jahr (nur Elternbefragung) signifikante Verbesserungen gegenüber der Einschätzung sechs Wochen vor der Therapie fest. Geht man davon aus, dass auch die Lehrer und Therapeuten, die als Fremdbeurteiler eingesetzt wurden, wussten, dass das Kind an der Therapie teilgenommen hat, vielleicht sogar dazu geraten haben, ist ein ähnlicher Bias wie bei den Eltern zu erwarten, so dass die relative Übereinstimmung der Ratings nicht verwundert.

Breitenbach et al. (2006) haben in einer sorgfältig geplanten Studie zu einem im Nürnberger Delphinarium angewendeten modifizierten Konzept der DT die Effektivität überprüft. Ihr Konzept besteht aus drei Bausteinen, der «Urlaubs- und Freizeitatmosphäre», die durch kulturelle und sportliche Angebote auch an die Eltern und Betreuung der Geschwister während des einwöchigen Therapieaufenthaltes hergestellt werden sollte, der sozialpädagogischen Betreuung der Familien in Einzel- und Gruppengesprächen und der Interaktion mit den Delphinen. 26 Kindern in der Experimentalgruppe wurden eine Non-Treatmentgruppe (n = 29), eine ambulante Therapiegruppe (n = 25, nur Delphininteraktion) und eine «Nutztiergruppe» (Interaktion mit anderen Tieren) (n = 13,) gegenübergestellt. Die Veränderungen wurden mit selbstentwickelten Fragebögen an Eltern und teilweise auch Betreuern und durch Videoanalysen der Eltern-Kind-Interaktionen erhoben. Als Signifikanzniveau wurde $p < .05$ festgelegt, manchmal auch $p < .10$; eine Alphafehleradjustierung wurde nicht vorgenommen, da «das Auffinden von Effekten durch den geringen Stichprobenumfang ohnehin stark erschwert war»! (S. 121). Insgesamt berichteten unter diesen Auswertungsbedingungen die Eltern nach sechs Monaten von positiven Therapieeffekten im Hinblick auf verbale und nonverbale Kommunikationsfähigkeit (beide «Delphingruppen») sowie sozial-emotionale Kompetenz und Eltern-Kind-Interaktion (nur Experimentalgruppe). Die heimatlichen professionellen Betreuer der Kinder konnten keine Verbesserungen in den überprüften Merkmalen feststellen. Dennoch werten die Autoren das

Konzept als wirksam und effektiv bei der Behandlung von Kindern mit schweren Behinderungen.

Zusammenfassend muss festgestellt werden, dass die DT nach den bisher vorliegenden Forschungsergebnissen als in ihrer Effektivität nicht nachgewiesen angesehen werden muss. Darüber hinaus mehren sich Einwände von Biologen und Tierschützern, welche die den Delphinen zugeschriebenen Eigenschaften verneinen. Es wird ferner die Gefahr gesehen, dass die Delphine, vor allem in den kleinen Becken, gestresst werden und dadurch ein Risiko vorzeitigen Ablebens für sie besteht (Degen, 2002).

4.20.4
Horch- und Klangtherapien

In den 1950er-Jahren entwickelte Alfred Tomatis, ein französischer Hals-Nase-Ohren (HNO)-Arzt, eine unspezifische Therapieform, die auf einer eigenwilligen Theorie über die Bedeutung und Funktion des Hörorgans und des Hörens für die geistige Entwicklung beruht (Tomatis, 1990). Er behauptet u. a., das Ohr versorge die Hirnrinde zu 90 % mit elektrischer Energie, es sei das Kontrollorgan für jede Muskelaktivität, «unser Körpergefühl sitzt im Ohr», und es strukturiere das Gehirn, (vgl. Nöcker-Ribaupierre, 1998; Schott/Schott, 1996). Im Mittelpunkt der Tomatistherapie, auch Horchtraining oder Audio-Psycho-Phonologie genannt, stehen Mozartmusik, Gregorianische Gesänge, aber auch die Stimme der Mutter, die elektronisch verfremdet abwechselnd lateralisiert eingespielt werden, um eine Dominanz des rechten Ohres zu erreichen, das normalerweise «dirigiere». Auf der Tomatis-Homepage (tomatis.de) wird allerdings unumwunden zugegeben, dass es keine Grundlagenstudien dazu gibt. Durch das Training mit modifizierten Klängen und Geräuschen, wobei beispielsweise die mütterliche Stimme an den vom Kind im Uterus wahrnehmbaren Klang angeglichen wird, sollen die oft bereits pränatal ausgelösten Fehlentwicklungen umgekehrt werden. Die Therapie wird in mehreren Episoden mit zwei Stunden täglich durchgeführt und kostet mehrere tausend Euro. Es konnte eine Studie mit elf autistischen Kindern zwischen 3½ und 7 Jahren gefunden werden, in der die Wirkung der Tomatis-Methode auf die Sprachentwicklung überprüft wurde (Corbett et al., 2008). In einem Cross-over-Design hörten die Kinder entweder ungefilterte Mozartmusik und gregorianische Gesänge (Kontrollbedingung) oder durch das «elektronische Ohr» wurde veränderte Musik eingespielt (Experimentalbedingung). In der Experimentalbedingung wurde darüber hinaus audio-vokales Feedback eingesetzt, bei dem die Kinder Sätze in ein Mikrophon sprachen und dabei ihre eigene Stimme hörten. Zwar zeigten sich Verbesserungen des expressiven und rezeptiven Wortschatzes [im Peabody Picture Vocabulary Test (PPVT) und Expressive One Word Vocabulary Test (EOWVT)], dies galt aber ohne Unterschied für beide Bedingungen, so dass die Autoren schließen, dass eine Wirkung der Tomatismethode auf die Sprachentwicklung nicht nachgewiesen werden konnte. Auch wenn wegen der möglichen Carry-over-Effekte die Angemessenheit des Cross-over-Designs angezweifelt wird (Gerritsen, 2008), bleibt als Ergebnis, dass ihre Wirksamkeit nicht nachgewiesen ist.

Tomatis' späterer Schüler Bérard (1993), ebenfalls französischer HNO-Arzt, modifizierte die Therapie, bereinigte sie von den mystisch anmutenden Erklärungen und beschränkte sich zunächst auf die Behandlung auditiver Wahrnehmungsstörungen, die audiologisch getestet werden. Bérard (1993) berichtete von positiven Ergebnissen bei Dyslexie und depressiven Menschen mit suizidalen Tendenzen, die nach dem ersten Behandlungsdurchgang geheilt gewesen seien. Zur Wirksamkeit des Verfahrens bei diesen Störungsbildern liegen jedoch keine empirischen Studien vor (Mudford/Cullen, 2005). Bérard (1993) sah Ähnlichkeiten zwischen dyslektischen und autistischen Störungen und übertrug die Methode auf Autismus. Bekannt wurde die in den englischsprachigen Ländern als Auditory Integration Therapy (AIT) bezeichnete Methode durch Stehli (1991), die Mutter der elfjährigen Georgiana, die angeblich durch zehn Stunden AIT vom Autismus geheilt wurde. Die Methode breitete sich auch durch weitere Medienberichte schnell aus.

Bérard unterscheidet abnorme Hörtypen, z. B. schmerzhaftes Hören von Tönen und Geräuschen, gestörte Selektivität mit falscher Zuordnung von Frequenzen, auditive Distorsion, bei der spezielle Frequenzbereiche lauter oder leiser wahrgenommen werden als die übrigen, und eine gestörte Lateralität. Besonders die Überempfindlichkeit (Hyperakusis) für manche Frequenzen (eine um 5–10 dB niedrigere Schwelle) gegenüber den umgebenden Frequenzen wird als «traumatisierende Frequenz» und wichtige Komponente von AIT angesehen (Mudford/Cullen, 2005). Verhaltensstörungen und autistische Symptome werden also auf Hörwahrnehmungsbeeinträchtigungen zurückgeführt (Howlin, 1997). Durch die Therapie sollen sich das auditive System justieren und die unterschiedlichen Schwellenwerte angleichen. Dadurch komme es zu Verbesserungen im Gedächtnis, der Auffassungsgabe, Blickkontakt, Artikulation, Lebenstüchtigkeit, angemessenem Sozialverhalten, Kontaktsuche und Mitarbeitsbereitschaft in der Schule (Bérard, 1993). Erkenntnisse über exakte neurologische Mechanismen, die die Therapie rechtfertigen, gibt es bisher nicht. Als Hypothesen werden eine verbesserte Funktion des retikulären Systems, eine Reorganisation des cerebellar-vestibulären Systems oder eine Modifizierung des Serotoninspiegels angeboten. AIT «massiere» die Haarzellen in der Cochlea und führe zu einer besseren auditiven Wahrnehmung (Baranek, 2002). Kritik an AIT entzündete sich an mehreren Punkten: Es gibt keine wissenschaftlichen Nachweise für eine besondere Häufung peripherer Hörstörungen bei Autismus. Die Behauptungen Bérards (1993) sind inkonsistent mit Erkenntnissen über die auditive Wahrnehmung. Es gibt keine audiologischen Methoden, die Unterschiede in der Hörschwelle von 5–10 dB zuverlässig messen können. Da es sich bei der Hörschwellenbestimmung um subjektive Messungen handelt, bei denen die Person angeben muss, wann sie gerade eben einen Ton hört, ist die Messung sehr unsicher. Dies gilt besonders bei jüngeren Kindern und auch bei Personen mit Autismus. Der Schalldruck liegt bei manchen der benutzten Geräte mit über 100 dB in einem Bereich, der bei länger andauernder Beschallung zu irreversiblen Hörschädigungen führen kann. Einige der vornehmlich in Frankreich hergestellten Geräte dürfen daher nicht in die USA eingeführt werden (Mudford/Cullen, 2005).

Nachdem in einem Audiogramm die Frequenzen, auf die das Kind hypersensibel reagiert, bestimmt wurden, werden diese aus Musik elektronisch herausgefiltert und die so modifizierte Musik wiederholt über Kopfhörer dargeboten. Neben dem Filtern werden auch Modulationen der hohen (>1kHz) oder niedrigen (<1kHz) Frequenzen in zufällig verteilten Blöcken von einer Viertel bis zu zwei Sekunden Dauer eingesetzt (Mudford et al., 2000; Mudford/Cullen, 2005). Die Klänge werden vornehmlich auf das rechte Ohr gegeben, wodurch die linke Hemisphäre, in der die Sprachzentren liegen, stimuliert werde, so dass sich die Sprachwahrnehmung verbessern soll (Romanczyk et al., 2003). Die Therapie erstreckt sich über zehn Tage innerhalb von zwei Wochen mit jeweils zwei Sitzungen á 30 Minuten (Mudford/Cullen, 2005).

Nyffenegger (1997) modifizierte Bérards Therapie zu «Auricula». Ihre Therapie dauert zehn bis zwölf Tage mit zwei Therapiesitzungen à 45 Minuten täglich in zwei Blöcken à fünf Tagen. Nach sechs bis neun Monaten sollte die Therapie wiederholt werden. Insbesondere autistische Menschen können angeblich von ihrer Behandlung profitieren. Daneben gibt es noch weitere Abwandlungen der Klangtherapie (Rosenkötter et al., 1997).

Die meisten Angaben zur Effektivität der Methode stammen aus subjektiven und unsystematischen Elternberichten. Effektivitätsstudien zu Klang- und Horchtherapien beziehen sich meist auf AIT. Rimland und Edelson (1995) haben acht Kinder und Jugendliche, die nach AIT behandelt wurden, und acht, denen unveränderte Musik eingespielt wurde, verglichen. Die Eltern, die nicht wussten, ob ihr Kind zur Treatment oder Non-Treatmentgruppe gehörte, füllten vor und nach der Behandlung zwei Fragebögen zum auditiven Verhalten, zu denen keine Angaben über die Gütekriterien vorliegen, und die Aberrant Behavior Checklist (ABC) aus. Sie fanden eine Verbesserung der AIT-Gruppe in der ABC und der sog. Fisher's Auditory Problems Checklist, wodurch sie die Wirksamkeit von AIT gestützt sahen. Die beiden Gruppen unterschieden sich schon vor der Intervention in nicht genau mitgeteilter Weise (Goldstein, 2003; Mudford/Cullen, 2005). Für die ABC wurden Mittelwerte aus den Subskalen gebildet. Da die Skalen voneinander unabhängige Dimensionen messen, ist das Bilden eines Gesamtwertes nach Meinung der Autoren unzulässig. Insgesamt wurden bezogen auf die 16 Probanden mindestens 32 statistische Vergleiche ohne Alpha-Fehlerkorrektur durchgeführt, so dass die Aussagekraft dieser Studie vermindert ist. In einer weiteren Untersuchung (Rimland/Edelson, 1994) wurden 445 Probanden zur AIT-Behandlung über zehn Tage eingeladen, für die sie 1000 $ bezahlten. Da es keine Kontrollgruppe gab, wurden ihre Ergebnisse mit den acht Kontrollkindern aus der in Rimland und Edelson (1995) beschriebenen Studie verglichen. Welches Gerät eingesetzt wurde, ob die Signale gefiltert wurden und ob vor der Intervention eine Hyperakusis festgestellt wurde oder nicht, spielte für das Ergebnis der Therapie keine Rolle. Die schwerer beeinträchtigten Kinder profitierten nach Angaben der Autoren am meisten von der Behandlung. Die dritte Studie (Edelson et al., 1999), bei der jeweils neun Probanden in der Experimental- und in der Kontrollgruppe waren, ist die einzige kontrollierte Studie, in der von den Autoren Verhaltensverbesserungen in der AIT-Gruppe als sicher nachgewiesen angesehen wurden, obwohl nur einer von 15 erhobenen Effekten signifikant war und keine Alpha-Fehlerkorrektur vorgenommen wurde. Darüber hinaus handelte es sich um klinisch kaum nennenswerte Verbesserungen (Goldstein, 2003; Howlin, 1997). Diese drei Studien und die von Bettison (1996) mit 80 Probanden, die Verbesserungen aus Sicht der Eltern und Lehrer in beiden Gruppen ohne Unterschied zwischen Experimental- und Kontrollgruppe fand, werden von den Vertretern der AIT als Nachweis der Effektivität angeführt. Wegen der fehlenden empirischen Nachweise für die Wirksamkeit des Filterns, ist es nicht länger notwendiger Bestandteil des Verfahrens, so dass auch auf die messtechnisch unzuverlässige, auf 5 dB genaue Audiometrie verzichtet werden kann, allerdings ist damit auch das Erklärungsmuster von Bérard (1993) hinfällig (Mudford/Cullen, 2005).

Mudford et al. (2000) konnten Rimlands und Edelsons Ergebnisse nicht replizieren. Verbesserungen traten sogar tendenziell mehr bei der Kontrollgruppe auf. Mudford et al. (2000) ließen die Eltern am Schluss raten, ob ihr Kind zur Treatment oder Non-Treatmentgruppe gehörte, und trafen mit 44 % korrekter Zuordnung ziemlich genau die Ratewahrscheinlichkeit. Die Autoren schließen, dass keines der Kinder von AIT profitierte. Die Behandlungskosten betrugen ca. 2000 $/Kind. Sinha et al. (2006) berichten in einer systematischen Übersicht über sechs Studien zu AIT mit einem randomisierten Kontrollgruppendesign mit insgesamt 171 untersuchten Personen zwischen drei und 39 Jahren. Als Kontrollbedingung diente jeweils unverändert über Kopfhörer eingespielte Musik. Eine Metaanalyse war aufgrund der Heterogenität der mitgeteilten Daten nicht möglich. In drei Studien fanden sich keine Verbesserungen unter AIT, in drei Studien (Edelson et al., 1999; Rimland/Edelson, 1995) und eine auf einer Konferenz vorgestellten Studie von Veale (1993) zeigten sich minimale Verbesserungen in der ABC. Insgesamt zeigt die Datenlage, dass die Wirksamkeit von AIT bestenfalls als nicht nachgewiesen, eher jedoch als nicht gegeben angesehen werden muss.

4.20.5
Irlenbrillen und Prismengläser

Auch visuelle Wahrnehmungsbesonderheiten werden für die autistische Symptomatik verantwortlich gemacht. Bei dem nach Helen Irlen, der «Erstbeschreiberin», benannten Syndrom wird angenommen, dass eine abnorme Empfindlichkeit gegenüber bestimmten Wellenlängen zu der auch «Scoptic Sensitivity Syndrome» genannten Störung führe. Das erkläre verschiedene Symptome wie besonders Dyslexie, Aufmerksamkeitsstörungen und auch autistische Verhaltensweisen. Spezielle Brillen, die individuell angepasst werden, filtern bestimmte Wellenlängen (Farben) heraus, so dass sich Lesefertigkeiten, Körperwahrnehmung, räumliche Wahrnehmung, Blickkontakt, Kommunikation und Selbstkontrolle verbessern sollen. Da alle Sinne als miteinander verbunden angenommen werden, werde auch die auditive Wahrnehmung und infolgedessen auch die Sprache verbessert. Bei 50 % der von einer Störung aus dem Autismusspektrum betroffenen Personen liege ein Irlen-Syndrom vor. Darauf deuteten u.a. das Vermeiden von Blickkontakt, der schnelle Blickwechsel, Verhaltensänderungen bei hellem Licht, Lichtempfindlichkeit oder Koordinationsprobleme hin (irlen.com). Als Folge dieser Störung verändere sich die Umwelt ständig und Teile der Umgebung könnten plötzlich verschwinden oder Menschen seien nur noch bruchstückhaft zu sehen. Es entstünden dadurch autistische Symptome wie Vereinsamung, Wutausbrüche, mangelnder Blickkontakt, schwaches Selbstwertgefühl, Defizite im Sozialverhalten, Sprachentwicklungsverzögerung, Verhaltensstereotypien, schwaches Körperbewusstsein, sensorielle Kompensation und verfälschte Informationsverarbeitung. Während man bei der Literaturrecherche eine stattliche Anzahl von Beiträgen zu Lese-Rechtschreibproblemen und Irlen-Syndrom finden kann, gibt es in PsycINFO und anderen Datenbanken keine Einträge zu dieser Behandlung bei Autismus. Es liegen nur anekdotische Berichte vor (Howlin, 1997).

Andere Autoren (Carmody et al., 2001; Kaplan et al., 1996; Kaplan et al., 1998) nehmen an, dass Veränderungen des peripheren Sehens bei autistischen Kindern dazu führe, dass sie ihre Position im Raum nicht halten und ihre eigenen Handlungen deswegen nicht kontrollieren könnten (Kaplan et al., 1996). Prismengläser (ambient lenses) mit keilförmigen Einschleifungen rechts, links, oben oder unten, die zu einer Veränderung des beidäugigen Blickfeldes führen, sollen die räumliche Orientierung und Aufmerksamkeit verbessern und so Verhaltensverbesserungen bewirken. Kaplan et al. (1998) fanden in einem Crossover-Design nach zwei Monaten eine Verbesserung in der ABC unter der Prismenglasbedingung gegenüber dem Tragen von Fensterglas, die sich in den Folgemessungen jedoch nicht mehr nachweisen ließ, und keine Veränderungen in Orientierung und Aufmerksamkeit. Eine ähnliche Untersuchung führten Carmody et al. (2001) mit 24 autistischen Kindern in Hongkong durch, fanden Veränderungen in Haltung und räumlicher Orientierung und vermuteten eine höhere Aufmerksamkeit für verhaltenstherapeutische Programme.

Das Tragen von Prismengläsern kann nach diesen Untersuchungen nicht als nachgewiesen effektiv zur Verbesserung autistischer Symptomatik angesehen werden, während Augenärzte vor ihrer Verwendung warnen, weil die Augen von Kindern durch unkritische Abgabe von Prismengläsern in einen operationsbedürftigen Zustand getrieben werden können (augeninfo.de).

4.20.6
Sensorische Integrationstherapie

Die sensorische Integrationstherapie (SI) ist ein von der amerikanischen Ergotherapeutin Jean Ayres (1972, 1974) entwickeltes Therapieprogramm, das sich im deutschsprachigen Raum außerordentlicher Beliebtheit erfreut, teilweise weiter entwickelt wurde (Brüggebors, 1996; Kesper/Hottinger, 2002) und sich damit weit von den ursprünglichen Erklärungsmodellen entfernt hat (Schuh, 2001). Der Theorie Piagets folgend nimmt Ayres (1972, 1974) eine hierarchische Entwicklung der Sinne an, wobei sie besonders die subkortikale Verarbeitung vestibulärer, aber auch propriozeptiver und taktilkinästhetischer Informationen als «Basissinne» und grundlegend für die Ausbildung und Integration aller Sinne auf kortikaler Ebene ansieht. Die sensorische Integration ist also ein neurologischer Prozess, bei dem die Empfindungen des eigenen Körpers mit den Stimuli aus der Umgebung koordiniert und interpretiert werden, um Interaktionen mit der Umwelt zu planen und auszuführen (Ayres, 1972). Es werden nicht nur die Körperwahrnehmung und das Körperschema aufgebaut sowie die Bewegungen im Raum koordiniert, sondern SI wird auch als Basis für kognitive Aktivitäten und die Sprachentwicklung angesehen. Daher werden im Wesentlichen drei Ziele von sensorischer Integrationstherapie genannt: die Anpassung an die Umwelt als Steigerung der Handlungskompetenz, die Reduktion abweichender Verhaltensweisen und eine generelle Verbesserung der Funktionen des Zentralnervensystems. Mit SI werden also keine motorischen oder Handlungsfertigkeiten trainiert, sondern fundamentale sensomotorische Dysfunktionen korrigiert.

Sensorische Integrationsstörungen werden als Ursache für Hyperaktivität, Ablenkbarkeit, Verhaltensprobleme, Sprachentwicklungsverzögerungen, schwachen Muskeltonus, Koordinationsstörungen und Lernprobleme angenommen. Der heterogenen Gruppe der autistischen Kinder werden als gemeinsame Symptome die sensorischen Verarbeitungsstörungen zugeschrieben, die durch die SI vermindert oder behoben werden sollen (Ayres/Tickle, 1980). Auch im deutschsprachigen Raum gilt SI als Mittel der Wahl bei autistischen Symptomen, die im weitesten Sinne mit Wahrnehmungsverarbeitung in Zusammenhang gebracht werden (Dzikowski/Vogel, 1993; Schaefgen, 2001). «Wahrnehmungsstörungen» werden in Bezug auf Autismus zwar oft genannt (Baranek, 2002; Iarocci/McDonald, 2006), sie finden sich jedoch nicht in den Diagnosekriterien und sind bisher auch kaum ausreichend untersucht (Hill/Frith, 2003).

Ayres (1972, 1974) begründet ihr Modell neuropsychologisch, denn Defizite in den Hirnregionen, die den sensorischen Input aus den Basissinnen integrieren, werden für die sensorische Integrationsstörung verantwortlich gemacht (Smith et al., 2005). Dies gibt dem Programm einen wissenschaftlichen Anspruch. Der Gleichgewichtssinn (vestibular) ist für die Bewegung des eigenen Körpers im Raum zuständig. Störungen zeigen sich in der Balance, der Bewegungskoordination und der Haltung. Das propriozeptive System gibt Informationen über die Muskeln und Sehnen und damit die Stellung der Glieder im Raum. Störungen des propriozeptiven Systems äußern sich nach Ayres (1972, 1974) in Schwierigkeiten, einfache motorische Aufgaben auszuführen, wie die Benutzung des Bestecks oder das Sitzen auf einem Stuhl. Symptome, die Störungen in diesem System zugeordnet werden, sind stereotype Körperbewegungen wie Schaukeln des Rumpfes oder Flattern der Hände. Störungen im taktilen System können sich in extrem negativen emotionalen Reaktionen auf Berührungen äußern, also einer Über- oder Unterempfindlichkeit, die Ayres als «taktile Abwehr» bezeichnet hat (Romanczyk et al., 2003).

Der Theorie selbst fehlt die empirische Unterstützung (Romanczyk et al., 2003). Sie ist ein breites Konzept mit unspezifischen Begriffen, das nicht direkt überprüft werden kann (Watling/Dietz, 2007). Eine Vielzahl von Verhaltensweisen und Fehlanpassungen werden als Indikatoren für eine Sensorische Integrationsstörung angesehen und das Vorhandensein der Störung wird aus diesen Symptomen zirkulär geschlossen. Auch fehlt die Korrespondenz zu den Erkenntnissen neurologischer Forschung (Bäcker, 2002; Neuhäuser, 1998). Es ist zweifelhaft, ob das vestibuläre und das taktil-kinästhetische System tatsächlich Basis für die «höheren Sinne» und für die kognitive und sprachliche Entwicklung essentiell sind (Smith et al., 2005). Komplexe

Entwicklungszusammenhänge und Wechselwirkungen werden auf ein einfaches Ursache-Wirkungs-Verhältnis reduziert.

Die eigens entwickelten Diagnoseverfahren (Test of Sensory Functions in Infants; Sensory Integration and Praxis Test) ermöglichen zwar eine differenzierte Betrachtung, allerdings ist die Testkonstruktion nicht befriedigend. Angaben zu Reliabilität und Validität liegen nicht vor, und die Normen sind zweifelhaft. Die Behandlungsmethode selbst ist relativ unspezifisch und für alle Kinder annähernd gleich, unabhängig von den mit den Tests erhobenen Befunden. Entsprechend den theoretischen Vorannahmen werden in der Behandlung vor allem Geräte und Aufgaben eingesetzt, bei denen es um Körper- und Bewegungserfahrungen im vestibulären, kinästhetischen und taktilen Bereich geht. Beispielsweise wird mit Rollbrettern, Schaukeln oder Hängematten vestibulär stimuliert, die taktile Abwehr wird mit Bürsten, verschieden strukturierten Stoffen oder dem Einrollen zwischen zwei Matten zu überwinden versucht und zur propriozeptiven Stimulation wird bäuchlings auf Rollbrettern über einen Parcours gefahren. Nach Ayres (1972, 1974) suchen die Kinder ihre Aktivitäten selbst aus, weil sie ihre Defizite spüren und ausgleichen wollen. Heute bieten jedoch meist die Therapeuten bestimmte Übungen an. Die Therapie wird überwiegend von Ergotherapeuten durchgeführt und dauert mehrere Monate bis manchmal Jahre. 82 % der Ergotherapeuten in den USA gehen bei Kindern mit Autismus nach SI vor (Smith et al., 2005). In Deutschland dürften die Verhältnisse ähnlich sein, wenn man die große Zahl von Aus- und Fortbildungsangeboten betrachtet (Schaefgen, 2001).

Evaluationsstudien zeigen, dass die SI keine stärkeren Effekte erbringt als andere Ergo- oder Physiotherapien und dass die behaupteten Verbesserungen kognitiver und sprachlicher Leistungen nicht nachgewiesen werden konnten (Vargas/Camilli, 1999). Wenn Verbesserungen überhaupt zu verzeichnen waren, dann traten sie nur im motorischen Bereich auf (Griffer, 1999).

Pless und Carlsson (2000) verglichen allgemeine, neurologisch orientierte Konzepte, z. B. das Bobath-Konzept, SI und das Training spezifischer motorischer Fähigkeiten in einer Metaanalyse und fanden selbst für motorische Fertigkeiten bei koordinationsgestörten Kindern für die SI die geringsten Effekte gegenüber den beiden anderen Ansätzen.

Dawson und Watling (2000) fanden vier Studien zu SI und Autismus, eine Fallstudie (Ray et al., 1988), zwei Studien mit kleinen Stichproben und inadäquater experimenteller Kontrolle (Case-Smith/Bryan, 1999; Linderman/Stewart, 1999) und eine Studie mit einer größeren Stichprobe, aber auch ohne Kontrollgruppe, bei der keine sprachlichen Verbesserungen nach SI nachgewiesen wurden (Reilly et al., 1984). Watling und Dietz (2007) führten eine weitere Studie mit vier autistischen Kindern durch. Reduktion unerwünschten Verhaltens und Interaktion mit der sozialen und dinglichen Umwelt (Engagement) waren abhängige Variablen. Sie fanden in beiden Bereichen keine eindeutigen Veränderungen des Verhaltens. Auch für andere Gruppen (Sprachentwicklungsverzögerungen, allgemeine Entwicklungsverzögerung oder Lernprobleme) gibt es weder theoretische noch empirische Evidenz (Romanczyk et al., 2003), dennoch ist SI das in der Ergotherapie am häufigsten angewendete Konzept.

4.20.7
Festhaltetherapie

Die Festhaltetherapie (FT) (engl. holding therapy) wird als Lösung für viele kindliche Entwicklungs- und Verhaltensprobleme und speziell auch bei Autismus propagiert (Tinbergen/Tinbergen, 1983; Welch, 1988). In dem von psychoanalytischen Denkmustern geprägten Ansatz wird angenommen, dass autistisches Verhalten durch mangelnde Bindung von Mutter und Kind entstehe. Daher ziehe sich das Kind immer mehr zurück und entwickele soziale sowie kommunikative Probleme. Wenn die Mutter intensiven körperlichen Kontakt zum Kind herstellt, kann nach dieser Vorstellung die Bindung wiederhergestellt werden und das «normale» Kind zum Vorschein kommen (vgl. auch Herbert et al., 2002). Nach dem persönlichen Erlebnis der emotionalen Geborgenheit, als ihr Partner sie in einer Erschöpfungssituation gehalten hatte, begann Jirina Prekop (1984, 1989) die FT im deutschsprachigen Raum zu verbreiten. Erklärtes Ziel ist der Abbau von Angst vor Nähe auch zu engsten Bezugspersonen. Prekop sieht vor allem in unseren Lebensbedingungen, in denen die «schöpfungsbedingte Ordnung» (Prekop/Schweizer, 1993, S. 40 ff.) aus den Fugen geraten sei, die Ursache für eine Vielzahl von Störungen. Insbesondere werde der Körperkontakt zwischen Mutter und Kind verhindert, wenn Säuglinge in Kinderbettchen und -wagen «abgelegt», statt am Körper der Mutter getragen zu werden. Durch das Festhalten werde diese Ordnung wieder hergestellt und dem Kind gezeigt, wer der Stärkere ist und ihm den Weg weist. Auch Autismus sieht Prekop als eine durch den Abbruch der Symbiose von Mutter und Kind, auf die das autistische Kind aus bisher nicht geklärten Gründen extrem reagiert (Prekop, 1989, S. 145), verursacht.

In der Therapie hält die Mutter das Kind auf ihrem Schoß so fest, dass es weder über seine Körperlage noch über seine Bewegungen entscheiden und sich auch keine Ablenkungen verschaffen kann (Prekop/Schweizer, 1993). Sie streichelt es, spricht zärtlich mit ihm und wiegt es. Nicht nur autistische Kinder reagieren mit Widerstand als wichtigem Teil des Konzeptes auf eine derartige Situation. Wenn er ausbleibt, soll er sogar provoziert werden. Widerstand solle nicht als Wunsch nach Loslassen interpretiert werden, im Gegenteil, das Kind erhoffe sich mehr Widerstand. Wenn das Kind mit Aggressionen antwortet, ist der Wendepunkt erreicht und Entspannung, Bindung, Geborgenheit, Lust, Freude und Liebe machen sich breit. Das Festhalten kann sich über mehrere Stunden hinziehen, und die Mutter muss ertragen, dass das Kind sich gegen ihre Liebe wehrt und sogar Hass empfindet. Wann es zu Ende ist, bestimmt die Mutter und demonstriert damit, wer die Beziehung aufgrund der schöpfungsbedingten Ordnung und seiner höheren Ich-Kompetenz bestimmt. Eine Beendigung auf Wunsch des Kindes wäre kontraproduktiv, weil das Kind sich dann als «der Stärkere» erweist. Das würde den Grundannahmen der Therapie widersprechen. Wichtig ist, dass das Festhalten nicht als Strafe eingesetzt wird, aber meist aus einem akuten Anlass geschieht.

Die Grundannahmen sind eher ideologisch und lassen sich kaum empirisch prüfen. Kritik an der Methode kam schnell auf und entzündete sich besonders an der mit Gewalt erzwungenen «Liebe» und den widersprüchlichen Botschaften an das Kind (vgl. z. B. Feuser, 1987).

Empirische Befunde zur Wirksamkeit der Methode liegen kaum vor (Herbert et al., 2002). Prekop (1984) berichtet von 104 Kindern, die sie selbst als autistisch diagnostiziert hat, deren Eltern in praktisch allen Bereichen von Verbesserungen berichtet haben. Neben den üblichen Bedenken gegenüber Untersuchungen von Urhebern einer Intervention (Versuchsleiterbias) und gegenüber Elterneinschätzungen, sind die Ergebnisse auch zweifelhaft, weil es keine Kontrollgruppe gab und die befragten Eltern vorausgelesen waren, denn nicht gut kooperierende Eltern und Abbrecher wurden von der Befragung ausgeschlossen. Rohmann und Elbing (1990), die eine modifizierte und in andere körperbetonte Verfahren integrierte FT propagieren, bei der vor allem die Zeit des Haltens begrenzt ist, haben die Eltern von elf Kindern zu den Erfolgen befragt und später noch einmal sieben Kinder mit sieben Kontrollkindern ebenfalls durch Elternrating verglichen und Verbesserungen bei den therapierten Kindern in der Wahrnehmung der Eltern festgestellt.

Burchard (1992) hat 39 Eltern über einen Zeitraum von 15 Monaten zu unterschiedlichen Zeitpunkten und noch einmal 81 Familien, in denen die Therapie fünf bis sechs Jahre zurücklag, befragt. Er gibt selbst an, dass mit seinem Design nicht die grundsätzliche Wirksamkeit des Festhaltens erfasst werden kann, weil keine

Kontrollgruppe zur Verfügung stand. Die Probanden wurden darüber hinaus von Frau Prekop zugewiesen. Aus Sicht der Eltern entspannte sich die Lage in der Familie, Veränderungen in den Bereichen Sprache, Konzentration und Leistungsbereitschaft wurden geringfügig positiv bewertet. Die Kinder wurden ruhiger und die Verständigung mit der Umwelt gelang besser. Unklar bleibt, ob diese Verbesserungen nicht allein auf das Älterwerden der Kinder zurückzuführen sind.

Es gibt also weder hinsichtlich der theoretischen Grundannahmen, die der heutigen Auffassung einer biologischen, vermutlich genetischen Verursachung des Autismus entgegenstehen, empirische Evidenz, noch hinsichtlich der Wirksamkeit der Methode. Selbst die Ergebnisse von Burchard (1992), der Prekop offensichtlich nahesteht, sind trotz der methodischen Mängel, die positive Ergebnisse eher begünstigen, ungenügend. Dennoch wird die FT, auch wenn ihr Boom in den 1990er Jahren war, heute noch angepriesen. Ein Blick in «Google» erbrachte unter dem Stichwort «Festhaltetherapie» im März 2008 ungefähr 5.000 deutschsprachige Einträge, überwiegend von Instituten, die die Therapie anbieten, Workshop- und Fortbildungsankündigungen, Elternberichte und -fragen. Interessanterweise berichten einige Betroffene in Internetforen von Posttraumatischen Belastungsstörungen, die sie infolge der Festhaltetherapie entwickelt haben, allerdings fehlt auch hier der Nachweis eines objektivierbaren Zusammenhanges. Die Festhaltetherapie entbehrt also jeglicher Grundlage und von ihr muss wegen der Gewalt gegenüber dem Kind abgeraten werden.

4.20.8
Ausblick

Der Überblick über einige umstrittene Verfahren, die bei der Autismustherapie zum Einsatz kommen, zeigt, dass alle diese Methoden mehrere, wenn nicht gar alle Merkmale von Pseudowissenschaft erfüllen (vgl. Tab. 4.20.1).

FC hat zwar als Zielgruppe Menschen, die keine Lautsprache ausgebildet haben, bleibt aber innerhalb dieser Zielgruppe in Bezug auf die Ursache für das Ausbleiben der Lautsprachentwicklung unspezifisch. Die Delphintherapie lässt sich mit wissenschaftlichen Erkenntnissen vereinbaren, wenn die Delphine als Verstärker eingesetzt werden. Dann unterscheidet sie sich allerdings nicht von anderen Maßnahmen, bei denen andere Verstärker eingesetzt werden. Besonders die Rahmenbedingungen der Delphintherapie (Urlaubsgebiete, Treffen auf Gleichgesinnte etc.) scheinen eine gewisse Wirkung zu entfalten, die jedoch ebenfalls als unspezifisch angesehen werden muss. SI zeigt gewisse Effekte in Bezug auf motorische, jedoch nicht in Bezug auf die sprachlichen und kognitiven Fähigkeiten sowie die schulischen Fertigkeiten. Als «abzuraten» wurde klassifiziert, wenn mit der Therapieform das unmittelbare Risiko eines Schadens für die Betroffenen verbunden ist, unabhängig davon, dass man generell von einem Schaden ausgehen muss, wenn durch unwirksame, zeitliche und materielle Ressourcen konsumierende Therapien verhindert wird, dass wirksamere Interventionen eingesetzt werden.

Keines der aufgeführten Konzepte kann als theoretisch begründet sowie in seiner Effektivität als nachgewiesen gelten und empfohlen werden. Neben den hier aufgeführten, gibt es noch weitere, bei denen bisher nicht der Versuch unternommen wurde, ihre Wirksamkeit nachzuweisen. Hierzu gehören u. a. die «Option Method» (s. Kap. 4.13), bei der die autistischen Verhaltensweisen als nicht abweichend oder unangemessen, sondern als Versuch, die Welt zu verstehen und zu kontrollieren, angesehen werden, so dass die Eltern und Betreuer sich ganz auf diese Verhaltensweisen einlassen sollen, um so das Kind zu erreichen und weitere Aktivitäten anzuregen (Howlin, 1997). Bei der aus Japan stammenden «Daily-Life-Therapie (Higashi Schools)» werden intensive körperliche Betätigungen, rigorose Strukturierung und Kontrolle herausfordernden Verhaltens eingesetzt, um hohe Angst durch das Ausschütten von Endorphinen zu reduzieren (Howlin, 1997). Beim

Tabelle 4.20.1: Bewertung der beschriebenen Methoden nach Merkmalen der «Pseudowissenschaft»

Pseudowissenschaftliche Merkmale	FC	Delphin	Horch und Klang	Irlen-, Prismengläser	SI	FT
Spezifität (Erklärungsmuster, Anwendung)	teils	nein	nein	nein	nein	nein
Vereinbarkeit mit etablierten wissenschaftlichen Modellen	nein	teils	nein	nein	teils	nein
Immunisierung durch Ad-hoc-Hypothesen	ja	nein	ja	ja	ja	ja
Weiterentwicklung von Theorie und Anwendung	teils	nein	teils	nein	ja	nein
Verbreitung in Massenmedien, «Wunderberichte»	ja	ja	ja	ja	nein	ja
Anekdotische Berichte von Erfolg	ja	ja	ja	ja	ja	ja
Wirksamkeitsnachweise in kontrollierten Studien	nein	nein	nein	nein	nein	nein
(möglicherweise) unmittelbar schädlich	ja	nein	nein	ja	nein	ja
Bewertung	abzuraten	zweifelhaft	zweifelhaft	abzuraten	zweifelhaft	abzuraten

Beachte: SI = Sensorische Integration, FT = Festhaltetherapie

«Patterning» nach Doman/Delacato werden angeblich versäumte motorische Entwicklungsschritte, besonders das Krabbeln im Kreuzgang, nachgeholt, so dass neurologische Muster verändert werden (Howlin, 1997). Affolter versucht durch Führen in Alltagsgeschehnissen Handlungsplanung und -abläufe zu verbessern, während bei der Cranialen Osteopathie durch mechanische Einwirkung auf die Schädelknochen Blockaden aufgelöst werden sollen (Bölte/Poustka, 2002). Praktisch allen umstrittenen Verfahren ist gemein, dass sie die komplexen und sehr unterschiedlichen Symptome auf verblüffend einfache Erklärungen zurückführen und meist ebenso verblüffend einfache Interventionen anbieten.

Da bisher auch die besser evaluierten Möglichkeiten noch weit entfernt von einer sicher nachgewiesenen Evidenz sind, könnte man argumentieren, dass man Eltern, Lehrern und Betreuern die Freiheit lassen sollte, auch weniger gut nachgewiesene Möglichkeiten in Betracht zu ziehen, zumal sie bei manchen Personen hilfreich sein könnten. Wenn die Anwendung einer umstrittenen Methode keine Gefahr bedeute, es wenig nachgewiesene Verfahren gebe und nichts dafür spreche, dass ein Verfahren ineffektiv ist, sollte den Eltern das Recht zugestanden werden, sich auch umstrittene Methoden auszuwählen. Die Pflicht der Professionellen sei es, den Eltern die Informationen zu geben, die sie befähigen, vernünftig wählen zu können (Edelson et al., 2003).

Wenn sich nach der ersten Euphorie über eine neue Methode die bekannten Probleme wieder einstellen, sei schließlich, mal abgesehen von den finanziellen und zeitlichen Aufwendungen, kein Schaden angerichtet.

Allerdings sind Eltern als Laien meist nicht in der Lage, die Verfahren zu beurteilen. Sie werden von den Professionellen oft allein gelassen, bzw. diese sind vielfach selbst nicht in der Lage oder willens, sich im Sinne einer evidenzbasierten Praxis mit den Verfahren auseinanderzusetzen (Herbert et al., 2002). Oft werden Eltern von Professionellen, von Selbsthilfegruppen oder Elternvereinen aber auch Lehrern und Therapeuten, die bestimmte Methoden bevorzugen, geradezu unter Druck gesetzt und haben dann Angst, etwas zu versäumen und nicht das Bestmögliche für ihr Kind zu tun. Dabei werden falsche Hoffnungen geweckt und Zeit sowie finanzielle und emotionale Ressourcen an unwirksame Methoden vergeudet, die sinnvolleren Maßnahmen verloren gehen. Besonders bei Programmen in der frühen Förderung kann wertvolle Zeit verstreichen, denn Frühförderung ist umso erfolgreicher, je früher sie einsetzt (Herbert et al., 2002). Kay und Vyse (2005) schlagen als Möglichkeit für jedes einzelne Kind kontrollierte Einzelfalldesigns vor, die relativ leicht durchzuführen sind und eine einigermaßen objektive Beurteilung im speziellen Fall erlauben. Dabei stellt sich meist heraus, um mit Herbert et al. (2002) zu sprechen, dass, wenn etwas zu schön ist, um wahr zu sein, es das oft auch ist.

4.20.9
Weiterführende Literatur

Barrett, S.: [quackwatch.com]
Jacobson, J. W.; Foxx, R. M.; Mulick, J. A. (Eds): Controversial Therapies for developmental Disabilities: Fad, Fashion and Science in Professional Practice. Erlbaum, Mahwah, NJ, 2005b.
Levy, S. E.; Hyman, S. L.: Novel treatments for autistic spectrum disorders. Mental Retardation and Developmental Disabilities Research Reviews, 11 (2005): 131 – 142.
Lilienfeld, S. O; Lynn, S. J.; Lohr, J. M. (Eds.): Science and Pseudoscience in Clinical Psychology. Guilford, New York, 2003.

4.20.10
Literatur

Ayres, J.: Sensory Integration and Learning Disorders. Western Psychological Services, Los Angeles, 1972.
Ayres, J.: The Development of Sensory Integrative Theory and Practice. Kendall/Hunt, Dubuque, IA, 1974.
Ayres, J.; Tickle, L. S: Hyper-responsivity to touch and vestibular stimuli as a predictor to sensory integration procedures by autistic children. American Journal of Occupational Therapy, 34 (1980): 375 – 381.
Bäcker, A.: Zum Stellenwert von Wahrnehmungsstörungen in der klinischen Diagnostik und Therapie. Praxis Ergotherapie, 15 (2002): 76 – 82.
Baranek, G. T.: Efficacy of sensory and motor interventions for children with autism. Journal of Autism and Developmental Disorders, 32 (2002): 397 – 422.
Beck, A. R.; Pirvano, C.: Facilitated communicator's performance on a task of receptive language. Journal of Autism and Developmental Disorders, 26 (1996): 497 – 512.
Bérard, G.: Hearing Equals Behavior. Keats, New Canaan, CT, 1993.
Bettison, S.: The long-term effects of auditory training on children with autism. Journal of Autism and Developmental Disorders, 26 (1996): 361 – 374.
Biklen, D.: Communication unbound: Autism and praxis. Harvard Educational Review, 60 (1990): 291 – 314.
Biklen, D.: Communication unbound. How Facilitated Communication is Challenging Traditional Views of Autism and Ability/Disability. Teachers College Press, New York, 1993.
Bligh, S.; Kupperman, P.: Brief report: FC evaluation procedure accepted in a court case. Journal of Autism and Developmental Disorders, 23 (1993): 553 – 557.
Bölte, S.; Poustka, F.: Intervention bei autistischen Störungen: Status quo, evidenzbasierte, fragliche und fragwürdige Techniken. Zeitschrift für Kinder und Jugendpsychiatrie und Psychotherapie, 30 (2002): 271 – 280.
Breitenbach, E.; Fersen, L. V.; Stumpf, E.; Ebert, H.: Delfintherapie für Kinder mit Behinderungen; Analyse und Erklärung der Wirksamkeit. Edition Bentheim, Würzburg, 2006.
Breitenbach, E.; Stumpf, E.; Fersen, L. V.; Ebert, H.: Hoffnungsträger Delfin – Mögliche Effekte und Wirkfaktoren tiergestützter Therapie bei Kindern mit Behinderungen, aufgezeigt am Beispiel der Delfintherapie. Geistige Behinderung, 43 (2004): 339 – 357.
Brüggebors, G.: Einführung in die Holistische Sensorische Integration. Verlag Modernes Lernen, Dortmund, 1996.

Bundschuh, K.; Basler-Eggen, A.: Gestützte Kommunikation (FC) bei Menschen mit schweren Kommunikationsbeeinträchtigungen. Bayerisches Staatsministerium für Arbeit und Sozialordnung, Familie, Frauen und Gesundheit, München, 2000.

Burchard, F.: Festhaltetherapie in der Kritik. Dreiteilige Beobachtungsstudie zur Praxis der Festhaltetherapie nach ein bis fünf Jahren. Marhold, Berlin, 1992.

Burgess, C. A.; Kirsch, I.; Shane, H.; Niederauer, K.; Graham, S.; Bacon, A.: Facilitated communication as an ideomotor response. Psychological Science, 9 (1998): 71–74.

Calculator, S. N.; Hatch, E. R.: Validation of facilitated communication: A case study and beyond. American Journal of Speech-Language Pathology, 4 (1995): 49–58.

Calculator, S. N.; Singer, K. N.: Preliminary validation of facilitated communication. Topics in Language Disorders, 12 (1995): 5.

Cardinal, D. N.; Hanson, D.; Wakeham, J.: Investigation of authorship in facilitated communication. Mental Retardation, 34 (1996): 231–242.

Carmody, D. P.; Kaplan, M.; Gaydos, A. M.: Spatial orientation adjustment in children with autism in Hong Kong. Child Psychiatry and Human Development, 31 (2001): 233–247.

Case-Smith, J.; Bryan, T.: The effects of occupational therapy with sensory integration emphasis on preschool-aged children with autism. American Journal of Occupational Therapy, 53 (1999): 489–497.

Corbett, B. A.; Shickman, K.; Ferrer, E.: Brief report: The effects of Tomatis Sound Therapy on language in children with autism. Journal of Autism and Developmental Disorders, 38 (2008): 562–566.

Crossley, R.: Gestützte Kommunikation. Ein Trainingsprogramm. Beltz Edition Sozial, Weinheim, 1997.

Degen, R.: Flop mit Flipper. Skeptiker, 15 (2002): 75–76.

Dzikowski, S.; Vogel, C.: Störungen der Sensorischen Integration bei autistischen Kindern. Beltz, Weinheim, 1993.

Edelson, S. M.; Arin, D.; Bauman, M.; Lukas, S. E.; Rudy, J. H.; Sholar, M.; Rimland, B.: Auditory integration training: A double-blind study of behavioral and electrophysiological effects in people with autism. Focus on Autism and Other Developmental Disabilities, 14 (1999): 73–81.

Edelson, S. M.; Rimland, B.; Grandin, T.: Response to Goldstein's commentary: Interventions to facilitate auditory, visual, and motor integration: «Show me the data». Journal of Autism and Developmental Disorders, 33 (2003): 551–552.

Eichel, E.: Gestützte Kommunikation bei Menschen mit autistischer Störung. Projekt Verlag, Dortmund, 1996.

Feuser, G.: Aspekte einer Kritik des Verfahrens des «erzwungenen Haltens» (Festhaltetherapie) bei autistischen und anders behinderten Kindern und Jugendlichen. In: Feuser, G.; Jantzen, W. (Hrsg.), Jahrbuch für Psychopathologie und Psychotherapie VII (S. 73–134). Pahl Rugenstein, Köln, 1987.

Finn, P.; Bothe, A. K.; Bramlett, R. E.: Science and pseudoscience in communication dosorders: Criteria and applications. American Journal of Speech-Language Pathology, 14 (2005): 172–186.

Gerritsen, J.: Response to «Brief report: The effects of Tomatis Sound Therapy on language in children with autism», July 3, 2007, Journal of autism and developmental disorders. Journal of Autism and Developmental Disorders, 38 (2008): 567.

Goldstein, H.: Response to Edelson, Rimland, and Grandin's commentary. Journal of Autism and Developmental Disorders, 33 (2003): 553–555.

Gorman, B. J.: Facilitated communication: Rejected in science, accepted in court: A case study and analysis of FC evidence under Frye and Daubert. Behavioral Science and the Law, 17 (1999): 517–541.

Griffer, M.: Is sensory integration effective for children with language-learning disorders? A critical review of the evidence. Language, Speech, and Hearing Services in Schools, 30 (1999): 393–400.

Haas, G.: Unkonventionelle und alternative Behandlungsmethoden. Zwischen Hoffnung und wissenschaftlicher Realität. In: Schlack, H.G. (Hrsg.): Welche Behandlung nützt behinderten Kindern? Kirchheim Verlag, Mainz, 1998.

Hanson, E.; Kalish, L.-A.; Bunce, E.; Curtis, C.; McDaniel, S.; Ware, J.; Petry, J.: Use of complementary and alternative medicine among children diagnosed with autism spectrum disorder. Journal of Autism and Developmental Disorders, 37 (2007): 628–636.

Herbert, J. D.: The concept of preudoscience as a paedagogical construct. The Scientific Review of Mental Health Practice, 2 (2003): 102–104.

Herbert, J. D.; Sharp, I. R.; Gaudiano, B. A.: Separating fact from fiction in the etiology and treatment of autism: A scientific review of the evidence. The Scientific Review of Mental Health Practice, 1 (2002): 23–43.

Hildebrand-Nilshon, M.; Ciuni, C.: Vorstudie zur Evaluation der Maßnahmen im Rahmen der Gestützten Kommunikation (FC) an der 7. Förderschule für Geistigbehinderte in Cottbus. Freie Universität Berlin, Fachbereich Erziehungswissenschaft, Psychologie und Sportwissenschaft, Berlin, 1998.

Hill, E.; Frith, U.: Understanding autism: Insights from mind and brain. In: Frith, U.; Hill, E. (Eds.), Autism: Mind and brain (pp. 1–19). Oxford University Press, Oxford 2003.

Howlin, P.: Prognosis in autism: Do specialist treatments affect long-term outcome? European Child and Adolescent Psychiatry, 6 (1997): 55–72.

Iarocci, G.; McDonald, J.: Sensory integration and the perceptual experience of persons with autism. Journal of Autism and Developmental Disorders, 36 (2006): 77–90.

Jacobson, J. W.; Foxx, R. M.; Mulick, J. A.: Facilitated communication: The ultimate fad treatment. In: Jacobson, J. W.; Foxx, R. M.; Mulick, J. A. (Eds.), Controversial Therapies for Developmental Disabilities. Fad, Fashion, and Science in Professional Practice (pp. 363–383). Erlbaum, Mahwah NJ, 2005.

Kaplan, M.; Carmody, D. P.; Gaydos, A. M.: Postural orientation modifications in autism response to ambient lenses. Child Psychiatry and Human Development, 27 (1996): 81–91.

Kaplan, M.; Edelson, S. M.; Seip, J. L.: Behavioral changes in autistic individuals as a result of wearing ambient transitional prism lenses. Child Psychiatry and Human Development, 29 (1998): 65–76.

Kavale, K. A.; Mostert, M. P.: The Positive Side of Special Education. Minimizing Its, Fads, Fancies, and Follies. Scarecrow Education, Oxford, 2004.

Kay, S.; Vyse, S.: Helping parents separate the wheat from the chaff: Putting autism treatment to the test. In: Jacobson, J. W.; Foxx, R. M. Mulick, J. A. (Eds.): Controversial Therapies for Developmental Disabilities. Fad, Fashion, and Science in Professional Practice (pp. 265–277). Erlbaum, Mahwah NJ, 2005.

Kerrin, R. G.; Murdock, J. Y.; Sharpton, W. R.; Jones, N.: Who's doing the pointing? Investigation of faciliated communication in a classroom setting with students with autism. Focus on Autism and Other Developmental Disabilities, 13 (1998): 73–79.

Kesper, G.; Hottinger, C.: Mototherapie bei Sensorischen Integrationsstörungen. Reinhardt, München, 2002.

Kohn, N.: Delphin-Therapie: Untersuchungen zur therapeutischen Wirksamkeit. Peter Lang, Frankfurt/M 2004.

Lilienfeld, S. O.; Lynn, S. J.; Lohr, J. M.: Science and pseudoscience in clinical psychology. Initial thoughts, reflections, and considerations. In: Lilienfeld, S.O; Lynn, S. J.; Lohr, J. M. (Eds.), Science and Pseudoscience in Clinical Psychology (pp. 1–14). Guilford, New York, 2003.

Linderman, T.; Stewart, K. B.: Sensory integrative-based occupational therapy and functional outcomes in young children with pervasive developmental disorders: A single-subject study. American Journal of Occupational Therapy, 53 (1999): 207–213.

Marcus, E.; Shevin, M.: Sorting it out under fire: Our journey. In: Biklen, D.; Cardinal, D. N. (Eds.), Contested Words – Contested Science: Unraveling the Facilitated Communication Controversy. Teacher's College Press, New York, 1997.

Margolin, K.: How shall facilitated communication be judged? Facilitated communication and the legal system. In: Shane (Ed.), Facilitated Communication: The Clinical and Social Phenomenon (pp. 227–257). Singular Publishing Group, San Diego, CA, 1994.

Marino, L.; Lilienfeld, S. O.: Dolphin-Assisted Therapy: More flawed data and more flawed conclusions. Anthrozoos, 20 (2007): 239–249.

Metz, B.; Mulick, J. A.; Butter, E. M.: Autism: A late 20th century fad magnet. In: Jacobson, J. W.; Foxx, R. M.; Mulick, J. A (Eds.), Controversial Therapies for Developmental Disabilities: Fad, Fashion, and Science in Professional Practice (pp. 237–263). Erlbaum, Mahwah, NJ, 2005.

Mostert, M. P.: Facilitated communication since 1995: A review of published studies. Journal of Autism and Developmental Disorders, 31 (2001): 287–313.

Mudford, O. C.; Cross, B. A.; Breen, S.; Cullen, C.; Reeves, D.; Gould, J.; Douglas, J.: Auditory integration training for children with autism: No behavioral benefits detected. American Journal on Mental Retardation, 105 (2000): 118–129.

Mudford, O. C.; Cullen, C.: Auditory integration training: A critical review. In: Jacobson, J. W.; Foxx, R. M.; Mulick J. A. (Eds.), Controversial Therapies for Developmental Disabilities: Fad, Fashion, and Science in Professional Practice (pp. 351–362). Erlbaum, Mahwah, NJ, 2005.

Nathanson, D. E.: Using Atlantic bottlenose dolphins to increase cognition of mentally retarded children. In: Lovibond, P.; Wilson, P. (Eds.), Clinical and Abnormal Psychology (pp. 233–242). Elsevier Science Publishers, North Holland, 1989.

Nathanson, D. E.: Long-term effectiveness of dolphin assisted therapy for children with severe disabilities. Anthrozoos, 11 (1998): 22–32.

Nathanson, D. E.: Reinforcement effectiveness of animatronic and real dolphins. Anthrozoos, 20 (2007): 181–194.

Nathanson, D. E.; de Castro, D.; Friend, H.; McMahon, M.: Effectiveness of short-term dolphin assisted therapy or children with severe disabilities. Anthrozoos 10 (1997): 90–100.

Nathanson, D. E.; de Faria, S.: Cognitive improvement of children in water with and without dolphins. Anthrozoos, 6 (1993): 17–29.

Neuhäuser, G.: Welchen Beitrag können die Neurowissenschaften zur Begründung von Therapiemethoden leisten? In: Schlack. H. G. (Hrsg.), Welche Behandlung nützt behinderten Kindern? (S. 28–34). Kirchheim, Mainz, 1998.

Nöcker-Ribaupierre, M.: Die Tomatis-Methode und ihre Bedeutung für die Musiktherapie. Musiktherapeutische Umschau, 19 (1998): 4–17.

Nußbeck, S.: Gestützte Kommunikation. Ein Ausdrucksmittel für Menschen mit geistiger Behinderung? Hogrefe, Göttingen, 2000.

Nußbeck, S.: Gestützte Kommunikation – Eine Analyse von positiv bewerteten Untersuchungsergebnissen. In: Theis-Scholz, M.; Thümmel, I. (Hrsg.), Therapeutische Ansätze in der sonderpädagogischen Förderung – Trivialisierung oder Komplettierung? Eine kritische Auseinandersetzung (S. 121–145). Beltz, Weinheim, 2004.

Nyffenegger, C.: Hör-, Seh- und Sprachtraining bei Kindern mit Autismus. In: Rosenkötter, H.; Minning, U.; Minning, S. (Hrsg.), Hörtraining und Klangtherapie. Audiva Selbstverlag, Lörrach-Hauingen, 1997.

Olney, M.: A controlled study of facilitated communication using computer games. In: Biklen, D.; Cardinal, D. N. (Eds.), Contested Words – Contested Science: Unraveling the Facilitated Communication Controversy. Teacher's College Press, New York, 1997.

Pless, M., Carlsson, M.: Effects on motor skill intervention on developmental coordination disorder: Metaanalysis. Adapted Physical Activity Quarterly, 17 (2000): 381–401.

Prekop, J.: Erfolgsrate der Therapie durch das ‹Festhalten›. Der Kinderarzt, 15 (1984): 1170–1174.

Prekop, J.: Hättest du mich festgehalten. Grundlagen und Anwendung der Festhaltetherapie. Kösel, München, 1989.

Prekop, J.; Schweizer, C.: Unruhige Kinder. Ein Ratgeber für beunruhigte Eltern. Kösel, München, 1993.

Ray, T. C.; King, L. K.; Grandin, T.: The effectiveness of self-initiated vestibular stimulation in producing speech sounds in an autistic child. Occupational Therapy Journal of Research, 8 (1988): 186–190.

Reilly, C.; Nelson, D. L.; Bundy, A. C.: Sensorimotor versus fine motor activities in eliciting vocalization in autistic children. Occupational Therapy Journal of Research, 3 (1984): 199–212.

Rimland, B.; Edelson, S. M.: The effects of Auditory Integration Training. American Journal of Speech-Language Pathology, 3 (1994): 16–24.

Rimland, B.; Edelson, S.: Brief report: A pilot study of auditory integration training in autism. Journal of Autism and Developmental Disorders, 25 (1995): 61–70.

Rohmann, U.; Elbing, U.: Festhaltetherapie und Körpertherapie. Verlag Modernes Lernen, Dortmund, 1990.

Romanczyk, R. G.; Arnstein, L.; Soorya, L. V.; Gillis, J.: The myriad of controversial treatments for autism: A critical evaluation of efficacy. In: Lilienfeld, S. O.; Lynn, S. J.; Lohr, J. M. (Eds.): Science and Pseudoscience in Clinical Psychology (pp. 363–395). Guilford, New York, 2003.

Rosenkötter, H.; Minning, U.; Minning, S. (Hrsg.): Hörtraining und Klangtherapie. Audiva Selbstverlag, Lörrach-Hauingen, 1997.

Schaefgen, R.: Das Konzept der Sensorischen Integrationstherapie im Kontext und in Abgrenzung zu anderen Therapiekonzepten. Ergotherapie und Rehabilitation, 7 (2001): 45–50.

Schott, E.; Schott, U.: Die Tomatismethode – ihr therapeutischer Wert und ihre wissenschaftliche Basis – die Audio-Psycho-Phonologie. Musik-, Tanz- und Kunsttherapie, 7 (1996): 67–81.

Schuh, D.: Grenzen von Wirksamkeitsnachweisen für die Sensorische Integrationstherapie. Ergotherapie und Rehabilitation, 8 (2001): 20–26.

Sellin, B.: Ich will kein inmich mehr sein. Kiepenheuer & Witsch, Köln, 1993.

Sellin, B.: Ich deserteur einer artigen autistenrasse. Kiepenheuer & Witsch, Köln ,1995.

Sheehan, C. M.; Matuozzi, R. T.: Investigation of the validity of facilitated communication through the disclosure of unknown information. Mental Retardation, 3 (1996): 94–107.

Shevin, M.; Chadwick, M. (Eds.): Facilitated communication standards. Facilitated communication institute, Syracuse, 2000.

Simon, E. W.; Toll, D.; Whitehair, P. M.: A naturalistic approach to the validation of facilitated communication. Journal of Autism and Developmental Disorders, 24 (1994): 647–657.

Sinha, Y.; Silove, N.; Wheeler, D.; Williams, K.: Auditory integration training and other sound therapies for autism spectrum disorders: A systematic review. Archives of Disease in Childhood, 91 (2006): 1018–1022.

Smith, B.: Dolphins Plus and autistic children. Psychological Perspectives, 18 (1987): 386–393.

Smith, T.; Mruzek, D. W.; Mozingo, D.: Sensory integration therapy. In: Jacobson, J. W.; Foxx, R. M.; Mulick J. A. (Eds.): Controversial Therapies for Developmental Disabilities: Fad, Fashion, and Science in Professional Practice (pp. 341–350). Erlbaum, Mahwah, NJ, 2005.

Stehli, A.: The sound of a miracle: A child's triumph over autism. Doubleday, New York, 1991.

Szempruch, J.; Jacobson, J. W.: Evaluating facilitated communication of people with developmental disabilities. Research on Developmental Disabilities, 14 (1993): 253–264.

Tinbergen, E. A.; Tinbergen, N.: Autistic Children. New Hope for a Cure. Allen and Unwin, London, 1983.

Tomatis, A.: Der Klang des Lebens. Rowohlt, Reinbek, 1990.

Vargas, S.; Camilli, G.: A meta-analysis of research on sensory integration treatment. The American Journal of Occupational Therapy, 53 (1999): 189–198.

Vázquez, C. A.: Brief report: A multitask controlled evaluation of facilitated communication. Journal of Autism and Developmental Disorders, 24 (1994): 369–379.

Watling, R. L.; Dietz, J.: Immediate effect of Ayres's sensory Integration-based occupational therapy intervention on children with autism spectrum disorders. The American Journal of Occupational Therapy, 61 (2007): 574–583.

Weiss, M. J.; Wagner, S. H.; Bauman, M.: A validated case study of facilitated communication. Mental Retardation, 51 (1996): 220–230.

Welch, M.: Holding Time. How to Eliminate Conflict, Temper Tantrums, and Sibling Rivalry and Raise Happy, Loving, Successful Children. Simon & Schuster, New York, 1988.

Wheeler, D. L.; Jacobson, J. W.; Paglieri, R. A.; Schwartz, A. A.: An experimental assessment of facilitated communication. Mental Retardation, 51 (1993): 49–60.

4.21
Krisenmanagement

Katja Albertowski

4.21.1
Einleitung

Bei Autismus-Spektrum-Störungen (ASS) ist die Wahrscheinlichkeit für das Auftreten krisenhafter Zuspitzungen der Symptomatik erhöht. Vor allem in Belastungsphasen können Überforderungserlebnisse auf der Basis dysfunktionaler Anpassungsstrategien zu Verhaltensdurchbrüchen führen. Schon bei geringer Belastungszunahme kann die Grenze der Kompensationsmöglichkeiten erreicht werden. Protektive Faktoren wie tragfähige soziale Beziehungen mit Gleichaltrigen, soziale Fertigkeiten zur Mobilisation von Unterstützung durch Bezugspersonen, Reflektions- und Ausdrucksfähigkeit von Emotionen und flexible Problemlösefähigkeiten sind bei ASS reduziert. Die folgende Darstellung basiert auf der klinischen Erfahrung mit der Beratung von Kindern, Jugendlichen und Erwachsenen mit ASS und ihren Bezugspersonen in Krisensituationen durch ein langjährig multidisziplinär und methodenübergreifend arbeitendes Team. Die Empfehlungen sind als Leitgedanken für flexibles individuelles Vorgehen anzusehen. Krisensituationen können dem Kliniker bei ASS im Verlauf einer langfristigen Begleitung von Familien immer wieder begegnen. Nicht selten sind Krisen auch der Anlass einer ersten Vorstellung zur Beratung.

4.21.2
Definition

Das Konzept der Krise ist nicht eindeutig definiert und wird von verschiedenen Disziplinen verwendet (Wüllenweber, 2001a). In der Medizin, Psychologie, Sozial- und Rehabilitationspädagogik werden allgemein induzierte Krisen (traumatische Ereignisse, Veränderungen der Lebenssituation), psychische Krisen (psychische Störung, psychiatrische Erkrankung), psychosoziale Krisen (psychosoziale Belastungsfaktoren) und Entwicklungskrisen (natürliche Entwicklungsaufgaben) voneinander unterschieden (Müller, 2004; Hennicke, 2004). Bei ASS ist eine Krise dadurch charakterisiert, dass innerhalb kurzer Zeit eine erhebliche Erhöhung des Problemverhaltens eintritt, dessen Ausmaß die vorherige Kontinuität der Verhaltensmöglichkeiten einschneidend unterbricht und für deren Handhabung und Reduzierung keine wirksamen Strategien zur Verfügung stehen. Die Krise geht mit einer gravierenden Beeinträchtigung des Wohlbefindens, der Gesundheit, der Belastbarkeit oder Anpassung an Alltagsanforderungen des Betroffenen und seiner Bezugspersonen einher.

4.21.3
Krisensymptomatik

Verhalten in Krisen variiert in Abhängigkeit vom Sprach-, Intelligenz- und Adaptationsniveau einer Person. Krisenverhalten reicht von Symptomen, die im sozialen Umfeld einen hohen Handlungsdruck auslösen (Selbstverletzungen, Aggressionen) bis zu Symptomen, die erst nach einiger Zeit wahrgenommen werden (Reduktion von Aktivität und Selbsthilfefertigkeiten, Zunahme repetitiver Verhaltensmuster).

4.21.3.1
Selbstschädigendes Verhalten

In Einzelfällen kann selbstschädigendes Verhalten zu schwerwiegenden und dauerhaften Körperschädigungen führen. Wenn Selbstverletzungen zum Verhaltensrepertoire gehören, ist die Wahrscheinlichkeit erhöht, dass sie in Krisensituationen verstärkt auftreten. Selbstschädigendem Verhalten können unterschiedliche Ursachen zugeschrieben werden (s. a. Kapitel 4.19): Spannungsreduktion bei Frustration, Kontrolle über das eigene Erleben, Handeln zur Mitteilung von Bedürfnissen, mangelnde Stimulation, Vermeidung von Anforderungen oder das Explorieren der Reaktionen von Bezugspersonen.

4.21.3.2
Aggressives Verhalten

Eine Krise kann von fremdaggressiven Verhaltensmustern begleitet sein, die sich gegen Dinge oder Personen richten. Dabei ist ein auf Vorteile gerichtetes Verhalten, das durch aufrecht erhaltende Bedingungen eine Funktion erhält (instrumentelle Aggression), zu unterscheiden von Verhalten, das durch erhöhte emotionale Anspannung hervorgerufen wird (Aggression vom Emotionstyp) und von Verhaltensmustern, die mit mangelnder Steuerungsfähigkeit auf sehr hohem Erregungsniveau einhergehen (Aggression vom Erregungstyp) (Dutschmann, 1999, 2000a, 2000b; Heinrich, 2005a; van der Vorst/Schultheiss, 2005).

Auch für aggressive Verhaltensmuster gilt, dass sie häufiger dann in Krisensituationen auftreten, wenn sie bereits vor der Krise Teil des Verhaltensrepertoires waren. Basierend auf der allgemein altersabhängigen Entwicklung von Konfliktlösungsstrategien tritt aggressives Verhalten bei geringerem Alter oder Entwicklungsalter häufiger auf. Mit zunehmendem Entwicklungsalter steigt die Wahrscheinlichkeit, dass körperliche, über sprachlich einseitige von sprachlichen kooperativen Konfliktlösungsstrategien abgelöst werden (Escalera, 2004).

4.21.3.3
Zunahme repetitiver und ritualisierter Verhaltensmuster

Die Zunahme von Häufigkeit und Intensität oder die Generalisierung von Zwängen, Ritualen und sensorische Interessen können Zeichen einer Krisensituation sein. Das Verhalten kann als ein Kompensationsversuch angesehen werden, der dazu beiträgt, das eigene Erleben verlässlicher und vorhersehbarer zu gestalten. Es wird ein Zustand erhöhter, wieder erlangter Kontrolle über die Situation erreicht.

4.21.3.4
Reduktion von Fertigkeiten

Ein wesentliches Kennzeichen von Krisen ist der vorübergehende Verlust oder die Reduktion des bisherigen Leistungsvermögens. Betroffen sein können kognitive Fähigkeiten, soziale Fertigkeiten sowie Fertigkeiten im Bereich der Selbsthilfe oder Regulation der körperlichen Grundbedürfnisse. Als eine generalisierte Form des Verlusts von Fertigkeiten, kann Rückzugsverhalten angesehen werden, das einen überwiegenden Teil oder alle Lebensbereiche betrifft. Als Grundlage der vorübergehenden Reduktion des Leistungsvermögens kann eine Überforderung der exekutiven Funktionen unter der erhöhten Belastung einer Krisensituation angenommen werden.

4.21.4
Ursachen von Krisen

Krisen sind als ein Prozess zu verstehen, der aus der Interaktion der Kinder, Jugendlichen oder Erwachsenen mit ASS, deren engeren und weiteren Bezugspersonen und der erfahrbaren Lebensumwelt entsteht (Dalferth, 2004). Die Suche nach Ursachen muss daher immer den Einfluss der Bezugspersonen und der Lebensumwelt einbeziehen. Die Möglichkeiten zur Kompensation einer erhöhten Belastung sind eng mit den Fähigkeiten der Bezugspersonen verknüpft, die Frühwarnzeichen und Symptome einer Krise zu erkennen und rechtzeitig Hilfen zu geben (Theunissen, 2004). Allgemein können Faktoren, die von den Kindern, Jugendlichen und Erwachsenen mit ASS ausgehen (störungsbedingte Faktoren) und solche, die von den Bezugspersonen und der Lebensumwelt ausgehen (umweltbedingte Faktoren), unterschieden werden.

4.21.4.1
Störungsbedingte Faktoren

Zu den *störungsspezifischen Faktoren* bei ASS zählt die mangelnde Kommunikationsfähigkeit, vor allem bei Einschränkungen der funktionalen Sprache. Nicht selten tragen kommunikative Missverständnisse zur Entstehung von Krisen bei. Darüber hinaus geben die Prosodie und die Körpersprache der Betroffenen nicht immer Hinweise auf den Hilfebedarf. Im Sozialverhalten kann reduzierte oder fehlende Fähigkeit, die Aufmerksamkeit anderer Personen zu lenken, dazu führen, dass die Anlässe einer Schwierigkeit nicht mitgeteilt werden können. Reduziertes Einfühlungsvermögen in die Gefühle, Gedanken und Absichten anderer Personen (Theory of Mind Probleme, s. Kapitel 2.3) geht damit einher, dass deren und die eigene Rolle in der Krisensituation nicht verstanden wird. Die mögliche Hilfsbereitschaft anderer Personen kann nicht antizipiert und erschlossen werden. Im Jugendalter fehlt aufgrund der Kontaktstörung mit Gleichaltrigen die Unterstützung, die Peerbeziehungen in Krisen bieten können. Die zunehmend kritische Wahrnehmung der für ASS typischen Verhaltensmuster durch Gleichaltrige kann in der Adoleszenz im Gegenteil zu einer Zuspitzung der sozialen Ablehnung führen und Anlass für Krisen sein. Auch das Bedürfnis zur Beibehaltung von eindeutigen Strukturen, Abläufen und Ritualen sowie das Ausüben von Zwängen und sensorische Überempfindlichkeiten steigern das Risiko für Krisen.

Neben der typischen ASS-Symptomatik können auch *körperliche Beschwerden*, die nicht kommuniziert werden können, Krisen auslösen. Häufig kann die Situation, in der die Krise beginnt, einen Hinweis auf das betroffene Organsystem geben: Zahnschmerzen (Mahlzeiten), Harnwegsinfekte (neue Ausscheidungsstörung, Manipulationen) oder Ohrenschmerzen (Körperpflege, An- und Auskleiden). Generell sollte vor allem bei scheinbar unerklärlichen Krisen an eine Schmerzsymptomatik gedacht werden. Auch situationsunabhängige, phasisch auftretende Krisen können organische, z. B. endokrinologische Ursachen haben (Schilddrüsenhormone, Sexualhormone).

Weitere Auslöser für Krisen sind *koexistente psychopathologische Probleme*. Hinweise auf eine begleitende psychiatrische Erkrankung ergeben sich aus der Symptomatik, dem Langzeitverlauf und der Familienanamnese. Besonders das Auftreten von affektiven und schizo-affektiven Störungen sollte als Ursache phasisch verlaufender Krisen erwogen werden. Begleitende Veränderungen der vegetativen Symptomatik (Schlafverhalten, Appetit, Ausscheidungen) und des allgemeinen Aktivitätsniveaus können den Hinweis auf solche Probleme geben. Auch Symptome, die den Verdacht einer schizophrenen Störung nahe legen, können unter hoher Belastung auftreten. Gemeint sind hier die Zunahme nicht realitätsbezogener Selbstgespräche, ungezielter psychomotorischer Aktivität oder die Ausrichtung der Aufmerksamkeit auf diskrete Sinnesreize.

Die Pubertät, die von einer *Adoleszenzkrise* begleitet sein kann, stellt eine besondere Entwicklungsphase dar, der primär keine Krankheitswertigkeit zukommt. Dennoch begünstigt sie das Auftreten von Krisen bei ASS. Bewältigt werden müssen körperliche Veränderungen, Umgang mit Sexualität, Neubestimmung der Identität, veränderte Rollenerwartungen und steigende Anforderungen an die Selbstständigkeit. Die körperliche Entwicklung verläuft bei

ASS in der Regel zeitgerecht, während die psychische und soziale Entwicklung später einsetzen, bzw. langsamer oder unvollständig verlaufen (Hennicke, 2004). Dies bedeutet, dass bei Erwachsenen mit ASS Konfliktthemen der Adoleszenz Ursache von Krisen sein können.

4.21.4.2
Umweltbedingte Faktoren

Veränderungen in der unmittelbaren oder mittelbaren Umgebung einer Person mit ASS können Krisen auslösen. Veränderungsempfindlichkeit zeigt sich ggf. bereits im Säuglings- und oder Kleinkindalter bei Bezugspersonenwechsel, Veränderung der räumlichen Umgebung oder Abweichungen von gewohnten Alltagsabläufen. Auch im weiteren Verlauf können bereits kleinste, von Bezugspersonen nicht wahrgenommene, Veränderungen eine Krise hervorrufen, z. B. Geräusche von elektrischen Anlagen, Farb- und Lichteindrücke, Gerüche, Beschaffenheit von Arbeitsmaterial, Raumausstattung oder Kleidung. Bei Lebensereignissen wie beim Beginn von Kindertagesbetreuung, beim Schuleintritt, beim Schulwechsel, beim Übergang in die Berufswelt, Auszug aus dem Elternhaus oder einer aus anderen Gründen veränderten Familiensituation sind bei vielen Menschen mit ASS verlängerte Anpassungszeiten zu beobachten. Auch wenn diese Übergänge in der Regel gemeistert werden, führen alle komplexen Veränderungen der Lebensumstände zu einem erhöhten Risiko für Krisen.

Die *Mitteilung der Diagnose* einer ASS kann in den betroffenen Familien eine Krise begünstigen. Bei Jugendlichen und Erwachsenen mit ASS auf hohem Funktionsniveau basiert die Krise häufig auf einer depressiven Krankheitsverarbeitung. Wenn die Betroffenen oder einzelne Familienmitglieder die Diagnose ablehnen, können ernsthafte intrafamiliäre Beziehungsstörungen auftreten. Darüber hinaus müssen sich die Familien mit der lebensbegleitenden Perspektive der Störung auseinandersetzen. Häufig bestehen berechtigte Ängste um die Lebensperspektive der Kinder (Bildungsniveau, Selbstständigkeit, soziale Beziehungen), die in der Beratung nicht vollständig entkräftet werden können. Auch Überlegungen zur Familienplanung (genetisches Risiko, Gesamtbelastung der Familie) können zu einer krisenhaften Verarbeitung der veränderten Familienperspektive führen. In Einzelfällen werden von den Familien im Rahmen der Diagnostik einzelne ASS-Symptome eines Elternteils erkannt. Bereits bestehende intrafamiliäre Beziehungsstörungen können unter diesem Eindruck verstärkt werden.

4.21.5
Intervention bei Krisen

Menschen mit ASS und deren Bezugspersonen benötigen bei Krisensituationen schnell, umfassend und wirksam Hilfe. Sinnvoll ist eine schnelle Priorisierung zur Formulierung eines umschriebenen Ziels der Intervention und zeitlichen Begrenzung intensivierter Unterstützung (Wüllenweber, 2001b). Angestrebt wird stets die zeitliche Verkürzung der Krise und die schnelle Wiederherstellung von Alltagskontinuität. Vor einer konkreten Intervention sind körperliche Ursachen in vertretbarem, diagnostischem Umfang auszuschließen und bei Bedarf entsprechend zu behandeln. Relevante Umweltfaktoren sind zu identifizieren und unter Berücksichtigung der angestrebten Entwicklungsziele und Zumutbarkeit für alle beteiligten Personen im Sinne einer Krisenabmilderung entsprechend zu verändern. Bei nicht beeinflussbaren umweltbedingten Faktoren müssen Hilfen zur Anpassung gegeben werden. Die Bewältigung einer Krise stellt einen Mehrbedarf an Hilfe, überwiegend einen Mehrbedarf an unterstützenden Personen dar. Die Krisenintervention gliedert sich in Kontaktaufnahme, Analyse der Krisensituation, Planung und Durchführung einer Intervention und abschließende Verlaufsbeobachtung (Theunissen, 2004).

4.21.5.1
Kontaktaufnahme und Analyse der Krisensituation

Die Kontaktaufnahme bei Krisen dient der ersten kurzfristigen Entlastung der Beteiligten, der Begrenzung von Gefahren durch selbst- oder fremdschädigendes Verhalten und einer ersten Einschätzung der Situation. Das Einholen von Angaben der Bezugspersonen zur Situationseinschätzung ist unerlässlich. Ausgehend von der ersten Einschätzung sollte in kurzem Abstand ein weiterführendes Gespräch geplant werden.

Für die Analyse der Krise ist eine ausreichende Vertrautheit des Klinikers mit dem Patienten und seinen Bezugspersonen notwendig. Wesentlich sind Kenntnisse der Schwere der ASS, des funktionalen Sprachniveaus, des alltagspraktischen Funktionsniveaus, der Intelligenz oder des Entwicklungsstands, komorbider Störungen und gegebenenfalls über die Medikation. Ist eine Krise Anlass des Erstkontakts, müssen diese Informationen zeitnah erhoben werden. Die am besten geeignete Form, schnell und umfassend eine Krisensituation zu analysieren ist das gemeinsame Gespräch aller Beteiligten aller Lebensbereiche. Das Gespräch dient der Beschreibung der Krisensituation, der Erfassung aller Hypothesen über die möglichen Ursachen und der Erarbeitung eines Verständnisses für die Funktion des Verhaltens.

4.21.5.2
Interventionsstrategien

Die Planung der Intervention beinhaltet die Auswahl geeigneter Methoden, die sich an den Überlegungen zu den Ursachen und der Funktionen des gezeigten Verhaltens ausrichtet. Grundsätzlich sind alle klinischen Methoden, die auch außerhalb von Krisensituationen geeignet und wirksam sind, einsetzbar.

Verhaltenstherapeutische Strategien: Unter Einbeziehung der Beobachtungen aller Bezugspersonen werden das konkrete Verhalten, die auslösenden Situationen, Begleitumstände und die Reaktionen der Bezugspersonen und Gruppenmitglieder auf das gezeigte Verhalten erfasst. Zentrales Ziel ist der Aufbau eines alternativen, tolerablen Verhaltens des Betroffenen. Dazu sind Formen des operanten Konditionierens geeignet, z. B. Tokenpläne, die an das Funktionsniveau angepasst gegliedert und visualisiert werden. Häufig eignen sich die repetitiven Verhaltensmuster oder Interessen als positive Verstärker. Zeigt die Bedingungsanalyse, dass ein Verhalten der Bezugspersonen eine positive Verstärkung des krisenhaften Verhaltens darstellt, müssen alternative Reaktionsmöglichkeiten erarbeitet werden. Beispiele für nicht intendierte positive Verstärkung sind das Herausnehmen aus der Gruppe oder kräftige Berührung durch Festhalten im Sinne eines angenehmen propriozeptiven Reizes. Weitere geeignete Strategien sind das situative Umlenken des krisenhaften Verhaltens auf andere Objekte oder eine andere Aktivität (Papier zerreißen, straffes Laufen). Bei nicht vermeidbaren Umweltreizen kann eine kleinschrittige Reizkonfrontation unter Reaktionsverhinderung und Hilfen zur Entspannung zu einer Toleranzzunahme führen. Bei Jugendlichen und Erwachsenen mit ASS auf hohem Funktionsniveau können zusätzlich Strategien zur Steigerung der Selbstkontrolle (Selbstbeobachtung, Selbstbewertung und Selbstverstärkung) eingesetzt werden.

Visuelle Strukturierung: Maßnahmen der optischen Führung (z. B. TEACCH, Kap. 4.5) sind besonders geeignet bei Ursachen, die den umweltbezogenen Faktoren zuzuordnen sind. Ihr Einsatz ist auch dann notwendig, wenn das Krisenverhalten die Funktion erfüllt, einen höheren Strukturierungsgrad der Situation zu erreichen. Dabei führt ein höherer Grad an veranschaulichter Strukturierung von Raum, Zeit und Aufgaben bei ASS zu besserer Orientierung und Reduktion von Anspannung. Abhängig vom Funktionsniveau ist eine Einbeziehung von Personen mit ASS bei der Erstellung von visuellen Strukturen zur Krisenbewältigung hilfreich.

4. Intervention

Hilfen zur Kommunikation: Die Erarbeitung von Kommunikationsmöglichkeiten ist dann notwendig, wenn das in der Krise gezeigte Verhalten die Funktion der Mitteilung erfüllt. In der Krisensituation ist es schwierig, mit der Einführung eines neuen Kommunikationssystems zu beginnen. Dennoch kann es hilfreich sein, schnell Hilfekarten zu entwickeln, die dabei unterstützen, den Hilfebedarf anzuzeigen. Beispiele sind Karten, die den Bedarf einer Zusatzpause, einer Reduktion des Lärmpegels oder zusätzlichen Instruktionsbedarfs zur Bewältigung einer Aufgabe anzeigen. Nach einer ersten Entspannung kann dann mit der systematischen Einführung einer geeigneten Form der Hilfe zur Kommunikation begonnen werden (z. B. PECS, s. Kap. 4.14).

Training sozialer Fertigkeiten: Das Training von auf die Krisensituation bezogenen Coping-Strategien ist ein wesentlicher Teil der Intervention bei Krisen. Weil Krisen oft einen sozialen Bezug haben und durch einen Mangel an sozialen Fertigkeiten zumindest mit verursacht werden, ist häufig ein Training sozialer Fertigkeiten indiziert (Herbrecht et al., 2008). Beispiele sind das sprachliche oder handelnde Anzeigen von Hilfebedarf, der Umgang mit Provokationen durch Gleichaltrige, die Auswahl angemessener Umgangsformen mit Erwachsenen in verschiedenen Rollenbeziehungen und die Reaktion auf Kritik. Solche Pogramme eignen sich vor allen für Kinder, Jugendliche und Erwachsene mit ASS auf hohem Funktionsniveau (s. a. Kap. 4.15).

Psychopharmaka: Während die Basissymptomatik der ASS medikamentös nicht behoben werden kann, sind Begleitsymptome einer medikamentösen Beeinflussung häufig zugänglich (Poustka/Poustka, 2007) (s. a. Kap. 4.15). Zum Ausschluss einer Schmerzsymptomatik kann im Einzelfall der probatorische Einsatz von Analgetika erwogen werden. Bei Kindern und Jugendlichen ist Paracetamol geeignet (250 – 1000 mg/ Tag), bei Erwachsenen auch Acetylsalicylsäure (500 – 1000 mg/Tag). Bei psychiatrischer Komorbidität oder begleitenden externalisierenden oder internalisierenden Verhaltensproblemen sind Psychopharmaka dann indiziert, wenn andere Maßnahmen nicht ausreichen, eine Krise zu begrenzen.

Bei externalisierenden Symptomen (motorische Unruhe, Impulsivität, Aggression, Selbstverletzungen) sind atypische Neuroleptika, insbesondere der Wirkstoff Risperidon (0,25 – 2 mg/ Tag) als Basismedikation geeignet. Bei therapierefraktären Selbst- und Fremdschädigungen können als Monotherapie oder in Kombinationstherapie mit Atypika Stimmungsstabilisatoren, bevorzugt Valproat (125 – 1000 mg/Tag) eingesetzt werden. Für Kinder und Jugendliche mit ASS auf hohem Funktionsniveau sind Stimulanzien (Methylphenidat (MPH), 0,3 – 1 mg/ kg KG) häufig eine geeignete Alternative. Aufgrund des schnellen Wirkungseintritts kann unter dem Zeitdruck einer Krise schnell geklärt werden, ob das Problemverhalten durch MPH beeinflussbar ist. Diesen Vorteil weist, als geeignete Alternative zu den Stimulanzien, der noradrenerge Wiederaufnahmehemmer Atomoxetin nicht auf. Klinisch bewährt hat sich bei ASS die Kombinationstherapie von Risperidon mit einem weiteren Wirkstoff, bei hohem Funktionsniveau mit MPH und bei niedrigem Funktionsniveau mit kurzwirksamen sedierenden Psychopharmaka.

Zur Sedierung sind niedrigpotente Neuroleptika (z. B. Pipamperon, 1 – 2 mg/kg KG, Levomepromazin, ab > 16 Jahre, 15 – 100 mg/Tag) und Tranquilizer (z. B. Lorazepam, 0,5 – 2,0 mg als Einzeldosis) einsetzbar. Benzodiazepine, wie z. B. Lorazepam, können aber auch zu einer paradoxen Wirkung mit Zunahme der externalisierenden Verhaltensprobleme führen. Sie dürfen nur kurzzeitig eingesetzt werden, da die Gefahr einer Abhängigkeitsentwicklung besteht.

Bei internalisierenden Symptomen (Depression, Ängste, Zwänge, Rückzug, Verlust von Fertigkeiten) sind Antidepressiva geeignet. Aufgrund des günstigeren Nebenwirkungsprofils und der auch im Kindes- und Jugendalter untersuchten Wirksamkeit sind primär Selektive Serotonin-Wiederaufnahme-Hemmer (SSRI) indiziert. Häufig verwendet werden die Wirkstoffe

Fluoxetin (20–60 mg/Tag) und Sertralin (50–200 mg/Tag). Für Erwachsene steht eine weitaus größere Auswahl von SSRI zur Verfügung. Die Auswahl richtet sich nach Neben- und Wechselwirkungsprofil (Bandelow et al., 2006; Nissen et al., 1998, Poustka/Poustka, 2007).

Für jede Medikation gilt, dass über die zu erwartenden Wirkungen und Nebenwirkungen, die Zeit bis zum Wirkungseintritt und die notwendigen Kontrolluntersuchungen (Labor, EKG) aufzuklären ist. Zu vermeiden sind eine zu umfassende Wirkungserwartung und sachlich falsche Wirkungszuschreibungen. Klinisch hat sich, besonders bei ASS mit begleitender Intelligenzminderung, der Beginn im niedrigsten Dosierungsbereich mit langsamer Dosissteigerung unter genauer Verhaltensbeobachtung bewährt. Psychopharmaka können die Zugänglichkeit für andere Hilfen deutlich verbessern. Bei Patienten mit ASS und wiederholt auftretenden Krisen sollte aber die Gefahr nicht notwendiger Dauermedikation, Mehrfachmedikation und steigender Dosisanpassung beachtet werden. Das gilt besonders dann, wenn andere Möglichkeiten zur Intervention nicht ausgeschöpft oder sachgerecht umgesetzt werden.

Hilfsmittel: Zur Verhinderung schwerwiegender Verletzungen können individuelle Anfertigungen von Hilfsmitteln geeignet sein. Beispiele sind ein Kopfschutz gegen Schläge oder Stöße, Armmanschetten, die durch die Bewegungseinschränkung Selbstverletzungen mit den Händen verhindern, Abdeckungen von für Verletzungen bevorzugten Körperstellen, reißfeste Kleidung, Bekleidung, die nicht ohne Hilfe abgelegt werden kann sowie klassische Fixiersysteme, die nur mit gerichtlicher Genehmigung eingesetzt werden dürfen. Ziel sollte immer sein, die Anwendung von Hilfsmitteln, die mit einer Einschränkung der Bewegungsfreiheit einhergehen, im geringsten notwendigen Maß einzusetzen. Häufig entwickelt sich sonst schnell ein zwanghaftes Bedürfnis der Personen mit ASS, diese Hilfsmittel zu tragen. Von Anfang an sollte daher das Ablegen der Hilfsmittel in intensiv begleiteten therapeutischen Situationen trainiert werden.

Hilfreich ist dabei, das Hilfsmittel durch eine alternative Stimulation (Vibration, Massage) der betroffenen Körperpartie zu ersetzen. Die Stimulation wird in der Therapiesituation schrittweise in der Intensität und Dauer der Anwendung reduziert. Nach Stabilisierung im therapeutischen Setting ohne Hilfsmittel kann die schrittweise Reduktion der Hilfsmittelanwendung auf einen weiteren Lebensbereich für einen überschaubaren Zeitabschnitt übertragen werden.

Körperliche und organisatorische Sicherheitstechniken: Eine Indikation für körperliche Schutz- und Sicherheitstechniken und organisatorische Sicherheitsvorkehrungen liegt besonders bei schweren Aggressionsformen, die sich gegen andere Personen richten, vor (Heinrich, 2005b, 2005c). Es handelt sich dabei z. B. um trainierte Bewegungsmuster zur Befreiung aus dem Zugriff einer Person oder zum Festhalten oder Führen einer Person sowie um die Vereinbarung von Notfallplänen zur Begrenzung der Aggression. Das Herstellen von Sicherheit ist im Einzelfall Voraussetzung dafür, dass andere Interventionsstrategien (wieder) eingesetzt werden können. Auch hier gilt, dass die Maßnahmen im geringsten notwendigen Maß zum Einsatz kommen sollen. Wenn sie gezielt und von allen Bezugspersonen akzeptiert eingesetzt werden, können sie erheblich zur emotionalen Sicherheit, zur Reduktion von Anspannung und Wiederherstellung von Handlungsfähigkeit von Personen mit ASS und ihrer Bezugspersonen beitragen.

Information: Die Vermittlung von Informationen über Verhaltensbesonderheiten bei ASS ist besonders dann notwendig, wenn die Krise durch störungsbedingte Ursachen erklärbar ist. Störungsverständnis kann soziale Interpretationen des in der Krise gezeigten Verhaltens entkräften und hilft den Bezugspersonen, emotional Abstand zu gewinnen und angemessene Handlungsstrategien einzusetzen. Wichtig ist, den Unterschied zwischen einem konkreten Verhalten der Personen mit ASS und der von den Bezugspersonen vermuteten sozialen Intention zu verdeutlichen. Bei ASS auf hohem Funktionsniveau sollten auch psychoedukative Maßnahmen versucht werden, d.h. eine Sensibilisierung der Personen mit ASS für ihre Probleme, um diese besser verstehen und mit ihnen umgehen zu können. Auch ein Kennenlernen persönlicher Ressourcen, um zukünftige Krisen zu vermeiden, gehört zur Information autistischer Menschen.

Psychosoziale Unterstützung: Wenn Menschen mit ASS eine Krise erfahren, sind immer auch die nahen Bezugpersonen in den beteiligten Lebensbereichen betroffen. Die intensive Begleitung der Bezugspersonen und deren Information über zeitnah mögliche Unterstützungsangebote für den Alltag sind ebenso wichtig wie die Maßnahmen, die sich auf den Betroffenen selbst beziehen. Häufig wird, besonders von den familiären Bezugspersonen, die Grenze der eigenen Belastbarkeit nicht ohne gezieltes Nachfragen berichtet. Eine im häuslichen Umfeld aufsuchende Arbeitsweise ist am besten geeignet, den wahren Unterstützungsbedarf zu erfassen und den Zugang zu Hilfen niederschwellig zu gestalten.

Wenn in Einzelfällen ungünstige psychosoziale Rahmenbedingungen, z.B. die familiäre Situation als Ursache oder aufrecht erhaltende Bedingung einer Krise angenommen werden können, muss der Kontakt zu den Bezugspersonen, die vermutlich in diese Umstände involviert sind, sensibel, transparent und in kleinen, sich dem Problem annähernden Schritten, gestaltet werden. Wenn das Distanzbedürfnis der betroffenen Familie durch eine zu schnelle Annäherung an das Problem überfordert wird, können Unterstützungsangebote häufig nicht vermittelt werden. Parallel zu den Unterstützungsangeboten an die Familien, sind in diesen seltenen Einzelfällen Informationen zur psychosozialen Situation des Patienten mit eindeutigen Zeit-, Situations- und Quellenangaben zu sammeln, um bei Bedarf einen Verdacht auf Gefährdung des Kindeswohls begründen zu können.

4.21.5.3
Ambulante und stationäre Kriseninvervention

Bei ambulanter Kriseninvervention werden Strategien an das konkrete Umfeld des Menschen mit ASS angepasst. Wichtig ist dabei meist eine vorübergehende Reduktion der Anforderungen im Lebensumfeld, in dem das krisenhafte Verhalten gezeigt wird. Beispiele sind eine vorübergehende Verringerung der Aktivitäten in einer Einrichtung zur Tagesbetreuung, reduzierte Anzahl der Unterrichts- oder Arbeitsstunden, Mengenreduktion oder Zeitbegrenzung von Anforderungen oder die Erhöhung der Anzahl von Zeiteinheiten mit Einzelbetreuung. Der Vorteil aller Formen der ambulanten Kriseninvervention liegt im Verbleib der Patienten und ihrer Bezugspersonen in ihrem gewohnten Lebensumfeld. Wenn im alltäglichen Umfeld langfristig wirksame Interventionsstrategien gefunden werden, ist das für die weitere Entwicklung günstiger. Bei ambulanten Eingliederungshilfen werden die Zuständigkeit von Kostenträgern, der beantragte Stundenumfang sowie die Art der Durchführung regional und individuell unterschiedlich gehandhabt. Die Zuständigkeit von Kostenträgern und die Form von ambulanten Eingliederungshilfen ist u.a. abhängig vom Alter und der sozialrechtlichen Behinderungsart der Betroffenen, dem sozialen Kontext, in dem der personelle Mehrbedarf benötigt wird, dem Umfang der schon in Anspruch genommenen Maßnahmen und den rechtlichen Regelungen in den jeweiligen Bundesländern. Falls keine Erstbeantragung von ambulanten Eingliederungshilfen vorliegt, ist die vorübergehende Stundenzahlerhöhung einer laufenden Maßnahme geeignet, die personellen Ressourcen zu erweitern. Beispiele sind die Erhöhung der Stundenanzahl von Schulbegleitung, Begleitung zur Eingliederung in eine Werkstatt für behinderte Menschen oder zusätzliche Betreuungspersonen in einer Wohnform.

Die Indikation zur stationären Einweisung in eine Klinik für Kinder- und Jugendpsychiatrie oder Psychiatrie kann aus medizinischer Sicht bei schwersten Selbstverletzungen, schweren Aggressionsformen gegen Personen, unklarer Komorbidität, Hinweisen auf eine Psychose oder bei umfangreichen Veränderungen der medikamentösen Therapie zum Monitoring der unerwünschten Nebenwirkungen vorliegen. In Ausnahmefällen kann auch im Sinne einer sozialen Indikation zur Entlastung von Bezugspersonen eine kurzzeitige stationäre Aufnahme indiziert sein. Die Dauer des stationären Aufenthaltes sollte möglichst kurz gehalten werden, da die therapeutischen Rahmenbedingungen, besonders für Menschen mit ASS und begleitender Intelligenzminderung, häufig nicht geeignet sind. Ausnahmen stellen wenige spezialisierte Stationen für Personen mit Intelligenzminderung und psychischen Störungen dar (Hennicke, 2008). Darüber hinaus werden die im vorübergehenden stationären Setting erreichbaren Veränderungen von Krisenverhalten aufgrund von Generalisierungsschwierigkeiten bei ASS in der Regel nicht auf das natürliche Lebensumfeld übertragen. Kurzzeitige und niederschwellige stationäre Formen der Krisenintervention können im Zusammenhang mit Pflegeleistungen über die Verhinderungspflege und Kurzzeitpflege in Anspruch genommen werden.

Krisen können den Anlass geben, eine langfristige stationäre Perspektive zu planen. Möglich sind hier verschiedene Wohnformen unterschiedlicher Kostenträger. Der Bedarf zur Auswahl einer stationären Wohnform kann sich aus der Schwere der Behinderung ableiten, aus der nachhaltigen Erschöpfung der Bezugspersonen oder den steigenden Anforderungen der Betreuung von Kindern, Jugendlichen oder Erwachsenen mit ASS, welchen die Familien nicht mehr zu leisten vermögen (z. B. bei Überalterung der Eltern). Wenn eine Krise der Anlass zur Auswahl einer stationären Wohnform ist, sollten die Träger der Einrichtung im Einzelfall mit dem Kostenträger den individuellen Mehrbedarf primär mit der Krise begründen (Wild, 2005).

4.21.5.4
Rechts- und Finanzierungsgrundlagen von Krisenintervention

Im Folgenden werden die möglichen Beantragungsgrundlagen für eine Intensivierung von Maßnahmen bei Krisen tabellarisch aufgeführt. Die Beantragungsgrundlage im Einzelfall muss anhand der Fallkenntnis, des aktuellen Sachstands, sozialrechtlicher Kenntnisse und Erfahrungen mit den Zuständigkeitskonventionen vor Ort festgelegt werden. Bei unklarer Beantragungsgrundlage kann im Einzelfall mit Maßnahmen, die zur Begrenzung der Krise zwingend notwendig sind, begonnen werden. Die Klärung der Kostenübernahme muss dann innerhalb der gesetzlich vorgegebenen Fristen geklärt werden (Tab. 4.21.1).

4.21.6
Verlaufsbeobachtung bei Krisen und Prävention von Krisen

Die Verlaufbeobachtung dient der Beurteilung der Wirksamkeit und Anpassung der gewählten Interventionsstrategien. Günstig ist eine höhere Beratungsfrequenz mit kürzerer Beratungszeit, an der die Bezugspersonen möglichst aller Lebensbereiche beteiligt werden. Das Gespräch wird fokussiert auf das zuvor berichtete Problemverhalten und die Erfahrungen mit den vereinbarten Interventionen.

Zur Vermeidung von Krisen oder deren schneller Begrenzung ist Kenntnis der Besonderheiten des Verhaltens und Erlebens bei ASS notwendig. Ferner sollten Bezugspersonen darin angeleitet werden, in schwierigen Phasen über alltagserprobte Coping-Strategien zu verfügen. Gleiches gilt für die Vermittlung von Handlungsstrategien bei Personen mit ASS selbst. Häufig lassen sich aus der Störungsbiographie einer Person mit ASS kritische Situationen prädizieren, die zu Krisen führen können. Absehbare vorübergehende oder langfristige Veränderungen im Leben von Menschen mit ASS (z. B. Reisen, Beginn des Schulbesuchs, Umzug an ei-

4. Intervention

Tabelle 4.21.1: Rechts- und Finanzierungsgrundlagen von Krisenintervention

Kostenträger: Sozialhilfeträger* Rechtsgrundlage	amb.	stat.
Hilfe zur Bewältigung in Problemlagen, § 26 Abs. 3 Nr. 5 SGB IX	ja	nein
Leistungen der Eingliederungshilfe, § 54 SGB XII: Hilfen zu einer angemessenen Schulbildung, § 54 Abs. 1, Satz 1, SGB XII Hilfe zur schulischen Ausbildung für einen angemessenen Beruf einschließlich des Besuchs einer Hochschule, § 54 Abs. 1, Satz 2, SGB XII Hilfe zur Ausbildung für eine sonstige angemessene Tätigkeit, § 54 Abs. 1, Satz 3, SGB XII	ja	nein
Leistungen zur Teilhabe am Leben in der Gemeinschaft, §§ 55–58 SGB IX	ja	nein
Frühförderung, § 54, SGB XII	ja	nein
ambulant betreutes Wohnen, § 55, Abs. 1 Nr. 6 SGB IX	ja	nein
stationäre Wohnformen, §§ 53, 54 SGB XII	nein	ja
Sozialhilfe nach der Besonderheit des Einzelfalls, § 9 SGB XII	ja	ja
Kostenträger: Jugendamt Rechtsgrundlage	amb.	stat.
Eingliederungshilfe für seelisch behinderte Kinder und Jugendliche, § 35a SGB VIII	ja	ja
Ambulante und stationäre Hilfen zur Erziehung, §§ 27–35 SGB VIII	ja	ja
Betreuung und Versorgung des Kindes in Notsituationen, § 20 SGB VIII	nein	ja
Inobhutnahme von Kindern und Jugendlichen, § 42 SGB VIII	nein	ja
Kostenträger: Krankenkasse Rechtsgrundlage	amb.	stat.
häusliche Krankenpflege, § 37, SGB V	ja	nein
Soziotherapie, § 37a, SGB V	ja	nein
stationäre Klinikaufnahme mit Einverständnis (SGB V)	nein	ja
stationäre Klinikaufnahme ohne Einverständnis (SGB V): Unterbringung von Minderjährigen mit Freiheitsentzug, § 1631b BGB Psychisch-Kranken- b. z. w. Unterbringungsgesetze der jeweiligen Bundesländer Unterbringung von betreuungsrechtlich Betreuten, § 1906 BGB	nein	ja
Kostenträger: Pflegekasse Rechtsgrundlage	amb.	stat.
häusliche Pflegehilfe als Pflegesachleistung, § 36, SGB XI	ja	nein
Leistungen für Pflegebedürftige mit erheblichem allgemeinem Betreuungsbedarf, §§ 45a und 45b SGB XI	ja	ja

Tabelle 4.21.1 (Fortsetzung): Rechts- und Finanzierungsgrundlagen von Krisenintervention

Kostenträger: Pflegekasse Rechtsgrundlage	amb.	stat.
Verhinderungspflege, § 39 SGB XI	ja	ja
Kurzzeitpflege in einem Wohnpflegeheim, § 42 SGB XI	nein	ja
Kurzzeitpflege als Einzelfallentscheidung in einem Wohnheim der stationären Eingliederungshilfe, § 42 i. V. m. § 43a SGB XI	nein	ja
Wohnpflegeheime als Wohnheime mit Tagesstruktur, § 43a SGB XI	nein	ja

* Örtlicher/überörtlicher Träger der Sozialhilfe nach Landesrecht der Bundesländer (§ 97 Abs. 2 und § 99 SGB XII)

nen neuen Wohnort) müssen von den Familien vorbereitet und ggf. von Experten begleitet werden.

4.21.7
Weiterführende Literatur

Escalera, C.; Fegert, J. M.: Freiheitsentziehende Maßnahmen und die Kinder- und Jugendpsychiatrie und -psychotherapie. In: Fegert, J. M.; Späth, K.; Salgo, L. (Hrsg.): Freiheitsentziehende Maßnahmen in Jugendhilfe und Kinder- und Jugendpsychiatrie. Votum, Münster, 2001.
Heinrich, J. (Hrsg.): Akute Krise Aggression. Lebenshilfe, Marburg, 2005.
Müller, W.; Scheuermann, U. (Hrsg.): Praxis Krisenintervention. Kohlhammer, Stuttgart, 2004.
Wüllenweber, E.; Theunissen, G. (Hrsg.): Handbuch Krisenintervention Band 1. Kohlhammer, Stuttgart, 2001.
Wüllenweber, E.; Theunissen, G. (Hrsg.): Handbuch Krisenintervention Band 2. Kohlhammer, Stuttgart, 2004.

4.21.8
Literatur

Bandelow, B.; Heise, C. A.; Banaschewski, T.; Rothenberger, A.: Handbuch Psychopharmaka für das Kindes- und Jugendalter. Hogrefe, Göttingen, 2006.
Dalferth, M.: Krisenintervention bei nichtsprechenden Menschen mit schwerer geistiger Behinderung. In: Wüllenweber, E.; Theunissen, G. (Hrsg.), Handbuch Krisenintervention Band 2. Kohlhammer, Stuttgart, 2004.
Dutschmann, A.: Das Aggressions-Bewältigungs-Programm 1999 ABPro, Manual zum Typ C des ABPro, dgvt Verlag, Tübingen. 1999.
Dutschmann, A.: Das Aggressions-Bewältigungs-Programm 1999 ABPro, Manual zum Typ A des ABPro, dgvt Verlag, Tübingen, 2000a.
Dutschmann, A.: Das Aggressions-Bewältigungs-Programm 1999 ABPro, Manual zum Typ B des ABPro, dgvt Verlag, Tübingen, 2000b.
Escalera, C.: Eine Krise, die viele Krisen entstehen lässt – Krisenintervention und geistige Behinderung. In: Müller, W.; Scheuermann, U. (Hrsg.), Praxis Krisenintervention. Kohlhammer, Stuttgart, 2004.
Heinrich, J.: Wie begegnen wir behinderten Menschen mit aggressiven Verhaltensweisen richtig? In: Heinrich, J. (Hrsg.): Akute Krise Aggression. Lebenshilfe, Marburg, 2005a.
Heinrich, J.: Körperliche Schutz- und Sicherheitstechniken. In: Heinrich, J. (Hrsg.): Akute Krise Aggression. Lebenshilfe, Marburg, 2005b.
Heinrich, J.: Organisatorische und technische Sicherheitsvorkehrungen. In: Heinrich, J. (Hrsg.), Akute Krise Aggression. Lebenshilfe, Marburg, 2005c.
Hennicke, K.: Krisen in der Adoleszenz. Bedingungen, Erscheinungsformen und Bewältigung. In: Wüllenweber, E.; Theunissen, G. (Hrsg.), Handbuch Krisenintervention Band 2. Kohlhammer, Stuttgart, 2004.
Hennicke, K.: Zur Versorgung von Menschen mit Intelligenzminderung und psychischen Störungen in den Kliniken für Kinder- und Jugendpsychiatrie/Psychotherapie in Deutschland – Ergebnisse einer Fragebogenuntersuchung. Zeitschrift für Kinder- und Jugendpsychiatrie und Psychotherapie, 36 (2008): 127–134.
Herbrecht, E.; Bölte, S.; Poustka, F.: KONTAKT. Frankfurter Kommunikations- und soziales Interaktions-Gruppentraining für Autismus-Spektrum-Störungen: Therapiemanual. Hogrefe, Göttingen, 2008.
Müller, W.: Theorie für die Praxis – Vom fraglichen Nut-

zen der Krisenmodelle. In: Müller, W.; Scheuermann, U. (Hrsg.), Praxis Krisenintervention. Kohlhammer, Stuttgart 2004

Nissen, G.; Fritze, J.; Trott, G.-E.: Psychopharmaka im Kindes- und Jugendalter. Gustav Fischer, Ulm, 1998.

Poustka, L.; Poustka, F.: Psychopharmakologie autistischer Störungen. Zeitschrift für Kinder- und Jugendpsychiatrie und Psychotherapie, 35 (2007): 87–94.

Theunissen, G.: Zum Umgang mit Schülerinnen und Schülern mit so genannter geistiger Behinderung. In: Wüllenweber, E.; Theunissen, G. (Hrsg.): Handbuch Krisenintervention Band 2. Kohlhammer, Stuttgart, 2004.

van der Vorst, M.; Schultheiss, U.: Aktuelle psychologisch-pädagogische Konzepte für behinderte Menschen mit massiv aggressiven Verhaltensweisen. In: Heinrich, J. (Hrsg.), Akute Krise Aggression. Lebenshilfe, Marburg, 2005.

Wild, G.: Leistungsvereinbarung mit dem Kostenträger für einen besonderen Bedarf. In: Heinrich, J. (Hrsg.), Akute Krise Aggression. Lebenshilfe, Marburg, 2005.

Wüllenweber, E.: Krise, Intervention, Krisenintervention: Schlüsselbegriffe der psychosozialen Versorgung. In: Wüllenweber, E.; Theunissen, G. (Hrsg.), Handbuch Krisenintervention Band 1. Kohlhammer, Stuttgart, 2001a.

Wüllenweber, E.: Behindertenpädagogische Krisenintervention bei Menschen mit geistiger Behinderung. In: Wüllenweber, E.; Theunissen, G. (Hrsg.), Handbuch Krisenintervention Band 1. Kohlhammer, Stuttgart, 2001b.

5 Rahmenbedingungen

5.1
Autismus Deutschland e.V.

Maria Kaminski

5.1.1
Die Gründung

1970 schloss sich ein kleiner Kreis von Eltern zum Bundesverband «Hilfe für das autistische Kind e. V.» zusammen. Ausgangspunkt war, dass die Eltern für ihre von Autismus betroffenen Kinder weder Diagnose- noch Fördermöglichkeiten vorfanden. Sie fühlten sich mit ihren oft stummen, auto- oder fremdaggressiven Kleinen allein gelassen. Es existierten kaum Sachbücher über Autismus; der Begriff war weitgehend unbekannt. Später kamen aus den USA erste Informationen (Schopler, 1962, 1964, 1965), dann auch aus Deutschland (Remschmidt, 1973; Kehrer/Körber 1971; Kehrer/Budde 1972; Innerhofer/Speck, 1987; Arens/Dzikowski, 1988; Dzikowski/Arens, 1990). Insbesondere Hans Kehrer befasste sich an der Universitätsklinik Münster mit dem Thema Autismus. An ihn wandten sich alle Eltern, wenn sich ein Kind «besonders» oder «anders» oder «eigenartig» verhielt und seine Entwicklung vor allem in der sozialen Interaktion gestört war. Sein erstes Buch (Kehrer, 1978) weckte daher große Aufmerksamkeit. Trotzdem standen Eltern nach mühsam für ihre Kinder erworbenen Diagnosen und Informationen weiterhin vor folgenden Problemen:

- Was sollte getan werden?
- Welche Therapie könnte eingesetzt werden?
- Wo bestand überhaupt eine Möglichkeit dazu?
- Wie sollten die Kinder beschult werden?
- Welche Ausbildungsmöglichkeiten würde es geben?
- Wo könnten die Kinder eines Tages wohnen?
- Wäre Medikation eine sinnvolle Handlung?

Basierend auf Informationen über Verhaltenstherapie und das TEACCH-Programm von Eric Schopler an der Universität in North Carolina, (Schopler/Reichler, 1981; Schopler et. al., 1983) (s. a. Kap. 4.5) empfahl unser Bundesverband zur Therapie und Förderung vor allem Sprachanbahnung und Verhaltenstherapie, übergehend in Sozialtraining. Die bis dahin vorherrschende Meinung, Eltern seien am Autismus des Kindes schuldig, belastete die Eltern. Sie wiesen diese Erklärung stets von sich, da sie ihnen ungerecht und ungerechtfertigt erschien.

In der Folgezeit gründeten sich, unterschiedlich über Deutschland verteilt, die ersten Regionalverbände. Aus den ehrenamtlichen Vorständen wurden Unternehmer, die trotz Elternschaft und Berufstätigkeit auch noch ein Autismus-Therapie-Zentrum aufbauten. Viele Prozesse wurden geführt und gewonnen mit der Begründung: «Ein frühzeitig diagnostiziertes und gut gefördertes Kind erspart dem Staat hohe Folgekosten.» Im Nachhinein weiß kein Elternteil von damals wie das alles, oft gegen enorme Widerstände, geschafft wurde. Es war wohl doch die Liebe zum Kind und die Entschlossenheit, es vor langen Aufenthalten in der Psychiatrie und nach Möglichkeit auch vor einer Dauermedikation zu bewahren. Letzteres soll nicht die Arbeit oder Bedeutung von Psychiatrien schmälern, sondern nur darauf hinweisen, dass es in der damaligen Zeit durchaus üblich war, Menschen mit Autismus dort unterzubringen. Erst seit 1975 wurde durch die Psychiatrie-Enquête allmählich eine Verbesserung der Bedingungen für Patienten in psychiatrischen Kliniken erreicht. Psychiatrien sind heute und werden auch in Zukunft zur Diagnostik, Krisenintervention und Anbahnung von Therapien notwendig bleiben.

Das Denken kreiste bei den Pioniereltern des Bundesverbands nur noch um Autismus, sowohl im Elternhaus als auch in den Autismusvereinen und Autismus-Therapie-Zentren. In den Autismus-Therapie-Zentren wurde der Blick auf die gesamte Familie gerichtet, damit das autistische Kind verstanden und gefördert werden konnte. Ein besonderes Augenmerk galt den Geschwistern. Eine Verhaltenstherapie kann nur sinnvoll sein, wenn alle um das betroffene Kind bemühte Personen einbezogen werden, d. h. Elternhaus, Autismus-Therapie-Zentrum und die jeweilige Einrichtung, z. B. Kindergarten, Schule oder Wohnheim.

Parallel zur Arbeit in den Therapiezentren wurde die Geschäftsstelle des Bundesverbandes in Hamburg mit einem kleinen Vorstand, zunächst ohne hauptamtliches Personal, aufgebaut. Erst Jahre später wurde eine Verwaltungskraft eingestellt. Der Bundesverband repräsentierte, betrieb Öffentlichkeitsarbeit und politische Interventionen. Hauptaufgabe war es, eine Anlaufstelle für betroffene Familien zu sein und sie zu Selbsthilfegruppen zusammenzuführen, um ihnen das Selbstbewusstsein zu geben, ihr Kind mit der schweren Behinderung anzunehmen und für entsprechende Förderung zu kämpfen. Erste Informationsbroschüren und Bücher wurden gedruckt und alle drei bis vier Jahre eine Tagung des Bundesverbands organisiert. Den ersten Kongress besuchten ca. 400 Personen, fast nur Eltern, heute kommen 1300 bis 1500 Teilnehmer, darunter überwiegend Fachleute.

5.1.2
Die heutigen Aufgaben

Nach über 30 Jahren «Hilfe für das autistische Kind» wurde 2005 eine Namensänderung vorgenommen in «autismus Deutschland e. V. Bundesverband zur Förderung von Menschen mit Autismus», womit sich auch die von Autismus betroffenen Erwachsenen identifizieren können. Dieser Beschluss passte auch gut zu dem Paradigmenwechsel, der sich in der Bundesrepublik Deutschland vollzog: nämlich weg von der Fürsorge und Hilfe, hin zur gleichberechtigten Teilhabe. Im Vordergrund steht das Selbstbewusstsein Betroffener und ihrer Eltern unter dem Schutz des Art. 3 Abs. 3 Satz 2 des Grundgesetzes: «Niemand darf wegen seiner Behinderung benachteiligt werden.» Zurzeit existieren in Deutschland 50 Regionalverbände, die 6000 Einzelmitglieder repräsentieren. Die Regionalverbände betreiben unterschiedliche Einrichtungen wie Autismus-Therapie-Zentren, Schulen, Werkstätten oder Wohneinrichtungen. Daneben gibt es zahlreiche therapeutische Angebote von anderen Trägern oder Privatpraxen. Eine vollständige Adressliste aller Regionalverbände, Landesverbände, Einrichtungen/Therapiezentren, weiteren ambulanten Einrichtungen, Wohnstätten, sonstige Einrichtungen und Dachverbände findet sich im Internet unter: autismus.de/pages/adressen.php. Mit der Zeit veränderten sich auch die Familien. Es gibt viele alleinerziehende und berufstätige Frauen, die mit großen ehrenamtlichen Aufgaben vollkommen überfordert wären. Die Eltern haben außerdem Sorgen um Arbeitsplätze und Finanzen sowie Zukunftsängste. Diesen jungen Eltern zu helfen ist eine große Aufgabe für den Verband.

5.1.2.1
Grundsätze der autismusspezifischen therapeutischen Förderung

Die therapeutische Förderung von Menschen mit Autismus bedarf bestimmter Rahmenbedingungen, z. B.:

- ausreichende zeitliche Kapazitäten je nach Bedarf des jeweils betreuten Menschen mit Autismus und seiner engsten Bezugspersonen,
- zeitliche und räumliche Flexibilität sowie Mobilität zur Sicherung der sozialen Integration von Menschen mit Autismus in ihre Lebensumwelt (Familie, Kindergarten, Schule, Arbeitsstätte, Wohnstätte, Gesellschaft),
- Variabilität in den Arbeitsformen,
- Erfordernisse, die sich aus der Situation des Menschen mit Autismus und seiner Lebenswelt ergeben, bestimmen die Arbeitsweise der Autismus-Therapie-Zentren: Sie sind in hohem Maße flexibel in ihren Organisationsstrukturen. Lebensweltnah arbeiten sie je nach Notwendigkeit mobil und ambulant.

Der frühe Störungsbeginn, die Bandbreite der Problematik sowie die daraus resultierenden Zielsetzungen bedingen ein ganzheitliches therapeutisches Vorgehen. Die einzelne Therapie muss immer an der jeweiligen Problematik des Menschen mit Autismus und seines sozialen Umfeldes, meist der Familie und der beteiligten Institutionen, orientiert sein und klientenspezifische Ziele formulieren. Allgemein lassen sich folgende globale Therapieinhalte differenzieren, ohne dass sich aus der Reihenfolge eine Gewichtung ergibt:

- Förderung sozialer Kompetenzen,
- Förderung kommunikativer Kompetenzen,
- Erweiterung der Handlungskompetenzen,
- Förderung der Wahrnehmung und Wahrnehmungsverarbeitung,
- Förderung kognitiver Grundfunktionen als Basis für weiterführende Lernprozesse und für das Verstehen sozialer Zusammenhänge in Ergänzung für vorschulische, schulische und berufliche Maßnahmen,
- Bearbeitung der emotionalen Problematik und Förderung der Identitätsfindung,
- Bearbeitung sekundärer Verhaltensprobleme.

Die Autismus-Therapie-Zentren sind spezialisiert auf Therapie und Förderung von Menschen mit Autismus. Sie verfügen über jahrelange Erfahrungen und Kompetenzen, den Menschen mit Autismus, sein familiäres System sowie sein erweitertes Umfeld (z. B. die betreuende Institution) zu unterstützen und unter dem Gesichtspunkt einer zukünftigen Entwicklung zu beraten und zu begleiten. Mit diesen Voraussetzungen können Ausgrenzungen vermieden und Integration erhalten oder wiedererlangt werden. Die in Autismus-Therapie-Zentren angebotene Therapie/Förderung/Beratung erfolgt nach einer autismusspezifischen Förderdiagnostik und ist in diesem Zusammenhang prozessorientiert ausgerichtet. Sie beinhaltet spezifische, für Menschen mit Autismus entwickelte Methoden sowie in Bezug auf die autistischen Beeinträchtigungen modifizierte pädagogische und psychologische Verfahren, Techniken und Methoden. Ein solches Angebot ist in allen Lebenssituationen, in den unterschiedlichen Entwicklungsphasen und in allen Altersstufen für die Mehrheit der autistischen Menschen erforderlich. Die mehrdimensionale Therapie/Förderung/Beratung wird klientenspezifisch und altersunabhängig angeboten. Die wichtigsten Bezugspersonen des sozialen Umfeldes werden notwendigerweise eng mit einbezogen. In der mehrdimensionalen, interdisziplinären Therapie/Förderung/Beratung wird Menschen mit Autismus Hilfe zur Generalisierung (Übertragung) des Gelernten in die konkrete Lebenssituation gegeben. Es wird in allen Bereichen des Lebens (Wohnen, Lernen, Arbeit, Freizeit) gearbeitet. Menschen mit Autismus geraten immer wieder in besondere Krisen. Zur Kompetenz der Autismus-Therapie-Zentren gehört auch die zeitnah durchgeführte, bedarfsorientierte Krisenintervention (auch im Bezugsrahmen). Fazit: Autismus-Therapie-Zentren bieten.

- durch ihre Spezialisierung auf das Thema Autismus,
- durch fachlich qualifiziertes und autismusspezifisch weitergebildetes Personal,
- durch das individuelle flexibel angepasste alters- und entwicklungsentsprechende Therapie- und Förderangebot im Sinne sozialer Integration,
- durch die hohe strukturelle Qualität,

die bestmögliche psychosoziale Versorgung von Menschen mit Autismus.

5.1.2.2
Grundsätze der Beschulung von Schülerinnen und Schülern mit Autismus

Die schulische Situation von Kindern mit Autismus unterscheidet sich auf Grund der Kulturhoheit in den einzelnen Bundesländern erheblich. Wenngleich sich in den letzten Jahren vielerorts eine erfreuliche Entwicklung vollzogen hat, ist sie jedoch in vielen Fällen auch weiterhin noch unbefriedigend.

Kinder mit Autismus sind in allen Schulformen zu finden. Hier werden sie – in inhaltlicher als auch in organisatorischer bzw. methodischer Hinsicht – jeweils unterschiedlich unterrichtet.

Die Zuweisung zu einer Schulform wird in der Regel in Abhängigkeit vom Ausprägungsgrad der Behinderung vollzogen.

Kinder mit frühkindlichem Autismus bzw. ausgeprägten Merkmalen von Autismus besuchen im Regelfall eine der verschiedenen Förderschulen. Hier sind insbesondere die Förderschulen für Geistigbehinderte bzw. für Körperbehinderte zu nennen. Nur in Einzelfällen werden diese Kinder bislang im Rahmen einer integrativen Beschulung an Regelschulen unterrichtet.

Die Beschulung von Kindern mit Asperger-Syndrom hingegen findet vielfach an den verschiedenen Regelschulen (Grund-, Haupt-, Gesamt-, Realschulen, Gymnasien) statt. Hier werden sie dann im Zuge der Einzelintegration gemeinsam mit nicht behinderten Kindern unterrichtet. Daneben werden sie auch an Förderschulen beschult, die zu einem regulären Schulabschluss führen. Hierzu gehört zum Beispiel die Förderschule für Sprachbehinderte. Egal welche Schulform für ein Kind mit Autismus als geeignet erachtet wird, es sollte in jedem System integrativ beschult werden. Die Einrichtung spezieller Klassen für Kinder mit Autismus ist nicht wünschenswert.

Die schulische Integration ist für das Kind mit Autismus von großer Bedeutung, da es ihm die Chance gibt, soziale Anregungen und Entwicklungsanreize durch das gemeinsame Lernen mit nicht autistischen Kindern zu erhalten und sich im sozial-emotionalen Bereich weiterzuentwickeln. Die Kinder mit Autismus sind wegen ihrer behinderungsbedingten Verhaltensweisen in den meisten Fällen nur eingeschränkt gruppenfähig und sprengen daher oft den üblichen Unterrichtsrahmen. Hier bedarf es der Unterstützung der Schule. Neben der Einzelfallhilfe in Form der individuellen Schulbegleitung findet man vielerorts Unterstützungssysteme bzw. Kooperationen mit außerschulischen Partnern vor. Hierzu gehören in verschiedenen Bundesländern z. B. ein Netzwerk von Beratungslehrern bzw. die Autismus-Therapie-Zentren. Fortlaufend zeigen Modellprojekte an Schulen, dass mit Offenheit, Einfallsreichtum und Engagement seitens der Pädagogen im System Schule Wege beschritten werden können, die den speziellen Bedürfnissen von Kindern mit Autismus in besonderem Maße gerecht werden.

Es ist nicht zu verantworten, dass Kindern mit Autismus trotz guter intellektueller Fähigkeiten nur wegen ihrer behinderungsbedingten Probleme die Aufnahme an einer Regelschule verwehrt wird. Genau so wenig ist zu rechtfertigen, dass Kinder mit einer stärker ausgeprägten Form von Autismus auf Grund der gleichen Schwierigkeiten aus einer Förderschule ausgeschult werden.

5.1.2.3
Grundsätze der Teilhabe am Arbeitsleben für Menschen mit Autismus

Eine befriedigende Teilhabe am Arbeitsleben und am sozialen Leben der Gesellschaft ist von großer Tragweite für die persönliche Entwicklung und Zukunftsperspektive von Jugendlichen und Erwachsenen mit Autismus-Spektrum-Störungen. Zudem werden nicht nur die Familien, sondern auch die Gesellschaft durch einen höchst möglichen Grad an Unabhängigkeit und Selbstständigkeit entlastet. Ausbildungs- und Arbeitsversuche scheiterten in der Vergangenheit weniger an der Motivation und der berufstypischen fachlichen Qualifikation, vielmehr an den unzureichenden sozialen Kompetenzen der Beschäftigten sowie an der damit in Verbindung stehenden Überforderung unvorbereiteter Ausbilder und Arbeitskollegen. In Abhängigkeit von Ausprägungsgrad der Autismus-Spektrum-Störungen kommen geschützte Arbeitsplätze in Werkstätten für behinderte Menschen (WfbM), teilgeschützte (in Integrationsfirmen/-abteilungen/Außenarbeitsplätze der WfbM) und Arbeitsplätze auf dem allgemeinen Arbeitsmarkt in Frage. Eine Vorbereitung auf eine Teilhabe an Arbeitsprozessen ist auch für Menschen mit erheblichen Einschränkungen in den Förderbereichen der WfbM möglich, wenn Rahmenbedingungen und Lernstrategien sich an dem besonderen Hilfebedarf von Menschen mit Autismus orientieren. Im Berufsbildungsbereich und Arbeitsbereich können sich die Potenziale von Menschen mit Autismus entfalten, wenn durch autismuskundige Mitarbeiter auf eine geeignete Umfeldgestaltung geachtet und ein individuelles Förderprogramm erstellt wird.

Junge Menschen mit Asperger-Syndrom und der Diagnose High-Functioning-Autismus werden seit einigen Jahren erfolgreich in einem Netz überbetrieblicher Ausbildungsstätten (Berufsbildungswerke Abensberg, Greifswald, Dortmund, Südhessen) gefördert und auf eine Tätigkeit auf dem allgemeinen Arbeitsmarkt vorbereitet. Eine Reihe von jungen Menschen mit Asperger-Syndrom ist in der Lage, mit Erfolg ein Studium zu absolvieren. Die fachlichen Hürden werden bewältigt, wenn sie soziale Unterstützung und Hilfe bei der Lebensgestaltung im Alltag erhalten. Gleichfalls ist eine betriebliche Ausbildung auf dem allgemeinen Arbeitsmarkt möglich, wenn arbeitsbegleitende Hilfen gewährt werden. Schließlich bieten sich Integrationsfirmen und -abteilungen für die jungen Menschen mit Autismus an, die dauerhaft auf ein unterstützendes Umfeld angewiesen bleiben, obwohl sie aufgrund ihrer Schul- oder Berufsausbildung ihre fachlichen Kompetenzen unter Beweis stellen konnten.

5.1.2.4
Grundsätze für die Teilhabe von Menschen mit Autismus in Wohneinrichtungen

Ein sensibler Bereich für alle Beteiligten ist der Übergang von Menschen mit Autismus aus der elterlichen Obhut in ein anderes Betreuungssystem oder in die Selbstständigkeit. Nur relativ wenige Menschen mit Autismus können selbständig oder allein mit ambulanter Betreuung leben. Nach neueren Erhebungen leben ca. 50 % nicht mehr in ihrer Familie, sondern in verschiedenen Wohnformen bzw. selbstständig. Sie werden dort meist in der Adoleszenz oder im frühen Erwachsenenalter untergebracht. Erwachsene autistische Menschen leben, wenn nicht bei den Eltern, in Wohnheimen, in sozialtherapeutischen Wohngemeinschaften oder sozialtherapeutisch bzw. anthroposophisch orientierten Dorfgemeinschaften oder selbstständig. Eine kurzfristige Unterbringung in psychiatrischen Kliniken kann in akuten Krisensituationen unverzichtbar sein. Psychiatrische Kliniken sind aber für eine dauerhafte Unterbringung weder geschaffen noch geeignet. Da Erwachsene mit Autismus wegen ihrer spezifischen Probleme in vielen Wohneinrichtungen häufig auf große Schwierigkeiten stoßen, sind seit 1983 spezielle Lebensorte entstanden. Auf Dauer sollten Menschen mit Autismus in Einrichtungen leben, die auf ihre besonderen Bedürfnisse abgestimmt sind. Anzustreben sind gemeinwesenintegrierte Wohnstätten und Wohnverbundsysteme. Da nur wenige Menschen mit Autismus so selbständig werden, dass sie allein leben können, sind Wohngemeinschaften und Heime für sie zu schaffen. Dies ist besonders dringlich wegen der großen Diskrepanz zwischen der Zahl autistischer Erwachsener und der speziell für sie eingerichteten Wohnmöglichkeiten. Betreute Wohngemeinschaften oder -gruppen bieten gute Voraussetzungen für eine Integration in die Nachbarschaft. Die Gründung solcher Gemeinschaften sollte dringend gefördert werden. Erwachsene mit Autismus sollten vorzugsweise von solchen Einrichtungen (z. B. Heimen oder Wohngemeinschaften) aufgenommen werden, die speziell mit der Autismusproblematik vertraut sind bzw. die Voraussetzungen für eine angemessene, langfristige Versorgung erbringen. Heime bieten die besten Chancen für eine Integration, wenn sie möglichst klein sind und personelle Kontinuität gewährleisten. Notwendig sind auch qualifiziertes und ausreichendes Personal, Supervision und Möglichkeiten der Krisenintervention. Auch das selbständige Wohnen Einzelner sollte durch begleitende Hilfen ermöglicht werden.

5.1.2.5
Vernetzung, Fortbildung, Forschung, Medienarbeit

Der Bundesverband ist international vernetzt: 1978 war er an der Gründung der Dachorganisation Autismus-Europa beteiligt, die ihren Sitz in Brüssel hat. 1998 hat er neben anderen Verbänden die World Autism Organisation mit begründet, die zurzeit in Madrid ansässig ist. Dem Bundesverband ist die Fortbildung von Eltern und Fachleuten ein großes Anliegen. Die Geschäftsstelle organisiert den bereits weiter oben angesprochenen dreitägigen Bundeskongress sowie jährlich verschiedene Tagungen betreffend Diagnostik, Medikation, Therapie, Beschulung oder Recht. Außerdem veranstaltet der Bundesverband ein Seminarprogramm «Fortbildung Autismus» (FBA) mit jährlich 15 bis 20 Veranstaltungen zu den verschiedensten Themen. Neu konzipiert wurde ein Grund- und Aufbaukurs Autismus, eine Intensivfortbildung für Fachkräfte, die einmal jährlich angeboten wird.

Die Forschung beschäftigt sich vermehrt mit der Herkunft des Autismus und sinnvoller Förderung. Noch immer werden Kinder zu spät diagnostiziert, zu wenige Kinderärzte erkennen den Autismus bei kleineren Kindern. Ein großes Aufgabengebiet ist die präzise Diagnostik von Menschen mit Asperger-Syndrom. Die Abgrenzung zu anderen Erkrankungen wie Psychosen, Persönlichkeitsstörungen und weiteren Krankheitsbildern muss exakt definiert werden. Die Grenzen können fließend sein. Was es nicht geben sollte, ist eine «Kultur des Autismus». Das klingt nach schwärmerischer Glorifizierung dieser doch sehr schweren Beeinträchtigung für die Betroffenen und deren Familien. Nicht jeder Mensch, der sich gerne zurückzieht, Gesellschaft meidet und «eigenbrötlerisch» wirkt, hat ein Asperger-Syndrom.

Dem Bundesverband steht ein wissenschaftlicher Beirat zur Seite, bestehend aus Fachleuten der Kinder-, Jugend- und Erwachsenenpsychiatrie, aus Schul-, Arbeits- und Therapiebereichen. Der wissenschaftliche Beirat ist zuständig für die Beratung in allen medizinischen, therapeutischen und psychologischen Fragestellungen. Er wirkt mit bei der Herausgabe von Büchern und Broschüren, insbesondere bei der vom Bundesverband herausgegebenen Denkschrift zur Situation von Menschen mit Autismus in Deutschland.

Bewusstsein und Interesse an Autismus ist zurzeit sehr verbreitet. Die Medien haben sich der sogenannten «Sonderlinge» angenommen. Nachdem «Rain Man» den großen Durchbruch in der Öffentlichkeitsarbeit brachte, wird über das Autismussyndrom in Rundfunk, Fernsehen und Zeitungen permanent berichtet. Im Vordergrund stehen dort leider nur die sensationellen Teilleistungen, selten wird gezeigt, wie beeinträchtigt bzw. schwerbehindert der Mensch mit Autismus wirklich ist. Der Begriff Autismus ist im sprachlichen Bereich häufig einem Missbrauch ausgesetzt. Der Bundesverband mahnt unablässig Politiker, Schriftsteller und Journalisten, wenn irgendein Diktator oder Terrorist als autistisch bezeichnet wird.

5.1.3
Die Zukunftsperspektiven

Um Menschen mit Autismus ein würdiges, erfülltes Leben zu ermöglichen, sei nochmals auf die Wichtigkeit einer frühen Diagnose hingewiesen. Das Bild des vom Asperger-Syndrom Betroffenen muss präzisiert werden. Das bedeutet, dass eine gute Ausbildung und Fortbildung aller Mediziner unerlässlich ist. Die Forschung muss weitergeführt und an der Verbesserung von therapeutischen Konzepten gearbeitet werden. Für Deutschland ist ein flächendeckendes Netz von Therapiezentren wünschenswert, deren Fachleute dann vor Ort Betreuer und Lehrer in Kindergärten, Schulen, Arbeits- und Wohnstätten bezüglich Autismus fortbilden. Was die Häufigkeit von Autismus-Therapie-Zentren anbelangt, gibt es aktuell leider noch ein deutliches Nord-Südgefälle.

Ein empfindlicher Bereich ist das «Wohnen». Es wird immer die sehr schwer auto- und fremdaggressiven Menschen mit Kanner-Autismus geben, für die Eltern kleine Heime zum Leben und Arbeiten gründeten. Durch verbesserte Therapie, Beschulung und Ausbildung streben junge Menschen mit Autismus immer mehr auf den ersten Arbeitsmarkt und möchten selbstständig wohnen. Häufig sind gute oder sogar überdurchschnittliche kognitive Fähigkeiten vorhanden, aber im sozialen Bereich mangelt es erheblich. Hier muss durch individuelles Sozialtraining und Assistenz Abhilfe geleistet werden. Menschen mit Asperger-Syndrom stoßen auf viele Barrieren, die nicht sofort erkennbar sind, aber für die Betroffenen unüberwindbar erscheinen. Es fehlt oft an einem zugewandten Gegenüber. Hier müssen gerade auch im Arbeits- und Wohnbereich neue Schritte gewagt werden. Selbstständiges Wohnen und Arbeiten bedeuten nicht unbedingt eine Ersparnis. Mit der Einführung eines durchsetzbaren Anspruchs auf ein Persönliches Budget ab dem 1. Januar 2008 sind Hoffnungen verbunden, insbesondere im Hinblick auf eine Verbesserung der ambulanten Assistenz. Zu wünschen wären Gebäudekomplexe mit kleinen Wohnungen, in deren Mitte sich ein Kommunikationsbereich bzw. ein Treffpunkt befindet. Durch das Unvermögen, sich selbst zu organisieren oder in die Gesellschaft einzubringen, drohen ansonsten Einsamkeit und Verwahrlosung. Auch die älter werdenden und pflegebedürftigen Menschen mit Autismus stellen den Verband vor neue und unbekannte Aufgaben. Der Behindertenbereich ist ein wichtiger Wirtschaftsfaktor. Deshalb ist von allen Anbietern Professionalität gefragt. Christliches Handeln gegenüber Betroffenen wäre ja schön, wird aber nur noch selten oder gar nicht mehr realisiert. Aus dem Behinderten wurde ein Klient, der eine Dienstleistung von einem Anbieter einfordern oder einkaufen kann.

Familien mit behinderten Kindern müssen finanziell besser ausgestattet werden, damit ihre organisierte Entlastung bezahlbar wird. Zu wünschen wäre ein vom Staat finanziertes Teilhabegeld, sodass es bei der Sozialhilfe nicht mehr auf die Finanzkraft der örtlichen oder überörtlichen Sozialhilfeträger ankommt. Das alles sollte in einem eigenen Leistungsgesetz geregelt sein. Durch die Herauslösung aus dem SGB XII würde die eigenständige Bedeutung der Eingliederungshilfe betont. In den früheren Zeiten des allgemeinen Wirtschaftswachstums gab es für die Behindertenarbeit eine angemessene Finanzierung. Derzeit haben sich die Berechtigten mit immer knapper werdenden Budgets auseinanderzusetzen. Diese Tatsache bereitet Sorgen.

Die nächsten Jahre stellen auch den Bundesverband autismus Deutschland e. V. vor große Fragen: Wer wird die Vorstands- und Lobbyarbeit weiterführen? Sind es junge Eltern, die eine berufliche Beanspruchung, die Erziehung ihrer Kinder und ein Ehrenamt nur schwer miteinander vereinbaren können? Kann auch eine Einbindung von ehrenamtlichen Vorständen, die nicht selbst betroffen sind, gelingen? Sollen die hauptamtlichen Mitarbeiter stärker beteiligt werden? Können betroffene Eltern sich auf eine Aufsichtsfunktion im Bundesverband beschränken? Wird es noch ehrenamtlich arbeitende Eltern geben? Wichtig ist eine Stärkung des bürgerschaftlichen Engagements. Jüngeren Eltern muss verdeutlicht werden, dass nur sie selbst die Bedeutung des Bundesverbandes als Interessenvertretung für die betroffenen Menschen mit Autismus und ihre Angehörigen erhalten und steigern können. Wohin steuert die Zukunft der Therapiezentren und Wohnheime? Wird der Bundesverband eines Tages als Träger dieser Einrichtungen fungieren? Kann die Zukunft der Therapiezentren und Wohnheime durch eine stärkere Einbindung von hauptamtlichen Mitarbeitern gesichert werden? Sollten unter dem

Dach des Bundesverbandes andere Träger als Mitglieder aufgenommen werden, damit die Versorgung von möglichst vielen Menschen mit Autismus nach den Leitlinien des Bundesverbandes gewährleistet ist? Wünschenswert wäre eine Aufnahme anderer Träger als Mitglieder. Durch eine solche Anbindung an den Bundesverband kann auf die Einrichtungen eingewirkt werden, damit eine hohe Qualität bei der Betreuung und Versorgung von Menschen mit Autismus nach den Leitlinien des Bundesverbandes gewährleistet ist. Der Bundesverband könnte durch steigende Mitgliedsbeiträge sein Aufgabenspektrum in fachlicher Hinsicht erweitern und die Kompetenz hauptamtlicher Fachleute in stärkerem Maße einbeziehen. Dabei muss aber darauf geachtet werden, dass die ideelle Zielsetzung des Bundesverbandes weiterhin von Menschen mit Autismus und ihren Angehörigen bestimmt wird.

Wird die Gesellschaft Menschen mit Autismus wirklich in allen Lebensbereichen willkommen heißen oder sie stets nur als Sensation betrachten, sich aber nicht der Mühe unterziehen, sie im Tiefsten verstehen zu wollen? Es ist noch viel Überzeugungsarbeit zu leisten, damit Menschen mit Autismus wirklich anerkannt werden. Viele von ihnen haben herausragende Fähigkeiten zur Bewältigung von ganz bestimmten Aufgaben. Entscheidend ist, diese Nischen für sie zu öffnen. Wichtig ist ein umfassendes Wissen ihrer Umgebung über Autismus. Vieles ist vom Bundesverband autismus Deutschland e. V. auf den Weg gebracht worden, aber es sind noch etliche Aufgaben zu bewältigen.

5.1.4
Weiterführende Literatur

Autismus Deutschland e. V.: Integrierende Arbeitsbegleitung von Menschen mit Autismus, Bericht der Arbeitstagung, Fulda, 1998.
Autismus Deutschland e. V.: Pädagogische Förderung von Kindern und Jugendlichen mit Autismus, Tagungsbericht, Berlin, in Zusammenarbeit mit dem vds Fachverband für Behindertenpädagogik und der Humboldt-Universität Berlin, 2000.
Autismus Deutschland e. V.: Autismus und Gesellschaft, Tagungsbericht der 10. Bundestagung, 2002.
Autismus Deutschland e. V.: Steindal, K.: Das Asperger-Syndrom, 2002.
Autismus Deutschland e. V.: Hinweise zum Umgang mit und zur Förderung von Kindern und Jugendlichen mit Asperger-Syndrom und High-functioning Autismus, 2003.
Autismus Deutschland e. V.: Diagnose? Autismus! Was tun? Schulische Förderung, 2003.
Autismus Deutschland e. V.: Krise ist immer auch Bewegung – Autismus im Brennpunkt, Bericht der Tagung vom 19./20.11.2004.
Autismus Deutschland e. V.: Sicherstellung der autismusspezifischen therapeutischen Förderung, 2004.
Autismus Deutschland e. V.: Der vorbeugende Umgang mit herausforderndem Verhalten, 2004.
Autismus Deutschland e. V.: Autismus und Stoffwechselerkrankungen, 2004.
Autismus Deutschland e. V.: Leitlinien für die Arbeit in Ambulanzen und Therapiezentren für Menschen mit Autismus, 2004.
Autismus Deutschland e. V.: Leitlinien für die Arbeit in Wohnstätten und Heimen für Menschen mit Autismus, 2004.
Autismus Deutschland e. V.: Autismus im Wandel – Übergänge sind Herausforderung, Tagungsbericht der 11. Bundestagung, 2005.
Autismus Deutschland e. V.: Asperger-Syndrom – Strategien und Tipps für den Unterricht, Deutsche Ausgabe, 2005.
Autismus Deutschland e. V.: Empfehlungen für den Umgang mit der Methode der Gestützten Kommunikation (Facilitated Communication = FC), 2005.
Autismus Deutschland e. V.: Leitlinien – Arbeit für Menschen mit Autismus in Werkstätten, 2007.
Autismus Deutschland e. V.: Schulbegleitung für Schülerinnen und Schüler mit Asperger-Syndrom, 2007.
Autismus Deutschland e. V.: Die sozialrechtliche Zuordnung autistischer Störungen, 2008.
Autismus Deutschland e. V.: Diagnose? Autismus! Was tun? Früherkennung und Frühförderung, 2008.
Autismus Deutschland e. V.: Begutachtung von Menschen mit Autismus zur Ermittlung der Pflegebedürftigkeit, 2008.
Autismus Deutschland e. V.: Denkschrift zur Situation von Kindern, Jugendlichen und Erwachsenen mit Autismus, 2008.

5.1.5
Literatur

Arens, C.; Dzikowski, S. (Hrsg.): Autismus heute. Band 1. Aktuelle Entwicklungen in der Therapie autistischer Kinder. Verlag modernes Lernen, Dortmund, 1988.

Dzikowski, S.; Arens, C. (Hrsg.): Autismus heute. Band 2. Neue Aspekte der Förderung autistischer Kinder. Verlag modernes Lernen, Dortmund, 1990.

Innerhofer, P.; Speck, O.; Peterander, F.: Kindertherapie. Reinhard-Verlag, München, 1987.

Kehrer, H. E.; Budde, R.: Verhaltenstherapie von Kontaktstörungen bei Autismus Infantum. Acta Paedopsychiatrica, 39 (1972): 253 – 263.

Kehrer, H. E.; Körber, H. P.: Sprachbehandlung durch Verhaltenstherapie bei autistisch-mutistischen Kindern. Acta Paedopsychiatrica, 38 (1971): 2 – 17.

Kehrer, H. E. (Hrsg.): Kindlicher Autismus. Bibliotheca psychiatrica, Nr. 157, Basel, 1978.

Remschmidt, H.: Observations on the role of anxiety in neurotic and psychotic disorders at an early age. Journal of Autism and Childhood Schizophrenia, 3 (1973): 106 – 114.

Schopler, E.: Early infantile autism and receptor processes. Archives of General Psychiatry, 13 (1965): 327 – 329.

Schopler, E.: The development of body image and symbol formation through bodily contact with an autistic child. Journal of Child Psychology and Psychiatry, 3 (1962): 191 – 202.

Schopler, E.: The relationship between early tactile experience and treatment of an autistic and a schizophrenic child. American Journal of Orthopsychiatry, 34 (1964): 229 – 340.

Schopler, E.; Reichler, R. J.; Lansing, M.: Strategien der Entwicklungsförderung Band 2. Verlag modernes Lernen, Dortmund, 1983.

Schopler, E.; Reichler, R. J.: Entwicklungs- und Verhaltensprofil PEP (Psychoeducational Profile) Band 1. Verlag modernes Lernen, Dortmund, 1981.

5.2
Rechte von Menschen mit Autismus

Christian Frese

5.2.1
Einführung

5.2.1.1
Überblick zu gesetzlichen Rahmenbedingungen

Die Rechte von Menschen mit Behinderungen sind nicht in einem einheitlichen Gesetzbuch geregelt. In den letzten Jahren vollzog sich in der Behindertenpolitik ein «Paradigmenwechsel», der durch die Behindertendachverbände eingefordert worden war. Nicht mehr die «Fürsorge» für den behinderten Menschen sollte im Vordergrund stehen, sondern eine gleichberechtigte «Teilhabe» am gesellschaftlichen Leben. In der Folge wurden mehrere grundlegende Gesetze beschlossen:

- Das Sozialgesetzbuch (SGB) IX trat am 1. Juni 2001 in Kraft. Es enthält allgemeine Regelungen für die Rehabilitation und Teilhabe behinderter Menschen.
- Das Behindertengleichstellungsgesetz (BGG) wurde am 1. Mai 2002 wirksam. Es beinhaltet eine Gleichstellung von Menschen mit Behinderungen im öffentlichen Bereich/im öffentlichen Recht («Barrierefreiheit»).
- Das Allgemeine Gleichbehandlungsgesetz (AGG) trat am 18. August 2006 in Kraft. Es regelt unter anderem die Gleichstellung behinderter Menschen im Bereich des Zivilrechts.
- Weitere spezielle Ansprüche von Menschen mit Behinderungen sind in einer Vielzahl von Gesetzen zu finden, so vor allem die Eingliederungshilfe für behinderte Menschen im SGB XII. Das SGB XII löste mit Wirkung zum 1. Januar 2005 das frühere Bundessozialhilfegesetz (BSHG) ab.

Die langjährige Forderung der Behindertendachverbände nach einer Herauslösung der Eingliederungshilfe aus dem SGB XII und der Einführung eines eigenen Leistungsgesetzes für behinderte Menschen wurde vom Gesetzgeber bislang nicht umgesetzt. Anzumerken ist, dass die in den gesetzlichen Regelungen enthaltenen Rechte in der Verwaltungspraxis häufig nur unzureichend umgesetzt werden.

5.2.1.2
Überblick zu Rechten von Menschen mit Autismus

Maßnahmen zur Behebung und Besserung der Beeinträchtigungen eines Kindes mit Autismus sollten zum frühestmöglichen Zeitpunkt beginnen. Ein außerordentlich wichtiger Bereich ist daher die *Frühförderung* für Kinder mit Autismus. Ebenso wichtig sind die Fragen zur *Beschulung* von Schülerinnen und Schülern mit Autismus. Die Finanzierung von Intervention bei Autismus hat sich in Deutschland ab 1970 durch das Engagement der Gründungseltern des Bundesverbandes autismus Deutschland e. V. beziehungsweise der Regionalverbände sowie durch die Errichtung der ersten Therapiezentren durchgesetzt. Die Eltern waren seinerzeit vor die

Herausforderung gestellt, die Therapiekosten vor den Gerichten einzuklagen, da die Notwendigkeit spezieller Autismustherapien von Kostenträgern bestritten wurde. Heute ist allgemein anerkannt, dass die Kosten für eine Therapie eine notwendige Leistung der Eingliederungshilfe sind. Nach einem Schulabschluss an einer Regelschule ist für diejenigen Schülerinnen und Schüler mit Autismus, die keine allgemeine duale betriebliche Ausbildung durchlaufen, der Zugang zu den *Berufsbildungswerken* zu gewährleisten. Menschen mit Autismus, ohne Zugang zum allgemeinen Arbeitsmarkt, haben in aller Regel einen Anspruch auf Aufnahme in eine *Werkstatt für behinderte Menschen (WfbM)*. Ein sehr wichtiger Lebensbereich für Menschen mit Autismus ist das *Wohnen*. Diejenigen, die nicht bei Eltern bzw. Angehörigen oder selbstständig wohnen, brauchen eine intensive und spezielle Betreuung in Wohneinrichtungen verbunden mit besonderem Stellenschlüssel. Seit dem 1. Januar 2008 gibt es einen durchsetzbaren Anspruch auf Gewährung von *Persönlichen Budgets*. Damit soll ein hohes Maß an Selbstständigkeit und Teilhabe gewährleistet werden.

5.2.2
Die sozialrechtliche Zuordnung des Autismus

Für Eltern von Kindern mit Autismus stellt sich bei einem Antrag auf Leistungen der Eingliederungshilfe die Frage nach der richtigen Zuständigkeit. Die sozialrechtliche Zuordnung von Autismus-Spektrum-Störungen (ASS) ist bislang noch nicht hinreichend geklärt. Kinder und Jugendliche mit ASS können geistig, seelisch und körperlich behindert sein. Sie sind in der Regel *mehrfachbehindert*. Für *seelisch behinderte* oder von einer seelischen Behinderung bedrohte Kinder und Jugendliche wird Eingliederungshilfe nach dem *Kinder- und Jugendhilferecht* geleistet, §§ 10 Abs. 4 Satz 1, 35 a SGB VIII. Für *körperlich oder geistig behinderte* Kinder und Jugendliche ist nach § 10 Abs. 4 Satz 2 SGB VIII das Recht der *Sozialhilfe nach dem SGB XII* anzuwenden.

Für beide Arten der Eingliederungshilfe gilt die Eingliederungshilfe-Verordnung nach § 60 SGB XII. Die sozialrechtliche Zuordnung von ASS ist in der derzeitigen Praxis der Kostenträger problematisch. Bei Vorliegen des Asperger-Syndroms wird die Eingliederungshilfe in der Regel nach dem *Kinder- und Jugendhilferecht* (SGB VIII) geleistet, vgl. § 10 Abs. 4 Satz 1 i. V. m. § 35a SGB VIII. Bei frühkindlichem Autismus wird Eingliederungshilfe in der Regel nach dem *Recht der Sozialhilfe* (SGB XII) gewährt, vgl. § 10 Abs. 4 Satz 2 SGB VIII i. V. m. §§ 53 ff. SGB XII. Nicht hinreichend geklärt ist die *sozialrechtliche Zuordnung* bei Kindern und Jugendlichen, die vom frühkindlichen Autismus oder vom atypischen Autismus betroffen sind und seelisch sowie zugleich geistig (eventuell auch körperlich) *mehrfachbehindert* sind. Nach einer Auffassung soll der Vorrang des SGB XII auch gelten, wenn eine seelische Behinderung zu einer körperlichen oder geistigen Behinderung hinzutritt (VG Leipzig, Beschluss vom 21. November 2000 – 2 K 1589/00; VG Düsseldorf, Urteil vom 14. Mai 2003 – 19 K 3248/03; VGH Bayern, Urteil vom 1. Dezember 2003 – 12 CE 03.2683; OVG Niedersachsen, Beschluss vom 17. Dezember 2002 – 12 ME 657/02; VG Oldenburg, Urteil vom 25. November 2003 – 13 A 2111/02). Demgegenüber wird teilweise vertreten, dass geistig, körperlich und seelisch mehrfachbehinderte Kinder und Jugendliche vorrangig dem Kinder- und Jugendhilferecht zuzuordnen seien. Das OVG Nordrhein-Westfalen geht somit in einem Urteil vom 20. Februar 2002 (12 A 5322100) davon aus, dass bei einem dort näher beschriebenen Fall von atypischem Autismus das SGB VIII anzuwenden sei; siehe auch VG II Baden Württemberg, Beschluss vom 14. Januar 2003 – 9 S 2199/02 und Beschluss vom 14. Januar 2003 – 9 S 2268/02). Eine weitere Auffassung geht dahin, eine Zuordnung nach dem Schwerpunkt der notwendigen Leistungen vorzunehmen (VG Oldenburg, Urteil vom 16. Juli 1999 – 13 B 247/99; Mrozynski, SGB IX, 2002, § 14 Rn. 20).

Der Bundesverband autismus Deutschland e. V. vertritt als Konsequenz aus den vorstehenden

Ausführungen die Meinung, dass eine klare Zuordnung autistischer Kinder und Jugendlicher zu dem Personenkreis, für den der Gesetzgeber das Recht auf Eingliederungshilfe nach dem SGB XII formuliert hat, vorzunehmen ist. Einzig in den Fällen, in denen bei Vorliegen des Asperger-Syndroms unter medizinischen Gesichtspunkten ausschließlich eine seelische Behinderung festzustellen ist – was aber aufgrund neuerer Erkenntnisse der neurobiologischen Forschung durchaus zu bezweifeln ist – wäre nach der Regelung des § 10 Abs. 4 Satz 1 i. V. m. § 35a SGB VIII das Jugendhilferecht anzuwenden (Die sozialrechtliche Zuordnung autistischer Störungen, 2008).

5.2.3
Altersabhängige Rechtsansprüche bei Autismus

5.2.3.1
Heilpädagogische Leistungen und Frühförderung

Heilpädagogische Leistungen sollen möglichst früh beginnen und eine drohende Behinderung abwenden oder die Folgen einer Behinderung beseitigen oder abmildern, § 56 SGB Abs. 1 Satz 1 SGB IX. Sie werden an schwerstbehinderte und schwerstmehrfachbehinderte Kinder, die noch nicht eingeschult sind, nach fachlicher Erkenntnis immer erbracht, § 56 SGB Abs. 1 Satz 2 SGB IX. Leistungen der Frühförderung (§ 30 SGB IX) können zusammen mit heilpädagogischen Leistungen (§ 56 SGB IX) als Komplexleistung durchgeführt werden, d. h. von einer Einrichtung, § 30 Abs. 1 Satz 2 SGB IX. Die Zuständigkeit ist wie folgt geregelt: Die Sozialhilfe- oder Jugendhilfeträger finanzieren die Komplexleistungen in den interdisziplinären Frühförderstellen. Die Krankenkassen sind für die Leistungen in den sozialpädiatrischen Zentren zuständig. Ein Antrag kann bei jedem in Betracht kommenden Kostenträger gestellt werden. Die interdisziplinären Frühförderstellen und die sozialpädiatrischen Zentren sollten, sobald Anzeichen einer ASS festgestellt werden können, möglichst bald an ein spezialisiertes Autismus-Therapie-Zentrum verweisen.

5.2.3.2
Beschulung

5.2.3.2.1
Therapie als Hilfe zur angemessenen Schulbildung

Mit dem Beginn des Schulbesuchs ist Autismustherapie als Hilfe zur angemessenen Schulbildung zu gewähren. Die Kosten einer nach fachlicher Begutachtung notwendigen Autismustherapie in einem spezialisierten Autismus-Therapie-Zentrum müssen von der Eingliederungshilfe übernommen werden; entweder vom Sozialamt nach §§ 53, 54 SGB XII i. V. m. § 55 SGB IX oder vom Jugendamt nach § 35a SGB VIII i. V. m. §§ 53, 54 SGB XII i. V. m. § 55 SGB IX. Der Umfang der Therapie pro Woche und die Gesamtdauer richten sich nach den Erfordernissen des Einzelfalls. Eine generelle Festlegung ist nicht möglich.

5.2.3.2.2
Vorrang der integrativen Beschulung

Die Empfehlungen der Kultusminister-Konferenz (KMK) aus dem Jahr 2000 zur Beschulung von Schülerinnen und Schülern mit Autismus beschreiben den Bedarf für eine sonderpädagogische Förderung, die an allgemeinen Schulen oder in Sonderschulen erfolgen kann. Das Schulrecht ist Ländersache, so dass in den Bundesländern unterschiedliche Regelungen zu Schulformen und zur sonderpädagogischen Förderung existieren. Kinder mit ASS haben, so wie alle Kinder mit einer Behinderung, ein Anrecht darauf, vorrangig eine Regelschule zu besuchen. Die Beurteilung, ob der Besuch einer allgemeinen Schule dem behinderten Kind eine angemessene Schulbildung vermittelt, richtet sich allein nach dem Schulrecht. Dazu hat das Bundesverwaltungsgericht folgende Grundsatzurteile gesprochen: Wenn das Schulamt den Besuch der allgemeinen Schule zulässt, dann kann Eingliederungshilfe nicht mehr mit der Begründung verweigert werden, es stehe in einer Sonderschule ausreichende Förderung zur Verfügung (Urteil des Bundesverwaltungsgerichts vom 28. April 2005, 5 C 20.04).

Individuelle Integrationshilfekosten sind von der Eingliederungshilfe auch dann zu übernehmen, wenn schulrechtlich Wahlfreiheit besteht und diese Kosten beim Besuch einer Förderschule nicht anfielen (Bundesverwaltungsgericht 5 C 34.06 und 35.06 – Urteile vom 26. Oktober 2007: Sozialhilfe zur Ermöglichung der Teilnahme geistig behinderter Kinder am integrativen Schulunterricht). Im vorliegenden Fall hatte das Schulamt den betroffenen Kindern beziehungsweise ihren Eltern die Wahl zwischen einer integrativen Unterrichtung an der Montessori-Schule und dem Besuch der öffentlichen Förderschule überlassen. Der Sozialhilfeträger musste angesichts der dem Kind bzw. den Eltern eingeräumten Wahlfreiheit deren Entscheidung für eine integrative Beschulung respektieren. Ergänzende Schulhilfen, die aus fachlicher Sicht erforderlich sind, müssen daher über die Eingliederungshilfe (vom Sozialamt oder Jugendamt) bezahlt werden. Bei Kindern mit Autismus beinhaltet dies neben einer ambulanten Autismustherapie auch die Finanzierung eines Schulbegleiters. Beim Umfang der Schulbegleitung kann es keine quantitativ festgelegten Obergrenzen geben; der Kostenträger muss die Stundenanzahl finanzieren, die nach fachlicher Einschätzung notwendig ist.

5.2.3.2.3
Leistungen der Eingliederungshilfe beim Besuch einer Sonder- bzw. Förderschule

Bei sonderschulpflichtigen Schülern kommen individuelle heilpädagogische Leistungen der Eingliederungshilfe dann in Betracht, wenn einem Integrationsdefizit nicht durch die Konzeption und Ausstattung der Sonderschule Rechnung getragen werden kann.

Beispiele:

- Sozialhilfe für behinderungsbedingten Betreuungsaufwand – hier: Schulbegleiter für autistischen Schüler bei drohendem Ernährungsmangel (Beschluss des Landessozialgerichts Baden-Württemberg vom 9. Januar 2007, Az. L 7 SO 5701/06 ER-B)
- Schulassistenz aus Mitteln der Sozialhilfe für ein Kind mit frühkindlichem Autismus in einer Förderschule (SG Stade, Beschluss vom 1. Oktober 2007, Az. S 19 SO 131/07 ER)

5.2.3.2.4
Nachteilsausgleiche

Auf Schülerinnen und Schüler mit Autismus ist angemessen Rücksicht zu nehmen und je nach Ausprägung der Behinderung ein Nachteilsausgleich zu schaffen oder eine differenzierte Leistungsanforderung zu stellen. Die fachliche Anforderung darf aber nicht geringer bemessen werden. Der Nachteilsausgleich ist allgemein in § 126 SGB IX geregelt. Ansonsten gilt das länderspezifische Schulrecht. Es gibt eine Vielzahl von Erlassen in den einzelnen Bundesländern. Bei mündlichen, schriftlichen, praktischen und sonstigen Leistungen sind beispielsweise folgende Maßnahmen möglich:

- Verlängerte Arbeitszeiten bei Klassenarbeiten bzw. verkürzte Aufgabenstellung, zusätzliche Pausen,
- Bereitstellen bzw. Zulassen spezieller Arbeitsmittel (Einmaleinstabelle, Schreibmaschine, Computer, Kassettenrecorder, größere bzw. spezifisch gestaltete Arbeitsblätter, größere Linien, spezielle Stifte u. Ä.),
- Mündliche statt einer schriftlichen Arbeitsform (z. B. einen Aufsatz auf Band sprechen) bzw. eine schriftliche statt einer mündlichen Arbeitsform,
- Unterrichtsorganisatorische Veränderungen (z. B. individuell gestaltete Pausenregelungen, individuelle Arbeitsplatzorganisation),
- Ausgleichsmaßnahmen anstelle einer Mitschrift von Tafeltexten,
- Differenzierte Hausaufgabenstellung,

- Größere Exaktheitstoleranz (z. B. in Geometrie, beim Schriftbild, in zeichnerischen Aufgabenstellungen),
- Individuelle Sportübungen,
- Geben von Verständnishilfen und zusätzlichen Erläuterungen (z. B. Worterklärungen für Schülerinnen und Schüler mit sonderpädagogischem Förderbedarf Schwerpunkt Hören),
- individuelle Leistungsfeststellung in Einzelsituationen,
- räumliche Veränderungen (Akustik, Licht),
- personelle Unterstützung (z. B. bei Unterstützter Kommunikation).

Wichtig für einen wirksamen Nachteilsausgleich ist, dass alle Beteiligten einvernehmlich eine angemessene Lösung erarbeiten. Bei der Ausgestaltung sind vielfältige Einzelfallregelungen denkbar, die nicht alle in einem Erlass aufgeführt sein können.

5.2.3.3
Exkurs: Kostenbeteiligung

5.2.3.3.1
Kostenheranziehung bei Gewährung von Sozialhilfe

Bei einer ambulanten Autismustherapie im Vorschulalter müssen die Eltern sich nicht an den Kosten beteiligen, § 92 Abs. 2 Satz 1 Nr. 1 SGB XII (keine häusliche Ersparnis bei einer ein- bis zweimal wöchentlich stattfindenden ambulanten Therapie). Wenn eine ambulante Autismustherapie im Schulalter oder auch als Vorbereitung für den Schulbesuch finanziert wird, müssen sich die Eltern ebenfalls nicht an den Kosten beteiligen, § 92 Abs. 2 Satz 1 Nr. 2 SGB XII. Menschen mit Autismus, die volljährig sind und keine Schule mehr besuchen, müssen sich im Rahmen ihrer finanziellen Möglichkeiten dann an den Kosten einer Autismustherapie beteiligen, wenn diese als Teilhabe am Leben in der Gemeinschaft gewährt wird (aber nicht z. B. bei Maßnahmen zur Teilhabe am Arbeitsleben, § 92 Abs. 2 Satz 1 Nr. 6 SGB XII).

5.2.3.3.2
Kostenheranziehung bei Gewährung von Kinder- und Jugendhilfe

Nur bei teil- und vollstationären Maßnahmen kann ein Kostenbeitrag verlangt werden, §§ 91 ff. SGB VIII. Bei ambulanten Maßnahmen (z. B. einer Autismustherapie) ist keine Kostenheranziehung vorgesehen.

5.2.3.3.3
Kostenbeiträge der Eltern bei Volljährigkeit des Kindes

Bei Gewährung von Sozialhilfe: Die Eltern volljähriger Kinder müssen monatlich maximal € 27,69 von den Kosten der Eingliederungshilfe (z. B. Therapiekosten) übernehmen, § 94 Abs. 2 SGB XII. Wenn außerdem Hilfe zum Lebensunterhalt an das volljährige Kind geleistet wird, müssen sich die Eltern an diesen Kosten nur mit maximal € 21,30 monatlich beteiligen, § 94 Abs. 2 SGB XII. Der Höchstbetrag beträgt zusammen also € 48,99. Wenn die Eltern selbst bedürftig sind, können sie sich auf Nachweis von der Beteiligung befreien lassen. Bei Grundsicherungsleistungen an das volljährige Kind müssen sich Eltern nur dann beteiligen, wenn sie mehr als € 100 000 im Jahr verdienen (Einkommen im Sinne des Einkommensteuerrechts, d. h. das zu versteuernde Einkommen), § 43 Abs. 2 SGB XII.

Im Rahmen der Kinder und Jugendhilfe: Bei Leistungen der Kinder- und Jugendhilfe für junge Volljährige können die Eltern zu einem Kostenbeitrag herangezogen werden (maximal bis zur Einkommensgruppe 14 der Anlage zur Kostenbeitragsverordnung zu § 94 Abs. 5 SGB VIII, bei vollstationären Maßnahmen derzeit also bis zu € 710 monatlich).

5.2.3.4
Berufsausbildung

Eine Berufsausbildung ist abhängig von den Neigungen und Fähigkeiten eines Menschen mit Autismus. Wenn eine betriebliche duale Ausbildung nicht in Betracht kommt, besteht die Möglichkeit, einen Beruf in einem *Berufsbildungswerk* zu erlernen. Berufsbildungswerke sind überregionale Einrichtungen, die jungen Menschen mit Behinderungen eine berufliche Erstausbildung in anerkannten Ausbildungsberufen ermöglichen. Zuständig für Anträge auf Förderung der Ausbildung ist die örtliche Agentur für Arbeit.

5.2.3.5
Studium

Zur Finanzierung des Lebensunterhalts können Studierende mit Autismus Ausbildungsförderung nach dem Bundesausbildungsförderungsgesetz (BAföG) erhalten. Es gibt einen Mehrbedarfszuschlag zum Lebensunterhalt, § 21 Abs. 4 SGB II. Behinderungsspezifischer Mehrbedarf kann im Rahmen der Eingliederungshilfe als Hilfe zur Ausbildung geleistet werden, § 54 Abs. 1 Satz 1 Nr. 2 SGB XII z. B. Fahrtkosten, Kosten für einen Studienhelfer, Kosten für behinderungsspezifische Hilfsmittel.

5.2.3.6
Berufstätigkeit

5.2.3.6.1
Allgemeiner Arbeitsmarkt

Sofern Menschen mit Autismus auf dem allgemeinen Arbeitsmarkt tätig sind und eine festgestellte Schwerbehinderung haben, haben sie einen Sonderkündigungsschutz nach den §§ 85 ff. SGB IX. Zu einer Kündigung ist die Zustimmung des Integrationsamtes erforderlich. Mit Hilfe einer *Unterstützten Beschäftigung* kommt für einen bestimmten Personenkreis von Menschen mit Autismus ebenfalls eine Tätigkeit auf dem ersten Arbeitsmarkt in Frage. Zum Konzept der Unterstützten Beschäftigung hat das Bundesministerium für Arbeit und Soziales am 30. Juli 2008 einen Gesetzentwurf vorgelegt, der sich im parlamentarischen Verfahren befindet.

Menschen mit Autismus können auch in Integrationsprojekten oder Integrationsfirmen tätig werden. Diese bieten Beschäftigung und arbeitsbegleitende Betreuung und soweit erforderlich auch berufliche Weiterbildung oder Gelegenheit zur Teilnahme an entsprechenden außerbetrieblichen Maßnahmen.

5.2.3.6.2
Integrationsämter und Integrationsfachdienste

Das Integrationsamt ist zuständig u. a. für Hilfen zur Teilnahme an Maßnahmen zur Erhaltung und Erweiterung beruflicher Kenntnisse und Fertigkeiten. Integrationsfachdienste sind ambulante Dienstleister im Auftrag der Arbeitsagentur. Ihre Aufgaben sind Beratung, Unterstützung und Mitwirkung bei der Vermittlung auf geeignete Arbeitsplätze, Information und Beratung des Arbeitgebers sowie die Feststellung der individuellen Leistungsfähigkeit. Das Ziel ist die Erschließung von Arbeitsplätzen für behinderte Menschen außerhalb einer Werkstatt für behinderte Menschen (WfbM). Es gibt Integrationsfachdienste, die sich auf die berufliche Eingliederung von Menschen mit Autismus spezialisiert haben.

5.2.3.6.3
Integrationsprojekte

Dies sind z. B. Integrationsfirmen, die schwerbehinderten Menschen Beschäftigung und arbeitsbegleitende Betreuung und soweit erforderlich auch berufliche Weiterbildung oder Gelegenheit zur Teilnahme an entsprechenden außerbetrieblichen Maßnahmen bieten. Zielgruppe sind diejenigen behinderten Menschen, die der Belastung am allgemeinen Arbeitsmarkt auf der einen

Seite nicht gewachsen wären, auf der anderen Seite aber aufgrund ihrer Qualifikation in einer WfbM dauerhaft unterfordert wären.

5.2.3.6.4
Werkstatt für behinderte Menschen (WfbM)

Zielgruppe einer WfbM sind behinderte Menschen, bei denen eine Beschäftigung auf dem allgemeinen Arbeitsmarkt oder eine berufliche Ausbildung wegen der Behinderung nicht, noch nicht oder nicht wieder in Betracht kommt, § 41 Abs. 1 SGB IX. Der behinderte Mensch hat im Einzugsbereich der Werkstatt einen Aufnahmeanspruch. Dem entspricht eine Aufnahmepflicht der Werkstatt. Es gibt eine Verpflichtung zur Kostenübernahme für den Besuch einer anderen Werkstatt, wenn diese zur Aufnahme bereit ist und dadurch nicht unverhältnismäßige Mehrkosten entstehen. Außerordentlich wichtig ist es, den Zugang für möglichst viele Menschen mit Autismus dadurch zu gewährleisten, dass eine Heranführung an die Aufgaben in der Werkstatt durch eine zumindest vorübergehende 1:1 Betreuung sichergestellt wird. Das Aufnahmeverfahren gliedert sich in zwei Abschnitte:

- Eingangsverfahren mit der Prüfung, ob die Werkstatt die geeignete berufliche Einrichtung ist, und welche Tätigkeitsbereiche in Betracht kommen. Dies dauert zwischen vier Wochen und maximal drei Monaten,
- Berufsbildungsbereich, der maximal zwei Jahre dauert, wobei zunächst nur eine Bewilligung für ein Jahr erfolgt.

Nach dem Aufnahmeverfahren schließt sich der *Arbeitsbereich* an: Kriterium für die Beschäftigung ist die Erbringung eines Mindestmaßes an wirtschaftlich verwertbarer Arbeitsleistung nach Abschluss des Berufsbildungsbereichs. Außerdem darf keine Selbst- oder Fremdgefährdung bestehen. Auf einen bestimmten Grad an Wirtschaftlichkeit kommt es nicht an! Es entsteht ein arbeitnehmerähnliches Verhältnis. Näheres dazu wird in einem Werkstattvertrag zwischen dem behinderten Menschen und dem Träger der Werkstatt geregelt. Kostenträger für den Eingangsbereich und Berufsbildungsbereich ist die Arbeitsagentur. Kostenträger für den Arbeitsbereich, d. h. die anschließende Beschäftigung in der Werkstatt selbst, ist der Sozialhilfeträger.

5.2.3.6.5
Förderbereich nach § 136 Abs. 3 SGB IX

Für Menschen mit Autismus, die die Aufnahmekriterien für die WfbM (noch) nicht erfüllen, kommt die Förderung in einem Förderbereich nach § 136 Abs. 3 SGB IX in Betracht. Dabei handelt es sich um eine Maßnahme zur Teilhabe am Leben in der Gemeinschaft und Vorbereitung auf Maßnahmen der Teilhabe am Arbeitsleben, vorrangig in räumlichem und organisatorischem Zusammenhang mit einer WfbM. Es besteht kein arbeitnehmerähnlicher Status, daher auch keine eigene Kranken- oder Rentenversicherungspflicht (es bleibt zum Beispiel eine Familienversicherung über die Eltern bestehen).

5.2.3.7
Wohnen

In *vollstationären Einrichtungen* der Behindertenhilfe wird der gesamte Lebensbedarf des behinderten Menschen durch den Einrichtungsträger sichergestellt. Dieser ist zusammengesetzt aus:

- Leistungen zur Sicherung des Lebensunterhalts (Ernährung, Unterkunft, Kleidung etc.),
- Leistungen der Eingliederungshilfe (z. B. in Form von Betreuungsleistungen).

Jeder Heimbewohner erhält ein Taschengeld; seit 1. Juli 2008 € 95,–/Monat. Beim *ambulant betreuten Wohnen* bestreitet der behinderte Mensch selbst seinen Lebensunterhalt (Ernährung, Unterkunft, Kleidung etc.) in der Regel durch eigenes Einkommen oder durch Leistungen der Grundsicherung. Zusätzlich können Leistungen der Eingliederungshilfe in Form von Fahrtkosten, bestimmte Hilfsmittel, Begleitung zu Freizeitaktivitäten etc. in Anspruch genommen werden.

Menschen mit Autismus, die nicht bei Eltern bzw. Angehörigen oder selbstständig wohnen, brauchen in der Regel eine intensive und spezielle Betreuung in Wohneinrichtungen verbunden mit einem besonderen Stellenschlüssel.

5.2.4
Grad der Behinderung (GdB) und Nachteilsausgleiche («Merkzeichen»)

5.2.4.1
Grad der Behinderung

Der Grad der Behinderung (GdB) wird vom Versorgungsamt festgestellt, und zwar in Schritten von jeweils 10 Prozent. Eine Schwerbehinderung liegt vor, wenn der GdB wenigstens 50 beträgt, § 2 Abs. 2 SGB IX. Eine Gleichstellung mit wenigstens 30 Prozent kann vorgenommen werden, wenn infolge der Behinderung kein geeigneter Arbeitsplatz erlangt werden oder behalten werden kann, § 2 Abs. 3 SGB IX.

Gemäß der Anhaltspunkte für die ärztliche Gutachtertätigkeit, Stand 2008, beträgt der Rahmen des GdB bei leichteren Formen von Autismus (z. B. Asperger-Syndrom) 50 bis 80 Prozent, sonst ist ein GdB von 100 gegeben (siehe Ziff. 26.3 – Nervensystem und Psyche, Teil 2).

5.2.4.2
Behinderungsbedingte Nachteilsausgleiche («Merkzeichen»)

Im Folgenden werden nur die für autistische Menschen in Frage kommenden Merkzeichen erläutert. Da die Erscheinungsformen von ASS sehr unterschiedlich sein können, lässt sich nicht allgemein sagen, welche Merkzeichen wann zuerkannt werden. Die Zuerkennung der Merkzeichen H, G, aG und B hängt nicht von der Vollendung eines bestimmten Lebensalters ab. Es sind allerdings nur solche Nachteile auszugleichen, die einen gleichaltrigen nicht behinderten Menschen typischerweise nicht treffen.

Merkzeichen «H»: Hilflosigkeit
Hilflos ist, wer infolge seiner Behinderung nicht nur vorübergehend für die gewöhnlichen und regelmäßig wiederkehrenden Verrichtungen im Ablauf des täglichen Lebens, z. B. An- und Auskleiden, Körperpflege, Verrichten der Notdurft, Nahrungsaufnahme, notwendige körperliche Bewegung und geistige Anregung, in erheblichem Umfang fremder Hilfe dauernd bedarf. Hilflosigkeit ist auch gegeben, wenn die fremde Hilfe in dauernder Bereitschaft stehen muss. Hilflos sind zum Beispiel: Doppel- und Mehrfachbehinderte sowie Hirngeschädigte, Anfallsleidende und geistig Behinderte mit einem GdB von 100 für diese Leiden. Bei ASS sowie anderen emotionalen und psychosozialen Störungen mit langdauernden erheblichen Einordnungsschwierigkeiten ist gemäß Anhaltspunkte (siehe Ziff. 22 Besonderheiten der Beurteilung der Hilflosigkeit bei Kindern und Jugendlichen) für die ärztliche Gutachtertätigkeit in der Regel Hilflosigkeit bis zum 16. Lebensjahr – in manchen Fällen auch darüber hinaus – anzunehmen.

Nachteilsausgleiche:
- Unentgeltliche Beförderung des Berechtigten im öffentlichen Personennahverkehr,
- Befreiung von der Kraftfahrzeugsteuer, solange ein Kraftfahrzeug auf den behinderten Menschen zugelassen ist,
- Geltendmachung eines Pauschbetrages und außergewöhnliche Belastungen nach § 33b Einkommensteuergesetz.

Merkzeichen «G»: Einschränkung des Gehvermögens
Voraussetzung ist, dass ortsübliche Fußwegstrecken nicht ohne erhebliche Schwierigkeiten oder nicht ohne Gefahren für sich oder andere bewältigt werden können. Bei geistiger Behinderung ist dies erfüllt, wenn der Behinderte auf Wegen, die er nicht täglich zurücklegt, sich nur schwer zurechtfinden kann.

Nachteilsausgleich: Benutzung öffentlicher Verkehrsmittel im Nahbereich ohne Fahrausweis; Voraussetzung ist der Erwerb einer speziellen Wertmarke, § 145 SGB Abs. 1 Satz 3 IX

Merkzeichen «aG»: außergewöhnliche Gehbehinderung

Das Merkzeichen «aG» erhalten Menschen, die außergewöhnlich gehbehindert sind, d. h., die sich wegen der Schwere ihres Leidens dauernd nur mit fremder Hilfe oder nur mit großer Anstrengung außerhalb ihres Kraftfahrzeugs bewegen können.

Nachteilsausgleich: Menschen mit einer außergewöhnlichen Gehbehinderung können einen EU-einheitlichen Parkausweis beantragen. Außerdem können ihnen Parkflächen in der Nähe der Wohnung oder des Arbeitsplatzes reserviert werden. Sie sind von der Kraftfahrzeugsteuer befreit, solange ein Kraftfahrzeug auf sie zugelassen ist. Sie können die Aufwendungen sowohl für die durch sie veranlassten unvermeidbaren Fahrten als auch für Freizeit-, Erholungs- und Besuchsfahrten bis zu 15 000 km jährlich steuerlich geltend machen. Außerdem können sie auf Antrag den öffentlichen Personennahverkehr mit einer Eigenbeteiligung von € 60 pro Jahr unentgeltlich nutzen, unabhängig von der Zahl der Fahrten.

Merkzeichen «B»: Notwendigkeit ständiger Begleitung

Voraussetzung ist, dass ein schwerbehinderter Mensch infolge seiner Behinderung zur Vermeidung von Gefahren für sich oder andere bei der Benutzung von öffentlichen Verkehrsmitteln regelmäßig auf fremde Hilfe angewiesen ist; vor allem zum Ein- und Aussteigen oder während der Fahrt oder zum Ausgleich von Orientierungsstörungen. Bei denjenigen geistig behinderten Menschen, denen das Merkzeichen «G» oder «H» zusteht, sind i. d. R. auch die Voraussetzungen für «B» gegeben.

Nachteilsausgleich: Die Begleitperson kann die öffentlichen Verkehrsmittel des Nah- und Fernverkehrs kostenfrei nutzen, § 145 Abs. 2 Nr. 1 SGB IX.

Merkzeichen «RF»: Befreiung von der Rundfunkgebührenpflicht

Berechtigt sind behinderte Menschen, die außer Stande sind, an öffentlichen Veranstaltungen jeglicher Art teilzunehmen. Wenn also befürchtet werden muss, dass ein geistig oder seelisch behinderter Mensch öffentliche Veranstaltungen durch motorische Unruhe, lautes Sprechen oder aggressives Verhalten stört, dann besteht ein Anspruch.

5.2.5
Kindergeld und Grundsicherung

Menschen mit Autismus, deren volle Erwerbsminderung feststeht, sollten umgehend *Grundsicherung* beantragen (§ 41 Abs. 1 Nr. 2 SGB XII), um daraus ihren Lebensunterhalt zu bestreiten. Der Antrag ist ab Vollendung des 18. Lebensjahres möglich. Bei Grundsicherungsleistungen an das volljährige Kind müssen sich Eltern an den Kosten nur dann beteiligen, wenn sie mehr als € 100 000 im Jahr verdienen (Einkommen im Sinne des Einkommensteuerrechts, d. h. das zu versteuernde Einkommen, §§ 43 Abs. 2 SGB XII).

Eltern von Kindern mit Autismus können ohne Altersbeschränkung *Kindergeld* beziehen, wenn das Kind wegen einer körperlichen, geistigen oder seelischen Behinderung seinen Lebensunterhalt in Höhe des steuerrechtlichen Existenzminimums nicht selbst bestreiten kann und die Behinderung vor Vollendung des 25. Lebensjahres eingetreten ist (Die Altersgrenze wurde ab dem Veranlagungszeitraum 2007 von 27 auf 25 Jahre abgesenkt. Bestandschutz haben behinderte Kinder, die vor 2007 auf Grund einer vor Vollendung des 27. Lebensjahres eingetretenen Behinderung außerstande waren, sich selbst zu unterhalten). Das Kindergeld darf dann nicht von der Grundsicherungsleistung abgezogen werden, wenn es in die gemeinsame Haushaltskasse der Familie fließt. Es bleibt Einkommen der Eltern. Das Kindergeld sollte daher nicht zur freien Verfügung an das volljährige Kind weitergeleitet werden. Bei einer Heimunterbringung kann der Kostenträger dann keinen Anspruch auf die Abzweigung des Kindergeldes erheben, wenn die Eltern regelmäßig Aufwendungen in Höhe des Kindergeldes oder darüber hinaus haben, d. h. wenn ein Zimmer für das Kind vorgehalten wird, – das Kind regelmäßig an Wochenenden und in den Ferien zuhause betreut wird, Aufwendungen für die Ferien- und Freizeitgestaltung des Kindes getätigt werden, Gesundheitsleistungen des Kindes finanziert werden, die nicht mehr von der gesetzlichen Krankenversicherung abgedeckt sind. Hierüber sollten unbedingt Belege gesammelt werden!

5.2.6
Leistungen der Pflegeversicherung

Anträge auf Leistungen der Pflegeversicherung sind an die Pflegekassen zu richten. Der Medizinische Dienst der Krankenversicherung (MDK) vereinbart mit dem Betreffenden einen Termin für die Begutachtung im Rahmen eines Hausbesuches. Die Begutachtung der Pflegebedürftigen erfolgt durch Ärzte und Pflegefachkräfte auf der Grundlage des SGB XI und der Pflegebedürftigkeits- und Begutachtungsrichtlinien (aktueller Stand vom September 2006).

Wer ist pflegebedürftig? Eine Person, die wegen einer körperlichen, geistigen oder seelischen Krankheit oder Behinderung für die gewöhnlichen und regelmäßig wiederkehrenden Verrichtungen des täglichen Lebens, auf Dauer, das heißt für voraussichtlich mindestens sechs Monate, fremder Hilfe bedarf, § 14 Abs. 1 SGB IX. Bei den gewöhnlichen und regelmäßig wiederkehrenden Verrichtungen unterscheidet man die sogenannte Grundpflege und die hauswirtschaftliche Versorgung, § 14 Abs. 4 SGB XI. Hilfebedarf allein bei der hauswirtschaftlichen Versorgung reicht für eine Pflegestufe nicht aus.

Zur Grundpflege gehören im Bereich der Körperpflege das Waschen, Duschen, Baden, Zahnpflege, Kämmen, Rasieren und die Toilettenbenutzung. Im Bereich der Ernährung sind dies: die mundgerechte Zubereitung der Nahrung sowie Hilfestellungen beim Essen und Trinken, im Bereich der Mobilität werden das selbständige Aufstehen und Zu-Bett-Gehen, das An- und Auskleiden, Gehen, Stehen, Treppensteigen und das Verlassen und Wiederaufsuchen der Wohnung bewertet. Zur hauswirtschaftlichen Versorgung gehören Einkaufen, Kochen, Reinigen der Wohnung, Spülen, Wechseln und Waschen von Wäsche und Kleidung sowie Heizen. Mehrfach wöchentlicher Hilfebedarf bei der hauswirtschaftlichen Versorgung ist immer erforderlich.

Die Leistung wird in drei Stufen gewährt:

- Stufe I: Erhebliche Pflegebedürftigkeit § 15 Abs. 1 Satz 1 Nr. 1 SGB XI. Mindestens 90 Minuten Hilfebedarf, davon mehr als 45 Minuten (mindestens einmal täglich) für die Grundpflege,
- Stufe II: Schwere Pflegebedürftigkeit § 15 Abs. 1 Satz 1 Nr. 2 SGB XI. Mindestens drei Stunden Hilfebedarf, davon mehr als zwei Stunden (mindestens dreimal täglich) für die Grundpflege,
- Stufe III: Schwerstpflegebedürftigkeit § 15 Abs. 1 Satz 1 Nr. 3 SGB XI. Mindestens fünf Stunden Hilfebedarf, davon mehr als vier Stunden (täglich rund um die Uhr) für die Grundpflege.

Alle Verrichtungen der Grundpflege und der hauswirtschaftlichen Versorgung müssen regelmäßig, d. h. mindestens einmal pro Woche, erforderlich sein. Dies bedeutet z. B., dass Arztbesuche, die seltener als einmal wöchentlich stattfinden, nicht mitgerechnet werden können.

Für die Eltern eines behinderten Kindes empfiehlt es sich, über einen längeren Zeitraum ein Pflegetagebuch zu führen. Dort werden die einzelnen Verrichtungen notiert und die dafür aufgewendeten Minuten dokumentiert. So kann der Pflegebedarf insgesamt ermittelt werden. Mit dem so gewonnenen Ergebnis hat sich dann auch der Pflegegutachter des MDK auseinander zu setzen.

Die Pflegeversicherung sieht derzeit folgende *Pflegesachleistungen* und *Geldleistungen* vor:

Pflegegeld nach § 37 SGB XI wird geleistet, wenn der Pflegebedürftige oder die Angehörigen die Pflege im häuslichen Bereich selbst organisieren. Pflegegeld wird auch dann bezahlt, wenn der Pflegebedürftige in einem Wohnheim für behinderte Menschen lebt und z. B. nur an den Wochenenden nach Hause kommt, und zwar anteilig für diese Tage (sog. *Teilpflegegeld*). Das Pflegegeld beträgt monatlich: € 215,– in der Pflegestufe I, € 420,– in der Pflegestufe II und € 675,– in der Pflegestufe III. Pflegegeld ist kein Einkommen im Sinne des Sozialhilferechts, § 13 Abs. 5 SGB XI. Bei Ermittlung einer Unterhaltsverpflichtung erfolgt eine Anrechnung nur unter engen Voraussetzungen als Einkommen der Pflegeperson, § 13 Abs. 6 SGB XI.

Beim *Betreuungsbetrag* nach § 45a i. V. m. § 45b SGB XI handelt es sich um eine zusätzliche Leistung für Pflegebedürftige mit erheblichem allgemeinen Betreuungsbedarf, insbesondere bei Betreuung von Pflegebedürftigen mit geistigen oder psychischen Behinderungen. Er beläuft sich auf bis zu 100 € monatlich (Grundbetrag) bzw. 200 € monatlich (für Personen mit einem höheren allgemeinem Betreuungsbedarf). Es müssen Belege über entsprechende Eigenbelastungen im Zusammenhang mit der Betreuung vorgelegt werden. Einzelheiten über die Zuordnung zu einer der beiden Gruppen sind im Rahmen von Richtlinien festgelegt.

Sachleistungen durch eine *häusliche Pflegehilfe*, § 36 Abs. 3 und 4 SGB XI, die bis zu folgenden monatlichen Höchstbeträgen finanziert werden: € 420,– in der Pflegestufe I, € 980,– in der Pflegestufe II, € 1470,– in der Pflegestufe III, € 1918,– in besonders gelagerten Einzelfällen, die als Härtefall anerkannt sind.

Sachleistungen bei *vollstationärer Versorgung in einer Pflegeeinrichtung*, § 43 Abs. 2 SGB XI: € 1023,– in der Pflegestufe I, € 1279,– in der Pflegestufe II, € 1470,– in der Pflegestufe III € 1750,– in besonders gelagerten Einzelfällen, die als Härtefall anerkannt sind. Dies gilt nur für zugelassene Pflegeheime, § 71 Abs. 2 SGB XI, und nicht für stationäre Einrichtungen der Behindertenhilfe, § 71 Abs. 4 SGB XI. Letztere sind kraft Gesetzes keine Pflegeeinrichtungen. Die Pflegekasse beteiligt sich in diesen Fällen mit 10 % des Heimentgelts, maximal € 256, § 43a SGB XI. Diese pauschale Leistung ist auch zu erbringen, wenn der Pflegebedürftige vorübergehend zu Hause gepflegt wird (z. B. an den Wochenenden).

Verhinderungspflege nach § 39 SGB XI wird gewährt, wenn die selbstbeschaffte Pflegeperson vorübergehend ausfällt. Die Pflegeperson muss vor der erstmaligen Verhinderung den Pflegebedürftigen mindestens 12 Monate lang gepflegt haben. Die Leistung ist auf vier Wochen und € 1470 im Kalenderjahr beschränkt, unabhängig von der Pflegestufe. Die tägliche Leistung ist nicht auf 1/28 des Maximalbetrages beschränkt, vielmehr kann der Maximalbetrag auch in weniger als vier Wochen verbraucht werden, abhängig von den Tagessätzen.

Kurzzeitpflege ist die vorübergehende Aufnahme in einer vollstationären Einrichtung, wenn weder häusliche oder teilstationäre Pflege möglich ist, § 42 SGB XI. Sie ist wichtig vor allem in Krisensituationen. Die Dauer ist auf vier Wochen pro Kalenderjahr beschränkt. Der Maximalbetrag pro Kalenderjahr beträgt € 1470 und kann zusätzlich zur Verhinderungspflege im selben Jahr gewährt werden. In Einzelfällen kann die Verhinderungspflege auch in einer Kurzzeiteinrichtung stattfinden, so dass im Ergebnis zweimal ein vollstationärer Aufenthalt bezahlt wird.

Die *Besonderheit bei Kindern* besteht darin, den behinderungsbedingten zusätzlichen Hilfebedarf gegenüber einem nichtbehinderten Kind zu ermitteln (Begutachtungsrichtlinien der Pflegekassen vom September 2006, S. 56–61). Die Richtlinien werden von den Behindertenverbänden kritisiert, da es nicht möglich ist, den zusätzlichen Hilfebedarf von behinderten Kindern anhand von schematischen Tabellen zu ermitteln. Das Pflegegeld, die ambulanten sowie stationären Sachleistungsbeträge und die Leistungen der Verhinderungs- sowie Kurzzeitpflege werden zum 1. Januar 2010 und 1. Januar 2012 erhöht.

Gegenüber einem Arbeitgeber gibt es einen Anspruch auf *kurzzeitige Freistellung* für bis zu 10 Arbeitstage und, sofern er mehr als 15 Beschäftigte hat, einen Anspruch auf eine (unbezahlte) *Pflegezeit* bis zu sechs Monaten.

5.2.7
Das Persönliche Budget

5.2.7.1
Persönliches Budget und Sachleistungsprinzip

Eine Sozialleistung kann nicht nur als Sachleistung beansprucht werden, sondern auch in Form eines Persönlichen Budgets. Das bedeutet zum Beispiel, dass die Eltern eines Kindes mit ASS einen Antrag beim Kostenträger auf Übernahme der Kosten für eine Autismustherapie stellen. Der Kostenträger bewilligt dann die Therapiekosten bis zu einer bestimmten Höhe für ein bestimmtes Autismus-Therapie-Zentrum. Das Kind erhält die Therapie durch das Autismus-Therapie-Zentrum, das seine Leistungen direkt mit dem Kostenträger abrechnet. Bei Durchführung eines Persönlichen Budgets ändert sich Folgendes: Die Eltern vereinbaren mit dem Kostenträger einen bestimmten Geldbetrag, den sie monatlich im Voraus erhalten. Mit diesem Betrag bezahlen Sie dann zum Beispiel für die Dauer von einem Jahr die Autismustherapie selbst. Das bedeutet, dass die Autismustherapie als «Leistung» direkt beim Autismus-Therapie-Zentrum «eingekauft» wird. Die Eltern können bei der Durchführung der Autismustherapie mitbestimmen, zum Beispiel sich ein bestimmtes Autismus-Therapie-Zentrum aussuchen. Das Persönliche Budget kann nicht nur eine Leistung beinhalten, sondern kann mehrere Leistungen von verschiedenen Kostenträgern umfassen. In diesem Fall handelt es sich um ein *trägerübergreifendes Persönliches Budget*.

Beispiel: Neben einer Autismustherapie wird eine Schulbegleitung benötigt und vom Sozialamt finanziert. Außerdem wird von der Krankenkasse eine logopädische Behandlung übernommen. Alle drei Leistungen können in einem Persönlichen Budget zusammengefasst werden. Die verschiedenen Kostenträger erlassen dann einen einheitlichen «trägerübergreifenden Bescheid». Die Eltern erhalten also einen Gesamtgeldbetrag, mit dem sie einzelne Leistungen «einkaufen» können, auch bei verschiedenen «Anbietern».

5.2.7.2
Voraussetzungen

Grundsätzlich können alle Menschen mit einer körperlichen, geistigen oder psychischen Behinderung ein Persönliches Budget beantragen. Die Antragstellung kann unabhängig vom Alter und der Wohnsituation des behinderten Menschen sowie unabhängig vom Schweregrad seiner Behinderung erfolgen. In erster Linie können alle Leistungen zur Teilhabe als Persönliches Budget gewährt werden, zum Beispiel:

- Leistungen der Eingliederungshilfe, § 57 SGB XII, d. h. auch Autismustherapie und Schulbegleitung,
- Leistungen zur Teilhabe am Arbeitsleben,
- Hilfen zur Teilhabe am gesellschaftlichen und kulturellen Leben,
- Hilfen zu selbstbestimmtem Leben in betreuten Wohnmöglichkeiten.

Darüber hinaus auch:

- Leistungen der Pflegekassen,
- Hilfe zur Pflege nach dem Sozialhilferecht (SGB XII), § 17 Absatz 2 Satz 4 SGB IX,
- Leistungen der Krankenkassen auch dann, wenn sie nicht Leistungen zur Teilhabe sind (das trifft zum Beispiel auf die häusliche Krankenpflege zu), § 2 Satz 1 Budgetverordnung, sofern sich diese Leistungen auf alltägliche und regelmäßig wiederkehrende Bedürfnisse beziehen.

Nicht in das Persönliche Budget einbezogen werden die Hilfe zum Lebensunterhalt und die Grundsicherung, die ohnehin als Geldleistung ausgezahlt werden.

5.2.7.3
Höhe des Persönlichen Budgets und Form der Leistungsgewährung

Das Persönliche Budget muss auf jeden Fall so hoch sein, dass der Hilfebedarf des behinderten Menschen gedeckt ist. Allerdings soll es auch nicht teurer sein als die Hilfen zusammengerechnet, die ein Mensch mit Autismus ansonsten zusammengerechnet als Sachleistungen beanspruchen könnte. Die Schwierigkeit kann in manchen Fällen darin bestehen, den Preis für eine Sachleistung zu ermitteln, die den Bedarf abdeckt. Grundsätzlich wird am Monatsanfang ein Geldbetrag ausbezahlt, mit dem die Leistungen für den laufenden Monat bezahlt werden können. Es können auch längere Auszahlungszeiträume vereinbart werden. In begründeten Fällen werden Gutscheine zur Verfügung gestellt. Für Pflegesachleistungen werden immer Gutscheine ausgegeben, die bei zugelassenen Pflegediensten eingelöst werden können.

Der behinderte Mensch kann mit dem Persönlichen Budget Assistenzpersonen bezahlen, die bei ihm als Arbeitnehmer angestellt sind («Arbeitgebermodell»). Diese Form der Umsetzung des Persönlichen Budgets erfordert Kenntnisse bei der Akquisition von Personal, dem Abschluss von Arbeitsverträgen und der Durchführung von Gehaltsabrechnungen. Die Entscheidung zwischen dem Persönlichen Budget oder einer Sachleistung trifft der behinderte Mensch selbst. Keinesfalls ist die Inanspruchnahme eines Persönlichen Budgets verpflichtend. Das Persönliche Budget ist nur eine zusätzliche Wahlmöglichkeit. Wenn sich der behinderte Mensch dafür entscheidet, bleibt er an diese Entscheidung zunächst sechs Monate gebunden, § 17 Abs. 2 Satz 5 SGB IX. Aus einem wichtigen Grund kann er das Persönliche Budget aber auch jederzeit kündigen, z. B. wenn er mit der Verwaltung überfordert ist.

5.2.7.4
Ablauf des Bewilligungsverfahren und Nachweiserbringung

Antrag: Das Persönliche Budget kann bei jedem der beteiligten Kostenträger oder bei einer gemeinsamen Servicestelle vom behinderten Mensch oder seinem Betreuer beantragt werden. Der Kostenträger, bei dem der Antrag eingeht, wird damit grundsätzlich zum so genannten Beauftragten. Das heißt, dass er im Auftrag und im Namen der anderen beteiligten Kostenträger das weitere Verfahren durchführt und schließlich den Bescheid über das Gesamtbudget erlässt.

Feststellungsverfahren: Nach der Antragstellung wird das Feststellungsverfahren eingeleitet. Zunächst unterrichtet der beauftragte Kostenträger unverzüglich alle anderen Kostenträger, die an dem Budget beteiligt sein können (§ 3 Absatz 1 Budgetverordnung). Er fordert von ihnen innerhalb einer Frist von zwei Wochen Stellungnahmen an zu den budgetfähigen Leistungen, zur Höhe des Budgets in Geld, zum Inhalt der Zielvereinbarung sowie zum Beratungs- und Unterstützungsbedarf.

Bedarfsfeststellungsverfahren: Wenn alle Stellungnahmen vorliegen, berät der beauftragte Kostenträger die Ergebnisse mit dem Budgetnehmer, ggf. unter Hinzuziehung der weiteren Kostenträger, § 3 Abs. 3 Budgetverordnung. In der dritten Stufe stellen die beteiligten Kostenträger schließlich das jeweils auf sie entfallende Teilbudget innerhalb von einer Woche fest, § 3 Abs. 4 Budgetverordnung.

Zielvereinbarung: Nach Abschluss des Feststellungsverfahrens schließt der beauftragte Kostenträger mit dem Budgetnehmer bzw. seinem gesetzlichen Betreuer eine Zielvereinbarung ab, § 3 Abs. 5 Satz 1 Budgetverordnung. Damit soll die Verwendung des Persönlichen Budgets so gesteuert werden, dass die festgelegten Teilhabeziele erreicht werden. In der Zielvereinbarung sind gemäß § 4 Abs. 1 Satz 2 Budgetverordnung Regelungen zu treffen über: die Ausrichtung der individuellen Förder- und Leistungsziele, die Erforderlichkeit eines Nachweises für die Deckung des festgestellten individuellen Bedarfs sowie die Qualitätssicherung.

Das Persönliche Budget darf nicht für beliebige Zwecke verwendet werden. Im Rahmen der Zielvereinbarung bestehen aber gewisse Spielräume, wie das Persönliche Budget verwendet werden kann. Zu einem späteren Zeitpunkt wird ein Gespräch mit dem Kostenträger darüber geführt, ob mit dem Persönlichen Budget die vereinbarten Ziele erreicht wurden.

5.2.7.5
Beratung bei der Durchführung eines Persönlichen Budgets

Bevor ein Persönliches Budget beantragt wird, können sich Menschen mit Behinderungen kostenlos beraten lassen durch gemeinsame Servicestellen, Auskunfts- und Beratungsstellen der Kostenträger sowie Beratungsangebote von Wohlfahrtsverbänden u. Ä.

Nachdem ein Persönliches Budget bewilligt wurde, benötigen die meisten Menschen mit Autismus eine Hilfe bei der Verwaltung des Persönlichen Budgets. Dies ist eine Budgetunterstützung. Die Kosten dafür sind aus den Geldleistungen des Persönlichen Budgets zu finanzieren. Diese Assistenzkosten (Vergütungen, Honorare, Sachkosten) müssen bei der Bemessung des Persönlichen Budgets berücksichtigt werden! Derzeit noch nicht befriedigend geklärt ist, inwieweit ein Berufsbetreuer im Rahmen seines Aufgabenkreises gleichzeitig die Verwaltung des Persönlichen Budgets übernehmen kann. Vom Berufsverband der freiberuflichen Betreuer wird die Auffassung vertreten, dass der Betreuer alles das nicht leisten muss, wofür auch ein lediglich körperbehinderter und im Übrigen normal alltagskompetenter Mensch Budgetassistenz in Anspruch nehmen würde. Nicht möglich ist es, dass der Betreuer als Vertreter des Betreuten mit sich selbst einen Vertrag über eine vergütete Budgetassistenz abschließen. Auch das Vormundschaftsgericht kann dies nicht genehmigen (Verbot des Selbstkontrahierens nach § 181 BGB, d. h. ein Vertreter darf nicht mit sich selbst einen Vertrag abschließen). Kritisch ist die Praxis zu beurteilen, dass innerhalb eines Büros mit mehreren Betreuern ein Betreuer einen anderen mit den Aufgaben einer Budgetassistenz beauftragt.

5.2.8
Verfahrensfragen

5.2.8.1
Beschleunigungsgebot

Nach § 14 SGB IX ist der Kostenträger, bei dem zuerst der Antrag gestellt wurde, verpflichtet, innerhalb von zwei Wochen festzustellen, ob er zuständig ist. Falls er zu der Feststellung kommt, dass er nicht zuständig ist, muss er den Antrag unverzüglich an den Kostenträger weiterleiten, der nach seiner Auffassung zuständig sein soll. Für die weitere Bearbeitung, z. B. wenn ein Gutachten eingeholt werden muss, gelten ebenfalls kurze Fristen (Einzelheiten siehe § 14 SGB IX).

5.2.8.2
Vorläufige Leistungen

Wenn alle Voraussetzungen für eine Sozialleistung vorliegen und lediglich noch ungeklärt ist, welcher von mindestens zwei Kostenträgern zuständig ist, dann muss der zuerst angegangene Kostenträger auf Antrag die Leistung vorläufig erbringen, § 43 SGB I. Beispiel: Der Bedarf für eine Autismustherapie steht fest. Es muss lediglich noch geklärt werden, ob das Sozialamt oder das Jugendamt zuständig ist.

5.2.8.3
Untätigkeitsklage

Wenn ein Antrag gestellt ist und über diesen ohne sachlichen Grund nicht in angemessener Frist entschieden wird, dann gibt es die Möglichkeit einer Untätigkeitsklage. Es gelten folgende Fristen. Nach Antragstellung im sozialgerichtlichen Verfahren (z. B. Angelegenheiten der

Sozialhilfe, der Kranken- und Pflegeversicherung, Maßnahmen der Arbeitsagentur) sechs Monate, § 88 Abs. 1 SGG; im verwaltungsgerichtlichen Verfahren (z. B. Angelegenheiten der Kinder- und Jugendhilfe) drei Monate, § 75 VwGO; nach Erhebung des Widerspruchs eine einheitliche Frist in beiden Verfahrensarten von drei Monaten.

5.2.8.4
Selbstbeschaffung

Wenn der Kostenträger selbst mitteilt, er könne die gesetzlichen Fristen nicht einhalten oder der Antragsteller eine angemessene fruchtlos bleibende Frist (im Regelfall ca. 3 Wochen) zur Erledigung unter gleichzeitiger Androhung der Selbstbeschaffung setzt, dann kann er sich die notwendigen Hilfen selbst besorgen und die Erstattung der dadurch entstehenden Kosten verlangen, § 15 SGB IX. Bei Angelegenheiten der Sozialhilfe und der Kinder- und Jugendhilfe gelten die Regelungen zur Fristsetzung zwar nicht unmittelbar, sondern es gibt ein Recht zur Selbstbeschaffung in Fällen einer unaufschiebbaren oder zu Unrecht abgelehnten Leistung, § 15 Abs. 1 Satz 5 i. V. m. § 15 Abs. 1 Satz 4 SGB IX. Wenn der Antragsteller einen Anspruch auf die Leistung hat, dann muss der Kostenträger die vom Antragsteller aufgewendeten Kosten erstatten. Für die Kinder- und Jugendhilfe enthält § 36a SGB VIII eine spezielle Regelung.

5.2.8.5
Einstweilige Anordnung

Mit seiner Klage auf Gewährung einer bestimmten Leistung kann der Antragsteller eine einstweilige Anordnung nach § 86 b SGG verbinden, dies ist auch schon vor einer Klageerhebung zulässig. Durch den Erlass einer einstweiligen Anordnung wird in dringenden Fällen eine zumindest «vorläufige» Regelung geschaffen, dies in der Regel auch relativ zügig (Dauer ca. vier bis sechs Wochen; Hauptsacheentscheidung dauert demgegenüber ca. ein bis zwei Jahre).

5.2.9
Geschäftsfähigkeit, Betreuung und Vollmachtserteilung

Die Geschäftsfähigkeit ist die Fähigkeit, Rechtsgeschäfte selbständig zu tätigen. Das Bürgerliche Gesetzbuch (BGB) unterscheidet dabei die Altersgruppe vor Vollendung des 7. Lebensjahrs, bis zur Volljährigkeit und nach der Volljährigkeit. Wer jünger als sieben Jahre ist oder sich in einem die freie Willensbestimmung ausschließenden Zustand krankhafter Störung der Geistestätigkeit befindet (sofern der Zustand nicht nur vorübergehend ist), ist nach § 104 BGB geschäftsunfähig. Dies bedeutet, dass Rechtsgeschäfte nichtig sind. Für diesen Personenkreis kann nur der gesetzliche Vertreter rechtswirksame Geschäfte abschließen. Beschränkt geschäftsfähig (§ 106 BGB) ist ein Minderjähriger, der das 7. Lebensjahr vollendet hat. Er bedarf zum Abschluss von Verträgen der Zustimmung seines gesetzlichen Vertreters.

Ist ein Mensch mit Autismus volljährig, gilt er grundsätzlich bis zum Beweis des Gegenteils als voll geschäftsfähig, sofern nicht vom Vormundschaftsgericht eine Betreuung gemäß §§ 1896 ff. BGB angeordnet worden ist. Das Vormundschaftsgericht hat die Möglichkeit, im Rahmen der Betreuung einen Einwilligungsvorbehalt anzuordnen, wenn dies zur Abwendung einer erheblichen Gefahr erforderlich ist. Diese Beschränkung der Geschäftsfähigkeit bezieht sich nur auf die vom Vormundschaftsgericht festgelegten Bereiche (z. B. Vermögenssorge, Gesundheitsfürsorge, Aufenthaltsbestimmungsrecht). Der Betreute bleibt zwar geschäftsfähig, braucht aber zur Wirksamkeit von Rechtsgeschäften die Einwilligung des Betreuers. Das Verfahren zur Einleitung der Betreuung sollte man am besten mindestens ein halbes Jahr vor Erreichen des 18. Geburtstages einleiten, und zwar beim Vormundschaftsgericht. Es ist dabei sinnvoll, bereits bei der Antragstellung ein Gutachten des behandelnden Kinder- und Jugendpsychiaters beizulegen, in dem dieser die besondere Problematik darlegt und Art und Umfang der Betreuung vorschlägt.

In vielen Fällen, insbesondere beim Asperger-Syndrom, ist das Verfahren zur Bestellung eines Betreuers nicht erforderlich, soweit der Volljährige in der Lage ist, seine Eltern für die entsprechenden Aufgabenbereiche zu bevollmächtigen. Eine derartige Vollmacht kann und sollte von einem Notar beglaubigt werden.

5.2.9.1
Exkurs: Das Behindertentestament

Für Eltern behinderter Kinder empfiehlt es sich unbedingt, ein spezielles «Behindertentestament» zu errichten. Andernfalls besteht die Gefahr, dass im Erbfall der Träger der Sozialhilfe Ansprüche auf sich überleitet und das Kind anschließend nur eine existenzsichernde Versorgung erhält. Für darüber hinausgehende Wünsche wie Urlaubsfahrten, Hobbys etc. würde nur ein sehr geringes Taschengeld zur Verfügung stehen. Auch wenn beide Elternteile noch leben, gibt es einen dringenden Handlungsbedarf. Nach dem Versterben eines von zwei Elternteilen können nämlich bereits Ansprüche übergeleitet werden. Nachteilig kann es sich ebenfalls auswirken, wenn die Eltern Schenkungen an das Kind mit Autismus vornehmen. Es sollte eine Beratung bei einem auf das Behindertentestament spezialisierten Rechtsanwalt und/oder Notar eingeholt werden.

5.2.10
Weiterführende Literatur

Autismus Deutschland e. V. (Hrsg): Denkschrift zur Situation von Kindern, Jugendlichen und Erwachsenen mit Autismus (6. Aufl.), Hamburg, 2008.

Autismus Deutschland e. V.: Aktuelle Informationen zu den Rechten von Menschen mit Autismus [autismus.de/pages/recht.php].

Autismus Deutschland e. V.: Die sozialrechtliche Zuordnung autistischer Störungen, Stand August 2008, ist zu beziehen über den Bundesverband autismus Deutschland e. V. [autismus.de/pages/recht/stellungnahmen-des-bundesverbandes.php]

Autismus Deutschland e. V.: Grundsätzliche Urteile zur Autismustherapie [autismus.de/pages/recht/rechtsratgeber-des-bundesverbandes/finanzierung-einer-ambulanten-autismustherapie.php]: OVG Lüneburg, Beschluss vom 17. 12. 2002/12 ME 657/02, FEVS 55, 80; OVG Lüneburg, Beschluss vom 19. 04. 2004/12 ME 78/04; VG Frankfurt am Main, Urteil vom 1. Februar 2006, Az. 3 E 3201/04(V) (auch in Form einer intensiven Verhaltenstherapie); VG Göttingen, Urteil vom 09. 02. 2006, Az. 2 A 351/04 (Kostenübernahme für Lovaas-Therapie und TEACCH als Vorbereitung für eine Schulbildung).

Bundesverband für Körper- und Mehrfachbehinderte: Hilfreiche Materialien zu den Rechten von Menschen mit Behinderungen [bvkm.de].

Bundesvereinigung Lebenshilfe: Hilfreiche Materialien zu den Rechten von Menschen mit Behinderungen [lebenshilfe.de].

Castendiek, J.; Hoffmann, G.: Das Recht der behinderten Menschen (3. Aufl.) Nomos-Verlag, Baden-Baden, 2009.

Cramer, H.: Werkstätten für behinderte Menschen (4. Aufl.) Beck-Verlag, München, 2006.

Informationen zum Versorgungs- und Schwerbehindertenrecht: Anhaltspunkte für die ärztliche Gutachtertätigkeit, Stand August 2008 [anhaltspunkte.vsbinfo.de]

Kultusministerkonferenz: Empfehlungen zu Erziehung und Unterricht von Kindern und Jugendlichen mit autistischem Verhalten, Beschluss der Kultusministerkonferenz vom 16. 06. 2000 [kmk.org/doc/beschl/autis.pdf]

Klie, T.; Krahmer, U. (Hrsg.): Sozialgesetzbuch XI – Soziale Pflegeversicherung (3. Aufl.) Nomos-Verlag, Baden-Baden, 2008.

Lachwitz, K.; Schellhorn, W.; Welti, F. (Hrsg.): Handkommentar zum Sozialgesetzbuch IX – (HK-SGB IX) (2. Aufl.). Luchterhand, Köln, 2006.

Medizinischer Dienst des Spitzenverbandes Bund der Krankenkassen e. V.: Richtlinien der Spitzenverbände der Pflegekassen zur Begutachtung von Pflegebedürftigkeit [mds-ev.de/media/pdf/Begutachtungsrichtlinien_screen.pdf]

Sozialgesetzbuch (SGB): Textausgabe (37. Aufl.). Beck-Verlag, München, 2009.

Schellhorn, W.; Fischer, L.; Mann, H.; Schellhorn, H. (Hrsg.): SGB VIII Sozialgesetzbuch – Kinder- und Jugendhilfe (3. Aufl.). Luchterhand, Köln, 2007.

Schellhorn, W.; Schellhorn, H.; Hohm, K.-H.: Kommentar zum SGB XII – Sozialhilfe (17. Aufl.). Luchterhand, Köln, 2006.

5.3
Fachgesellschaften, Kliniken, Forschung, Institute, Information

Sven Bölte

5.3.1
Einführung

Ob ein Mensch mit Autismus-Spektrum-Störung (ASS) Lebensqualität und ein ausreichendes Funktionsniveau erreicht bzw. bestmögliche Unterstützung erhält, hängt neben seinen individuellen Problemen und Fähigkeiten sowie den Ressourcen seiner Bezugspersonen auch erheblich davon ab, in welchem mittelbaren Umfeld er sich befindet. International sind die rechtlichen und gesundheitspolitischen Prämissen sowie die gesellschaftliche Bewusstheit in Bezug auf ASS (s. a. Kap. 5.2) sehr verschieden. Darüber hinaus bestehen national und regional deutliche Unterschiede in Bezug auf die Verfügbarkeit von Fachleuten und -gesellschaften, Aus- und Weiterbildung, kompetente Einrichtungen, Interventionsangebote und zuverlässige Informationsquellen. Nicht zuletzt variieren das Forschungsaufkommen und die Angebote an Hilfen durch Elternorganisationen (s. Kap. 5.1) und Stiftungen je nach Umfeld. Mit diesem Kapitel wird ein Versuch unternommen, über u. a. Berufsverbände, Kliniken, Institute, Forschung, Weiterbildung und Internetressourcen zu informieren, die Angebote und Informationen über ASS bereithalten. Es handelt sich um einen groben und selektiven Überblick, mit einem Schwerpunkt auf Deutschland, ohne Anspruch auf Vollständigkeit oder langfristige Gültigkeit.

5.3.2
Fachgesellschaften

5.3.2.1
DGKJP, DGPPN und andere psychiatrische Gesellschaften

Die Deutsche Gesellschaft für Kinder- und Jugendpsychiatrie, Psychosomatik und Psychotherapie e. V. (DGKJP) ist die wissenschaftliche Vereinigung der Fachärzte für «Kinder- und Jugendpsychiatrie und -psychotherapie». Auch andere im Bereich Kinder- und Jugendpsychiatrie langjährig tätige Berufsgruppen, v. a. Psychologen, sind vertreten. Die Kinder- und Jugendpsychiatrie, ist diejenige medizinische Disziplin mit der größten a priori Expertise für ASS im Kindes- und Jugendalter und darüber hinaus. Über die Homepage (dgkjp.de) können u. a. die aktuellen Leitlinien für Diagnostik und Therapie von ASS, die Adressen von Einrichtungen (kinder- und jugendpsychiatrische Kliniken, Tageskliniken, Ambulanzen) und detaillierte Informationen zu psychiatrischen Problemen abgerufen werden (kinderpsychiater-im-netz.de). Die DGKJP ist mit anderen deutschen, europäischen und internationalen Organisationen vernetzt, darunter die Bundesarbeitsgemeinschaft der Leitenden Klinikärzte für Kinder- und Jugendpsychiatrie, Psychosomatik und Psychotherapie e. V. (bag-kjp.de), der Berufsverband für Kinder- und Jugendpsychiatrie, Psychosomatik und Psychotherapie in Deutschland e. V. (bkjpp.de) und die Deutsche Gesellschaft für Psychiatrie, Psychotherapie und Nervenheilkunde (dgppn.de), die wissenschaftliche Vereinigung, insbesondere im Erwachsenenalter, psychiatrisch und psychotherapeutisch sowie nervenheilkundlich tätiger oder interessierter Ärzte. Auch hier kann kostenlos Expertenservice zu psychischen Störungen abgerufen werden, darunter ASS. Pendant der DGKJP und DGPPN in der Schweiz und Österreich sind die Schweizerische Gesellschaft für Kinder- und Jugendpsychiatrie und -psychotherapie (sgkjpp.ch) und Schweizerische Gesellschaft für Psychiatrie (psychiatrie.ch) bzw. Österreichische Gesellschaft für Kinder- und Jugendpsychiatrie (psyweb.at/kjnp) sowie Österreichische Gesellschaft für Psychiatrie und Psychotherapie (oegpp.at).

5.3.2.2
Wissenschaftliche Gesellschaft Autismus-Spektrum (WGAS)

Die Wissenschaftliche Gesellschaft Autismus-Spektrum (WGAS; wgas-autismus.org) wurde im Dezember 2008 von ASS-Forschern des deutschsprachigen Raumes gegründet. Sie steht allen Personen offen, die über nachgewiesene Forschungsaktivitäten im Bereich des Autismus-Spektrums verfügen. Ziel dieses Vereins ist die Förderung von Forschungsaktivitäten im Bereich des Autismus-Spektrums vor allem in Deutschland, Österreich und der Schweiz. Dies wird durch Veranstaltungen und Schriften, Vernetzung und Kooperation von Wissenschaftlern, Unterstützung sowie Aus- und Weiterbildung wissenschaftlich Arbeitender, Erarbeitung von Forschungsprotokollen, Bildung von Fachgruppen, Förderung guter wissenschaftlicher Praxis, Unterstützung von Nachwuchsforschern, Information der Öffentlichkeit und Preise erreicht. Durch die Fokussierung auf die Förderung der Wissenschaft im Bereich Autismus-Spektrum steht der Verein nicht in inhaltlicher oder struktureller Konkurrenz zu anderen medizinischen oder psychologischen Fachgesellschaften. Ein wesentliches Organ der WGAS ist die wissenschaftliche Tagung Autismus-Spektrum (WTAS, s. 5.3.9).

5.3.3
Kliniken mit Schwerpunkt auf Autismus-Spektrum-Störungen

Einige akademische Krankenhäuser haben sich in Klinik und Forschung explizit auf ASS spezialisiert. An diesen Kliniken finden fortlaufend Forschungsprojekte in Bezug auf Grundlagen (z. B. Genetik, Neurobiologie, Neuropsychologie) und Anwendung (z. B. Diagnostica, Therapieevaluation) statt. Sie verfügen über ausgewiesene Experten und meist ein erweitertes Angebot an Diagnostik und Intervention. Die Klinik für Psychiatrie und Psychotherapie des Kindes- und Jugendalters (KJP) der Goethe-Universität Frankfurt/M. (kgu.de/zpsy/kinderpsychiatrie) besitzt bspw. ein integriertes Autismustherapiezentrum und bietet Gruppen zum Training sozialer Fertigkeiten an (s. Kap. 4.10). Die KJP des Zentralinstituts für seelische Gesundheit in Mannheim (zi-mannheim.de/60.html), die Phillips-Universität Marburg (uni-marburg.de/fb20/kjp) sowie die KJP der Universität Zürich (kjpd.unizh.ch) bieten Spezialambulanzen für ASS. Weitere KJPs mit ASS-Schwerpunkt befinden zum Zeitpunkt der Abfassung dieses Beitrags u. a. in Köln (kjp-uni-koeln.de), Freiburg (uniklinik-freiburg.de/kijupsych), Aachen (Kinder-jugendpsychiatrie.ukaachen.de) und Viersen (rk-viersen.lvr.de). Im erwachsenenpsychiatrischen Bereich sind u. a. an den Universitätskliniken in Köln (uk-koeln.de/kliniken/psychiatrie), Aachen (psychiatrie.ukaachen.de) und Rostock (kpp.med.uni-rostock.de) klinischen Ambulanzen und Forschungsprojekte etabliert worden. Das Isar-Amper-Klinikum in Taufkirchen (iak-kt.de) hat langjährige Erfahrung in Bereich ASS bei Erwachsenen.

5.3.4 Therapieinstitute

5.3.4.1 Institute von Autismus Deutschland

Autismus Deutschland (s. Kap. 5.1) betreibt über seine Landes- und Regionalverbände über 50 ambulante Therapiezentren für ASS. Die Kontakte und Links zu allen finden sich unter den Adressen auf der Homepage des Vereins (autismus.de). Die meisten bieten – ebenso wie der Bundesverband und seine Unterverbände – neben der klinischen Tätigkeit auch Aus- und Fortbildungen sowie Selbsthilfegruppen an. Beispielhaft sei hier das Autismustherapiezentrum in Köln (autismus-koeln.de) genannt, mit ca. 20 Mitarbeitern eines der größten. Angeboten werden die Diagnostik des Entwicklungsstandes und -potenzials sowie Intervention zur Förderung von alltagspraktischen Fertigkeiten, Kommunikation, sozialer Kompetenz, kognitiven Funktionen und Motorik. Die Elternarbeit umfasst Information und Aufklärung über ASS, Unterstützung der Familie im Umgang mit Verhaltensproblemen, Entwicklung von Strategien zur Entlastung und Stressbewältigung, Krisenintervention, Beratung bei medizinischen Fragen und zur Wahl geeigneter Einrichtungen (Kindergarten, Schule, Beruf, Heim). Die Therapien erfolgen in Einzel-, Klein und Kleinstgruppenarbeit. Zentral in der Therapie sind Ansätze, die speziell für Menschen mit Autismus entwickelt wurden, z. B. TEACCH (Kap. 4.5) und PECS (4.14). Das Therapeutenteam ist interdisziplinär und umfasst Psychologen, Heilpädagogen, Sprachtherapeuten, Motopäden, Musiktherapeuten und Sozialarbeiter. Für medizinische Fragen erfolgt konsiliarische Mitarbeit von Fachärzten.

5.3.4.2 Intensive verhaltenstherapeutische Frühförderung

Mehrere Institute bieten intensive Frühförderung und Elterntraining nach den Prinzipien der Applied Behavior Analysis (ABA) an (s. Kap. 4.3), darunter Knospe-ABA (knospe-aba.com; autismusaba.de) in Hespe, Landkreis Schaumburg, Niedersachsen, das Early Autism Projekt Stuttgart (earlyautismprojekt.de) und das Institut für Autismusforschung in Bremen (ifa-bremen.de). Neben Intervention werden auch Aus- und Fortbildungen für Fachleute und Eltern angeboten. In der Schweiz vertreten aaa autismus-approach (autismus-approach.ch) und das Autismus Kompetenz-Zentrum Schweiz (akzschweiz.ch) den ABA Ansatz.

5.3.4.3 TEACCH

Autea (autea.org), ist ein gemeinnütziges Institut für Beratung und Fortbildung nach dem TEACCH-Modell mit Sitz in Gelsenkirchen. Zu Autea gehörig ist auch ein Beratungs- und Schulungszentrum, das vom Sozialwerk St. Georg (Mitglied des Caritasverbandes) und der diakonischen Einrichtung Bethel aufgebaut wurde. Das Team Autismus (team-autismus.de) ist ein multiprofessionelles Institut in Mainz, das unter Mitarbeit der Eltern oder anderer Bezugspersonen Förderung und Begleitung von Kindern und Erwachsenen mit Autismus nach dem TEACCH-Ansatz betreibt. Das Institut bietet neben Veranstaltungen zu TEACCH auch solche zu diagnostischen Verfahren an, die mit dem Ansatz kompatibel sind (z. B. PEP-R, AAPEP, s. a. Kap. 3.1).

5.3.4.4 Praxen

Im gesamten Bundesgebiet befinden sich niedergelassene Ärzte, Psychologen und andere Berufsgruppen mit Schwerpunkt auf Diagnostik und Intervention bei ASS, darunter Autismo in Bochum (autismus-bochum.de), Brita Schirmer (dr-brita-schirmer.de), Autismut in Berlin (autismut.de) und Rolf Seemann in Karlsruhe (autismus-karlsruhe.de/11.html).

5.3.5 Berufliche Integration

Die berufliche Teilhabe von Menschen mit ASS im Erwachsenenalter ist ein bedeutsamer Meilenstein für die Selbstständigkeit und Lebensqualität. Allgemeine Organisationen, die Angebote und Hilfen bei ASS anbieten, sind die Bundesarbeitsgemeinschaft der Berufsbildungswerke (bagbbw.de), Bundesarbeitsgemeinschaft für Unterstützte Beschäftigung (bag-ub.de), Bundesarbeitsgemeinschaft Wohnortnahe Berufliche Rehabilitationseinrichtungen (bag-wbr.de) und die Bundesarbeitsgemeinschaft Wohnortnahe Berufliche Rehabilitationseinrichtungen (bag-wbr.de). Organisationen, die spezifische Angebote bei ASS anbieten, sind das Integrationszentrum MAut – Menschen mit Autismus (m-aut.de) in München, AuReA der Firma Salo mit Dependenzen in ganz Deutschland (salo-ag.de), Savistawork (http://savistawork.net) und der Verein für Integration durch Arbeit in Aachen (via-aachen.de). Ferner bieten die Berufsbildungswerke in Abendsberg (bbw-abensberg.de), Dortmund (http://dortmund.cjd.de), Greifswald (bbw-greifswald.de) und Karben (bbw-suedhessen.de) spezielle Programme an. Ein Portal mit vielfältigen Informationen zu beruflicher Integration steht mit dem Informationssystem zur beruflichen Rehabilitation zur Verfügung (rehadat.de).

5.3.6 Wohnheime, Wohngruppen

Ähnlich wie bei den Therapiezentren wird auch der Großteil der Wohnheime und Wohngruppen für Menschen mit ASS durch Autismus Deutschland oder von diesem Verein in Zusammenarbeit mit anderen Organisationen verwaltet. Die Kontakte und Links zu allen solchen Einrichtungen findet man unter den Adressen auf der Homepage des Vereins (autismus.de). Daneben betreiben z. B. die diakonische Stiftung für Menschen mit Behinderungen die Großeinrichtung Wittekindshof in Bad Oeynhausen (wittekindshof.de) sowie das internationale Bildungs- und Sozialwerk (leben-mit-autismus.de/standorte.html), die ZuB Wohnhaus GmbH (zub-online.de), die gemeinnützige Gesellschaft für integrative Behindertenarbeit (gib-hannover.de), Sicher Daheim in Dithmarschen (sicherdaheim.com) und WoAUt des Integrationszentrums Maut (m-aut.de) Wohnstätten.

5.3.7 Selbsthilfegruppen und -foren

Selbsthilfegruppen haben in Ergänzung zu professionellen Angeboten viele Vorteile, z. B. ist man unter Gleichen, findet Trost, Geborgenheit, Akzeptanz und Verständnis, kann Erfahrungen und Informationen austauschen, Beziehungen und Netzwerke aufbauen und Interessengruppen bilden. Für das Gesundheitssystem liegen die Vorteile in der Entlastung von Kostenträgern, sinnvoller Überbrückung von Wartezeiten, Entwicklung von Eigenverantwortlichkeit der Betroffenen und Reduzierung von Abhängigkeit von offiziellen Stellen. Es können sich aber auch Nachteile ergeben, bspw. Hemmungen, an solchen Gruppen teilzunehmen, oder ein Mangel an Führung, Regeln, Gruppenkohäsion oder Verbindlichkeit. Zwei in erster Linie Internet-basierte Selbsthilfeorganisationen für Betroffene haben sich in Deutschland etabliert, nämlich Aspies e. V. (aspies.de) und Aspergia (aspergia.net). Aspies versteht sich vor allem als mündige Interessenvertretung von autistischen Menschen gegenüber Fachleuten, Institutionen und der Öffentlichkeit. Aspies e. V. schafft darüber hinaus Räume, in denen sich autistische Personen treffen und vernetzen können. Aspergia ist eine Webseite und Plattform für Menschen mit Asperger-Syndrom, ihre Angehörigen (und auch für Fachleute). Selbsthilfe für Eltern von Menschen mit ASS bietet Einzigartig Eigenartig e. V. (friedrich-stegmann.de/asperger). Geschwister von Menschen mit Beeinträchtigungen finden Informationen und Angebote auf einer Seite von Marlies Winkelheide (geschwisterkinder.de).

5.3.8
Zeitschriften

5.3.8.1
Fachzeitschriften

Die führenden wissenschaftlichen Zeitschriften, die sich auf ASS spezialisiert haben, sind das Journal of Autism and Developmental Disorders (springerlink.com/journals), Autism: The International Journal of Research and Practice (http://aut.sagepub.com), Autism Research, Organ der International Society for Autism Research (autism-insar.org), und Research in Autism Spectrum Disorders (sciencedirect.com/science/journal/17509467). Deutschsprachige Fachzeitschriften, die regelmäßig Studien zu ASS publizieren, sind z. B. die Zeitschrift für Kinder- und Jugendpsychiatrie und Psychotherapie (verlag-hanshuber.com/ZKJP), Praxis der Kinderpsychiatrie und Kinderpsychologie (v-r.de/de/zeitschriften/500024) und Kindheit und Entwicklung (hogrefe.de). Studien zu ASS werden in vielen weiteren internationalen Journals publiziert. In der frei zugänglichen Suchmaschine Medline der US-Amerikanischen Nationalbibliothek für Medizin des Nationalen Gesundheitsinstituts der USA (pubmed.com) können Studien in unzähligen Zeitschriften gesucht und Zusammenfassungen der Studien gelesen werden.

5.3.8.2
Zeitschriften von Organisationen

Nicht wenige der weiter oben genannten Kliniken, Institute, Praxen und Organisationen bieten regelmäßig «Newsletter», Schriften sowie allgemeine aktuelle Informationen und Linksammlungen auf ihren Internetseiten. Autismus Deutschland veröffentlicht ein- bis zweimal jährlich die Zeitschrift «Autismus» mit Informationen über regionale und bundesweite Entwicklungen im Bereich ASS sowie Beiträgen von Betroffenen, Eltern und Experten (autismus.de, unter Bestellmöglichkeit). «Wir Eltern von Kindern mit Autismus» (autismus-wir-eltern.de) ist eine von Bettina und Jürgen Greiner herausgegebene Online-Zeitschrift von und für Eltern zu verschiedenen Themen rund um ASS. Eine seriöse praxisbezogene englischsprachige Zeitschrift mit vielfältigen hochwertigen Hinweisen, vor allem zur Intervention bei ASS, ist die kostenlose Autism News of Orange County (autismnewsoc.org), herausgegeben von Vera Bernard-Opitz.

5.3.9
Aus- und Weiterbildung, Tagungen

Die meisten der weiter oben genannten Kliniken, Institute und Organisationen bieten regelmäßig Fort- und Weiterbildungen im Bereich ASS an, die auf deren Internetseiten angekündigt werden, darunter Autismus Deutschland, seine Unterverbände und Therapiezentren. Weitere Akademien bieten Fortbildungen im Bereich ASS an, u. a. Assista (neurobildung.at). Das Institut für Autismusforschung (http://ifa-bremen.de) hat in Zusammenarbeit mit der Deutschen Gesellschaft für Verhaltenstherapie (DGVT) ein Curriculum Autismustherapie entwickelt. Ebenso wird dort eine umfassende Fortbildung in Früherkennung und Frühförderung von ASS angeboten.

Autismus Deutschland veranstaltet in einem Zyklus von drei Jahren eine Bundestagung mit Workshops und Vorträgen von Experten. Die KJP der Goethe-Universität Frankfurt/M. führt jährlich ein internationales Interventionssymposium zu ASS durch (kgu.de/zpsy/kinderpsychiatrie/Veranstaltungen). Auf der Wissenschaftlichen Tagung Autismus-Spektrum (wtas-autismus.org), Organ der WGAS, treffen sich jährlich Forscher aus dem deutschsprachigen Raum und darüber hinaus, um aktuelle Forschungsergebnisse vorzustellen. Die größte internationale wissenschaftliche Autismustagung ist das jährliche International Meeting for Autism Research (imfar.org).

5.3.10
Stiftungen

Leider ist das Stiftungswesen zu ASS im deutschsprachigen Raum im Vergleich zum angelsächsischen noch nicht gut entwickelt. In den USA existiert z. B. mit Autism Speaks (autismspeaks.org) eine Stiftung, die abgesehen von klinischen und individuellen Maßnahmen, allein im Jahr 2007 $ 30 Millionen zur Unterstützung von Forschungsprojekten zur Verfügung stellte. In Deutschland sind verschiedene Stiftungen an klinischen Projekten und individuellen Maßnahmen beteiligt – z. B. in Kooperation mit Autismus Deutschland – die Menschen mit ASS zugute kommen, darunter die Stiftung Gute Hand (die-gute-hand.de) und die Autismusstiftung (autismusstiftung.de). In der Schweiz finden sich bspw. die Stiftung Autismus (stiftung-autismus.ch) und die Stiftung Autismus und Kind (kind-autismus.ch). Letztere finanziert u. a. eine Schule mit Internat und eine Beratungsstelle.

5.3.11
Diagnostisches und therapeutisches Material

Diverse Firmen bieten therapeutisches Material zur Förderung von Motorik, Kognition, Sprache, Spiel und anderen Funktionen an, die auch bei ASS zum Einsatz kommen können (z. B. lekis.de; haidig.de, sensetoys.com). Arbeitsmaterial, das am TEACCH-Ansatz angelehnt ist, kann bei kleine-wege.de bestellt werden; Bücher und Material zu ABA unter pro-aba.com. Elektronische Hilfsmittel zur Kommunikation werden u. a. von beta-hilfen.de/beh, putmobil.com und lifepool.at vertrieben. Standardisierte diagnostische Instrumente für Experten vertreiben u. a. die testzentrale.de sowie pearsonassessment.de.

5.3.12
Elternorganisationen

Elternorganisationen haben hinsichtlich der Unterstützung und Versorgung von Menschen mit ASS zweifellos Großartiges geleistet. Autismus Deutschland (autismus.de) wurde in diesem Kapitel bereits mehrfach genannt und ein eigenes Kapitel widmet sich dem Verein im vorliegenden Buch (s. Kap. 5.1). Entsprechende Organisationen in der Schweiz und Österreich sind Autismus Schweiz (autismus.ch) und die Autistenhilfe in Österreich (portal.autistenhilfe.at), die in den Kapiteln 6.1 und 6.2 berücksichtigt sind.

5.3.13
Weiterführende Literatur

Warnke, A.; Lehmkuhl, G. (Hrsg.): Kinder- und Jugendpsychiatrie und Psychotherapie in der Bundesrepublik Deutschland. Schattauer, Stuttgart, 2003.
Bundesverband Autismus Deutschland e. V. (Hrsg.): Denkschrift: Zur Situation autistischer Menschen in der Bundesrepublik Deutschland, 2001.

6 Länderperspektiven

6.1
Österreich

Elvira Muchitsch jun.

6.1.1
Einleitung

Unabhängig voneinander und nahezu gleichzeitig beschrieben der aus Österreich stammende amerikanische Kinderpsychiater Leo Kanner (1943) mit dem frühkindlichen Autismus und der österreichische Kinderarzt Hans Asperger (1944) mit der autistischen Psychopathie zwei Störungsbilder, bei deren Bezeichnung sie sich auf den vom Schweizer Nervenarzt Eugen Bleuler eingeführten Begriff des Autismus bezogen. Hans Asperger beschrieb in seiner Dissertation «Die autistischen Psychopathen» Kinder mit auffälligem Sozial- und Kontaktverhalten und spezifischen Interessen und Kanner stellte zur gleichen Zeit die unverkennbaren Symptome des frühkindlichen Autismus dar. Asperger sah im Autismus eine von vielen möglichen menschlichen Verhaltensweisen mit erblicher, situationsbedingter oder cerebraler Ursache. In einem vom österreichischen Neuropädiater Andreas Rett 1972 gehaltenen Referat «Autismus Symptom oder Krankheit» ging hervor, dass 72 Kinder und Jugendliche mit der Diagnose «Autistische Psychopathen» an der Klinik «am Rosenhügel» in Wien, in der Abteilung für entwicklungsgestörte Kinder, vorgestellt worden waren. Rett meinte, dass es sich beim Syndrom «Autistische Psychopathen» um ein organisches Psychosyndrom handle.

In den Anfängen war es für Eltern eine mühevolle Spurensuche nach Kontakten, die ihnen helfen konnten, ihre Kinder zu fördern und auch nach Ärzten, die eine Diagnose stellten. Es gab Sondereinrichtungen, welche die Kinder betreuten, aber in ihrer Betreuungsarbeit überfordert waren, da sie kein spezifisches Wissen über Autismus hatten. Außerdem gab es auch kaum gesichertes Wissen über den Erfolg von Fördermaßnahmen bei autistischen Kindern. Vor allem jene mit geistiger Behinderung galten als unförderbar und nicht bildungsfähig. Die Integrationsbewegung begann erst viele Jahre später; autistische Kinder, so sie nicht in Sonderinstitutionen untergebracht waren, mussten in den Großklassen mithalten. Einige schafften dies auch durch das Engagement ihrer Eltern und Lehrer. Es war jedoch den betroffenen Eltern selbst überlassen, sich zu engagieren und für ihre Kinder die beste Möglichkeit der Förderung zu finden.

Christiane Steindl (1979), Gründerin des Vereins zur Förderung autistischer Kinder, beschrieb die unbefriedigende Situation für Familien mit Kindern mit Autismus: «Die Situation stellt sich so dar, dass autistische Kinder während der Beobachtungszeit an der Klinik acht Wochen betreut werden, aber es keine spezielle Betreuung in den Schulen und Kindergärten gibt; dies wirkt sich ungünstig auf die schwer behinderten autistischen Kinder aus und der Weg in eine psychiatrische Anstalt ist vorgezeichnet.» Gefordert wurden von Christiane Steindl speziell ausgebildete Pädagogen und dass dem autistischen Kind ermöglicht werde, unter anderen Kindern aufzuwachsen, um so von diesen profitieren zu können.

So genau die Symptome des Autismus beschrieben wurden, so wenig wusste man über die Entstehung desselben und noch viel weniger war klar, wie man den Betroffenen eine adäquate Therapie anbieten solle und sie vor dem unausweichlichen Schicksal der Unterbringung in einer Psychiatrie bewahren könne. Dem großen Einsatz von betroffenen Eltern und Fachleuten wie Ärzten, Pädagogen, Psychologen, sowie vielen anderen Berufsgruppen in Kooperation mit zahlreichen öffentlichen Stellen und großen Kliniken ist die heutige doch positive Situation in Österreich zu verdanken.

6.1.2
Die Österreichische Autistenhilfe

Die Österreichische Autistenhilfe (autistenhilfe.at) die sich ursprünglich «Österreichischer Verein zur Förderung autistischer Kinder» nannte, besteht seit 1979. Die Gründung wurde von Christiane Steindl, Sonderschullehrerin und selbst Mutter eines autistischen Kindes, initiiert. Die Österreichische Autistenhilfe versteht sich als Selbsthilfeorganisation betroffener Eltern, die sich nunmehr jahrzehntelang für die Bedürfnisse der Menschen mit Autismus einsetzt. Die Österreichische Autistenhilfe durchlief mehrere Vereinsbezeichnungen: 1983 wurde der Verein in den «Österreichischen Verein zur Hilfe für Autisten» umbenannt, seit 1990 nennt sich der Verein «Österreichische Autistenhilfe». 1995 wurde die Österreichische Autistenhilfe Dachverband; in Wien wurde der Verein Autistenhilfe Wien gegründet. 1991 übernahm Ernst Berger, Leiter des Neurologisches Krankenhauses der Stadt Wien, als Nachfolger von Andreas Rett die Zusammenarbeit mit der Österreichischen Autistenhilfe. Noch 1985 prangerte der spätere Obmann der Österreichischen Autistenhilfe, Anton Lenz, an, dass es in Österreich keine adäquate Betreuung für Menschen mit Autismus gäbe: «Das sonst so gut gewebte soziale Netz in Österreich weist für Menschen mit Autismus massive Lücken auf, durch die meiner Schätzung nach 95 % fallen. Aber selbst die 5 % Aufgefangenen haben bestenfalls mittelmäßige Chancen, ihren Fähigkeiten entsprechend gefördert zu werden». Inzwischen sind 22 Jahre vergangen und die Österreichische Autistenhilfe hat viel dazu beigetragen, dass sich das soziale Netz und die Möglichkeiten für Menschen mit Autismus in Österreich verändert haben.

Die Geschichte der Integration von Kindern und autistischen Menschen durch die Österreichische Autistenhilfe ist lang. Anton Lenz und andere betroffene Eltern und Fachleute setzten sich dafür ein, die Integration für die Betroffenen und ihren Familien in unserer Gesellschaft möglich zu machen. Der Integrationsgedanke und die Integration der Menschen mit Autismus stehen im Vordergrund; ein gemeinsames, selbstbestimmtes Leben von Menschen mit Autismus und allen anderen Menschen soll im Kindergarten, in der Schule, im Beruf und in der Freizeit möglich werden. Allen autistischen Menschen soll eine Förderung in einem Integrationskindergarten, einer Integrationsklasse und in berufsvorbereitenden Einrichtungen zugänglich gemacht werden. Auf die Verwirklichung der schulischen Integration von autistischen Kindern lag das Hauptaugenmerk der Österreichischen Autistenhilfe. Das Integrationsprojekt erlangte 1998 den ersten Platz des Gesundheitspreises der Stadt Wien in der Kategorie Schule und Jugend.

In der fast 30jährigen Geschichte der Österreichischen Autistenhilfe entstanden allein in Wien drei Wohngemeinschaften und eine Familienberatungseinrichtung, welche auch eine Praktikumsstelle für Psychotherapeuten wurde. In den anderen Bundesländern entstanden Zweigvereine wie die Autistenhilfe Oberösterreich, die Autistenhilfe Vorarlberg und die Autistenhilfe Tirol. In den Bundesländern Steiermark und Salzburg gibt es entsprechende zuständige Kontaktadressen. Es wurde ein Praktikumsbetrieb mit Studenten aufgebaut, ebenso Aus- und Fortbildungsveranstaltungen für Betroffene und Fachleute. Auch die regelmäßig erscheinende Zeitung «Betrifft Autismus» wird von der Österreichischen Autistenhilfe herausgegeben. Weiters werden Diagnostik und Therapien angeboten und ein Ausbau des Kompetenz- und Therapiezentrums ist geplant.

6.1.3
Das Wiener Modell – Lebenslange Begleitung für Familien mit Kindern mit Autismus von der Kindheit bis ins Erwachsenenalter

Für die Diagnostik, Behandlung und Betreuung von autistischen Menschen in Wien und ganz Österreich hat Elvira Muchitsch großes geleistet. Muchitsch gründete die erste sonderpädagogische Ambulanz in Wien und konzipierte einen Kindergarten und Hort für autistische Kinder sowie Kinder mit anderen Lern- und Leistungsbehinderungen. In Folge entstanden eigene Schulklassen für autistische Kinder. Auch die Gründung des Vereins «Autistenzentrum Arche Noah» (autismus.at), der in Niederösterreich eine Tagesstätte und eine Wohngruppe für jugendliche und erwachsene Menschen mit Autismus betreibt, geht auf Muchitsch zurück. In der Steiermark gründete sie gemeinsam mit Wolfgang Kaschnitz, einem Kinderarzt, dem die unbefriedigende Situation für autistische Kinder keine Ruhe ließ, den «Verein Libelle» (verein-libelle.at). Ihre schriftlich festgehaltenen methodischen Grundlagen der Therapie bilden die Basis für die therapeutischen Tätigkeiten der Vereine im Burgenland, Kärnten und der Steiermark. Die Entstehung eines ganzheitlichen Betreuungskonzeptes in Wien begann, als Muchitsch als Psychologin der Gemeinde Wien den damaligen Sonderkindergarten Franklinstraße betreute. Im Rahmen ihrer Tätigkeit wurden ihr Kinder vorgestellt, die in ihrem Verhalten gänzlich anders waren, als die anderen geistig- und lernbehinderten Kinder, die sonst im Kindergarten betreut wurden.

Muchitsch war von Anfang an von diesen Kindern fasziniert; die Verzweiflung der Eltern und die Hilflosigkeit der Pädagogen motivierten sie, sich auf die Suche nach neuen therapeutischen Methoden zu begeben, die den betroffenen Kindern eine Hilfe sein konnten.

Sie fuhr nach München ins Max-Planck-Institut für Psychiatrie, und lernte bei John F. Kane, einem Schüler von Ivar Lovaas, dem Begründer verhaltenstherapeutischer Methoden bei Autismus. Dort erwarb sie die ersten verhaltenstherapeutischen Kompetenzen, die ihr den Anstoß für die später entwickelte Involvierungstherapie gaben. Muchitsch erste therapeutische Ansätze waren von ihrer spieltherapeutischen Vorerfahrung geprägt – sie beobachtete die autistischen Menschen beim Spiel in und mit ihren Stereotypien, welche dann zu einem Bindeglied zwischen «unserer Welt und der Welt der Autisten» wurden. Muchitsch spieltherapeutische Ausbildung, das später angeeignete verhaltenstherapeutische Wissen und die fruchtbare Umgebung eines Kindergartens, die den lebhaften Austausch mit den Pädagogen ermöglichte, machte das ganzheitliche Betreuungskonzept und die Entstehung einer eigenen Therapiemethode erst möglich.

6.1.4
Autismusspezifische Therapie (Involvierungstherapie) nach Muchitsch

Muchitsch (2006) hat mit der Involvierungstherapie eine auf verhaltenstherapeutischen Konzepten beruhende spezifische Therapieform für autistische Kinder und ihre Eltern entwickelt. Die Involvierungstherapie entwickelte sich aus dem Versuch, die Welt der autistischen Kinder zu verstehen, sich in sie einbeziehen zu lassen und unsere Welt aus deren Perspektive zu sehen, zu hören, zu spüren und zu erleben. Das scheinbar bizarre Verhalten der autistischen Kinder bekam Sinn, ihre stereotypen Verhaltensweisen erhielten bei genauer stunden- bis tagelanger Beobachtung eine Bedeutung – die Bedeutung einer aktiven Auseinandersetzung mit sich selbst und der Umwelt, mit den Möglichkeiten, die ihnen trotz der schweren Informationsverarbeitungsstörung geblieben waren. Entscheidend war die Entdeckung, dass die verschiedenen Formen der Stereotypien sich auf drei verschiedenen Ebenen abspielten, die unterschiedliche Entwicklungsebenen repräsentierten und deutliche Parallelen zu den Entwicklungsstufen eines normalen Babys aufwiesen. Die Involvierungstherapie hat zu Beginn den Charakter einer Spieltherapie. Der Therapeut lässt sich in die Spiele der Autisten miteinbeziehen, er nimmt an ihnen teil. Stereotype Tätigkeiten wie Schlüsselspiele, Lichtschalterspiele, Spiele mit Vorhängen, Jalousien, sowie das Versetzen von Objekten in Pendel- und Drehbewegungen usw. werden Ausgangspunkte und Verstärker für eine Verhaltensänderung. Schrittweise werden die Spiele modifiziert, indem erwünschtes Verhalten und sinnvolle Handlungsabläufe vor- und zugeschaltet werden. Die meisten Frühförder-, Vorschul- und ein Teil der Schulprogramme wurden bereits zwischen 1973 und 1976 in ihren Grundzügen von Muchitsch niedergeschrieben, als sie mit einer systematischen psychologischen Betreuung und Förderung von Klein- und Schulkindern mit autistischem Syndrom nach Kanner begann. In den letzten Jahrzehnten entstanden Kleinkind-, Schulkind- und Erwachsenenprogramme, die ineinander greifen und aufeinander aufbauen. Inzwischen wurden diese Programme erweitert und differenziert.

Seit Jahren erprobt, lehrbar und lernbar, stellen sie die Grundlage der Bildungsarbeit in Kindergarten- und Hortgruppen und in den speziellen Schulklassen, die methodeneinheitlich arbeiten, dar. Es entstanden «Multifunktionelle Fördertherapieprogramme» zur Einübung von Kulturtechniken, die nicht nur den Effekt hatten, dass viele autistisch behinderte Kinder schreiben, lesen und rechnen lernten, sondern auch wesentlich zur Kompensation in den einzelnen Wahrnehmungsbereichen beitrugen – eine Multifunktionelle Fördertherapie mittels Kulturtechniken. Dadurch konnten auch bemerkenswerte Fortschritte im sozialen Bereich erzielt werden.

Für eine umfassende Betreuung der autistischen Kinder und ihrer Eltern bewährte sich nach Ansicht von Muchitsch eine Kombination folgender therapeutischer Ansätze:

a) die Involvierungstherapie – ein verhaltenstherapeutischer Ansatz,
b) das nondirektive Beratungsgespräch – ein gesprächspsychotherapeutischer Ansatz,
c) Analyse und Veränderung von Interaktionsmustern in der Familie – ein familientherapeutischer Ansatz.

Am Anfang jeder Behandlung eines Kindes mit Autismus stand eine gezielte Einzelbetreuung in Form eines «Kind-Eltern-Trainings». Der Aufbau eines Verhaltensrepertoires erfolgte im Beisein mindestens eines Elternteiles, meistens der Mutter, die auch eine genaue Anleitung und Unterweisung, zunächst für die häuslichen Übungsstunden, später für den gesamten Tagesablauf, erhielt. Die Eltern wurden zunächst durch Beobachtung des Kind-Therapeuten-Verhaltens, das gleichzeitig vom Therapeuten erläutert wurde, mit den wesentlichen therapeutischen Schritten vertraut gemacht. In der nächsten Phase erhielten die Eltern verbale, aber auch physische Hilfestellung. Jeder Handgriff, jede Geste wurde mit den Eltern solange in der Praxis geübt, bis die Eltern das Training selbständig durchführen konnten.

Der nächste Schritt zur Förderung der betroffenen Kinder bestand darin, sowohl die Lernprogramme, als auch die therapeutischen Strategien in die Gruppe zu übertragen. Am zielführendsten erwies sich die schrittweise Einblendung der Sonderkindergärtnerin in die Einzeltherapiesitzungen und die allmähliche Übernahme der Programme durch die Sonderkindergärtnerin, die danach diese in die Kindergartengruppe übertrug.

6.1.4.1
Kindergarten und Hort der MA10 mit dem Schwerpunkt Autismus

Bei allen konzeptionellen Überlegungen stand das Wissen um folgende Grundbedürfnisse der Kinder mit Autismus im Vordergrund:

- Gleicherhaltung der bekannten Umgebung,
- Gleicherhaltung der vertrauten Personen,

- Gleicherhaltung der Vermittlung von pädagogischen Inhalten,
- langsame harmonische Übergänge,
- langsame behutsame Einleitung von Ablöseprozessen,
- Individuelle ganzheitliche Förderung (Einzel- und Gruppentherapie).

Aus dieser Erkenntnis heraus wurde im Herbst 1983 im 9. Wiener Gemeindebezirk das erste Kindertagesheim für autistische Klein- und Schulkinder mit zwei heilpädagogischen Kindergartengruppen und drei heilpädagogischen Hortgruppen eröffnet. In diesen Gruppen werden autistische und nicht autistische Kinder gemeinsam pädagogisch betreut. Die Gruppengröße im Kindergarten beläuft sich auf 12 Kinder zwischen 6 und 18 Jahren, die Hälfte der Kinder ist dem autistischen Spektrum zuzuordnen.

Seit 1996 werden im räumlich erweiterten Kindertagesheim zusätzlich zwei Schulklassen nach demselben Prinzip, also methodeneinheitlich, geführt. Nach den ersten beiden Schuljahren werden die Klassen in bestehende Schulen, deren Standorte sich in örtlicher Nähe des Kindertagesheimes Sobieskigasse befinden, integriert. Die Zusammensetzung der Klassen ändert sich dadurch nicht.

Die an das Kindertagesheim angeschlossene sonderpädagogische Ambulanz ist für diagnostische Abklärung, therapeutische Interventionen und Elternberatung zuständig. Die ambulante Behandlung wird sowohl als Einzeltherapie als auch in Gruppen angeboten.

6.1.5
Beschulung von autistischen Kindern in Wien

6.1.5.1
Das Verschränkte Modell

Das so genannte «verschränkte Modell» (Verschränkung zwischen Stadtschulrat Wien und dem Kindergartenwesen), das seit 11 Jahren erfolgreich besteht, wurde entwickelt, da sich die Beschulung von Kindern mit autistischer Wahrnehmung nach dem Besuch eines Kindergartens besonders schwierig gestaltete. Der Personen- und Umgebungswechsel führte dazu, dass die autistischen Verhaltensweisen der Kinder zunahmen, bereits erlernte Fähigkeiten verloren gingen und die Lehrer, die im Umgang mit den Kindern nicht vertraut waren, nicht wussten, wie sie sich ihnen gegenüber verhalten sollten. In enger Zusammenarbeit mit dem Stadtschulrat für Wien entstand 1994 das verschränkte Modell zur Beschulung von Kindern mit Autismus.

Die Verschränkung beinhaltet eine enge Kooperation mit dem Inspektorat für Sonderschulen und Integration des Stadtschulrats für Wien und dem Kindergarten der Stadt Wien, MA 10. Durch die Verschränkung der Institutionen wurde erstmals die Möglichkeit geschaffen, Klassen für Kinder mit Autismus zwei Jahre lang gemeinsam von einem Team aus Sonderkindergartenpädagogin und Lehrerin zu führen. Die Grundidee bestand darin, Kindern mit Autismus einen kontinuierlichen Bildungsweg zu ermöglichen. Dieser beginnt so früh wie möglich mit einer Einzelförderung, setzt sich im Kindergarten fort und endet mit der Erfüllung der Schulpflicht. Eine räumliche, personelle und methodische Vernetzung bildet die Grundlage des Verschränkten Modells.

Angestrebt werden:

- Gleicherhaltung der bekannten Umgebung,
- Gleicherhaltung der vertrauten Personen,
- Gleicherhaltung der Methode.

Diese Ziele werden in zwei Schritten erreicht:

1. Übersiedlung an einen neuen Schulstandort im Laufe des zweiten Semesters des zweiten Schuljahres. Dieser Umgebungswechsel wird langsam vorbereitet. Die Kinder lernen die zukünftige Klasse kennen, sie werden langsam mit der neuen Umgebung vertraut gemacht, befinden sich aber vorerst weiterhin hauptsächlich in der ihnen bekannten Umgebung.

2. Kennenlernen einer neuen Lehrkraft; die Sonderkindergartenpädagogin beginnt sich im zweiten Halbjahr der zweiten Klasse immer mehr aus der Klasse auszublenden. Die Klasse wird ab dem 3. Schuljahr von zwei Lehrerinnen geführt, welche die Kinder bis zum Ende der Schulpflicht begleiten. Nach dem vierten Schuljahr werden die Kinder oft in eine kooperative Mittelschule oder in eine andere Schulform integriert.

Es gibt inzwischen eine elfjährige Erfahrung von der Beschulung von autistischen Kindern im Rahmen des verschränkten Modells. Die Zusammenarbeit zwischen Lehrer, Hortpädagogen und Eltern sowie die pädagogische Kompetenz und methodeneinheitliche Förderung wirkte sich auf die kognitive und sozial emotionale Entwicklung der Kinder positiv aus.

6.1.5.2
Das Wiener Modell zur schulischen Integration von Kindern mit autistischer Wahrnehmung

Im Schuljahr 1996/97 wurde mit der integrativen Beschulung von Kindern mit Autismus in Wien begonnen (Tuschel/Mörwald, 2007). Das Projekt vom Stadtschulrat in Wien wurde initiiert vom Landesschulinspektor für Sonderschulen und Integration Tuschel, der Österreichischen Autistenhilfe unter der Präsidentschaft von Toni Lenz und Trixi Mlczoch und der neuropsychiatrischen Abteilung für Kinder und Jugendliche des Neurologischen Krankenhauses der Stadt Wien (Ernst Berger). Im Schulunterrichtsgesetz wurde das Recht auf schulische Integration behinderter Kinder sowohl in der Grundstufe, als auch in der Sekundarstufe verankert, und sollte ein zusätzliches Angebot zu segregativen Schulmodellen sein. Lehrer, die nach diesem Wiener Modell arbeiten, besuchen ein Einstiegsseminar – es wurde ein spezifisches Curriculum unter der fachlichen Begleitung von Georg Feuser, der integrativen Pädagogik der Universität Bremen, entwickelt. Die Betreuung aller behinderten Kinder in Wien erfolgt individuell und die stützenden Maßnahmen definieren sich jeweils nach den Bedürfnissen der Kinder, Lehrer und Eltern.

1998 berichtete Ernst Berger über die gelungenen Wege der schulischen Integration. Die Elternselbsthilfegruppe Österreichische Autistenhilfe trug wesentlich dazu bei, dass die schulische Integration von Kindern mit Autismus in die Tat umgesetzt werden konnte. Es entstand ein gutes Kooperationsnetzwerk zwischen Schulbehörde, Kinderpsychiatrie und Autistenhilfe. Inzwischen gibt es für ungefähr 60 Klassen erfahrene Lehrer. Im Schuljahr 2006/2007 wurden 57 Kinder mit Autismus beschult. Assistenten, die von der Österreichischen Autistenhilfe zur Verfügung gestellt werden, unterstützen die Kinder im Unterricht.

6.1.6
Betreuungskonzepte nach der Schule

Die Situation erwachsener Menschen mit Autismus in Österreich ist nach wie vor prekär. Am beruflichen Arbeitsmarkt haben Menschen mit Autismus noch immer kaum Chancen, integriert zu werden; es fehlen Arbeitsplätze und die Bereitschaft von Firmen, Menschen mit Autismus in den Arbeitsprozess zu integrieren, ist nicht groß. Der Großteil der Menschen mit Autismus arbeitet in Werkstätten oder besucht im Rahmen einer Beschäftigungstherapie eine Tagesstätte. Für die Integration am Arbeitsplatz ist die Begleitung durch eine Arbeitsassistenz notwendig, es gibt derzeit aber kaum Erfahrungen darüber. Seit 2006 gibt es eine Clearingstelle für Menschen mit Autismus bei «WUK faktor i», einem Informationszentrum für junge Menschen mit Handicap, in Wien. Diese Clearingstelle bildet die Nahtstelle zur beruflichen Integration und hat sich zur Aufgabe gemacht, von den Jugendlichen ein persönliches Fähigkeits- und Anforderungsprofil zu erstellen, sowie einen Entwicklungsplan für die Arbeitswelt zu erarbeiten. Weiters wird für zwei Jahre eine integrative

Begleitung angeboten. Der Dachverband Österreichische Autistenhilfe vermittelt Assistentinnen, welche die berufliche Integration unterstützen.

Leider gibt es noch keine spezifischen integrativen Projekte und Arbeitsplätze für Jugendliche mit Autismus und so ist in den nächsten Jahren noch viel Aufklärungs- und Aufbauarbeit zu leisten, damit die berufliche Integration für Menschen mit Autismus Wirklichkeit werden kann.

6.1.7
Die momentane Betreuungssituation in Wien

6.1.7.1
Eine Schwerpunktinstitution für Menschen mit autistischer Wahrnehmung in Wien – Rainman's Home

Es gab lange Zeit in Wien keine Institution für erwachsene autistische Menschen; Arbeitsplätze am freien Arbeitsmarkt zu finden war unmöglich und spezifische Institutionen gab es nicht. Dies führte 1991 dazu, dass eine betroffene Mutter, Christine Handl, gemeinsam mit anderen betroffenen Eltern, einen Elternverein gründete. Rainman's Home (rainman.at) nennt sich dieser durch Elterninitiative gegründete Verein zur Rehabilitation autistischer Kinder. Der Verein setzte es sich zum Ziel, Jugendlichen und Erwachsenen mit Autismus ein positives und sinnvolles Leben zu ermöglichen. Die Elterninitiative wurde zu Beginn fachlich von Frau Muchitsch beraten und diese verfasste auch für die Beschäftigungstherapie das Urkonzept. Später übernahmen Brigitte Rollett und Georg Spiel den Fachbeirat. Derzeit werden 36 Klienten in drei Gruppen an zwei Standorten betreut. Das therapeutische Angebot ist vielfältig und speziell auf die Bedürfnisse der Menschen mit Autismus ausgerichtet.

6.1.7.2
Das Zentrum für Autismus und spezielle Entwicklungsstörungen in Wien

Im Jahr 2000 wurde in Wien das Zentrum für Autismus und spezielle Entwicklungsstörungen (autismus.at), eröffnet, Träger des Zentrums ist der Verein «Autistenzentrum Arche Noah». In diesem Zentrum werden Kinder und Jugendliche mit Autismus und Teilleistungsstörungen diagnostiziert und therapeutisch betreut. Das Angebot reicht von Diagnostik, Einzeltherapien, über soziale Gruppen bis hin zu einem Freizeitclub. Da eine optimale Förderung des betroffenen Kindes bzw. Jugendlichen nur möglich ist, wenn das gesamte soziale Umfeld einbezogen wird, liegt einer der Hauptaugenmerke des Zentrums auf der Elternschulung.

6.1.8
Die Situation in den Bundesländern

In Wien ist in den letzten Jahrzehnten sicher am meisten dazu beigetragen worden, die Situation für Menschen mit Autismus zu verbessern. Die schulische Integration von Kindern mit Autismus ist gelungen, die Integration im Kindergarten wird ständig ausgebaut, es gibt eine Kompetenzstelle der Österreichischen Autistenhilfe für die Betroffenen, sowie eine eigene Clearingstelle, um die Integration am Arbeitsmarkt zu ermöglichen, und spezifische Institutionen wie den Kindergarten, Hort und Schulklassen für autistische Klein- und Schulkinder und eine große Tagesstätte wie Rainman's Home.

In den Bundesländern wurden in den letzten Jahren die Bemühungen, für autistische Menschen die Situation zu verbessern, intensiviert. Es gibt aber nach wie vor kein Konzept für die Integration autistischer Menschen in den Kindergärten und Schulen. Es fehlen vielerorts noch profunde Kenntnisse, sowohl in der Diagnostik als auch in der Therapie und im Umgang mit Menschen mit Autismus. Eltern und einige Fachleute engagieren sich, um für die betroffenen Kinder die beste Lösung zu erreichen. Noch immer fühlen sich aber viele Eltern bei der Betreuung ihres Kindes im Stich gelassen und sehen sich dadurch gezwungen, ihr Kind in einem Heim unterzubringen, da sie die tägliche Belastung nicht bewältigen können. In den großen Kliniken in den Landeshauptstädten wird immer mehr autismusspezifische Diagnostik angeboten. Es entstehen bundesweit Lehrgänge, die Fachleuten spezifisches Wissen über Autismus und die besondere Situation autistischer Menschen vermitteln sollen.

6.1.8.1
Verein Autistenzentrum Arche Noah

In Niederösterreich wurde für Menschen mit Autismus und anderen Behinderungen 1996 eine Tagesstätte und ein Jahr später eine Wohngruppe errichtet. Das Konzept beider Einrichtungen sieht eine umfassende Förderung in allen Lebensbereichen vor. Neben der Beschäftigungstherapie werden auch kognitive Förderung, Arbeitstraining und Jobtraining angeboten. Hervorzuheben sind unter anderem die Förderangebote in den Bereichen Kulturtechniken, Musik, Bewegung und Gestalten. Zu den besonders attraktiven Freizeitangeboten gehören der sogenannte Club, in dem sich vierzehntägig junge Menschen mit Autismus zu gemeinsamen Aktivitäten treffen und eine Theatergruppe, die unter anderem schon im Wiener Rathaus erfolgreich aufgetreten ist.

6.1.8.2
Verein Libelle/Steiermark

1998 wurde in der Steiermark der Verein Libelle gegründet, der sich zum Ziele gemacht hat, Kindern und Jugendlichen mit einer Störung aus dem autistischen Spektrum eine adäquate Diagnose und Behandlung zukommen zu lassen. Den Schwerpunkt der Tätigkeit des Vereins stellt die Aufklärungsarbeit zum Thema Autismus, sowie die Beratung und Begleitung der Eltern der betroffenen Kinder dar. So bietet der Verein zum Beispiel jeden Sommer eine Therapieferienwoche für betroffen Eltern und Kinder an. Von Therapeuten begleitet können dort die Eltern den adäquaten Umgang mit ihren Kindern üben und sich mit anderen Eltern austauschen. Der Verein Libelle arbeitet verhaltenstherapeutisch und die therapeutischen Einheiten finden sowohl in Einzel-, als auch Gruppensettings statt.

6.1.8.3
Betreuung in Kärnten

Seit nunmehr drei Jahren bietet die Integration Kärnten (betrifftintegration.at/kaernten) im Rahmen ihrer Beratungsstelle eine autismusspezifische Einzelförderung und Gruppenförderung für Kinder mit Autismus an. Die Förderung findet nach den Grundlagen der Involvierungs- und der multifunktionellen Fördertherapie statt. 2007 gründete eine Elterninitiative den Verein Autisten mit Zukunft, der sich besonders für die Interessen der Betroffenen engagiert. Manfred Umschaden, Pädagogische Hochschule Klagenfurt, und sein Lehrerteam bieten seit Jahren für Kinder mit Autismus in den Schulen integrative Betreuung und Beratung an.

6.1.9
Resümee

In den letzten Jahrzehnten verbesserte sich das Wissen um das autistische Spektrum in Österreich sehr. Es wird die Diagnose Autismus häufiger gestellt, so ist bundesweit ein deutlicher Anstieg von diagnostizierten autistischen Menschen zu verzeichnen. Immer mehr Institutionen setzen sich mit den Besonderheiten von autistischen Menschen auseinander und versuchen für sie besondere Bedingungen zu schaffen. Doch noch immer wird die Diagnose Autismus oft zu spät oder gar nicht gestellt. Es fehlen weitere spezifische Anlaufstellen für Betroffene. Vor allem im Erwachsenenbereich ist es noch unendlich viel zu tun. Die Integration von autistischen Menschen in der Arbeitswelt sollte kein

Schlagwort sein, sondern Wirklichkeit werden. Je kompetenter Menschen mit Autismus werden, sich in unserer Umwelt zurechtzufinden, desto eher wird es gelingen, ihnen ein erfülltes Arbeitsleben in unserer Gesellschaft zu ermöglichen.

6.1.10
Weiterführende Literatur

Berger, E.; Mutschlechner, R.: Autismus und schulische Integration – Kinderpsychiatrische Perspektiven. Miteinander 2 – Möglichkeiten für Kinder mit autistischer Wahrnehmung in Wiener Schulen, Echomedia, Wien, 2007.

Muchitsch, E. sen.: Erfahrungen seit 1980, eine Langzeitstudie über die Entwicklung von Menschen mit frühkindlichem Autismus. Wien, 2003.

Muchitsch, E. sen.: Psychologische Behandlung von Kindern mit Frühkindlichen Autismus. Psychologie in Österreich, 1–2 (1992).

Muchitsch E. sen.; Muchitsch E. jun.: Multifunktionelle Fördertherapie ein Förder- und Rehabilitationsprogramm für Kinder mit Entwicklungsstörungen, Wien, 1976/2000.

Rollett, B.; Kastner-Koller, U.: Autismus. Urban Fischer, Wien, 2006.

Steindl, C.: Der Weg von der schulischen Integration zur Ausbildung und Arbeit. Miteinander 2 – Möglichkeiten für Kinder mit autistischer Wahrnehmung in Wiener Schulen, Verlag Echomedia, Wien, 2007.

Zöttl, T.: Rainman's Home – ein Modell für erwachsene autistische Menschen. Miteinander 2 – Möglichkeiten für Kinder mit autistischer Wahrnehmung in Wiener Schulen, Echomedia, Wien, 2007.

6.1.11
Literatur

Asperger, H.: Die «Autistischen Psychopathen» im Kindesalter. Archiv für Psychiatrie und Nervenkrankheiten, 117 (1944): 76–136.

Kanner, L.: Autistic disturbances of affective contact. Nervous Child, 2 (1943): 217–253.

Muchitsch, E.: Involvierungstherapie als Spezialtherapie für Menschen mit Autismus, Wien, 2006.

Steindl, C.: Autismus – ein akutes Problem auch in Österreich? Betrifft Autismus, Serviceinformation1, 1979.

Tuschel, G.; Mörwald, B: Miteinander 2 – Möglichkeiten für Kinder mit autistischer Wahrnehmung in Wiener Schulen, Echomedia, Wien, 2007.

6.2
Schweiz

Ronnie Gundelfinger

6.2.1
Einleitung

Um die Entwicklung und aktuelle Situation in der Betreuung von Menschen mit Autismus-Spektrum-Störung (ASS) in der Schweiz besser darstellen zu können, werden zunächst kurz die Besonderheiten des Landes erläutert. Die Schweiz ist ein flächenmäßig kleines Land mit etwa 7.5 Millionen Einwohnern. Es werden vier offizielle Sprachen gesprochen. Außerdem hat die Schweiz einen hohen Anteil ausländischer Familien. Bei ca. 73 000 Geburten pro Jahr (Stand 2006) muss man jedes Jahr mit 500 Kindern rechnen, die eine ASS entwickeln. Umgerechnet auf die Gesamtbevölkerung wären es 9500 Kinder und Jugendliche (0 bis 18jährig) und 50 000 Menschen (Kinder, Jugendliche und Erwachsene) mit einer ASS. Die Schweiz hat eine föderalistische Struktur, bei der die meisten Aufgaben im medizinischen und erzieherischen Bereich von den Kantonen übernommen werden. Dadurch ist eine uneinheitliche Versorgung entstanden. Die einzelnen Landesteile haben im psychiatrischen und psychotherapeutischen Bereich unterschiedliche Traditionen und Kulturen.

In der Schweiz sind alle Einwohner über private Kassen krankenversichert. Daneben gibt es eine nationale Sozialversicherung (SVA), die die Altersvorsorge (AHV) und die Unterstützung bei Invalidität (IV) regelt. Die IV übernimmt Behandlungskosten bei Krankheiten, die als Geburtsgebrechen definiert sind. Kindlicher Autismus steht auf der IV Liste der Geburtsgebrechen. Zurzeit wird diskutiert, welche Formen (oder evtl. alle) von ASS von der IV anerkannt werden. Außerdem gibt es heftige Auseinandersetzungen um die Frage, welche Behandlungsmethoden von der IV akzeptiert und finanziert werden. Sie hat bisher die Kosten für klassische Spieltherapie, Ergotherapie, heilpädagogische Frühförderung oder Logopädie übernommen, die Kostenübernahme von intensiven Behandlungen wie ABA aber abgelehnt. Für den großen Betreuungsaufwand der Eltern leistet die IV eine finanzielle Unterstützung. Die schulische Förderung der Kinder mit ASS ist eine kommunale Angelegenheit, wobei vom Kanton Rahmenbedingungen vorgegeben sind. Erwachsene Menschen mit ASS, die keiner Erwerbstätigkeit nachgehen können, erhalten von der IV eine Rente und je nach Betreuungsaufwand im Alltag eine Hilflosenentschädigung. In einer Probephase befindet sich das so genannte «Assistenzbudget». Damit können Betroffene einen gewissen Betrag zu ihrer Betreuung frei einsetzen und so z. B. mit Unterstützung selbstständig und nicht in einem Heim wohnen.

6.2.2
Geschichte

In den Jahrzehnten nach der Erstbeschreibung durch Leo Kanner interessierten sich in der Schweiz nur einzelne Fachleute für das Thema Autismus. Jakob Lutz, ab 1929 Leiter der ersten kinder- und jugendpsychiatrischen Therapiestation in Zürich und ein Begründer der Schweizer Kinder- und Jugendpsychiatrie hatte sowohl zu Kanner als auch zu Hans Asperger eine langjährige berufliche und freundschaftliche Verbindung. Er betreute viele Kinder und Jugendliche mit ASS und begleitete sie zum Teil über Jahrzehnte in ihrer Entwicklung. Als sich eine Elterngruppe mit dem Wunsch für eine Schule für ihre autistischen Kinder an ihn wandte, nahm er dieses Anliegen auf. Er gründete die erste Einrichtung für Menschen mit Autismus, die Sonnhalde in Gempen, Kanton Solothurn, die 1971 eröffnet wurde. Nach seiner Emeritierung 1970 besuchte er die auf anthroposophischer Grundlage geführte Schule einen Tag pro Woche, sah Kinder und beriet die pädagogischen Fachpersonen. Von Beginn war ihm das gemeinsame Unterrichten von gesunden und behinderten Kindern ein Anliegen und der Kindergarten der kleinen Gemeinde Gempen wird seit langem integrativ in der Sonnhalde geführt.

1967 wurde der erste heilpädagogische Kindergarten im Kanton Bern gegründet, aus dem die Nathalie Stiftung entstanden ist, die sich bis heute um Menschen mit Autismus kümmert. Zur Stiftung gehört eine Beratungsstelle, eine Schule mit Wohnmöglichkeiten für Kinder und Jugendliche sowie zwei Wohn- und Beschäftigungsheime für Erwachsene. In den 70er Jahren begann Felicie Affolter, eine Schülerin von Piaget, in St. Gallen autistische Kinder nach ihrem Konzept der intermodalen Wahrnehmungsstörung zu behandeln. Daraus entstand das Zentrum für Wahrnehmungsstörung und die nach ihr benannte Affolter-Methode, mit der auch heute in vielen heilpädagogischen Schulen autistische Kinder gefördert werden.

1975 gründeten Eltern den Verein SVEAK («Schweizerischer Verein der Eltern autistischer Kinder und weiterer am Thema Interessierter»). Im gleichen Jahr beschlossen betroffene Eltern in der Region Zürich, eine Schule für Kinder mit Autismus aufzubauen. Diese wurde 1977 eröffnet und schrittweise vergrössert. In den 90er Jahren kamen eine Beratungsstelle sowie zwei Wohnheime für autistische Erwachsene dazu (Stiftung Kind und Autismus für Kinder und Jugendliche, Stiftung Wehrenbach für Erwachsene).

Eine 1988 im Auftrag des Elternvereins durchgeführte Umfrage (Baeriswyl-Rouillier, 1991) zeigte gravierende Mängel in allen Bereichen der Versorgung. Eltern beklagten sich über lange Irrwege bis zur Diagnose und über ungenügende Behandlungs- und Schulungsangebote. Noch ausgeprägter waren die Versorgungslücken für Erwachsene mit ASS. Die meisten Kinder mit schwerem Autismus wurden von ihrem Kinder- oder Hausarzt als «behindert» erkannt und der heilpädagogischen Früherziehung zugeführt. Diese Kinder bekamen eine nicht Autismus-spezifische Förderung und wurden danach in heilpädagogischen Kindergärten und Schulen unterrichtet. Eine Autismusdiagnose wurde spät oder gar nicht gestellt. Ein großer Teil dieser Kinder wurde nie von einem Kinder- und Jugendpsychiater oder -psychologen untersucht.

Das Asperger-Syndrom war weder in der Öffentlichkeit noch bei Fachpersonen ein Thema. Diese Kinder und Jugendliche wurden zwar wegen ihrer Verhaltensprobleme erfasst (in der Schweiz oft unter der Diagnose «infantiles Psychoorganisches Syndrom», POS), aber nicht als zum autistischen Spektrum gehörig erkannt. Es gab zwar einzelne Psychologen oder Psychiater, die sich für das Thema Autismus interessierten, definierte Zentren für die Diagnose und Behandlung autistischer Störungen fehlten aber. Wie in anderen Ländern kamen wichtige Impulse von unzufriedenen Eltern, die neu über das Internet auch in der Lage waren, sich über die Versorgung an anderen Orten und über moderne Diagnose- und Behandlungskonzepte zu informieren.

6.2.3 Zürich

1999 veranstaltete das Zentrum für Kinder- und Jugendpsychiatrie der Universität Zürich (ZKJP), in Zusammenarbeit mit der Stiftung Kind und Autismus und dem Elternverein ein internationales Symposium zum Thema Autismus. Damit verbunden war eine Absichtserklärung des ZKJP, in Bereich Autismus aktiv zu werden. Auch an dieser Veranstaltung äusserten sich viele Eltern unzufrieden. Eine 2001 durchgeführte Elternbefragung zeigte auch, dass sich in den 1990er Jahren in der Betreuung von Menschen mit autistischen Störungen nur wenig verbessert hatte (Steinhausen, 2004). In der Folge entstand an der Poliklinik des ZKJP eine Spezialsprechstunde für Kinder und Jugendliche mit ASS. Die ständig steigenden Anmeldungen zeigen, dass ein großer Bedarf an qualifizierten Untersuchungen und Behandlungen besteht. Auch an den universitären Kinder- und Jugendpsychiatrien in Bern und zuletzt auch Basel sind solche Angebote entstanden oder aktuell im Aufbau.

Ende der 90er Jahre begannen Eltern, sich für Applied Behavior Analysis (ABA, s. Kap. 4.3) zu interessieren. Mit Hilfe von ausländischen Experten stellten sie Therapieteams zusammen. Eltern formulierten an das ZKJP ihr Anliegen, dass eine «offizielle» Stelle in diesem Bereich aktiv wird. Ivar Lovaas war bereit, das Projekt zu unterstützen. So entstand in Zürich ein ABA-Therapiezentrum, an dem zur Zeit drei Psychologinnen tätig sind. Sie geben an der Universität Zürich Seminare über intensive Verhaltenstherapie bei jungen Kindern mit ASS und bilden ihre Therapie-Teams aus Psychologie-Studentinnen. Die Behandlungen werden detailliert und fortwährend evaluiert (Rothe, 2009). Ein weiterer Schwerpunkt der Autismussprechstunde ist ein modulares Gruppentherapieangebot für Jugendliche mit Asperger-Syndrom (Jenny, 2009).

6.2.4
Aktuelle Entwicklungen

Der Elternverein «Autismus Schweiz» ist nach wie vor die Schaltstelle für alle Bemühungen im Bereich Autismus. Als Behindertenorganisation wird er vom Bundesamt für Sozialversicherungen unterstützt und vertritt die Anliegen der Menschen mit Autismus auf politischer Ebene. Er führt eine Informations- und Dokumentationsstelle in Freiburg (Fribourg). Unter der Führung des Elternvereins wurde auch eine Projektstudie für ein nationales Autismus-Kompetenz-Zentrum durchgeführt, das in der nahen Zukunft eröffnet werden soll. Die über 1000 Mitglieder sind in drei Sektionen organisiert: autismus deutsche schweiz (autismus.ch), autisme suisse romande (autisme.ch), Autismo svizzera italiana (autismo.ch). In den letzten 10 Jahren fanden eine deutliche Professionalisierung der Vereinsarbeit und ein kontinuierlicher Ausbau des Angebots statt. Autismus Deutsche Schweiz organisiert unter anderem zwei ganztägige Weiterbildungsveranstaltungen für Eltern, Betroffene und Fachpersonen, oft begleitet von Workshops, Ferienlager und Wochenenden für Kinder, Jugendliche und junge Erwachsene sowie ein Sozialtraining für Kinder mit Asperger-Syndrom. Der Verein publiziert regelmässig Unterlagen, um die Öffentlichkeit besser über das Thema «Autismus» zu informieren oder den betroffenen Familien wichtige Informationen zugänglich zu machen.

Die Kinder- und Jugendpsychiatrie der Universität Bern hat ihr Angebot in Zusammenarbeit mit der Nathalie Stiftung in den letzten Jahren ausgebaut. Sehr interessant ist die Zusammenarbeit eines Psychologen mit Asperger-Syndrom und einer «neurotypischen» Kinderpsychiaterin. In der Region Basel ist vor kurzem ein Therapiezentrum für Vorschulkinder mit ASS eröffnet worden. Der Kinder- und Jugendpsychiatrische Dienst hat begonnen, einen diagnostischen und therapeutischen Schwerpunkt im Bereich ASS zu setzen. In verschiedenen Kantonen haben sich Neuropädiater intensiv mit der Thematik der autistischen Störung befasst und liefern einen wichtigen Beitrag zur Diagnostik. Neue Beratungsstellen sind eröffnet worden und erweitern das Angebot für Familien.

6.2.5
Die französische Schweiz

Die französische Schweiz ist in vielen kulturellen und wissenschaftlichen Bereichen nach Frankreich orientiert. Für die Kinder- und Jugendpsychiatrie und Psychotherapie beinhaltet das eine nach wie vor starke Ausrichtung auf psychoanalytisch-psychodynamische Konzepte, zum Teil verbunden mit einer eigenen Diagnostik im Kleinkindbereich (infantile Psychose). Zu dieser Tradition gehört ein Angebot von speziellen Kindergärten zur Förderung und Behandlung von Kindern mit Entwicklungsstörungen. Zurzeit bestehen in der französischen Schweiz keine klar definierten Autismuszentren. Die Diagnose wird in gewissen Kantonen v. a. von Neuropädiatern, in anderen von Kinder- und Jugendpsychiatern gestellt. Vor allem die Kantone Genf und Waadt haben aufgrund der vielen dort angesiedelten internationalen Organisationen einen hohen Anteil an englischsprachigen Familien. Diese haben begonnen, in Zusammenarbeit mit einem kanadischen Zentrum ein ABA-Projekt aufzubauen (ovassociation.com). Ausserdem besteht in Morges die englischsprachige Privatschule Fedea (fedea.ch). In einzelnen Kantonen gibt es schon seit längerem spezielle Schulen für Kinder mit ASS. Diese verfügen in der Regel über mit TEACCH (s. Kap. 4.5) ausgebildete Pädagogen. In Genf wurden an TEACCH orientierte Wohngruppen für Erwachsene mit ASS eingerichtet (Programme Autisme Méthode Structurée, PAMS; Galli Carminati et al., 2007).

6.2.6
Die italienische Schweiz (Tessin)

Der kleine und durch die Alpen von der übrigen Schweiz «getrennte» Kanton Tessin hat seit jeher starke Verbindungen zu Norditalien. So werden z. B. wie in Italien gewisse Kinder mit Entwicklungsstörungen oder Behinderungen schon seit langem integrativ in den Regelschulen unterrichtet. Seit 1995 besteht die Stiftung ARES (fondazioneares.com) in Giubiasco. Sie ist für Menschen mit Autismus in drei Bereichen tätig: Beratung von Familien, Schulen und anderen Einrichtungen und Fachpersonen, Diagnostik und Intervention, Dokumentationszentrum mit Bibliothek und Öffentlichkeitsarbeit. Daneben versucht in erster Linie der Elternverein «autismo svizzera italiana» die Situation von Menschen mit Autismus zu verbessern.

6.2.7
Resümee und Ausblick

Im Bereich «Autismus» hat sich viel verändert. Eine 2007 vom Elternverein durchgeführte Befragung zeigt, dass bei der Diagnosestellung von den Eltern eine Verbesserung wahrgenommen wird. Das Wissen über Frühinterventionen hat zugenommen. Gleichzeitig ist eine solche Behandlung nur einer Minderheit betroffener Familien zugänglich. Auch die Finanzierung solcher Behandlungen ist noch ungeklärt. Nach wie vor fehlen aber mit den Autismus-Therapie-Zentren in Deutschland vergleichbare Stellen in der Schweiz. Im Bereich der Schulung für Kinder mit besonderen Bedürfnissen stehen Veränderungen bevor. An vielen Orten werden Sonderklassen und Sonderschulen geschlossen. Kinder mit Entwicklungsstörungen oder Behinderungen sollen vermehrt in Regelschulen integriert gefördert werden. Viele Eltern wünschen sich für ihre Kinder eine integrative Schulung. Gerade in Bezug auf Kinder und Jugendliche mit ASS fehlt aber das entsprechende «Know-How» noch an den meisten Stellen.

Noch ausgeprägter sind die Schwierigkeiten für Jugendliche und junge Erwachsene beim Eintritt in die Arbeitswelt. Es gibt kaum Stellen, wo z. B. Menschen mit Asperger-Syndrom ihre Fähigkeiten umsetzen können und wo ihre besonderen Bedürfnisse berücksichtigt werden. Für Erwachsene mit schwerem Autismus fehlen Wohn- und Arbeitsplätze. An Universitäten und Fachhochschulen ist Autismus bis jetzt kaum Thema. Es gibt bisher auch wenig Autismusforschung in der Schweiz.

6.2.8
Literatur

Baeriswyl-Rouiller, I.: Die Situation autistischer Menschen. Verlag Paul Haupt, Bern, 1991.

Galli Carminati, G.; Gerbera, F.; Kempf-Constantin, N.; Baud, O.: Evolution of adults with autism and profound intellectual disabilities living within a structured residential programme: a 21 month longitudinal study. Schweizer Archiv für Neurologie und Psychiatrie, 158 (2007): 233–241.

Jenny, B.: Gruppentrainings für Jugendliche mit Autismus-Spektrum-Störungen. In: H.-C. Steinhausen & R. Gundelfinger (Hrsg.), Autismus-Spektrum-Störungen. Kohlhammer, Stuttgart, 2009.

Rothe, T.: Frühe intensive verhaltenstherapeutische Intervention bei frühkindlichem Autismus. In H.-C. Steinhausen & R. Gundelfinger (Hrsg.), Autismus-Spektrum-Störungen. Kohlhammer, Stuttgart, 2009.

Steinhausen, H.-C.: Leben mit Autismus in der Schweiz. Huber, Bern, 2004.

7 Persönliche Erfahrungen

7.1
Wie ein Chinese im Abendland

Rainer Döhle

Die längste Zeit meines Lebens ahnte ich nicht, dass meine Denkmaschine ein anderes Design hatte als die anderer Menschen. Der Begriff Asperger-Syndrom war mir nie begegnet und nur von ferne hörte ich hier und da einmal das Wort «autistisch», ohne auf die Idee zu kommen, es könnte ein passendes Adjektiv für mich selbst sein. Ich wuchs auf wie ein Chinese im Abendland, dem in all den Jahren niemand einen Spiegel vorhielt und der darum nicht begriff, was es mit dem Chinesesein auf sich hatte und warum die Abendländer ihn instinktiv nicht als einen der ihren betrachteten. Ich verhielt mich anders als die Floskelmenschen, gebrauchte dieselben Wörter und dachte und redete doch in einer anderen Sprache.

Die Biologie hat es vorgesehen, dass auch Autisten einen Vater und eine Mutter haben, auch wenn mir das immer ein wenig als überflüssige Komplikation erschienen war – eine creatio ex nihilo wäre mir in meinem Fall angemessener erschienen, aber ich hatte auch sonst in Bezug auf die Natur so meine eigenen Vorstellungen; mein Körper etwa war mir auch nie wirklich vertraut und schon als Kind überlegte ich mir, Gedankenmensch, der ich immer war, warum ich nicht gleich ganz ohne Körper zur Welt gekommen bin. So aber fand ich mich damit ab, dass ich ein Wesen aus Fleisch und Blut und Nerven war und dass sich mein sonderbarer Geist sein Zuhause in einem recht komplex aus hundert Billionen Zellen zusammengesetzten Organismus gesucht hat. Ein Organismus, der sich zunächst recht langsam entwickelte; in der Grundschule war ich der Kleinste in der Klasse. Die motorische Geschicklichkeit ließ zu wünschen übrig, sodass ich im Sportunterricht immer derjenige war, den niemand in seiner Mannschaft haben wollte. Zudem gab es einige Auffälligkeiten in der Art, wie ich meine Umwelt wahrnahm – ich war recht schmerzunempfindlich und wenn ich mir einmal das Knie aufschlug, bestaunte ich meist eher mit wissenschaftlicher Neugier die Schorfbildung oder erkundete den Geschmack des Blutes mit meiner Zunge statt vor Schmerzen aufzuschreien; meine Nerven waren irgendwie in der Lage, die Schmerzreize auszublenden und ich war ihnen dankbar dafür. Ähnliches galt für die Temperaturwahrnehmung. Ob es kalt oder warm war, war für mich meist eher nebensächlich und die Wahl der Kleidungsstücke erfolgte denn auch eher nach pragmatisch-rationalen Überlegungen als nach den unzuverlässigen Meldungen der Sensoren in meiner Haut.

Die Zellen meiner Denkmaschine dagegen entwickelten sich vergleichsweise ungehemmt, probierten in jeder Sekunde tausende neue Verknüpfungen aus und sorgten dafür, dass das Denken, insbesondere das Querdenken, für mich bis heute mit Abstand die lustvollste Beschäftigung ist, weit vor Essen und Trinken und anderen Genüssen. Mein Kopf brauchte ständigen Input, sonst machte sich Unzufriedenheit breit in meinem Schädel. Da waren diese geographischen Muster, die ich mit den Augen aufsog, als seien sie kostbare Gemälde großer Meister. Ich studierte mit Leidenschaft Bus- und U-Bahnfahrpläne, fuhr mit dem Finger über den Stadtplan, prägte mir Linien- und Straßenverläufe ein und war glücklich, wenn ich in natura überprüfen konnte, dass die Arbeit der Kartographen auf den Meter genau der Wirklichkeit entsprach. Das Muster rastete ein, alles passte, und ich hatte meine Orientierung. Da waren diese Wörter. In der Schule im tiefsten Neuköllner Kiez waren häufig von den anderen Schülern Brocken von Serbokroatisch, Türkisch, Italienisch oder Spanisch zu hören. Mich ließ das nicht los. Mich faszinierte die Geschichte von Champollion, wie er akribisch den Stein von Rosetta untersuchte, um Zeichen für Zeichen die alten Hieroglyphen zu entschlüsseln. So packte mich auch die Neugier, als ich die englische Sprache für mich entdeckte und bald reichte es mir nicht mehr, nur das eher belanglose Alltagstreiben von Peter, Paul und Mary mitverfolgen zu können; es schien mir eine Art von Verschwendung, dass ein so kostbares Spielzeug, wie Buchstaben und Wörter es sind, zur Kommunikation von Trivialitäten verwendet wurden. Chinese, der ich war, hatte ich im Übrigen zwar die Floskelsprache der anderen gelernt, gab mir auch Mühe, nicht gar zu altklug daherzureden, aber man hielt Abstand von mir und so beschränkte sich der verbale Austausch mit meinen Mitmenschen auf geschätzte zwanzig oder dreißig Sätze am Tag. Man ließ mich ansonsten einfach in Ruhe und ich war's zufrieden. Gespräche waren anstrengend, Bücher lesen dagegen deutlich einfacher. Vielleicht strahlte das eine Art intellektuellen Dünkel aus, kann sein. Große Geburtstagspartys gab es nicht, vermutlich wäre ich damit auch überfordert gewesen. Und wenn auf Klassenreisen das einzige Einzelzimmer zu vergeben war, meldete ich mich wie selbstverständlich dafür. Im Zug setzte ich mich dann auf einen möglichst ruhigen Einzelplatz, der Blick ging aufs Fenster, ich schaltete auf Nahsicht und machte mir, die Spur der langsam im Fahrtwind am Fenster hinabzitternden Regentropfen verfolgend, Gedanken über die Oberflächenspannung von Wasser und über die Allgegenwart von Symbolen der Melancholie in der mich umgebenden Welt. Ich fing an, Kafka zu lesen und von grauen Himmeln zu träumen und von Jungen, die sich in endlosen Labyrinthen verirren. Es gab einen Bruch zwischen mir und dem Universum, einen Bruch, den ich nicht fassen konnte, einen Bruch ohne Namen.

Meine Eltern waren mit Sicherheit keine Chinesen. Sie ließen sich scheiden als ich noch klein war. Mir bleiben Erinnerungen an archaische Ausbrüche meines Erzeugers, an «Zumdonnerwetternochmal» und «Ichhabdirschontausendmalgesagt» und «Gleichschnackeltsaber». Wenn er mich oder meinen 5 Jahre älteren Bruder schlug, hieß es nachher immer, ihm sei die Hand ausgerutscht. Er war in den Vierzigern als ich zur Schule ging und ich dachte bei ausrutschenden Händen an eine Art altersbedingten Tremor. Meine Mutter, eine eher unscheinbare Sekretärin, suchte mich vor den Ausbrüchen zu schützen, so gut sie konnte. Sie wusste nichts von den eingeschränkt arbeitenden Schmerzfühlern in meiner Haut und machte sich daher mehr Sorgen als nötig, wenn es rote Striemen an den Wangen gab oder ein Zahn heraus brach und sich Blut in meinem Mund sammelte. Dass ich frühzeitig ihre Umarmungen ablehnte, führte sie vermutlich auf eine Art Traumatisierung zurück. Ansonsten ließ sie mich mit meinen Büchern in Ruhe und ich war ihr dafür von Herzen dankbar. Wahrscheinlich wünschte sie sich öfter mal auch für mich bunte und laute Geburtstagsfeiern, machte sich unnötige Schuldgefühle, war aber, im Gegensatz zu meinem Erzeuger, der eher meinte, ich sollte mir nicht zuviel darauf einbilden, auch stolz auf meine Hochbegabung. Der immer wiederkehrende Satz in den Zeugnissen: «Rainer findet keinen Zugang zur Klassengemeinschaft» wird sie enttäuscht haben. Dabei war der Satz nicht einmal völlig korrekt. Finden kann man nur etwas, was man auch sucht und einen solchen Zugang habe ich nur vergleichsweise selten gesucht. Was ich suchte, war eher jemand, der mir erklärte, was es heißt, ein Chinese zu sein, aber dazu hätte ich erst einmal wissen müssen, dass ich ein Chinese war. Es gab dann auf dem Gymnasium einen Deutschlehrer, der dem Problem recht nahe gekommen war. Er meinte einmal: «Ich weiß genau, dass du ein intelligenter Junge bist, aber leider kann ich intelligentes Schweigen nicht benoten.» Meine mündlichen Noten waren immer deutlich schlechter als die Noten für meine Aufsätze, in denen ich mich ganz meiner Lust an der Sprache hingeben konnte; vor versammelter Klasse aber ein mündliches Referat zu halten führte regelmäßig zu großer Unsicherheit, zu Stottern und Schweißausbrüchen.

Irgendwann zog mein Bruder aus, machte eine Lehre als Bankangestellter und hatte bald eine Freundin. Ich selbst blieb ein Sonderling, Nesthäkchen kann man nicht wirklich sagen, aber die Mutter nahm mir Gymnasiasten in Gedenken an die roten Striemen und das Blut im Mund mehr Verantwortung ab als mir gut tat, wenn denn schon die Tröstung durch Umarmung nicht glücken wollte. Einen neuen Partner hatte sie seit der Scheidung nicht mehr gesucht, sie tat mir leid, aber so recht wusste ich auch nicht, wie ich sie trösten sollte. Stattdessen löste ich Kreuzworträtsel. Meine grauen Zellen brauchten stetigen Nachschub. Bald konnte ich alle Großstädte der Welt sofort auf der Landkarte identifizieren, ich prägte mir Regententabellen ein, kannte die Regierungsdaten aller deutschen Kaiser und die Hauptstädte der 50 US-Bundesstaaten, und was die Kreuzwörter angeht, wusste ich bald, dass Egk ein Komponist, Dalk eine Derwischkutte, Ambo ein Begriff aus dem Lotto und Dodo ein ausgestorbener Vogel war. Ich wurde regelrecht zum Datenjunkie. Auch hier die Befriedigung, wenn ein Muster «passte», wenn ein Rätsel komplett gelöst war und keine Lücke mehr blieb. Formeln dagegen waren nicht so mein Fall, Mathematik, Chemie, Quintenzirkel und Grammatik waren eine Kost, die meine Denkmaschine eher lustlos verdaute. Ich dachte eher assoziativ, kam leicht vom Hundertsten ins Tausendste und wenn ich heimlich Kurzgeschichten schrieb, dann waren das auch eher Abfolgen spontaner Einfälle als wohlgeordnete Kompositionen; ich hielt es da mehr mit Jean Paul und Lawrence Sterne als mit Lessing oder Fontane. Außerdem hatte ich oft mehr Gefallen an dem Schicksal der Wörter als an dem der Hauptpersonen; mit detaillierten Schilderungen eines Menschengesichts konnte ich nie etwas anfangen, ich brachte schon in meinem realen Leben Gesichter oft genug durcheinander. Wortspiele dagegen hatten etwas. Ein vertauschter Buchstabe als Zeichen eines genialen Gedankenblitzes, damit konnte ich etwas anfangen. Wenn große Gefühle eingefangen wurden, bewunderte ich meist eher die Bildersprache, mit der das geschah als diese Gefühle selbst. Meine eigenen Gefühle erschienen mir dagegen oft nebulös. Sie gaben sich mehr in meinen Träumen in Metaphern zu erkennen als in Form so nüchterner Begriffe wie «Zufriedenheit», «Einsamkeit», «Traurigkeit», «Hoffnung» oder «Melancholie». Das ging alles diffus ineinander über und außerdem fehlte mir der Spiegel, jemand, mit dem ich über meine Seelenlagen hätte reden können und wollen. Ich wirkte vergleichsweise normal und war doch auf irgendeine Weise völlig anders. «Spock, dieser Junge sieht vollkommen aus wie ein Erdenmensch, aber er hat das grüne Blut eines Vulkaniers.» «Faszinierend, Captain Kirk, offenbar ist er versehentlich auf dem falschen Planeten gelandet. Wirklich faszinierend.» Es kam die Pubertät, das nötige Wissen über die körperlichen Veränderungen holte ich mir, natürlich, aus Büchern; der Bezug zur Lebenspraxis war allerdings minimal. Ich wusste, dass Liebe für einen Eremiten wie mich ein furchtbar kompliziertes Thema werden musste und verdrängte es daher, so gut es ging. Ich war auch nicht gerade ein Adonis, auch wenn die Selbsteinschätzung meines Äußeren vielleicht noch um einiges Negativer war als es objektiv angebracht gewesen wäre. Meine Sozialkompetenz war nahe null, sie reichte gerade dazu aus, dass ich mir realistischerweise eingestand, dass es utopisch war, anzunehmen, ein Mädchen könne sich ernsthaft für mich interessieren. Und so, wie ich mich auf Klassenreisen für die Einzelzimmer zur Verfügung stellte, so sagte ich auch ja, als mich ein Pärchen bat, an der Tür Wache zu schieben, damit sie gemeinsam unter die Dusche gehen und dort ungestört ihren Spaß haben konnten. Einmal gab es eine Diskussion darüber, ob es angebracht sei, wenn sich Pärchen auf dem Schulhof küssten; ein Lehrer meinte, man müsse da doch auch auf Kinder wie mich Rücksicht nehmen. Dabei war mir diese Art der Rücksichtnahme dann doch unangenehm – ich wollte nicht von anderen auf meine zölibatäre Lebensweise gestoßen werden und ich wollte auch nicht, dass sich andere deswegen Zwänge auferlegen sollten. Die konnten ja nichts dafür, dass ich Chinese war. Ich lernte unterdessen weiter und brachte am Ende auch ein ganz passables Abitur zustande.

Die Frage war, wie es danach weitergehen sollte. Ich bewarb mich in verschiedenen Reisebüros, das schien meinem Interesse für fremde Länder am ehesten entgegenzukommen, aber am Ende bin ich dann doch bei einer Rentenversicherungsanstalt untergekommen. Ich weiß nicht, ob es der Wunsch meines Erzeugers war, der selbst Beamter war und der meinte, als solcher habe man ein sicheres Einkommen und es könne einem nichts passieren, oder ob es mehr eine Art Trägheit meinerseits war, dass ich eben das erstbeste Angebot gewählt hatte, um meine Ruhe zu haben. Also lernte ich wieder fleißig, Zivil- und Strafrecht, BWL, VWL und Versicherungsrecht. Wieder hatte ich Schwierigkeiten, «Zugang zur Klassengemeinschaft» zu finden, besonders schwer fiel mir aber die praktische Aktenarbeit im Büro. Das Verfassen von Schreiben an Versicherte oder an andere Behörden, das Prüfen von Versicherungsverläufen, das ewige Knicken, Lochen, Abheften, das Reiten auf Paragraphen und Verordnungen, all das widersprach dann doch meinem Naturell. Und der sprachwitzsüchtige Kobold in meinem Kopf bekam Langeweile und verhungerte zusehends, weil ich immer weniger Gelegenheit fand, mich von originellen Gedanken inspirieren zu lassen. Die Tage schleppten sich dahin. Draußen veränderten sich ganze Weltordnungen, an einem kalten Novemberabend stieg ich vor dem Brandenburger Tor auf die dichtgefüllte Mauer und man bot mir Sekt an, aber all die Menschen blieben mir fremd und es fiel mir von Tag zu Tag schwerer, ein Lächeln aufzusetzen. Vermutlich war ich doch einsam.

Ich war oft derart in Gedanken versunken, dass ich meine Umwelt gar nicht mehr wahrnahm. Einmal bin ich in einem solchen Trancezustand vor ein Auto gelaufen, man brachte mich mit einer Gehirnerschütterung und einem angeknacksten Arm, der geschient werden musste, ins Krankenhaus. Auch ein Stück von meinem rechten oberen Schneidezahn fehlt mir seither; ich war mit dem Gesicht auf das Straßenpflaster aufgeschlagen. Ich wünschte mir mehr Lebendigkeit in mir und wusste beim besten Willen nicht, wie ich sie erreichen konnte. Die Arbeit wurde mir immer mehr zuwider, bis ich mehr oder weniger mit Absicht durch die Abschlussprüfung rasselte. Die Aussicht, auch die nächsten 40 Jahre Rentenversicherungsakten abzuarbeiten war doch zu abschreckend, als dass ich mich darauf hätte einlassen können. Immerhin, der Job hatte mir einiges an Geld eingebracht, ich leistete mir eine eigene Wohnung, aber der einzige, der sie mit mir teilte, blieb mein schwarzweiß getigerter Kater. Mein Bruder war derweil zu seiner Freundin nach Niedersachsen gezogen, sie heirateten und hatten bald zwei Kinder. Ich schlug mich mit Aushilfsjobs durch, trug Zeitungen aus, fing dann ein Studium an. Ich probierte es mit den Fächern Anglistik, Französisch und Neuerer Geschichte, doch verlor ich mich allzu oft in autistischen Ritualen, die mir eine Beruhigung vor einem ungreifbaren «Ich-weiß-nicht-was» verschaffen sollten; es gab keinen Kontakt zu Kommilitonen, ich verzettelte mich, lernte noch tausend andere Sachen nebenher, wurde Bummelstudent und wusste nichts Rechtes mit mir selbst anzufangen. Irgendwann vergaß ich die Rückmeldung und ließ es geschehen, dass ich exmatrikuliert wurde. Es folgten 15 Monate Zivildienst in der Altenpflege und der Psychiatrie. Ich lernte wieder einiges dazu, gelangte oft genug als Mädchen für alles an meine Belastungsgrenze, versuchte hier und da in dem kühl-routinierten Pflegebetrieb den persönlichen Kontakt zu den betreuten Sonderlingen, wobei ich mich gerade zu den extremsten Käuzen irgendwie besonders hingezogen fühlte, aber dazu blieb wenig Zeit und ausgebrannt, wie ich schließlich war, war ich dann doch froh, als der

Zivildienst rum war. Mein Geld ging dann irgendwann zur Neige, die eigene Wohnung wurde zu teuer, ich zog zur Untermiete bei einer Ost-Berliner Lehrerin ein, irgendwann konnte ich mir auch das nicht mehr leisten; auf die Idee, Sozialhilfe zu beantragen, war ich zunächst nicht gekommen, ich wollte den Ämtern aus dem Weg gehen. So klopfte ich notgedrungen wieder bei meiner Mutter an. Ich war Mitte zwanzig, ohne Antrieb und Perspektive und niemand war auf die Idee gekommen, ich könne ein Autist sein.

Ab und an gab ich Kontaktanzeigen in Stadtmagazinen auf. Die Damen verschreckte ich regelmäßig, als ich ihnen ahnungslos meine Macken und Eigenarten gestand. Ich verzeichnete es schon als Erfolg, wenn sich eine dazu herabließ, sich ein zweites Mal mit mir zu treffen. Viel mehr erschien mir selbst völlig illusorisch. Ich schrieb halbherzig Bewerbungen und verbrachte die meiste Zeit damit, zu Hause Lexika zu studieren und meine autistischen Rituale zu pflegen. Meine Dauerdepression war offensichtlich. Schließlich raffte ich mich dazu auf, zu einem Psychologen zu gehen, denn so konnte es schwerlich weitergehen. Herr S. bot mir eine Gruppentherapie an. So saß ich dann einmal in der Woche mit Abendländern zusammen, die sich über ihr Alkoholproblem, über verständnislose Ehegatten, über arrogante Vorgesetzte austauschten. Ich kannte natürlich die Theorien von Sigmund Freud, fand sie auch einigermaßen spannend und originell, nur ließen sie sich beim besten Willen schwer auf meinen Fall anwenden. Herr S. grub nach den Ursachen meiner Neurose, denn nur um eine solche konnte es sich seiner Ansicht nach handeln. Ich hatte mir eine Art Standardversion meiner schweren Kindheit zurechtgelegt und spulte meinen Text ab; ich bekam ein Gespür dafür, was er hören wollte und ließ ihn graben. Ich hatte ansonsten nicht den Eindruck, dass er etwas mit Kafka, mit Rissen im Universum, mit den geographischen Mustern und den Millionen Daten in meinem Kopf hätte anfangen können; für ihn wären das sehr wahrscheinlich nur Versuche meinerseits gewesen, um von meinen eigentlichen Traumata abzulenken. Vielleicht witterte er eine gestörte Mutter-Kind-Beziehung, die für meine Schwierigkeiten mit dem anderen Geschlecht verantwortlich war. Dabei hatte ich mit Sexualität an sich keine großen Probleme, ich war nicht prüde und mein innerer Freudscher Zensor war weitgehend arbeitslos – so etwas wie eine moralische Erziehung, die zu Schuldgefühlen und einem unterdrückten Es geführt hätten, gab es bei mir im Grunde nicht; ich hatte mich ja weitgehend selbst erzogen. Ich verstand besser, wieso mein Erzeuger so war wie er war, weil bei ihm, der die Kindheit noch im Nationalsozialismus erlebt hatte, die Zwangsmuster gewirkt haben mussten, die dazu geführt hatten, dass er zu einem derart autoritären und engstirnigen Charakter geworden ist. Ich würde ihn nicht mehr ändern und das war auch kaum meine Aufgabe; für mich war er immer ein Fremder, ein Abendländer eben. Gut möglich, dass sein Verhalten bei mir einiges verschlimmert hatte. Nur hatte ich den Eindruck, dass all das Nachgraben am eigentlichen Problem völlig vorbeiging.

Die Wende kam dann, als ich Zugang zum Internet bekam. Das war etwa im Jahr 2000, ich war Anfang dreißig, noch immer bei der Mutter lebend, noch immer ohne Job, noch immer depressiv. Ich hatte den Film «Rain Man» gesehen und fühlte mich mit der Hauptfigur Raymond merkwürdig verwandt, nicht nur des Namensanklangs an meinen eigenen Namen, Rainer, wegen. Charlie Babbitt, gespielt vom smarten Tom Cruise, hatte einige Ähnlichkeit mit meinem eigenen Bruder, der ebenfalls ein erfolgreicher Sonnyboy ist. Ich aber konzentrierte mich auf Raymond, seine monotone Sprache, seine Ticks, seine Panikattacken, seine Rituale. All das erinnerte mich an Dinge, die ich bei mir selbst wahrnahm, nur dass es bei Raymond um ein Vielfaches deutlicher sichtbar war. Ich sah eine Art Karikatur meiner selbst vor mir auf der Leinwand. Hätte ich das seinerzeit irgendwem erzählt, hätte ich vermutlich Unverständnis geerntet. Tatsächlich fühlte ich mich diesem Telefonbuch lesenden, Abbott-und-Costello-süchtigen Mann näher verbunden als den Abendländern, den normalen Menschen, die ich später mit dem Autisten-Slang-Begriff der NTs, der «neurologisch typischen Menschen» belegen sollte. Raymond befand sich offensichtlich auf der hiesigen Seite des Bruchs durch das Universum. Das war erstaunlich. Dennoch gab es noch zu viele Unterschiede, als dass ich mich ohne Weiteres mit ihm hätte gleichsetzen und sagen wollen, dass ich auch autistisch sei. Aber meine Neugier war geweckt. In Büchereien fand ich nur zwei, drei Bücher zum Thema Autismus, die sich vor allem mit besonders schwer beeinträchtigten Kindern befassten. Interessant und auch hier wieder eine gewisse Verwandtschaft, aber doch nicht ganz das, was ich gesucht hatte. Als ich das erste Mal im Internet surfte, gab ich als ersten Suchbegriff «Autismus» ein, gespannt, was es da noch zu entdecken gäbe. Einer der ersten Treffer waren die Diagnosekriterien der von der WHO herausgegebenen ICD-10. Und ich hatte ein Kreuzworträtsel vor mir, das haargenau aufging. Bingo! Das Asperger-Syndrom, klassifiziert unter F84.5, ich ging die Punkte durch und dachte nur: Hey, das bin ich! Ich las die Beschreibung der Verhaltensweisen der Chinesen, ihrer Rituale und Ticks und warum sie sich so schwer damit tun, mit Abendländern zusammenzukommen. Und ich begriff, dass es noch mehr solcher Chinesen um mich herum geben musste, die nach außen sehr normal wirkten und doch massive Schwierigkeiten hatten. Noch mehr Menschen diesseits des Bruchs, die musste ich finden. Zunächst einmal sollte aber nun eine bessere Therapie her. Ich schilderte Herrn S. meinen Verdacht – die Therapie bei ihm näherte sich einem Ende und es stand die Frage im Raum, ob ich sie fortsetzen sollte. Er meinte, ich würde mich da in etwas hineinsteigern und solle mir das doch sehr genau überlegen. Die zwei Jahre Therapie bei ihm hatten mich allerdings nicht wirklich sehr viel weitergebracht, viel hatte ich bei einem Therapeutenwechsel also nicht zu verlieren. Ich suchte nach Ansprechpartnern, die vom Fach waren. Es gab die «Hilfe für das autistische Kind» mit einer Ambulanz in Friedenau. Aus dem Kindesalter war ich nun schon deutlich hinaus, aber ich wagte dennoch einen Anruf, vielleicht konnte man mir wenigstens andere, passendere Anlaufstellen nennen. Es wurde ein Gesprächstermin vereinbart und als ich dann Frau H. beschrieb, was mit mir los war, musste ich ihr gar nicht viel umständlich erklären. Die Spezialinteressen, die sozialen Schwierigkeiten, die sensorischen Besonderheiten, es war alles recht eindeutig und dass mir Frau H. nun endlich den Spiegel vorhalten konnte, indem ich mein chinesisches Antlitz erblickte, bestätigte mir am Ende nur, was ich mir an Informationen zusammengegoogelt hatte. Ich war erleichtert, hatte einen Namen für den Bruch und konnte neu anfangen. Sie nannte mir ein paar Spezialisten, die ich der Reihe nach abklapperte, bis ich bei einer Frau H. hängenblieb, bei der ich den Eindruck hatte, sie könne mir am ehesten weiterhelfen. Unterdessen suchte ich im Netz nach weiteren Schneckenmenschen. Es gab immerhin zwei, drei Mailinglisten für Autisten und ein kleines Forum. Dort suchte ich nach Informationen, inwieweit es schon Selbsthilfetreffen in meiner Region gab. Die gab es nun überhaupt nicht, in ganz Ostdeutschland weit und breit kein Schneckenmenschentreff. Also machte ich mich auf nach Mülheim an der Ruhr, wo die Hilfe für das autistische Kind solche Treffen organisierte. Ich ließ mich dort anregen und überlegte, auch in Berlin so etwas aufzuziehen, wenn auch nicht ganz so strikt moderiert – ich erwähnte, dass ich eher zu den frei assoziierenden, leicht chaotisch veranlagten als zu den ordnungsliebenden Autisten gehöre. Ich trommelte im Netz zusammen, was an Berliner erwachsenen Autisten zusammenzutrommeln war; einer konnte glücklicherweise auch einen Raum in einer Betreuungseinrichtung zur Verfügung stellen, und so begannen wir uns einmal im Monat zu treffen, ein kleiner, tapferer Haufen von 4, 5 Schneckenmenschen und wir tauschten uns aus über unsere autismusbedingten Alltagssorgen, über Therapien, Diagnosen und über Gott und die Welt. Und es half, mindestens ebenso sehr wie die Therapie bei Frau H. Ich meldete mich zu einem Fernstudium als Übersetzer bei der AKAD an; dort würde ich nur wenig mit anderen Mitstudenten zu tun haben, stattdessen waren monatlich die Hausaufgaben einzureichen und alle 6 Monate in Stuttgart ein kurzes Seminar zu besuchen. Voraussetzung war die Vorlage eines so genannten Certificate of Proficiency der Cambridge University. Die entsprechende Prüfung wurde auch in Berlin angeboten, ich bereitete mich in einem Volkshochschulkurs darauf vor und bestand die Prüfung ohne Weiteres. Dann begann das Fernstudium, das recht anspruchsvoll war, aber mit 3 Semestern zeitlich überschaubar und nicht zum Dauerstudieren verleitend. Das Ausbildungsziel war «Staatlich geprüfter Übersetzer», wobei die eigentliche Abschlussprüfung vom Oberschulamt in Karlsruhe durchgeführt wurde, weil AKAD lediglich ein privater Träger war. Dennoch bot auch AKAD eine Prüfung an, die unmittelbar vor der staatlichen Prüfung abgehalten wurde und die ich ebenfalls bestand. Seither darf ich mich AKAD-Übersetzer nennen. Leider hat es dann allerdings zum Bestehen der staatlichen Prüfung doch nicht gereicht – ich hatte zwar recht gute Noten in den schriftlichen Prüfungen, fiel aber mündlich durch. Somit hatte ich gewissermaßen nur einen «halben» Abschluss, aber immerhin, die Ausbildung war soweit absolviert, nun ging es darum, einen Einstieg in das Berufsleben als Übersetzer zu finden.

Unterdessen begleitete meine Therapeutin, Frau H., meine Entwicklung weiter. Das Graben nach Kindheitstraumata war kein Thema mehr, stattdessen gab es praktische Hilfen für die Bewältigung meines Alltags und für den Umgang mit NTs. Ich versuchte mich auch wieder an der Partnersuche, stellte mich aber dabei zunächst immer noch einigermaßen ungeschickt an. Eine erste heftige Beziehung mit einer verheirateten Frau endete schon nach wenigen Wochen, es folgten ein, zwei Affären, vor allem aber lockere Bekanntschaften über das Internet, bei denen mir entgegenkam, dass man sich zum einen recht persönlich über Mails austauschen und zugleich noch einen «Sicherheitsabstand» bewahren konnte. Ich entdeckte bald bei mir selbst eine Art Helfer-Syndrom, hörte gerne den Sorgen vernachlässigter Ehefrauen und einsamer Herzen an, telefonierte mit diesen Damen auch schon mal eine ganze Nacht bis zum Sonnenaufgang durch und wurde ein wenig süchtig nach dem Gefühl, gebraucht zu werden. Das galt auch im Umgang mit meinen Schneckenmenschen: Der Treff wurde ganz allmählich immer größer, P., der sich um die Räume gekümmert hatte, stieg irgendwann aus, sodass ich mich selbst um neue Räume zu kümmern hatte; außerdem erwuchs aus dem Berliner Treff nach einiger Zeit ein Verein, der den Namen Aspies e. V. erhielt und der sich vornahm, bundesweit die Interessen autistischer Menschen wahrzunehmen. Auch da engagierte ich mich und knüpfte Kontakte zu Autisten in anderen Städten. So reihte sich ein Erfolgserlebnis an das nächste, auch wenn Rückschläge nicht ausblieben. Der Einstieg in den Übersetzerjob gestaltete sich schwer, ich war längere Zeit noch auf Zuschüsse durch das Arbeitsamt angewiesen, wagte aber nunmehr inzwischen überhaupt den Kontakt mit Behörden, den ich vorher nach Möglichkeit vermieden hatte.

Auch in Liebesdingen brauchte ich noch etwas Zeit. Immerhin gelang es mir, auch mit Hilfe meiner Therapeutin, mir meine alte fixe Idee aus dem Kopf zu schlagen, dass ich es ohnehin nicht verdient hätte, geliebt zu werden. Auch wenn die allermeisten Verabredungen immer noch damit endeten, dass mir die Frau sagte, dass ich doch nicht ihr Typ sei und auch wenn es mich einige Energie kostete, Frauen über das Internet zu kontaktieren und die Schwellenangst vor einer solchen Verabredung zu überwinden, gab es doch alle paar Monate immerhin die Gelegenheit, sich noch etwas näher kennenzulernen und es war dann nicht mehr schon nach dem zweiten Date zu Ende. Es gab eine Fern-Affäre, bei der ich mich mit einer Frau aus Baden mehrmals jeweils zu einem Wochenende getroffen hatte, und dann gab es eine weitere Dame, mit der ich in Berlin regelmäßig immerhin für gut ein halbes Jahr ins Kino oder in Musikkonzerte ging. Fünf Jahre früher hätte ich mir im Leben nicht zugetraut, zu so etwas in der Lage zu sein. Mein Selbstbewusstsein war schließlich soweit stabilisiert, dass ich Frau H. erklären konnte, dass ich fortan wohl ganz gut ohne Therapie zurechtkäme.

Schließlich lief mir im Internet eine Frau über den Weg, sie nannte sich Mondmaus, die, wie die Freundin meines Bruders, in Niedersachsen wohnte. Trotz der Entfernung zeigte sich schnell eine gegenseitige Sympathie, wir tauschten uns lange Mails aus und es folgten endlose Telefonate, bis wir uns schließlich entschlossen, uns auf halbem Wege in Hannover zu treffen. Ich hatte ziemliches Lampenfieber und fürchtete insgeheim wohl, die Verabredung könnte genauso schief laufen, wie ich das vorher bei anderen Frauen so oft erlebt hatte. Aber ich war schließlich doch überrascht, wie angenehm glatt dann alles lief, gerade so, als wäre ich nicht der spät entwickelte, schüchterne Autist ohne große Beziehungserfahrung, sondern als wäre es für mich das selbstverständlichste der Welt, mich zu verlieben. Sie hatte vier Kinder, der jüngste Sohn zufälligerweise ebenfalls autistisch, allerdings extrem stark beeinträchtigt durch eine Frühgeburt, ohne mündliche Sprache, mit Herzfehler und verschiedenen anderen Handicaps. Auch mein erster Besuch bei ihr verlief ganz nach Wunsch. Ich lebte auf und war einfach nur glücklich. Es blieb allerdings das unangenehme und peinliche Detail, dass ich mit Mitte dreißig noch immer bei der Mutter wohnte. Finanziell war ich noch nicht ganz soweit, den Schritt hin zu einer eigenen Wohnung zu wagen. Aber mir fehlte der Mut, das meiner Mondmaus gleich von Anfang an zu gestehen. Als sie mich in Berlin besuchen kommen wollte, blieb mir allerdings keine andere Wahl. Sie wahr natürlich enttäuscht, dass ich nicht schon früher damit herausgerückt war und ich fühlte mich unwohl, nun sozusagen in die Rolle des Muttersöhnchens geraten zu sein. Die Beziehung hielt das aus und auch, dass ich ab und zu immer noch meine autistischen Rituale brauchte; ich schaffte es aber immerhin, auch diese nach und nach zu reduzieren. Die Beschäftigung mit meinen Lexika und Tabellen verschaffte mir immer noch eine gewisse Beruhigung, aber diesen Rückhalt brauchte ich zunehmend weniger. Stattdessen gelang es mir, konstruktiver mit meinen Stärken umzugehen. Der Verein entwickelte sich, wenn auch zunächst noch vergleichsweise langsam, weiter. Ähnlich sah es in meinem Beruf aus, wo ich mir mühsam neue Kunden warb und mich einigermaßen über Wasser hielt. Das größte Problem in der Beziehung mit meiner Mondmaus blieb aber die Entfernung. Sie konnte wegen ihrer Kinder kaum öfter zu mir nach Berlin reisen und umgekehrt konnte ich es mir kaum öfter als alle zwei Monate leisten, für ein paar Tage zu ihr an die Nordsee zu fahren. Für mich als Schneckenmensch war das wohl ausreichend und ich brauchte öfter auch meine Rückzugsphasen. Für sie war es allerdings eindeutig zu wenig. So kam es schließlich, dass sie mir nach fast zwei Jahren gestand, dass es einen anderen Mann gebe und dass sie keinen Sinn mehr in der Fortführung der Beziehung sehe. Natürlich war ich erst einmal sehr enttäuscht. Sie beeilte sich, mir zu versichern, dass es nicht etwa an meinem Autismus oder sonst an meiner Art gelegen habe, sondern einzig und allein an der Entfernung, aber Selbstzweifel blieben doch. Nach einigen Monaten war ich dann halbwegs darüber hinweg, wir hielten weiterhin Kontakt und trotz der Verletzung wollte ich ihr auf Dauer auch nicht böse sein, weil ich ihre Gründe immerhin nachvollziehen konnte.

Unterdessen meldete sich bei mir ein Filmteam, das eine Folge der ZDF-Sendung 37 Grad für das ZDF zum Thema Asperger-Syndrom drehen wollte. Man war über meine Aktivitäten für Aspies e. V. auf mich gestoßen und bot mir an, mich eine Weile mit der Kamera zu begleiten, damit den Zuschauern ein authentisches Bild des Alltags eines autistischen Menschen gezeigt werden könne. Ich war damit sehr einverstanden, vor allem, da immer noch recht viele Klischees und Mythen zu dem Thema im Umlauf sind, auch bei Fachkräften. Ich hatte zuvor auch schon zwei, drei Interviews mit Zeitungsreportern geführt und war zum Teil etwas enttäuscht, dass sich dabei am Ende vor allem auf die besonders spektakulären und extremen Aspekte konzentriert wurde. Natürlich sind einige meiner Spezialinteressen ungewöhnlich, aber ein Großteil meines Lebens verläuft auch vergleichsweise normal und unspektakulär. Das zu zeigen war mir sehr wichtig und ich traute dem Sendeformat von 37 Grad zu, dass es eine solche Aufgabe auch leisten würde. Frau S., die Leiterin des Filmteams, zeigte sich denn auch sehr verständnisvoll und interessiert und hörte sich meine Geschichte in Ruhe an, ohne selbst gleich zu viel an eigener Interpretation hineinzulegen oder die Darstellung in eine bestimmte Richtung zu drängen. Also ließ ich mich beobachten, wie ich mir Bücher in einer Bibliothek auslieh, wie ich zu Hause am Computer meine Fachübersetzungen anfertige, auch wie ich abends in eine Disco gehe. Außerdem hatte ich mittlerweile weitere Kontakte durch die Wikipedia geknüpft – ich hatte mich seit 2005 als Autor an dieser Online-Enzyklopädie beteiligt und in den drei Jahren seither knapp 30 000 Einzelbearbeitungen zu den verschiedensten Themen verfasst; einmal im Monat nahm ich in Berlin auch an einem Stammtisch der Wikipedianer teil und Frau S. schlug vor, doch mit ihrem Kamerateam dort einmal vorbeizuschauen, um mich beim Austausch mit ihnen zu filmen. Ich hatte mich in der Wikipedia noch nicht als Schneckenmensch geoutet, das war also nachzuholen, gestaltete sich aber vergleichsweise problemlos. Schließlich stand auch noch eine Fahrt nach Köln auf dem Programm, wo wir Nicole, die zweite Protagonistin der Sendung trafen (außerdem wirkte als Dritter noch Markus mit, ein österreichischer Autist mit einer musikalischen Spezialbegabung). Nicole hielt dort an der Uni einen Vortrag über ihr autobiographisches Buch und ich war recht beeindruckt, wie selbstsicher sie dort vor der Menge der Zuschauer auftrat.

Nachdem sich die Mondmaus von mir getrennt hatte, konzentrierte ich mich wieder mehr auf meine berufliche Weiterentwicklung und es ergab sich, dass ich in Kontakt mit einem Verlag trat, der das neueste Buch von Tony Attwood, «The Complete Guide to Asperger's Syndrome» ins Deutsche übersetzen lassen wollte. Ich sei doch hierfür der ideale Mann, da ich als Übersetzer und durch mein Engagement für Aspies e. V. praktisch über eine Doppelqualifikation verfüge. Ich sagte sofort zu und ging daran, das über 400-seitige Werk für die deutschsprachige Leserschaft zu übersetzen. Daneben meldete sich schließlich auch noch ein Schnellübersetzungsbüro bei mir, ob ich nicht hin und wieder kurzfristig Texte für sie übersetzen könne. Das war vor nunmehr gut einem Jahr und seither habe ich für dieses Übersetzungsbüro weit über 100 Übersetzungen angefertigt. Auch die Attwood-Übersetzung wurde schließlich Ende 2007 fertig und kam im Februar 2008 in den Handel. Meine finanzielle Lage besserte sich dadurch deutlich, sodass ich schließlich, mit 39 Jahren, doch endgültig aus dem Elternhaus ausziehen konnte. Eine neue Liebesbeziehung hat sich in den letzten zwei Jahren nicht mehr ergeben, aber auch da bleibe ich optimistisch und habe mir da auch etwas an Geduld antrainiert. Der Autismus-Verein ist auf mittlerweile weit über 150 Mitglieder angewachsen und nimmt auch einiges an meiner Arbeitskraft in Anspruch, obwohl ich schon einige Aufgaben abgegeben habe. Ich kümmere mich hier vor allem um die Neuzugänge, denen ich die Aktivitäten unseres Vereins erkläre. Außerdem verwalte ich die Fachbibliothek des Vereins, die mittlerweile über 50 Titel zum Thema Autismus umfasst. Daneben koordiniere ich die verschiedenen in Deutschland aktiven Selbsthilfegruppen und helfe bei der Gründung neuer Gruppen mit – während ich vor 8 Jahren noch bis ins Rheinland fahren musste, weil es in ganz Deutschland nur zwei oder drei Selbsthilfetreffs gab, haben sich in der Zwischenzeit gut ein Dutzend solcher Gruppen gebildet, zum Teil nach dem Vorbild der Berliner Gruppe, und nunmehr sind autistische Menschen nicht mehr gezwungen, lange Reisen in Kauf zu nehmen, um Gleichgesinnte zu treffen. Einmal im Jahr findet auch ein Sommercamp statt (in den letzten Jahren in Kassel bzw. in Leipzig), bei dem sich autistische Menschen aus dem ganzen Bundesgebiet treffen, um gemeinsam für ein paar Tage ein Freizeitprogramm auf die Beine zu stellen. Ich kümmere mich außerdem um

Beiträge zum Newsletter des Vereins und um die Außendarstellung.

Ich denke, meine persönliche Entwicklung, so einzigartig sie in ihren Details auch ist, ist nicht ganz untypisch für autistische Menschen. Viele von uns haben ihre Diagnose erst relativ spät im Erwachsenenalter bekommen und haben sich bis dahin mehr schlecht als recht durchgeschlagen. Niemand kann Autismus «wegtherapieren» und das sollte auch gar nicht das Ziel sein. Ich habe gelernt, mich als jemand zu akzeptieren, der gewissermaßen einfach einer anderen Kultur entstammt als meine Mitmenschen. Dass ich in vielen Dingen «unnormal» denke, fühle und reagiere, stellt mich manchmal vor Herausforderungen, aber deswegen definiere ich das für mich nicht unbedingt als Behinderung oder Krankheit. Ich habe den Ehrgeiz, andere Menschen über die Eigenarten von uns Schneckenmenschen in einer realistischen Art und Weise zu informieren, um so Vorurteile, Klischees und Mythen abzubauen, die unser Leben oft unnötig schwer machen. Manche Autisten verweisen zur Stärkung ihres eigenen Selbstbewusstseins auf historische Vorbilder, die sehr wahrscheinlich ebenfalls autistisch gewesen sind. Dazu zählen Albert Einstein, Isaac Newton, Bela Bartok oder Glenn Gould. Ich denke, ein solcher Verweis ist legitim, um NTs zu verdeutlichen, dass Autisten nicht ausschließlich bemitleidenswerte Opfer und Behinderte sind – unsere Leistungen werden gerne unterschätzt. Auf der anderen Seite sind wir natürlich auch nicht alle kleine Genies; wir haben alle unsere kleinen oder großen Ticks, manche davon erscheinen auf den ersten Blick «schräg» und gewöhnungsbedürftig. Wir sind aber in vielen Dingen auch sehr «normal», gehen einem Beruf nach, haben eine Beziehung oder relativ gewöhnliche Hobbys.

Was mich beim Thema Autismus immer wieder fasziniert, ist die Vielfalt der Erscheinungsformen, die einem dabei begegnet. Jeder Schneckenmensch hat etwas andere Probleme, deshalb kann es auch nicht die eine Idealtherapie für alle Autisten geben. Der eine tut sich eher mit der Sensorik schwer, da hilft eine sensorische Integrationstherapie; ein anderer braucht vor allem strukturierte Abläufe, dem kann eine Verhaltenstherapie helfen; wieder einem anderen ist das zu sehr Drill und er nimmt lieber an einem offeneren Sozialtraining teil, um den Umgang mit Nichtautisten zu verbessern; und noch andere verzichten ganz auf Therapie, weil sie Sorge haben, dadurch pathologisiert zu werden und setzen vor allem auf gegenseitige Unterstützung innerhalb der Gemeinschaft der autistischen Menschen selbst. Aber nicht nur die Schwächen sind individuell, auch die Stärken sind es. In Autobiographien autistischer Menschen etwa erlebt man einen jeweils ganz eigenen Umgang mit Sprache – der eine hat einen eher nüchternen, referierenden Stil, ein anderer gebraucht viel psychologisches Fachvokabular und ein Dritter spielt mit der Sprache in einer Art und Weise, dass dabei ganz eigene Wortkreationen entstehen und die Texte einen geradezu poetischen Reiz gewinnen. Es gibt musikalische ebenso wie zeichnerische oder malerische Talente. Es gibt überdurchschnittlich viele Hochbegabte unter Menschen mit dem Asperger-Syndrom, aber auch normal und unterdurchschnittlich Begabte, zumindest gemäß gängiger IQ-Tests (dennoch können solche Menschen etwa im Bereich ihrer Spezialbegabung zu erstaunlichen Leistungen fähig sein). Es gibt Autisten, die eine Beziehung anstreben und nur nicht wissen, wie sie dabei vorgehen sollen; andere haben ihren Partner gefunden und leben in einer glücklichen Ehe; wieder andere sind auch als Einzelgänger glücklich und haben nicht das Bedürfnis nach einem Partner. Auch die Spezialinteressen sind vielfältig: Nicht jeder Autist beschäftigt sich ausschließlich mit Mathematik und Computern; einige sind extrem sprachbegabt; andere sind künstlerisch veranlagt; selbst erfolgreiche Sportler kommen vor. Und auch das persönliche Naturell umfasst ein breites Spektrum. Es gibt besonders introvertierte Schneckenmenschen, die ungern mit anderen reden; dann gibt es aber auch wieder Autisten, die vielleicht auch einen gewissen Anteil an Hyperaktivität mitbringen, die sehr extravertiert sind; es gibt besonders friedfertige Autisten ebenso wie dominant auftretende Autisten. Ich denke, es wäre für alle Menschen eine lohnende Aufgabe, diese ganze Vielfalt an Talenten und Lebensgeschichten zu erkunden; wer mit einem offenen und neugierigen Blick diese Geschichten auf sich wirken lässt, wer auch bereit ist, von Autisten zu lernen, ihnen auf Augenhöhe zu begegnen, der wird solche Begegnungen als Bereicherung erleben und von etwaig vorhandenen Vorurteilen gegenüber vermeintlich hilfebedürftigen, armen Behinderten, die ständig unter ihrem Autismus «leiden», Abstand nehmen. Wir haben beispielsweise auch unseren ganz eigenen Humor, der oft intelligenter und hintergründiger ist als der vieler NTs. Und wenn wir, mit einem angemessenen Maß an nicht aufgedrängter Unterstützung unseren Platz im Leben und in der Welt finden, können wir unser Potenzial ausleben, uns verwirklichen und dabei auch noch dafür sorgen, dass diese Gesellschaft ein wenig vorurteilsfreier, toleranter, bunter und besser wird.

7.2
Mein autistischer Sohn

Edith Egger-Mertin

Unser Sohn Axel ist heute 35 Jahre alt. Die schweren Jahre liegen schon lange hinter uns. Aber wir erinnern uns noch deutlich daran, wie wir Axel, der nicht kauen und nicht schlucken konnte, jahrelang zwangsernähren mussten; wie jedes Aufwachen aus einem kurzen Schlaf, jeder Pulloverwechsel, jede Änderung des Tonfalls stundenlange Verzweiflungsanfälle mit Toben und Schreien auslöste; wie ihm wenige Minuten der Unaufmerksamkeit genügten, um ein Zimmer in ein Trümmerfeld zu verwandeln: Bücher und Möbel aus dem Fenster zu werfen, das Geschirr zu zerschlagen, Wände und Boden mit Ölfarbe zu bemalen oder mit Wasser zu überfluten; wie oft es ihm gelang, uns zu entwischen, und wir ihn erst viel später wiederfanden, in einem fremden Haus, in der Toilette, beschäftigt mit der Spülung und beobachtet von den verstörten Bewohnern: Er war fasziniert von Wasser.

Axel hatte einen schlechten Start ins Leben. Schon gleich nach der Geburt – durch Vakuumextraktion nach Nabelschnurumschlingung und Herzstillstand – verweigerte er das Trinken, musste sondiert werden und erbrach sich heftig. Man vermutete in der Geburtsklinik einen organischen Defekt, durchschnitt sein Gaumenbändchen und wollte ihn, als das nicht half, am Mageneingang operieren. Ich ließ mich lieber mit meinem Kind entlassen, um mein Glück zu Hause zu versuchen. Rund um die Uhr, sechs Jahre lang, waren Axels Vater und ich von da an damit beschäftigt, winzige Mengen Milch und Brei in seinen Mund zu praktizieren, in der Hoffnung, er würde etwas davon schlucken: Einer lenkte ab, zum Beispiel, indem er die Deckenlampe hin und her schaukelte, einer hielt den Löffel. Wenn eine Zeitlang gar nichts ging, mussten wir ihm eine Nasensonde legen lassen, eine Tortur für alle Beteiligten.

Weil Axel nicht essen konnte, war seine tägliche Aufenthaltsdauer im Kindergarten der Lebenshilfe auf ein bis zwei Stunden begrenzt. Und weil er nicht aß, hatte er große Verdauungsschwierigkeiten, regelmäßig mussten wir ihm Abführmittel geben, und oft konnte ihm nur ein Einlauf beim Arzt weiterhelfen. Sechs Jahre dauerte es, bis unser Sohn ganz von alleine und freiwillig anfing zu essen: zuerst Schokolade, die er im Mund schmelzen ließ, dann etwas Eis vom Löffel. Und plötzlich ging alles ganz schnell, er aß und trank, was man ihm vorsetzte, probierte auch Ausgefallenes wie Meeresfrüchte oder exotische Gemüse, und hat seine Lust am Essen bis heute nicht wieder verloren.

Damit war unser drängendstes Problem gelöst, wir waren unendlich erleichtert. Jahrelang hatten wir mit größter Anstrengung versucht, unser Kind vor dem Verhungern zu bewahren, jahrelang hatten wir uns vergeblich um Hilfe bemüht und dabei viele überflüssige Kränkungen erlebt. Zum Beispiel durch den Kinderpsychologen, den wir mit unserem Baby aufsuchten, weil uns von ärztlicher Seite versichert worden war, eine organische Ursache für die Trinkunfähigkeit läge nicht vor: Nach einem kurzen Gespräch stellte er fest, Ernährungsschwierigkeiten seien immer Ausdruck einer gestörten Mutter-Kind-Beziehung. Zum Beweis führte er an, dass Axel nicht ohne fremde Hilfe, sondern nur mit Saugglocke habe zur Welt kommen können. Das interpretierte er als einen unterbewussten Abtreibungsversuch in letzter Minute. Oder durch den Kinderarzt, der unseren sehr hübschen, aber abgezehrten, sprachunfähigen, fast dreijährigen Sohn lediglich für ein wenig entwicklungsverzögert hielt, und der mir sagte, als ich eine Überweisung in eine kinderpsychiatrische Ambulanz verlangte: «Sie sind ja hysterisch.»

Was wir oft zu hören bekamen, auch von Medizinern: «Einfach abwarten – wenn das Kind Hunger hat, isst es schon von selbst.» Allerdings nicht, wenn das Kind Autist ist, wie uns in der Kinderpsychiatrie der Universität Marburg bestätigt wurde. Manches autistische Kind stirbt lieber hungers, als einen fremden Stoff in sich aufzunehmen.

In Marburg wurde auch die Diagnose gestellt: Frühkindlicher Autismus (Kanner) und geistige Behinderung. Ein IQ-Test (Hamburg-Wechsler-Intelligenztest für Kinder) ergab bei unserem zehnjährigen Sohn einen Gesamt-IQ von 56, wobei er im Handlungsteil einen Wert von 76 und im Verbalteil von 47 erreichte. Die sehr frühe Diagnose – noch vor dem dritten Lebensjahr – half uns, Axels bizarres Verhalten besser zu verstehen und damit umzugehen.

Er konnte kaum laufen, da interessierte er sich bei Spaziergängen nur für die Autos am Straßenrand, deren Radkappen er in einem bestimmten Rhythmus abklopfte. Später führte er immer ein Stöckchen mit sich, um das eine Schnur gewickelt war. Damit wedelte er sich vor dem Gesicht. Das Stöckchen hat er heute noch in Benutzung. Etwa mit sieben Jahren (Abb. 7.2.1) fing er an, sich mit Türklinken zu beschäftigen. Jede Klinke, die er sah, drückte er in raschem Wechsel nieder und ließ sie wieder los – stundenlang, wenn man ihn ließ. Jeden Wasserhahn in seiner Reichweite drehte er auf und verstopfte gleichzeitig den Abfluss, am liebsten mit einem Kissen. Eine ganze Zeitlang wollte er nicht baden, weil er Angst hatte, selbst in den Abfluss hineingezogen zu werden. Er bewältigte seine Angst, indem er Bilder malte, die eine Lösung enthielten: Unser Haus mit sämtlichem Inventar darin hing an Seilen in der Luft, und von der Badewanne führte ein Abflussrohr durch den Boden nach unten und in einen Eimer hinein.

Gegen Personen war Axel nie aggressiv, gegen Dinge aber in hohem Maß. Jahrelang bestand sein tägliches Spiel nur aus Zerstörungsorgien. Wir lebten in einem Chaos aus kaputtem Inventar, abgerissenen Tapeten, aufgebrochenen Türen und verstopften Abflüssen. Schon als ganz kleiner Junge war er dabei blitzschnell und ging sehr zielgerichtet vor. Je größer der Aufruhr, den er verursachte, desto aufgeregter klatschte er in die Hände. Man brachte zum Beispiel einen Kasten mit Saft in die Küche und hatte ihn kaum abgestellt, da waren bereits alle Flaschen zerschmettert – von Axel hoch gehoben und wieder fallen gelassen. Er schloss sich im Bad ein und warf den Schlüssel in die Waschmaschine – das hatte den doppelten Effekt, dass wir erst die Tür aufbrechen und dann mit Hilfe von Nachbarn die Waschmaschine auf den Kopf stellen und schütteln mussten, um wieder an den Schlüssel zu kommen. Obwohl ich sehr aufpasste, gelang es meinem Sohn mehr als einmal, mich auf dem Balkon auszuschließen, er ließ einfach den Rollladen herunter. Wenn er durch die Wohnung ging, warf er mit einigen schnellen Armbewegungen rechts und links alles herunter, was nicht fest verankert war: Bücher, Bilder, Lampen, Telefon, vergessenes Geschirr. Unsere Tapeten waren in seiner Reichweite alle komplett abgerissen. Seine Spielsachen warf er mit Vorliebe an die Wand, auch Möbel stürzte er um und warf sie krachend gegen die Wände, ob Stühle, Tische oder Regale. Wir räumten jeden Abend auf.

So stereotyp wie seine Bewegungen – er drehte sich und hüpfte und klatschte dabei in die Hände oder er wedelte mit dem Stöckchen – so stereotyp war auch Axels Sprache. Ein Austausch war nicht möglich, auch als er mit vier bis fünf Jahren schon ziemlich gut sprechen konnte. Er wiederholte stundenlang dasselbe Wort oder zwang uns Dialoge auf, bei denen sich immer dieselbe Folge von Fragen und Antworten wiederholte.

Bei alledem war offensichtlich, dass unser Sohn ein tief unglückliches, verzweifeltes Kind war. Er schlief wenig und schrie und weinte sehr viel. Es gab Perioden, in denen er nachts über Monate hinweg nicht schlief, sondern schrie. Jede Art von Berührung, jede Zärtlichkeit lehnte er ab. Und dann, er war damals vielleicht acht oder neun Jahre alt, trat ganz allmählich eine Beruhigung ein. Seine Zwänge, seine Ängste ließen nach, er entspannte sich und begann, angemessener auf seine Umwelt zu reagieren. Wir erlebten, dass sich unser Sohn mit uns und anderen spontan unterhielt, sogar höfliche Konversation machte; dass er sich in den Arm nehmen und drücken ließ; dass er heiter und guter Dinge war; und dass er zu einem sozial angepassten, kommunikativen und kreativen jungen Menschen wurde.

Er fing an, seine Ängste zu artikulieren und ließ sich mit Erklärungen beruhigen. Vor seiner ersten Flugreise zum Beispiel fragte er sorgenvoll: «Aber wenn das Flugzeug ganz hoch fliegt, dann habe ich doch Angst?» Während seine Blinddarmoperation im Alter von elf Jahren noch ein Schreckenserlebnis für alle Beteiligten war – Axel wehrte sich mit enormen Kräften gegen jede Untersuchung und jede Spritze und musste unter anderem beim Ziehen der Fäden von mehreren Erwachsenen festgehalten werden, die sich auf seine Arme und Beine legten – hat er eine Leistenbruchoperation vor wenigen Jahren entspannt und klaglos überstanden. Beim Zahnarzt macht er freiwillig den Mund auf, allerdings musste er noch nie behandelt werden, weil er täglich mehrmals seine Zähne putzt und sehr gute Zähne hat.

Was Axel erst als junger Erwachsener ganz aufgab, war das Weglaufen. Damit hatte er uns schon als kleiner Junge manche aufregende Stunde beschert. Trotz intensivster Betreuung war es ihm immer wieder gelungen, genau den richtigen Moment abzupassen, um zu entwischen. Dabei war noch die harmloseste Variante, in fremde Häuser einzudringen, um dort die Toilette aufzusuchen und die Spülung zu betätigen. Oft mussten wir bei unserer Suche die Polizei einschalten, zum Beispiel bei einem Besuch in Mainz, als Axel etwa sieben Jahre alt war. Eben stand er noch direkt neben mir in einer Buchhandlung, im nächsten Moment war er wie vom Erdboden verschluckt. Erst Stunden später tauchte er in einem Geschäft am anderen Ende der Fußgängerzone wieder auf.

Sehr beängstigend war sein spurloses Verschwinden im Urlaub in fremden Ländern, zum Beispiel in Griechenland, als er plötzlich weg war, während wir mit Freunden vor deren Haus redeten. Das Haus steht an einer Steilküste inmitten von Olivenbäumen, die sich kilometerweit in alle Richtungen erstrecken. Wir suchten mit mehreren Gruppen zu Wasser und zu Lande, bis unser Sohn schließlich nach Anbruch der Nacht und Kilometer entfernt durch Zufall entdeckt wurde. Er lief immer noch weiter weg vom Haus. Damals war er fünf Jahre alt. Zwölf war er, als er uns in der Türkei auf einem riesigen Campingplatz abhanden kam. Wir suchten alles ab und verteilten auch Passfotos an die Mitarbeiter der Anlage. Ein Arbeiter führte uns schließlich zu einer Hütte, in der neben Gartengeräten auch Pflanzenschutzmittel und andere Chemikalien aufbewahrt wurden. Unser Sohn hatte alle Behälter ausgeschüttet und wühlte zufrieden im Schlamm. Wir warfen alle seine Kleider weg und hofften, dass er nicht allzu viel Gift abbekommen hatte.

Seine Bauklötze hatte Axel jahrelang nur zum Werfen benutzt. Endlich fing er an, damit auch zu bauen. Er errichtete mehrstöckige Häuser mit Treppen und Türmen, die im Laufe der Zeit ergänzt wurden durch gekaufte und gebastelte Puppenhäuser. Schließlich war Axels großes Zimmer vollständig mit einer ganzen Miniaturstadt belegt: mit Straßen, mit Autos, mit einer Eisenbahn und Bahnhof, mit Kaufhäusern, Zoo und Schwimmbad. Er bevölkerte seine Spielstadt mit kleinen Püppchen, in der Hauptsache Playmobil-Figuren, aber auch anderen, die alle einen Namen und eine Identität hatten und die sich miteinander unterhielten, wobei Axel, je nach Figur, seine Stimme tiefer oder höher legte.

An der Ausstattung der Häuser arbeitete er ständig, bastelte, schnitt und klebte ein winziges Inventar, vollständig bis hin zu den frischen Blümchen in den Vasen und den Servietten auf den Tischen, er füllte auch die Kleiderschränke der Puppen und schneiderte ihnen Mützen, Schürzen und Strümpfe. Vieles an Einrichtung kaufte er sich von seinem Taschengeld oder bekam es geschenkt, wir kauften öfter beim Trödler ein, außer schönen alten Puppenmöbeln auch kleine Öfen, Waagen, Lampen, Töpfe und Pfannen. In den Urlaub nahm Axel immer einige bevorzugte Püppchen mit und dazu eine gewisse Menge an Einrichtungsgegenständen, damit er ihnen, zusammen mit Muscheln, Schwemmholz und Steinen, eine Notunterkunft bauen konnte. Allmählich wurde der Zeitaufwand für seine Parallelwelt immer größer. Axel ließ die Figuren ein eigenes Leben führen mit Alltag, Beruf und Familie, und bis am Abend endlich alle ausgezogen im Bett lagen und das Licht aus war, verging oft die halbe Nacht.

Inzwischen hat sich Axels Verhalten wieder grundlegend geändert. Vor etwa drei Jahren begann er, sich aller seiner Spielsachen zu entledigen, er tat dies allerdings derart heimlich, dass uns erst nach einigen Monaten auffiel, wie sich die Reihen seiner Spielstadt lichteten. Über einen längeren Zeitraum beobachteten wir, wie unser Sohn täglich zum Spaziergang oder zur Lebenshilfe-Werkstatt, in der er halbtags arbeitet, Spielsachen mitnahm. Er trug sie, verborgen unter dem Pullover oder in der Jackentasche, aus dem Haus und warf sie weg. Dabei machte er vor nichts halt. Nach einem knappen Jahr war sein Zimmer wie leer gefegt, auch seine sämtlichen Bilderbücher und Gesellschaftsspiele und viele Musikkassetten hatte er weggeworfen, die letzten ausgeräumten Puppenhäuser flogen aus dem Fenster. Wir konnten nur Teile der Eisenbahn retten. Axel hat sich zusammen mit dem Spielzeug von seiner Kindheit verabschiedet. So verstanden und akzeptierten wir es.

Leider gelang es unserem Sohn nicht, etwas anderes an die leere Stelle zu setzen. Mit dem Spielen gab er auch alle anderen Beschäftigungen auf. Er malt nicht mehr und er sieht kaum noch fern, während er früher an jedem Sonntag mit Begeisterung die Sendung mit der Maus und täglich die Sesamstraße ansah und immer sehr darauf achtete, den Anfang nicht zu verpassen. Er mag nicht mehr Memory oder Mensch-ärgere-dich-nicht spielen, und er will nicht mehr mitgehen zum Einkaufen, auf den Markt oder ins Café. Fast alle unsere Angebote lehnt er ab und lässt sich auch nicht umstimmen. Nur mit seinem jüngeren Bruder geht er immer gerne ins Kino oder zum Schwimmen und macht jeden Tag mit seinem Vater einen Spaziergang. In der übrigen Zeit sitzt er auf dem Rand der Badewanne und wäscht seine Füße, oder er liegt im Bett und schläft.

Mehr und mehr versinkt unser Sohn in Lethargie, auch das Sprechen hat er weitgehend eingestellt, erzählt nichts mehr, teilt sich nicht mit und gibt auf Fragen nur einsilbige Antworten, auf die man lange warten muss. Bei aller Antriebslosigkeit macht er aber keinen depressiven, sondern einen entspannten und heiteren Eindruck, er freut sich über gutes Essen, über Besucher und Geschenke und pflegt seine Marotten. Alles in allem: Er scheint glücklich zu sein. Das war es, was ich ihm immer gewünscht habe für sein Leben.

7.3
Mein Bruder oder Wie ist das mit Deinem Bruder, der Autismus hat?

Uta Holter

Antwortet man auf *gleiche* Fragen immer das Gleiche bzw. antworte ich auf gleiche Fragen immer gleich? Nein, die Antwort fällt verschieden aus, je nachdem wer fragt, mit welchem Tonfall, zu welchem Zeitpunkt, zu welcher Gelegenheit und in welcher Stimmung für die Antwort ich gerade bin. So ist das auch mit der Frage: «Wie geht es dir, wie ist das mit Deinem Bruder, der behindert ist, der Autismus hat?» Nicht nur mir stellte man häufig diese Frage; auch anderen Geschwistern ging es so; und nicht zuletzt, stellt man sich diese Frage auch oft selbst.

7.3.1
Baby- und Kleinkindzeit

An Erlebnisse meiner frühesten Kindheit kann ich mich natürlich nicht erinnern; neulich erfuhr ich, dass es Menschen mit Autismus dies aber zuweilen können. Dennoch – sieht man sich Fotos aus dieser Zeit an – oder ist im Gespräch mit Bekannten aus dieser Zeit oder Verwandten, so werden Erinnerungen lebendig. Als ich, erstes Kind meiner Eltern, anderthalb Jahre alt war, kam mein Bruder (in der Folge auch G. genannt) auf die Welt. Rückblickend aus meiner Sicht eine schöne Zeit: glückliche Kindheit! Dass ich das auch damals als Kind so empfand, können meine Mutter und andere Verwandte bestätigen. Die ersten zwei, drei Jahre mit uns beiden waren auch für unsere Eltern ohne ernste Sorgen, gerade durch die Geburt des Sohnes waren sie glücklich, jetzt mit zwei Kindern eine «richtige» Familie zu sein, und hinzu kam, dass ich ihnen nun keine Sorgen mehr bereitete. Ich war ein «Frühchen», war die ersten Monate lebensbedrohlich krank. Im Gegensatz dazu war mein Bruder ein richtiger «Wonneproppen», auch bereits die Schwangerschaft mit ihm verlief für meine Mutter ohne jegliche Probleme. Einiges, was damals so besonders gut schien, scheint im Nachhinein betrachtet, ein Hinweis zu sein, das mit meinem Bruder etwas «nicht stimmte»: Er schrie und vor allem quengelte und jammerte viel weniger als ich, trank, aß und vertrug alles gut, warf zwar Kuscheltiere aus dem Bettchen, war mit sich selbst zufrieden, bekam keine Panik, wenn Mama oder Papa mal wenige Augenblicke nicht zu sehen waren, und schien – im Gegensatz zu mir – nicht dauernd Beschäftigung zu fordern. Dass er auch weniger sprach, nicht zu allem einen Kommentar abgab, nicht dauernd etwas forderte, empfanden Eltern und andere wohl eher als angenehm; so fiel es auch nicht auf, dass er keine Fragen stellte. «Ja, Buben sind eben lieber» hieß es dann oder so ähnlich, oder «beim zweiten hat man gelernt, dass man sich wegen der Kinder nicht gar so verrückt machen sollte».

Erste echte Erinnerungen – nicht nur aufgrund von Fotos, sondern auch an Gerüche, Geräusche und anderes Empfinden – gibt es an Ausflüge in den Winterwald mit Schlittenfahren, Eisenbahnfahrten zum Besuch bei der Oma (Heimgetragen-Werden auf Mama und Papas Arm), Plätzchenbacken, am Wasser spielen usw. Mein Bruder und ich waren etwa gleichgroß, sahen uns ähnlich und wurden oft zusammen passend (Kinderkleidung zum Teil von Mama selbst genäht) sehr «adrett» angezogen. Wir beide spielten zwar gerne auch im Matsch, aber uns dreckig machen mochten wir nicht. Besonders mein Bruder freute sich, dass Mama immer saubere Anziehsachen parat hatte; auch fand er es gut, dass zu Hause kein «Plunder» rumstand, und meinen Eltern Ordnung und moderne Klarheit in der Wohnung bevorzugten. Später wurde meiner Mutter ihr «auf Sauberkeit-und-Ordnung-Achten» zum Vorwurf gemacht: «… hätte G. mal richtig im Schlamm wühlen dürfen, wäre er vielleicht nicht behindert». Aber mein Bruder wollte sich ja gar nicht dreckig machen!

Mich störte es kaum oder gar nicht, dass mein Bruder bei manchen Spielen nicht richtig mitmachte, mittun konnte bzw. wollte; sicher nahm ich an, dass es daran lag, dass er jünger war als ich und eben ein Junge. Meine Spielkameradinnen waren meist Mädchen und die Cousinen. Die anderen Mädchen waren froh bzw. nutzen dies ebenfalls als Grund oder willkommene Ausrede: «Jungens (oder die Kleinen) dürfen nicht mitspielen.» Vom Sommerurlaub 1969 an der Ostsee muss es gewesen sein – ich drei und mein Bruder anderthalb Jahre alt – er hatte wohl gerade begonnen Türen auf- und zuzumachen, bleibt mir in Erinnerung, dass einer meiner Eltern rief: «Der Schlüssel ist weg»! Dieser Ausruf «der Schlüssel ist weg», hat mich irgendwie durch unsere ganze gemeinsame Kindheit und Jugend bis heute begleitet, auch wenn es damals gar nichts mit besonderem Verhalten meines Bruders zu tun hatte. Schließlich müssen Eltern aller Kinder darauf achten, dass die Kleinen nicht überall drankommen, wo sie etwas kaputtmachen oder sich womöglich in Gefahr bringen könnten. Aber die Gewohnheit stets Schränke, Türen, Fenster etc. zu verschließen, um ihn oder etwas vor ihm in Sicherheit zu bringen, war bei uns eben nicht irgendwann vorbei, sondern muss bis heute praktiziert werden.

Meine Eltern wurden häufig gefragt, wie denn die frühe Sprachentwicklung meines Bruders verlief. Extrem auffällig anders als bei einem nicht behinderten Kind kann sie nicht gewesen sein, sonst hätten meine Eltern es gewiss bemerkt, denn sie hatten ja mich zum Vergleich. Aber die Sprache wurde eben immer weniger. Noch kurz vor dem vierten Geburtstag meines Bruders muss es gewesen sein, als wir uns ein «Spiel», ein «Liedchen» ausdachten. Hatten wir tagsüber etwas angestellt, «drohte» uns die Mutter, es abends unserem Vater zu erzählen. Gleichsam als Ratespiel für Papa und Beweis unseres Mutes, dass wir keine Angst vor Strafe hätten, sangen wir zu zweit – mit selbst erdachter Melodie – jeden Abend, sobald sich die Wohnungstüre öffnete: «Was wird denn da der Papa sagen, wenn der Papa nach Hause kommt?» Und Papa freute sich im allgemeinen mehr über diese Spiel, als dass er sich über die Vorfälle, die er erraten konnte – oder dann doch von der Mutter berichtet bekam – aufregte. Erst als G. mit ca. vier Jahren die verbale Kommunikation (z. B. Lieder singen, Ausrufe der Mutter nachmachen, auf Aufforderung Dinge benennen usw.) fast ganz einstellte, klingelten die Alarmglocken, aber Ärzte u. a. sogenannte Fachleute nahmen meine Eltern wohl nicht ernst.

7.3.2
Kindergarten- und Vorschulzeit

Zu unserer Zeit kamen die Kinder im Allgemeinen noch nicht mit drei Jahren, sondern erst etwa mit vier Jahren in den Kindergarten, ich also im Sommer 1970. 1971 oder 1972 dann auch G. Aber das war die Zeit, als meine Eltern schon sicher wussten, dass er anders war, nicht nur in der Sprache, auch im Verhalten war das Anders-Sein jetzt so auffällig, dass es allenthalben auffiel, es Schwierigkeiten und Probleme gab. Er «hörte» nicht, aber er «trotzte» auch nicht, er verhielt sich einfach anders; es war als passten seine Reaktionen nicht zu dem, was er wahrnahm. Oder – fragten sich meine Eltern – nahm er sich, andere und die Umwelt auf andere Weise wahr? Aber seine Sinne waren doch in Ordnung? Natürlich fanden Tests statt, aber auch wir wussten: sehen kann er gut. Er konnte z. B. eine Eiswerbung an einem verlassenen Gasthaus im Wald auf hunderte von Metern oder einen winzigen Fussel auf einem Teppich in einem großen Saal erkennen. Auch sein Hören war gut, z. B. ein leise gestelltes Radio im Nebenraum eines öffentlichen Gebäudes hörte er problemlos. Im Gegenteil, sehr oft hielt er sich die Ohren zu, z. B. bei Geschirrklappern in einem Speisesaal oder sogar bei Wellenplätschern im Hallenbad oder bei Stimmengemurmel in einem Warteraum. Und riechen konnte er sicher ganz besonders gut: In ihm völlig wildfremden Bürogebäuden fand (und findet) er – nicht nur einmalig – in einen Großraubüro mit Hunderten von Schränken an gänzlich unerwarteter Stelle den Keks- bzw. Schokoladenvorrat einer Mitarbeiterin.

G. scherte sich nicht darum, was «man» macht, er «schaute sich nichts bei andern ab», machte keine Rollenspiele, keine «ich-tue-so-als-ob»-Spiele, die doch für dieses Alter so üblich sind. Auch erfand er keine Geschichten, «bastelte» sich keine Notlügen zusammen, und schien sich überhaupt nicht für die Emotionen anderer zu interessieren. Jedoch, auch heute noch – wie damals – wehrt er sich nicht gegen Gesten der Zuneigung, die ihm zuteil werden. Gerne lässt er sich streicheln, kuscheln und Küsschen geben, aber von ihm geht es nie aus. Meist wirkt er glücklich, fröhlich, aber immer auf «stillvergnügte» Art. Nur manchmal scheint er traurig zu sein, er macht dann den Eindruck, dass dies deshalb ist, weil er das «Rings-um-ihn-herum» nicht versteht. Weinen tut er so gut wie nie. Sein Schmerz, Kälte- und Hitzeempfinden scheint sehr gering zu sein, er verletzt sich selten, wenn doch, jammert er niemals. Da er auf die Spielangebote anderer im Kindergarten nicht einging, sprachlich keinen Kontakt zu den anderen Kindern hatte, sich an Gruppenaktivitäten nicht beteiligte, «passte» er ganz einfach nicht in eine Gruppe. In dieser Zeit befragen die Eltern wieder den Kinderarzt, baten darum, andere Fachleute oder Institute hinzuzuziehen. Aber sie wurden erneut vertröstet, G. sei ein Spätentwickler und das «Kind müsse nur mehr Freiheiten haben, etwas ausprobieren, sich freier entfalten» etc. Wenn wir als Kinder «unartig» waren oder etwas falsch machten, wurden wir natürlich ermahnt oder zurechtgewiesen. Dies sollten meine Eltern jetzt plötzlich nicht mehr tun – klar, dass sie nun völlig verunsichert waren. Aber sie befolgten den Rat, was dann bei G. vermehrt herausforderndes Verhalten auslöste. Manchmal wurde es dann richtig schlimm, erstmals auch für mich. G. machte einfach Dinge kaputt: den Lego-Turm, die Bastelarbeiten, schmiss die aufgestellten Püppchen hin, die rohen Eier aus dem Kühlschrank, zog mich an den Haaren wenn ich ihm «im Weg stand», aß meinen Nachtisch auf usw. Und nun «darf» man ihn deshalb noch nicht mal anbrüllen oder mit ihm schimpfen! Und, ihm «etwas beibringen», wie es die anderen mit ihren kleinen Geschwistern taten, ging nicht. Auch G. schien diese «Unlogik», diese Strukturlosigkeit sehr zu verunsichern: er gebärdete sich jetzt immer schlimmer, schien immer weniger zu verstehen und wirkte sogar ängstlich-verunsichert.

Bis dahin hatten sich mein Bruder und ich gemeinsam ein – sehr großes – Kinderzimmer geteilt, aber nun, da sein Verhalten so schwierig geworden war und ich bald in die Schule kommen sollte, beschlossen meine Eltern, dass ich ein Zimmer für mich alleine bekommen sollte. Da ein Umzug nicht von heute auf morgen zu realisieren war, durfte ich ins – ebenfalls recht große – Wohnzimmer umziehen und von innen zuschließen. Mama und Papa hatten zur Sicherheit auch einen Schlüssel. Für meinen Bruder erhielten meine Eltern nun, nachdem sie lange nachgefragt hatten, ob das Verhalten von G. Anzeichen einer Behinderung sein könnten, erstmals Untersuchungstermine in einem kinderneurologischen Zentrum und anderswo. Auch mein Bruder selber schien zu spüren, dass er anders war und darunter zu leiden. Kurz vor meiner Einschulung beschlossen meine Eltern, mich für die Nachmittage der Schultage in einem Kinderhort anzumelden.

7.3.3
Schulzeit

Die freudige Aufregung war am ersten Schultag bei mir wie bei allen Erstklässlern groß. Aber auch auf den Kinderhort war ich neugierig, niemand von meinen Freundinnen und Freunden, die mit mir eingeschult wurden, gingen dorthin. Aber was für eine Enttäuschung – nein, was für ein Schrecken: diesen Kinderhort empfand ich als das Schlimmste, was ich bisher erlebt hatte. Es war wohl einer, der damals ganz neuen «alternativen», anti-autoritären, «linken» Anschauung folgte. Die Erzieherinnen und Erzieher – von völlig anderem «Typ» als die Lehrerinnen, Lehrer und Erzieherinnen des Kindergartens sollte man mit Vornamen anreden. Das war neu für mich. Die Einrichtung war betont «unordentlich», «schrill», sollte wohl «unspießig» sein. Von den anderen Kindern, die mir alle viel älter oder größer (ich war auch sehr klein) vorkamen, wurde ich ausgelacht und gehänselt, weil ich die Kraftausdrücke und Schimpfwörter und die gesamte Art und Weise des Umgangs und der Sprache im Hort nicht kannte und verstand. Schon am ersten Abend zu Hause weinte ich bitterlich und war wütend auf meine Eltern, dass ich dorthin sollte. Meine Eltern sagten, dass sie es doch nur gut meinten, damit ich Ruhe vor G. hätte, aber das machte mich nur noch wütender, auch auf ihn. Ich wurde richtig hysterisch, weinte, heulte, schlug um mich und beschloss, mich so schlecht zu benehmen, dass ich nie mehr dorthin müsste! Meine Eltern haben dann – nach wenigen Tagen – mich im Hort wieder abgemeldet, weil sie Mitleid mit mir und Sorge um mich hatten, aber auch weil Sie merkten, dass auch ihnen dessen «Ideologie» nicht passte.

Aber so «schwierig» hatten mich meine Eltern noch nie erlebt, hinzu kam ihre Sorge, weil sie gerade erfahren hatten, dass G. bald zur Diagnostik mehrere Wochen stationär in eine kinderpsychiatrische Klinik müsse. Zu dieser Zeit versuchten meine Eltern auf verschiedenste Weise an Kontakt zu anderen Eltern betroffener Kinder, an Fachliteratur, Informationen usw. zu kommen. Jetzt hörte auch ich erstmals den Begriff «Autismus». Unsere Eltern und einige wenige andere aus unserer Gegend hatten untereinander und mit Elvira Crummenerl, Lüdenscheid, 1970 Gründerin des Autismus-Bundesverbandes (damals «Hilfe für das autistische Kind», jetzt «autismus Deutschland») Kontakt geknüpft. Unser Vater war zu Treffen mit anderen Eltern mit der Bahn durch die gesamte Bundesrepublik gereist.

G. bekam nun doch große Angst, als er erfuhr, dass er ohne Papa und Mama «weg» musste. Vielleicht hatte er auch Aussprüche von mir oder Mama «weil er so schlimm ist, muss er jetzt nach Göttingen» oder «demnächst ist er ja für ein paar Wochen weg», gehört und als Drohung empfunden. Jedenfalls wurde dort in Göttingen die Diagnose «Frühkindlicher Autismus/Autismus nach Kanner» gestellt und jetzt wussten wir (ich eingeschlossen) sicher, das es eine Behinderung ist und wie sie heißt. Meine Eltern versuchten sofort die nächsten Schritte, Wissen über die Behinderung und Hilfen durch therapeutische Förderung, zu gehen. Obwohl ich gerade erst lesen gelernt hatte, nahm auch ich mir Schriften und Bücher und beschloss ab sofort «Therapeutin» meines Bruders zu werden. Genauso schnell wie ich beginnen wollte, war ich allerdings auch wieder entmutigt. Dazu trug sicher auch bei, dass erstmals – oder erstmals, dass ich es bemerkte – meine Mutter sehr bedrückt, ja man muss sagen depressiv auf die Behinderung von G. reagierte. Der Grund ist offensichtlich: Meine Eltern und ich kannten Kinder mit Behinderungen, auch dadurch, dass meine Eltern sozial und kirchlich in den verschiedensten Gremien und Gruppen engagiert waren, aber es waren Kinder mit geistiger oder mit körperlicher Behinderung. Also war es in solchen Fällen ein «Schicksalsschlag» den man annehmen musste, an dem man aber selbst keine Schuld trug. Autismus aber – so las man anfangs der siebziger Jahre – war eine Behinderung, an der die Eltern, die Mütter «schuld» waren, zumindest hätten sie den Ausbruch ausgelöst oder die Verschlimmerung zu verantworten: galten sie doch als «bindungsarme Kühlschrankmütter», etc. Nach der Diagnosestellung in Göttingen stand fest, dass G. wohl keinesfalls wieder in den «normalen» Kinderarten gehen könne. Daher erkundigten sich meine Eltern nach Einrichtungen für behinderte Kinder. Einen Sonderkindergarten mit gutem Ruf gab es in einem anderen Stadtteil. Ein Umzug in eine größere Wohnung war ja sowieso in der Planung: also zogen wir in den Osterferien meines ersten Schuljahres um.

Der Umzug, der Schulwechsel, all das bedeutete für mich: alte Freundinnen und Freunde verlassen, neue Freunde kennen lernen. Ich weiß nicht, ob ich damals bereits unbewusst spürte (im Nachhinein meine ich, dass es so war), dass mein Bruder diese negative Erfahrung,« Freunde verlassen», – und wohl viel schlimmer – eben auch die positive Erfahrung, «Freunde finden», damals nicht machen konnte und dies bis heute nicht kann. Leicht fiel es mir nicht, neue Freundinnen zu finden, nach Hause einzuladen, wohl auch, weil ich nicht verheimlichen konnte und wollte, dass mein Bruder behindert war. In dieser Situation war der Vater Helfer und Vorbild: Seine Devise hieß «nicht verstecken», sondern offensiv zeigen, dass Menschen mit Behinderung zu uns gehören. So überwog dann auch bei meinen Freundinnen eine positive Neugier auf den Bruder. Spielen konnte man zwar nicht mit ihm – aber das taten auch meine Freundinnen nicht mit «Brüdern».

1973 bedeutete für G. den «Sonderkinderarten» und für mich, sich erstmals dafür schämen, weil der Bruder anders ist, behindert ist und – gleichzeitig – erstmals «stolz» sein, einen Bruder zu haben, der anders ist, der behindert ist. Unsere Mutter beschloss nun, kurze Zeit, nachdem es in G.'s Kindergarten «gut lief» und beide Kinder vormittags aus dem Haus waren, stundenweise wieder berufstätig zu sein; irgendwie traf es sich, dass just in G.'s Kindergarten eine Bürokraft gesucht wurde. Manchmal, wenn ich früh Schule aus hatte, ging ich dann zum Kindergarten, durfte da mitspielen und manchmal waren wir auch zum Mittagessen da. Da ich also wusste, dass es einen «Sonderkindergarten» gab, erschien es mir logisch, dass es auch eine «Sonderschule» gab, in die G. dann gehen sollte. Aber hier erlebte ich meine Eltern wiederum als große Kämpfer. Mittlerweile war deutschen Eltern bekannt, dass autistische Kinder mehr konnten, als man ihnen gemeinhin unterstellte, dass man sie fordern musste, um sie zu fördern. So kam es, dass G. im Sommer 1974 nicht «automatisch» in eine Praktisch-Bildbaren (PB)-Schule sondern in eine «Lernbehinderten-Schule» kam. Das war sehr gut, denn in PB-Schulen wurden Kinder damals (leider oft auch noch heute) vor der Öffentlichkeit «versteckt» – und vergessen. Die «Lernbehinderten-Schule» hingegen hat zwar oft auch einen Ruf als «Behindertenschule», aber die Schüler selbst haben z. B. auf dem Schulweg mehr Kontakt zur Allgemeinheit und umgekehrt.

Auch ein autistisches Mädchen, das mit G. den Sonderkindergarten besucht hatte, wurde mit ihm eingeschult. Und es wurde noch besser. Dank des Erfahrungsaustausches mit anderen Eltern (Familie Cordes, Bremen) und dem elterlichem, kommunalpolitischem Engagement, konnte im zweiten Halbjahr des ersten Schuljahres sogar der mehrjährige hilfreiche und Maßstäbe setzende «Frankfurter Schulversuch für autistische Kinder» starten. Ich war stolz auf G. Ob er wohl auch bald lesen lernte? Ich hatte es rasch gelernt, war eine richtige «Leseratte». Nein – das konnte er nicht. Aber er wollte so gerne, nahm Bücher aus dem Regal, schlug sie auf, fuhr die Zeilen nach – oder einzelnen Buchstaben auf Schildern – bis ihm die Tränen übers Gesicht liefen. G. tat mir sehr Leid – ich spürte hier, bei seinem vergeblichen Versuch, Lesen zu lernen, wie er jetzt (wiederum) selbst spürte, dass er «behindert» ist.

Hier wurde mir bewusst, und das sagte ich auch meinen Eltern: «Er kann das nicht, weil in seinem Gehirn was anders ist. Es war für mich ein «Beweis», dass seine Behinderung» eine «echte» Behinderung ist. Und ich war der Meinung, dass das die Ärzte doch hätten feststellen müssen. Hätte es schon damals die heute bekannten «bildgebenden Diagnoseverfahren» gegeben und hätte ich davon gewusst, ich hätte gedrängt, meinen Bruder sofort genauestens zu untersuchen.

Aber es gab etwas, das gegen die Traurigkeit meines Bruders helfen konnte. Ich ließ mich anstecken von der selbstbewussten und teilweise offensiven Aktivität der Eltern. So war ich mächtig stolz, dass ich ein ganz klein wenig mithelfen konnte, als unsere und andere Eltern ab 1975 die Gründung eines Vereins vorbereiteten. Aber diesen Stolz brauchte ich auch, denn ich musste ja auch darüber hinweg kommen, dass die Eltern nun noch weniger Zeitz für mich hatten. Nach anderthalb Jahren Vorbereitung war es dann im März 1976 soweit: «Hilfe für das autistische Kind» Regionalverband Rhein-Main wurde gegründet. Heute, 32 Jahre später, autismus Rhein-Main e. V. Noch etwas war neu. G. besuchte jetzt einmal pro Woche eine Spielgruppe der «Lebenshilfe». Ein wenig war er auch in dieser Gruppe ein Außenseiter, dennoch tat es der ganzen Familie gut, einmal nicht angestarrt zu werden. Und diese Gruppe gab wieder ein wenig Struktur und wenn sie auch nur den Umstand bekräftigte, eine typische «Behinderten-Familie» zu sein.

Übrigens, diese Spielgruppe entwickelte sich – Dank der zumindest manchmal mitmachenden Geschwister – zu einem «Vorläufer» heutiger «integrativer» Gruppen. Ich lernte, wie schon im Sonderkindergarten, nun weitere in anderer Weise behinderte Kinder, z. B. solche mit Down-Syndrom, kennen. Ich machte mir Gedanken, z. B., ob es besser sei, wenn man einem Kind die Behinderung ansieht, und ich spürte, dass man nicht einfach «ja» oder «nein» auf diese Frage antworten konnte. Auch hatte ich bei fremden Kindern, eben jenen mit Down-Syndrom, «Erfolg» mit meiner emotionalen Zuwendung. Ich lächelte sie an, malte ihnen rosa Herzchen und Blümchen, und sie umarmten mich dafür und strahlten mich an. Viel leichter und schneller als bei meinem eigenen Bruder ging das – das erstaunte mich sehr – und machte mich ein wenig traurig.

Zuweilen bekommt man ja als Kind gesagt «das verstehst Du noch nicht», «wenn du älter wirst, wirst Du vernünftiger, dann wirst Du das leichter verstehen», aber ich denke, älter- und «vernünftiger» werden macht das Verstehen und noch mehr das «damit-umgehen» nicht leichter, sondern schwerer. Man beginnt die eigene Situation aus verschiedenen Blickrichtungen zu sehen, man spricht mit anderen, d. h. in meinem Fall mit Geschwistern anderer behinderter Kinder, vergleicht, wertet, neidet und bemitleidet mal mehr sich, mal die anderen. Aber diese Reflexion, diese Gespräche waren (und sind) wichtig. Gelegenheit sich unbegleitet, unzensiert, «nicht-bewertet» mit Schwestern und Brüdern anderer (in ähnlicher Weise behinderter) Kinder und Jugendlicher auszutauschen, sollten alle angeboten bekommen. Dass ich solche Gespräche geführt hatte und weiterhin führte, half mir, kein oder zumindest kein permanent schlechtes Gewissen zu haben, als ich mich in den folgenden Jahren (etwa vom 12. bis 17. Lebensjahr) deutlich von G. abgrenzte und mich vor allem um mich kümmerte. Auch hatte ich jetzt nicht mehr das Bedürfnis einem jedem, den ich kennen lernte von G., und seiner Behinderung zu erzählen. Nicht dass ich G. verleugnete, aber ich hielt die Tatsache, einen behinderten Bruder zu haben, jetzt doch für eine «Privatsache». Ein vielleicht äußeres Kennzeichen dieser Zeit waren die nun auch von mir ständig gebrauchten Ausrufe «Tür zuschließen!» – und «Der Schlüssel ist weg!» – Ausrufe, die ich durch die Eltern ja schon seit frühester Kindheit gewohnt war.

Eine sehr schreckliche Begebenheit trug sich zu, als ich etwa 10 Jahre alt war. Wahrscheinlich gibt es überall (kinderlose) Nachbarn, die spielende und laute Kinder nicht mögen – von uns und Nachbarskindern «Meckertanten» bzw. «Meckeronkels» genannt, die manchmal auch den Eltern vorwarfen, ihre Kinder nicht richtig zu erziehen. Aber dann gab es da noch eine «Beschwerde». Sie richtete sich zunächst gegen das Lautsein meines Bruders (na ja, solches Meckern sind Eltern gewohnt), dann gegen meine Mutter, dass sie, wenn sie mit ihm redete, zu laut und in der Erziehung wohl eindeutig überfordert sei. Dieses Gemecker lies meine Mutter auch noch über sich ergehen, aber dann spitzte sich die Angelegenheit zu, und diese Person (eine promovierte Historikerin, Dozentin der Universität) schrie laut meine Mutter an: «Sie müssen und sollten wissen, dass es früher viel besser war, da sind solche Kinder wie ihres weggekommen!» Meine Mutter bekam einen Schock und brach in Tränen aus; ich, der ich den Inhalt des Gehörten gar nicht ganz erfassen konnte, vermochte nicht, sie zu trösten. Als mein Vater meine Mutter ein, zwei Stunden später noch immer weinend und mich verstört antraf, erzähle er mir, wie in der Nazi-Zeit behinderte Menschen umgebracht worden sind. Bis heute berührt mich dieses Geschehen sehr, ja dadurch bin ich bei diesem Themenkomplex – wenn ich darüber nachdenke oder rede – sofort den Tränen nahe.

Was schulische und therapeutische Förderung und all' die Aktivitäten meiner Eltern für G. und andere autistische Kinder anging, hatte sich natürlich viel getan, aber es interessierte mich nicht besonders, es gehörte eben dazu. Ich war froh, dass meine Eltern dies auch nicht von mir verlangten. Ich bekam wohl im Durchschnitt etwa genauso viel oder genauso wenig an Dingen, Zeit, Liebe und Zuwendung, aber auch Tadel wie andere meines Alters auch. Sämtliche «Besonderheiten» unseres Alltags erschienen mir als «Selbstverständlichkeiten». Dazu gehörte auch, dass sich das Wohnzimmer unserer 4-Zimmer-Wohnung (bis zu meinem 16. Geburtstag) in ein «Büro» des Elternvereins «Hilfe für das autistische Kind» verwandelt hatte. Dass sich dann etwa in meinem 17. Lebensjahr mein Verhältnis zu G. änderte, d.h. bewusster, interessierter und reflektierter wurde, hatte sicher viele Gründe. Da war mein Alter, das, in dem man erwachsener wird, sich mit der Wahl des Schulabschlusses, der Berufswahl, dem Abnabeln vom Elternhaus, politischem Bewusstsein und eigener gesellschaftlicher Verantwortung beschäftigt. Und Veränderungen, die G. betrafen, die Zeit in der Förderung durch Eltern, Schule und Therapie stets (rasch) sichtbare kleine Erfolge gebracht hatten, waren vorbei. Neben Stillstand gab es Rückschritte und sehr schwierige Phasen, die sicher damit zusammen hingen, dass G. in die Pubertät kam, schon für junge Menschen ohne Behinderung eine schwierige Zeit, umso mehr für ihn. Seine Veränderungen im Körperlichen, Verhaltensprobleme in der Schule (mittlerweile eine PB-Schule) gaben mit Anlass, dass unsere Eltern dem Rat von Lehrern und anderen folgten, und überlegten, ob eine medizinisch-stationäre Überprüfung, ggf. eine medikamentöse Therapie o. a. ihm helfen könne. Diese Überlegungen und Aktivitäten stellten eine große psychische Belastung für die ganze Familie dar. Einerseits war ich stolz und froh, dass meine Eltern mich jetzt wie eine Erwachsene an den Gesprächen beteiligten, andererseits merkte ich, dass ich damit mich bereit erklärte, Verantwortung mit zu tragen. Überlegungen waren anzustellen, Entscheidungen vorzubereiten, was G.'s Schulzeit und die Zeit danach, sein volljährig Werden, seinen möglichen Auszug in ein Wohnheim u. a. betraf.

Dass in dieser Zeit für mich der Umgang mit G. schwierig war, lag an seiner Pubertät und Sexualität. Leider damals – auch heute noch? – ein Tabu-Thema, was das Gespräch von Eltern untereinander oder mit Fachleuten und die Sonder-Schule betraf. Die Möglichkeit ins Gespräch mit Gleichaltrigen zu kommen hatte mein Bruder nicht, er verfügte nicht über die Informations- oder Kommunikationsmöglichkeiten, hatte keine Freunde. So entstand ein kleiner Teufelskreis: Ich schämte mich, meinen Eltern zu sagen, dass ich es bemerkte und ich es sehr unangenehm fand, dass G. masturbierte, meine Eltern schämten sich, dass sie es kaum verhindern konnten, und ich schämte mich, dass sich meine Eltern schämten und ich darüber mit niemand reden konnte oder wollte. Nach den Gefühlen von G. fragte niemand. Wie soll sich da ein gesundes, normales Sexualempfinden von Jugendlichen – inklusive Schamgefühl – entwickeln?!

Die Lehrer und Lehrerinnen an seiner Schule, obgleich sie doch als Sonderschullehrer mit Verhaltensproblemen vertraut sein sollten, suchten – wie ich aus Gesprächen meiner Eltern mitbekam – nur wenig den Austausch mit den Eltern, schon gar nicht mit mir, der Schwester. Zwar beklagten sie sich über sein «Fehlverhalten» (die oben geschilderten Auffälligkeiten G.'s Sexualverhalten betreffend, wurden nur angedeutet …), aber Rat gab es wenig. Natürlich fragten meine Eltern nach. Die Schule riet meinen Eltern, G. noch vor Ende der Schulzeit, noch vor seinem 18. Geburtstag, für ein paar Wochen in stationäre Behandlung, sprich in eine Klinik der Kinderpsychiatrie, überweisen zu lassen. Dort sollten die Probleme medikamentös angegangen werden. Ein Vorschlag, dem meine Eltern kritisch, wenn auch nicht gänzlich ablehnend, gegenüberstanden. Sie stimmten schließlich zu, auch weil sie hofften, eine – für G.'s weiteren Lebensweg wichtige – weil später von weiteren Institutionen und ihren Fachleuten anzuerkennende – fachlich fundierte Beurteilung zu erhalten. Über Krankenhäuser, speziell über eine kinderpsychiatrische Station, wusste ich wenig. (Nur «Göttingen» war für mich wie wohl auch für G. immer noch mit ungutem, angstmachenden Gefühlen verbunden …).

Meine Eltern besuchten G. während der Wochen seines Aufenthalts mehrmals; ich war – soweit ich mich erinnern kann – nur einmal dabei, ging aber nicht auf die Station, nicht ins Klinikgebäude hinein.

7.3.4
Erwachsen werden – erwachsen sein

Als sich die Schulzeit dem Ende zuneigte, konkretisierte ich meine Wünsche für die Studien- bzw. Berufswahl; eigentlich eine Entscheidung unbeeinflusst von G.'s Behinderung – sollte man meinen. Oder doch nicht? Von all' den Problemen mit G. wollte ich mich distanzieren; deshalb war mein Wunsch, unabhängig von dem in allen Fächern ähnlichem Noten- und Leistungsstand, klar: auf keinen Fall etwas «Soziales». Oder, noch weiter gefasst: kein Beruf, in dem der Umgang mit Menschen eine große Rolle spielt, sondern eine Ausbildung oder Studium im technisch-naturwissenschaftlichen Bereich. Noch während meiner Bewerbungen bzw. schließlich der Entscheidung für ein Studium der Geologie, wurde die Frage «was kommt für G. nach der Schule?» in der Familie besprochen. Meine Eltern und ich wussten, dass die meisten Erwachsenen mit geistiger Behinderung einen Platz in einer Werkstatt für Behinderte bekamen, aber wir wussten auch, dass dies nicht «automatisch» so war. Denn, so hieß es damals – und so gilt es auch heute noch – es muss zu erwarten sein, dass der Betreffende ein «wirtschaftliches verwertbares Maß an Arbeit erbringt», und, dass «keine Fremd- und Eigengefährdung» zu erwarten ist. Eine erste Anfrage bei der nächstgelegenen Werkstatt brachte eine nicht klar begründete Ablehnung. Ich fand es sehr gut, dass meine Eltern G. einen Prozess gegen die «Bundesanstalt für Arbeit» führen ließen, um Rechtssicherheit zu erhalten, inwieweit genau welche der Anforderungen ein Ausschlusskriterium für G. darstellten. Von älteren Geschwistern einiger Schulfreunde wusste ich, dass sie ihren Studienplatz «einklagten». Dass mein Bruder versuchte, seinen Arbeitsplatz «einzuklagen», belustigte mich gleichzeitig wie es mich mit Stolz erfüllte.

Ein wichtiges Datum im Leben eines Teenagers stellt der 18. Geburtstag dar; weniger die Gestaltung der Party selbst, als das Wissen, das man jetzt volljährig ist, somit selbst bestimmen kann, was man tun und lassen will, allerdings auch selbst verantwortlich ist. Das heute geltende Betreuungsrecht gab es zum Zeitpunkt von G.'s 18. Geburtstag noch nicht. Für diejenigen, die behinderungsbedingt nicht selbst entscheiden konnten, gab es – statt der heute geltenden gesetzlichen Betreuung – entweder Vormundschaft oder Pflegschaft. Zum Glück entschieden sich meine Eltern für letzteres, denn ersteres stellte faktisch eine Entmündigung dar, meines Erachtens menschenunwürdig. Natürlich trafen all' diese für G. wichtigen Entscheidungen meine Eltern, aber ich wurde in ihre Gespräche mit einbezogen. Auch ernste und traurige Überlegungen, wie es denn mit G. weiterginge, falls sie (plötzlich) sterben würden, ließen sie dabei nicht aus. Dass Eltern behinderter Kinder in solcher Weise mit den nichtbehinderten Geschwistern sprechen, halte ich es für immens wichtig. Die Schwierigkeit liegt dabei darin, einerseits nicht die Geschwister zu drängen, sie ein (zu) hohes Maß an Verantwortung übernehmen zu lassen, und auf der anderen Seite, sie nicht – im Sinne einer wohlgemeinten «Schonung» – im Ausgeschlossensein oder in Unwissenheit von solchen familien-wichtigen Entscheidungen zu lassen. Andere Verwandte oder der Familie sehr nahestehenden Freunde und natürlich auch «Fachleute» und Mitarbeiter von Institutionen müssen sehr viel Feingefühl haben oder entwickeln.

Meine Mitverantwortung und praktische Hilfe begrenzte ich bewusst, hatte ich doch mit Abiturprüfung und Beginn des Studiums genug zu tun. War es einige Jahre zuvor manchmal der Zeitraum einiger Stunden oder eines Tags, für den ich mich getraute, die Aufsicht für G. zu übernehmen, so trauten meine Eltern und ich selbst mir nun zu, auch über mehrere Tage hinweg, G. in der Zeit zu beaufsichtigen, in der sie Urlaub machen konnten. Ein ähnliches Gefühl wie ich es auch als kleines Kind empfunden hatte, als ich G.'s Behinderung mit selbsterdachter Spieltherapie «heilen» wollte, stellte sich für einen kurzen Moment ein – wich aber, viel rascher noch als damals, der Ernüchterung. Allein die hauswirtschaftliche Versorgung und die Abwehr von Gefahren für ihn nahmen sehr viel Zeit an diesen Tagen in Anspruch. So war es eine gute Entscheidung meiner Eltern, nach Kurzzeit-Unterbringung in Behindertenwohnheimen nachzufragen, auch mit dem Hintergedanken einer «Probe» einer Heimunterbringung zu einem späteren Zeitpunkt. Durch die Arbeit im Elternverein wussten meine Eltern, dass es nicht leicht war, gute, geeignete und zur Aufnahme bereite Einrichtungen zu finden, aber dass es so schwer sein würde, hatten sie nicht gedacht; die Aktivität von Eltern, am besten organisiert in Elternvereinen, war und bleibt schon aus diesem Grund wichtig! In mein Studium und meine Angelegenheiten mischten sich meine Eltern nicht ein, alle Entscheidungen konnte ich ganz alleine treffen und war froh darum, aber ihren Rat, mir mit Jobs oder bezahlten Praktika Geld – für mich – zu verdienen, nahm ich gerne an.

Krank sein «durften» meine Eltern eigentlich nie, sie mussten ja immer für G. sorgen. Wenn mein Vater dann doch einmal zum Arzt ging, meinte dieser – ohne weitere Untersuchung – dass seine Beschwerden wohl am Stress mit dem behinderten Sohn lägen, oder es sei halt ein nicht ausgeheilter grippaler Infekt. Dennoch, die Sorgen meiner Mutter blieben, sie drängte Vater nochmals zur gründlichen Untersuchung. Die Diagnose: Krebs – im schweren, nach ärztlicher Aussage unheilbaren Stadium! Ich war schockiert. G. konnte man zwar sagen, dass Papa sehr krank war, aber mit ihm darüber reden, konnte man nicht – das war sehr schlimm. Während ich mir wegen Papa größte Sorgen machte, schwankend zwischen der Hoffnung, es möge eine Fehldiagnose sein oder es gäbe irgendwelche Wunder-Therapien oder Wunderheilung, machte sich Papa vor allem wegen G. Sorgen. In diese Zeit der Aufregungen fiel ein Unfall, ein Sturz von G. aus dem Fenster (aus neun Meter Höhe), aber G. hatte einen Schutzengel! Als G's leichte Verletzungen überstanden waren, gönnten sich meine Eltern eine kleine gemeinsame Reise; die Betreuung von G. konnte durch Betreuungsdienste der «Lebenshilfe» und mich sichergestellt werden. Danach willigte mein Vater ein, sich einer neuen Behandlungsmethode in einem Krankenhaus in einer anderen Stadt zu unterziehen, obwohl es kaum Hoffnung gab, dass diese Methode helfe. Aber er wollte damit auch die Forschung unterstützen.

Als es Papa dann sehr schlecht ging, wollte meine Mutter Vater nicht nur regelmäßig im Krankenhaus besuchen, sondern tags und nachts bei ihm sein. Leider klappte eine Betreuung für G. durch Helfer zuhause nicht, auch ein Heim zur Kurzzeitunterbringung war nicht zu finden, also entschieden sich meine Eltern für G.'s ersten Aufenthalt in der Erwachsenen-Psychiatrie. Als Mutter und ich ihn nach wenigen Tagen besuchten, waren wir schockiert! Dort herrschten katastrophale Bedingungen, sie erschienen mir schlimmer als in mittelalterlichen Folterkammern. Körperlich geschwächt durch Medikamente ging es G. aber so schlecht, dass es gefährlich war, ihn einfach – gegen Rat der Ärzte – mit nach Hause zu nehmen. Als meine Mutter meinem Vater schonend (noch verharmlosend!) von der Situation berichtete, wünschte auch er eindringlich, G. dort umgehend «rauszuholen». Zum Glück – und mit Hilfe des ehemaligen und im Ruhestand lebenden Kinderarztes von G. – gelang uns dies.

Dann ist unser Vater gestorben. Die Trauer veränderte uns beide. G. wurde sehr still, Verhaltensprobleme gingen zurück, aber das konnte meine Mutter und mich nicht freuen, denn der soziale Zugang zu ihm wurde – nicht nur aufgrund der kaum vorhandenen verbalen Kommunikation – wieder schwieriger. Wahrscheinlich kam einiges zusammen: Dass er traurig war, wir ihn mit Traurigkeit «ansteckten» und er – im Verlauf seines Erwachsenwerdens – unabhängig von Vaters Tod sein kindlich-frohes Gemüt und Verhalten nach und nach ablegte. Ich vermisste meinen Vater sehr, denn gerade in schwierigen Situationen – z. B. bei auffälligem Benehmen G.'s in der Öffentlichkeit – war er durch Mut und offensiven Umgang mit Gaffern und «Besserwissern» immer eine große Hilfe gewesen. Mutter war innerhalb weniger Wochen um Jahre gealtert, auch was ihre physische Konstitution betraf. Alle in unserer Familie – vor allem meine Eltern und G. – waren und sind stets begeisterte Nutzer öffentlicher Verkehrsmittel gewesen, aber nun gab es doch einige Schwierigkeiten. Wir wollten aber – jetzt nach Vaters Tod erst Recht – auch mobil sein, weiterhin viel unternehmen, in Urlaub fahren usw. und vor allem, uns nicht zurückziehen! Wir beschlossen, uns ein Auto anzuschaffen; glücklicherweise hatte ich (noch in der Schulzeit) den Führerschein gemacht. Bei Autofahrten mit Verwandten und Bekannten gab es allerdings oft Probleme mit G., er wurde plötzlich sehr erregt, versuchte ins Lenkrad zu greifen, den Fahrer durchs Haar zu streichen, oder auch daran zu ziehen, kurzum, eigentlich war es viel zu gefährlich. Aus alten englischen Taxis war aber eine Lösung bekannt: eine Trennung von Fahrer und Fahrgast. Leider war diese elegante Lösung nicht zulässig, aber der Einbau eines engmaschigen Netzes hinter den Vordersitzen wurde vom TÜV genehmigt. G. akzeptierte das Netz sofort, aber Mutter und ich waren viele Monate im Zweifel, ob wir über die Kommentare der Leute («Habt Ihr einen Raubtiertransport?» u. Ä.) lachen oder weinen sollten. Nach der Schulentlassung von G. stand die Entscheidung fest: Er darf nicht in eine WfB. Wir waren enttäuscht! Zum großen Glück hatten die Bemühungen – an denen noch Vater beteiligt gewesen war – Erfolg: Im Rahmen eines befristeten «Projekts» konnte G. mit einer persönlichen Assistenz in Anbindung an eine Reha-Werkstatt arbeiten.

7.3.5
Wir beide ziehen Zuhause aus

Weil die Arbeit in der Reha-Werkstatt leider auf anderthalb Jahre befristet war, musste für G.'s Zukunft weitergeplant werden. Mutter und ich führten also die von meinem Vater mitbegonnenen Bemühungen zur Suche eines geeigneten Wohnheimplatzes weiter. Und es zeichnete sich eine gute Lösung ab. Ein großer Träger von Behinderteneinrichtungen, die «Lebenshilfe Gießen», schuf eine neue Wohnstätte, eigens konzipiert für junge Erwachsene mit frühkindlichem Autismus und schwierigen Verhaltensweisen (an der Konzeption hatte intensiv auch der bereits erwähnte Elternverein mitgewirkt). Wir freuten uns zu Recht, denn bereits bevor der Umzugstermin näher rückte, konnte man feststellen, dass eine Einrichtung passend für die Bewohner gestaltet wurde und nicht – wie leider so oft –

sich Bewohner an eine Einrichtung anpassen sollten. Auch G. konnte an dieser Vorfreude teilhaben, denn – wie bei einem normalen Umzug – hatte er die Gelegenheit, durch Besichtigungsbesuche seinen neuen Lebensort kennen zu lernen. Und, nicht nur das, hier gab es in der Nähe – aber doch nicht zu nah – eine «Tagesförderstätte», also somit eine Strukturierung für die Werktage. Mein Wunsch, dass Tagesförderstätten, heute auch «Tagesstätten» genannt, mehr einem echten «Arbeitsplatz» ähneln, denn einem «Kindergarten für Erwachsene» (liebevolle Aufbewahrung verbunden mit Beschäftigung und Förderung) wurde zwar damals noch nicht erfüllt, aber man spürte, hier zeichnen sich Fortschritte ab. Schön für G. war es auch, dass er die Besuche an seinem neuen Wohnort nicht nur mit uns, sondern auch mit einem Betreuer aus dem FED (Familienentlastender Dienst) unternahm. Diese Mitarbeiter der FEDs waren im übrigen bereits in den vergangenen Jahren hilfreich für uns wie auch für viele andere Familien mit behinderten Angehörigen (wir hatten fast immer Glück mit den bei uns für G. eingesetzten Personen, leider ging und geht dies nicht allen so). Aber für die gerade für die Geschwister der Behinderten, kann es schwierig sein, wenn – oft wechselnde – fremde Personen, gerade in krisenhaften Situationen im Familienalltag mit dabei sind. Ein Tipp: Die FED-Helfer müssen sich ja nicht immer mit dem Behinderten beschäftigen. Im Wortsinn «familienentlastend» können Sie meines Erachtens auch sein, wenn sie beispielsweise den Geschwistern bei den Hausaufgaben helfen, mit ihnen spielen oder bei der Hausarbeit kräftig mit anpacken.

Folgendes Erlebnis möge dies veranschaulichen: Ein FED-Mitarbeiter, ein «Zivi», meint es gut und möchte mit G. einen größeren Spaziergang unternehmen; die Warnungen meiner Mutter, welches mit Hundekot versehene Areal er lieber meiden solle, schlägt er in den Wind. Nach knapp einer Stunde kehren sie zurück. Die Schuhe beider (und nicht nur die, denn G. setzt sich auch gerne mal hin) entsprechend «verziert» werden meiner Mutter im Flur überreicht und dann wird die Küche gestürmt, da beide «ausgehungert» sind, geht nebenbei einiges aus dem Kühlschrank zu Boden, G. soll nach Meinung des Zivis helfen beim Aufwischen, nur dass G.'s Art des Aufwischens das Malheur noch verschlimmert. Fazit: eine Stunde FED ziehen so letztlich zwei Stunden zusätzliche Familien-Belastung nach sich. Trotzdem: Dank meines Bruders habe ich viele Leute kennen gelernt und mit manchen von Ihnen verbindet mich noch heute eine gute Freundschaft!

Auch in den Ferien hatte ich wegen G. oft aufregendere Erlebnisse als andere: es waren häufig peinliche Situationen, die ich aber, Dank eines gedanklichen «Tricks», den ich von meinem Vater hatte, «die Leute hier sehen uns ja niemals wieder», oft eher als lustige Erlebnisse verbuchen konnte. Außerdem gaben mir meine Eltern schon früh und mehr als anderen im jeweiligen Alter, die Gelegenheit ohne sie, mit einer Gruppe in die Ferien zu fahren. Oder aber, es ging – Mama allein oder mit Papa allein – in Urlaub, und in diesen Ferien wurde an nichts gespart! Doch auch die Urlaube, die wir alle gemeinsam unternahmen, möchte ich keinesfalls missen. Für G. gab es ebenfalls auch mal Ferien ohne Familie, er fuhr wiederholt mit in Freizeiten des Elternvereins «Hilfe für das autistische Kind». Solche Freizeiten als besondere Erlebnisse sollte man keinem Heranwachsenden, auch keinem mit sehr schwierigen Verhaltensweisen, vorenthalten. Hier können Menschen mit Behinderung, meist schöne, manchmal auch schmerzhafte, aber in jedem Fall sehr wichtige Erfahrungen machen, wie es ohne Mama und Papa ist; auch eine «Übung» für das spätere Leben im Wohnheim.

Vor dem Umzug lag auch eine Freizeit, diesmal eine sogenannte «Eltern-Kind-Freizeit», also eine bei der Eltern (und – so sie möchten – Geschwister) dabei sind. Wir verbrachten die Tage gemeinsam mit einem anderen Elternverein. Leider ereignete sich dabei ein Unfall: G. der ja kein oder kaum Gefahrenbewusstsein hat, verließ in unbeaufsichtigtem Augenblick das Zimmer durch das Fenster; und die Folge: ein komplizierter Fersenbeinbruch. Es folgten Besuche im Krankenhaus am Urlaubsort, und dann zu Hause, aber Verband, Schiene, Gips hielten nie länger als ein paar Stunden und der Aufforderung, den Fuß nicht zu belasten, kam G. nicht nach. Arzt und Pflegekräfte in der Ambulanz des Krankenhauses waren unfreundlich zu G., gaben gleich auf, wurden rasch unwirsch, auch zu uns. Doch ein – zufällig den Behandlungsraum durchquerender – Sanitäter war hilfsbereit, er hatte eine Idee. Im Eingangsbereich der Ambulanz erfolgten gerade Baumaßnahmen, überall lag entsprechendes Material, so auch ein dunkelblaues schweres Bau-Glasfasergewebe. Der Sanitäter nahm davon und machte damit einen starken Gipsverband, und der hielt! Mit diesem Gips mehr als doppelt so dick und schwer als normal, blieb selbst G. nichts anderes übrig, als in den folgenden Tagen meist in einem Rollstuhl Platz zu nehmen, mit dem Nebeneffekt, dass er den Fuß ruhig hielt. Eine «Ruhigstellung» von G. war es nebenbei, was sich für den Umzug als sehr praktisch erwies.

Im Wohnheim lief es von Anfang an super! Die Befürchtungen meiner Mutter, dass G. sich ins Wohnheim abgeschoben fühlte, er Heimweh hatte oder böse auf Mutter oder mich sei, traten nicht ein. Nur meine Befürchtung, dass meine Mutter nun gerade Kummer hatte, dass dies nicht der Fall war (er sie also augenscheinlich nicht stark vermisste) bewahrheitete sich ein bisschen; nun Müttern kann man es wohl nicht Recht machen. Doch es spielte sich ein guter Rhythmus ein: alle zwei Wochen Besuche, wechselweise er bei uns bzw. Mutter oder Mutter und ich bei ihm; und diese Treffen konnte G. wirklich genießen, was natürlich auch an Mamas unvergleichlich gutem Kuchen lag. Erstmals seit sehr langer Zeit zeigte G. auch wieder mal deutlich körperliche Gesten von Zuneigung und Zärtlichkeit und setzte auch verstärkt Sprache ein, um seine Wünsche zu äußern.

Nun herrschte die paradoxe Situation, dass ich die Tochter, das ältere Kind, noch zu Hause wohnte und mein autistischer Bruder schon ausgezogen war. Nun ja, da ich ja noch mitten im Studium war, und mich diesem nun auch – ohne die Störungen durch G. (die allzu oft aber auch als Ausrede bei Faulheit meinerseits herhalten mussten) – intensiver widmen konnte, war das eine ganz neue Situation, die ich genießen konnte.

Als meine Mutter nun nach einiger Zeit wieder in Teilzeit berufstätig wurde, war ich – so nicht gerade zur Vorlesung an der Universität – allein zu Haus; eine so ungewohnte Situation für mich, dass ich damit nicht recht umzugehen wusste: ich, die ich sonst immer «in action» war, wurde unentschlossen und träge. Glücklicherweise erkannte dies meine Mutter und drängte mich, – nicht wegen des Geldverdienens, sondern um Arbeitseifer, Lebensmut und Selbstbewusstsein anzuregen – neben dem Studium einen Job zu suchen. Dies glückte und führte zum gewünschten Ergebnis. Zwei Jahre später, in der Phase der Abschlussarbeit zum Diplom, hatte ich dann wieder einen «Durchhänger», und hier gab mir Mutter dann den Tipp, mir an G. ein Vorbild zu nehmen und auch auszuziehen. Auch dies gelang, wieder mit dem gewünschten Erfolg! In diesen Zeitraum fiel – zufällig? – auch meine erste Liebe, ein Thema, das ich auch wegen G. lange von mir ferngehalten hatte.

7.3.6
Mein Bruder wird Onkel

In recht kurzer Zeit geschah nun ziemlich viel: mein Umzug, meine erste Liebe, meine Diplomprüfung, meine Stellensuche und mein Verlobter, B., und ich erwarteten unser erstes Kind. Als ich im achten Monat G. im Wohnheim besuchte, zeigte ich ihm meinen dicken Bauch und erklärte: «Ich bekomme ein Baby, du wirst Onkel». Er schaute mich sehr verwundert an, und schien nicht zu wissen, was er mit dieser Mitteilung anfangen solle. Die Schwangerschaft war eine wunderschöne Zeit, aber nicht ohne Verunsicherung. Manche Ergebnisse der Forschung sprechen ja für genetische Ursachen von Autismus bzw. für eine genetische Disposition. So war der Großvater von mir und G. mütterlicherseits wohl in sehr leichter Form von autistischer Symptomatik betroffen – und nun – da ich mehr über die nähere und weitere Verwandtschaft meines Mannes zu erfahren suchte, musste ich mir eingestehen, mir schon meine Gedanken zu machen. Dennoch empfand ich es brüskierend, dass einen behinderten Bruder zu haben von meinem Frauenarzt mehr als einmal als Risikofaktor benannt wurde. Auch Freundinnen von mir, die zu gleicher Zeit ein Kind erwarteten, berichteten häufig von ähnlichen Äußerungen, die eher Ängste weckten als uneingeschränkte Vorfreude auf ihr Kind, auch wenn es eine Behinderung haben könnte. Seit wir glückliche Eltern von zwei gesunden Töchtern sind haben sich die Relationen verschoben, gerade was mein Verhältnis zu G., aber auch zu G. und unserer Mutter betrifft.

7.3.7
Tageweise vergessen, einen Bruder zu haben – aber ohne schlechtes Gewissen!

Manchmal brachten es meine Freuden aber auch Mühen als Mutter mit sich, dass ich mehrere Tage gar nicht an G. dachte. Als ich dies bemerkte, bereitet mir dies – im Gegensatz zu früher – keinerlei schlechtes Gewissen. Und auch meiner Mutter, nun Oma, ging es zuweilen so. Besuche von G. bei uns oder bei G. gab es zwar seltener, aber wenn dann in einer sehr entspannten Atmosphäre. Als unsere Tochter ein paar Jahre alt war, genügte mir das «Nur-Hausfrauen-Dasein» nicht mehr. Auf Rat meines Mannes, entschloss ich mich, eine Doktorandenstelle nachzufragen. Recht schnell war bei einem mir aus meiner Studienzeit bekannten Professor eine interessante Aufgabenstellung gefunden. Die ersten anderthalb Jahre waren voll mit spannender Arbeit, aber dann galt es, die ersten schweren Hemmnisse, was Anspruch, Zeit und Ausdauer bedarf, zu überwinden. Dass ich die Promotion kurze Zeit darauf pausieren ließ, bzw. mich getraute, sie ohne schlechtes Gewissen abzubrechen, lag – zumindest indirekt – an G. Der bereits erwähnte Verein der Eltern von Menschen mit Autismus, dem auch ich mich schon seit meiner Kindheit verbunden fühlte und dem ich seit ein paar Jahren als förderndes Mitglied angehörte, hatte eine Teilzeitstelle für eine Bürokraft ausgeschrieben. Da die Chancen, in meinem naturwissenschaftlichen Fach eine Anstellung zu finden, die sich mit unseren Vorstellungen von Familienleben vereinen ließ, nicht allzu groß waren, riet mir – wiederum – mein Mann, mich zu bewerben: sehr wahrscheinlich aufgrund meiner Kenntnisse über Autismus, also Dank meines Bruders G., erhielt ich meine erste feste und unbefristete Stelle! Die Zufriedenheit mit meiner persönlichen Situation war für mich Voraussetzung, erneut bzw. verstärkt meiner Mutter in der Verantwortung für G. beizustehen: neben ihr wurde nun – auch für den Fall ihrer Verhinderung – ich gesetzliche Betreuerin für G. Für oder auch gegen die Übernahme einer solchen Verantwortung für ein behindertes Geschwister sollte man sich sehr bewusst und in Ruhe entscheiden und vor allem von niemandem unter Druck setzen lassen. Eine andere Schwester eines Mannes mit Autismus meinte, Verantwortung für und Sorgen um den Bruder hätten sie (bisher) von der eigenen Familiengründung abgehalten; ein sehr betrüblicher Umstand, finde ich, denn so kann die emotionale Beziehung zueinander auf Dauer wohl kaum positiv erfüllt sein. Rückblickend auf unsere Kinder- und Jugendzeit, bin ich froh, dass es Dank G.'s Autismus bei uns nicht «normal» zuging, denn so war es auch nie langweilig oder gar «spießig». Aber nun, als Erwachsene, war ich hingegen zufrieden, wenn eigene familiäre Umstände und Alltag so normal wie möglich verliefen.

Mein Mann und ich waren glücklich, als mit sechseinhalb Jahren Abstand zur ersten unsere zweite Tochter geboren wurde. Wie es wohl allen Eltern Freude macht, Wissen und Erfahrungen an die Kinder aber auch an einem immer größer werdenden Bekanntenkreis mitzuteilen, so hat man als Geschwister einen autistischen Menschen zusätzlich die Möglichkeit, auch so ganz andersartige besondere Erfahrungen anderen weiterzugeben. Andererseits das «Insider»-Gespräch mit anderen Schwestern und Brüdern autistischer Menschen hat seine eigene Bedeutung und einen wichtigen Platz: in diesem geschützten Raum hat man zusammen Spaß, aber man kritisiert, schimpft und darf auch mal lästern. Und aus diesen Gesprächen heraus nimmt man Mut und für sich das Recht in Anspruch, sich auch «draußen», d.h. öffentlich «(gesellschafts-)kritisch» zu äußern, Missstände anzuprangern, aber auch nicht alle Probleme von Menschen mit Behinderung nur ernst und mit Sorge zu betrachten.

7.3.8
Nun, die Antwort auf die Frage: Wie ist das mit deinem Bruder?

Es ist etwas Besonderes, einen Bruder mit Behinderung zu haben, und es ist etwas ganz Besonderes, einen Bruder mit Autismus zu haben. Es ist schwierig, aber trotzdem schön, nicht, obwohl er Autismus hat und nicht, weil er Autismus hat, sondern weil er für mich besonders, nämlich einzigartig ist, und ich auch für ihn. Die Einzigartigkeit jedes Menschen zu erkennen, ist Voraussetzung sich lieb zu haben, sich so zu lieben, wie es nur Geschwister können.

7.4
Jedes Kind ein Abenteuer

Angela Noller

Im Nachhinein scheint nicht nur jedes Kind, mit dem ich gearbeitet habe, sondern auch mein Weg zum Thema Autismus wie ein Abenteuer. Seit meinem Psychologiestudium 1994 interessiere ich mich für Autismus. Während meines Praxisaufenthaltes 1996 in den USA hörte ich zum ersten Mal von der Lovaas-Therapie. Nach meiner Rückkehr erkundigte ich mich nach dieser Therapie in Deutschland. Zu meinem großen Erstaunen gab es zu dieser Zeit keine Fortbildungsmöglichkeiten, geschweige denn großes Interesse oder Wissen an dieser Therapie in Deutschland. Schließlich konnte ich meine Ausbildung in London absolvieren. Während meines zweijährigen Aufenthalts arbeitete ich zuerst selbst als Tutor, um verschiedene Kinder und deren individuelle Programme kennen zu lernen. Danach erfolgte die Ausbildung zum Supervisor. Mittlerweile bin ich zweifache Mutter und arbeite als Supervisor für Applied Behavior Analysis-Therapie in Deutschland. Im Folgenden berichte ich über meine Erfahrungen als Tutor und Supervisor an Hand der Beispiele zweier Kinder. Ein Kind wurde von mir in Großbritannien, das andere in Deutschland betreut.

7.4.1
Von der Pike auf – meine Arbeit als Tutor

Mein Umzug nach London ging damals sehr schnell. Das Arbeiten mit Kindern hatte mir in der Vergangenheit schon immer viel Freude bereitet. Durch die Arbeit in einer Klasse für autistische Kinder in Amerika war ich noch mehr davon überzeugt, mit diesem Klientel arbeiten zu wollen. Bei meinem Vorstellungsgespräch in London im November 1999 hieß es, ich könne im Januar des darauf folgenden Jahres anfangen. Ohne lange zu überlegen, sagte ich zu. Erst im Nachhinein dachte ich näher darüber nach. Worauf hatte ich mich wieder einmal eingelassen? Wie sollte ich die Kinder verstehen und wie würde ich mich verständlich machen können? Ich hatte nur wenig Erfahrung mit autistischen Kindern. Mein Englisch war gut, aber ich wusste nicht, wie viel Sprache ich in der Therapie einsetzen musste und wie genau und deutlich ich zu sprechen hatte. Wieder einmal erwartete mich ein Abenteuer.

Die Aufregung legte sich jedoch schnell, nachdem ich die ersten Kinder kennen lernte. Die Kinder, wie auch die Eltern und die Teams machten mir das Eingewöhnen leicht. Glücklicherweise konnte ich von Anfang an mit drei verschiedenen Kindern arbeiten. Jedes Kind ist anders, lernt anders, möchte anders verstärkt werden. Jedes Kind und jeder Tag war spannend und erfüllt. Die Arbeit mit unterschiedlichen Kindern half mir, Ideen und Erfahrungen im Umgang mit ihnen zu sammeln. Zudem hatte ich am Anfang die Möglichkeit, bei anderen Tutoren dabei zu sein und diese bei ihrer Arbeit zu beobachten. Meine Arbeitszeiten konnte ich selbst einteilen. Meist arbeitete ich mit einem Kind zwischen 6 bis 9 Stunden pro Woche. Der

Vorteil in einer Stadt wie London ist, dass man durch die günstigen Verkehrsverhältnisse sowohl vormittags als auch nachmittags je ein Kind sehen kann. Konnte ich nur ein Mal in der Woche kommen, war es schwer, mich wieder in das Therapieprogramm eines Kindes hineinzufinden. Ich benötigte viel Zeit zur Vorbereitung und konnte dadurch weniger Zeit mit dem Kind verbringen. War jedoch Urlaubszeit oder fiel ein Tutor wegen Krankheit aus, musste man oft bis zu viermal in der Woche zu den Sitzungen anwesend sein. Aber nicht nur ich, sondern auch die Kinder waren dann heilfroh, wenn wieder alles in geregelten Bahnen verlief. Denn nach einiger Zeit waren die eigenen Ideen abgenutzt und die Therapie war anstrengend, da nur langsam Fortschritte erzielt wurden. Waren die anderen Tutoren wieder dabei, schien es, als würden die Kinder schnellere Fortschritte machen und motivierter mitarbeiten.

Zu meinen ersten Aufgaben während der Einarbeitungszeit gehörte das Erheben von Daten. Die Strukturierung des Lernmaterials und der Stunden waren ein wichtiger Bestandteil der Therapie. Das heißt, nur wenn alle Beteiligten an den gleichen Zielen arbeiten, kann das Kind effektiv lernen. Manche Kinder hatten keine Probleme beim Generalisieren von Material oder Sprache. Anderen hingegen bereitete dies große Schwierigkeiten. Deshalb war es hilfreich, wenn jeder Tutor genau wusste, was er zu tun oder zu sagen hatte. Im Datenbuch waren zu allen Programmen bzw. Übungen genaue Anweisungen, Hilfestellungen und Material festgelegt. Zum Glück, denn am Anfang wurde ich von Informationen überflutet. Die Übungen sahen bei jedem Kind etwas anders aus, oft verwendete man eine andere Anweisung und das Material variierte. Ich war froh, dass ich zu Beginn Informationen immer nachlesen konnte.

Zunächst zweifelte ich, ob ich mir alle Daten zum individuellen Therapiegeschehen würde merken können. Aber diese Sorge war unbegründet. Das Dokumentieren der einzelnen Übungen während der Sitzung wurde schnell Routine. Anhand der Daten konnte man erkennen, ob das Kind Fortschritte erzielte, oder ob man Zwischenschritte einführen oder das Vorgehen oder die Darbietung von Material verändern musste. Die Dateninterpretation wurde von den Tutoren selbst durchgeführt, bzw. in Teamtreffen erörtert. Um eine Therapiestunde planen zu können, musste sich jeder Tutor mit den Daten der vorherigen Tage vertraut machen. Dieses eigenständige Arbeiten und Planen der Stunden machte mir viel Freude. Für mich war es motivierend, wenn ich am Ende der Sitzung sagen konnte, was das Kind bei mir gelernt hatte oder wenn ich einen Weg gefunden hatte, wie das Kind besser lernen kann. Zudem beinhaltete das Datenbuch die Möglichkeit, sich auch zwischen den Teamtreffen zu einem Kind mit den Kollegen auszutauschen, da Ideen zu Spielsituationen, Beziehungsgestaltung, Motivation bzw. Präsentationstechniken stets ausreichend dokumentiert waren.

Theoretisch hatte ich die Umsetzung der Therapie und vor allem der Verstärkung schnell verstanden. Die praktische Umsetzung war jedoch ungewohnt: «Spitze!», «Toll gemacht!». Dazu gehörten nicht nur Worte, sondern vor allem Enthusiasmus und entsprechend vermittelnde Körpersprache. Am Anfang hatte ich das Gefühl, meine Verstärkung sei gekünstelt. Ich kam mir vor wie ein Clown. An den Heimweg nach meiner ersten Stunde kann ich mich noch genau erinnern. Zuerst leise, dann laut probierte ich die sprachliche Verstärkung, versuchte den Enthusiasmus, die Mimik und Gesten in Einklang zu bringen. Zum Glück kamen mir nur wenige Passanten entgegen. Leider sind wir in Deutschland mit Austeilen von Lob etwas zurückhaltend. In Süddeutschland gibt es ein Sprichwort, das den Unterschied verdeutlicht. Hier heißt es: «Nichts sagen ist schon genug gelobt». Man kann sich vorstellen, wie schwierig die sprachliche Verstärkung daher für mich war. Die Umsetzung der Verstärkung war wohl die größte Herausforderung für mich.

Bei der Arbeit war es schön zu sehen, dass die Kinder Spaß an der Therapie hatten. Sie freuten sich über jeden Erfolg. Befürchtungen, mit den Kindern nicht in Kontakt zu kommen, waren unbegründet. Meine Freude an der Arbeit übertrug sich auf die Kinder. Manche Stunden vergingen wie im Flug. Andere hingegen zogen sich in die Länge und waren anstrengend. Manchmal stellte ich mir am Ende einer Stunde die Frage, ob sich der Einsatz wohl gelohnt hatte. Denn nicht nur meine Freude an der Arbeit übertrug sich an guten Tagen. Leider merkten es die Kinder auch, wenn ich müde oder unkonzentriert war. Ich war weniger enthusiastisch, die Zeiten zwischen den Angeboten waren zu lang und mein Fokus war weniger auf das Kind, als vielmehr auf das Material oder meine eigene Befindlichkeit gerichtet.

Manche schwierige Therapiestunden konnte ich im Austausch mit anderen Tutoren reflektieren. Dabei wurde mir bewusst, was besser hätte laufen können und was in der kommenden Sitzung verändert werden sollte. Zudem gaben die wöchentlich bzw. zweiwöchentlich stattfindenden Teammeetings die Gelegenheit zu beobachten, wie die anderen Tutoren mit dem Kind arbeiteten, wie sie mit ihm interagierten und welche Ideen sie zur Motivation einsetzten. Und manchmal war es einfach auch beruhigend zu sehen, dass es auch den anderen Tutoren im Kontakt zum Kind manchmal nicht besser erging als mir, d. h. sie ähnliche Probleme hatten wie ich.

7.4.2
Erfahrungen sammeln – meine Arbeit als Supervisor

Nach der Arbeit als Tutor erfolgte die Ausbildung zum Supervisor. Dabei ging es nicht nur um die Arbeit mit dem Kind, sondern vor allen Dingen um die Zusammenstellung individueller Therapieprogramme und deren Umsetzung. Das Anleiten der Tutoren und Führen von Teammeetings, die Beratung von Eltern, Erziehern oder Lehrern ist Bestandteil der Arbeit des Supervisors.

Als Supervisor in Großbritannien war ich für die Programme von fünf Kindern verantwortlich. Diese Kinder wurden intensiv betreut, d. h. 25 bis 30 Stunden in der Woche durch Tutoren und eine oder zwei Stunden durch mich. Zusätzlich zu den Therapiestunden fanden zweistündige Teamtreffen, die zweiwöchentlich stattfanden, und zwei Stunden Supervision eines Tutors statt. Jedes Kind hat seine eigenen Stärken und Probleme. Durch das eigene Arbeiten mit dem Kind bekam man einen besseren Einblick und konnte das individuelle Therapieprogramm konkreter gestalten.

Jason (Name geändert), war zwei Jahre alt, als er mit der Therapie begann. Die Familie bestand aus den Eltern und einer drei Jahre älteren Schwester. Die Mutter hatte von der Therapie gehört und das «London Early Autism Project» kontaktiert. Das erste Jahr begleitete ich ihn als Tutor, bevor ich dann als Supervisor mit ihm arbeitete. Jason war ein netter kleiner Junge. Seine Zeit vertrieb er sich damit, alle möglichen Gegenstände aufzureihen. Dabei legte er sich auf den Boden, um sicher zu gehen, dass alles genau in Reih und Glied stand. Wollte man mit ihm spielen, bekam er sofort einen Wutanfall und wurde teilweise auch aggressiv. Jason konnte sich zu Beginn nicht adäquat selbst beschäftigen. Er kommunizierte nur durch gelegentliches Zeigen oder durch Schreien, auf das die ganze Familie prompt reagierte. Wurden Anforderungen an ihn gestellt, so weigerte er sich lautstark so lange, bis man ihn wieder in Ruhe ließ. Es war nicht ersichtlich, was Jason verstand oder wozu er in der Lage war. Der Alltag der Familie drehte sich nur um ihn. Obwohl er feste Nahrung zu sich nahm, stillte ihn seine Mutter mehrmals am Tag. Dabei ging er einfach zu ihr hin, signalisierte nonverbal dass er trinken wollte und die Mutter erfüllte ihm diesen Wunsch. Sie schien dies aber auch nicht verhindern zu wollen. Im Gegenteil, es sah so aus, als freue sie sich, darüber Kontakt zu Jason aufbauen zu können. Der Vater war berufstätig und kam abends spät nach Hause. Die Schwester ging in die Schule. Ihre freie Zeit verbrachte sie hauptsächlich mit ihrer Mutter.

Die Familie wurde mit dem «intensiven Modell» betreut. Das heißt, der Supervisor ist fünf Stunden in der Woche beim Kind. Beim ersten Workshop waren die ganze Familie, inklusive Großmutter, das Team bestehend aus vier Tutoren und der Supervisor zugegen. Da Jason noch sehr jung war, war die Therapieintensität zunächst begrenzt. Anfangs waren es fünf Stunden Therapie in der Woche, die in den folgenden Wochen auf 30 bis 35 Einheiten gesteigert wurde. Dabei bekam er vormittags und nachmittags je drei Stunden Therapie. Da die Therapiesitzungen sowohl für den Tutor als auch für das Kind sehr anstrengend sein können, wurde meist 45 Minuten intensiv gearbeitet, worauf 15 Minuten Pause folgten. In der Pause sollte man sich als Tutor zum Spielen oder zur Interaktion anbieten. Wurde dies jedoch vom Kind abgelehnt, zog sich der Tutor für diese Zeit zurück. In der letzten 15-minütigen Pause wurden das Material aufgeräumt und die restlichen Beobachtungsdaten bzw. den allgemeine Eindruck der Stunde dokumentiert.

Die ersten Anforderungen an Jason in der Therapie waren gering. Aber bereits hier zeigte sich, dass er zur Mitarbeit wenig zu motivieren war. Trotz Verstärkung mit seinem Lieblingsessen wollte er Aufforderungen nicht folgen. Die erste Zeit verbrachte er meist auf dem Schoß der Mutter, während der Tutor mit ihm arbeitete. Erst langsam konnte er sich von seiner Mutter lösen. Mit der Zeit hatte er Freude an der Therapie. So schaute er sich oft stolz im Kreis um, wenn er etwas richtig beantwortet hatte und wartete sichtlich auf seine Verstärkung und das Klatschen der Zuschauer. Oft kam er mir an der Türe entgegen und umarmte mich. Manchmal zog er einen sofort in sein Lernzimmer und setzte sich von selbst an den Tisch oder holte das Material für die Sitzung heraus. Es gab jedoch auch Tage, an denen er einen wieder zur Türe hinausschob.

Jason konnte am Anfang keine Bewegungen, geschweige denn Laute imitieren. Durch das intensive Üben der Imitationsfähigkeit war er bald in der Lage Laute nachzuahmen. Dies gefiel ihm besonders, wenn er im Garten rennen konnte. Ich saß in der Pause oft auf der Treppe, sang ihm irgendwelche Laute vor und er ahmte sie rennend nach. Parallel dazu entwickelte sich sein Sprachverständnis rapide. Er war ein schneller Lerner, der sich auch selbst viel beibrachte. Eine seiner großen Leidenschaften war Disney-Videos anschauen. Dabei eignete er sich vor allem Spiel- und sprachliche Fertigkeiten an. Man konnte viele Szenen mit ihm nachspielen, da er die Wortlaute auswendig konnte. Videos wurden in unterschiedlichen Übungen eingesetzt und begleiteten uns durch seine gesamte Therapiezeit.

Auch die Art wirksamer Verstärkung änderte sich bei Jason mit der Zeit. Am Anfang wollte er noch mit Essen verstärkt werden, aber mit der Zeit fand er es viel lustiger, wenn man ganz verrückte Sachen mit ihm machte. So kann ich mich noch gut an die eine Stunde erinnern, in der ich, weil mir nichts besseres einfiel, eine Windel auf den Kopf setzte und ein Lied dazu sang. Dies überraschte ihn so sehr, dass es für einige Tage die beste Verstärkung war.

Jason liebte es zu sprechen. Er tat dies ständig, kommentierte oder stellte Fragen. Seine Mutter war mit der Zeit so genervt, dass sie sagte, sie wünsche sich manchmal den alten Zustand wieder. Es sei früher nicht so anstrengend gewesen. Nun forderte er mehr Aufmerksamkeit und Zeit, da er viele Fragen stellte und natürlich auf Antworten wartete.

Am Anfang fiel es Jason schwer, sich von seiner Mutter zu lösen. Deshalb ging sie oft aus dem Haus. Dies spielte sich jedoch so ein, dass sie auch dann nicht mehr zu Hause war, wenn wir sie für kurze Interaktionen oder Übungen zur Verallgemeinerung des Wissens gebraucht hätten. Oft hatte es den Anschein, als habe sich die Mutter aus der Erziehung ihres Kindes zurückgezogen. Gab es Verhaltensprobleme, so konnte sie passende Erziehungsmaßnahmen selbst unter Anleitung nicht durchführen. Für sie war es sehr schlimm, wenn sie ihren Sohn weinend oder wütend sah. Damals konnte ich es nicht verstehen, warum sie denn Sinn und Zweck der Übung nicht verstehen oder umsetzen konnte.

Seit der Geburt meiner eigenen Kinder denke ich jedoch anders. Es ist schwer, sein eigenes Kind weinen zu sehen und zu wissen, dass man ihm momentan nicht helfen kann. Oft überkommt einen das schlechte Gewissen und man versucht, die Situation im Nachhinein wieder ungeschehen zu machen. Entweder verstärkt man dann das Kind in einer unpassenden Situation oder versucht, diese Situation erst gar nicht mehr entstehen zu lassen. Es ist anstrengend, konsequent zu sein, vor allem mit seinen eigenen Kindern.

Immer wieder habe ich den Eindruck, dass es durch die Tutoren, die sich in ihrer Arbeit ganz auf das Kind einstellen können, bei den Eltern zu der Einstellung kommt, andere kämen besser mit ihrem Kind zurecht als sie selbst. Der Vorteil der Tutoren ist, dass sie sich oft emotional von der Situation lösen und diese dann ohne bestimmte vorherrschende Gefühle bewältigen können. Im Gegensatz dazu, ist es für die Eltern durch ihre emotionale Bindung zum Kind nicht immer leicht, mit bestimmten Verhaltensweisen umzugehen oder diese gar zu ignorieren. Zudem können sie sich im Alltag nicht nur mit einem Kind beschäftigen. Die Belastungen der Eltern sind vielfältiger. Häufig gibt es Geschwister, um die man sich kümmern muss und Aufgaben im Haushalt wollen auch erledigt werden.

In der Zeit, als ich Jasons Therapie als Supervisor übernahm, begann er auch, für wenige Stunden den Kindergarten zu besuchen. Generell ist die Zeit für Therapiemaßnahmen vor dem Kindergartenbesuch günstig, da man hier noch sehr intensiv mit dem Kind arbeiten kann. Bis dahin können sich unangebrachte Verhaltensweisen noch nicht verfestigen, mit der Folge, dass sie leichter veränderbar sind. Ferner wird es schwierig, sobald das Kind die Schule besucht, eine größere Anzahl an Therapieeinheiten zeitlich unterzubringen. Lange Schultage und andere Aktivitäten reduzieren die Therapiestunden meist auf das Wochenende. Jasons Integration in den Kindergarten verlief problemlos. Er hatte eine Integrationshelferin, die auch in unserem Team zu Hause bei den Eltern mitarbeitete. Somit konnten Informationen schnell ausgetauscht werden. Die Aufgabe der Integrationshelferin war, Jason zu helfen, sich an die Regeln und Struktur des Kindergartens zu gewöhnen. Zudem war sie darauf bedacht, eher im Hintergrund zu bleiben, und Jason immer wieder zu ermutigen, sich mit den anderen Kindern auseinander zu setzen. Die Offenheit des Kindergartenpersonals war in der Zusammenarbeit zusätzlich hilfreich. Zweimal im Jahr gab es Hilfegespräche zu Jason, an denen alle Beteiligten teilnahmen.

Für mich war der Übergang von Tutor zu Supervisor in einer Familie, in der ich schon vorher gearbeitet hatte, nicht leicht. Als Tutor ist man schon fast Teil der Familie und unterhält sich mit den Eltern auch über private Dinge. Als Supervisor indessen möchte man die Distanz wahren, da man den Eltern mehr Anleitung geben muss. Auch andere Situationen sind mit etwas Distanz leichter zu meistern. Im Team von Jason gab es eine Tutorin, die ihre Arbeit weniger gut machte. Sie konnte die einzelnen Programme zwar gut umsetzen, hatte aber nach einem Jahr immer wieder Probleme in der Beziehung zu Jason. Zusätzlich war es schwierig für sie, mit Kritik umzugehen. Nach einiger Zeit entstand eine Situation, in der Jason schon schrie, wenn die Tutorin nur zur Türe hereinkam. Er schubste sie weg, wollte dass sie wieder geht und weigerte sich, bei der Therapie mitzumachen. Da die Tutorin sehr zuverlässig und immer wieder zeitlich flexibel war, so dass Engpässe gut überbrückt werden konnten, war es für die Mutter schwierig, eine Entscheidung zu treffen. Auf der einen Seite konnte ich die Mutter verstehen, musste ihr jedoch sagen, dass die weitere Beschäftigung der Tutorin zu größeren Problemen in der Therapie führen würde. Damals dachte ich, dies sei eigentlich eine einfache Entscheidung. Mittlerweile kann ich verstehen, dass einem die Menschen ans Herz wachsen, die sich um meine Kinder kümmern. Da sie oft schon Teil der Familie sind, ist es schwer, sich von ihnen zu trennen.

Das Durchführen der Teamtreffen und das Zusammenstellen des Programms sowie die Kommunikation mit anderen Beteiligten machten mir viel Freude und ich wusste, dass ich diese Arbeit gerne weiter machen wollte. Ich konnte in der Zeit in Großbritannien mit vielen Kindern unterschiedlicher Fähigkeiten arbeiten. Dazu gehörte im weiteren Verlauf auch die Betreuung von Kindern im Norden des Landes mit dem «Workshop-Modell». Dabei wurden die Kinder und ihre Teams alle acht bis zwölf Wochen vom Supervisor besucht. Diese Arbeit gestaltete sich anders, als das intensive Modell. Das Team und die Eltern mussten stärker angeleitet werden, damit sie das Therapieprogramm zwischen den Workshops mit nur wenig Hilfe selbst in die Hand nehmen konnten. Es wurde immer wieder deutlich, wie wichtig Erfahrung mit vielen unterschiedlichen Kindern und deren individuellen Therapieprogrammen ist.

7.4.3 Deutschland – ein Entwicklungsland?

Nach fast drei Jahren im Ausland stand dann für mich der Umzug nach Deutschland an. Und wieder wartete ein Abenteuer auf mich. Wie würde die Arbeit anlaufen? Gab es überhaupt Interesse an der Therapie? Ich hatte die Vorstellung, das in Großbritannien Erlernte eins zu eins in Deutschland umsetzen zu können. Dabei dachte ich vor allen Dingen an die Stundenanzahl, die Zusammenstellung des Teams und die Zusammenarbeit mit Kindergarten und Schule. Es wurde jedoch schnell deutlich, dass es in Deutschland in Bezug auf die Autismustherapie noch viel nachzuholen gab.

Zu Beginn meiner Arbeit in Deutschland kamen viele Eltern auf mich zu und erzählten, dass sie am Anfang mit ihrer Vermutung «Autismus» alleine waren. Häufig fühlten sie sich mit den Problemen zu Hause alleine gelassen. Der Wunsch der Eltern war es, selbst etwas zu tun, mit ihrem Kind in Interaktion zu treten, einfach: Eltern zu sein. In Gesprächen war deutlich, dass die Eltern oft an sich und ihrer Kompetenz zweifelten. Die Fragen, wie sie Zugang zu ihrem Kind bekommen können, wie sie ihm etwas beibringen können bzw. wie ein Familienleben wieder möglich werden kann, beschäftigten sie am meisten. Die Therapie war für sie eine Methode, um ihrem Kind zu helfen.

Die meisten Familien betreute ich mit dem «Workshop-Modell», da die Entfernungen für ein intensiveres Modell zu weit waren. Das hatte den Nachteil, dass ich die Kinder und Teams nur alle vier bis acht Wochen sah und mit ihnen somit weniger intensiv arbeiten konnte als in Großbritannien. Der erste Schritt für die Familien war das Zusammenstellen eines Teams. Tutoren zu finden war für die Eltern am Anfang schwer, da es noch keine erfahrenen Tutoren gab. Meist waren es Studenten aus pädagogischen oder psychologischen Fachrichtungen, die an der Durchführung der Therapie interessiert waren. Familien aus ländlichen Gegenden hatten es dabei schwerer. Die Tutoren mussten hier oft lange Anfahrtswege auf sich nehmen, waren dadurch zeitlich weniger flexibel und konnten daher oft nur ein Mal in der Woche kommen.

Um die besten Voraussetzungen für ein gutes Team zu haben ist es wichtig, dass die Tutoren ihre Arbeit kritisch reflektieren, Rückmeldungen über ihre Arbeit annehmen und umsetzen können. Teamgeist und Empathie sind weitere Fähigkeiten, die in dieser Arbeit wichtig sind. Die Personen müssen ihre Stunde selbstständig erarbeiten und während der Therapie den Bedürfnissen des Kindes anpassen. Das wichtigste aber ist die Ausstrahlung von Freude und die Fähigkeit, das Kind zu motivieren. Nur wenn Freude und Spaß am Lernen und mit dem Tutor vorhanden sind, wird das Kind gerne lernen. Von Großbritannien war ich es gewöhnt, Tutoren mit Vorwissen im Team zu haben. Leider gab es in Deutschland in diesem Bereich sehr viel Nachholbedarf. Mittlerweile gibt es viele Tutoren, die auch im Ausland gearbeitet haben und ihr Wissen in die Teams mit einbringen können. Damals jedoch war die Einarbeitungszeit bei den

Einzelnen sehr lange, da sie nur an Workshops die Möglichkeit hatten, die anderen zu beobachten. In diesen Zeiten musste ich intensiver mit den Familien arbeiten. Am schwersten war es, den Tutoren Freude und Enthusiasmus beizubringen. Manche hatten es im Blut. Ihnen fiel es nicht schwer, sich auf das Kind einzulassen und bei kleinen Erfolgen überaus begeistert zu sein. Andere hingegen schienen ihre Programme abzuhaken und sich nur am Rande mit der Motivation und der aktuellen Situation des Kindes zu befassen. Meist war es schon nach den ersten Monaten erkennbar, ob jemand für dies Arbeit geeignet war oder nicht. Leider gibt es nur wenige Männer, die sich für diese Arbeit interessieren. Bei kleinen Kindern macht dies selten einen Unterschied. Da aber Jungen bei Autismus überrepräsentiert sind, wären mehr männliche Tutoren bei älteren Kindern wichtig. Die Verstärkung und die Ideen für das Spiel sehen anderes aus als bei Frauen. Zudem ist es schwirig, wenn die Kinder anfangen zu reden. Ein von mir betreutes Kind hatte bspw. seine Imitationsfähigkeit gut entwickelt. Weil er aber so gut nachahmen konnte, imitierte er auch die Tonlage der Frauen. Deshalb stellten wir damals extra ein Mann ein, damit das Kind tiefer zu sprechen lernte.

Die Eltern von Sebastian (Name geändert) hatten sich immer wieder um Fördermöglichkeiten bemüht, aber die Wartezeiten für Therapien waren lang, so dass Sebastian schon fünf Jahre alt war, als er mit der Therapie begann. Er konnte sich nicht selbst beschäftigen und hatte viele Stereotypien. Aufforderungen von Seiten der Eltern verstand er meist nur dann, wenn sie im Kontext gestellt wurden. Seine Kommunikationsfähigkeit war eingeschränkt. Meist versuchten die Eltern durch erraten herauszufinden, was er wollte. Sebastian hatte einen älteren Bruder, mit dem er jedoch nicht interagierte. Er selbst war wenig zu motivieren und suchte von sich aus nicht die Nähe der Eltern. Zur Verstärkung in der Therapie versuchten die Eltern und Tutoren immer wieder neue Dinge zu identifizieren. Aber meist waren es nicht die eigens gekauften Gegenstände die ihn interessierten. Er fand großes Interesse in alltäglichen Objekten, wie einem silbernen Putzschwamm, dem Lippenstift einer Tutorin oder einem Autoschlüssel. Um jede Woche gute Verstärker zu haben gingen wir dazu über, die Gegenstände aufzuteilen und sie jede Woche zu wechseln.

Oft war es die Aufgabe der Eltern, das Team und das Material zu organisieren. Um mit ihm zu interagieren und um Kosten zu sparen arbeiteten Sebastians Eltern auch als Tutoren. Auf der einen Seite war dies gut, da sie so immer wussten, wo Sebastian stand, und dies auch im Alltag umsetzen konnten, auf der anderen Seite führte dies nach einiger Zeit aber zu einer Überforderung der Eltern, so dass sie aus der Therapie ausstiegen. Sie übernahmen weiterhin die Aufgabe, Gelerntes in den Alltag zu verallgemeinern. Wichtig dabei war es auch, dass sie sich immer wieder ganz bewusst Zeit für Sebastian nahmen und diese gemeinsame Zeit für beide Seiten positiv gestalteten. Die Eltern sollten sich nicht nur mit Übungen oder Programmen unter Druck setzen lassen, sondern einfach beobachten und schauen, was ihm und ihnen selbst gefiel. Körperbetonte Spiele, Massage oder einfache Aufgaben halfen bei der Gestaltung dieser Zeit.

Mit der Zeit hatten sich die Tutoren gut eingespielt. Sebastian machte gute Fortschritte und konnte sich bald für kurze Zeit selbst beschäftigen. Er fand Freude an der Therapie und saß oft alleine in seinem Zimmer und beschäftigte sich adäquat mit dem Material der Therapie. Auch seine Imitationsfähigkeit entwickelte sich sehr gut. Sie wurde so gut, dass er schon unbewusste Bewegungen der Eltern oder Tutoren nachahmte. Beim Spazieren gehen imitierte er z.B. Armhaltung oder Gangart eines Tutors. Obwohl sich Sebastians Grobmotorik gut entwickelte, hatte er große Probleme beim Nachahmen von Lauten. Es war jedoch ersichtlich, dass viele nicht angebrachte Verhaltensweisen durch fehlende Kommunikation hervorgerufen wurden. Mit der Zeit kommunizierte Sebastian teilweise mit Zeichen, teilweise verwendete er aber auch

Bilder. Da er schon immer an technischen Geräten interessiert war, führten wir nach einiger Zeit einen Sprachcomputer ein. Sebastian konnte bald ganze Sätze formulieren und kannte sich schnell mit dem Computer aus. So konnte er auch im Kindergarten und in der Schule auf Fragen verbal antworten. Er nahm am Morgenkreis teil und sein Wissen konnte besser erfragt werden. Die anderen Kinder der Klasse interagierten häufiger mit ihm und verstanden seine Wünsche. Leider war die Integration in den Kindergarten und später in die Schule anfänglich nicht einfach.

Der Wunsch der Eltern war es, Sebastian mit Hilfe in einen normalen Kindergarten zu integrieren. Am Anfang hatte er nur für wenige Stunden eine Integrationshelferin. Der Kindergarten sah sich jedoch nicht in der Lage, ihn ohne individuelle Betreuung für weitere Stunden zu integrieren. So war Sebastian oftmals zu Hause, ohne Kindergarten und ohne Therapie, da eine Abdeckung durch einen Tutor so kurzfristig nicht mehr zu organisieren war. Weil die Integrationshilfe nur für die Stunden im Kindergarten oder in der Schule bezahlt wurde, wäre eine Teilnahme an den Workshops auf ihre eigenen Kosten gegangen. Trotzdem war sie sehr an einer Zusammenarbeit interessiert und an einigen Workshops dabei. Sie versuchte Anregungen in der Gruppe umzusetzen und gab wichtige Informationen an uns weiter. Nach dem Kindergarten kam Sebastian in eine integrative Klasse. Ich freute mich und dachte, dass es auch hier zu einer guten Zusammenarbeit käme. Leider hatte ich mich getäuscht. Die Lehrer waren sehr zurückhaltend und wollten es gerne selbst versuchen. Man bekam das Gefühl, im Unterricht unerwünscht zu sein. Dabei war mein Ziel nicht, den Lehrer zu kritisieren, sondern in erster Linie Informationen über Sebastians Verhalten zu bekommen, um sein Therapieprogramm anpassen zu können. Wie anders war dies doch in Großbritannien. Zwar gab es auch dort Lehrer, die sich nicht austauschen wollten, aber die Mehrzahl war dankbar für zusätzliche Anregungen und den Austausch. Glücklicherweise wurde die Zusammenarbeit mit Sebastians Schule mit der Zeit besser und es fand ein reger Informationsaustausch statt.

Obwohl man sagt, dass die beste Zeit für die Therapie vor der Einschulung liegt, da man dann noch intensiver mit dem Kind arbeiten kann, wurde Sebastian bis zur dritten Klasse von mir betreut. Wichtig war dabei das langsame Zurücknehmen der Stunden und eine gelungene Integration in sein Schulumfeld. Dazu gehörte auch der Aufbau von Aktivitäten im Alltag, denen er sich selbstständig oder mit wenig Anleitung widmen konnte. Sebastian liebte es am Computer zu sitzen, zu schreiben oder zu spielen. Schaukeln und Baden verloren nie ihre Anziehungskraft. Ich kann verstehen, wenn Eltern den Wunsch haben, möglichst lange mit der Therapie fortzufahren, da sie sonst befürchten, ihr Kind werde nicht mehr gefördert bzw. verliere seine Fortschritte. Als Mutter und Vater möchte man das Beste für sein Kind und ist deshalb auch bestrebt, möglichst lange an effektiven Methoden festzuhalten. Sebastians Eltern war es wichtig zu wissen, dass sie in den Jahren der Therapie unter Anleitung gelernt hatten, wie sie selbst mit auftretenden Problemen zurechtkommen und wie sie das Umfeld ihres Kindes so strukturieren können, dass Sebastian lernen kann. Deshalb war es für sie am Ende auch leicht, den Absprung von der ABA-Förderung hin zu einer schulischen Förderung zu schaffen.

Die Kostenübernahme war zu Beginn sehr schwierig. Sowohl die Krankenkassen, wie auch das Sozialamt weigerten sich, Kosten für die Therapie zu übernehmen. Erst nach langem Prozessieren gelang es der Familie, einen Teil der Kosten erstattet zu bekommen. Im Gegensatz zu Großbritannien, wo die Kinder meist 30 bis 35 Stunden Therapie in der Woche bekamen, war es in Deutschland häufig nicht möglich, über 25 Stunden in der Woche zu kommen. Auch Sebastian bekam aus finanziellen Gründen im Durchschnitt nur 20 Stunden in der Woche, so dass die Eltern komplexe alltägliche Situationen ohne die Hilfe der Tutoren einüben bzw. selbst als Tutoren einspringen mussten.

In Großbritannien war das Therapieprogramm auf drei Jahre intensive Förderung ausgelegt. Nach dem ersten Jahr wurde aber auch dort schon das Kind für wenige Stunden in den Kindergarten integriert. Die Stundenzahl zu Hause reduzierte sich somit, während die Stundenzahl im Kindergarten wuchs. Sobald das Kind in die Schule kam, bekam es zu Hause nur noch acht bis zehn Stunden Therapie in der Woche. Da die Kinder in Deutschland, wie auch Sebastian, oft später mit der Therapie anfangen, kann eine Förderung im Vergleich zu Großbritannien nicht so intensiv durchgeführt werden. Meist deshalb wollen Eltern die Therapie auch länger als drei Jahre fortführen.

7.4.4
Wie geht es weiter?

Jason geht immer noch auf eine Regelschule. Er hat einige Freunde gefunden und kann sich in seiner Freizeit selbst beschäftigen. Er kann sich unterhalten und seine Wünsche äußern. In seine Familie hat er sich gut integriert. Es kann jedoch vorkommen, dass er sich ab und zu zurückzieht, oder in alte Verhaltensmuster fällt. Aber, er ist ein fröhlicher zehn Jahre alter Junge, der seine eigenen Vorstellungen vom Leben hat.

Sebastian nimmt weiterhin am Unterricht seiner integrativen Klasse teil. Er kann immer besser mit seinem Sprachcomputer umgehen und freut sich, wenn er merkt, dass er verstanden wird. Sebastian versteht nun Anforderungen nicht nur von den Eltern, sondern auch Lehrern und anderen Kindern. Er beschäftigt sich selbst und kann an Familienaktivitäten teilnehmen. Mittlerweile zeigt er mehr Interesse an seinen Mitmenschen als früher und zieht sich nur noch selten zurück.

Ich selbst habe eine Arbeit gefunden, die mir viel Freude bereitet, die mich jeden Tag bestärkt, weil ich sehen darf, dass die Kinder Spaß an der Therapie haben. Eine Arbeit, die Wert auf kleine Veränderungen legt, die auch mit kleinen Schritten Großes erreichen kann. Auch durch meine eigenen Kinder hat sich mein Verständnis gegenüber der Rolle der Eltern verändert. Früher war es einfacher zu sagen, dass bestimmte Veränderungen in der Familie geschehen müssten. Aber mittlerweile ist mir am wichtigsten, dass bei solchen Veränderungen sowohl die Familie wie auch das Kind im Blick sind.

Aber was ist mit der Effektivität der Therapie in Deutschland? Meine Erfahrung der letzten Jahre ist, dass die Voraussetzungen für eine Umsetzung der Therapie in Großbritannien um vieles besser sind. Durch Studien konnte die Effektivität von ABA-Therapie abgesichert werden. Diese ist gegeben, wenn bestimmte Rahmenbedingungen, wie in Großbritannien, stimmen. Da aber in Deutschland noch viel Nachholbedarf besteht, so z. B. bei der Regelung der finanziellen Unterstützung bei der Sicherung der notwendigen Wochenstunden oder bei der Versorgung durch Tutoren und Supervisoren, können die Ergebnisse nicht mit denen der Ländern verglichen werden, die schon seit Jahrzehnten mit dieser Therapie arbeiten. Es ist unumgänglich, dass sich Ärzte, Therapeuten, Erzieher, Lehrer und Kostenträger mit dem Thema Autismus und den Therapiemöglichkeiten auseinandersetzen. Durch die intensive Förderung nach ABA wird dem Kind ermöglicht, am Familienleben teilzunehmen und soziale Situationen zu verstehen. Werden die erlernten Fähigkeiten in den Alltag übertragen und verfestigen sich dort, kann die Therapie weitreichende, positive Auswirkungen auf das ganze weitere Leben des Kindes und sein Umfeld haben.

7.5
Mein Mann ist etwas Besonderes

Martina Schmidt

Schon vom ersten Moment an war offensichtlich, dass Peter anders war als andere Männer. Noch nie hatte mich jemand auf eine derart dämliche Art angegrinst. Ich hatte gerade nach dem Abitur eine Ausbildung zur Zahnarzthelferin begonnen – und er saß auf dem Behandlungsstuhl. Zwischen uns war eine Aura, die es knistern ließ. Die ganze Geschichte, wie sich unsere Beziehung anbahnte, war ungewöhnlich. Seine Zimmerwirtin holte Informationen über mich ein, die es ihm ermöglichten, mich zu kontaktieren. Denn dass er den ersten Schritt tun musste war klar. Von ihr erfuhr ich auch, dass er gerade an der Universität in Kiel promovierte.

Das übliche Wortgeplänkel und Blumenüberreichen entfiel komplett. Peter kam vom ersten Telefonat an zur Sache: Er suche eine feste Freundin, die so und so zu sein habe, und würde mich daher gerne näher kennen lernen. Leider gab ich ihm einen Korb. Ich war in dieser Zeit noch eine Zeugin Jehovas und mied den Kontakt zu Andersgläubigen. Zu meiner Überraschung schreckte ihn das überhaupt nicht ab. Er stellte mir Fragen, die mir so noch nie jemand gestellt hatte. Alle Scheinargumente und Ausflüchte meinerseits durchschaute er sofort und brachte mich damit in arge Bedrängnis. Da mein Glaube zu diesem Zeitpunkt schon von Zweifeln unterhöhlt war und ich mir nichts sehnlicher als einen Freund wünschte, wurde mir bewusst, dass ich diesen Weg nicht weiter gehen wollte und trat bei den Zeugen Jehovas aus. Darauf folgte eine Woche intensiven Kennenlernens, die ich später den «Test» nannte. Durch gezielte Gespräche wurden meine inneren Einstellungen bis ins kleinste Detail seziert und untersucht. Peter tat dabei alles, was man eigentlich nicht tun sollte, wenn man eine Frau umwarb: Erst einmal schilderte er alle Einzelheiten vorhergehender (Fast-) Beziehungen, was er an diesen Frauen toll fand und was er nicht akzeptieren konnte, wie er sich eine Frau so vorstellte (sie musste tanzen können und gerne reisen – beides Dinge, die ich nie vorher getan hatte) und jedes Mal, wenn er an mir Dinge entdeckte, die so nicht in sein vordefiniertes Bild passten, zog er sich erst einmal in sich zurück. Zum Glück verkündete er jeweils nach einiger Zeit, dass er damit leben könne. Diese Phase war anstrengend und aufschlussreich zugleich, aber ich erklärte sie mir damit, dass er angesichts meiner Vergangenheit eben kein Risiko eingehen wollte.

Ich war total fasziniert von Peters Intelligenz. Ich galt ja schon immer als recht gescheit, aber gegen Peter verblasste ich zu einer unwissenden Novizin. In jedem Gespräch konnte ich etwas lernen, und ich liebte diese Gespräche mit Sinn und Zweck, über tiefe philosophische Themen, über Gott und die Welt so sehr, dass ich sie mein Leben lang haben wollte. Ich wollte gerne die Frau seiner Träume sein. Was mich verblüffte war seine Andersartigkeit. Die Art und Weise, wie er auf Zehenspitzen ging. Sein intensives Lesen in diesem fünf Kilogramm schweren Monster von Weltatlas, der ihn meine Anwesenheit auch schon mal vergessen ließ. Sein turmhohes

Selbstvertrauen, das ihn absolut sicher sein ließ, dass er Karriere machen und viel Geld verdienen würde. Seine kompromisslose Ehrlichkeit. Seine romantische Ader verknüpft mit seiner absolut rationalen Vorgehensweise (nie zuvor hatte ich so viele Sonnenuntergänge gesehen, das konnte kein Zufall sein). Seine starre und verkrampfte Körperhaltung, wenn es darum ging, Hand in Hand spazieren zu gehen oder mal einen Kuss auszutauschen. Dass er mit 25 Jahren noch keine Erfahrungen mit Sex hatte. Dass er mühelos irgendwelche Integrale berechnen könnte, aber nicht in der Lage war, einen Apfel zu schälen. Es gab jeden Tag etwas, mit dem er mich zum Staunen bringen konnte, und auch das liebte ich. Mit dem Anders-Sein hatte ich selbst hinreichend Erfahrung, war ich doch selbst nie wie die anderen Altersgenossen gewesen.

Peter war mit Morbus Hirschsprung zur Welt gekommen, einer fehlerhaften Entwicklung des Dickdarms. Die ersten fünf Monate seines Lebens hatte er daher im Krankenhaus verbracht. Das schien manches seiner Andersartigkeit zu erklären. «Der Peter braucht viel Liebe!», verkündete seine Mutter mehrmals. Also konzentrierten wir uns auf Gemeinsamkeiten. Beide rauchten und tranken wir nicht, schätzten Ordnung und Sauberkeit, mieden laute Menschenansammlungen und Partys, liebten die Ruhe und Schönheit der Natur, mochten die gleiche Musik. Tanzen lernte ich in knapp zwei Wochen ganz brauchbar, die erste gemeinsame Reise verlief auch recht harmonisch, so dass diese Punkte auch geklärt waren. Schließlich beschlossen wir zusammenzuziehen und auszuprobieren, ob das auch funktionieren würde.

Nun war ein Zusammenleben auf engstem Raum natürlich etwas ganz anderes als ein Treffen am Wochenende. Anfangsschwierigkeiten hielt ich für völlig normal und zu erwarten, man musste sich eben erst noch gegenseitig etwas abschleifen. Aber wieder hatte Peter einige Überraschungen für mich vorrätig. Zum Beispiel hatte er absolut kein Verständnis dafür, dass ich so gerne las, und zwar dicke Bücher mit für ihn völlig uninteressanten Geschichten, anstatt mal einen anständigen Atlas zu studieren. Auch kam es selten vor, dass ihn mal ein Film interessierte. Es war jedes Mal ein besonders schönes Erlebnis für mich, wenn er sich dann doch für einen Film begeistern konnte (z. B. «Das Geheimnis meines Erfolges»), aber die meiste Zeit ließ er sich während solcher Abende von mir streicheln und schlief schließlich auf dem Sofa ein. Weiterhin war es für ihn völlig unverständlich, wie ich so viel Anteil nehmen konnte an Problemen und Erlebnissen von Bekannten oder Verwandten, mit denen ich doch gar nichts weiter zu tun hatte. Und die Namen und Positionen der Sternbilder wollten nicht in meinen Kopf passen. Bei solchen Gelegenheiten zweifelte er oft daran, dass ich die richtige Frau für ihn sein könnte.

Zudem hatte er Schwierigkeiten, seine Gefühle auszudrücken. So erfanden wir eine Geheimsprache, die zum Teil aus Abkürzungen bestand, zum Teil auch ganz neue Wörter hatte. Sagte er zum Beispiel «S», wusste ich, dass er wütend auf mich war («s» wie sauer), sagte er «T», bedeutete das Traurigkeit (mit den Abstufungen «T», «TT» wie total traurig und «TTT»), «M» bedeutete ganz einfach müde. Seinem Gesicht konnte ich diese Dinge nie so richtig eindeutig ablesen, und er selbst schien mich auch besser zu verstehen, wenn ich selber auch diese Abkürzungen anwendete. Besonders angetan war ich von den niedlichen Geräuschen, die er manchmal von sich gab, die wie «Miau» klangen, und eine Art Grunzen. Mit diesen Geräuschen nahm er Kontakt zu mir auf oder machte sich einfach bemerkbar im Sinne von «ich bin hier, und mir geht es gut». Dann war da seine Angewohnheit, wie ich es mal nennen will, von Zeit zu Zeit immer so merkwürdige Zappelbewegungen zu machen. Auf meine Verwunderung antwortete er nur: «Ich muss mich halt abzappeln.» Gut, ich musste das nicht, und ich kannte auch niemand anderen, der das musste, aber wenn er das musste, wieso sollte ich mich daran stören, es tat schließlich niemandem weh. Weh tat mir eher, wenn er von Zeit zu Zeit seine Wutausbrüche bekam. Es kam vor, dass er Bücher durch die Gegend warf, einmal mit dem Stuhl den Tisch ramponierte, den Computer beinahe zerstörte, (es erschien mir immer wie ein Wunder, dass das Gerät überlebte). Für mich kamen diese Ausbrüche immer wie aus heiterem Himmel; eben war die Welt noch völlig in Ordnung, schon versank sie in Chaos. Ich spürte nur, es war irgendetwas die Ursache, was ihm nicht in sein Konzept passte, aber warum nur diese Heftigkeit? Wut und Ärger meinerseits vermischten sich mit Hilflosigkeit schließlich zu Resignation. Ich lernte rasch, mich bei solchen Ausbrüchen unsichtbar zu machen und so leise wie möglich Schadensminimierung zu betreiben, bis der Anfall vorüber wäre.

Ich entwickelte auch einige Vermeidungsstrategien. Zum Beispiel gewöhnte ich mir an, jedes Mal bevor ich eine Entscheidung traf, erst einmal nachzufragen, ob ihm das passte. Nichts konnte mehr nach hinten losgehen als eine gut gemeinte Überraschung. Wenn ich einen Wunsch hatte, artikulierte ich ihn deutlich, denn er war keiner der Männer, die Wünsche von den Augen ablasen. Auch merkte ich, dass es absolut sinnlos war, irgendetwas durch die Blume anzudeuten. Klare Botschaften waren nötig, um meine Ziele mit seinen in Einklang zu bringen. Bei allen, die wir kannten, waren wir bekannt für endlos anmutende Diskussionen um Nebensächlichkeiten wie zum Beispiel den Sitzplatz an der Familientafel, die aber absolut nötig waren, wenn ich verhindern wollte, dass er sich in sich selbst zurückzog oder aber ein Ausbruch erfolgte. Was aber leider doch immer wieder geschah. Aber wer ist schon ohne Fehler? Die meiste Zeit verstanden wir uns trotz allem prächtig, und ich liebte das Zusammensein mit ihm immer noch. Nachdem ich den «künftige-Ehefrau-Test» nun auch bestanden hatte, heirateten wir im Juli 1993. Die Feier verlief, da ich mich weigerte, bei der Brautentführung mitzumachen, genau nach (seinem) Plan. Heute wage ich mir die Folgen nicht einmal auszumalen, was geschehen wäre, wenn ich mit meinem Entführer mitgegangen wäre.

Ein dreiviertel Jahr später wurde ich schwanger. Ungeplant. Freude darüber konnte ich von Peter nicht erwarten, ich befürchtete das Schlimmste. Aber ich hatte Glück: Da Kinder seit jeher Teil seines «großen» Lebensplanes waren, musste er sich nur noch mit dem verunglückten Zeitpunkt abfinden. Während mein Bauch mehr und mehr anschwoll, schrieb Peter nach vollendeter Promotion Bewerbungen. Und wieder hatte ich Glück: Zehn Tage vor der Geburt unseres Sohnes erhielt Peter die Zusage für eine Stelle als Wissenschaftler. Plan erfüllt. Mit dieser Zeit der Umwälzungen – Baby, Job, neue Wohnung – erklärte ich mir, dass Peter mit unserem kleinen Sohn nicht so recht etwas anfangen konnte. Für ihn blieb er ein unberechenbares schreiendes Etwas, das mehr störte als Freude brachte. Ich konzentrierte mich auf die Momente, in denen er sein Baby auch mal gerne hielt (oder zum Spaß durch die Luft schleuderte) und übernahm den Rest. Andere Männer hatten damit auch Schwierigkeiten. Ich verlangte nicht mehr. Doch als drei Jahre darauf unsere Tochter geboren wurde, wurde es auch nicht viel besser. Peter beschwerte sich, dass ich nicht mehr so viel Zeit für ihn hatte und verlangte, ich solle arbeiten gehen, um nicht so auf die Kinder fixiert zu sein. Immer mehr hatte ich das Gefühl, im Grunde allein erziehende Mutter dreier Kinder zu sein, und ich wüsste gar nicht, wie ich das hätte schaffen sollen, wenn ich auch noch einen Job gehabt hätte. Manchmal überlegte ich ernsthaft, ob dies wirklich das Leben war, das ich haben wollte. Das Feuer wäre fast erloschen.

Peters Karriere als Wissenschaftler wollte derweil nicht so recht vorankommen. Er entschloss sich, in die IT-Branche zu wechseln und fand einen Job in einer neuen Stadt. Wieder Umzug, jetzt mit zwei kleinen Kindern, alle waren mit den Veränderungen voll ausgelastet. Schließlich machte ich mich nach einer Anregung von Peter vertraut mit den Ideen der Familienkonferenz von Thomas Gordon, hauptsächlich um mit unseren Kindern besser klar zu kommen. Diese Ideen erwiesen sich für unsere ganze Familie als Gold wert. Ich eignete mir das aktive Zuhören an, das dem Kind ein Gefühl der Akzeptanz trotz nicht hinnehmbaren Verhaltens vermitteln sollte. Klare Ich-Botschaften grenzten meine Wünsche und Bedürfnisse ab, ohne den anderen zurückzuweisen. Auch die Idee, auf Strafen und Belohnungen, die auf Manipulation abzielten, zu verzichten, erwies sich als funktionsfähig. In dem Maße, in dem ich im Umgang mit meinen heranwachsenden Kindern sicherer wurde, wurde ich auch im Umgang mit meinem Mann sicherer. Nach wie vor kam es vor, dass er vor Wut Dinge zertrümmerte (gerne auch in Gegenwart der Kinder) oder sich auch mal heftig an den Kopf schlug. In der Firma musste er sich ja den ganzen Tag zusammenreißen, und so diente das Zuhause als Ventil für aufgestauten Frust. Aber ich konnte mich darauf konzentrieren zu definieren, wem eigentlich das Problem gehörte und Gelassenheit bewahren. Wenn es mir in solchen Momenten gelang, trotz allem Liebe und Verständnis zu zeigen, beruhigte er sich innerhalb weniger Minuten.

Ich war wieder sehr glücklich mit meiner Ehe. Nicht zuletzt kannte ich auch die Vorteile, die ein Leben mit Peter mit sich brachte. Er war ein glänzender Stratege; wenn er einen Plan ausarbeitete, hatte der auch Hand und Fuß, und er dachte immer schon zehn Schritte weiter als ich. Für die Details und die Umsetzung war ich dann zuständig. Wenn wir eine Reise unternahmen, konnte ich mich ganz auf seinen inneren Kompass verlassen. Er brauchte nur eine Karte gesehen haben, und fand jeden Weg in Städten wie Paris, San Francisco oder Manila, oft rein nach Sonnenstand. Zusammen mit ihm konnte ich die ganze Welt bereisen, und die Erinnerungen an unsere Abenteuer waren es, die uns am meisten zusammengeschweißt haben. Ich würde Peter als einen sehr sicheren Autofahrer bezeichnen, auf jeden Fall sicherer als ich. Sein Gehirn schien in der Lage, das Relevante immer in kürzester Zeit zu erkennen und blitzschnell reagieren zu können. Das machte ihn noch nicht einmal müde. Auch sein Schmerzempfinden war anders. Er kannte gelegentliche Kopfschmerzen nur nach seinen Schlägen, und sonst hatte er kaum mal was. Aber wenn er was hatte, dann litt er laut und musste gehätschelt werden. Er liebte es, kräftig an den Haaren oder den Ohren gezogen oder gekniffen zu werden. «Du bist irgendwie falsch gepolt», sagte ich oft zu ihm.

Das Verhältnis zu seinen Kindern blieb distanziert, aber freundlich. Sie lernten, ihren Vater bei nichts zu stören und in Deckung zu gehen, wenn es nötig wurde. Bei Sorgen und Problemen war ich ja da, und Peter merkte es auch gar nicht, wenn eins der Kinder mal ängstlich war oder traurig oder was auch immer. Sie störten dann, und der störende Zustand hatte so schnell wie möglich abgestellt zu werden. Dies war der Plan, für Details und Umsetzung war wieder mal ich zuständig. Diese Art der Arbeitsteilung hatte sich in unserer Ehe absolut bewährt. Letztendlich aber lag die Entscheidungshoheit bei Peter und sein Wille zählte. Wenn ich Bedürfnisse meinerseits damit in Einklang bringen musste, gelang das nur mit glasklarer Kommunikation und handfesten Argumenten. Umgekehrt musste er aber bei Dingen, die in meinen Bereich fielen, genauso mit mir verhandeln.

Mit dem neuen Jahrtausend fingen für Peter allerdings langsam die Krisen an. Die Welt funktionierte immer mehr nicht so, wie sie seiner Meinung nach sollte. Auf der Karriereleiter war er mit reinem Können so weit aufgestiegen, wie es möglich war. Jetzt kam der menschliche Faktor deutlicher als je zuvor ins Spiel, und der war für ihn anstrengender als alles andere. Dass er nur schwer Gesichter wieder erkennen konnte, war nur ein Aspekt von vielen (er erkannte ja noch nicht einmal mich sicher, wenn er nicht mit mir rechnete). Seminar folgte auf Seminar, und es wurde für ihn immer deutlicher, dass er an einer Stelle Defizite hatte, die andere offensichtlich so nicht hatten. Vor allem im zwischenmenschlichen Bereich schien es etwas zu geben, das sich anderen intuitiv erschloss, für Peter aber völlig unverständlich war.

Auch unsere Kinder entwickelten sich mittlerweile – zu seiner Enttäuschung erschloss sich ihm aber auch ihr Verhalten nicht so recht. Warum mussten sich die Kinder immer in meiner Nähe aufhalten? Warum spielten sie nicht selbstvergessen stundenlang in ihren Zimmern? Warum hatten sie kein spezielles Interesse, kannten z. B. alle Hauptstädte auswendig oder so etwas? Warum mussten sie ihre Sorgen und Probleme mit mir besprechen? Warum mussten sie mir ständig stolz etwas zeigen? Er hatte so etwas als Kind alles nicht gebraucht. Aber Peter sah auch, dass sie seine Defizite nicht hatten. Sie fanden ohne Probleme Freunde zum Spielen – im Gegenteil, sie zogen Freunde dem Alleinspielen sogar vor. Sie spielten auch zusammen, trotz des Alters- und Geschlechtsunterschieds. Sie stritten sich sogar ständig. Sie taten so, als ob sie Mutter und Kind wären. Oder Bauarbeiter und Briefträger. Oder Sänger und Gitarrist. Sie verhandelten die Regeln. Und nicht nur das: Die anderen Kinder in Schule und Kindergarten waren auch so! Peter wurde immer mehr bewusst, wie gewaltig anders er doch als Kind gewesen und bis heute auch immer noch war.

Aber man kann alles lernen, dachte er. Und so er ließ sich als Gemeindevertreter wählen, um den Umgang mit Menschen zu trainieren und die Prozesse hinter den sachlichen Kulissen besser zu verstehen. Er belegte weitere «Soft-Skill-Seminare». Schließlich bewarb er sich um einen Job mit Personalverantwortung. Er begann singen zu lernen, weil ein Seminarleiter gesagt hatte, dass das alles entwickeln würde, was ihm emotional fehlte. Er suchte Ratgeber zum Verstehen der Körpersprache. Und er sagte Sätze wie: «Ich darf sowieso nicht der sein, der ich bin.» «Du sollst genau der sein, der du bist», erwiderte ich darauf, doch er entgegnete nur: «Wenn ich der wäre, der ich eigentlich bin, hättest du mich nie genommen.»

2004 ließen wir uns ein Haus bauen, auf dem Grundstück seiner Eltern (sein Vater war gerade verstorben). Peter behielt seine alte Arbeitsstelle bei, was bedeutete, dass er nun drei Nächte dort in einem Zimmer zur Untermiete und drei volle Tage zu Hause verbrachte. Die Krise verschlimmerte sich zusehends, Depressionen kamen auf, er spielte mit Selbstmordgedanken und verkündete, er wollte nicht «alt» werden. Professionelle Hilfe kam seiner Meinung nach (und das fand auch seine Mutter) nicht in Frage. Für mich war das eine sehr anstrengende Zeit, und mir blieb nichts weiter übrig, als mich der Hilflosigkeit zu ergeben und zu hoffen.

Bis er mir im Frühjahr 2007 plötzlich feierlich verkündete: «Ich habe den Schlussstein gefunden!» Durch Zufall war er auf Autismus und das «Asperger-Syndrom» gestoßen und hatte im Internet Listen gefunden, in denen er selbst beschrieben wurde. Es schien wie das fehlende Puzzleteil; alles fiel auf einmal auf seinen korrekten Platz und ergab ein harmonisches Ganzes. Es war die gemeinsame, gleich lautende Antwort auf so viele verschiedene ewig offen gebliebene Fragen, und ich bekam eine Ahnung davon, was in seinem Gehirn noch so alles ablief, von dem ich keine Kenntnis hatte. Da Peter kein Vertrauen in Psychiater hatte, wollte er zunächst keine fachärztliche Einschätzung einholen. Aber es blieben Zweifel, waren Autisten doch der öffentlichen Meinung nach eher Menschen, die in Behindertenwohnheimen lebten, und nicht erfolgreiche Manager. Der erste Neurologe, den Peter dann doch kontaktierte, bestätigte allerdings sein negatives Bild, das er von diesem Berufsstand hatte. Nach einem halbherzig ausgefüllten Anamnesebogen und nur zwanzig Minuten Beratungsgespräch stand schnell die Diagnose «schizoide Persönlichkeitsstörung» fest. «Herr Schmidt, Asperger ist mittlerweile zur Modediagnose geworden, weil jeder, der sich anders fühlt, glaubt Asperger zu haben. Wissen Sie was, Leute mit Asperger-Syndrom, die haben eine richtige Macke! Und die kann ich bei Ihnen nicht sehen, denn Sie haben eine Frau, ein Haus, Kinder …»

Da Peter fundierte Erhebungen und Einschätzungen fehlten und die gestellte Diagnose letztendlich nicht auf seine Problemlage passte, entschied er sich zum Besuch eines zweiten Neurologen. Dieser ergab, dass Peters Verdacht richtig sein könnte, und in Zusammenarbeit mit der örtlichen Autismusambulanz der Lebenshilfe wurde die endgültige Autismus-Diagnose erarbeitet. Auf die Frage, wie sicher die Diagnose sei, hieß es, dass es da keinerlei Zweifel gebe, im Gegenteil, es sei bei ihm «geradezu klassisch wie im Lehrbuch». Aber da nun das alles irgendwie so ganz unfassbar war, gab Peter erst Ruhe, als nach ausführlichen Untersuchungen auch Fachleute in Frankfurt/M. und Köln ihm bestätigten, dass er sein Leben lang ein Autist gewesen war, ohne es zu wissen.

Für mich hatte damit eigentlich nur etwas einen Namen bekommen, was ja schon immer da gewesen war. Im Gegenteil, ich war erleichtert und erhoffte mir endlich eine Lösung für unsere Probleme. Peter aber war und ist bis heute noch durch und durch geschockt. Dass er erst 41 Jahre alt werden musste, um dies zu erfahren, macht ihn fassungslos, und er fühlt sich, wie er immer wieder sagt, «um sein Menschsein betrogen». Auf einmal erklärte sich, woher all der Frust stammte, wenn er so viel Energie jeden Tag aufs Neue darin investieren musste, dass der Tagesablauf so abspielte, wie er sich das dachte, und all die kleinen Kleinigkeiten wie Position des Schreibwerkzeugs, Auswahl der Brötchen, Farbe der Kaffeetasse und vieles, vieles mehr darin Platz finden wollten. Die Tests, die Peter durchführte, um zu einer einwandfreien Diagnose zu kommen, machten ihm deutlicher als je zuvor, was er alles nicht konnte. Vor allem im Bereich des Erkennens von Mimik und Gefühlen anderer hatte er die meisten Schwierigkeiten. Endlich wurde klar, warum er z. B. bei seinen Kindern gar nicht tätig werden *konnte*, wenn sie ängstlich angerannt kamen. Oder warum er auch auf meine Gefühle nie angemessen reagieren *konnte*, wenn ich traurig oder ärgerlich war. Alles, was jahrelang als bloße Ignoranz und Egoismus ausgelegt worden war, erschien auf einmal in einem völlig anderen Licht. Dies alles zu erkennen schien für Peter unglaublich schmerzhaft zu sein. Er, der dreißig Jahre lang immer nur die Erfahrung gemacht hatte, der Star zu sein, der die beste Arbeit ablieferte, ob nun in Schule oder Beruf, konnte nun auf einmal etwas nicht. Sie, die Menschen, deren logische Unvollkommenheit er bei jeder Schwierigkeit beklagte, beherrschten etwas, das ihm verschlossen blieb. Er fragte sich: Wie konnte man so jemanden wie ihn mögen? Wie konnte ich ihn lieben? Wie konnte er sich selbst so noch lieben? Und was sollte aus seinem Lebensplan werden, wenn diese Dinge alle so wichtig zu sein schienen, um wirklichen, anerkannten Lebenserfolg zu bekommen?

Ich mache immer wieder die Beobachtung, wie Peter zwischen Verzweiflung und Zuversicht hin und her pendelt. Da gibt es Tage, da beginnt er sich zu akzeptieren, erkennt seine Stärken wieder an und versucht das Beste daraus zu machen. Darauf folgen aber regelmäßig Tage, in denen sein Lebensmut wieder schwindet und er dazu tendiert, sich ganz und gar aufzugeben. All die Schritte, die er unternommen hat, um sich mir anzugleichen, die ich immer als das mindeste und er immer als das gerade noch eben zumutbare empfunden hatte, möchte er dann am liebsten rückgängig machen und wieder ganz in seiner eigenen Welt abtauchen. Nur dort könne er in sich selbst ruhen. Das macht mich manchmal sehr traurig, sind doch dies die Tage, in denen er auch keine Liebe für mich empfindet, weil er dann gar nichts mehr zu empfinden scheint.

Bisher haben wir in dieser Situation nur wenig Hilfe erfahren. Seit etwa einem Jahr besucht Peter nun zwei Selbsthilfegruppen, die ihrem Namen auch nicht so richtig gerecht werden wollen. Am glücklichsten sind wir eigentlich immer noch, wenn wir auf Reisen sind und alles rund läuft. Dann sind wir zusammen in dem, was seine Welt bedeutet. Aus diesen Sonnenscheinstunden ziehe ich nach wie vor meine Energie, um diese schwierige Zeit irgendwie zu überstehen.

Ob die Erkenntnis, dass Peter das Asperger-Syndrom hat, sich als Fluch oder Segen erweisen wird, kann ich überhaupt nicht einschätzen. Ich würde mir sehr erhoffen, dass ihm hinsichtlich der Probleme zum Thema «Frust» und dem Umgang damit vielleicht doch noch geholfen wird. Es wäre allerdings ein furchtbarer Fehler, wenn man sich jetzt nur noch auf seine Schwächen konzentrierte und damit seine Stärken völlig brachliegen ließe. Durch sein Selbstvertrauen und die Zuversicht in sein Können ist er so weit gekommen – das darf ihm nicht genommen werden. Ich glaube fest daran, dass die Gesellschaft eine Nische vorhält, in der Menschen wie er ihr volles Potenzial ausleben können. Ich kann nur weiterhin versuchen, ihn mit meiner Liebe zu unterstützen, ob er sie nun annimmt oder nicht. Das Leben mit ihm stellt für mich immer noch eine Herausforderung dar, für die ich einen Berg Geduld und Nerven wie Stahlseile brauche. Aber es ist andererseits auch niemals langweilig. Es ist meine Bürde und meine Freude zugleich. Ich möchte das Leben mit Peter mit dem Leben an den fruchtbaren Hängen eines perfekt geformten, symmetrischen Vulkans vergleichen. Wer dort als Besucher vorbeikommt, erlebt ihn meist als einen wunderschönen, aber irgendwie eigenartigen, einzigartigen Berg, auf dem die Götter sitzen müssen. Wer aber wie ich dort lebt, bekommt mehr mit: Sein gelegentliches Rumpeln lässt mich Zuflucht im Keller suchen und seine Asche schwärzt meine frisch gewaschene Wäsche. Doch wenn dann mein Blick am nächsten Morgen im Schein der aufgehenden Sonne über die sattgrünen, palmengesäumten Felder gleitet, weiß ich, dass ich im Paradies bin.

Mein Mann ist eben etwas Besonderes.

Sachwortverzeichnis

Sachwortverzeichnis

15q11-q13 95
3di 167

A

AAPEP 166, 506
ABA 235, 242, 260, 294, 522
ABC 392
Aberrant Behavior Checklist
 (ABC) 193, 453
Abwehr
– spezifische 117
– unspezifische 116
Acetylsalicylsäure 470
ADHS 47, 48, 388, 411, 413
ADI-R 48, 94, 158, 162, 163, 167, 230, 238, 363, 364, 366, 417
Adoleszenz 79
ADOS 48, 158, 162, 163, 165, 230, 238, 253, 298, 362, 364, 366, 417
Affekt 23
Affolter 459, 523
Aggression 81
Aggressivität 280, 388
AID-2 181
AIDS 118
AIT 453
Alexithymie 139, 192
Allergien 119
Alltagsadapation 79
Alpha 403
Alpha²-Agonisten 392
Amantadin 394
AMDP-System 191
Amphetamine 392
Amygdala 140
Anamnese 208
Anfälligkeitsgene 88
Angelman-Syndrom 53, 207, 362
Angst 49
Angststörung 47, 51, 78, 162, 229
Anorexia nervosa 51
Antezedenzen 244
Antidepressiva 387, 470
Antiepileptika 54, 387
Antigene 112
Antikörper 118
– mütterliche 119
Antipsychotika 387
APGAR-Index 32
Applied Behavior Analysis
 (ABA) 242, 304, 372, 374, 506, 524, 558
AQ 168
Arbeitslosigkeit 333
Arbeitsmarkt 323
Arbeitsplatz 328

Artikulation 81
Arzneimittelgesetz 223
ASAS 167
ASDS 168
Asperger-Syndrom 25, 167
Asperger Hans 17
Assoziationsstudie 87, 88, 89
Atomoxetin 470
Atypische Neuropletika 388
Auditory Integration Therapy
 (AIT) 451
Aus- und Weiterbildung 508
Ausscheidungsstörung 76
außergewöhnliche Gehbehinderung 496
Autismus
– idiopathischer 357
– syndromaler 357
Autismus-Spektrum-Quotient
 (AQ) 164
Autismus-Spektrum-Störungen 27
Autismus-Therapie-Zentren 480
autistische Züge 52
autoaggressives Verhalten 49
Autoaggression 420
Autoimmunerkrankung 118

B

Bayley Scales 179
Beck-Depressions-Inventar 192
Behindertentestament 503
Behinderung
– geistige 25, 70, 434, 541
Beobachtungsskalen 156
Berufsausbildung 493
Berufsbildungswerk 323, 489, 507
Berufstätigkeit 493
Bettelheim Bruno 273
Bewerbungstraining 326
Big Five 190
Bildgebung 28
Bildung 323
Bindung 370
Bindungsstörung 47, 58
Biomarker 42
Blickkontakt 23
Blindheit 365
Blut 112
BMI 51
Bottom-up 146
Brainstream Evoked Response
 Audiometry 215
Bremer Elterntrainingsprogramm
 (BET) 307

C

C-GAS 194
Canadian Task Force on the Periodic
 Health Examination 222
CARS 165, 373
Casein 226
Case Management 328
CAST 168
CBCL 48, 191, 192, 193
CCC 164
Cerebralparese 54
CFT-20 181
Chaining 232, 276
Charge-Syndrom 365
CHAT 158
Checkliste für soziale und kommunikative Störungen 163
Chelat-Therapie 226
Child Behavior Checklist 163
Chromosomen 93
Chromosomenanalyse 213
Chromosomenanomalien 211
Cingulum 142
Cluster 71
Clusteranalysen 40
CNVs 88, 90
Co-Regulation 289
Cochrane Collaboration 222
Cohen-Syndrom 363
Computer 400
Contingent Negative Variation 414
Cornelia-de-Lange-Syndrom 361
Corpus Callosum 122, 145
Craniale Osteopathie 459

D

Daily-Life-Therapie 458
DCL-TES 165
Deeskalation 440
Deletion 22q11 363
Deletion 22q13.3 363
Delphintherapie 445, 449
Delta Messages 403
Dementia Infantilis 23
Depression 47, 50, 58, 390, 470
Depressions-Inventar (BDI) 192
Deprivation 58, 108, 111
Desensibilisierung
– systematische 229
Detailaufmerksamkeit 28
DGKJP 505
DGPPN 505
Diagnostische Interviews 191
Diäten 226
Dimension 41
DIR 370

DIR (Floor-Time) 373
DISCO 167
Discrete Trial Format 302, 311
Discrete Trial Teaching (DTT) 234, 265
DNA 87
Dopamin 87
Doppeldiagnose 46
Down-Syndrom 206, 364
DSM-I 25
DSM-II 25
DSM-III 26, 68
DSM-III-R 26, 68
DSM-IV 26, 68
DSM-IV-TR 34, 158, 165, 167, 413
DSM-IV/ICD-10 357
DTT 242
Duketis Eftichia 5
Dyade 43
Dyslexie 451, 454
Dysmorphiezeichen 42

E
EarlyBird-Programm 306
Echolalien 33
EEG 123, 146, 212, 412
EEG Biofeedback 411
EEG Untersuchung 213
effectiveness 223
Effektivität 223
efficacy 223
Effizienz 223
Egger-Martin Edith 6
Einschränkung des Gehvermögens 495
Einstein Albert 17
EKP 124
Elaborating 295
Elektroenzephalogramm 213
Eltern 24
Elternorganisationen 509
Elterntraining 301
Embedded Figures Test (EFT) 183
Embryopathien bei kongenitalen Infektionen (CMV, Röteln) 207
Emotion 80
emotionaler Ausdruck 137
Emotionen 137
Emotionsregulation 138
Empathie 133, 138, 413
– kognitive 34
Empathie-Quotient (EQ) 164
Empathiefähigkeit 57
Entwicklungsalter 178
Entwicklungsdiagnostik 178

Entwicklungsstörung 25, 46, 163
– tiefgreifende 25, 55, 75, 166
– umschriebene 55
Entwicklungstests 179
Entwicklungsverzögerung 78
Entzündungen 117
Epidemie 66, 71
Epidemiologie 65
Epilepsie 25, 46, 47, 52, 77, 81, 123, 205, 214
Episodisches Gedächtnis 291
EQ 168
Erblichkeit 87
Erwachsenenalter 79
Essstörungen 51, 163
ET 6-6 179
Ethnizität 70
Evidenz 221, 236, 251, 285, 311, 372, 382, 415
Evidenzbasierung 27
Evidenzgrade 221
Eye-tracking 132

F
Fachzeitschriften 508
Fading 231, 232, 243, 266, 276
Fähigkeiten
– visuell-räumliche 180
Faktoren
– genetische 24
False Belief-Aufgaben 133
Familiarität 88
Familienentlastender Dienst 554
Familientherapie 371
Faux Pas 133
FEFA 405
Festhaltetherapie 444, 456
Fetales Valproat-Syndrom 207
FISH 99, 213
Flexibilität
– kognitive 141
Floor-Time 370
Flüssigkeit 182
fMRI 412
Forced Choice Preferential Looking Test (FPL) 215
Förderschule 491
Forschungskriterien 35, 38
Fragebogen 155
Fragile-X-Syndrom 52, 53, 88, 206, 213, 358
Framing 293
Fremdaggression 431
Frese Christian 6
Frontallappen 54
Früherkennung 75, 158

Frühförderung 490, 506
Frühgeburtlichkeit 110
FSK 158, 162, 163, 238, 366
Funktionelle Bildgebung 139
Funktionsniveau 39, 81, 194
Funktionstüchtigkeit 39

G
GABA 394
GADS 168
GAF 194
GARS 192
Geburtskomplikationen 209
Gedächtnis 179
Gedächtniszellen 118
Gehirn
– soziales 139
Gehörlosigkeit 365
Generalisierung 227, 235
Genetik 28
genomweite Analysen 88
Genotypisierung 90
Gesamthirnvolumen 121
Geschäftsfähigkeit 502
Geschwisterarbeit 371
Gesichtsausdruck 132
Gestik 23, 333
Gestützte Kommunikation (FC) 446
Gleichaltrige 236, 372
globale Dyspraxie 447
Glutamat 394
Gluten 121, 226
Go/No-Go-Test 142
Grad der Behinderung (GdB) 495
Grundsicherung 496
Gyrus Fusiformis 42

H
Häufung
– regionale 70
HAWIK 180
HAWIVA 180
Heidelberger-Kompetenz-Inventar 197
Heilversuch
– individueller 387
Helferzellen 118
Heller Theodor 23
High-Function 39, 43
High-Functioning-Autismus 168
High-Functioning ASS 235
High- und Low-Functioning 162
Hilflosigkeit 495
Holtmann Martin 5, 6
home-based 304
Home-Treatment 230, 372

Sachwortverzeichnis

Hör- und Sehtests 214
Hospitalismus 58
HSET 183
Hyperaktivität 78, 229, 360
Hyperkinesien 212
Hyperserotoninämie 122
Hypertelorismus 42
HZI 197

I
I-S-T 2000 181
ICD-10 26, 34, 46, 68, 158, 165, 167, 413, 534
ICD-9 26, 68
ICF 194
IDIC-15-Syndrom 206
idiopathisches ASS 40
Idiosynkrasie 76
IMFAR 27
Imitation 80, 304, 318, 413
Imitationsfähigkeit 302
Immunsystem 112
Impfungen 119
imprinting 87
IMSAR 27
Inanspruchnahme 65
infantiles Psychoorganisches Syndrom (POS) 523
Infektionen 117
(Insel-)Begabungen 22
Insula 143
Integration
– soziale 79
Integrationsämter 493
Intelligenz 175, 176, 180, 188, 197, 285
Intelligenzminderung 42, 47, 52, 56, 158, 162, 164, 175, 193, 387
Intelligenzniveau 81
Intelligenzprofile 180
Intelligenztest 178
International Affective Picture System 182
Internationale Klassifikation der Funktionsfähigkeit, Behinderung und Gesundheit (ICF) 424
Internet 401
Interview 155, 166
– standardisiert 156
– strukturiert 156
Involvierungstherapie 515
inzidentelles Lernen 249
Inzidenz 65, 70
IQ 81, 121, 197, 541
Irlen-Syndrom 444, 454
Irlenbrillen 454
Ironie 34
Irritability 388

J
Jaktieren 34
Job Coaching 328
joint-attention 302, 376, 392
Journals 26
JTCI 189
Jungenwendigkeit 69
Junior Temperament und Charakterinventar 163

K
K-ABC 180
Kaminski Maria 6
Kandidatengene 96
Kärnten 520
Karyotyp 213
Killerzellen 116
Kinder- und Jugendhilferecht 489
Kindergarten 78
Kinderalter 78
Kindergeld 496
Kindesalter
– desintegrative Störung 56
Klangtherapien 451
Kleinkindalter 76
Klinefelter-Syndrom 207
klinischer Eindruck 156
Kognition 80
Kohärenz
– schwache zentrale 143
– zentrale 28
Kombinationsimpfung 72
Kommunikation
– gestützte 362
Komorbidität 46, 70, 176, 413
Konnektivität 122, 412
Konsequenzen 244
Konstrukts 31
KONTAKT 335
Konversation 80
Koordination 212
Kopfumfang 22, 42, 210
Kopplungsanalysen 90
Kopplungsstudie 87
Körpergewicht 210
Körpergröße 210
Körperhygiene 236
Körpersprache 333
Krankheit 35
Krise 465
Kühlschrankeltern 229
Kühlschrankmutter 24, 548
Kultusminister-Konferenz (KMK) 490

L
Landau-Kleffner-Syndrom 47, 56, 209
Längsschnittstudie 65
Läsionsstudien 139
Laufen 422
LEA-Test 215
Lebenserwartung 81
Legasthenie 252
Leidensdruck 39
Leiter-R 181
Leitlinien 27
linkage disequilibrium 89
Lob 348
LOD-Wert 89
Lokale Informationsverarbeitung (Schwache zentrale Kohärenz) 183
London 558
London Early Autism Project 560
Löschung 232
Low-Function 39
LPS 181
Lymphozyten 115

M
m-CGH 95
M-CHAT 158
Magnetresonanztomografie (MRT) 214
Makrophagen 116
Makrozephalie 121
Manierismen
– Finger 34, 78
– Hand 34, 78
Männlichkeit 23
MASC 182
Masern 72
MAut 421
MBAS 168
MECP2 88, 361
MECP2-Gens 42
Medikamente 109
MEG 123
mehrfachbehindert 489
Memantin 394
Mentalisieren 133
Merkzeichen 495
MET 182
Metaanalysen 222
Methylphenidat 391, 470
Mifne 370
Mikrophagen 116

Mikrozephalie 211
Milcheiweiß 121
Mimik 23, 333
Mind Reading 404
Mineralstoffmangel 110
mismatch negativity 125
MLS 89
Modelle
– kategoriale 35
Molekulargenetik 87
Monozyten 116
Mortalität 81
Mosaiktest (MT) 180, 183
Motivation 260
Motorik 179, 212, 422
MRI 412
Muchitsch Elvira 6
Multiinzidenz 89
Mumps 72
Muskeltonus 212
Mutation 87
Mutismus 47, 57
My-Rhythmus 413

N
Nachteilsausgleiche 491
Nahrungsmittelunverträglichkeit 119, 120
National Autistic Society (NAS) 306
National Society for Autistic Children 24
NEO-FFI 190
Neologismen 23, 76, 80
NETSITUA 420
Neurexin 90, 96
Neuroanatomie 121
Neurochemie 122
Neurodiversity 28, 42, 274
Neurofeedback 411
Neurofibromatose 211
Neuroleptika 470
– atypische 470
Neuroligin 96
Neurophysiologie 123
Neuropsychologie 28, 176
Neurotypicals 42
Niederösterreich 520
Nisonger Beurteilungsskala 193
Noller Angela 6
Normenabweichungen 31
Notwendigkeit ständiger Begleitung 496
Nucleus
– Accumbens 142
– Caudatus 142

O
Operante Verfahren 230
Operationalisierung 31
Österreich 513
Österreichische Autistenhilfe 514

P
Papier und Bleistift-Version 178
Paracetamol 470
Parietallappen 54
PDD-NOS 11, 93
PECS 225, 250, 252, 275, 367, 470, 506
Peek Kim 14
Peer 372
PEP-R 166, 506
Personalpronomen 80
Personalpronomina 22
Persönliche Budget 499
Persönlichkeit 187
Persönlichkeitspsychologie 41
Persönlichkeitsstörung 23, 42, 47, 60
– zwanghafte 60
Pestizidexposition 109
Pflegeversicherung 497
Phänotyp
– breiter 28, 41
– erweiterter 89
Phenylketonurie 206
Phobie
– soziale 58
Phobien 49, 359, 388
PIA 169
Pica 49
Picture Exchange Communication System (PECS) 242, 265, 376
Pivotal Responses 318
Pivotal Response Training 234, 242, 249
Placebo 438
Planen
– vorausschauend 141
Potenziale
– evozierte 123
PPVT-III 183
Prader-Willi-Syndrom (PWS) 207, 364
Praktika 326
Praktisch-Bildbaren (PB)-Schule 548
Prävalenz 65
Prävalenzraten 27
Prävalenzschätzung 68
Präzisionslernen 248, 252
Problemlösen 179

Profilanalyse 180
Prompt 243, 266
prompting 276
Prosodie 132
Prüfungsphasen 223
pruning 121
PSB-R 181
Pseudowissenschaft 444
Psychoeducational Profile (PEP) 276
Psychoedukation 236, 325
Psychogenese 24
Psychopathologie 28, 190
Psychopharmaka 193, 225
Psychose 47
Psychotherapie 223
Psychotherapieforschung 222

Q
quantitativer Elektroenzephalographie (QEEG) 412
Quecksilberexposition 110
Querschnittsdesign 65

R
R-C-R-Zyklus 292
Rain Man 14
Rauchen 109
Raven 181
RDI 288, 370
Reading Mind in the Eyes Test 181
Rechte 488
Reelin 93
Regression 39, 54, 76, 77, 209, 213
Reifung 75
Reliabilität 35
REM-Phasen 51
Research Autism 222
Research Units on Pediatric Psychopharmacology (RUPP) 390
Resilienz 291
Response Cost 243
Rett-Syndrom 26, 37, 42, 47, 53, 88, 361
Risikofaktor 65
Risperidon 470
Röteln (MMR) 52, 72
rote memory 146
RUPP 193, 392

S
Sally-Anne-Aufgabe 404
Säuglingsalter 76, 80
Savant 14
Savant-Syndrom 145

Scaffolding 294
SCERTS 247
Schizophrenia Simplex 59
Schizophrenie 22, 51
Schlafstörung 49, 50, 210, 362
Schule 78
Schutzfaktor 65
Schwangerschaft 109, 112, 208
Schweiz 522
Scoptic Sensitivity Syndrome 454
SDQ 192, 193
SEAS-M 165
Second Life 403
Selbstbeurteilung 164
Selbsthilfegruppen 507
Selbstkontrollverfahren 234
Selbstregulation 435
Selbstständigkeit 79, 304, 317
Selbstverletzung 81, 247, 432
Selbstwert 78
Selektive Serotonin-Wiederaufnahme-Hemmer (SSRI) 470
Self-Assessment Manikin 182
Sensorische Integrationstherapie 454
Serotonin 24, 87, 97, 119, 393
SHANK3 99
Shaping 232, 243, 250, 276
Sicherheitsmaßnahmen 442
Singleton 89
Sinnesbeeinträchtigung 59
Skala zur Erfassung sozialer Reaktivität 163
Sklerose
– tuberöse 88
slow cortical potentials 414
Small Talk 333
Smith-Lemli-Opitz-Syndrom (SLOS) 363
Smith-Magenis-Syndrom 53, 360
SNP 88
social skills training 334
Social Stories 275, 336, 404
SOKO Autismus 335
SON-R 181
Son-Rise 370
Son-Rise (Option-Methode) 373
SORK Schemas 238
Soziale
– Gehirn 131
– Perzeption 132
– Reaktivität 132
– Kognition 131
Sozialhilfe 489, 491
Sozialverhalten
– Störungen 48

sozioökonomischer Status 70
Spektrum 26
Spezialinteressen 353
Spiegelneurone 141, 413
Spiel
– funktional 77
– symbolisch 77
Spieltherapie 449
Spielverhalten 80, 304
Sport 420
Sporttherapie 421
Spotlighting 293
Sprache 79, 164, 179
Sprachentwicklung 32, 179, 262
Sprachentwicklungsstörung 49
– rezeptive 55
– umschriebene 55
Sprachniveau 81
– expressiv 34
Sprachproduktion 81
Sprachverständnis 81, 281
Sprechen 79
SRS 163
SSRI 393
Standardmedikation 225
Status
– sozioökonomischer 81
Steiermark 520
Stereotypien 32
Stiftungen 509
Stimmungsstabilisatoren 470
Stimulanzien 387, 391
Stimulus-overselectivity 302
Stoffwechselerkrankungen 215
Störung 35
– affektive 162, 163
– bipolare 47, 50
– depressive 46
– desintegrative 56
– hyperkinetische 43, 46, 162, 163
– motorische 54
– psychische 31
– schizophrene 59
– schizotype 59
– Sozialverhalten 162, 163
Strange Stories Task 133
Stroop-Test 142
Strukturierung 277
Studium 323, 493
Stumpf Luitgard 6
Stützer 446
Substanz
– graue 121
– weiße 121
Subtypisierung 35, 39
Suizid 33, 82

Sulcus Temporalis Superior 139
Symbole 281
Symptome
– gastrointestinale 115
Synaptogenese 42
syndromale ASS 40
systematische Reviews 222

T
Tagungen 508
TAP 183
TAS-26 193
TBGB 181
TCI 189
TEACCH 225, 235, 250, 253, 273, 305, 311, 324, 335, 367, 375, 383, 469, 479, 506, 509, 525
Teilhabe 482, 488
Temperament 188
Temporallappen 54
Test 176
Testtheorie 175
Theory of Mind 131, 132, 336, 359
Therapieinstitute 506
Thrombozyten 122
Ticstörung 47, 51, 61
Tiermodelle 87, 100
Time out 232, 238, 243
Token-Test 183
Tokensystem 235
Tomatis 444
Top-down 146
Toronto-Alexithymie-Skala 192
Tourette-Syndrom 51, 61
Tower of Hanoi 182
Tower of London 141, 182
Trait 41, 163, 187
Tranquilizer 470
TRF 191
Trias 26, 33, 43
Tuberöse Hirnsklerose 362
Tuberöse Sklerose 53, 206, 211
TÜKI 181
Tumoren 117

U
U 8 215
Überempfindlichkeitsreaktion 118
Unfälle 81

V
Validität
– prognostische 78
VCFS (velokardiofaziales Syndrom) 207
Verbal Behavior 242, 247, 260

Verhalten
- autoaggressives 34
Verhaltensanalyse 226, 229, 244, 246, 360
Verhaltensgenetik 87
Verhaltenstherapie (VT) 229, 242
- kognitive 236
Vernachlässigung 111
Verstärker
- primärer 231
- sekundärer 231
Verstärkerplan 268
Verstärkung 243, 261
- positive 231
Videomodellierung 316
Vineland Adaptive Behavior Scales 197
Viren 119
Virtuelle Realität 402
Virusinfektion 109
Visualisierung 277
Vitaminmangel 110
Vitaminzusätze 387
Vorschulalter 77

Vorstellungsgespräche 326
VT 243
Vulnerabilität 50

W
Wahrnehmung 179
Waschbewegungen 361
WCST 182
Wechsler Intelligenztest für Erwachsene (WIE) 180
Werkstatt 438
Werkstätten 79
Werkstatt für behinderte Menschen (WfbM) 330, 483, 489
WET 179, 201
Wien 519
Wiltshire Stephen 146
Wisconsin Card Sorting Test 141
Wissenschaftliche Gesellschaft Autismus-Spektrum (WGAS) 505
wissenschaftliche Tagung Autismus-Spektrum (WTAS) 505
Wittgenstein Ludwig 16, 17

Wohnheime 507
Wortrituale 34
Wortschatz 33
WTAS 27

X
X-Chromosom 42

Y
YSR 191

Z
Zerebralparese 110
Zürich 523
Zwänge 50, 81, 247, 330
Zwangsgedanken 61
Zwangshandlung 50, 61
Zwangsstörung 50, 61, 388
Zwei-Wort-Sätze 209
Zwillinge 89, 112
Zwillingsstudie 24, 87
Zynismus 34
Zytokine 117

Autismus-Diagnostik

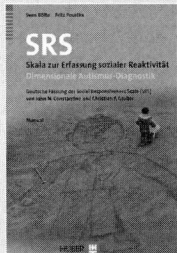

Skala zur Erfassung sozialer Reaktivität – Dimensionale Autismus-Diagnostik (SRS)

Hrsg. von Sven Bölte und Fritz Poustka

Die SRS ist ein 65 Items umfassender Elternfragebogen zur Beurteilung sozialer, kommunikativer und rigider Verhaltensweisen bei Kindern und Jugendlichen im Sinne einer dimensionalen Diagnostik von Autismus.

Test komplett bestehend aus: Manual, 10 Fragebogen, 10 Auswerte- und Profilbogen und Box
Bestellnummer 03 145 01

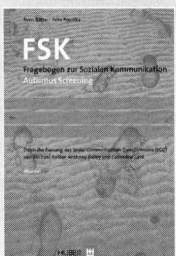

Fragebogen zur Sozialen Kommunikation – Autismus Screening (FSK)

Hrsg. von Sven Bölte und Fritz Poustka

Der FSK dient der Erfassung von abnormen sozialen Interaktions- und Kommunikationsmustern sowie stereotypen Verhaltensweisen im Vorfeld einer eingehenderen klinischen Diagnostik.

Test komplett bestehend aus: Manual, je 10 Fragebogen Lebenszeit und Aktuell, 10 Auswertebogen und Box
Bestellnummer 03 128 01

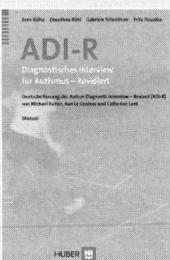

Diagnostisches Interview für Autismus – Revidiert (ADI-R)

Hrsg. von Sven Bölte, Dorothea Rühl, Gabriele Schmötzer und Fritz Poustka

Das ADI-R gilt in Klinik und Forschung als standardisiertes Befragungsinstrument erster Wahl zur Erfassung und Differenzialdiagnostik von Störungen des autistischen Spektrums.

Test komplett bestehend aus: Manual, 5 Interviewhefte, 3 x 5 Auswertebogen Aktuell-Algorithmus, 2 x 5 Auswertebogen Diagnostischer Algorithmus und Koffer
Bestellnummer 03 111 01

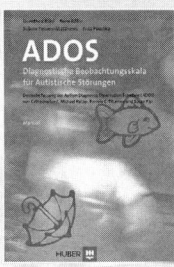

Diagnostische Beobachtungsskala für Autistische Störungen (ADOS)

Hrsg. von Dorothea Rühl, Sven Bölte, Sabine Feineis-Matthews und Fritz Poustka

Die strukturierte Ratingskala mit reichhaltigem Untersuchungsmaterial gehört zum internationalen Standard der Diagnostik von Störungen des autistischen Spektrums nach ICD-10 und DSM-IV.

Test komplett bestehend aus: Manual, je 5 Protokollbogen zu den Modulen 1–4 und umfangreiches Stimulusmaterial
Bestellnummer 03 110 01

Zu beziehen bei Ihrer **Testzentrale:**
Robert-Bosch-Breite 25 · D-37079 Göttingen · Tel.: 0049-(0)551 50688-14/-15 · Fax: -24
E-Mail: testzentrale@hogrefe.de · www.testzentrale.de
Länggass-Strasse 76 · CH-3000 Bern 9 · Tel.: 0041-(0)31 30045-45 · Fax: -90
E-Mail: testzentrale@hogrefe.ch · www.testzentrale.ch

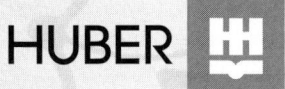